人体运转手册

How The Body Works

［英］ 彼得·亚伯拉罕 主编

屈晓旋 刘笑 刘怡 等译

林瑶 审校

电子工业出版社·

Publishing House of Electronics Industry

北京·BEIJING

本书中文简体字版授予电子工业出版社独家出版发行。

未经书面许可，不得以任何方式抄袭、复制或节录本书中的任何内容。

版权贸易合同登记号　图字：01-2019-4351

图书在版编目（CIP）数据

人体运转手册 /（英）彼得·亚伯拉罕（Peter Abrahams）主编；屈晓旋等译 . —北京：电子工业出版社，2019.9

书名原文：How The Body Works

ISBN 978-7-121-37218-6

Ⅰ . ①人…　Ⅱ . ①彼…　②屈…　Ⅲ . ①人体－普及读物　Ⅳ . ① R32-49

中国版本图书馆 CIP 数据核字（2019）第 165590 号

策划编辑：张　冉（zhangran@phei.com.cn）

责任编辑：雷洪勤

印　　刷：北京富诚彩色印刷有限公司

装　　订：北京富诚彩色印刷有限公司

出版发行：电子工业出版社

　　　　　北京市海淀区万寿路 173 信箱　　邮编　100036

开　　本：880×1230　1/16　印张：31.25　字数：1350 千字

版　　次：2019 年 9 月第 1 版

印　　次：2024 年 4 月第 7 次印刷

定　　价：298.00 元

凡所购买电子工业出版社图书有缺损问题，请向购买书店调换。若书店售缺，请与本社发行部联系，联系及邮购电话：（010）88254888，88258888。

质量投诉请发邮件至 zlts@phei.com.cn，盗版侵权举报请发邮件至 dbqq@phei.com.cn。

本书咨询联系方式：（010）88254210，influence@phei.com.cn，微信：yingxianglibook。

目　　录

引　言

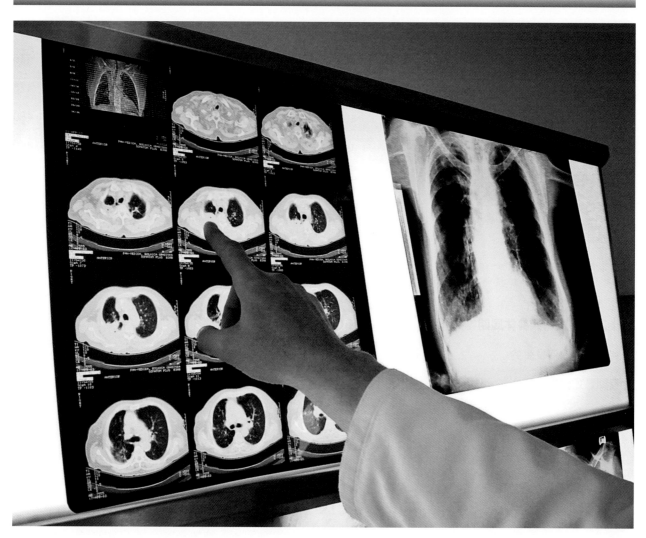

一名医生通过一系列X线片检查患者胸部的各项异常。

人体中存在一个复杂的网络，这个网络是由相互依赖的各个系统和结构组成的。人体带给人类一个恒久的挑战，既发现并阐明其各部分的工作方式，又利用这些知识去巩固并发展新的手段来征服大大小小的疾病。人体就像一台巧夺天工的机器，其中包含着数以亿计的微观单位，虽然各个部分功能各不相同，却齐心协力，构成了一个运转顺畅的整体。生理学恰恰旨在研究人体中每一个单位、细胞、器官和系统是如何独立运转的，以及它们是如何协同工作的。历史上，在对这一学科的研究中涌现出了许多极其优秀的人才。

知识的起源

有证据显示，远古文明中的人类就已经对自己的身体如何工作表现出浓厚的兴趣。人们认为，古埃及人通过对尸体的防腐处理，已经获得了不少关于人体结构和功能的知识。这些知识被记载在纸莎草纸上，许多都保存至今。古埃及人对病痛也抱有各种超自然的信念，他们认为，疾病源于各方恶灵的侵扰，可以利用毒液和咒语来驱散。

出生于公元前460年的希腊科斯岛的内科医生希波克拉底致力于治愈患者，他尝试了许多手段和方法，广受好评。无论在他生前还是身后，希波克拉底观察患者和推理病情时所遵循的各项基本原则启迪了无数同行，为他赢得了"医学之父"的美誉。他试图寻找各项疾病的自然起因，并且非常重视记录症状和对患者的连续观察，这些都是临床医学沿用至今的基本原则。为了纪念他，从医人员都要遵守《希波克拉底誓言》。

从这时开始，医学知识稳步发展。生于公元131年的希腊内科医生克劳迪亚·盖伦是希波克拉底的热情拥趸。他赞同希波克拉底的四体液理论，尽管这一当时流行的理论并不科学。四体液理论认为身体包括四个系统或是四种体液，即血液、黏液、黄胆汁和红胆汁（许多地方写作黑胆汁/黑胆质，相应的英文也非本书的"red bile"而是"black bile"，不过应该指同一理论下的同一物质。——译者注），而疾病则是因为这几种体液之间的不平衡导致的。盖伦解剖了多种动物，并与人体的生理机制进行类比。尽管盖伦所坚信的四体液理论如此粗陋，但是通过这种方式，盖伦仍然对生理学的进步做出了重大贡献。盖伦对后世影响巨大，在他去世后的几百年中，他的思想都曾被奉为圭臬。

稳步前进

中世纪的到来开启了一段相对停滞的时期。在许多大学中，人们仍旧在总内科医师（内科总医师/主任医师/内科大师/大医师，a master physician）的指导下研究医学，但是研究者们过分依赖古代典籍和像盖伦这样的先前内科医生的观察结果。教会的影响力大到迫使人们相信各种疾病都是来自上帝的惩罚。世俗与宗教的种种观点不安地交织融合，解释着疾病的成因，连星相学、命运甚至罪孽都被当成重要的因素来考量。常用的治疗方法包括放血、使用简单的药草混合物以及各种药水。文艺复兴的黎明带来了古典先哲们理性精神的回归。文艺复兴的巨匠之一——莱奥纳多·达·芬奇意识到解剖学研究对医学知识的促进。他认为必须解剖人体才能获得这方面的信息。解剖学家安德烈亚斯·萨维留斯和威廉·哈维对生理学做出了突出贡献。萨维留斯在1543年出版了他的著作《论人体的脑白体》，挑战既往观点。凭借解剖人体获取的信息，他指出人和动物的解剖结构有着怎样的不同。

哈维基于解剖动物和人体得到的发现同样令人吃惊。他在1628年撰写了

这张计算机图像展示的是经典的DNA链螺旋结构。

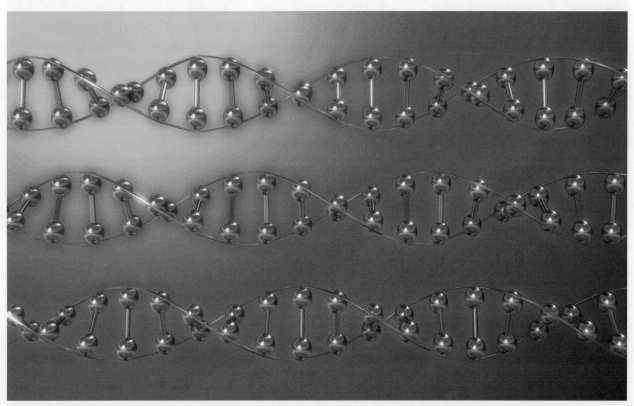

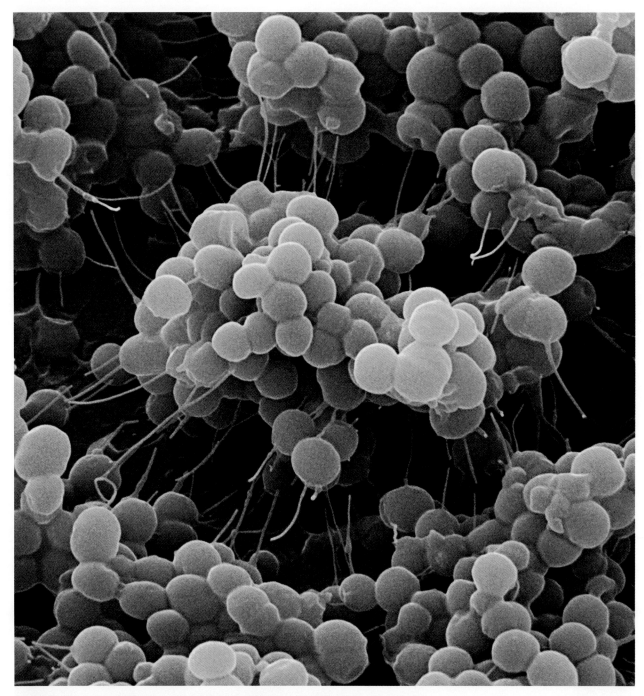

表皮葡萄球菌。这种细菌通常无害，属于皮肤表面的正常菌群，但在皮肤破损受伤时可以引起感染。

革命性著作《一项解剖学研究——动物的心脏和血液的运动》。哈维在这本书中描述了心脏如何像一块肌肉一样工作，引发动脉搏动并持续推动体内的血液。哈维还演示了静脉瓣在血液循环中的重要作用。

医疗技术的新时代来临了。20世纪治疗疾病的多项重大突破都在此期间奠定了基础。17世纪晚期，显微镜问世；1896年威廉·伦琴发现了X射线。这两项发明、发现为观察人体内部的工作情况提供了以前人们做梦都没有想到的机会。从1800年起，各种麻醉剂的发现为外科手术带来了变革。1901年，卡尔·兰德斯坦纳发现四种血型，这为20世纪许多重要的进步铺平了道路，最终使器官移植得以实现。然而另一些伟大创造来源于卫生条件的改善。19世纪，路易斯·巴斯德建立起微生物和疾病之间的联系。这启发了格拉斯哥大学的外科教授约瑟夫·李斯特。他发现各种致病微生物可以通过医疗人员在患者之间传播，于是他在1865年进行改革，通过用石炭酸消毒病房这样简单的措施，患者的死亡数字戏剧性地降低了。这些为了改善当时医院卫生状况所做的探索和尝试为李斯特赢得"消毒手术之父"的头衔。

医学革命

从医学上的突破角度来看，20世纪的曙光预示着一个前所未有的时代的到来。医学研究和技术发展在同时期的进展意味着在医疗、手术和药物各方面都有长足的进步。第二次世界大战进一步刺激人类去探索新的技术和手段。伦琴的X射线机经过种种改进，日益成为一种有力的诊断工具。同时缝合线的使用也有了巨大发展。亚历山大·弗莱明于1928年的重大发现——青霉素，在第二次世界大战中发挥了重大作用，拯救了成千上万名战士的生命。

和诊断工具的各种进步一样，这个时期也迎来了预防医学的新曙光。20世纪五六十年代，人们开发出多种疫苗来迎战许多消耗性甚至致死性的儿科疾病，比如脊髓灰质炎、风疹和麻疹。现在，发达国家的儿童健康状况已经处于历史最好水平。

婴儿生存率更是大大提高，这源于孕产期保健

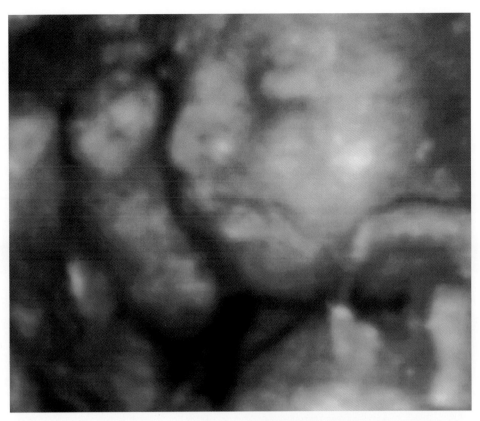

这张三维超声扫描图展示的是一个6个月的胎儿。

所取得的各项显著进步。硬膜外麻醉的出现帮助了许多困难的产程。而引产技术则使病理性妊娠有了更多的选择。20世纪50年代，苏格兰格拉斯哥大学的产科教授伊恩·唐纳德发明超声扫描仪，运用声波而非可能伤害人体的射线来观察内脏器官。这项发明在诊断学界掀起一场革命，并成为孕期检查的基本工具。

随着各项技术的进步，以及人们对于药物作用于人体时种种效果的深入理解，药学在20世纪也发生了许多惊人的变革。青霉素的非凡成功引燃了人类探索新型抗细菌微

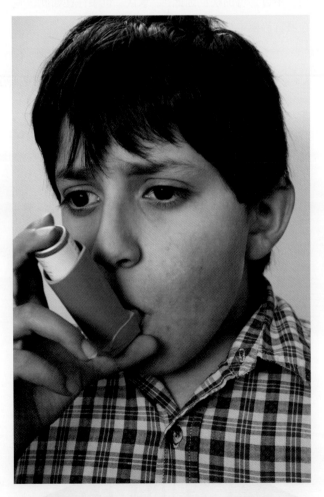

一个患有哮喘的男孩吸沙丁胺醇气雾剂来扩张其支气管通气道。

生物的火种。20世纪40年代，科学家恩斯特·钱恩和霍华德·弗洛里受弗莱明启迪，对各类天然抗生素深入研究。第二次世界大战后，美国在这个领域大步领先，研制出可以治疗盛行一时的结核病的链霉素。纵观医学史，一个发现往往会激发出更多的创造，如1945年后，人类对糖皮质激素类药物的研发。其中，可的松最初被用来镇痛消炎，结果发现它对许多关节疾患都非常有效。但人们也没有料到它的副作用之一是免疫抑制。不过，可的松也因此在器官移植中被使用，以预防机体对新器官的免疫排斥。

最新进展和个人观点

医学史册中最不朽、最重要的一页是1953年詹姆斯·沃森和弗朗克·克里克发现DNA的结构。两人都意识到他们发现了生命的奥秘。这绝非牵强，因为一个DNA细胞的双螺旋结构所包含的基因就是形成所有活组织的基础。这项发现的影响持续到了21世纪。但直到几十年后，人类基因组计划的出现才使它的重要性得到应有的承认。世事往往如此，几百年来从未改变。

20世纪，成像技术的不断改良对医学做出了重大贡献。科学家借此观察到机体内部的状态，并对许多重要情况的判断和处理进行了革新。除了X射线和超声，科学家还开发了磁共振成像（MRI）扫描，利用磁场和无线电波显影；还有计算机断层（CT）扫描，它是三维形式的X射线，定位精准。这些成像技术在今天得到广泛的应用，为人们提供了精确细致的影像。医生们可以从这些信息中得到各类诊断，而这些诊断往往攸关性命。更进一步的成像技术还包括使用内镜，它是一种管状器材，无须手术就能详细观察到体内的情况。

外科干预

20世纪，手术方法也在飞速进步。在过去认为触不可及的部位，如今也可以开展手术。在过去认为难以施展的部位，人们也渐渐开展起各项手术。最有名的外科范例是1967年由克里斯蒂安·伯纳德成功实施的首例心脏移植手术。尽管患者在术后不久便死于肺炎，但这例先驱性的手术还是引得众人模仿，以致首例心肺联合移植和脑组织移植先后于

人类头部的肌肉结构精细复杂，使我们可以通过丰富的面部表情来交流沟通。

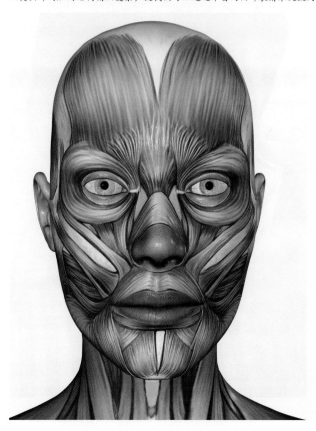
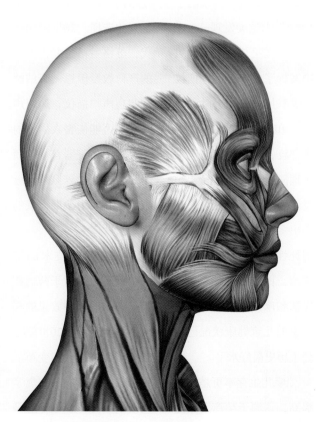

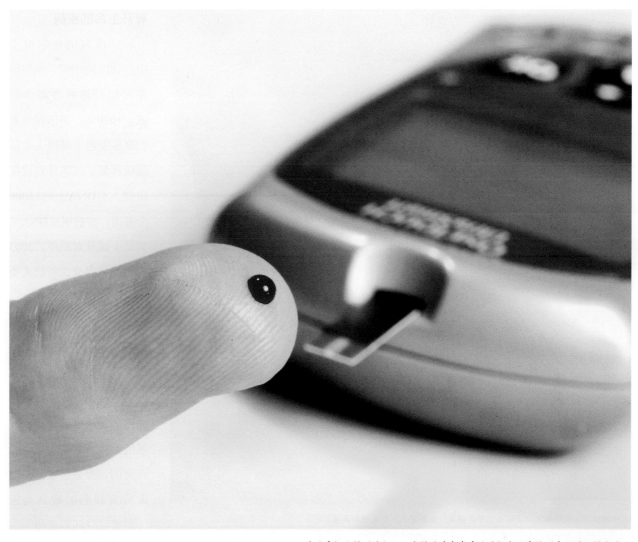

借助手指血糖测试仪，一个糖尿病患者采她的指尖血来检测自己的血糖水平。

1982年和1987年实现。

随着药物治疗日益复杂，移植术后患者的生存时间大大延长。其他外科创新还包括人工心肺机的发明，它可以暂时取代心肺，支持更加复杂的手术，使心脏搭桥手术变得十分普遍。

置换术的发展，尤其是髋关节和膝关节的置换，使得许多人过上了全新的生活。

技术创新依然不断涌现，使得日益复杂的手术操作可以在对患者影响最小的情况下进行。微创手术采用放大式内镜，并结合小切口，显著加快了术后恢复。显微手术运用强大的放大装置和各类精细器械，适用于多种微小或复杂的组织。激光的引入则开创了一个外科新分支。这项技术精度很高，可以用于去除各种胎记。

治愈疾病

伴随着越发高精尖的科技创新，医疗从业者获得了一套全新的装备，可以与世界上某些最厉害的病魔搏斗。医疗领域日新月异的变化导致许多在20世纪上半叶还被认为是绝症的疾病，在今天都可以治疗了，甚至很多可以被治愈，或者是在不远的将来有望治愈。

癌症以其致死性和普遍性已经成为医疗界面临的主要挑战。过去几十年中，许多科学家都奋力拼搏，以期征服这类令人闻风丧胆的疾病。在理解和治疗癌症方面所取得的成效也颇为明显。多亏了各类强效新药的问世，许多类型的癌症如今已经可以成功治疗了。同时，手术和研究也建立了一些危险因素（如抽烟）和癌症发病之间的联系，其中不少都得到了公认。

可以预见的是，癌症治疗将会有根本性的进步。放射疗法（以下简称放疗）的改进和一种新型"智能"药物的问世，让人们对治疗前景保持乐

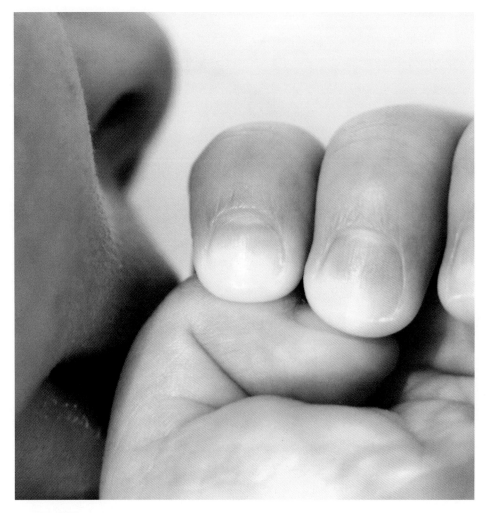

人体的皮肤系统由头发、皮肤和指甲等组成，既能防水，又能抵御病菌。

解开生命的密码

在所有的医学进步中，基因治疗和干细胞研究可能是最有潜能的领域。1990年，美国科学家们牵头发起了跨国人类基因组计划。这项计划旨在识别人类DNA上的25000个基因，并对组成DNA的30亿个碱基对测序。2003年，计划完成，带给人类无限的可能。

由于人体的每个基因都被绘制出来，科学家们可以将健康者和不健康者的各个基因进行比对，从而精确定位出致病基因。基因治疗背后的构想是用正常的、有益健康的基因取代有缺陷的致病基因（后者往往还能遗传），以此消除疾病。有人甚至还想通过基因疗法，将卵细胞和精子中的各种缺陷基因取代，避免其传递给子孙后代，但这一想法引发了争议。

基因治疗遭到伦理学、社会学以及实际操作中各种问题的掣肘，其本身也尚在实验阶段，远未成熟，费用高昂，缺乏成功的案例。人们要越过重重阻碍，包括控制机体对引入的新基因产生的免疫反应，还要克服基因治疗持续时间短的特性。尽管如此，一些科学家预测，

观。放疗是治疗癌症最有效的手段之一，但以往会导致各种副作用，有时甚至非常严重。因为放疗不仅杀伤癌细胞，也杀伤周围健康的组织。技术的进步带来一种新的高精度的放疗，使得射线更加会聚于目标，让内科医生们可以加大辐射量，同时减少副作用。

源自DNA技术的"智能"药物的工作原理类似。化学疗法（以下简称化疗）伤害病变细胞的同时也伤害健康细胞（导致

恶心、脱发等副作用），但是智能药物却能像靶向定位制导导弹一样结合到癌细胞表面，抑制其分裂，同时对周围组织的损伤非常小。结果是患者的痛苦减少了，疗效却提高了。目前另一项让科学家们十分兴奋的发现是各种病毒在癌症发病过程中的作用比预想的要重要得多。医学界已有一种针对宫颈癌的疫苗。人们预测，未来几十年中会出现许多新的预防肿瘤的疫苗。

人们还预测了心脏病

治疗的种种革新。通过运用各种机器人，外科医生在进行心脏手术时可以在患者的胸前做多种小切口，再插入机械臂，上面装有摄像头和各种精密器械，可以进行搭桥手术。这样能避免开胸手术和胸骨的合拢固定，极大减轻患者的痛苦，加快愈合。血栓的治疗方法也有望得到显著改善。最先进的各种诊断性扫描设备使医生们能够监测血栓的状态，并根据情况将各种溶栓药给入受影响的动脉内。

个人基因图谱未来可能实现，使人类能够采取各种预防性措施促进健康，甚至彻底避免某些疾病。

干细胞研究为治疗带来奇迹般的多种可能性，为以往无计可施的种种情况和疾病带来希望。干细胞是能够自我更新的原始"空白"细胞。人们可以从早期胚胎中取得这种细胞，将其分散开，培养成不同类型的特化细胞，比如肌细胞、神经元。这就为治疗帕金森病、老年痴呆、癌症等疾病带来了可观的前景。干细胞还可能被用来治疗脊髓损毁和肌肉受伤，将病变或受损的组织用健康的、可再生的组织替代。总有一天，人们可以利用干细胞诱导出各种全新的器官或是身体的各个部位，并用于移植手术。

纵观历史，对医学知识和治病能力的渴望既带来创新，又往往引发同样程度的争议。时至今日，情况依旧如此，甚至愈演愈烈。基因治疗和干细胞研究都是新出现的技术，引发了非常大的伦理问题，因此一直处于舆论旋涡的中心。干细胞研究中涉及损毁人类胚胎，这被许多人视作对人类生命的亵渎，因此它被置于堕胎

争议的核心。

干细胞研究还激起人体克隆的可能。大部分科学家都认为这种可能性应遭到道德谴责。另外，基因治疗引发针对基因工程是非曲直的质疑，一部分人担心可能出现"专门设计出的"婴儿，并关注基于个体的基因图谱可能出现的各种歧视。基因治疗还引发关于残疾本质的伦

理学思索，提出究竟何为正常、何为异常，两者究竟有何不同，甚至各种残疾是否需要被治愈？这种迈向未来的医疗步伐激起了一场可能将是旷日持久的争议。

本书带领读者走进人体，让你一睹医学奇境的风采，开始一场不可思议的旅程。本书借助大量精美的插图讲述人体各部分

的解剖结构，并解释各系统的工作原理，就人体究竟是怎样工作的问题发表独到的见解。这本书妙趣横生，将人体从头到脚娓娓道来。

这张X线片显示的是人的骨盆。我们能从中清晰地看到股骨和髋骨贴合贴近形成的球窝关节。

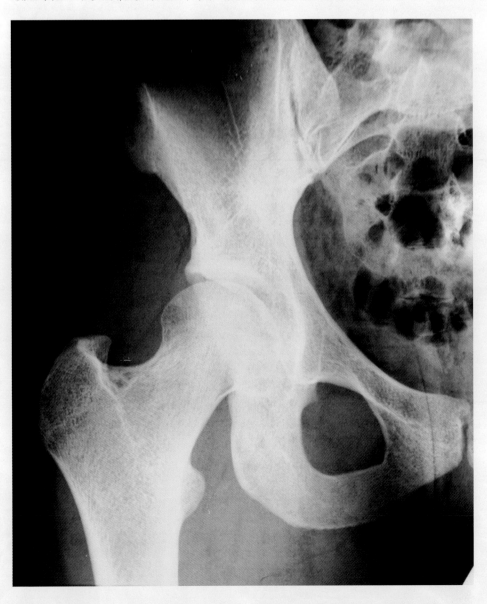

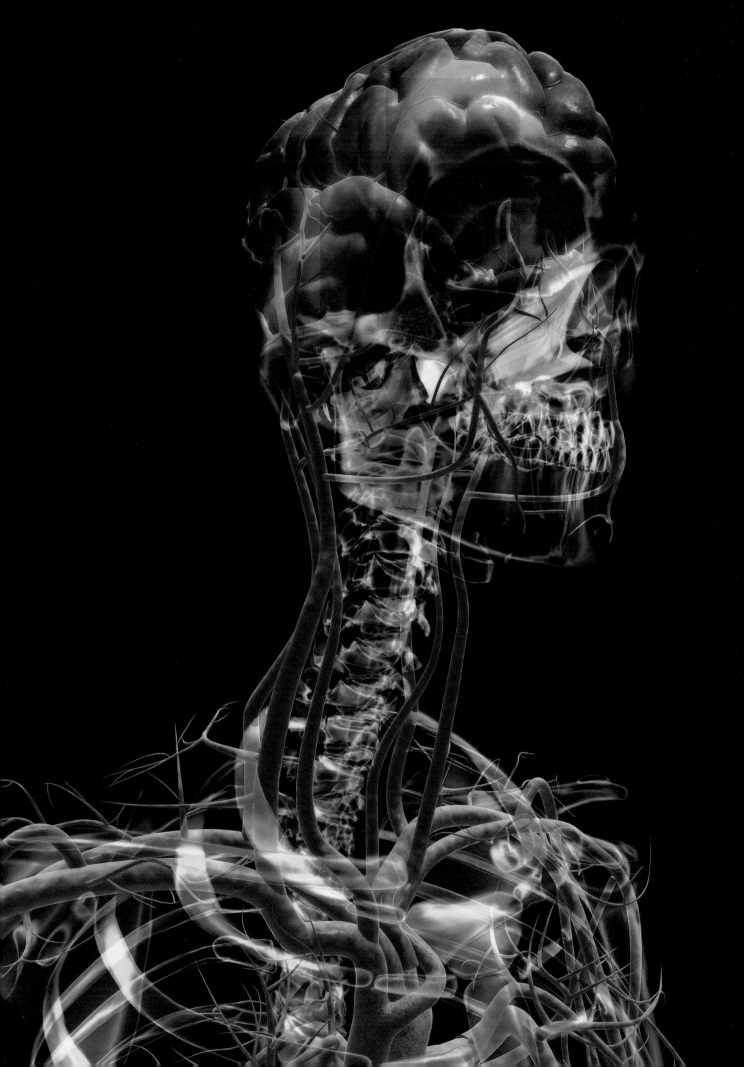

第一章

头　部

毫无疑问，头部是人体之中结构和功能最复杂的部位之一。在颅骨的保护下，大脑作为中枢神经系统的控制中心，控制着大部分的人体。我们的记忆力、沟通、思考、感受情绪的能力和创造力均来自脑的活动。

大脑也会调控多种身体功能，比如最简单的——无意识的呼吸。在这一章里，我们还会展示头部的其他一些结构，比如面部肌群，它们构成我们的面部特征，有助于我们沟通交流；还有牙齿，这是消化系统中非常重要的组成部分。

左图：此计算机图形显示了头部、颈部和胸部的心血管系统。

颁骨正面观

颁骨是头部天然的防护头盔，保护着其中的脑和感觉器官。它由28块骨头组成，是人体骨骼系统最复杂的结构。

颁骨是面部和头部的骨骼，其基本功能是保护脑、特殊感觉器官（如双眼）以及呼吸和消化系统的头部部分，并为头颈部的许多肌肉提供附着点。

虽然颁骨时常被视作一个整体，其实它是由28块骨头组成的。为方便起见，将颁骨分为两大部分——头颅和下颌骨。这样划分是因为下颌骨可以轻易取下，而其他骨均由相对固定的关节连接。头颅接下来还可以分成几个区域：

- 颅顶（头颅的顶盖）
- 颅底
- 面颅
- 上颌
- 听腔（双耳）
- 颅腔（颁骨内部容纳脑的部位）

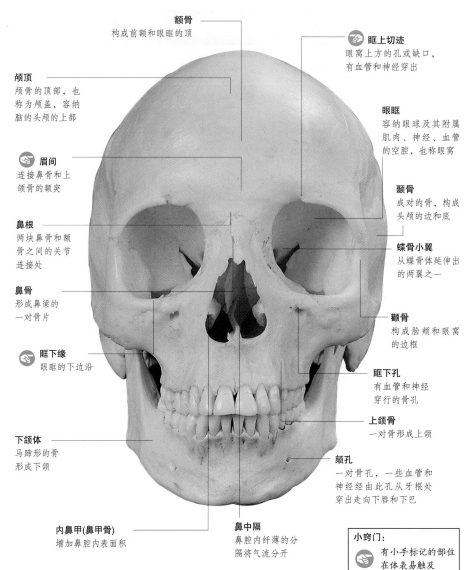

额骨
构成前额和眼眶的顶

眶上切迹
眼窝上方的孔或缺口，有血管和神经穿出

颅顶
颁骨的顶部，也称为颅盖，容纳脑的头颅的上部

眉间
连接鼻骨和上颌骨的额突

鼻根
两块鼻骨和额骨之间的关节连接处

鼻骨
形成鼻梁的一对骨片

眶下缘
眼眶的下边沿

眼眶
容纳眼球及其附属肌肉、神经、血管的空腔，也称眼窝

颞骨
成对的骨，构成头颅的边和底

蝶骨小翼
从蝶骨体延伸出的两翼之一

颧骨
构成脸颊和眼窝的边框

眶下孔
有血管和神经穿行的骨孔

上颌骨
一对骨形成上颌

颏孔
一对骨孔，一些血管和神经经由此孔从牙根处穿出走向下唇和下巴

下颌体
马蹄形的骨形成下颌

内鼻甲(鼻甲骨)
增加鼻腔内表面积

鼻中隔
鼻腔内纤薄的分隔将气流分开

小窍门：
有小手标记的部位在体表易触及

颁骨内的窦腔

一般来讲，窦腔指的是人体内的空腔和空洞。在颁骨内有4对窦腔，统称为鼻旁窦，根据其邻近的骨进行命名：

- 额窦
- 蝶窦
- 上颌窦

这个骨片分离的颁骨显示了3对鼻旁窦——额窦（1）、筛窦（2）、上颌窦（3）。还有一对鼻旁窦——蝶窦在这个角度不易观察，因为它们位于眼球后方、颁骨内部。所有鼻旁窦都和鼻腔相通。

- 筛窦

鼻旁窦是一些含气的囊腔，并通过细小的通道和鼻腔相通。通道非常狭窄，易被堵塞。鼻旁窦可以增加声音的共振，还可能减轻颁骨的重量。鼻旁窦内的上皮组织和鼻腔内的一样，易被感染，形成鼻窦炎。

最常被感染的鼻旁窦是上颌窦。这时上颌窦内的黏膜会发炎，产生大量脓性或黏液性的分泌物，堵塞鼻腔，减低嗅觉。治疗的方法是引流，并在需要时使用抗生素。

照亮的颅骨

颅骨中的大多数骨片借助骨缝连接。骨缝是一种不能活动的纤维性关节。各骨缝以及颅骨内部的骨通过照亮的颅骨来观察最为清晰。

颅骨相接的部分叫作骨缝，比如额骨和顶骨相连的地方叫冠状缝，两侧顶骨交接的地方叫矢状缝。骨折时，X线片上各条骨缝之间很容易相互混淆，因而了解这些骨缝的位置至关重要。

婴儿的骨缝相对很宽，使新生儿的头部可以经过产道挤压不易骨折。婴儿宽大的骨缝由纤维膜覆盖，这种膜叫作"囟门"。在头先娩出的分娩过程中，助产士通过阴道检查（用手指）就可以触及胎儿囟门，借此确定胎头位置。

面部的改变

由于儿童只有乳牙和未发育完全的鼻窦，其面部较成人小。（不过，新生儿的颅面部占其身体体积的1/4。）当人到老年，牙龈萎缩、牙齿脱落、骨性腔隙消失，面部的比例也会减小。

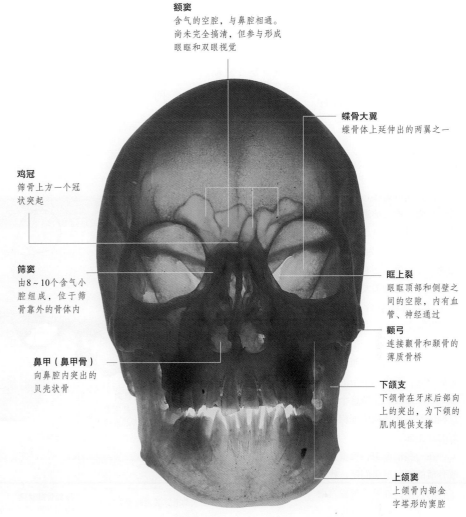

额窦
含气的空腔，与鼻腔相通。尚未完全搞清，但参与形成眼眶和双眼视觉

蝶骨大翼
蝶骨体上延伸出的两翼之一

鸡冠
筛骨上方一个冠状突起

筛窦
由8~10个含气小腔组成，位于筛骨靠外的骨体内

眶上裂
眼眶顶部和侧壁之间的空隙，内有血管、神经通过

颧弓
连接颧骨和颞骨的薄质骨桥

鼻甲（鼻甲骨）
向鼻腔内突出的贝壳状骨

下颌支
下颌骨在牙床后部向上的突出，为下颌的肌肉提供支撑

上颌窦
上颌骨内部金字塔形的窦腔

上色的颅骨

颅骨的前面观大致可以分辨出9块大的骨，上色之后区分更加明显：

1 额骨；

2 顶骨；

3 颞骨；

4 鼻骨；

5 蝶骨；

6 泪骨；

7 颧骨；

8 上颌骨；

9 下颌骨。

另外头颅的主要结构还包括眼眶（眼窝）、鼻腔和牙齿。

颅骨中有些骨很薄弱，容易骨折，比如眼眶周围的骨。但是此处重叠复杂的结构令医生很难借助X线片看出骨折。

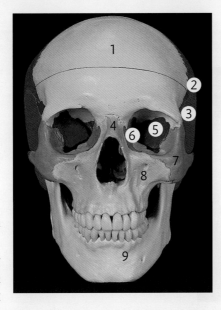

这张颅骨的前面图中，不同的颜色将主要的骨标记出来。其中一些骨是看不到的，比如枕骨（头后方）及腭骨（口腔上部）。

颅骨的X线片可以将各骨缝显现出来。但由于这些骨缝的存在，医生很难看出骨折线、判断颅骨骨折。为了找到骨折的颅骨，医生们关注白色骨上5条主要的黑线。若在一个鼻旁窦内看到白色的区域，提示此处可能有积脓或积血。

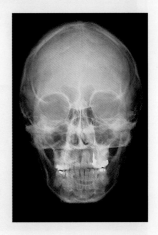

颅骨侧面观

颅骨的侧面观清楚地展示了其复杂的结构，包括了许多独立的骨片及连接处的关节。

一些组成颅骨的骨骼以中线为轴成对出现，鼻骨、颧骨、顶骨、颞骨都遵循这一对称原则。另一些骨则本身就位于中线（并以中线为轴对称），如蝶骨和筛骨。还有一些骨，由两片分离的骨瓣发育而来，在中线处逐渐融合，比如额骨、下颌骨。

颅骨始终处于一个重塑的状态中，即新的骨在颅骨的外表层形成，而内部多余的骨则重吸收回血液。支持这个动态过程的是不计其数的细胞和良好的血液循环。

在一些情况下，负责重吸收骨质的细胞出了问题，扰乱了骨的代谢，导致颅骨异常增厚，这就是骨硬化症，也称石骨症，这种疾病可能致盲或致聋。

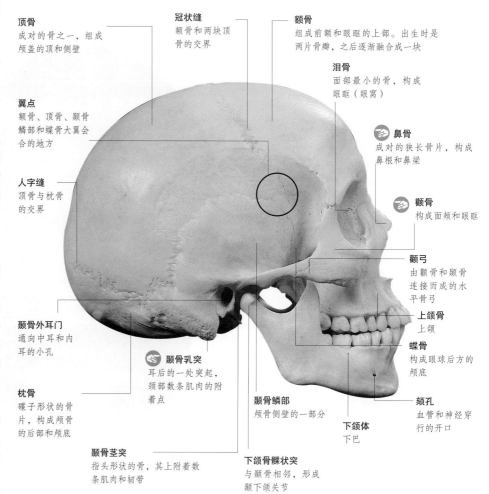

顶骨
成对的骨之一，组成颅盖的顶和侧壁

冠状缝
额骨和两块顶骨的交界

额骨
组成前额和眼眶的上部。出生时是两片骨瓣，之后逐渐融合成一块

泪骨
面部最小的骨，构成眼眶（眼窝）

翼点
额骨、顶骨、颞骨鳞部和蝶骨大翼会合的地方

 鼻骨
成对的狭长骨片，构成鼻根和鼻梁

人字缝
顶骨与枕骨的交界

颧骨
构成面颊和眼眶

颧弓
由颧骨和颞骨连接而成的水平骨弓

颞骨外耳门
通向中耳和内耳的小孔

上颌骨
上颌

蝶骨
构成眼球后方的颅底

颞骨乳突
耳后的一处突起，颈部数条肌肉的附着点

枕骨
碟子形状的骨片，构成颅骨的后部和颅底

颞骨鳞部
颅骨侧壁的一部分

颏孔
血管和神经穿行的开口

下颌体
下巴

颞骨茎突
指头形状的骨，其上附着数条肌肉和韧带

下颌骨髁状突
与颞骨相邻，形成颞下颌关节

小窍门：
 有小手标记的部位在体表易触及

颅骨的关节——骨缝

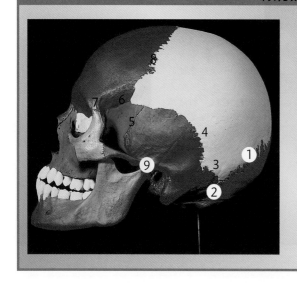

颅骨中唯一一个可发生位移的关节是颞下颌关节（下颌骨与头颅相接处），允许咀嚼和说话时的各种活动。其他所有骨通过骨缝相连。骨缝仅存在颅骨中，在成年人中是一种未钙化的纤维组织，连

接着边缘不规则、相互嵌合的相邻骨片。

骨缝对于仍处在生长发育期的婴儿来说，意义在于促进颅骨沿着正确的方向生长。冠状缝使颅骨沿长轴方向生长，而鳞状缝则使颅骨长高（拉长）。

（1）人字缝　　（2）枕乳突缝
（3）顶乳突缝　　（4）鳞状缝
（5）蝶鳞缝　　（6）蝶额缝
（7）额颧缝　　（8）冠状缝
（9）颞下颌关节
这个上色的颅骨展示出11处主要的骨的位置以及相邻的骨缝。

在婴幼儿至儿童期，头部快速生长，增大的脑将颅骨各骨片撑大，之后新骨在骨缝处沉积以稳定颅骨。到7岁，骨缝的生长速度放缓，颅骨以重塑的形式增大，但速度也放慢。

颅骨内部

左半颅骨的内侧切面显示出巨大的颅顶和面部的骨骼。

将这张图和颅骨的外侧面对比，能看出许多骨和结构。骨质的鼻中隔包含了犁骨和筛骨垂直板。

此图还显示出蝶窦硕大的含气空腔。其上凸向蝶窦的是垂体窝，内含豌豆大的垂体，可合成多种激素。圆圈标出的是翼点，和外侧面指出的位置内外呼应。

颅骨保护着大脑。颅骨的骨折可能危及生命。若颅骨侧面的颞骨骨折，可能损伤脑膜中动脉，引起硬膜外出血。脑膜中动脉营养颅骨和脑膜，它出血可能会引起脑部重要区域压力升高，若不及时处理，可以致死。外科医生从翼点入颅容易找到脑膜中动脉。

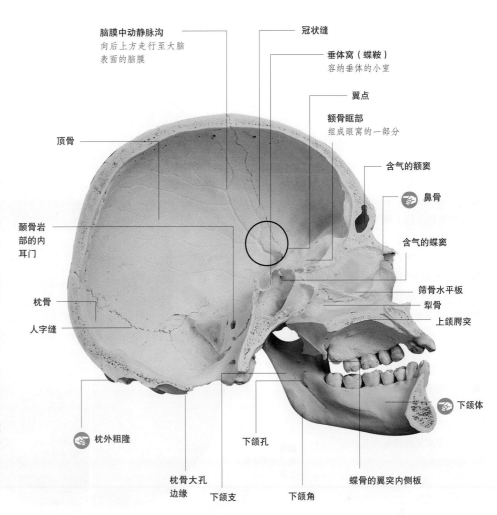

脑膜中动静脉沟
向后上方走行至大脑表面的脑膜

冠状缝

垂体窝（蝶鞍）
容纳垂体的小室

翼点

额骨眶部
组成眼窝的一部分

顶骨

含气的额窦

鼻骨

含气的蝶窦

颞骨岩部的内耳门

筛骨水平板

犁骨

枕骨

上颌腭突

人字缝

下颌体

枕外粗隆

下颌孔

枕骨大孔边缘

下颌支

下颌角

蝶骨的翼突内侧板

颅骨中不同的骨

骨是一种坚硬、致密、钙化的结缔组织，包括三种成分。
- 有机物基质：约占重量的25%，主要是纤维蛋白胶原。
- 磷酸钙和碳酸钙的钙化结晶：约占重量的65%，被称为羟磷灰石。
- 水分，约占10%。

有机物和矿物质的组合保证了骨骼既坚硬有强度，又有弹性，能承受负荷而不变脆。

构成颅腔的骨，包括额骨、顶骨、枕骨和颞骨，都是扁平骨，由两层致密骨和之间的板障组成。板障是一种海绵样疏松多孔的骨，内含骨髓。

骨髓可以制造血细胞，而身体各处的骨本身是钙盐的仓库，钙盐对于神经和肌肉的正常功能非常重要。

板障是颅骨特有的结构，它使得颅骨虽然巨大却轻盈坚固，可以保护和营养脑及重要的感觉器官。

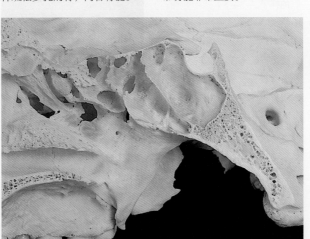

这张上颌的纵切面展示出含气的鼻旁窦蜂窝样的天然结构特性。这种结构大大减轻了颅骨的重量，但不影响其坚固性。

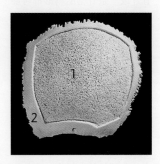

这是被切开的右侧顶骨，暴露出外层致密骨（2）下方的板障（1），可见其蜂巢样（或可称为海绵样）的结构。板障下方是内层致密骨。

颐底和颐顶

颐顶，或颅盖，是头颅的上部，包裹并保护着脑。

颐顶由4块骨组成——额骨、两片顶骨和一部分枕骨。这几片骨是由原始的柔软结缔组织骨化形成的，不经过中间形成软骨的阶段。颐骨中不少骨都是这样形成的。

颐顶的有趣之处在于：

- 矢状缝从后头部的人字缝一直走行至前额的冠状缝。
- 顶点是颐盖中心的最高点，位于矢状缝上。
- 两侧顶骨粗隆之间的距离是脑颐中最宽的地方。
- 各个骨缝具有复杂又相互咬合的结构特点，在生长发育期使得各片颐骨可以生长，在成年期又能保证颐骨的强度和稳定性。

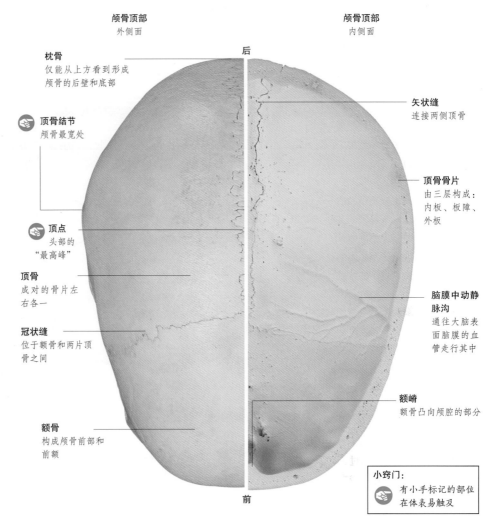

颐骨顶部
外侧面

颐骨顶部
内侧面

后

枕骨
仅能从上方看到形成颐骨的后壁和底部

顶骨结节
颐骨最宽处

顶点
头部的"最高峰"

顶骨
成对的骨片左右各一

冠状缝
位于额骨和两片顶骨之间

额骨
构成颐骨前部和前额

矢状缝
连接两侧顶骨

顶骨骨片
由三层构成：内板、板障、外板

脑膜中动静脉沟
通往大脑表面脑膜的血管走行其中

额嵴
额骨凸向颐腔的部分

前

小窍门：
有小手标记的部位在体表易触及

颐骨的各种畸形

人类婴幼儿生长中的脑迫使颐骨中的各个骨片分离、骨缝扩大，这种发育的方式十分特别。因此，颐骨中任何一块骨片或一条骨缝的畸形都可能对儿童头部形状外观造成巨大影响。

单独一条或几条骨缝的提早融合使颐骨原本在特定方向上的延展能力受到极大限制，这样的情况会导致颐骨狭小，也称狭颐症。

但是脑部仍在不断生长壮大，向着任何有机会的方向膨胀，因此造成脑和颐骨畸形。具体畸形的不同取决于提早融合的骨缝。

- **舟状头**：由于矢状缝提早闭合，头颐的形状变得像一条拉长的小舟。
- **短头**：双侧冠状缝的提早融合使颐骨长成为明显短而尖的样子。
- **斜头**：这种颐骨是呈扭曲的不对称畸形，原因是一侧冠状缝提早闭合。
- **尖头**：矢状缝和双侧冠状缝均提早闭合会让颐骨变得高而尖。

成骨异常也会引起颐骨畸形。软骨发育不全的患者，不仅表现为身材矮小，头颐中颐底的软骨也会受累缩短，但颐顶的骨并不受到影响，因为后者属于膜内成骨。（最终造成患者面貌特殊而丑陋。——译

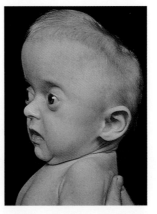

这个婴儿表现出的是尖头畸形，其颐骨生长发育不充分，前额高尖。这种疾病可能合并视力障碍。

者注）脑积水是一种严重的疾病，由于脑部周围的脑脊液聚

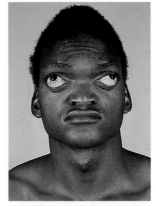

这名男子是典型的短头畸形患者——他的头部高而尖，双眼膨出，这都是因为冠状缝过早闭合所致。

积造成，这种疾病会使颐内压增大并将颐骨撑大。

颅 底

这张特别的颅骨图片是从下往上看的，可见上颌和脊髓穿出的大孔。

颅底上中线周围的各个骨的发育方式不同于颅顶的骨片，它们是由原始的软骨经过软骨内成骨的过程发育来的。

上腭由左右两块长有牙齿的上颌骨组成。上颌骨的腭突和腭骨的水平板共同构成了硬腭。

腭部的各种畸形

腭裂发生的原因是腭的各结构没有像一般人那样在出生前就融合完毕，使得口腔顶部出现裂缝，让口腔与鼻腔相通。如果这条裂缝延伸到了上颌，上嘴唇就会长成明显兔唇的样子。不过通常手术可以改善这种状况。

如果某些儿童的上颌狭窄并导致齿列拥挤，可以通过正畸矫治器来慢慢增加跨中线左右腭的张力。几个月后骨缝被器械撑开，新骨沿骨缝形成，牙齿的生长就有更多的空间了。

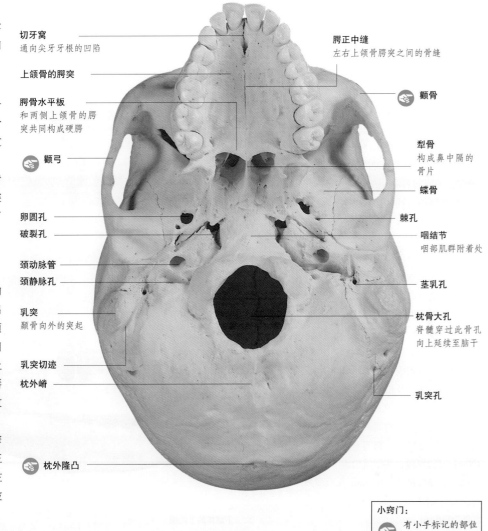

切牙窝
通向尖牙牙根的凹陷

上颌骨的腭突

腭骨水平板
和两侧上颌骨的腭突共同构成硬腭

颧弓

卵圆孔
破裂孔

颈动脉管
颈静脉孔

乳突
颧骨向外的突起

乳突切迹
枕外嵴

枕外隆凸

腭正中缝
左右上颌骨腭突之间的骨缝

颧骨

犁骨
构成鼻中隔的骨片

蝶骨

棘孔

咽结节
咽部肌群附着处

茎乳孔

枕骨大孔
脊髓穿过此骨孔向上延续至脑干

乳突孔

小窍门：
有小手标记的部位在体表易触及

孔——进出颅骨的通道

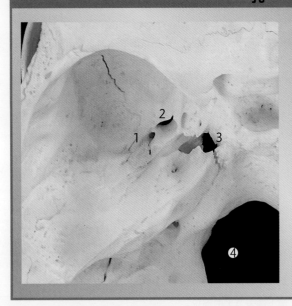

"Foramina"是拉丁语"foramen"的复数形式，意为"孔"或是"开口"。颅骨上的众多骨孔使血管和24条（12对）颅神经（脑神经）得以进出颅腔。

另外还有一些细小而不规则的通路联系颅内外的静脉，这些静脉叫作导静脉，导静脉穿过的孔叫作导血管孔。由于导静脉的存在，颅外的感染可以蔓延到颅内，引起更加严重的感染。主要的骨孔包括：

■ **枕骨大孔**：脊髓与脑干相延续的地方。

■ **破裂孔**：位于颞骨岩部和蝶骨之间。

■ **卵圆孔**：三叉神经下颌支穿出的地方，左右各一。

■ **棘孔**：脑膜中动脉入颅的通道。

■ **茎乳孔**：内有第7对颅神经（面神经。——译者注）通过。

■ **颈静脉孔**：乙状窦、岩下窦和3对颅神经穿过的孔。

■ **颈动脉管**：内有颈动脉（颈部主要的动脉）和相应神经穿入。

这张放大的图显示的是左半边的颅中窝（颅底三个主要的凹陷之一）的内面和4个骨孔：（1）棘孔；（2）卵圆孔；（3）破裂孔；（4）枕骨大孔。

婴儿的颅骨

新生儿的颅骨是由和成年人一样的骨组成的，尽管各个骨片尺寸都很小。但是在颅骨的比例、各个骨片的大小、形状以及连接方式上，新生儿和成年人的颅骨还是有许多差异。

若是儿童的颅骨各个骨片以同样的速度生长到成年人的尺寸，那么我们的外貌将会看起来十分特别。事实上，颅骨的各个组成部分的生长速度是不一样的，在此过程中人的颅骨比例会发生变化，特别是面颅。

一些比例

人的颅骨可以分为脑颅和面颅两部分，脑颅保护大脑，面颅（包括下颌骨）则支撑着面部。脑颅与面颅的体积比在新生儿中为8：1，在成年人中则仅为3：1。这是因为大脑发育迅速，很早就达到成年人大小，而上下颌、牙齿及相应的肌肉组织的发育则需要更久的时间。

在出生时，头的周长（头围）平均约为33cm，脑容量为400ml。到2岁时，头围就增大到47cm，脑容量增至1000ml。而成人的头围一般是55cm，脑容量为1400ml。

新生儿的眼窝相对比较大，眼眶的底基本与鼻腔的底部持平。

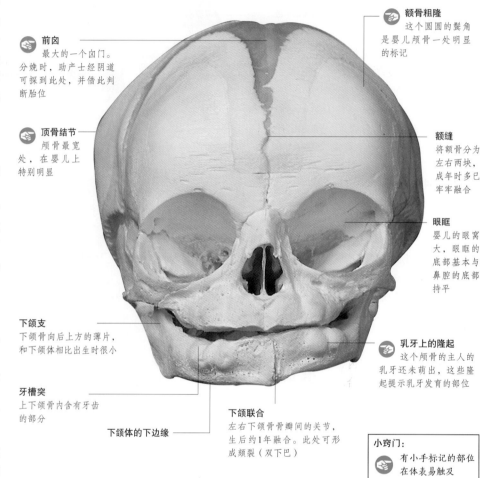

前囟
最大的一个囟门。分娩时，助产士经阴道可探到此处，并借此判断胎位

顶骨结节
颅骨最宽处，在婴儿上特别明显

额骨粗隆
这个圆圆的鬓角是婴儿颅骨一处明显的标记

额缝
将额骨分为左右两块，成年时多已牢牢融合

眼眶
婴儿的眼窝大，眼眶的底部基本与鼻腔的底部持平

下颌支
下颌骨向后上方的薄片，和下颌体相比出生时很小

牙槽突
上下颌骨内含有牙齿的部分

下颌体的下边缘

下颌联合
左右下颌骨骨瓣间的关节，生后约1年融合。此处可形成颏裂（双下巴）

乳牙上的隆起
这个颅骨的主人的乳牙还未萌出，这些隆起提示乳牙发育的部位

小窍门：
有小手标记的部位在体表易触及

胎儿颅骨的发育

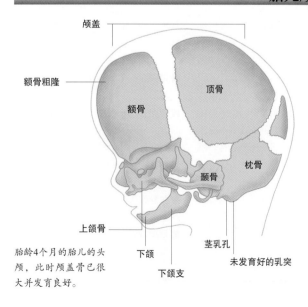

胎龄4个月的胎儿的头颅，此时颅盖骨已很大并发育良好。

颅盖
额骨粗隆
额骨
顶骨
枕骨
颞骨
上颌骨
下颌
下颌支
茎乳孔
未发育好的乳突

新生儿的头颅各个组成骨比成人之后的骨片要小很多。不过内耳中的听小骨是一个例外，锤骨、砧骨及镫骨在出生时就是成年人的大小。在新生儿和成年人之间比较头颅的各个骨片，其中许多骨片在长大后形状也略有不同，与其相应比例变化有关。

在婴儿的头颅中，颅盖骨曲度更大，额骨粗隆和顶骨粗隆（分别位于鬓角和耳朵后上方）尤其明显。

颞骨上的下颌凹在新生儿中很平，这里是颞骨和下颌骨连接成关节（颞下颌关节）的部位。

耳后的乳突尚未发育好。结果是颞骨上的茎乳孔十分表浅，而控制面部肌肉的一条神经恰好经过这个骨孔。非常少见的一种情况是产钳助产时产钳固定到宝宝耳后，这可能会压迫到这条神经，并引起暂时性面瘫。

新生儿的下颌骨没有发育成熟的下巴，却含有许多牙槽突，里面是正在发育中的牙齿。左右上颌骨也主要由牙槽突组成。

婴儿出生后6个月才开始萌出乳牙。所有的乳牙完全萌出约到3岁。恒牙完全萌出可能要到20岁。

婴儿颅骨的各个关节

囟门是新生儿颅骨中一种非常重要的标记。

囟门是组成颅盖的各骨片间隙的纤维膜，这些骨片还处于生长中。囟门和骨缝允许胎头通过狭窄的产道时颅骨骨片之间发生位移乃至重叠。这会导致出生时头颅出现暂时性扭曲。

囟门一共有6个，分别位于顶骨的各个角落。

各个囟门的位置

在颅顶，沿中线分布着前囟和后囟。前囟是最大的一个囟门，呈菱形，位于额骨和顶骨之间。后囟在后头部，呈三角形，略小一点。

在颅骨的两侧分布着成对的蝶囟（前外侧囟）和乳突囟（后外侧囟）。这两种囟门都比较小，形状也不规则。后囟和蝶囟在出生后3个月以内闭合，乳突囟在大约1岁时闭合，前囟在1岁半时闭合。

触诊囟门

分娩时，当胎头下降至产道，医生或助产士经产妇的阴道就可以触及并分辨胎儿的前、后囟。在理想的胎位下，前囟应该在前面触及。若是前囟在后方，说明胎位不正，可能出现难产。

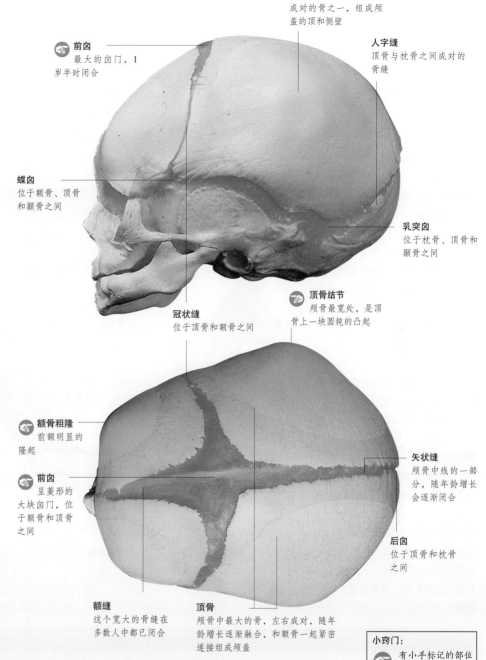

前囟
最大的囟门，1岁半时闭合

蝶囟
位于额骨、顶骨和颞骨之间

冠状缝
位于顶骨和额骨之间

顶骨
成对的骨之一，组成颅盖的顶和侧壁

人字缝
顶骨与枕骨之间成对的骨缝

乳突囟
位于枕骨、顶骨和颞骨之间

顶骨结节
颅骨最宽处，是顶骨上一块圆钝的凸起

额骨粗隆
前额明显的隆起

前囟
呈菱形的大块囟门，位于额骨和顶骨之间

额缝
这个宽大的骨缝在多数人中都已闭合

顶骨
颅骨中最大的骨，左右成对，随年龄增长逐渐融合，和额骨一起紧密连接组成颅盖

矢状缝
颅骨中线的一部分，随年龄增长会逐渐闭合

后囟
位于顶骨和枕骨之间

小窍门：
有小手标记的部位在体表易触及

儿童颅骨的生长方式

头部骨骼有两种生长方式：一种叫作膜内成骨；另一种叫作软骨内成骨。膜内成骨针对的是颅盖中各个骨片和面部一些骨骼，这些骨片直接来自结缔组织软膜。而位于颅底中线附近的骨骼则由已经存在的软骨发育而来，比如筛骨、枕骨和一部分蝶骨。

颅骨的骨片由骨缝相联系，这是一种纤维关节，允许骨骼的生长。逐渐增大的大脑和眼球都产生一种内在的压力，将颅骨从骨缝处撑开。此时，在骨缝的边缘新的骨质沉积下来，以稳定增大的颅骨。

7岁之后，大脑的主要生长期过去，骨缝的生长速度将会放缓，颅骨也以骨质重塑的形式更加缓慢地生长。在颅骨的外表面，新的骨质沉积；而在其内表面，旧的骨质被吸收。在持续不断的生长过程中，这种方式（骨质重塑。——译者注）逐渐改变着各个骨片的形状。

在儿童的颅骨中，一些骨片会在生后几年中逐渐融合，变成一块骨，这是由于成骨过程是多点发生的。

举例来说，额骨出生时是有两片，中间被一条骨缝分开，但这条骨缝在大约4岁时闭合消失。下颌骨最初也是两片骨瓣，中间被下颌联合分开，1～2岁时两片骨瓣融合，下颌联合消失。出生时枕骨有4块，大约6岁时才合为一块。

牙　齿

牙齿被进化出来的目的是用于咬开和咀嚼食物。每一颗牙齿都有其独特的功能。

牙齿是牙龈组织上面特化出来的坚硬区域，深埋在上下颌骨中。牙齿可以通过咬开和咀嚼的动作来磨碎固体食物。

牙齿可见的部位叫作牙冠。牙冠由牙本质和牙釉质组成，前者是一层（类似致密骨但没有血管的）坚硬、钙化的物质，后者是包裹前者的一层更薄、更坚硬的物质。

隐藏的部分（牙根）埋在上下颌骨的牙槽窝内，也由牙本质组成。牙本质在牙根的部位外面还包裹着牙骨质。牙骨质和致密、富含胶原的牙周韧带一起，将牙根牢牢固定在牙槽窝的骨质上。

牙齿的内部

牙齿的内部是一个牙髓腔，内含疏松结缔组织、血管和神经。牙髓通过牙根与颌骨相连。成年人的牙齿排列是上下对称的，每个象限都有8颗牙：2颗切牙、1颗犬牙、2颗前磨牙和3颗磨牙，一共32颗。儿童有20颗乳牙，每个象限仅有一颗磨牙。

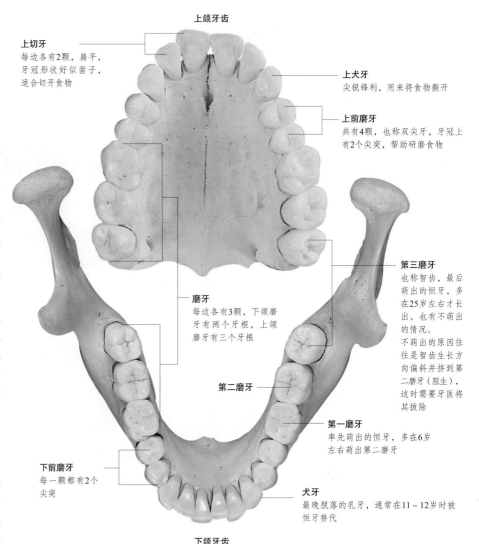

上颌牙齿

上切牙
每边各有2颗，扁平，牙冠形状好似凿子，适合切开食物

上犬牙
尖锐锋利，用来将食物撕开

上前磨牙
共有4颗，也称双尖牙，牙冠上有2个尖突，帮助研磨食物

第三磨牙
也称智齿，最后萌出的恒牙，多在25岁左右才长出，也有不萌出的情况。
不萌出的原因往往是智齿生长方向偏斜并挤到第二磨牙（阻生），这时需要牙医将其拔除

磨牙
每边各有3颗，下颌磨牙有两个牙根，上颌磨牙有三个牙根

第二磨牙

第一磨牙
率先萌出的恒牙，多在6岁左右萌出第二磨牙

下前磨牙
每一颗都有2个尖突

犬牙
最晚脱落的乳牙，通常在11～12岁时被恒牙替代

下颌牙齿

牙齿的形状和功能

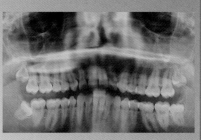

尖突
牙釉质
牙髓
牙本质
牙骨质

这是一幅下颌磨牙的剖面图，展示的是牙齿的典型结构。牙龈承托着两个粗大的牙根，将牙齿固定在下牙槽内。

牙齿有不同的形状，每一颗都特化出来服务于各自不同的功能。切牙在口腔的前部，有一个扁平的凿子形状的牙冠，可以切割食物。切牙旁边是犬牙，尖锐锋利，可以撕开坚韧的食物。

前磨牙和磨牙的牙冠面积大，其上有许多小尖突，帮助磨碎食物。前磨牙（也称双尖牙）有2个尖突，磨牙有4～5个尖突。

上下颌的牙齿的排列基本一致，但具体牙齿的大小和形状仍有所不同。比如上颌的切牙通常都比下颌的切牙要宽。

牙根变化很多，切牙有一个牙根，下颌磨牙有两个牙根，上颌磨牙有三个牙根。

人们认为，和许多灵长类动物一样，人类的齿列原先是适合水果、坚果和根茎类的食物。不过事实证明，人类的齿列适应范围更广，可以应对各种杂食。

这张X线片是全颌曲面断层片，显示出上下颌所有的牙齿。它是用一种特殊的X线片机沿着面部水平运动才拍摄出来的。

牙齿的发育

在儿童时期，配合着头面部的生长和恒牙的发育，牙齿的发育分为两个时期。

人类的牙齿在母孕6周的时候就开始在胚胎内发育了。出生后6～8个月，随着牙根的生长，牙冠顶出牙龈，这个萌出的过程就叫作出牙。

人类的第一套牙齿是会脱落的乳牙。乳牙的萌出顺序很特别，通常先是下中切牙萌出，之后是上中切牙。乳牙中没有前磨牙。

恒牙的生长

恒牙胚的发育和乳牙是同时开始的。但在5～7岁之前，恒牙都在休眠中，之后才开始生长，使乳牙牙根分解。乳牙不仅牙根渐消，还受到下面恒牙萌出的推力，最终脱落，新牙长出。换牙的过程要持续到10～12岁。

恒牙萌出后的齿列和乳牙很类似，不过在犬牙和磨牙之间添了前磨牙。另外，第三磨牙（智齿）通常会在15～25岁时萌出。

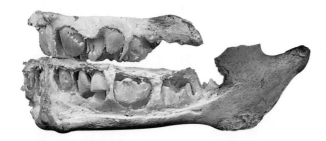

一个新生儿的上下颌：
上、下颌的牙泡中都可见尚未萌出的乳牙，它们从出生后6个月才陆续萌出。

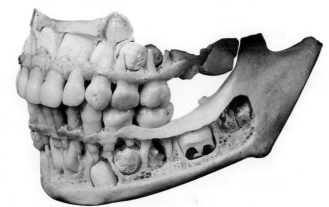

一个6岁儿童的上下颌：
乳牙已经全部萌出，在乳牙下方的牙槽窝内是即将萌出的恒牙。换牙的过程将持续到十几岁。

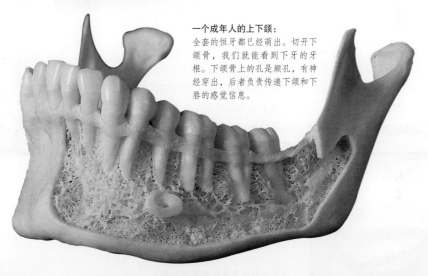

一个成年人的上下颌：
全套的恒牙都已经萌出。切开下颌骨，我们就能看到下牙的牙根。下颌骨上的孔是颏孔，有神经穿出，后者负责传递下颌和下唇的感觉信息。

龋齿等牙齿问题

龋齿（蛀牙）是由牙菌引起的。牙斑的发展菌斑是一种唾液、食物残渣和产酸细菌的混合物。产酸细菌可以侵蚀牙釉质及牙本质。若蛀牙侵蚀得足够深，就可能感染牙髓并引起牙髓发炎。由于牙髓内含活组织，此处的炎症会引起剧痛。如果不处理，这种牙齿就会坏死。感染的话还可能造成牙周脓肿，引起牙龈肿胀。

牙医可以通过根管治疗治疗引发牙髓炎的龋齿，即将牙髓去除，彻底清理牙根管，并用一种合适的材料填塞进去。

牙龈疾病是一种大问题。牙龈感染（牙龈炎）可引起牙齿松动、脱落甚至侵蚀掉部分牙槽骨。骨质丢失可能是由于缺乏咀嚼造成牙槽骨受力不足。

牙垢（也称为牙结石）是一种来自唾液的碳酸钙沉积物，若不定期清除，会损伤牙龈并成为细菌的庇护所，增大蛀牙的可能性。

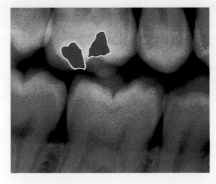

这张牙齿的彩色X线片显示出一颗上前磨牙上的两片金属填塞物。红色的部分显示的是牙齿内部的牙髓。

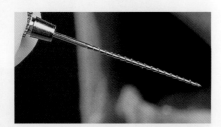

当牙齿内部的牙髓发炎时，可以用一根细针将牙根管钻开，并将牙根管重新填满，预防牙髓炎复发。

牙齿的发育过程

牙齿是人类最为坚硬和耐久的器官。通过切、咬和咀嚼，牙齿将食物磨碎，这是消化过程中非常重要的一环。

牙齿是用来咀嚼和磨碎食物的。咀嚼能够增大食物与各种消化酶的接触面积，进而加速消化过程。

牙齿对于发音也有着重要的作用。牙齿和上下嘴唇、舌头一起控制着经过口腔的气流，进而构成各种音节。此外，牙齿为面部许多肌肉提供结构上的附着点，并参与形成笑容。

牙齿的解剖

每一颗牙齿都由牙冠和牙根组成。牙冠是牙齿长出牙龈（帮助固定牙齿）、可以看见的部分。前磨牙和磨牙的牙冠是由几个小尖突构成的，这些尖突帮助咀嚼和磨碎食物。牙

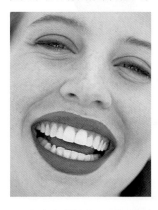

牙齿为面部多条肌肉提供结构上的附着点。此外牙齿参与发音的过程，并构成笑容。

根是牙齿深埋在上下颌骨内的部分。

结构

牙齿由4种不同的组织构成。

- **牙釉质**：牙齿干净的外层，也是全身最坚固的部分。牙釉质由高度矿化的钙盐紧密堆叠形成，可以保护牙齿内部免受有害细菌的侵蚀和冷热食物的刺激。
- **牙本质**：牙本质组成上和骨骼类似，包绕并保护着内部的牙髓。成人之后，成牙质细胞分泌并维护牙本质一生。
- **牙髓**：牙髓内含血管和神经。血管内的血液供给牙齿氧气和营养物质，神经则将牙齿周围的痛觉和温度觉传回大脑。
- **牙骨质**：牙骨质包裹着牙根的外侧面。这是一层含钙的结缔组织，将牙齿和牙周韧带连在一起，使牙齿被牢牢固定在上下颌骨的牙槽内。

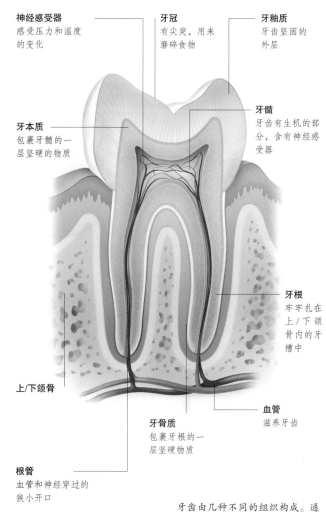

神经感受器
感受压力和温度的变化

牙本质
包裹牙髓的一层坚硬的物质

上/下颌骨

根管
血管和神经穿过的狭小开口

牙冠
有尖突，用来磨碎食物

牙釉质
牙齿坚固的外层

牙髓
牙齿有生机的部分，含有神经感受器

牙根
牢牢扎在上/下颌骨内的牙槽中

牙骨质
包裹牙根的一层坚硬物质

血管
滋养牙齿

牙齿由几种不同的组织构成。通过一条纤细的牙根管，牙齿内部得到血液的滋养和神经的支配。

乳牙的发育

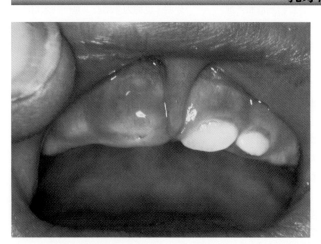

人类的一生共有2套牙齿。第一套是乳牙，一共20颗，受孕之后自大约2个月的胚胎期就开始发育。

发育的不同阶段

乳牙的牙本质在胚胎期就开始形成。出生之后，牙釉质

出生不久牙釉质就开始形成。乳牙的萌出分不同的阶段，门牙最先，第二磨牙最后。

分阶段形成。门牙的牙釉质最早开始形成，并在出生后一个月左右完成，而第二磨牙要等到1岁半才能完成。牙釉质一旦发育好，牙就开始萌出。门牙通常在6～12月龄时萌出，第二磨牙通常在1岁至1岁半时萌出，而尖牙往往要等到1岁半或更晚才能萌出。牙根形成的最后阶段是完善牙根，这个过程很慢，要持续到儿童3岁以后。

恒牙的发育

短短数年，乳牙就渐渐被恒牙代替。后者是一套永久的成人型牙齿，一共有32颗，其中包括第三磨牙，即智齿。

6岁左右，乳牙的牙根就慢慢遭到来自不断生长的恒牙及颌骨内特殊的骨细胞的双重侵蚀。这个过程被称为重吸收，使得恒牙得以萌出。缺一颗恒牙也很常见，此时相应的乳牙就不会脱落。

完整的一套恒牙

当乳牙渐渐被恒牙取代，

孩童时期嘴巴和下颌稚嫩的外形也将褪去，取而代之的是线条分明而成熟的面庞。恒牙颜色较乳牙更深，大小和比例也不同于乳牙。换牙结束的时间大致在青春期末尾。但智齿是一个例外，它常常到18～25岁才萌出。

多数儿童到6岁开始换牙，乳牙逐渐松动、脱落，被恒牙取代。

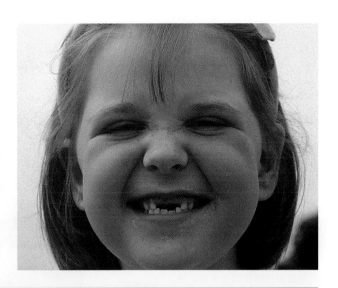

牙齿的类型

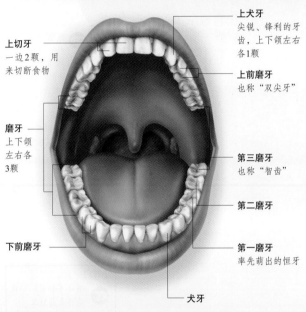

上切牙
一边2颗，用来切断食物

磨牙
上下颌左右各3颗

下前磨牙

上犬牙
尖锐、锋利的牙齿，上下颌左右各1颗

上前磨牙
也称"双尖牙"

第三磨牙
也称"智齿"

第二磨牙

第一磨牙
率先萌出的恒牙

犬牙

人类是异齿动物，也就是说我们牙齿的大小和形状并不统一。不同的牙齿有不同的功能。

成年人通常拥有32颗牙齿，上下各16颗，相互咬合紧密，可以撕烂和咀嚼食物。人类的牙齿可以依据大小、形状和功能分为几类，因此人类属于异齿类动物。

- **切牙**：成年人拥有8颗切牙，上下颌各4颗。切牙借助其锋利的边缘切开食物。
- **犬牙**：在切牙的两侧分别有1颗犬牙，上下颌各有2颗。之所以如此命名，是因为这类牙齿的形状很像犬科动物锋利的尖牙，其最初作用是刺穿和撕开食物。
- **前磨牙**：牙冠比较平，有两个明显的尖头可以磨碎食物，这种牙齿上下颌各有4颗。

- **磨牙**：前磨牙的后面就是磨牙，在这里产生最有力的咀嚼。上下颌一共有12颗磨牙，分别被称为第一、第二、第三磨牙，其中的第三磨牙就是我们常常说到的智齿。

智齿

智齿是人类数千年进化的遗迹。远古时期人类的食物还是生的，需要第三磨牙的协助才能完成足够的咀嚼和研磨。但时至今日，食物已经不再需要智齿参与咀嚼。智齿还往往挤压甚至损伤邻近的牙齿，所以常被牙医拔掉。

咀嚼

在附近肌肉群的作用下，上下颌骨的牙齿可以相对关闭（咬合），可以在垂直方向张开，还可以在水平方向滑动。垂直张开是咬穿食物的必要步骤，而水平滑动则能磨碎食物。

各种压力感受器

每一颗牙齿的牙周韧带都包含一些感觉神经的感受器，用来保护牙齿及附近的组织，以防咀嚼或撕咬的力度太大，造成伤害。接受感觉和刺激之后，这些神经感受器将冲动传

入中枢神经系统，并将上下腭运动和位置以及用多少力等信息传回给牙齿。

大脑的控制

大脑做出反应，传出神经冲动，来控制上下腭和相关的肌肉的位置（从而控制牙齿的位置），进而保证咀嚼过程的顺利进行。

每一颗牙齿内的神经感受器将有关上下腭位置的信息传递给大脑。然后大脑传出神经冲动，控制上下腭。

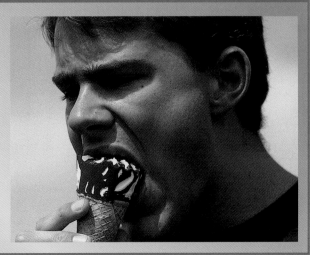

头　皮

头皮是指覆盖头骨的组织，一共有五层。借助中间富含血管的结缔组织，表层的皮肤牢固地附着在头皮内层的肌肉上。

头皮覆盖在颅顶，从脑后的发际线一直延伸到前额的眉毛，厚而可动，保护着颅脑。头皮可分为五层，其中前三层贴合得很紧密。

保护作用

全身上下，皮肤最厚、毛发最浓密的部位就是头皮。除了长头发和保护颅脑，前额区域头皮的皮肤还有一个重要的功能，那就是构成面部表情。这是因为头皮下的许多肌纤维连到皮肤层，使这里的皮肤可以前后移动。

致密结缔组织

皮肤层下面紧紧连着一层富含动静脉的致密结缔组织。这里的动脉是颈内动脉和颈外动脉的分支，它们互相交通，为整个头皮提供丰富的血液供应。

这层结缔组织和下面的肌肉层也连得很紧密，与上面的皮肤层一起形成不易分开的整体。甚至倘若在某次事故中，头皮被外力从头上撕下来，那么这三层组织也将是连在一起的。

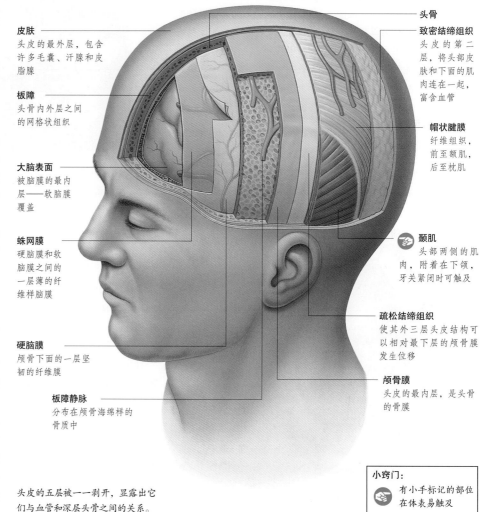

皮肤
头皮的最外层，包含许多毛囊、汗腺和皮脂腺

板障
头骨内外层之间的网格状组织

大脑表面
被脑膜的最内层——软脑膜覆盖

蛛网膜
硬脑膜和软脑膜之间的一层薄的纤维样脑膜

硬脑膜
颅骨下面的一层坚韧的纤维膜

板障静脉
分布在颅骨海绵样的骨质中

头骨

致密结缔组织
头皮的第二层，将头部皮肤和下面的肌肉连在一起，富含血管

帽状腱膜
纤维组织，前至额肌，后至枕肌

颞肌
头部两侧的肌肉，附着在下颌，牙关紧闭时可触及

疏松结缔组织
使其外三层头皮结构可以相对最下层的颅骨膜发生位移

颅骨膜
头皮的最内层，是头骨的骨膜

头皮的五层被一一剥开，显露出它们与血管和深层头骨之间的关系。

小窍门：
有小手标记的部位在体表易触及

头皮的毛囊

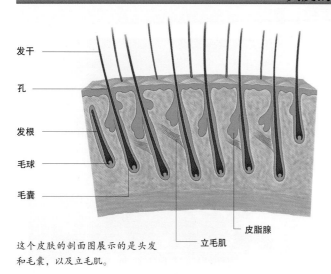

发干

孔

发根

毛球

毛囊

立毛肌

皮脂腺

这个皮肤的剖面图展示的是头发和毛囊，以及立毛肌。

身体上毛发最浓密的地方就是长有头发的头皮了。头发为头部保暖、防晒，在外力不大时，甚至可以作为缓冲垫保护头部。

每根头发都包括发根和发干两部分，发根埋在皮肤里，发干长出头皮。在头皮内，发根被毛囊包裹。头发长出毛囊的角度小于90°，这样可以有效地覆盖皮肤。

头皮中毛囊的生长是有一个周期的，包括生长期和休止期。在活跃的生长期之后，毛囊和毛球会休息一小段时间。在这段休止期，头发会脱落，不过由于单个毛囊的生长—休止期交替得很快，脱发在正常状态下是难以觉察的。

皮肤内和毛囊相连的还有皮脂腺，可分泌油性的皮脂，用来润滑发干，为皮肤抵抗细菌和真菌。

还有一块附着在毛囊上的肌肉，当其收缩时可以把头发拽起来，使头发和头皮垂直，形成"鸡皮疙瘩"，同时挤压皮脂腺，促进皮脂的分泌。

头皮的各个肌肉

头皮内的肌肉在皮肤和一层结缔组织下面。它们的作用是带动前额的皮肤和咀嚼时移动下巴。

枕额肌是头皮上一块大的肌肉，分为前后两部分，中间由一处薄而坚韧的纤维层（帽状腱膜）相连。额肌是这个肌肉的前额部分，起自眉毛下面的皮肤，向后延伸到帽状腱膜。这个肌肉的作用是抬眉毛并皱起前额，或是在皱眉时把头皮向前拉。

枕肌是枕额肌肉的另一部分，起自后颈的上部，向前与帽状腱膜相连，收缩时可将头皮向后拉。颞肌在头皮的两侧、耳朵上方，起自头骨，向下连到下颌骨，参与咀嚼。

疏松结缔组织

在头皮各肌肉和帽状腱膜下面是一层疏松的结缔组织，这是头皮的第四层，允许其上下的各层组织之间发生相对位移。在意外事故中，头皮就可能在这一层被撕下来，比如头向前冲破挡风玻璃时。

头皮的第五层是颅骨膜，是一层覆盖头骨本身的坚韧骨膜。

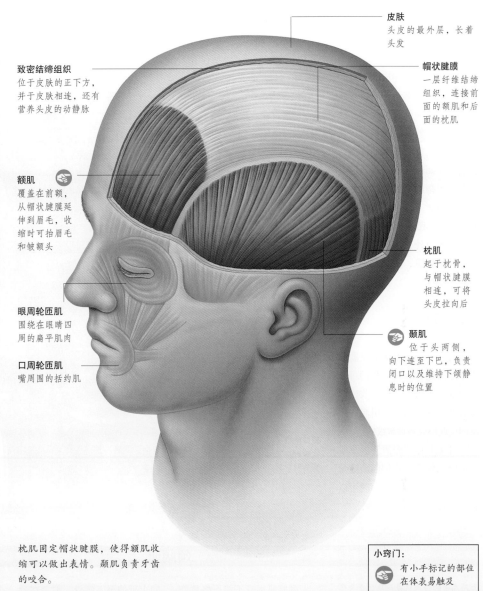

皮肤
头皮的最外层，长着头发

帽状腱膜
一层纤维结缔组织，连接前面的额肌和后面的枕肌

致密结缔组织
位于皮肤的正下方，并于皮肤相连，还有营养头皮的动静脉

额肌
覆盖在前额，从帽状腱膜延伸到眉毛，收缩时可抬眉毛和皱额头

眼周轮匝肌
围绕在眼睛四周的扁平肌肉

口周轮匝肌
嘴周围的括约肌

枕肌
起于枕骨，与帽状腱膜相连，可将头皮拉向后

颞肌
位于头两侧，向下连至下巴，负责闭口以及维持下颌静息时的位置

枕肌固定帽状腱膜，使得额肌收缩可以做出表情。颞肌负责牙齿的咬合。

小窍门：
有小手标记的部位在体表易触及

头皮外伤

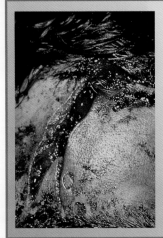

头皮的伤口，哪怕只有很小一个，也会流很多血。两个因素联合起来可以解释头皮外伤为何容易大量出血而且难以迅速止血。

为营养头皮内不计其数的毛囊，头皮与身体其他部位的皮肤相比，其血液供应要丰富许多。在头皮下面的致密结缔组织内，富含错综沟通的血管丛。这些血管由不同的动脉延伸而来，为整个头皮提供充足的血液和养分。

头皮下致密结缔组织内的纤维组织将周围的血管拉开，使得这些营养头皮的动静脉难以收缩，即便是在受伤流血时也不能，这一点与身体其他部位的血管截然不同。如果动脉无法在受伤时收缩管径，就会妨碍血液凝固；因此头皮受伤时需要加压止血。

大多数头皮外伤出血都很多，因为此处的血管不会收缩。出血量大时也会影响凝血反应。

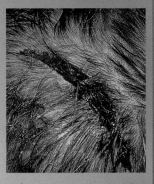

营养头皮的血液大部分流动在头皮下方、肌肉层上方的血管内。

面部各个肌肉

人和动物的区别之一是人能够通过一系列复杂的面部表情相互沟通。这种能力来自一套复杂的面部肌肉系统。

在头皮和面部皮肤下方，存在着一组非常薄的肌肉，它们被统称为面部表情肌群。除生理功能之外，这组肌肉还在许多方面发挥着重要的作用。它们改变面部表情，进而传递出各种情绪的信息，用来进行非语言沟通。面部表情肌还帮助发音，让我们吐字清晰。

除此以外，面部肌肉还形成一些括约肌，控制着双眼和嘴巴的开闭。

皮肤和骨骼

大部分的面部肌肉一头连着头骨，一头连着深层皮肤组织。通过这种连接，我们可以想象这么多肌肉是如何改变面部表情，并如何最终引起其上层的皮肤形成各种皱纹的。

许多叫作"张肌"的小肌肉使嘴巴张开。它们起自嘴角和唇角附近的骨，收缩时可以将嘴唇向上下左右各方牵拉。

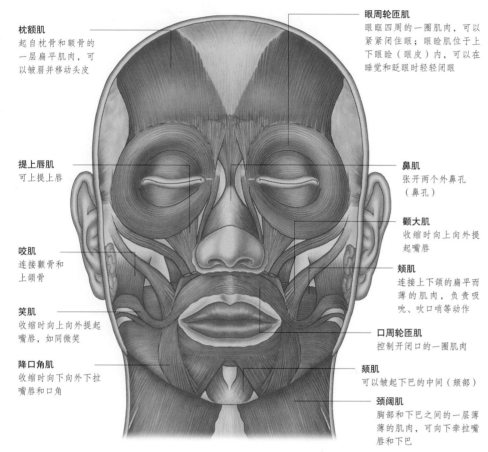

枕额肌
起自枕骨和额骨的一层扁平肌肉，可以皱眉并移动头皮

提上唇肌
可上提上唇

咬肌
连接颧骨和上颌骨

笑肌
收缩时向上向外提起嘴唇，如同微笑

降口角肌
收缩时向下向外下拉嘴唇和口角

眼周轮匝肌
眼眶四周的一圈肌肉，可以紧紧闭住眼睛；眼睑肌位于上下眼睑（眼皮）内，可以在睡觉和眨眼时轻轻闭眼

鼻肌
张开两个外鼻孔（鼻孔）

颧大肌
收缩时向上向外提起嘴唇

颊肌
连接上下颌的扁平而薄的肌肉，负责吸吮、吹口哨等动作

口周轮匝肌
控制开闭口的一圈肌肉

颏肌
可以皱起下巴的中间（颏部）

颈阔肌
胸部和下巴之间的一层薄薄的肌肉，可向下牵拉嘴唇和下巴

颈阔肌

大而扁平的颈阔肌是一块位于身体浅表的肌肉，起自锁骨下方，与左右嘴角和唇角的肌肉、皮肤相连。它的主要作用是向下牵拉下唇和下巴，就像咆哮时那样。

颈阔肌尽管不能严格算作一块头部的肌肉，但是在面部表情的形成中有着重要作用。这块薄薄的肌肉起自锁骨下方，向上延伸至下颌骨，覆盖在颈部前面，可以绷紧颈部皮肤，并与左右嘴角的肌肉和皮肤相连。

在改变面部表情中，颈阔肌的作用是向外牵拉颈部皮肤并下降下颌（放低下巴），将嘴巴拽向下，就像在反感的表情中常常出现的那样。此外它还辅助下嘴唇的活动。

另外值得一提的是，在为消除"双下巴"而进行的整容手术中，医生们会切开颈阔肌，将其拉至耳后并固定。虽然可能有争议，但这也算是颈阔肌改变面部表情的一种方式吧。

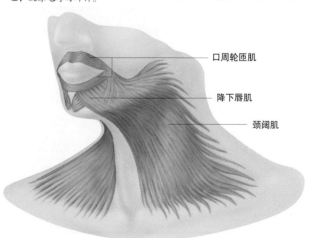

口周轮匝肌

降下唇肌

颈阔肌

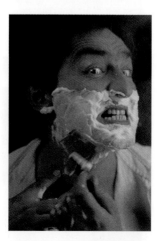

颈阔肌是一大片扁平的肌肉。刮胡子时紧绷。这一动作拉伸并绷紧颈部的皮肤。

眼睛的开闭

从迷人的眨眼到出于保护的紧紧闭眼，上下眼睑（眼皮）的活动传递着丰富的非言语信息。同时，眼睑对于清洁和润滑双眼也非常重要。

眼周轮匝肌就是负责闭眼的肌肉。这块扁平的轮匝肌位于眼眶（眼窝）边缘，并可分成几部分，各自独立被调控收缩。

一部分轮匝肌位于眼睑内部（眼周轮匝肌的眼睑部），在睡觉和平常眨眼时可以轻轻闭上眼。这一动作可以促进泪液的分泌和流动。泪液会流过结膜（覆盖在双眼表面的膜），起到清洁眼表面、去除异物和润滑等一系列重要作用。

撑开眼皮

眼周轮匝肌的更大一部分是由覆盖在眼窝表面紧密排列的肌纤维构成。这部分轮匝肌的作用是紧闭眼睛（挤眼），以便防御大风和强光。

眼眶部还有一块肌肉，叫作上睑提肌。就像它的名字所说的，上睑提肌提起上眼睑，使眼睛睁开。不过不同于大块的眼周轮匝肌之处在于，这块肌肉位于眼窝内部。

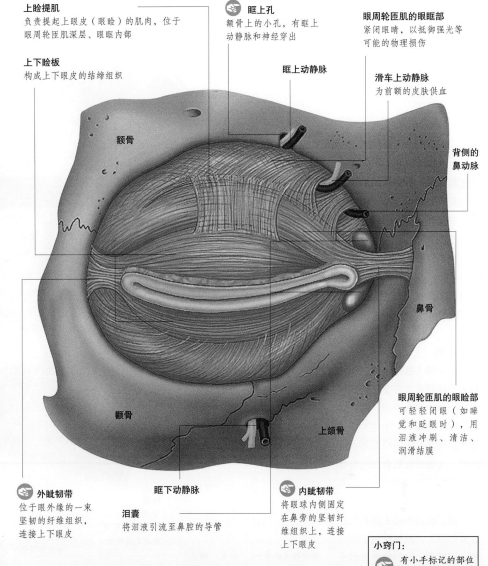

上睑提肌
负责提起上眼皮（眼睑）的肌肉，位于眼周轮匝肌深层、眼眶内部

上下睑板
构成上下眼皮的结缔组织

额骨

颧骨

眶上孔
额骨上的小孔，有眶上动静脉和神经穿出

眶上动静脉

眼周轮匝肌的眼眶部
紧闭眼睛，以抵御强光等可能的物理损伤

滑车上动静脉
为前额的皮肤供血

背侧的鼻动脉

鼻骨

上颌骨

眼周轮匝肌的眼睑部
可轻轻闭上眼（如睡觉和眨眼时），用泪液冲刷、清洁、润滑结膜

外眦韧带
位于眼外缘的一束坚韧的纤维组织，连接上下眼皮

泪囊
将泪液引流至鼻腔的导管

眶下动静脉

内眦韧带
将眼球内侧固定在鼻旁的坚韧纤维组织上，连接上下眼皮

小窍门：
有小手标记的部位在体表易触及

脸颊和上下唇的肌肉群

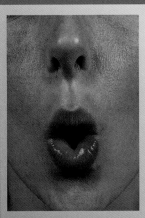

口周轮匝肌控制嘴的开闭。当它收缩时嘴会闭上。

颊肌形成脸部侧面的脸颊，其上边缘在上牙槽上沿与上颌骨相连，下边缘连至下颌骨的下牙槽下沿。它的主要作用会在吃食物时发挥出来。咀嚼食物时，食物先被吃进口中，之后颊肌负责把食物向后推到舌头上和上下牙之间，以备咀嚼，如此反复。吹气球和吹奏一些乐器，比如小号时，也会用到这块肌肉（英文中"颊肌"这个词来源于拉丁语中的"小号"）。

口周轮匝肌位于上下唇内、围绕在嘴周围，由围绕嘴的弧度弯曲的一圈紧密排列的肌纤维构成，一头连在鼻子下方的骨骼上，一头连在下巴上方一块区域。

颊肌前边缘分出一部分肌纤维在嘴角处十字交叉，并混入口周轮匝肌。

口周轮匝肌负责闭口。它持续作用才能保持上下唇紧闭的状态，防止不断分泌的唾液流出口外，并在咀嚼时将食物含在口中。吹口哨或是接吻时，需要噘嘴缩唇，也会用到这块肌肉。

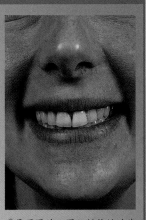

嘴唇周围的一圈肌纤维活动非常灵活，可以帮助人类发出许多声音。

面 神 经

面部肌肉和一些非自主的功能活动，比如泪液的形成，是由面神经支配的，面神经将面部的信息传递给大脑，并将大脑的各项指令传出去。

左右的面部表情肌是由两侧相应的面神经支配的。面神经从头骨两侧耳旁的小孔出颅，穿过腮腺（一个唾液腺）并分成几支。

神经是成股的神经纤维，后者可以将脑或脊髓的电冲动传出给各肌肉，或是将各感觉器官的信息传入脑或脊髓。

神经损伤

颅神经（脑神经）一共有12对，作用非常广泛，从控制眼球运动到保持平衡。面神经是第7对颅神经，它的主要作用是将运动冲动传递给面部表情肌群。（负责咀嚼食物的咀嚼肌群是由第5对颅神经——三叉神经控制。）

除了控制肌肉（向其传递运动信号），面神经也控制一些自主活动，比如唾液和泪液的产生。另外面神经也将味蕾的感觉信息传回。

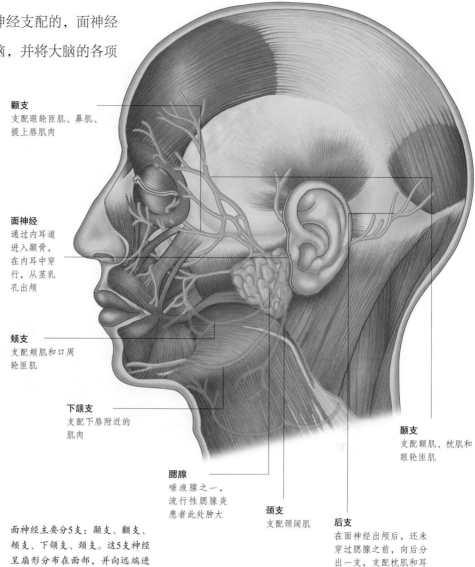

颞支
支配眼轮匝肌、鼻肌、提上唇肌肉

面神经
通过内耳道进入颞骨，在内耳中穿行，从茎乳孔出颅

颊支
支配颊肌和口周轮匝肌

下颌支
支配下唇附近的肌肉

腮腺
唾液腺之一，流行性腮腺炎患者此处肿大

颈支
支配颈阔肌

颞支
支配额肌、枕肌和眼轮匝肌

后支
在面神经出颅后，还未穿过腮腺之前，向后分出一支，支配枕肌和耳部肌肉

面神经主要分5支：颞支、颞支、颊支、下颌支、颈支。这5支神经呈扇形分布在面部，并向远端进一步分支，支配面部表情肌群。

面神经疾病

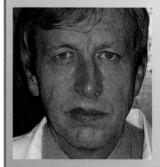

放松时，贝尔面瘫的患者表现出典型的颜面部下垂（在本例中患者下垂部分为左侧面部）。

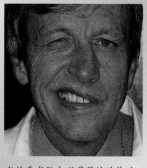

当被要求做出咧嘴笑的动作时，这位患者由于面瘫不能上提左侧嘴角。

脸侧部的外伤可以直接损伤到面神经，炎症也可以使得面神经在其颅内段（面神经管）水肿，可能导致面部各肌肉无力甚至瘫痪，呈现出一种半侧下垂的面容。

对于面神经受损的人，眼睛是闭不上的，所以角膜和结膜有发干的危险。嘴唇发音不清，吐字模糊，嘴也无法闭紧。结果唾液和食物经常漏出来。

贝尔面瘫是一种多由面神经水肿引起的瘫痪。其症状非常多，听力、味觉、视觉还有相关肌肉的力量都可能受到影响。

面神经瘫痪偶尔还见于产钳助产的婴儿中，因为新生儿耳后的骨性乳突还没有发育，面神经缺乏保护。这种神经损伤会导致面部肌肉瘫痪，造成吸吮乏力。

咀嚼肌

帮助我们咀嚼食物的肌肉也在发音、呼吸、打呵欠等动作中也有着重要作用。

咀嚼肌群可以使下颌骨上下前后移动，导致嘴巴的开闭。这个动作在说话、经口呼吸和打呵欠中都会出现。闭合嘴巴的动作在撕咬和咀嚼食物中也非常必要，这时也需要下颌左右回转。

移动下颌

所有的下颌动作都发生在一对关节上，这对关节就是位于双耳前部的颞下颌关节。形成颞下颌关节的骨是下颌头（下颌骨两端的圆形部分）和颞骨的下颌窝（头骨上的凹槽，容纳下颌头）。两侧颞下颌关节的联动使得下巴可以上下运动。此外，下颌头上有一层紧密贴合的关节软骨盘，帮助下巴前后移动。前后的移动使得张嘴时下巴能相对上颌回转运动，因此也在闭嘴咀嚼时提供研磨硬质食物所必需的侧向力。

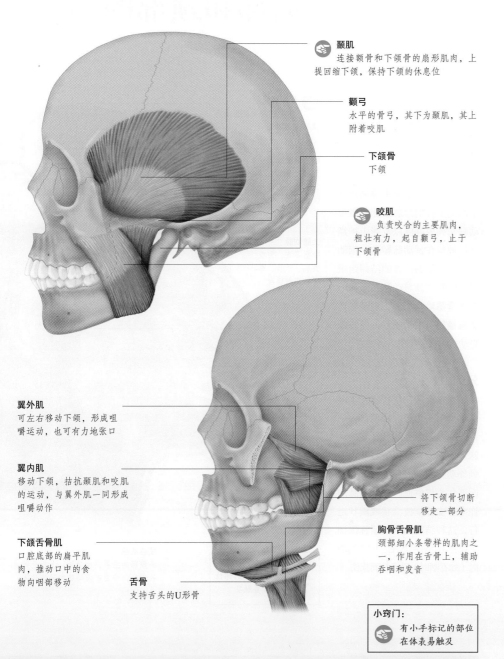

颞肌
连接额骨和下颌骨的扇形肌肉，上提回缩下颌，保持下颌的休息位

颧弓
水平的骨弓，其下为颞肌，其上附着咬肌

下颌骨
下颌

咬肌
负责咬合的主要肌肉，粗壮有力，起自颧弓，止于下颌骨

翼外肌
可左右移动下颌，形成咀嚼运动，也可有力地张口

翼内肌
移动下颌，拮抗颞肌和咬肌的运动，与翼外肌一同形成咀嚼动作

下颌舌骨肌
口腔底部的扁平肌肉，推动口中的食物向咽部移动

舌骨
支持舌头的U形骨

将下颌骨切断移走一部分

胸骨舌骨肌
颈部细小条带样的肌肉之一，作用在舌骨上，辅助吞咽和发音

> **小窍门：**
> 有小手标记的部位在体表易触及

下颌脱位

当下巴张开的时候，下颌头和上面的关节软骨盘会向前滑出关节窝到一个结节（小突起）上。这个向前的动作很容易就可以观察到，并在双耳前面摸到。

但若这个动作太猛，比如打呵欠或是大笑时，下颌骨可能会滑到前面说的结节前方，定在颧骨下面，这样嘴巴就闭不上了，需要就医。类似的情况还会发生在下巴一侧遭到打

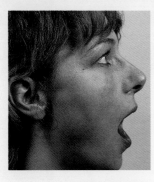

下巴张开时，下颌骨会向前移动到一个小结节处，这时在耳朵前面可以触摸到一个鼓起。

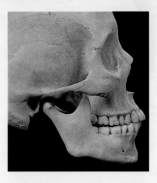

如果下颌骨打开太大，或是被一拳打掉，颞肌会痉挛并锁死颞下颌关节，使嘴巴不能闭上。

击的时候，这也是为什么拳击手在比赛时都需要闭嘴，并带上牙套咬紧牙关。

若要将下巴复位，需要对抗颞肌、咬肌、翼内肌的牵拉，将下颌骨向下拽，这样下颌头才能越过前面提到的小结节向后缩，这样颞下颌关节就会"砰"的一声归位。

面部和颈部的动脉

脖子上可以摸到的搏动来自颈动脉内的血流，它们被心脏泵向大脑。

头颈部的血液供应来自脖子两侧上行的颈总动脉。颈总动脉和颈内静脉以及迷走神经一起被包在颈动脉鞘内。颈动脉鞘是一层保护性的结缔组织膜。两侧的颈总动脉在颈部下方的来源略有不同，左颈总动脉直接起自主动脉弓，而右颈总动脉起自头臂干。

分支血管

颈总动脉在甲状软骨（喉结部位）的上缘分成两条——颈内动脉和颈外动脉。颈内动脉入颅，为大脑提供血液；而颈外动脉则分成几支，分别为面部和头皮供血。颈外动脉的许多分支都呈波浪状或圈状走行，这种结构上的灵活性保证了血管不易在嘴、咽、喉等运动时（如吞咽时）受牵拉而损伤。

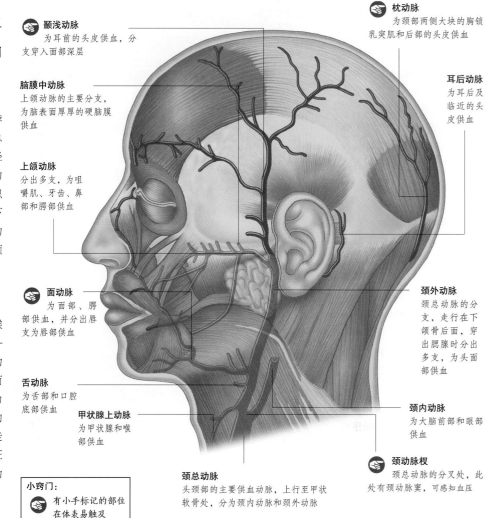

颞浅动脉
为耳前的头皮供血，分支穿入面部深层

脑膜中动脉
上颌动脉的主要分支，为脑表面厚厚的硬脑膜供血

上颌动脉
分出多支，为咀嚼肌、牙齿、鼻部和腭部供血

面动脉
为面部、腭部供血，并分出唇支为唇部供血

舌动脉
为舌部和口腔底部供血

甲状腺上动脉
为甲状腺和喉部供血

颈总动脉
头颈部的主要供血动脉，上行至甲状软骨处，分为颈内动脉和颈外动脉

枕动脉
为颈部两侧大块的胸锁乳突肌和后部的头皮供血

耳后动脉
为耳后及临近的头皮供血

颈外动脉
颈总动脉的分支，走行在下颌骨后面，穿出腮腺时分出多支，为头面部供血

颈内动脉
为大脑前部和眼部供血

颈动脉权
颈总动脉的分叉处，此处有颈动脉窦，可感知血压

小窍门：
有小手标记的部位在体表易触及

颈动脉血管造影

通过注射造影剂和快速X线多层扫描，颈总动脉的分支可以被描绘出来，这种技术就是血管造影。

这种技术对于研究血管、找寻其异常（如堵塞）十分有用。有时可见到颈总动脉分支处有动脉硬化相关的动脉壁脂质沉积。外科医生可以通过手术，小心地剥离沉积的脂质，而并不损伤血管。这种手术叫作颈动脉内膜切除术，它可以有效增加头颈的血液供应，减少后续脑卒中（俗称中风）的可能性。

另一种血管造影可以发现的异常是动脉血管瘤。这时可以看到动脉壁上存在气球样的膨出。

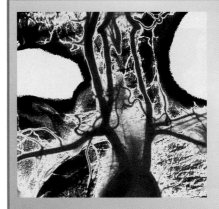

伪彩血管造影显示从主动脉弓分出的动脉走向头部。

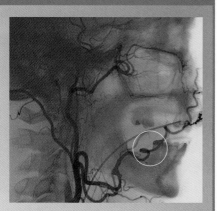

这是数字减影血管造影，显示颈动脉分支。圆圈框出的是螺旋形的面动脉。

面部和颈部的静脉

头颈部的静脉和动脉分布基本相同，名称也大多相近。

头部和颈部的血液通过左右两侧的颈内静脉回流至心脏。颈内静脉和颈总动脉一起，被颈动脉鞘包裹。

头颈部的静脉没有静脉瓣，这一点和其他部位的静脉很不相同，所以这里的血液回流需要依靠重力和胸腔的负压吸引。浅表的静脉通常在用力时可以看到，比如歌手在唱歌时常常可见其颈部的静脉。

颈静脉

颈内静脉的走行和位置很少变异，正因为如此，这根静脉往往被用来监测中心静脉压（右心房的血压）。方法是将一根套管从颈内静脉插入，送到心脏，另一头连一个转换器（这是一种记录压力的仪器）。这样就可以通过中心静脉压来评估循环血容量。

不仅有一些静脉引流面部的血液，也有一些导静脉沟通静脉窦（引流大脑的血液）和头皮的静脉。这些导静脉和板障静脉（在颅骨中的静脉）一起，构成了头皮感染侵入大脑的潜在途径。

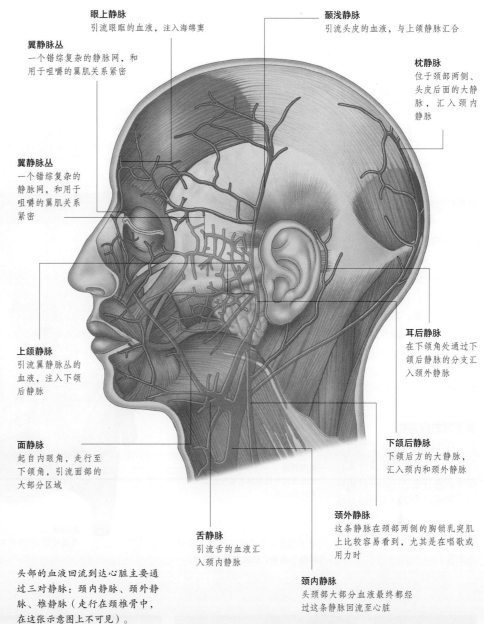

眼上静脉
引流眼眶的血液，注入海绵窦

翼静脉丛
一个错综复杂的静脉网，和用于咀嚼的翼肌关系紧密

翼静脉丛
一个错综复杂的静脉网，和用于咀嚼的翼肌关系紧密

上颌静脉
引流翼静脉丛的血液，注入下颌后静脉

面静脉
起自内眼角，走行至下颌角，引流面部的大部分区域

舌静脉
引流舌的血液汇入颈内静脉

颞浅静脉
引流头皮的血液，与上颌静脉汇合

枕静脉
位于颈部两侧、头皮后面的大静脉，汇入颈内静脉

耳后静脉
在下颌角处通过下颌后静脉的分支汇入颈外静脉

下颌后静脉
下颌后方的大静脉，汇入颈内和颈外静脉

颈外静脉
这条静脉在颈部两侧的胸锁乳突肌上比较容易看到，尤其是在唱歌或用力时

颈内静脉
头颈部大部分血液最终都经过这条静脉回流至心脏

头部的血液回流到达心脏主要通过三对静脉：颈内静脉、颈外静脉、椎静脉（走行在颈椎骨中，在这张示意图上不可见）。

血管的相互交通

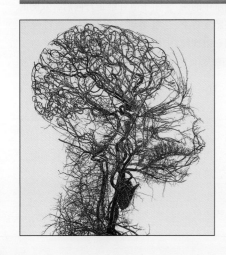

这个树脂血管铸型清楚地展示了头颈部的动静脉丰富的分支网络。我们可以发现，颈前方（甲状腺）和舌头的血管特别丰富。

左右面动脉之间、颈内外动脉之间有数不尽的相互交通的血管，我们称为"吻合"。这是有实际意义的，比如嘴唇的割伤，需要在双侧面动脉处加压才能有效止血。

头皮也含有丰富的血管网，这意味着头皮外伤往往出血凶猛，这不仅是由于丰富的血液供应，也是因为头皮的血管被周围纤维结缔组织牵拉而不能迅速收缩。

头颈部静脉也有着丰富的交通，这种特性使得感染也有了潜在的传播路径。鼻翼周围的疖子、痤疮可能会引起面静脉的血栓（血凝块），这种血栓可能会通过眼静脉进入颅内海绵窦（位于蝶骨的一对静脉窦，引流大脑、双眼、鼻子的血液）。海绵窦的血栓如果没有及时使用抗生素治疗，将会致命。在20世纪40年代，青霉素最早投入临床应用的案例之一，就是治疗这种病情。

颞 下 窝

颞下窝是头部侧面的一块区域，内含许多重要的神经、血管以及与咀嚼功能相关的肌肉。

颞下窝位于颅底下方、咽部和下颌支之间。这个区域对于牙科医生来说尤其重要，不仅因为它内含着许多与咀嚼过程相关的结构，更是因为多条与口腔功能息息相关的神经和血管穿行其中。

颞下窝的解剖

颞下窝的区域划分主要依靠其骨性边界。其前壁是上颌骨的后面；其后壁是颞骨茎突和颈动脉鞘；其内壁是蝶骨的翼突外侧板；其外侧壁是下颌支；其顶部是蝶骨大翼的下面。颞下窝没有底，它和颈部相延续。

颞下窝的内容物

这个区域内包含了翼内、外肌，三叉神经的许多分支，面神经的分支之一——鼓索神经，耳神经节（自主神经系统的一部分），上颌动脉和翼静脉丛（翼内、外肌之间的一些小血管）。

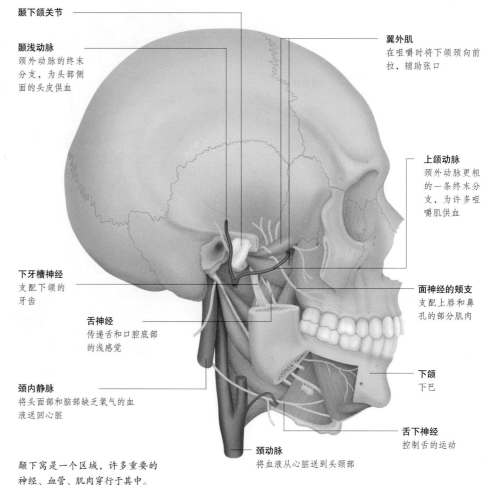

颞下颌关节

颞浅动脉
颈外动脉的终末分支，为头部侧面的头皮供血

下牙槽神经
支配下颌的牙齿

舌神经
传递舌和口腔底部的浅感觉

颈内静脉
将头面部和脑部缺乏氧气的血液送回心脏

翼外肌
在咀嚼时将下颌颈向前拉，辅助张口

上颌动脉
颈外动脉更粗的一条终末分支，为许多咀嚼肌供血

面神经的颊支
支配上唇和鼻孔的部分肌肉

下颌
下巴

舌下神经
控制舌的运动

颈动脉
将血液从心脏送到头颈部

颞下窝是一个区域，许多重要的神经、血管、肌肉穿行于其中。

鼓索神经

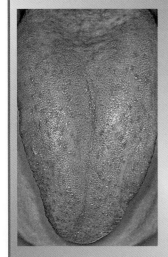

大多数味蕾都分布在舌头上。但是味觉这一特殊感觉并不由三叉神经传导。

面神经的分支之一——鼓索神经在颞下窝与舌神经汇合，传递味觉。鼓索神经还控制下颌下腺及舌下腺的唾液分泌。

鼓索神经是面神经的分支之一，传递舌前部的味觉。

翼内、外肌

在颞下窝里的翼内肌和翼外肌是总共四块咀嚼肌中的两块。这些咀嚼肌的胚胎发育来源相同，也因此由同一条神经支配，即三叉神经的下颌支（下颌神经）。

咀嚼

咀嚼涉及了下颌（下巴）相对颅骨的各向运动。因此，咀嚼肌都是起自颅骨，终止于下颌骨或是两骨之间的关节。由于肌纤维走行向后，双侧的咀嚼肌一起收缩（肌纤维缩短）引起下颌突向前。

如果左右的咀嚼肌交替收缩，下巴就会侧向运动。翼内肌的肌纤维止于下颌角的内侧面。由于肌纤维走行向下后方，其收缩将会引起下颌上抬和闭口。这些肌纤维左右交替收缩时，牙齿就可以磨碎食物了。

下颌神经

下颌神经出颅（经卵圆孔）后直接进入颞下窝，并分成几个分支。

下颌神经有运动支，控制所有的咀嚼肌，使其收缩。下颌神经也有感觉支，一是耳颞神经，传递颞区及耳周皮肤的感觉；二是颊神经，传递面颊区域皮肤和内部组织的感觉。

下颌神经的几个分支

下牙槽神经（也称为下牙神经）走行先向下再向前，进入下颌体，其传递的是下颌所有牙齿的感觉。但下牙槽神经也分出一支，经前磨牙下方的骨孔穿出下颌骨，传递下唇的感觉。这一支神经叫作颏神经。

舌神经传递的是舌的大部分和口底的浅感觉（如触觉、温度觉、痛觉）。

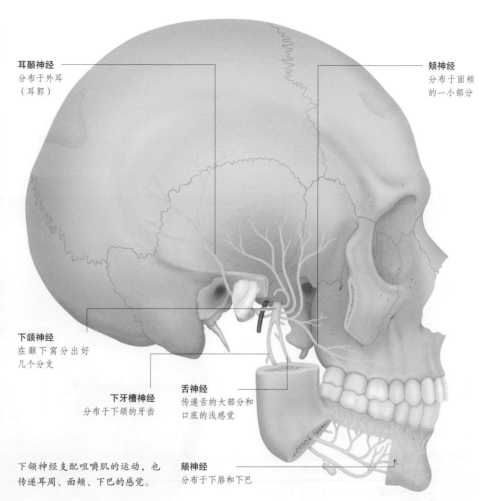

耳颞神经
分布于外耳（耳郭）

颊神经
分布于面颊的一小部分

下颌神经
在颞下窝分出好几个分支

下牙槽神经
分布于下颌的牙齿

舌神经
传递舌的大部分和口底的浅感觉

颏神经
分布于下唇和下巴

下颌神经支配咀嚼肌的运动，也传递耳周、面颊、下巴的感觉。

牙科麻醉

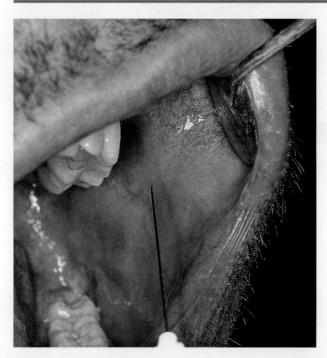

当牙医需要在下颌的牙齿和牙龈操作时，通常会先阻滞下牙槽神经的传导。做法就是将局部麻醉剂注射在操作侧下牙槽神经即将穿入下颌骨的地方。麻醉剂会让这条神经麻痹，包括其分支——颏神经，因此下嘴唇也会感到麻木，而这也往往提示局部麻醉起效了。

为麻醉上颌的牙齿，局部麻醉剂通常注射在单个牙的某个侧面，有时也在上腭注射麻醉剂，因为上颌骨很薄，局麻药很容易就能渗透。

注射局部麻醉剂来麻痹需要牙科操作的口腔区域。为下颌牙齿和牙龈麻醉时，可以注射局部麻醉剂阻滞下牙槽神经。

肿瘤

颞下窝的肿瘤通常是良性的。最常见的是腮腺起源的腭涎腺型混合瘤和神经鞘瘤（神经周围的肿瘤）。这些肿瘤常会引起颈部饱满和咽喉肿胀。

MR和CT扫描可以显示肿物的范围以及肿物与颈动脉的关系。影像学检查还能显示肿瘤是否侵犯到颅底。

治疗方法就是手术切除。小肿瘤可以从颈部路入，从下颌骨下面取出。大的肿瘤或是血管丰富的肿瘤的切除范围可能还包含一部分骨头，以充分显露颈内动脉，预防致命性的大出血。

颅底的内部

颅底可分为三个颅窝，都容纳脑组织。

三个颅窝的外观呈明显的台阶样，颅前窝的底最高，而颅后窝的底最低。

鼻子和双眼位于颅前窝下方。颅前窝是由额骨（的眶板）、筛骨和蝶骨共同组成的。从筛板向上延伸出去的突起叫作鸡冠。

蝴蝶形的颅中窝是由蝶骨体组成其中心，而由蝶骨大翼和颞骨组成其侧边。颅中窝的凹陷容纳的是双侧颞叶。

容纳大脑

颅后窝是最大的颅窝，其内为脑桥和延髓。颅后窝的底和侧边主要由枕骨组成。颅后窝的前壁延伸向颅中窝的部分是由枕骨基底部、颞骨（岩部和乳突）和蝶骨组成的。

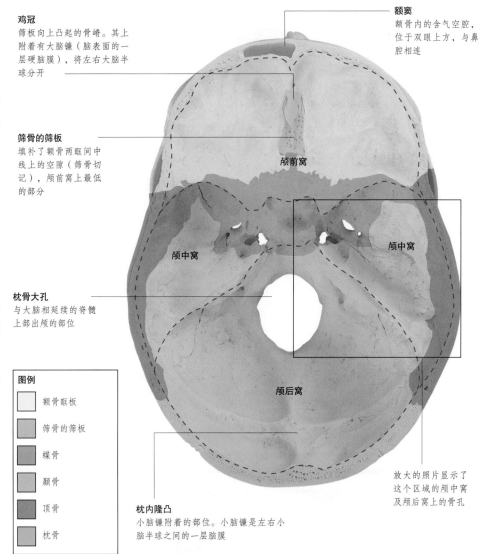

鸡冠
筛板向上凸起的骨嵴。其上附着有大脑镰（脑表面的一层硬脑膜），将左右大脑半球分开

筛骨的筛板
填补了额骨两眶间中线上的空隙（筛骨切记），颅前窝上最低的部分

枕骨大孔
与大脑相延续的脊髓上部出颅的部位

额窦
额骨内的含气空腔，位于双眼上方，与鼻腔相连

颅前窝

颅中窝

颅中窝

颅后窝

放大的照片显示了这个区域的颅中窝及颅后窝上的骨孔

图例

	额骨眶板
	筛骨的筛板
	蝶骨
	颞骨
	顶骨
	枕骨

枕内隆凸
小脑镰附着的部位。小脑镰是左右小脑半球之间的一层脑膜

颅窝的孔洞

颅骨上的孔洞是血管和神经穿行的通道。颅中窝上有几对重要的孔洞。

眶上裂位于蝶骨的大、小翼之间。这个裂隙内穿行着许多眼眶（眼窝）内的重要结构，例如动眼神经、滑车神经、外展神经、三叉神经的数个分支、颈内动脉丛的血管网和眼静脉。

圆孔位于蝶骨的大翼上。其内通过的是三叉神经（第5对颅神经）上颌支。卵圆孔也在蝶骨的大翼上，沟通颅中窝和颞下窝。穿过其中的主要结构是三叉神经的下颌支。

棘孔位于卵圆孔的后面，有脑膜中动脉穿行于其中（如右图所示）。

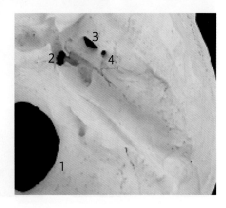

颅中窝右侧面的四个主要孔洞：（1）枕骨大孔；（2）破裂孔；（3）卵圆孔；（4）棘孔。

颅底内侧面的细部

三个颅窝上都含有一些孔洞，允许血管和神经穿行。

颅前窝有三处开口，两侧的筛板和一个盲孔。

筛前神经（第5对颅神经的分支）在筛板和额骨眶部之间进入颅腔。从眼动脉分出的筛前动脉伴行着这条神经。

颅中窝的诸多开口在背面有详细描述。但视神经管以及含有孔洞的颅中窝外侧区没有提到。

枕骨大孔

在颅后窝，最明显的结构是枕骨大孔。穿行其中的是延髓（脊髓的上起点，在此脊髓与脑干下部相延续）、椎动脉、脊髓动脉、副神经的脊髓根。枕骨大孔旁是舌下神经管，其内有舌下神经（第12对颅神经）穿行。

颈静脉孔位于斜坡和岩部之间，其内走行有舌咽神经、迷走神经和副神经（第9、10、11对颅神经）。

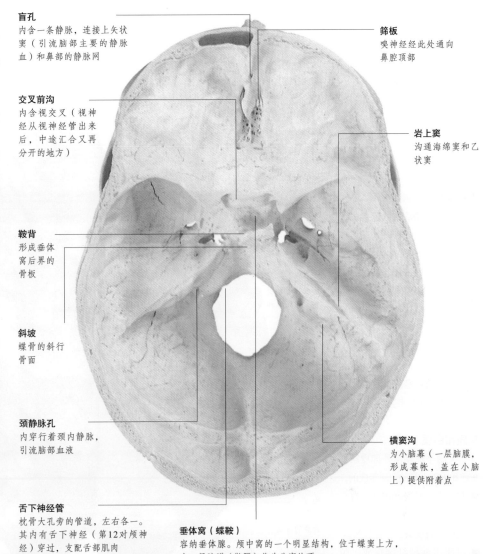

盲孔
内含一条静脉，连接上矢状窦（引流脑部主要的静脉血）和鼻部的静脉网

交叉前沟
内含视交叉（视神经从视神经管出来后，中途汇合又再分开的地方）

鞍背
形成垂体窝后界的骨板

斜坡
蝶骨的斜行骨面

颈静脉孔
内穿行着颈内静脉，引流脑部血液

舌下神经管
枕骨大孔旁的管道，左右各一。其内有舌下神经（第12对颅神经）穿过，支配舌部肌肉

筛板
嗅神经经此处通向鼻腔顶部

岩上窦
沟通海绵窦和乙状窦

横窦沟
为小脑幕（一层脑膜，形成幕帐，盖在小脑上）提供附着点

垂体窝（蝶鞍）
容纳垂体腺。颅中窝的一个明显结构，位于蝶窦上方，有一层脑膜（鞍隔）作为此窝的顶

颅底的疾病

垂体窝是容纳垂体的骨性凹槽，垂体肿瘤可以引起垂体窝增大。在X线片上，垂体肿瘤因压迫垂体窝底部而显现出双底征，伴有含气蝶窦缩窄。垂体肿瘤还可以侵犯视交叉（两条视神经出眼球向后走行，在脑的中线处汇合所形成的结构），在早期时便影响视力。

穿过骨孔处的神经肿瘤可能会压迫神经，引发各种严重的症状。举一个例子，听神经管（内耳与大脑之间的通道）内前庭蜗神经的良性肿瘤（听神经瘤或是神经纤维瘤）可能会导致耳聋。这类肿瘤还可能压迫同样在听神经管内走行的面神经。在X线片上，可以发现听神经管扩大。

在这张从头侧面拍的X线片上，垂体肿瘤是一团深色的团块。肿瘤不断生长，侵蚀垂体窝的骨质，显现出特异性的征象。

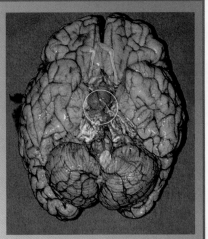

在这个被翻过来的大脑中线区域，圆圈圈出的红色结构就是垂体肿瘤。

大　脑

大脑是中枢神经系统的一部分，位于颅骨内，控制着人体多种机能，包括心率的快慢、走和跑的能力，并创造出人类的种种思想和情绪。

大脑可以分为三大部分，前脑、中脑、菱脑（或后脑）。前脑分为两半，形成左右大脑半球。

大脑半球

大脑半球是前脑最大的部分。其表面反复折叠，形成许多沟（凹）和回（脊），极大地增加了表面积，使其大部分表面都藏在深陷的脑沟中。

每一个半球都可以分为额叶、顶叶、枕叶和颞叶，这些脑叶得名于邻近的颅骨。在大脑纵裂的深处，有一大块被称为胼胝体的神经纤维，将左右大脑半球连接起来。

灰质和白质

大脑半球是由外部皮层的灰质和内部大量的白质组成的。
- 灰质内含神经元胞体，存在于大脑和小脑的皮层，以及皮层下的核团。
- 白质由神经纤维组成，位于皮质下，构成脑内的联络网，并可投射向其他区域的皮层，甚至投射向脊髓。

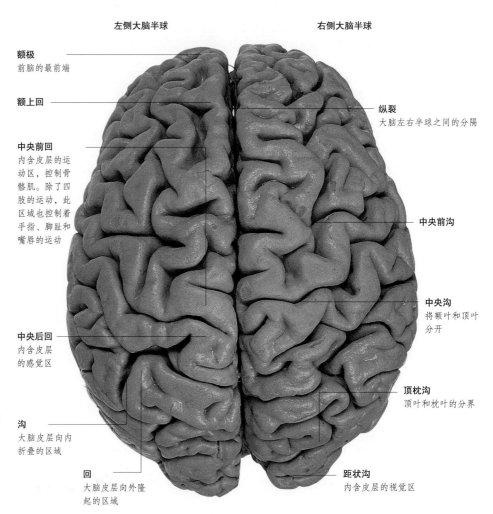

左侧大脑半球　　　　　　右侧大脑半球

额极
前脑的最前端

额上回

中央前回
内含皮层的运动区，控制骨骼肌。除了四肢的运动，此区域也控制着手指、脚趾和嘴唇的运动

中央后回
内含皮层的感觉区

沟
大脑皮层向内折叠的区域

回
大脑皮层向外隆起的区域

纵裂
大脑左右半球之间的分隔

中央前沟

中央沟
将额叶和顶叶分开

顶枕沟
顶叶和枕叶的分界

距状沟
内含皮层的视觉区

众多沟回

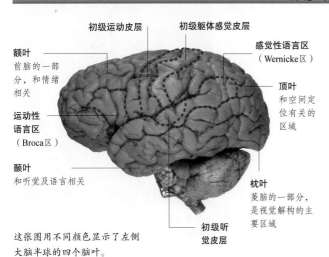

初级运动皮层　　　**初级躯体感觉皮层**

感觉性语言区
（Wernicke区）

额叶
前脑的一部分，和情绪相关

运动性语言区
（Broca区）

颞叶
和听觉及语言相关

顶叶
和空间定位有关的区域

枕叶
菱脑的一部分，是视觉解构的主要区域

初级听觉皮层

这张图用不同颜色显示了左侧大脑半球的四个脑叶。

中央沟从纵裂走行至外侧裂，是额叶和顶叶的分界。中央前回位于中央沟前面，与其平行走行，内含初级运动皮层，是随意运动的起源处。中央后回含有初级躯体感觉皮层，接受身体的感觉。顶枕沟（在双侧大脑皮层的内侧面）标志着顶叶和枕叶的分界。距状沟是初级视觉皮层的所在区域，接受视觉影像。

初级听觉中枢位于外侧裂的后沿。

在颞叶的内侧面、最上回的前端，是与嗅觉相关的初级嗅觉中枢。海马在海马旁回的内侧，是边缘系统的一部分，和记忆的形成有关。

语言区位于每个人的优势半球（通常是左半球）。运动语言区（Broca区）位于额下回，负责生成语言。

大脑内部

沿中线将左右大脑半球切开，可以看到控制身体各项机能的主要结构。有一些区域专门负责感觉和运动的信息，另一些区域控制语言和睡眠。

语言、思想和运动

感觉语言中枢位于初级听觉皮层的后方，对于语言的理解十分重要。前额皮层有着高度有序的认知功能，如概括性思考、社交行为、决断能力等。

在大脑半球的白质内，还有几团灰质，叫作基底节。这群结构与运动功能密切相关，如编制、计划运动、运动编制选择以及运动记忆的提取等。

间脑

前脑的内侧由一些第三脑室旁的区块组成，包括双侧的丘脑、下丘脑、上丘脑、底丘脑，这些区块构成间脑。丘脑是来自脑干和脊髓的信息在抵达皮层前的最后一个中继站。

下丘脑位于丘脑下方、间脑底壁，参与调节内环境的稳态，并控制其下方的垂体。垂体前叶分泌激素控制甲状腺、

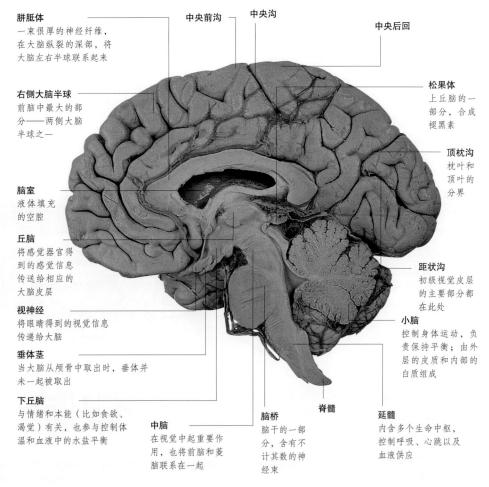

胼胝体
一束很厚的神经纤维，在大脑纵裂的深部，将大脑左右半球联系起来

右侧大脑半球
前脑中最大的部分——两侧大脑半球之一

脑室
液体填充的空腔

丘脑
将感觉器官得到的感觉信息传送给相应的大脑皮层

视神经
将眼睛得到的视觉信息传递给大脑

垂体茎
当大脑从颅骨中取出时，垂体并未一起被取出

下丘脑
与情绪和本能（比如食欲、渴觉）有关，也参与控制体温和血液中的水盐平衡

中央前沟

中央沟

中央后回

松果体
上丘脑的一部分，合成褪黑素

顶枕沟
枕叶和顶叶的分界

距状沟
初级视觉皮层的主要部分都在此处

小脑
控制身体运动，负责保持平衡；由外层的皮质和内部的白质组成

脑桥
脑干的一部分，含有不计其数的神经束

脊髓

延髓
内含多个生命中枢，控制呼吸、心跳以及血液供应

中脑
在视觉中起重要作用，也将前脑和菱脑联系在一起

肾上腺和性腺，同时分泌生长激素；垂体后叶则分泌激素以升高血压、减少产尿、促进尿液浓缩。下丘脑还影响交感-副交感神经系统，控制体温、食欲和觉醒。

上丘脑是背-尾侧间脑上一个相对较小的部分，包括了松果体。松果体合成褪黑素，参与睡眠-觉醒周期的调控。

底丘脑在丘脑下方、下丘脑旁边，内含的底丘脑核团参与运动的控制。

脑干和小脑

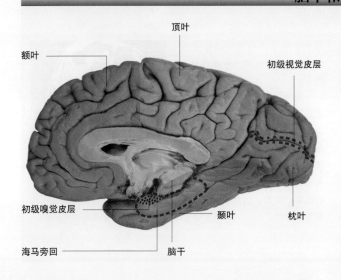

顶叶

额叶

初级视觉皮层

初级嗅觉皮层

海马旁回

脑干

颞叶

枕叶

这是右侧大脑半球的内侧面。脑干已经被移走了，这样可以充分显露大脑半球的下部。

间脑的后部与中脑延续，之后是菱脑的脑桥和延髓。中脑和菱脑内有颅神经核团，更有许多神经纤维，将双侧大脑半球和各颅神经核团、脑干中的低级中枢以及脊髓联系起来。

网状结构是一个神经通路的网络，其主要部分位于中脑及菱脑中。这个结构中有一些重要的中枢，用于控制呼吸、心跳以及血流动力。

小脑位于菱脑后面，并通过三对细小的茎干状的结构（被称为小脑脚）附着在菱脑上。小脑脚负责小脑与脑的其他部分及脊髓的联系。小脑的功能是无意识地将各部分运动协调起来，尽管这些运动是由其他部位的脑发起的。小脑还负责维持身体平衡，影响身体姿态，并调控肌张力。

脑　　膜

脑膜是保护脑和脊髓的三层膜结构。

脑膜覆盖在脑和脊髓表面，保护这些重要的结构，并可以分为三层。

硬脑膜

硬脑膜是一层厚厚的纤维组织，覆盖在颅骨的内面。硬脑膜在特定的区域脱离颅骨内面，折叠成双层结构，如在双层大脑半球之间折叠形成大脑镰、在大脑半球和小脑之间形成小脑幕。

蛛网膜

蛛网膜是一层贴着硬脑膜的非渗透性脑膜。蛛网膜和硬脑膜之间的空隙很小，被称为硬膜下腔。蛛网膜和软脑膜之间被许多网状的组织束（称为小梁）联系起来。

软脑膜

软脑膜覆盖在脑和脊髓上。蛛网膜和软脑膜之间的间隙（被称为蛛网膜下腔）充满了脑脊液（CSF）。脑和脊髓就悬浮在脑脊液中，这是对脑等重要器官最有力的物理防护。

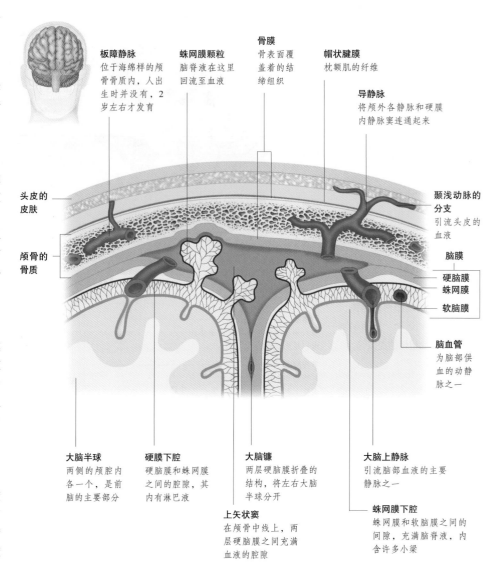

板障静脉
位于海绵样的颅骨骨质内，人出生时并没有，2岁左右才发育

蛛网膜颗粒
脑脊液在这里回流至血液

骨膜
骨表面覆盖着的结缔组织

帽状腱膜
枕额肌的纤维

导静脉
将颅外各静脉和硬膜内静脉窦连通起来

颞浅动脉的分支
引流头皮的血液

脑膜

硬脑膜
蛛网膜
软脑膜

头皮的皮肤

颅骨的骨质

脑血管
为脑部供血的动静脉之一

大脑半球
两侧的颅腔内各一个，是前脑的主要部分

硬膜下腔
硬脑膜和蛛网膜之间的腔隙，其内有淋巴液

大脑镰
两层硬脑膜折叠的结构，将左右大脑半球分开

上矢状窦
在颅骨中线上，两层硬脑膜之间充满血液的腔隙

大脑上静脉
引流脑部血液的主要静脉之一

蛛网膜下腔
蛛网膜和软脑膜之间的间隙，充满脑脊液，内含许多小梁

潜在出血点

尽管蛛网膜上有不少动脉，但对脑膜来说，最重要的动脉是脑膜中动脉。

这条动脉位于硬脑膜外（硬膜外隙），紧贴颅骨内层的骨膜。它在颅骨内侧走行，减少了对脑膜的压力。但若脑膜中动脉严重扩张，人还是会感到头痛，比如在血压升高时。

脑膜中动脉流经三块颅骨的交界处，在这里颅骨骨折很容易就损伤到这条动脉。一旦此动脉破裂，血就会流到硬膜外隙，若不及时处理，很可能迅速导致死亡。

头外伤（如剧烈震动）后，出血可能发生在颅内静脉窦——双侧硬脑膜之间充满血液的腔隙。血液会流到蛛网膜下腔，并可能压迫脑组织。如果出血缓慢，将引起患者脑功能异常或是性格的改变。有时，出血会很快，也会危及生命。

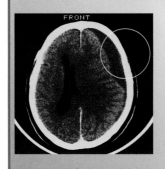

硬膜下出血（在这张CT片中被圆圈圈出）可以很严重，压迫一大块脑组织。

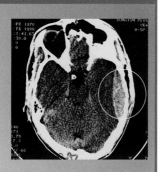

这是一张典型的硬膜外出血的CT片。圆圈圈出的是渗出的血液。

硬膜静脉窦

脑组织沉浸在液体环境中，其周围的液体包括血液、脑脊液等，这个环境是一种物理保护。而静脉窦在这些液体的循环引流中起重要作用。

一共有15个硬膜静脉窦——双侧硬脑膜之间充满血液的腔隙。静脉窦内覆盖着内皮细胞，但不像其他静脉，它们缺乏平滑肌层，因此非常脆弱，依赖周围的组织的支撑。旁边的示意图显示的是静脉窦的网络。

静脉循环

有两组硬膜静脉窦，一组近颅顶，一组近颅底。这些静脉窦收集各处的血液：大、小脑上的各静脉引来脑部的血；板障静脉引来颅骨内红骨髓的血；导静脉引来头皮的血。这些静脉窦也和脑脊液的回流息息相关。

脑部感染的路径

这些静脉窦没有静脉瓣，对感染的扩散丝毫没有抵抗力。面部各静脉和这些静脉窦之间的沟通使得面部的感染扩散入颅成为可能，而颅内的感染可能危及生命。

脊髓和硬膜静脉窦之间的沟通也没有静脉瓣。这些沟通血管的存在使得感染和癌细胞从躯体向脑部的扩散变成可能。

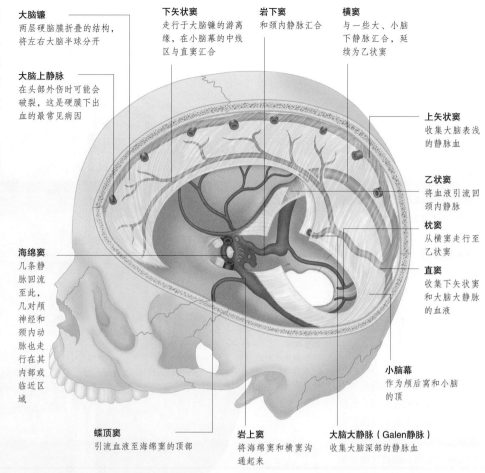

大脑镰
两层硬脑膜折叠的结构，将左右大脑半球分开

大脑上静脉
在头部外伤时可能会破裂，这是硬膜下出血的最常见病因

海绵窦
几条静脉回流至此，几对颅神经和颈内动脉也走行在其内部或临近区域

蝶顶窦
引流血液至海绵窦的顶部

下矢状窦
走行于大脑镰的游离缘，在小脑幕的中线区与直窦汇合

岩下窦
和颈内静脉汇合

岩上窦
将海绵窦和横窦沟通起来

横窦
与一些大、小脑下静脉汇合，延续为乙状窦

上矢状窦
收集大脑表浅的静脉血

乙状窦
将血液引流回颈内静脉

枕窦
从横窦走行至乙状窦

直窦
收集下矢状窦和大脑大静脉的血液

小脑幕
作为颅后窝和小脑的顶

大脑大静脉（Galen静脉）
收集大脑深部的静脉血

颅底的静脉窦

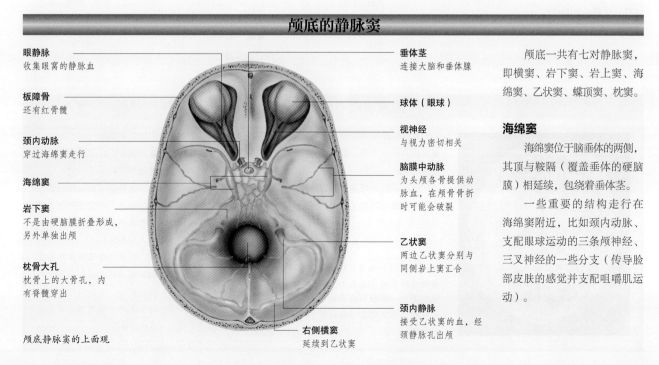

眼静脉
收集眼窝的静脉血

板障骨
还有红骨髓

颈内动脉
穿过海绵窦走行

海绵窦

岩下窦
不是由硬脑膜折叠形成，另单独出颅

枕骨大孔
枕骨上的大骨孔，内有脊髓穿出

垂体茎
连接大脑和垂体腺

球体（眼球）

视神经
与视力密切相关

脑膜中动脉
为头颅各骨提供动脉血，在颅骨骨折时可能会破裂

乙状窦
两边乙状窦分别与同侧岩上窦汇合

颈内静脉
接受乙状窦的血，经颈静脉孔出颅

右侧横窦
延续到乙状窦

颅底静脉窦的上面观

颅底一共有七对静脉窦，即横窦、岩下窦、岩上窦、海绵窦、乙状窦、蝶顶窦、枕窦。

海绵窦

海绵窦位于脑垂体的两侧，其顶与鞍隔（覆盖垂体的硬脑膜）相延续，包绕着垂体茎。

一些重要的结构走行在海绵窦附近，比如颈内动脉、支配眼球运动的三条颅神经、三叉神经的一些分支（传导脸部皮肤的感觉并支配咀嚼肌运动）。

脑部的血管

几条动脉为脑部带来大量富含氧气的血液。

大脑重约1.4kg，占身体总体重的2%。但是大脑的正常工作需要心脏输出量的15%～20%来支持。大脑供血停顿10秒就可以让人失去意识。若血液供应持续几分钟还不恢复，大脑就会遭到不可逆的损伤。

动脉血管网

主要有两对动脉来给大脑供血。一是颈内动脉，起自颈部的颈总动脉，经颈动脉管入颅，之后分成几支供应大脑皮层。颈内动脉主要的分支有两条：大脑中动脉和大脑前动脉。二是椎动脉，起自锁骨下动脉，经枕骨大孔入颅，供应脑干和小脑。左右椎动脉汇合成基底动脉，后者进而分出左右大脑后动脉，供应大脑后部的枕区（视觉皮层）以及其他一些区域。这两对动脉来源的血液经由其他一些动脉沟通起来，在大脑的底部形成一个动脉环，这就是Willis环。

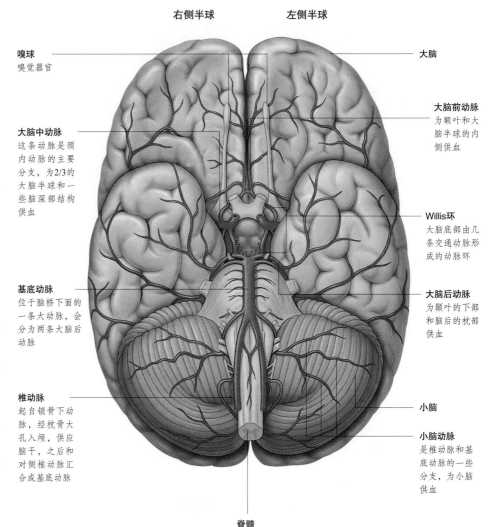

大脑底面观

右侧半球　　　左侧半球

嗅球
嗅觉器官

大脑中动脉
这条动脉是颈内动脉的主要分支，为2/3的大脑半球和一些脑深部结构供血

基底动脉
位于脑桥下面的一条大动脉，会分为两条大脑后动脉

椎动脉
起自锁骨下动脉，经枕骨大孔入颅，供应脑干，之后和对侧椎动脉汇合成基底动脉

大脑

大脑前动脉
为额叶和大脑半球的内侧供血

Willis环
大脑底部由几条交通动脉形成的动脉环

大脑后动脉
为颞叶的下部和脑后的枕部供血

小脑

小脑动脉
是椎动脉和基底动脉的一些分支，为小脑供血

脊髓

血液供应中断时的情况

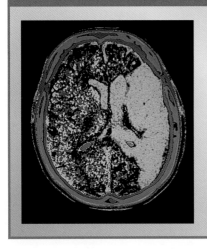

这张伪彩CT扫描图显示的是脑梗死的区域（蓝色）。脑梗死是由一条脑部血管的堵塞引起，堵塞这条动脉的可能是血栓。

大脑的血液供应是非常重要的，一旦中断，就会出现脑卒中。

脑部动脉的堵塞（缺血性卒中）或是出血（出血性卒中）都会引起脑卒中。这是病变动脉支配区域的脑组织死亡引起的。

卒中患者具体会出现怎样的异常取决于病变的是哪条动脉。典型的脑卒中多发生在一侧的大脑中动脉，引起对侧肢体瘫痪。这是由于皮层的运动中枢受损，它支配的是对侧肢体各块肌肉的随意运动。

脑膜中动脉受损还可能出现以下症状：

■ 对侧肢体的感觉异常；

■ 视力受损；

■ 语言障碍（如果引起卒中的动脉不幸位于患者大脑的优势半球，通常是左侧大脑半球）。

脑卒中造成的损伤范围和恢复的程度都取决于脑梗死的范围（脑组织死亡的区域）。对一些患者，可能造成终身瘫痪。

脑部的静脉

深浅静脉将脑部的血液引流至一个错综复杂的静脉窦系统。这些静脉窦主要凭借重力将血液送回心脏，而不像其他部位的静脉一样借助静脉瓣。

脑部的静脉可以分为深浅两组。这些静脉血管都没有静脉瓣，最终汇入颅内的各个静脉窦。

硬脑膜是包裹脑部的坚韧外膜。各静脉窦就位于两层硬脑膜之间，其管壁没有肌肉组织包绕，这一点也不同于身体其他部位的静脉。

脑部浅表静脉走行上变异较多，且互相交通。大多数浅表静脉汇入上矢状窦。相比之下，大多数深部静脉和大脑内部的结构关联，并通过大脑大静脉（Galen静脉）汇入直窦。

静脉窦的功能

直窦和上矢状窦汇合，其内的静脉血先后通过横窦和乙状窦进入颈内静脉并最终出颅回心。

在大脑下方、蝶骨两侧，是左右海绵窦，其内含有来自眼窝和面深部的静脉血。这也是一条潜在的感染入颅内的途径。

上矢状窦
最大的静脉窦。大部分的浅表静脉都引流至此，而且脑脊液在这里被重新吸收入血。

下矢状窦
位于大脑镰（硬脑膜的一个大的折叠结构，将两侧大脑半球分开）的下缘，引流浅表静脉的血液

直窦
引流下矢状窦和大脑深部静脉（通过大脑大静脉，即Galen静脉）的血液

海绵窦
引流眼眶部、面深部和脑垂体的静脉血

横窦
与一些大、小脑下静脉汇合，并最终延续为乙状窦

岩下窦
在颞骨岩部附近，将海绵窦的血引流至颈内静脉

岩上窦
将海绵窦内的静脉血引流至横窦

乙状窦
将横窦的血液引流回颈内静脉；被称为乙状窦是因为其形状像"S"形

脑部静脉可视化

通过血管造影技术，大脑附近的各条静脉和静脉窦清晰可见。

要实现血管造影，首先要将一种不可透过射线的对比造影剂注射到颈内动脉。大约7秒后，造影剂就有机会进入静脉血管，这时进行X线连续拍照，

就可以将脑部静脉引流的各种异常和问题都暴露出来。

血管造影技术可以用来探查静脉血栓（血凝块）和动静脉交通的先天异常（动静脉畸形，AVM）。

但是大脑静脉相关的疾病远远少于大脑动脉的疾病。

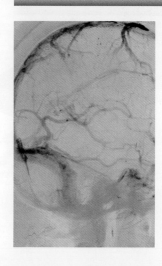

在这张颈动脉造影的静脉相照片上可以看到大脑的各条静脉。不可透过射线的对比造影剂在上面显示为黑色。

这张铸型图显示的是大脑的各个静脉窦，它们将氧饱和度低的静脉血送回心脏。

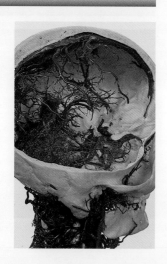

各个脑室

大脑悬浮在一层保护性的脑脊液中。脑脊液是一种水样的体液，由大脑和脑干内的一个空腔系统产生。

大脑包含了一个互相交通的空腔系统，叫作脑室系统。在大脑和脑干内一共有四个脑室，每一个都可以分泌脑脊液（CSF）。脑脊液包围浸润着脑和脊髓，有助于抵御中枢神经系统的外伤和感染。

四个脑室中的三个都位于前脑，即左右成对的侧脑室和第三脑室。其中最大的脑室是位于左右大脑半球内部的侧脑室。每一个侧脑室都包括一个"体"和三个"角"，即前角（在额叶内部）、后角（在枕叶内部）和下角（在颞叶内部）。

菱脑脑室

第四脑室在菱脑内、小脑下方，从上往下看，呈四边形；从侧面看，呈三角形。第四脑室和第三脑室之间有一条狭窄的通路，叫作中脑导水管。第四脑室的顶并不完整，它和蛛网膜下腔相通。

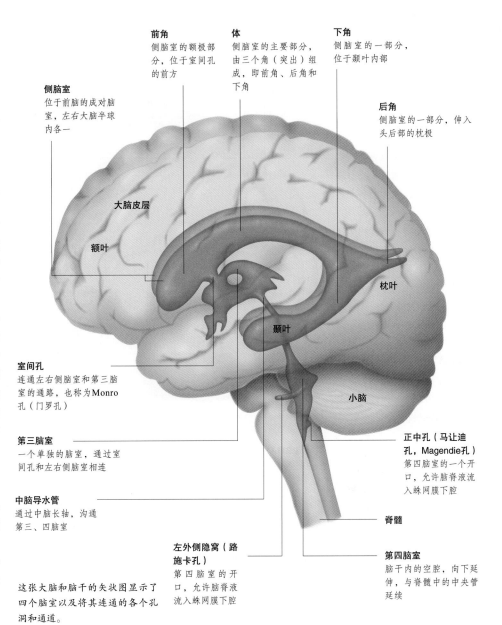

前角
侧脑室的额极部分，位于室间孔的前方

体
侧脑室的主要部分，由三个角（突出）组成，即前角、后角和下角

下角
侧脑室的一部分，位于颞叶内部

后角
侧脑室的一部分，伸入头后部的枕极

侧脑室
位于前脑的成对脑室，左右大脑半球内各一

大脑皮层

额叶

枕叶

颞叶

枕叶

室间孔
连通左右侧脑室和第三脑室的通路，也称为Monro孔（门罗孔）

第三脑室
一个单独的脑室，通过室间孔和左右侧脑室相连

中脑导水管
通过中脑长轴，沟通第三、四脑室

左外侧隐窝（路施卡孔）
第四脑室的开口，允许脑脊液流入蛛网膜下腔

小脑

正中孔（马让迪孔，Magendie孔）
第四脑室的一个开口，允许脑脊液流入蛛网膜下腔

脊髓

第四脑室
脑干内的空腔，向下延伸，与脊髓中的中央管延续

这张大脑和脑干的矢状图显示了四个脑室以及将其连通的各个孔洞和通道。

各个脑室内的脑脊液

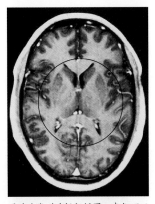

通过这张磁共振扫描图，我们可以看到脑室的对称分布（圆圈圈出）。

在各个脑室内，覆盖着一层被称为脉络丛的血管网，这里就是脑脊液产生的地方。脑脊液充满了各个脑室以及蛛网膜下腔，将脑和脊髓包围、保护起来。人们还相信脑脊液可以将大脑的代谢废物运回静脉系统。脑脊液的外观常常有助于判断中枢神经系统的感染情况。

脑脊液可以在许多部位获得，不过通常的做法是在脊髓旁边穿刺取脑脊液，被称为"腰穿"。医生将细针扎进硬脊膜囊（覆盖脑和脊髓的最外层膜）至蛛网膜下腔的腰段，引流出脑脊液。

脑脊液正常时应该是清亮无色的液体，否则，任何异常都提示疾病的存在。比如，红色的脑脊液提示血液混入，说明近期可能有脑或是脊髓的出血。

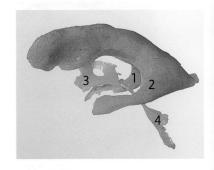

在这个树脂的铸型上，我们可以看到脑室系统包括四个相互连通的空腔。

脑脊液循环

脑脊液是由侧脑室及第三四脑室内的脉络丛产生的。

脉络丛是一个起源于软脑膜的系统，富含血管。软脑膜是脑膜中最内侧的一层。脉络丛上存在无数个凸向脑室的小褶皱（绒毛状突出），也就是在这里产生了脑脊液。

从两侧侧脑室脉络丛产生的脑脊液通过室间孔流向第三脑室。加上第三脑室的脉络丛产生的脑脊液，这些液体通过中脑导水管流向第四脑室。还有一部分脑脊液是由第四脑室的脉络丛产生的。

蛛网膜下腔

脑脊液从第四脑室最终流入大脑四周的蛛网膜下腔。这一过程是借助于第四脑室上的几个开口实现的——一个正中孔（马让迪孔，Magendie孔）和两个侧孔（路施卡孔）。一旦进入蛛网膜下腔，脑脊液就循环流动在中枢神经系统周围。

脑脊液是持续产生的，因此需要被持续引流走，以防压力升高。通过一些被称为蛛网膜颗粒的突起，脑脊液被送回大脑周围的各个静脉窦。特别是在上矢状窦这里，有证据支持这一理论。

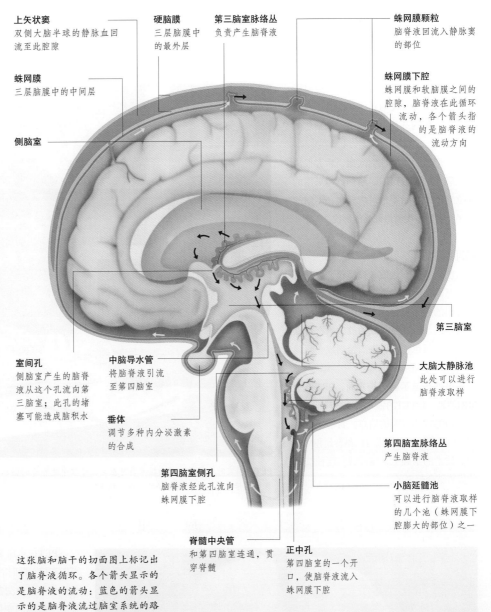

上矢状窦
双侧大脑半球的静脉血回流至此腔隙

蛛网膜
三层脑膜中的中间层

侧脑室

硬脑膜
三层脑膜中的最外层

第三脑室脉络丛
负责产生脑脊液

蛛网膜颗粒
脑脊液回流入静脉窦的部位

蛛网膜下腔
蛛网膜和软脑膜之间的腔隙，脑脊液在此循环流动，各个箭头指的是脑脊液的流动方向

第三脑室

大脑大静脉池
此处可以进行脑脊液取样

第四脑室脉络丛
产生脑脊液

小脑延髓池
可以进行脑脊液取样的几个池（蛛网膜下腔膨大的部位）之一

室间孔
侧脑室产生的脑脊液从这个孔流向第三脑室；此孔的堵塞可能造成脑积水

中脑导水管
将脑脊液引流至第四脑室

垂体
调节多种内分泌激素的合成

第四脑室侧孔
脑脊液经此孔流向蛛网膜下腔

脊髓中央管
和第四脑室连通，贯穿脊髓

正中孔
第四脑室的一个开口，使脑脊液流入蛛网膜下腔

这张脑和脑干的切面图上标记出了脑脊液循环。各个箭头显示的是脑脊液的流动：蓝色的箭头显示的是脑脊液流过脑室系统的路径，黄色的箭头则是其流过蛛网膜下腔的路径。

脑脊液分析

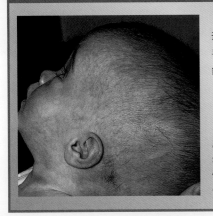

由于脑脊液源源不断被产生，其循环的紊乱可能导致颅内压的升高。室间孔、中脑导水管或是第四脑室顶部各孔的堵塞，都可能导致这种情况的发生，引发脑积水。脑积水是一种脑脊液在脑室内流动受阻或在流过蛛网膜下腔时受阻导致的疾病。前一种情况可由肿瘤引起，后一种情况可由头部外伤及脑膜感染导致。

水的患者可能会出现头痛、走路不稳，以及意识障碍等表现。

在新生儿中，脑积水可能会引起前囟张力增高并隆起，并可能将头颅撑大，需要立即处理以降低颅内压。如果想化验一个成年人的脑脊液标本，通常需要进行腰椎穿刺。在腰椎穿刺时，医生一般是将穿刺针插入第四、五腰椎之间的蛛网膜下腔。这个操作不会损伤神经系统，因为脊髓的末端通常位于更高的位置（第一、二腰椎之间）。

PET大脑显影

PET是一种非侵袭性的显影技术，可以显示脑活动的局部变化。在各项意识活动和许多神经系统疾病中，PET能够显示脑部的各种活动变化，因而十分有用。

PET，全称为正电子发射断层显影术，是一种借助发射正电子的同位素或示踪剂产生的低剂量射线来反映脑功能的技术。

人们将同位素注射入血，后者很快会被患者的大脑摄取。根据具体采用的同位素不同，示踪剂可能聚集在不同的脑区，特别是代谢最旺盛的部位。

脑部断层图

注射同位素之后，扫描仪通过一系列传感器探测患者头部发出的射线，并将得到的数据重建成一组具体的脑部断层扫描图。脑部各区域的放射水平可以用不同的颜色标出，进而绘制成一幅脑部代谢活动地图。

虽然在显示脑结构方面，PET不如MRI清晰，但PET的独到之处是其能够反映脑功能活动方面的信息。目前，针对同一位患者，PET扫描可以整合到和MRI扫描技术的基础上，这样就将两种技术的优势结合起来了。

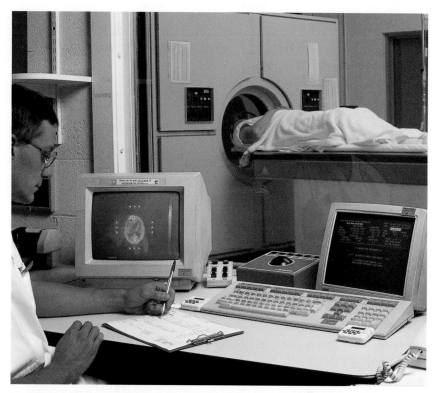

PET扫描实时出结果，因为技术员可在扫描过程中就能看到脑部各个断层的图像（在中间偏左的荧幕上显示出来）。代谢活动被标成"热点"。

应 用

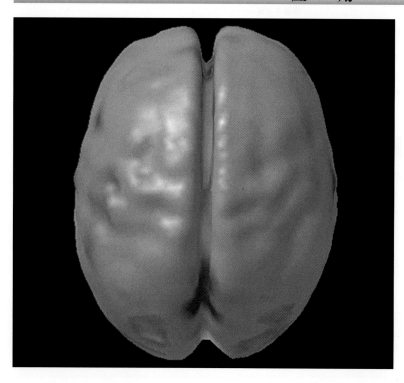

PET技术所采用的同位素半衰期很短，但仍可以支持一段时间内的扫描。在健康人身上，PET扫描也可以检测在一些活动（如运动、说话、回忆）中脑部的变化。PET扫描已经显示，在不同的任务下，人类一些特定脑区的血流会增加，这一结果为脑功能研究带来了新的线索。

其他PET扫描的应用包括：

■ 协助探寻在癫痫发作初期脑部活跃的区域。异常的脑区在癫痫发作时呈现高代谢的表现，而在发作间期则是低葡萄糖代谢的状态。

■ 评估脑部肿瘤的代谢活跃程度。越是恶性的肿瘤越易呈现出高代谢的状态。

■ 在已经经过各种治疗的脑肿瘤患者中，PET扫描帮助分辨术后头颅MRI显示的变化是源自治疗，还是源自肿瘤复发。

PET显像可以呈现各脑区的活动性。这张静息期PET扫描图显示，静息期人类大脑在其前、后端仍有一些小的区域在活跃（绿色标出）。

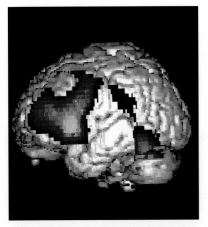

PET扫描显示当思考转化为语言时，大脑中活跃的各个区域。图中较小的区域负责认知（理解力）。

语言的形成

PET扫描可以显示参与语言形成的脑区，其中最著名的就是额叶上的Broca区。大多数人的Broca区位于左侧额叶，因此左侧大脑半球被认为是主管语言的半球。

在说话时，还有一些区域活跃，包括额叶的辅助运动区，一部分运动皮层和小脑。

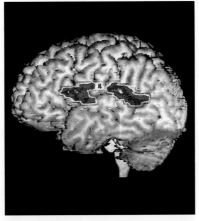

在短期记忆文字时，人脑有两个区域高度活跃（用红色和绿色显示）：Broca区（左）和顶下／颞上皮层（右）。

单词的记忆

语言文字的记忆需要一些不同的脑部区域参与。当一个人试图在几秒钟内记忆一串字母时，至少有两个过程活跃起来。首先，在"彩排"系统（相关的活动在Broca区）内，这串字母来回重复。之后，这串字母被反复存入一个暂时的文字材料记忆库中（相关的活动在顶叶）。这个暂时的记忆库容量有限，其中的内容几十秒后就会被忘却。

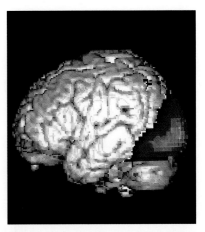

这张左侧脑部的PET扫描图显示的是在枕叶皮层上，被视觉刺激激活的视觉脑区（用红色和橙色显示）。

图像的观赏

经典的视觉皮层位于脑后的枕叶。PET扫描显示，此处皮层活跃的情况取决于所见图像的复杂程度。简单的白光仅能激活枕叶的一小块区域，而一个复杂的视觉刺激可以激活一片更广泛的脑区。色彩的感知涉及视觉皮层中的一个叫作V4的特殊亚区。

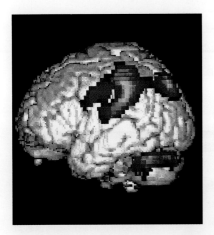

当一个盲人用手指"阅读"盲文时，顶叶上的触觉区域（上方）被激活，同时一个有关认知的脑区也被激活（右下方）。

盲文的阅读

对于先天失明的人（从小就失去视觉），当其用手指触摸并理解盲文时，顶叶上的触觉皮层就会被激活。但对于后天获得性失明的人（曾经有过视觉），触摸盲文时，其枕叶的视觉区域会被激活，就和一个视力健全的人在读书时的反应一样。这说明，后天失明的人可能运用视觉影像来解读自己手指获得的触觉信息，毕竟盲文阅读是他们新学的能力。

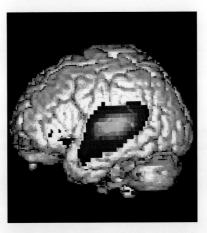

这张左侧脑部的PET扫描图显示的是听到声音时，位于颞上叶的听觉区被激活。

声音的聆听

听到声音将会激活位于颞叶的初级听觉皮层。听到语言和非语言声音激活的脑区不同。听到语言类声音会激活左脑颞叶的Wernicke区。而非语言类声音，比如门砰砰响的声音或是乐曲激活的脑区位于右脑颞叶。

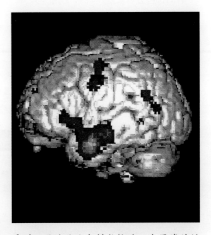

看到不同的面孔会刺激枕叶一个区域的活动。但人脸识别主要发生在颞叶（橙色和红色处）。

人脸的识别

人脸的感知需要几个脑区共同参与。感知人脸时，一条从枕叶视觉区到前额皮层的通路被激活。而识别人脸时，一个叫作"梭状回面孔区"的脑区会很活跃。

人脸的信息还会被送到杏仁核，后者是和情绪相关的边缘系统的一部分。这个过程会分辨人脸是否熟悉，是敌是友。

双侧大脑半球

双侧大脑半球是脑部最大的部分。对于人类来说，大脑半球比其他脑区大得多。在这一点上，人和其他动物是截然不同的。

左右大脑半球被中间的纵裂隔开。从上面和侧面看大脑皮层，在大脑半球前后径中点后约1cm处，一条走行向下的脑沟十分明显。这条脑沟叫作中央沟，也称Rolandic裂。再向脑的侧面看，我们可以找到第二条明显的脑沟——外侧沟，也称Sylvian裂。

各个脑叶

双侧大脑半球可以分为几叶，以其上覆盖颅骨命名：

■ 额叶位于中央沟前方，外侧裂上方。

■ 顶叶位于中央沟后方，后部外侧裂的上方，向后延伸至顶枕沟。顶枕沟将顶叶和其后的枕叶分开。

■ 颞叶在外侧沟下方，向后与枕叶相连。

双侧大脑半球的各脑叶

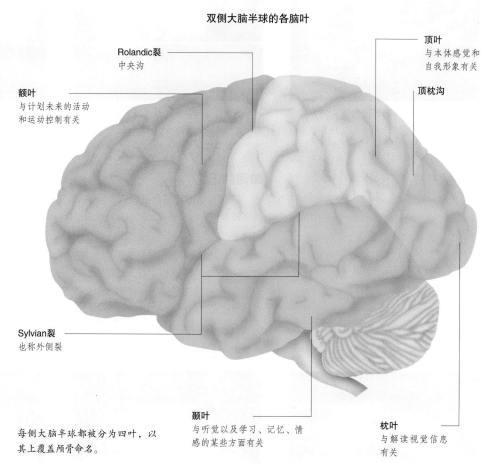

Rolandic裂
中央沟

额叶
与计划未来的活动
和运动控制有关

Sylvian裂
也称外侧裂

颞叶
与听觉以及学习、记忆、情
感的某些方面有关

顶叶
与本体感觉和
自我形象有关

顶枕沟

枕叶
与解读视觉信息
有关

每侧大脑半球都被分为四叶，以
其上覆盖颅骨命名。

脑沟和脑回

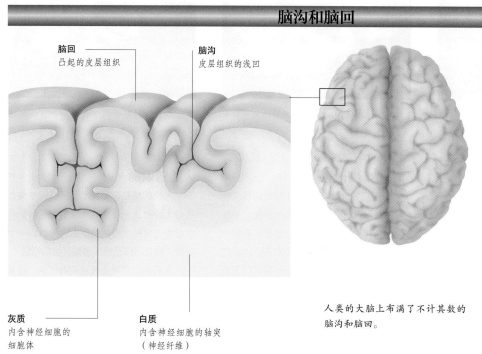

脑回
凸起的皮层组织

脑沟
皮层组织的浅凹

灰质
内含神经细胞的
细胞体

白质
内含神经细胞的轴突
（神经纤维）

人类的大脑上布满了不计其数的
脑沟和脑回。

出生之前大脑就在快速生长，向内折叠，形成其特征性外观——核桃样。折叠的部位叫作脑回，而脑回之间被折进去的浅凹则叫作脑沟。

有一些脑沟是人类共有的，而且位置固定，就被用来作为划分脑叶的边界。

脑沟和脑回的发育

怀孕第3~4个月，脑部的沟回开始出现。在这之前，大脑表面十分光滑，有如鸟类和爬行类动物的大脑。大脑复杂的折叠过程使得有限的颅腔可以容纳更大面积的大脑皮层。

大脑半球的众多功能

大脑半球的不同部位有着截然不同的功能。

皮层可以分为以下几个区域

- **运动区**：发起并控制运动。初级运动皮层控制对侧身体的随意运动。初级运动皮层之前是运动前区皮层和辅助运动皮层。后者位于额叶的内侧面。所有这些区域和基底节、小脑一起协同工作，发起复杂连贯而又精确控制的运动。

- **感觉区**：接受并整合来自全身感觉器官的信息。初级躯体感觉区接受来自对侧身体感受器的信息，其中包括浅感觉（痛觉、温觉、触觉）和深感觉（关节的位置觉和肌肉的本体感觉）。

- **联合区**：整合更加复杂的脑功能，比如高级情感智力活动——学习、记忆、语言、判断、推理、情感和个性。

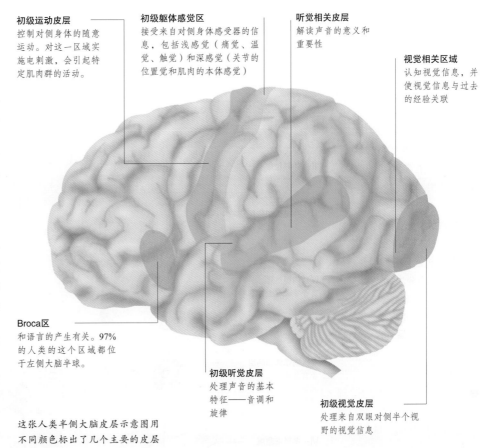

初级运动皮层
控制对侧身体的随意运动。对这一区域实施电刺激，会引起特定肌肉群的活动。

初级躯体感觉区
接受来自对侧身体感受器的信息，包括浅感觉（痛觉、温觉、触觉）和深感觉（关节的位置觉和肌肉的本体感觉）

听觉相关皮层
解读声音的意义和重要性

视觉相关区域
认知视觉信息，并使视觉信息与过去的经验关联

Broca区
和语言的产生有关。97%的人类的这个区域都位于左侧大脑半球。

初级听觉皮层
处理声音的基本特征——音调和旋律

初级视觉皮层
处理来自双眼对侧半个视野的视觉信息

这张人类半侧大脑皮层示意图用不同颜色标出了几个主要的皮层功能区。

身体的运动和感觉地图

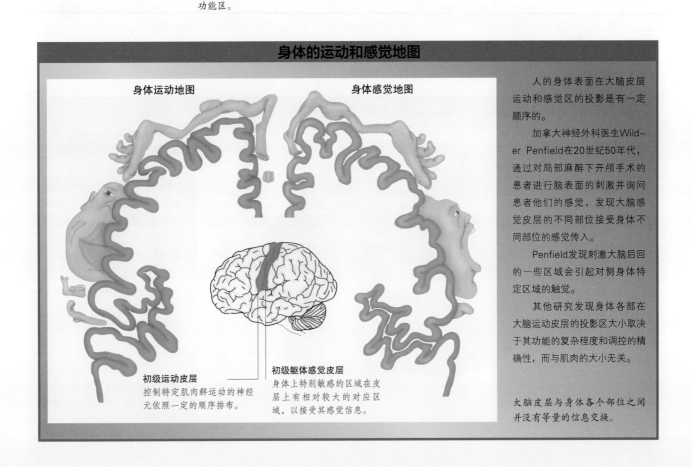

身体运动地图

身体感觉地图

初级运动皮层
控制特定肌肉群运动的神经元依照一定的顺序排布。

初级躯体感觉皮层
身体上特别敏感的区域在皮层上有相对较大的对应区域，以接受其感觉信息。

人的身体表面在大脑皮层运动和感觉区的投影是有一定顺序的。

加拿大神经外科医生Wilder Penfield在20世纪50年代，通过对局部麻醉下开颅手术的患者进行脑表面的刺激并询问患者他们的感觉，发现大脑感觉皮层的不同部位接受身体不同部位的感觉传入。

Penfield发现刺激大脑后回的一些区域会引起对侧身体特定区域的触觉。

其他研究发现身体各部在大脑运动皮层的投影区大小取决于其功能的复杂程度和调控的精确性，而与肌肉的大小无关。

大脑皮层与身体各个部位之间并没有等量的信息交换。

大脑半球的结构

大脑皮层由两层截然不同的组织组成：一个是灰质，含有神经细胞的胞体和胶质细胞，较薄，2～4mm；另一个是白质，含有神经纤维和胶质细胞。

灰质位于大脑半球的表面，厚度为2～4mm，由神经元胞体和起支持作用的胶质细胞组成。在皮层的大多区域中，灰质的细胞在显微镜下可以大致分为六层。

皮层神经元

大脑皮层的神经元细胞体的形态互相之间有很大差异，不过大致可以分为两类：

■ 锥体细胞，此名称来源其细胞体锥体样的形态；其轴突（神经纤维）会投射到皮层以外，将信息传递到大脑的其他区域。

■ 非锥体细胞，相比之下，拥有小而圆的细胞体，可以接受和分析其他区域传入的信息。

基于脑细胞的形态，大脑半球皮层的灰质可以被细分出六层细胞。

皮层的六层细胞

Ⅰ：分子层
主要包含侧向走行的神经元轴突和胶质细胞

Ⅱ：外颗粒层
主要包含小的锥体神经元

Ⅲ：外锥体细胞层
包含大的锥体神经元

Ⅳ：内颗粒层
富含非锥体细胞，接受丘脑传入的信息

Ⅴ：内锥体细胞层
含有最大的锥体细胞，其轴突可以伸出皮层，投射到脑干和脊髓

Ⅵ：多形细胞层
含有锥体细胞，其中一部分投射回丘脑

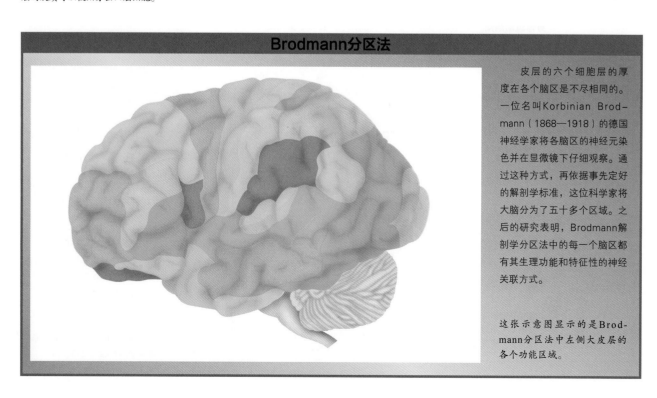

Brodmann分区法

皮层的六个细胞层的厚度在各个脑区是不尽相同的。一位名叫Korbinian Brodmann（1868—1918）的德国神经学家将各脑区的神经元染色并在显微镜下仔细观察。通过这种方式，再依据事先定好的解剖学标准，这位科学家将大脑分为了五十多个区域。之后的研究表明，Brodmann解剖学分区法中的每一个脑区都有其生理功能和特征性的神经关联方式。

这张示意图显示的是Brodmann分区法中左侧大皮层的各个功能区域。

白质

白质是由神经纤维（神经元轴突）组成的，将大脑的不同区域联系起来。在大脑皮层（的灰质）下面是填充大脑半球内部大块区域的白质。白质可被分为各个束，并分为三类。

- **连合纤维**：这类神经束走行于大脑半球之间，连接左右半球皮质上相应的脑区。胼胝体是最大的连合纤维。

- **联络纤维**：这类神经束连接的是同一侧大脑半球上的不同脑区。短的联络纤维连接相邻的脑回，而长的则连接同侧皮层上相隔较远的脑区。

- **投射纤维**：这类神经束连接皮层和皮质下的区域，比如脑干和脊髓，使得皮层既能接受来自身体其他部位的信息，又能发出指令控制身体的运动以及其他各项功能。

主要神经纤维束的分布

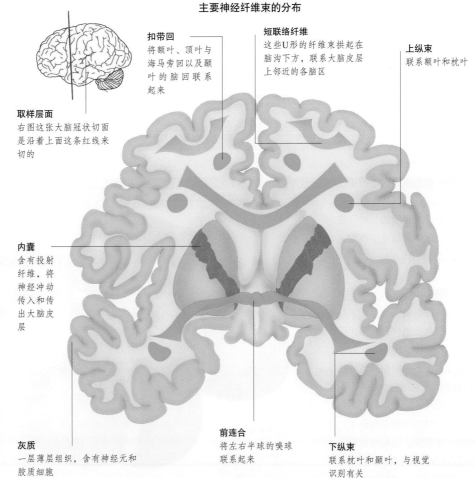

扣带回
将额叶、顶叶与海马旁回以及颞叶的脑回联系起来

短联络纤维
这些U形的纤维束拱起在脑沟下方，联系大脑皮层上邻近的各脑区

上纵束
联系额叶和枕叶

取样层面
右图这张大脑冠状切面是沿着上面这条红线来切的

内囊
含有投射纤维，将神经冲动传入和传出大脑皮层

灰质
一层薄层组织，含有神经元和胶质细胞

前连合
将左右半球的嗅球联系起来

下纵束
联系枕叶和颞叶，与视觉识别有关

神经纤维束可以分为三类：连合纤维（绿色）、联络纤维（蓝色）、投射纤维（红色）。

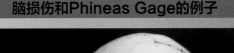

脑损伤和Phineas Gage的例子

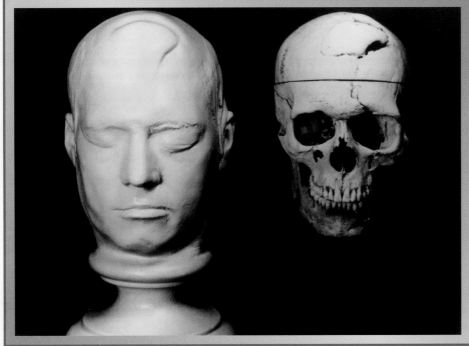

通过研究脑损伤病人的行为，神经学家得到了许多关于大脑的知识。

最臭名昭著的案例是一位叫作Phineas Gage的美国铁路建筑工人。Gage经历了一场意外爆炸，在意外中一根金属杆从他的左脸穿入，并从头顶穿出，但他还是活了下来。在那场意外之后，Gage性情大变，他变得满口脏话、情绪化、很难体谅他人、失去计划性。这个例子说明，在意外中严重损伤的额叶与人的自我形象和计划性有关。

Gage的面部模型和头骨显示出他因一根1m长、4cm宽的金属杆所受的损伤。

丘　　脑

丘脑，位于脑部深处的中心，是其主要的感觉中继站和整合中心。丘脑由两瓣组成，接受除嗅觉之外的所有类型的感觉传入。

丘脑是由一对卵形的灰质（神经元细胞体）团块组成，3～4cm长，1.5cm宽，位于脑部深处的中心叫作间脑（脑之间）的地方。

丘脑在充满脑脊液的第三脑室两侧，占间脑的80%。左右丘脑借一座灰质的"桥"连接起来，这座桥就是中间块，也叫丘脑间黏合。

神经解剖学

丘脑的前端圆而窄，后端则膨大称为丘脑枕。丘脑上面覆盖着一层较薄的白质，叫作带状层。还有一层白质覆盖在丘脑的侧面，被称为外髓板。

丘脑内含25个不同的核团（功能相同的神经元集合），结构十分复杂。这些核团被一片垂直的Y形白质分开，这片白质叫作内髓板。内髓板Y形分叉前方是前核，Y的尾部将后方核团分为内、外侧核群，同时Y的尾部也内含几个被称为"板内核"核团。

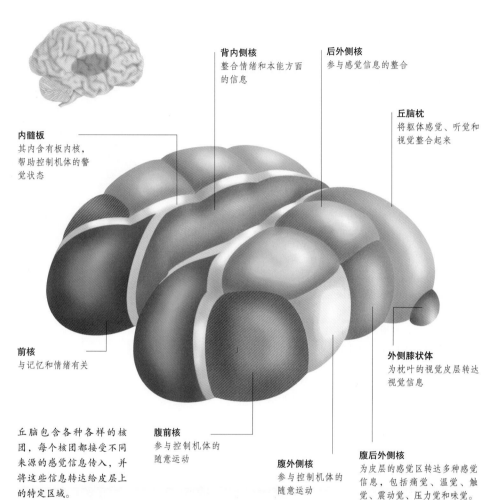

背内侧核
整合情绪和本能方面的信息

后外侧核
参与感觉信息的整合

丘脑枕
将躯体感觉、听觉和视觉整合起来

内髓板
其内含有板内核，帮助控制机体的警觉状态

前核
与记忆和情绪有关

丘脑包含各种各样的核团，每个核团都接受不同来源的感觉信息传入，并将这些信息转达给皮层上的特定区域。

腹前核
参与控制机体的随意运动

腹外侧核
参与控制机体的随意运动

外侧膝状体
为枕叶的视觉皮层转达视觉信息

腹后外侧核
为皮层的感觉区转达多种感觉信息，包括痛觉、温觉、触觉、震动觉、压力觉和味觉。

高等脑区的控制

大脑的侧面观

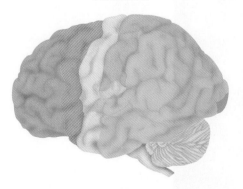

大脑的内侧面观

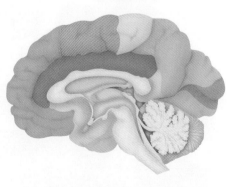

每一个丘脑核团都和大脑皮层（大脑的外层组织）的某个特定区域有对应联系。上面这两张皮层示意图用彩色标出了丘脑不同核团的皮层对应区。

每一个丘脑核团都和大脑皮层的某个特定区域对应，这种关联是借助内囊——一种神经纤维束实现的。

一些丘脑核团将不同的感觉信息传递给大脑的躯体感觉皮层，这些感觉类型包括躯体（物理）感觉、视觉、听觉等。

另一些丘脑核团将小脑和基底核的运动信息传递给额叶的运动区。

另外丘脑还参与自主（无意识）神经功能，比如维持机体的觉醒状态。

下丘脑

下丘脑是一个位于大脑深处的复杂结构，负责调解身体多种基本功能，对于维持机体内环境稳态至关重要。

下丘脑是间脑上一个很小的脑区，指甲盖大小，重约4g，位于丘脑下方，和丘脑隔一个浅沟——下丘脑沟。下丘脑的前方是视交叉。视交叉是双侧视神经从眼球向脑后部的视觉皮层走行的过程中交叉的部位。

下丘脑的下表面有一些特殊的结构：

- 乳头体——两个小的豌豆样凸起，和嗅觉有关；
- 漏斗或垂体茎——凹陷的结构，将下丘脑和垂体后叶（神经垂体）联系起来；
- 灰结节或正中隆突——灰蓝色的隆起区域，包围漏斗的底。

下丘脑核团

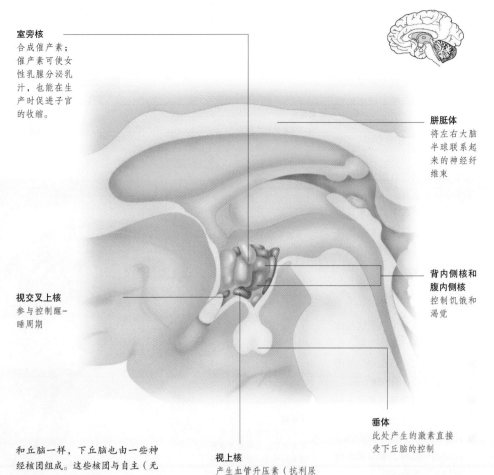

室旁核
合成催产素；催产素可使女性乳腺分泌乳汁，也能在生产时促进子宫的收缩。

胼胝体
将左右大脑半球联系起来的神经纤维束

背内侧核和腹内侧核
控制饥饿和渴觉

垂体
此处产生的激素直接受下丘脑的控制

视上核
产生血管升压素（抗利尿激素），促进双肾对水的重吸收

视交叉上核
参与控制醒-睡周期

和丘脑一样，下丘脑也由一些神经核团组成。这些核团与自主（无意识）神经调节有关。

下丘脑控制的其他功能

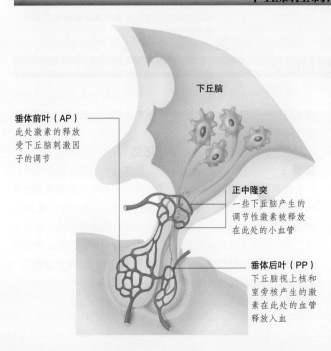

下丘脑

垂体前叶（AP）
此处激素的释放受下丘脑刺激因子的调节

正中隆突
一些下丘脑产生的调节性激素被释放在此处的小血管

垂体后叶（PP）
下丘脑视上核和室旁核产生的激素在此处的血管释放入血

下丘脑参与控制一系列机体的基本生理过程。

- **垂体**：下丘脑是中枢神经系统和内分泌系统之间的主要桥梁，控制着垂体的功能

- **自主神经系统**：一些神经纤维从下丘脑发出至脑干内的自主控制中枢，借此，下丘脑参与控制人体的心率、血压、排汗、流涎以及肠管及膀胱的收缩等功能。

- **进食和饮水行为**：刺激下丘脑的外侧会引起饥饿感和渴

感；相反，刺激下丘脑的腹内侧会抑制饥饿感和对食物的摄取。

- **体温**：下丘脑的一些区域控制血液的温度，其作用类似恒温器。

- **情绪情感相关行为的控制**：下丘脑和其他脑区一道参与恐惧和进攻相关的行为表达，并控制性行为。

- **控制睡眠周期**：视交叉上核控制睡眠-觉醒的日常昼夜节律。

- **记忆**：乳头体损伤和学习能力及接受新信息障碍有关。

下丘脑通过分布于丘脑前叶的毛细血管网和丘脑后叶的神经纤维控制丘脑。

边缘系统

边缘系统是大脑深部一些相互关联的结构集合，呈环形，和脑中其他区域广泛联系，参与情绪和记忆过程。

边缘系统包括大脑深部的一些结构，与人类对情感的察觉和反应相关。

边缘系统并非脑中一个独立的结构，相反，它是一个相互关联的结构群组成的环，围绕在脑干上方。边缘系统内部各个结构之间关系都非常复杂，常常形成环路。和脑部许多区域一样，人们对于边缘系统的了解还很少。

结构

边缘系统是由以下这些结构的全部或部分组成。

- 杏仁核：这个杏仁形的核团和恐惧及进攻的情绪有关。
- 海马区：这个脑区和学习记忆有关。
- 丘脑前核群：这个核团也是丘脑的一部分，参与对本能驱使下行为的控制。
- 扣带沟：将边缘系统和可以进行有意识思考的大脑皮层联系起来。
- 下丘脑：可以调节身体的内环境，比如血压、心率以及各种激素的水平。边缘系统通过对下丘脑发放各种指令来对整个身体产生不同的作用。

脑中边缘系统内侧观

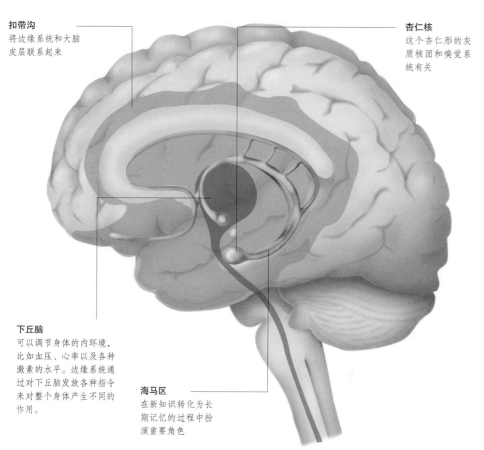

扣带沟
将边缘系统和大脑皮层联系起来

杏仁核
这个杏仁形的灰质核团和嗅觉系统有关

下丘脑
可以调节身体的内环境，比如血压、心率以及各种激素的水平。边缘系统通过对下丘脑发放各种指令来对整个身体产生不同的作用。

海马区
在新知识转化为长期记忆的过程中扮演重要角色

边缘系统是一个相互关联的结构群组成的环，围绕在脑干上方，和脑部其他区域也有联系，其功能与情感有关。

边缘系统和嗅觉

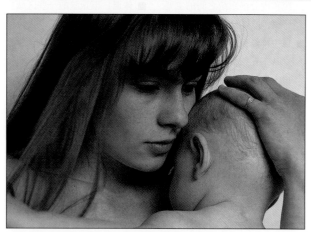

我们人类的嗅觉和记忆与情感是密切相关的。比如说，一个新生儿的气味往往可以激发出人的母性和慈爱。

嗅觉系统也时常被归为边缘系统的一部分。确实，这两者之间存在某些特定的联系。

情感

将鼻部感受器的信息传递给大脑的神经纤维也与边缘系统的一些结构有联系，尤其是杏仁核。这种关联意味着不同的气味经常和各种情绪、感受有关。比如排泄物的臭味往往伴随着厌烦的情绪，而小婴儿的气味则经常和人类的母爱联系在一起。

记忆

嗅觉和记忆也是有关的；一阵特别的气味有时确实能够瞬间激起我们尘封已久的回忆。这一现象可以用边缘系统的功能来解释，尤其是其中的海马区，与学习记忆密切相关。

边缘系统的广泛联系

边缘系统和皮层上更高级的中枢以及脑干内更低级的中枢都有广泛的神经联系。它不仅使得情感可以影响身体，也允许情感反应被更高级的中枢调控。

人类的脑可以分为三部分。几千万年来，脑的各个部分是依次进化出来的。

■ 脑干：从进化角度来看，脑干是脑最古老的部分。其功能主要是在无意识下调控机体的内环境，因此可以将脑干视为一个"生命支持系统"。

■ 边缘系统：随着哺乳动物的进化，另一层脑出现了，这就是边缘系统。它使得动物，基于来自外界的各种感受信息，发展出不同的感受和情绪。从进化角度来看，边缘系统也与一些新行为的出现有关，比如亲近幼崽的行为（母性的牵绊）。

■ 大脑皮层：人类大脑最晚进化出的一层是大脑皮层，它和高等哺乳动物的大脑皮层在某种程度上类似。大脑皮层赋予人类思考和推理的能力。有了大脑皮层，人类可

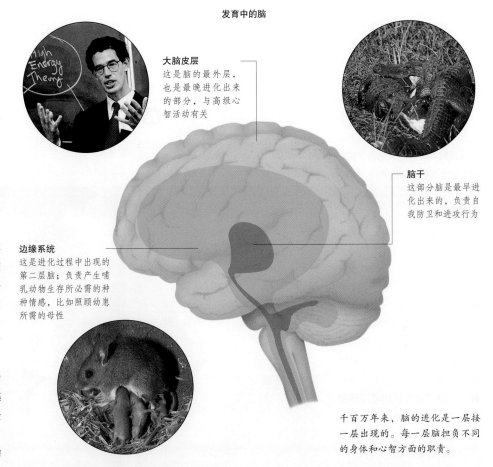

发育中的脑

大脑皮层
这是脑的最外层，也是最晚进化出来的部分，与高级心智活动有关

脑干
这部分脑是最早进化出来的，负责自我防卫和进攻行为

边缘系统
这是进化过程中出现的第二层脑；负责产生哺乳动物生存所必需的种种情感，比如照顾幼崽所需的母性

千百万年来，脑的进化是一层接一层出现的。每一层脑担负不同的身体和心智方面的职责。

以觉察外部世界并就其行为举止做出有意识的各种选择。

边缘系统的角色

边缘系统位于皮层和脑干之间，联系后两者。通过与脑干之间的联系，边缘系统使人

类的情感能够对身体内部造成影响。这可能令身体为个体生存行为做好准备，比如在恐慌中逃走，或是迎接一次性行为。

边缘系统和大脑皮层之间的深切联络则意味着，人类可以利用其对于外界的了解和

知识来控制自己对于情感的反应。因此，在必要时，大脑皮层可以凌驾于较低级的边缘系统上。

边缘系统的各种疾病

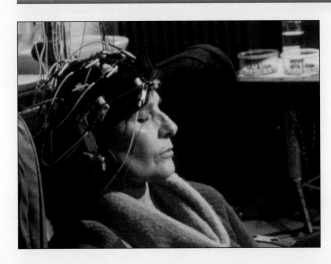

颞叶癫痫可能会累及边缘系统。脑电图可以显示出各个脑区异常的电活动。

由于边缘系统和情感、情绪及记忆有关，损伤到边缘系统中的结构就可能导致这些方面功能的异常。

Wernicke脑病

这是一种脑干上段及边缘系统中的毛细血管出血引起的疾病，病因来自长期酗酒和饮

食失调。患者可能出现意识不清，甚至最终昏迷；即便恢复过来，也可能遗留不同程度的失忆和学习障碍。

颞叶癫痫

在这种疾病中，癫痫起源于距边缘系统很近的颞叶。如果癫痫累及杏仁核或海马区，患者可能在癫痫发作时出现幻嗅、情绪异常、记忆错乱等情况，有时很难和精神分裂症区别开来。

基底神经节

基底神经节位于大脑半球的白质内，是一些神经元胞体的集合，参与运动的控制。

事实上，常用的叫法"基底神经节"是一个误称，因为"神经节"这个词指的是周围神经系统中的一团神经细胞，而非此处中枢神经系统中的核团。因此从解剖学角度来说，"基底核"这个名称更加恰当。

组成部分

基底核由几个部分组成，它们相互之间在位置和功能上都有紧密的联系。基底核包括以下各部分。

■ 壳核：和尾状核一起，接受来自大脑皮层的信息。

■ 尾状核：有一条很长的尾巴，得名于此；在前端和壳核延续。

■ 苍白球：这个核团将壳核的信息传递给中脑一个含色素的脑区——黑质。苍白球和黑质有许多相似之处。

分组

基底核的分组有几种，也产生了不少名词。纹状体（有条纹的组织）指基底核的所有核团。新纹状体，仅仅指壳核和尾状核。而豆状核则指的是壳核和苍白球，后两者在一起形成一个形似透镜的核团。

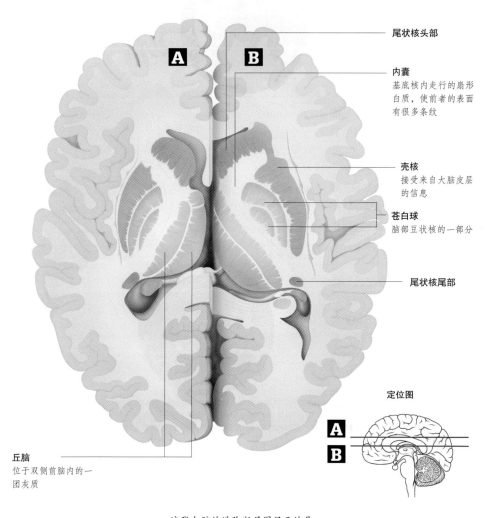

尾状核头部

内囊
基底核内走行的扇形白质，使前者的表面有很多条纹

壳核
接受来自大脑皮层的信息

苍白球
脑部豆状核的一部分

尾状核尾部

丘脑
位于双侧前脑内的一团灰质

定位图

A
B

这张大脑的进阶断层图显示的是双侧大脑半球深部的基底核。基底核内的神经元胞体控制运动。

脑冠状切面

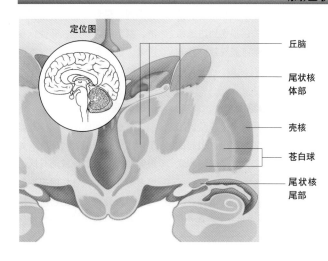

定位图

丘脑

尾状核体部

壳核

苍白球

尾状核尾部

脑冠状切面可以提供两方面的信息：一是基底核的形状，二是基底核相对周围其他结构的位置关系。

基底核的形状

在冠状位切面上，豆状核形似一粒巴西坚果（鲍鱼果）或是一瓣橘子。尾状核位于苍白球的外侧，逐渐变细，缩成

这张脑部冠状切面显示了基底核与周围其他结构的位置关系。

一个钝性圆点。在壳核外侧还有一层灰质，叫作屏状核（未包括在本图中）。屏状核有时也被划分在基底核里。

内囊

基底核和脑中一个重要的结构——丘脑距离很近，两者之间也有许多联系。基底核和丘脑被内囊分开。内囊是一片白质，内含从皮层出发到脊髓的神经纤维束。

基底神经节的结构和功能

基底神经节（基底核）的整体结构十分复杂，在二维脑切面图上很难展示其全貌。

三维立体图使我们都更容易认识基底核的形状、大小以及其在脑部的位置，尤其是理解尾状核的形状。尾状核在其头部与壳核相延续，之后向后走行，拱形抬高越过丘脑，然后再折返向前。尾状核在其尾部末端和边缘系统的杏仁核（与无意识的自主神经功能有关）融合。

基底核的功能

基底核位于大脑半球深部，难以触及，所以其功能研究比较困难。对于基底核功能的了解多数来自此处脑部有异常的患者，他们许多都有特征性的运动障碍和姿势异常，比如帕金森病患者。

人类目前所知的基底核的功能可以总结为：帮助产生适当的运动，抑制非本意或不适当的运动。

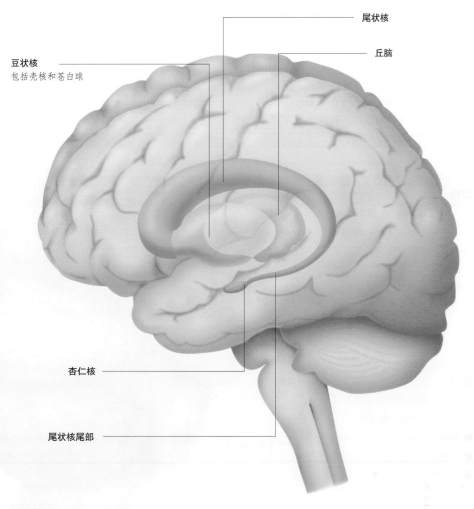

尾状核

丘脑

豆状核
包括壳核和苍白球

杏仁核

尾状核尾部

这张示意图展示的是三维立体的脑，以及基底核的大小、形状和与周围结构的关系。

基底核的各种疾病

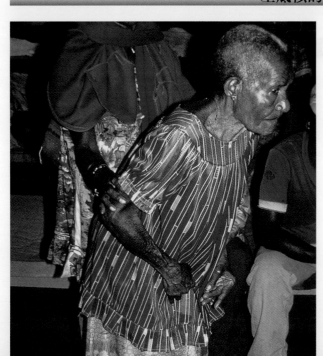

基底核的病变会引起一系列的运动障碍，包括帕金森病、亨廷顿氏舞蹈症、肝豆状核变性。

运动障碍

帕金森病是一种原因不明的疾病，主要发生在老年人身上。其症状多种多样，典型的包括行动迟缓、肌张力增高、震颤、身体前倾等。患者会在开始和结束动作时感到困难，

帕金森病可能与基底核病变有关，症状包括佝偻体态、震颤以及小碎步缓慢行走。

并出现面具样的面部表情。针对帕金森病患者的基底核的研究发现，患者的基底核缺乏一种化学物质——多巴胺，这是一种神经元之间沟通的媒介。

亨廷顿氏舞蹈症是一种遗传性疾病，患者通常到中年时才出现明显的症状，包括异常的运动和痴呆。其病因和部分基底核、皮层的进展性退行性变性有关。

肝豆状核变性也是一种遗传性疾病，损伤到基底核，引起儿童和青少年的痴呆。

小　脑

小脑位于脑后部枕叶的大脑皮层下方，对于下意识的运动控制很重要。

小脑位于脑后部枕叶的大脑皮层下方，其重要功能是协调运动、维持平衡和姿态。小脑在下意识中工作，所以平时不易察觉。

结构

小脑由左右两侧半球组成，中间由蚓部连接。两侧小脑半球从中缝向侧方和后方扩张，形成小脑的块状结构。小脑的表面外观很特别。不同于布满大沟回的大脑表面，小脑的表面是由许多细小的横沟（小脑叶片）组成的。

分叶

在小脑表面小叶之间有几条深沟，将小脑分为三叶：
■ 前叶；
■ 后叶；
■ 绒球小结叶。

小脑由左右两半球组成，中间是蠕虫样的小脑蚓部。小脑表面布满了细小的褶皱（小脑小叶）。

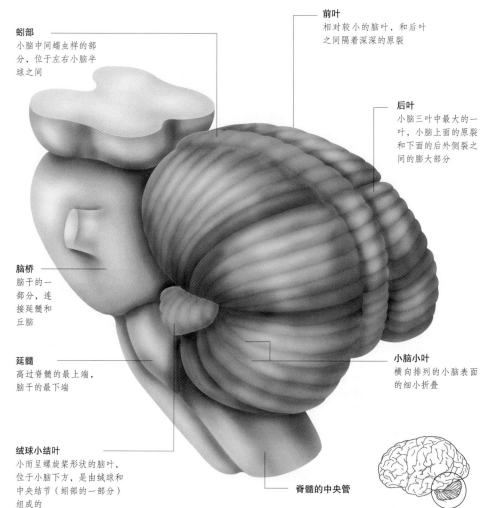

蚓部
小脑中间蠕虫样的部分，位于左右小脑半球之间

脑桥
脑干的一部分，连接延髓和丘脑

延髓
高过脊髓的最上端，脑干的最下端

绒球小结叶
小而呈螺旋桨形状的脑叶，位于小脑下方，是由绒球和中央结节（蚓部的一部分）组成的

前叶
相对较小的脑叶，和后叶之间隔着深深的原裂

后叶
小脑三叶中最大的一叶，小脑上面的原裂和下面的后外侧裂之间的膨大部分

小脑小叶
横向排列的小脑表面的细小折叠

脊髓的中央管

小脑脚

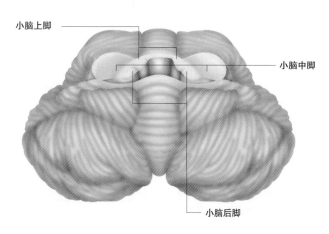

小脑上脚

小脑中脚

小脑后脚

小脑借助三对小脑脚内的神经纤维束与脑干连接，进而与脑部的其他各部分联系在一起。从小脑下面看可以找到小脑脚，在这里，三对小脑脚汇合在一起。这三对小脑脚内的神经纤维束分别为：

三对小脑脚的作用是连接起小脑和脑干。小脑脚内是神经纤维束。

■ 小脑上脚：连接小脑和中脑；
■ 小脑中脚：连接小脑和脑桥；
■ 小脑下脚：连接小脑和延髓。

大脑和小脑之间没有直接的联系。所有进出小脑的信息都要经过小脑脚。大脑皮层的两侧半球支配的是对侧肢体，然而小脑不同，小脑是两侧半球支配同侧身体。这就意味着，小脑一侧半球的损伤会引起同侧躯体的异常。

小脑的内部结构

小脑是由外侧的皮质和内侧的白质（神经纤维）组成的。在白质内侧还埋着四对小脑核，它们分别是：齿状核、栓状核、球状核和顶核。

小脑外层是神经细胞胞体，即灰质；内层是神经纤维，即白质；在白质内侧埋着小脑核团。

小脑皮质

小脑表面大量的小细沟大大扩展了小脑皮层的表面积。小脑的神经元大多都分布在皮层处，皮层内含这些神经元的胞体和树突（细胞突起）。

小脑皮层的细胞通过小脑脚接收来自外部的信息，同时这些神经元在小脑内部也频繁联系。

信息

多数时候，小脑皮层的信息由白质内的神经纤维传递给小脑核。在小脑核里，这些信息会从小脑传出到中枢神经系统的其他区域。

小脑核

小脑核一共有四对，从中线向两侧分别为：

■ 顶核；　　　　　　　■ 栓状核；

■ 球状核；　　　　　　■ 齿状核。

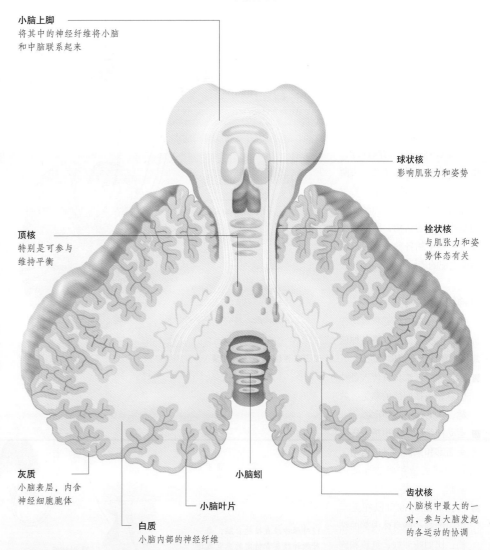

小脑横切面

小脑上脚
将其中的神经纤维将小脑和中脑联系起来

球状核
影响肌张力和姿势

栓状核
与肌张力和姿势体态有关

顶核
特别是可参与维持平衡

灰质
小脑表面层，内含神经细胞胞体

白质
小脑内部的神经纤维

小脑叶片

小脑蚓

齿状核
小脑核中最大的一对，参与大脑发起的各运动的协调

小脑皮层内的各个细胞层

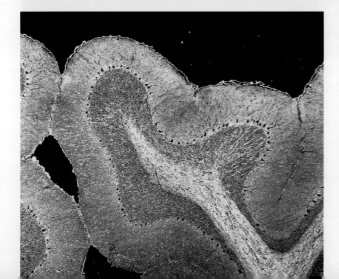

这是一张小脑切片染色后的显微镜下照片，显示出小脑皮层内复杂的多层次结构。每一层的细胞类型都不同。

如果将小脑切片、染色并放到显微镜下观察，我们会发现小脑皮层内含的几层细胞很有特点：

■ 分子层（最外层）——内含神经元胞体和大量下层神经元发出的纤维。

■ 蒲肯野层（中间层）——虽然只由一层细胞组成，但非常容易被发现，因为蒲肯野细胞很大。这种特化的神经元对小脑功能十分重要。蒲肯野细胞可以从分子层内的树突接收各种信息并将信息向下传递到小脑核。

■ 颗粒层（最内层）——含有大量颗粒细胞的胞体。颗粒细胞可以通过小脑脚接收各方信息，并利用自身的轴突将信息传递至上面的分子层。

颅神经（1）

人一共有12对颅神经，从大脑发出，支配头颈部的许多结构，将各种信息传入或传出大脑。

神经是信息在中枢神经系统和身体其他部位之间的传导通路。颈部以下水平的神经起自脊髓，从脊椎骨上的小孔中穿出。不过颅神经直接起自大脑。

人体一共有12对颅神经，由罗马数字编码和命名。头两对颅神经起自前脑，余下的颅神经均起自脑干。颅神经支配的是头面部的结构，因而需要穿过颅骨上的各种小孔洞以到达所支配的部位。

颅神经纤维

颅神经是由感觉和运动神经纤维构成的，可以将各种信息传入和传出中枢神经系统。

■ 感觉神经纤维负责传入各种信息，包括面部的痛觉、触觉、味觉、视觉和听觉。

■ 运动神经纤维发出指令支配头面部和颈部的肌肉运动，是面部表情和眼球运动的基础。

■ 自主神经纤维可以在无意识中控制一些身体内部的结构，比如唾液腺、虹膜和胸腹腔的重要脏器。

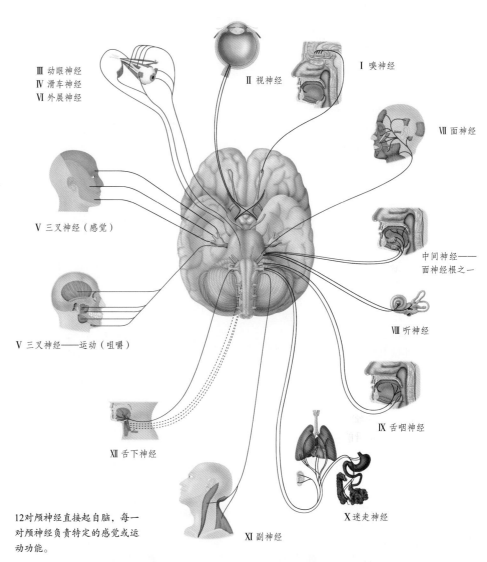

Ⅲ 动眼神经
Ⅳ 滑车神经
Ⅵ 外展神经

Ⅱ 视神经

Ⅰ 嗅神经

Ⅶ 面神经

Ⅴ 三叉神经（感觉）

中间神经——面神经根之一

Ⅷ 听神经

Ⅴ 三叉神经——运动（咀嚼）

Ⅸ 舌咽神经

Ⅻ 舌下神经

Ⅹ 迷走神经

Ⅺ 副神经

12对颅神经直接起自脑，每一对颅神经负责特定的感觉或运动功能。

12对颅神经的功能		
编号	名称	功能
Ⅰ	嗅神经	嗅觉的感觉神经
Ⅱ	视神经	视觉的感觉神经
Ⅲ	动眼神经	支配4块控制眼球运动的肌肉（控制眼球运动的肌肉共有6块）
Ⅳ	滑车神经	支配1块控制眼球运动的肌肉
Ⅴ	三叉神经	面部神经的感觉传入和控制咀嚼肌
Ⅵ	外展神经	支配1块控制眼球运动的肌肉
Ⅶ	面神经	控制面部表情肌群
Ⅷ	听神经	听觉和平衡觉的传入神经
Ⅸ	舌咽神经	支配舌和咽部
Ⅹ	迷走神经	控制许多结构，包括一些胸腹腔的重要脏器
Ⅺ	副神经	控制喉咙的结构和颈部一些肌肉
Ⅻ	舌下神经	控制舌肌

嗅神经

嗅神经是纤细的嗅觉传入神经，从鼻黏膜走行至大脑的嗅球。

嗅神经负责将鼻腔内感受细胞获得的关于气味的特殊感觉传递到上面的大脑。

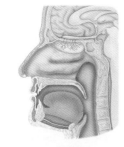

定位图

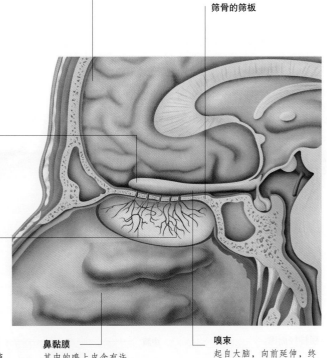

大脑半球的额叶

筛骨的筛板

嗅球
成对的两个嗅球接受并处理来自嗅觉神经纤维的信息

嗅觉神经纤维
这些神经纤维起自鼻黏膜上的感受器细胞

鼻黏膜
其中的嗅上皮含有许多感受器细胞

嗅束
起自大脑，向前延伸，终于嗅球

嗅上皮

嗅上皮是鼻腔内黏膜的一部分，其上分布着可以感知气味的特殊感觉细胞。嗅上皮位于鼻腔上部和鼻中隔（两侧鼻腔中间的间隔）。

嗅觉感受器是一种特化的神经细胞（也称神经元），可以探测空气中以微小液滴形式存在的各种气味物质。

嗅神经

嗅觉感受器得到的信息通过这些感受性神经元的长突起（也称轴突）传入大脑。这些轴突汇聚成约20束神经纤维，形成真正意义上的嗅神经，向上穿过多孔的骨板（筛骨的筛板），到达颅腔内的嗅球。

嗅神经纤维和嗅球内的神经元联络，形成突触。

嗅觉神经纤维从鼻黏膜穿入至脑部，将嗅觉信息传递到嗅觉中枢。

嗅球

成对的嗅球实质是大脑的一部分，它们从大脑先前伸出，与大脑以茎状的嗅束相连，而嗅束内含有连接嗅球和大脑半球的神经纤维。

僧帽细胞是一种特化的大神经元，与嗅球内的嗅神经构成连接。这种连接保证了嗅觉信息可以从嗅神经继续传递下去。僧帽细胞的轴突将这些信息经过嗅束传递到脑部的嗅觉中枢。

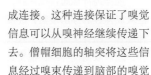

失去嗅觉

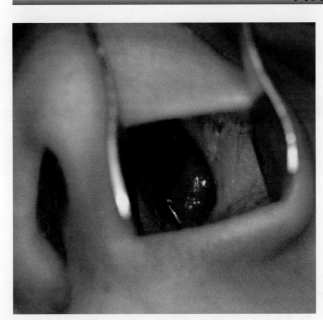

鼻炎会引起鼻腔内的鼻甲肿胀，继而炎症会影响嗅觉。

失去嗅觉的情况被称为嗅觉缺失，可以影响单侧或双侧的鼻孔，可以是暂时的缺失也可以是永久的缺失。

缺乏嗅觉的人们的主诉往往是味觉而非嗅觉缺乏。这是由于我们认为的味觉很大一部分其实是嗅觉探测到的食物气息。没有嗅觉，舌头只能分辨出4种味道：甜、苦、酸、咸。

衰老的作用

随着机体的衰老，我们的嗅觉神经纤维也在减少。正是由于这种嗅觉的减退，老年人时常抱怨他们的食物不再美味。

头部外伤

头部的外伤可以导致嗅球撕裂或是筛板骨折，这些情况都会引起嗅觉缺失，不过通常只影响一侧的鼻孔。

鼻炎

鼻炎是鼻内黏膜层的炎症，可能由感冒时的病毒感染引起，也常伴随过敏反应出现，比如花粉症。鼻炎常常引起鼻腔堵塞、分泌物增多和喷嚏频频。由于累及嗅上皮，鼻炎患者的嗅觉通常会暂时性地缺失。

颅神经（2）

第2、3、4、6对颅神经负责视觉过程和眼球运动。视神经（第2对颅神经）是视觉的神经。

视神经将眼球后部视网膜得到的信息传递到大脑。和许多颅神经不同，视神经是单纯的感觉神经，这意味着视神经只负责将信息传入大脑，不会将大脑的指令传出。

视神经结构

视神经是由眼球后部视网膜细胞的轴突（长突起）组成的。多条轴突汇聚，形成神经，在视神经盘处从眼球后部穿出。

视神经其实是脑的延伸，因而其外面包裹着保护性的脑膜。供应视网膜的血管走行在视神经周围。

视神经纤维

视神经纤维起自视网膜，汇聚成神经后穿出眼窝，经视神经管（颅骨上的小孔）入颅腔，之后双侧视神经在视交叉处汇合，在此，有一部分神经纤维交叉走向对侧，这种交叉使我们拥有双眼视觉。

视神经继续向后走行，并在脑内的外侧膝状体换元，向后投射到视皮层。视皮层将视觉信息进一步整合处理。

视神经（下面观）

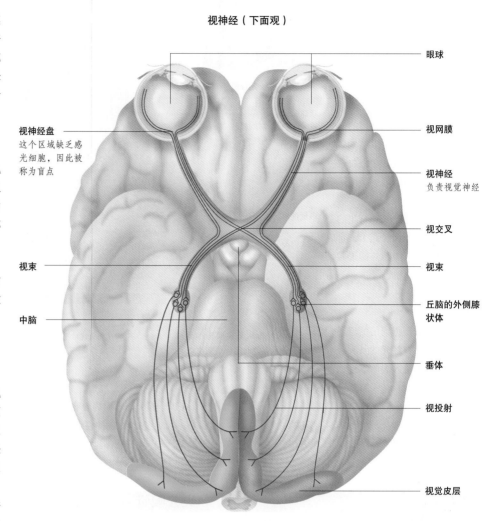

眼球

视网膜

视神经盘
这个区域缺乏感光细胞，因此被称为盲点

视神经
负责视觉神经

视交叉

视束

视束

丘脑的外侧膝状体

中脑

垂体

视投射

视觉皮层

视神经起自视神经盘，在外侧膝状体与其内的神经元形成突触连接，后者继续向后投射至视觉皮层。

视网膜上的神经细胞

视网膜结构

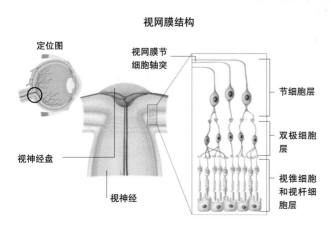

定位图

视网膜节细胞轴突

节细胞层

双极细胞层

视锥细胞和视杆细胞层

视神经盘

视神经

视网膜位于眼球后侧最内层，是一层菲薄的感光膜。视神经将视网膜得到的信息传出。神经层位于一层色素细胞下面，其内含有许多细胞，可以将光能转化为大脑能够处理、解读的信息。

光在到达视锥细胞和视杆细胞之前，要先穿过两层细胞——节细胞和双极细胞。

各层神经细胞

视网膜含有3层神经细胞，其中感光细胞（视锥细胞和视杆细胞）位于最深层。在感光细胞上层是双极细胞，再上层是节细胞。双极细胞和感光细胞及节细胞都有突触连接。

通过双极细胞，节细胞接受来自视锥细胞和视杆细胞的信息。节细胞的轴突沿着神经层的表面走行，并汇聚成视神经。

第3、4、6对颅神经

动眼、滑车和外展神经常常共同被提及，因为它们支配眼肌（共有6条）的运动，而不传递任何视觉信息。

眼球肌肉负责眼球的运动。共有3对颅神经支配眼球肌肉。

动眼神经

动眼神经主要包括支配眼球肌肉的运动纤维，但也含有少量感觉纤维，将眼肌的位置传回大脑。另外，动眼神经也含有一部分自主神经系统的神经纤维，负责收缩瞳孔和调节晶状体形状。

动眼神经的神经纤维起自中脑（脑干的一部分），经过眶上裂离开颅腔，进入眼眶，之后分成上下两支。

滑车神经

纤细的滑车神经仅支配一条眼肌运动，传出信息支配其运动并传入其感觉信息。滑车神经起自中脑，沿着脑干绕一个大圈之后通过眶上裂进入眼眶。

外展神经

外展神经中既有运动纤维也有感觉纤维，支配眼外直肌。它起自脑桥（脑干的一部分），通过眶上裂进入眼窝。

动眼、滑车、外展神经

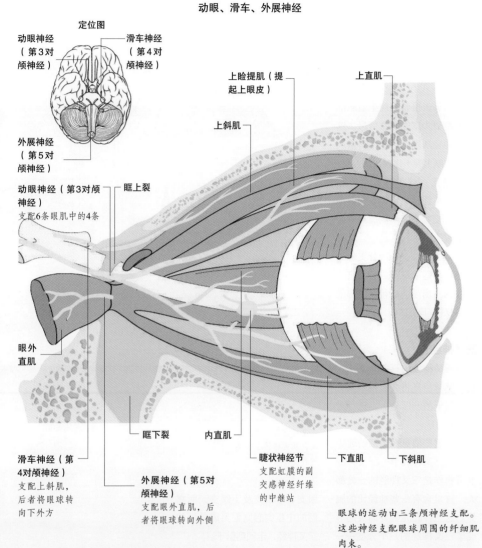

定位图

动眼神经（第3对颅神经）

滑车神经（第4对颅神经）

外展神经（第5对颅神经）

动眼神经（第3对颅神经）
支配6条眼肌中的4条

眶上裂

上睑提肌（提起上眼皮）

上斜肌

上直肌

眼外直肌

眶下裂

滑车神经（第4对颅神经）
支配上斜肌，后者将眼球转向下外方

内直肌

外展神经（第5对颅神经）
支配眼外直肌，后者将眼球转向外侧

睫状神经节
支配虹膜的副交感神经纤维的中继站

下直肌

下斜肌

眼球的运动由三条颅神经支配。这些神经支配眼球周围的纤细肌肉束。

第3、4和6对颅神经损伤

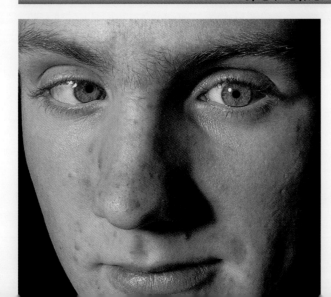

外展神经受损会引起眼外直肌瘫痪。这个男人的左眼无法跟随红笔转向外侧。

损伤控制眼球运动的神经会导致眼球运动受限，无法全范围运动。这种损伤通过观察患者的眼睛就能发现。

■ 动眼神经损伤：若动眼神经损伤，损伤侧的眼肌中除了两条不受影响外，其余都会瘫痪，并会出现眼睑下垂及瞳孔扩张，无法对强光做出反应。眼球的位置会固定看向外下方。

■ 滑车神经：滑车神经单独受损比较罕见，若此种情况真的出现，患者向下看时会出现重影。

■ 外展神经：外展神经损伤会引起眼外直肌瘫痪，受损侧的眼球会转向内侧，并看到重影。

颅神经（3）

三叉神经是第五对颅神经，也是最大的颅神经，是面部主要的感觉神经。它主要分为三支：眼支、上颌支和下颌支。

如其名字一般，三叉神经有三个分支，每一支都支配面部的一块区域。

■ 眼支：仅包括感觉神经纤维，负责接收相应半边脸部上侧和头皮的感觉信息。这条神经从眼窝后部的一条裂隙（眶上裂）出颅。

■ 上颌支：这条神经从一个小孔（圆孔）出颅，向前走行，接收相应半侧脸部中心区域的感觉。

■ 下颌支：这条神经分支包括感觉和运动纤维成分，它从卵圆孔出颅，走行至面部的下1/3和下颌。

三叉神经节

三叉神经的三条分支接收到的感觉信息将会被传回至脑桥（脑干的一部分），进行进一步的处理。

在这些信息被传回的途中会经过三叉神经节。三叉神经节可看作是三叉神经的一处膨大。这里含有一些神经元的胞体。这些神经元的外周突起形成了三叉神经的三个分支——

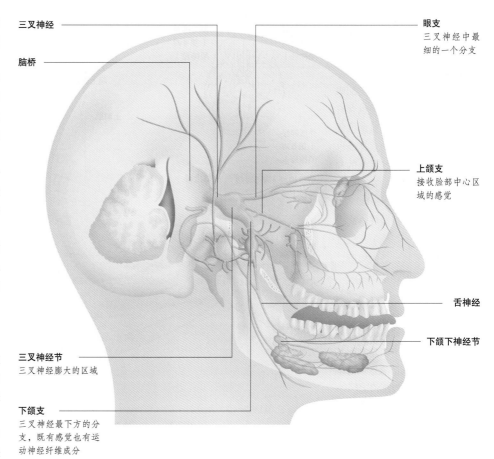

眼支、上颌支及下颌支，而它们的中枢突起则汇聚成单根的三叉神经，走回到脑干。

三叉神经有三条分支——眼支、上颌支及下颌支，它们在三叉神经节处汇聚。

图中标注：

三叉神经

脑桥

眼支
三叉神经中最细的一个分支

上颌支
接收脸部中心区域的感觉

舌神经

下颌下神经节

三叉神经节
三叉神经膨大的区域

下颌支
三叉神经最下方的分支，既有感觉也有运动神经纤维成分

皮肤的感觉

头面部感觉传入分布图

眼区

上颌区

下颌区

头面部感觉可分为三个区域——眼区、上颌区、下颌区。

经三叉神经传入脑部的信息包括颜面部、头皮、角膜、鼻孔和口腔的触觉、压力觉、痛觉、温度觉。

根据三叉神经的三个分支，头面部感觉神经的分布可被细分为三大区域。

■ 眼支接收的感觉信息来自：头顶部的头皮、前额、上眼睑及鼻中央的皮肤。

■ 上颌支接收的感觉信息来自：颜面部的中央，即下眼睑、鼻翼两侧、上嘴唇及脸颊部。

■ 下颌支接收的感觉信息来自：下颌部、下嘴唇、耳前及耳上的皮肤。

头面部其他部位的皮肤感觉是由前几条颈段脊神经传入的。

三叉神经的运动支

除了接收面部的感觉，三叉神经也负责支配一些下颌部重要肌肉的运动，其中一些是咀嚼肌。

粗大的三叉神经主要成分是感觉神经，负责向大脑传递头面部的感觉。

控制肌肉运动

三叉神经也有支配某些重要肌肉运动的功能，其中一些是咀嚼肌。而面部的大多数肌肉，特别是表情肌，是由另一对颅神经——面神经（第Ⅶ对颅神经）支配的。

神经支配

三叉神经有三个分支，但只有下颌支含有运动神经纤维的成分。

三叉神经下颌支的运动纤维支配的肌肉包括以下几种。

■ 咬肌：这块强有力的肌肉位于皮下，起自下颌角，终于脸颊部。其功能为咀嚼、撕咬及闭口时上提下颌。

■ 颞肌：这是一片扇形的肌肉，在咀嚼时收缩，此时易在耳的前方及上方触及。

■ 翼内肌及翼外肌：这些强

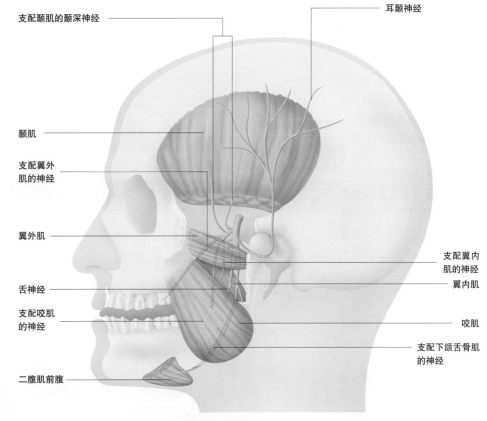

三叉神经在支配下颌周围肌肉中起重要作用。这些肌肉受三叉神经下颌支的控制。

壮的肌肉位于下颌和面颅之间，交替收缩时可以产生咀嚼运动，包括侧向的研磨运动。

■ 腭帆张肌：这是构成软腭的

其中一块肌肉。

■ 下颌舌骨肌：起自上颌后部，左右两侧的下颌舌骨肌在中线处汇聚，形成口腔的底。

■ 二腹肌前腹：这块肌肉和其

他肌肉协作，将舌骨和喉部向前上方移动。

■ 鼓膜张肌：这块细小的肌肉可以紧张鼓膜，保护鼓膜不受高频声波损伤。

图注（图中标注）：
支配颞肌的颞深神经
耳颞神经
颞肌
支配翼外肌的神经
翼外肌
舌神经
支配咬肌的神经
二腹肌前腹
支配翼内肌的神经
翼内肌
咬肌
支配下颌舌骨肌的神经

带状疱疹和三叉神经痛

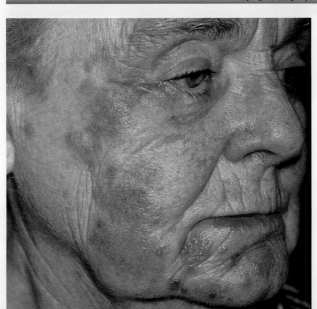

三叉神经接收面部的感觉信息，其三个分支接收感觉的范围是不同的，这一点在头面部带状疱疹的病例中得到了印证。

在人得过一次水痘之后，水痘病毒会潜伏进感觉神经细胞中。当外界条件合适时，病毒会再次出现，引起相应部位的疱疹和疼痛，而这个部位就是该感觉神经所接受信息的区域。

这种红色的皮疹是带状疱疹病毒感染所致。带状疱疹病毒侵害到了这位患者的三叉神经下颌支。

如果这条感觉神经碰巧为三叉神经，那么究竟哪条分支（眼支、上颌支还是下颌支）受累将决定哪处区域将长出带状疱疹。

疼痛的情况

三叉神经痛的患者常会感到面部的阵阵剧痛，具体疼痛部位就是三叉神经上颌支或下颌支支配的区域。虽然这种疼痛可能仅持续数十秒，但易被轻微的动作激起，比如刷牙或是轻触患处。

颅神经（4）

面神经（第7对颅神经）支配面部表情肌群。此外，面部神经有控制泪腺和唾液腺的副交感神经成分，还能传递一部分感觉信息。

面神经起自脑干上脑桥和延髓的交界处，在这里分出两个神经根，较大的为运动根，传递信息到支配的肌肉；较小的为混合根，也称中间神经，内含感觉神经和副交感神经。

面神经经过面神经管穿过颞骨，在距离内耳很近的区域，经茎乳孔出颅，穿过腮腺（唾液腺中的一个），分成多个终末支。

肌群

面神经内含有3种神经纤维：运动、感觉、副交感（自主神经纤维的一种）神经。其中的运动神经成分支配着一系列重要的肌肉，包括：

- 面部表情肌群，控制笑容和皱眉等表情。

- 头皮肌群，包括枕肌和耳肌，使头皮可以在一定程度上活动。

- 二腹肌后腹：在吞咽和说话时参与上抬舌骨。

- 茎突舌骨肌：参与上抬舌骨的小肌肉。

- 镫骨肌：位于中耳。

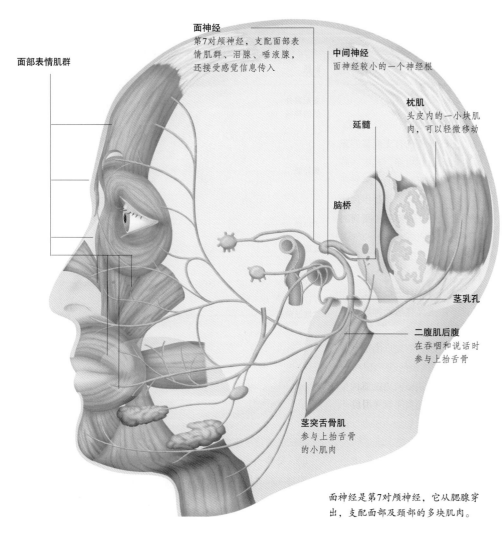

面部表情肌群

面神经
第7对颅神经，支配面部表情肌群、泪腺、唾液腺，还接受感觉信息传入

中间神经
面神经较小的一个神经根

枕肌
头皮内的一小块肌肉，可以轻微移动

延髓

脑桥

茎乳孔

二腹肌后腹
在吞咽和说话时参与上抬舌骨

茎突舌骨肌
参与上抬舌骨的小肌肉

面神经是第7对颅神经，它从腮腺穿出，支配面部及颈部的多块肌肉。

面神经的分支

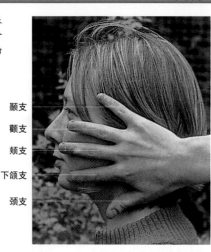

这只放在脸侧的手展示出面神经的5个分支。每个分支支配面部的不同区域。

颞支
颧支
颊支
下颌支
颈支

面神经通过茎乳孔出颅，在此穿过腮腺，并分出6个分支。每个面神经分支都得名自其支配的区域。

分支

面神经有以下6个分支。

- 耳后神经：走行至耳部的上后方。

- 颞支：向上经过太阳穴走行至前额和上眼睑。

- 颧支：得名自颧骨。

- 颊支：向前走行，支配口周的区域。

- 下颌支：沿着下颌骨走行。

- 颈支：向下走向颈部，为面神经最下的分支。

位置

通过想象脸侧面一只手分开的五指（大拇指朝下，见左图），我们可以记住面神经的分支。

面神经的感觉和自主神经成分

除了控制面部的肌群，面神经也包含感觉神经和控制泪腺及唾液腺的自主神经纤维。

面神经所接受的感觉信息来自：
■ 舌前2/3及软腭的味蕾；
■ 外耳道开口处的皮肤。

在面神经上，有一处膨大，叫作膝状神经节，这里有面神经感觉纤维的神经元胞体。若这些感觉神经纤维被带状疱疹病毒攻击，人就会患带状疱疹。此时的皮疹出现在外耳道入口和软腭上，这种情况也叫作Ramsay Hunt综合征。

面神经的副交感成分

自主神经系统负责的是无意识中控制和调节人体的内环境。副交感神经系统是自主神经系统的一部分。

面神经中的一些副交感神经纤维很重要，控制着泪腺、舌下腺、下颌下腺。

各神经节

副交感神经纤维离开脑部，向前走行于面神经内，继而在两处膨大的地方（神经节）形成神经连接。

这两处神经节包括：

■ 翼腭神经节：位于颧骨水平，接受支配泪腺和鼻部、腭部各腺体的神经纤维。

■ 下颌下神经节：位于下颌角附近，接受支配下颌下腺及舌下腺的神经纤维。

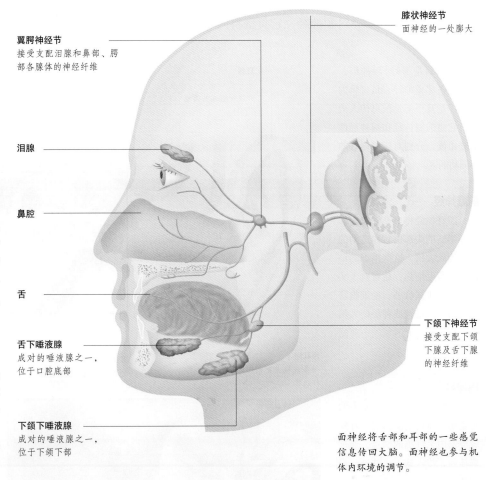

膝状神经节
面神经的一处膨大

翼腭神经节
接受支配泪腺和鼻部、腭部各腺体的神经纤维

泪腺

鼻腔

舌

舌下唾液腺
成对的唾液腺之一，位于口腔底部

下颌下唾液腺
成对的唾液腺之一，位于下颌下部

下颌下神经节
接受支配下颌下腺及舌下腺的神经纤维

面神经将舌部和耳部的一些感觉信息传回大脑。面神经也参与机体内环境的调节。

面神经疾病

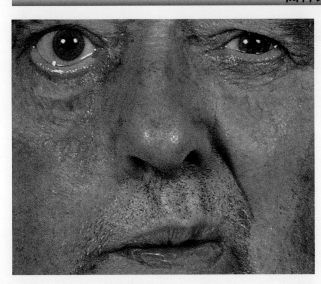

面神经麻痹时，正常的面部肌肉运动就消失了。这名正在试图微笑的男子右侧脸部患了贝尔氏面瘫。

在所有的运动性的颅神经中，面神经是最容易出现麻痹的一对。如果单侧面神经麻痹，很容易观察到患者面部表情缺失。许多疾病都会引起不同程度的面瘫。

贝尔氏面瘫

这种相对常见的疾病可以无明显诱因出现。接受面神经支配的面部肌群瘫痪，部分舌体的味觉消失，患者会被噪声困扰（镫骨肌的保护消失），这个疾病可能恢复很快，但也可能持续几个月。

上运动神经元

面神经的运动神经纤维接受上运动神经元的控制。下半边脸的肌肉被对侧的上运动神经元控制，而上半边脸的肌肉被双侧上运动神经元控制。若单侧上运动神经元受损，仅仅对侧的下半边脸出现面瘫；若半边脸上下都瘫痪，那么损伤的神经应该是面神经自己的下运动神经元。

颅神经（5）

前庭蜗神经是第8对颅神经，它负责将内耳的听觉及平衡觉信息传入大脑。

前庭蜗是第8对颅神经，它是一条感觉神经，负责将内耳的听觉及平衡觉信息传入大脑。它由前庭神经和蜗神经两部分组成，分别对应着内耳的不同功能区。

前庭神经

前庭神经将半规管和内耳前庭得到的头部位置和运动的信息传入大脑。这些精细的结构内含有毛细胞，后者对于头部的运动极其敏感。毛细胞获得的信息通过前庭神经传入脑干中的4块灰质区域——前庭核团。

蜗神经

蜗神经接受内耳耳蜗内的听觉感受器得到的信息。耳蜗螺旋器内毛细胞的信息，通过蜗神经，传入脑干，并进一步被处理。

前庭神经和蜗神经在离开内耳时汇合，穿过内耳门抵达脑干。

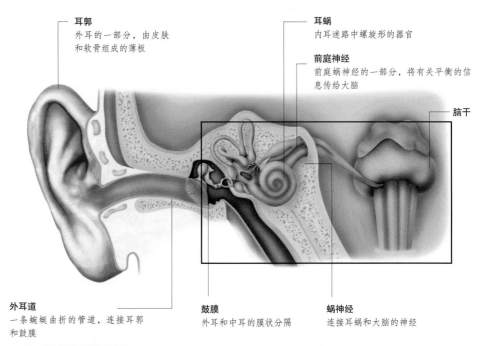

耳郭
外耳的一部分，由皮肤和软骨组成的薄板

耳蜗
内耳迷路中螺旋形的器官

前庭神经
前庭蜗神经的一部分，将有关平衡的信息传给大脑

脑干

外耳道
一条蜿蜒曲折的管道，连接耳郭和鼓膜

鼓膜
外耳和中耳的膜状分隔

蜗神经
连接耳蜗和大脑的神经

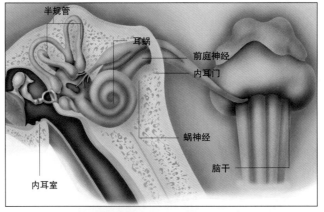

半规管

耳蜗

前庭神经

内耳门

蜗神经

脑干

内耳室

前庭蜗神经对于听觉、平衡觉和位置觉都非常重要，由前庭神经和蜗神经两部分组成。

内耳的信息穿过内耳门被传递到脑干。之后声音信息会在听觉皮层被分析处理。

前庭神经和位置

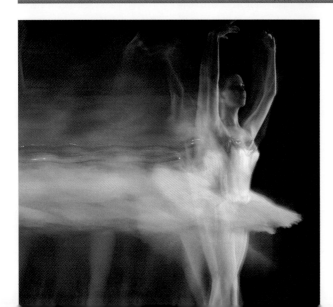

前庭器对于位置觉、平衡觉和协调性都很重要。相关的信息被传至前庭核团，在此与来自中枢神经系统的其他部位的神经形成无数连接。

内耳的信息和其他感觉信息整合在一起，并被用于：
■ 保持正确的平衡和位置。

舞者可以旋转而不眩晕，秘诀在于他们会在旋转时将视线固定于一点，因而减少半规管内液体的流动。

■ 协调头眼的运动，使得头颈部运动时双眼仍可凝视一个物体。
■ 形成关于定位和运动的基本意识。

晕动症

有些人对于前庭器的刺激很敏感，特别是在乘坐的交通工具行驶的时候。这可能是由于内耳和眼部信息的错配，可以通过吃药减低前庭神经传入来缓解症状。

听觉通路

对于声音的感知涉及相关信息在一个相当复杂的通路中的传递。这个听觉通路起自内耳，终于脑部的最高层——皮层。

听觉通路起自内耳的耳蜗，在这里会接收声音的刺激。之后，相关的信息就会由前庭蜗神经传入大脑。在脑内，信息经过层层神经连接，最终到达听觉皮层。那里可以分析声音信息。

听觉通路

这条通路上有以下重要节点。

- **耳蜗**：耳蜗螺旋器内的无数毛细胞可以将声音刺激转化为电信号。
- **前庭蜗神经**：神经纤维接受耳蜗的信息并将其传回脑干中前庭蜗神经中的蜗神经部分，神经元的胞体位于螺旋神经节。
- **蜗核**：在背侧及腹侧的蜗核中，蜗神经纤维形成无数神经连接。
- **上橄榄核**：听觉信息从蜗核传至上橄榄核，之后一些神经纤维返回蜗核，影响对声音的感知。
- **外侧丘系**：上橄榄核的纤维沿外侧丘系的神经束上行至

听觉通路从内耳走向大脑。这个示意图包含了信息传递到大脑的方向。

皮层

颞叶皮层的听觉区域（听觉皮层）

内侧膝状体／内侧膝状核

上丘

中脑

外侧丘系的神经束

外侧丘系的核团

背侧蜗核

腹侧蜗核

延髓

螺旋神经节

上橄榄核

毛细胞

上丘。在这里，一部分学者认为某些神经纤维形成神经连接，在声音很大时可以反应性收缩耳内一些细小的肌肉。

- **丘脑的内侧膝状核**：上丘的神经纤维向上行至丘脑的内侧膝状核，这是抵达听觉皮层前的最后一站。听觉皮层：脑部的最高一层中枢是皮层。位于颞叶的初级听觉

皮层接收声音信息。听觉皮层周围是Wernicke区，这里可以分析和解读声音信息。

听神经瘤

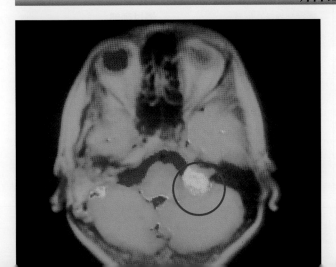

听神经瘤是一种位于前庭蜗神经上、生长缓慢的良性肿瘤，来源是施旺细胞。施旺细胞包绕神经纤维，形成具有绝缘作用的髓鞘。肿瘤逐渐长大，对前庭神经和蜗神经均造成压迫，并可能影响其他颅神经。

这张扫描图显示的是听神经瘤——一种长在前庭蜗神经上的良性肿瘤。肿瘤位于图中右侧圆圈内的黄色区域。

症状

听神经瘤的症状和体征取决于受影响的神经。通常患者会感到眩晕、耳聋和耳鸣，伴随其他颅神经麻痹引起的面部及眼部肌群瘫痪。

听神经瘤可能与一种遗传病——神经纤维瘤病——有关。神经纤维瘤病的患者全身都可能存在施旺细胞来源的神经纤维瘤，同时皮肤上还有非常难看的色素斑。

颅神经（6）

迷走神经是最大的颅神经，从头部向下延伸至腹腔，可以调控呼吸和消化，作用十分重要。

迷走神经（第10对颅神经）是12对颅神经中最长的一条。

迷走神经的功能

迷走神经是混合神经，包括运动和感觉成分，其功能包括：

- 咽下部、喉部及胸、腹腔内各脏器的感觉传入。
- 舌根部及咽后部的味觉传入。
- 支配软腭、咽部及喉内部的肌肉。
- 副交感神经纤维成分支配胸、腹腔内各脏器，有助于无意识中调控内脏。

迷走神经对于吞咽、说话以及对心脏、呼吸和消化功能的控制非常重要。一个人若是双侧迷走神经受损，则可能丧命。

迷走神经的分支

迷走神经有许多分支，其中主要包括：

- 一个小分支起自颅底，回到大脑；另一小支到达耳部周围的一小片皮肤。
- 一些分支从颈部行至咽喉和心脏。
- 一些分支从咽部形成神经丛，支配心脏、双肺和食管。
- 上、下迷走神经干，支配胃肠道。

迷走神经各分支示意图

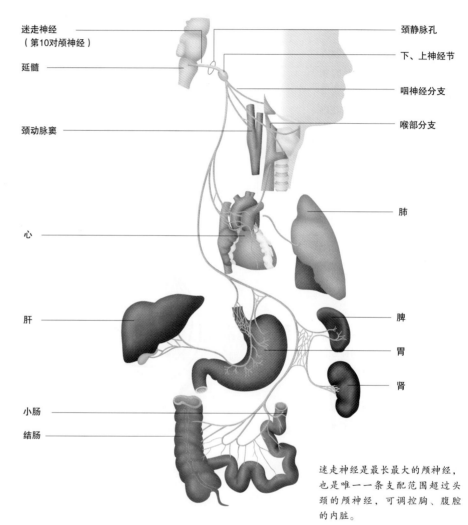

迷走神经（第10对颅神经）　颈静脉孔　延髓　下、上神经节　咽神经分支　喉部分支　颈动脉窦　肺　心　肝　脾　胃　肾　小肠　结肠

迷走神经是最长最大的颅神经，也是唯一一条支配范围超过头颈的颅神经，可调控胸、腹腔的内脏。

迷走神经在颈部的走行路线

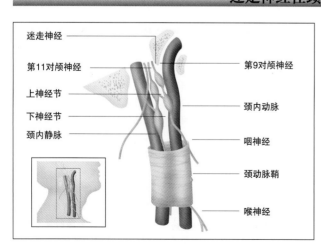

迷走神经　第11对颅神经　上神经节　下神经节　颈内静脉　第9对颅神经　颈内动脉　咽神经　颈动脉鞘　喉神经

迷走神经在通过颈部时位于颈内静脉和颈动脉之间，三者一起被颈动脉鞘包绕和保护。

成对的迷走神经纤维离开延髓，和第9、11对颅神经一起通过颈静脉孔出颅。

在这个水平，迷走神经上出现两个神经节（神经上膨大的部分，内含神经元胞体），小一点的上神经节和大一点的下神经节。在这里迷走神经也和第9、11对颅神经以及交感神经系统的神经纤维构成连接。

通过颈部

迷走神经一出颈静脉孔，就和颈部大血管一起被颈动脉鞘（一层保护性的结缔组织鞘膜）包绕，通过颈部，进入下方的胸腔。

在颈部，迷走神经参与支配颈动脉窦及颈动脉体，这两处是颈动脉上特化出的区域，可以感知血液压力和化学成分的变化。

胸、腹腔中的迷走神经

迷走神经是唯一一条支配范围超过头颈的颅神经，可调控包括心脏在内的胸、腹腔内脏活动。

左右迷走神经在头颈部的走行比较相似，然而一旦到达颈根，要进入胸腔，两条迷走神经走行就不一样了。

在右侧，迷走神经经过锁骨上静脉的前方，并在此分出返回喉部的右喉返神经，之后继续向下，走行在巨大的上腔静脉和右肺门的后方。

在左侧，迷走神经进入胸腔，走行在左侧颈总动脉和左锁骨上动脉之间，向下行至巨大的主动脉弓，在此分出左喉返神经，之后继续在左肺门后方向下走行。左喉返神经从主动脉弓下方绕过，形成U形神经袢返回喉部。

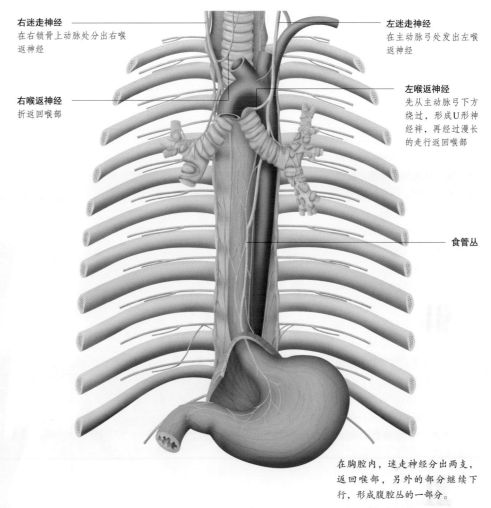

右迷走神经
在右锁骨上动脉处分出右喉返神经

右喉返神经
折返回喉部

左迷走神经
在主动脉弓处发出左喉返神经

左喉返神经
先从主动脉弓下方绕过，形成U形神经袢，再经过漫长的走行返回喉部

食管丛

在胸腔内，迷走神经分出两支，返回喉部，另外的部分继续下行，形成腹腔丛的一部分。

迷走神经干

在双侧迷走神经逐渐下行的过程中，迷走神经逐渐变为一系列神经网络（或称"神经丛"）的一部分。这些神经丛支配着双肺、心脏和食管。
■ 食管丛的神经纤维汇合成两个主要的神经——迷走神经前干和迷走神经后干。
■ 迷走神经前干主要由左侧迷走神经分出，它走行在食管前部至胃小弯，并分出若干分

支支配胃、肝脏及十二指肠。
■ 迷走神经后干主要由右侧迷走神经分出，它分出许多小分支，到达胃大小弯，并分

出分支加入腹腔丛。

通过这些神经，迷走神经控制和促进消化功能。

迷走神经损伤

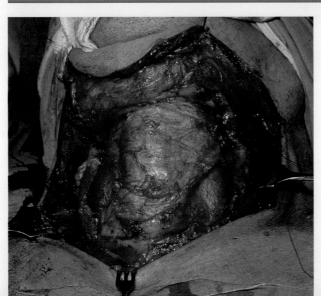

迷走神经对于人的生命十分重要，不过幸好它本身很少能被损伤到。但是迷走神经分支的损伤却经常发生，其中包括：
■ 损伤到控制喉部的神经分支可能会导致吞咽困难。
■ 颈部喉上神经的损伤可能会导致声音变弱，发高音困难。

喉返神经可能会在喉癌的切除术中被损伤。这条神经损伤会引起说话困难。

■ 最常见的损伤是单侧喉返神经损伤，可造成患侧声带麻痹，引起声音嘶哑和发音困难。若双侧喉返神经损伤，患者将会彻底不能说话。

损伤的原因

喉返神经损伤可能源自喉癌及甲状腺癌的侵蚀，或是颈部（尤其是甲状腺周围）及喉部的手术操作。左侧喉返神经走行较右侧更长，因而更增加了被损伤到的机会。

颅神经（7）

舌咽神经（第9对颅神经）将咽部及舌的感觉传回大脑。副神经（第11对颅神经）和舌下神经（第12对颅神经）支配咽部及口腔的肌肉。

舌咽神经得名自它负责的区域：舌和咽部。

功能

舌咽神经是一条混合神经，既有感觉神经纤维，也有运动神经纤维，还有自主神经系统中的副交感成分。

舌咽神经传回大脑的感觉信息包括：

■ 舌后1/3的味觉。

■ 咽内壁、舌后1/3及咽鼓管的感觉。

■ 颈动脉体（颈动脉内的组织）探测到的血中氧气和二氧化碳水平，颈动脉窦检测到的血压。

舌咽神经的运动纤维支配茎突咽肌，后者是咽部一条纵向的肌肉，参与吞咽和构音（说话）。

走行

舌咽神经起自延髓，向前与第10、11对颅神经一起经颈静脉孔出颅。出颅后此神经上有两处膨大，分别为上、下神经节，之后这条神经向下走行在茎突咽肌旁边，至舌后部和咽部。

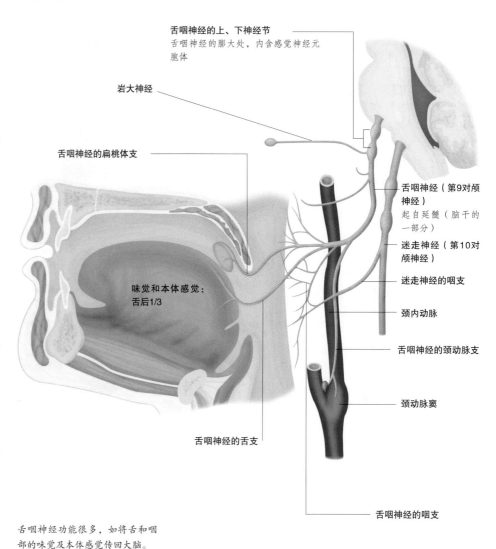

舌咽神经的上、下神经节
舌咽神经的膨大处，内含感觉神经元胞体

岩大神经

舌咽神经的扁桃体支

味觉和本体感觉：
舌后1/3

舌咽神经（第9对颅神经）
起自延髓（脑干的一部分）

迷走神经（第10对颅神经）

迷走神经的咽支

颈内动脉

舌咽神经的颈动脉支

颈动脉窦

舌咽神经的舌支

舌咽神经的咽支

舌咽神经功能很多，如将舌和咽部的味觉及本体感觉传回大脑。

副神经

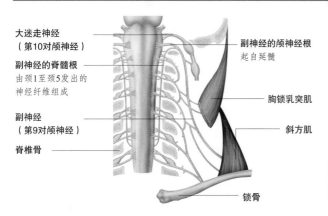

大迷走神经（第10对颅神经）

副神经的脊髓根
由颈1至颈5发出的神经纤维组成

副神经（第9对颅神经）

脊椎骨

副神经的颅神经根
起自延髓

胸锁乳突肌

斜方肌

锁骨

在众多颅神经中，副神经显得十分独特，因为它既有颅神经根，也有脊髓根。两种神经根的神经纤维汇聚为副神经，之后通过颈静脉孔出颅。

副神经既有颅神经根，也有脊髓根。这些不同来源的神经纤维聚集并出颅，之后分开走行，去身体各处行使不同的功能。

不同的功能

一穿过颈静脉孔，两种神经根汇合成的副神经便再次分成两支，行使不同的功能：

颅神经根来源的神经纤维和大迷走神经汇合，继续走行，支配软腭、咽喉及食管的肌肉。

脊神经根来源的神经纤维沿着颈内动脉旁下行，支配胸锁乳突肌，接着继续走行，支配背部的斜方肌。

舌下神经（第12对颅神经）

第12对颅神经——舌下神经，英文的名称原意为"在舌头下面"。顾名思义，舌下神经支配舌部的肌肉群，在咀嚼、吞咽及构音中都发挥着重要作用。

舌下神经包含运动神经，支配多条舌部肌肉，包括3条外在的肌肉：

■ 茎突舌肌；
■ 骨舌肌；
■ 颏舌肌。

舌下神经中也融合了来自第1对颈神经的神经纤维，这些神经纤维继续走行，支配其他结构，比如附着在颈部舌骨（为舌头的各向运动提供一个底面）上的肌肉群，还有负责接受脑后部硬脑膜的感觉信息。

舌下神经的走行

舌下神经起自延髓两旁，通常为4个分离的神经根，在之后出颅的部位（舌下神经管）汇合为左右对称的两条。

之后，成对的舌下神经向外下方走行于颈内动静脉之间，直至下颌角处转向前方行至舌下，如其名一般。最终舌下神经终结于舌体中的多条细小分支。

舌下神经与第一颈神经融合，支配舌部的肌肉群。它起自脑干的延髓，终于舌体。

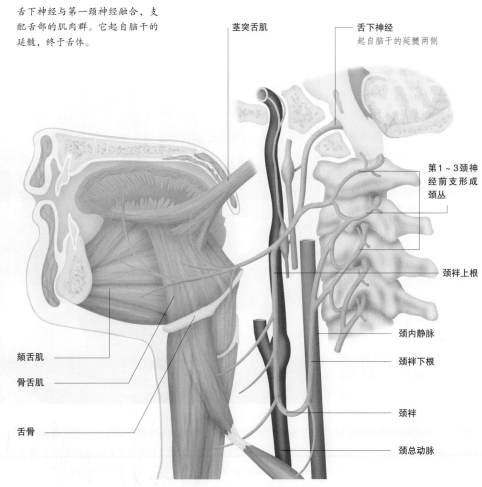

茎突舌肌

舌下神经
起自脑干的延髓两侧

第1～3颈神经前支形成颈丛

颈袢上根

颈内静脉

颈袢下根

颈袢

颈总动脉

颏舌肌

骨舌肌

舌骨

舌下神经的分支

舌下神经的分支（包含来自颈神经的神经纤维）包括：

■ 一条脑膜支：由舌下神经管返回，接受硬脑膜的感觉（图中未标出）。

■ 一条下降支：汇入颈袢，后者为一条神经袢，支配舌骨下方的肌肉。

■ 数条终末支：支配所有舌内肌及多条舌外肌。

第9、11、12对颅神经损伤

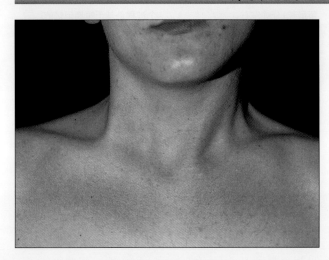

这个20岁的男子患有斜颈（颈部扭转）。这种情况见于第11对颅神经——副神经损伤。

舌咽神经很少受损，因其走行较深。但若其受损，受损侧的舌后1/3味觉及呕吐反射消失。副神经走行长且表浅，容易受损伤，如在颈部手术中及儿童的颈淋巴结炎症时。

副神经受损可引起以下结构的瘫痪：

■ 受损侧的胸锁乳突肌，导致斜颈（颈部扭转）。

■ 斜方肌，影响耸肩动作。

舌瘫痪

舌下神经损伤并不常见，但若有损伤，患侧舌体瘫痪，并最终会因废用而萎缩。此时若患者伸舌，可见舌体偏向患侧。

记忆是如何工作的

记忆是大脑存储和处理信息的能力。短期记忆仅能储存少量信息，海量的信息还是储存在长期记忆里。

记忆是储存和提取信息的能力。这种能力至关重要，学习、思考和推理均不能离开记忆。比如，我们学会远离滚烫的物体，是因为记得很小的时候被烫疼过。此外，我们的记忆（也是过去经历的总和）对人的个性形成非常重要。

脑

人们一直认为记忆是大脑的功能，并时常将其比作计算机对信息的存储和处理过程。

但是一台计算机仅仅可以储存10亿比特信息，但大脑可以储存多达100万亿比特的信息。但是"储存"一词并不准确，因为并不存在一个存放信息的中心。记忆似乎是大脑多个部位（而非某一单一结构）共同的功能。

记忆的输入

记忆的存储非常复杂，感官经验告诉我们，记忆分很多种：视觉、听觉、嗅觉、味

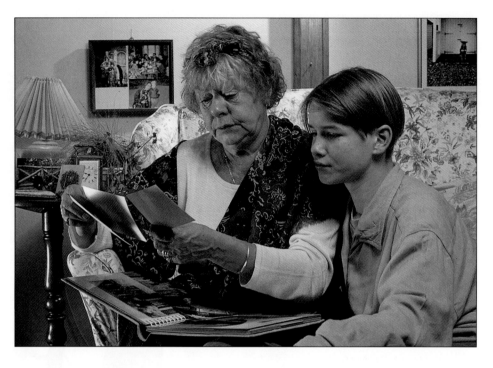

觉、触觉。信息从来不会以单一的形式呈现，它们往往被裹挟在一个复杂的集合中。日常经验提醒我们，信息的内容和相互之间的各种关联都对有效的记忆非常重要。比如，一条通过语言传达给我们的信息会

以一个集合体的形式呈现，其中夹杂了说话人的面孔、声音以及当时的种种情绪。

两种形式

记忆有两种形式：短期和长期。短期记忆仅能存储少量

经过多年沉淀，每个人都积攒下来许多回忆。这些都被存储在长期记忆里。

信息且很快会忘记。长期的记忆则能储存大量信息。

短期记忆

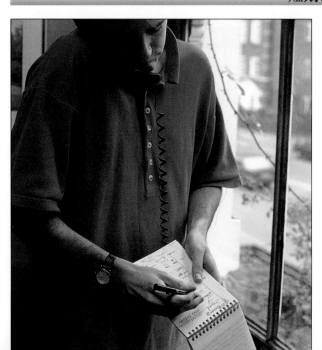

如果一个人想要拨一个陌生的电话号码，他会简单记住这串数字。短期记忆仅能一次存储少量的信息。

研究表明，短期记忆一次可以记住5～7条信息，并能保留最长1分钟左右。

比如说，你可以在拨电话时记住一条电话号码，但若此电话占线，你需要重播时，往往需要再查看一次号码，这是因为大脑并未记住这条号码。

短期记忆之所以保留时间短，是因为人类难以在认知复杂信息的瞬间就将其记住。似

乎大脑会分析和选择接收的信息是要保留还是舍弃，但是这个过程是基于短期记忆的。

巩固

为了形成长期记忆，信息需要先被短期存储下来，之后巩固强化。这个过程需要重复或是学习，并往往需要分类，将其与同类型的信息归纳在一起。

巩固的过程将一个事实从短期记忆导入为长期存储，这被认为是脑内结构变化的结果，因为一条记忆的线索形成了。

长期记忆

大量的信息是以长期记忆的形式存储在脑中。通过位于脑内杏仁核和海马区的大量神经元，这些信息被存储和提取。

每个人的脑中都保存着大量的信息，其中许多都是要以长期记忆的形式伴随我们一生。我们现在已知了感觉信息必须经过脑部的哪些区域的处理才能被存储为记忆。

大脑双侧半球

保存和提取长期记忆的神经回路位于双侧大脑半球的颞叶内侧面被称为杏仁核和海马的区域。此区域内还有大量神经元，它们共同组成了所谓的边缘系统。杏仁核及海马这两个结构与大脑皮层的所有感觉区都有神经联系。若它们受到损伤（如脑出血或脑外伤所致），将会引起严重的失忆。

记忆的位置

长期记忆确切的物理基础我们现在还未明确，但是有证据表明，感觉信息在大脑皮层中的哪个区域被处理，相应的记忆就保存在哪里。

在回忆过去的时候，杏仁核和海马似乎可以在相应的脑区重演当时感受到信息时的神经活动。

杏仁核和海马是脑中和记忆相关的结构，可以将新获取的信息转变为长期记忆。

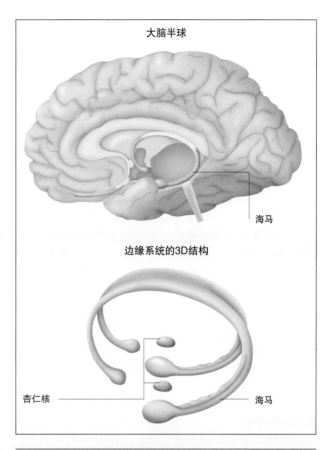

大脑半球

海马

边缘系统的3D结构

杏仁核

海马

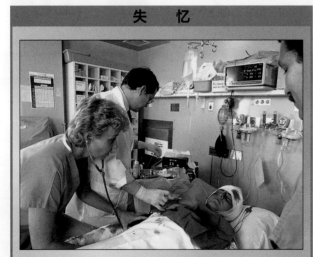

脑外伤的患者可能会经历失忆。受损的可能是外伤之前或之后的记忆。

失忆是对近期或远期记忆的唤起障碍。多数的失忆源自脑外伤，但少数人会在剧烈的情感打击后失忆，可能是某些事件回忆起来太过痛苦。

失忆有两种形式：

■ 逆向性失忆：这种失忆最常见于脑部受到外力撞击。病人会记不得外伤前数小时发生的事情，可能是因为大脑还未能有机会处理那时的信息。

■ 顺向性失忆：这种失忆是海马损伤引起的。患者不能处理此后脑部接收的信息，因而受损之后的记忆力会大受影响。也因此，患者之后的日常生活会变得异常艰难，尽管受损前的记忆还牢固存在，他却不能再记住新的东西了。

记忆的丢失

大多数人都记不得自己小时候的事情。10岁以前的记忆差不多都是支离破碎、模模糊糊的。这也许是因为人类的大脑在幼年时还未发育成熟，不能完整地处理和存储信息。

退化

和幼年时类似，老年人的脑也会自然而然地逐渐衰退，与此同时记忆力可能会下降。但有趣的是，老年人受影响的往往是短期记忆。比如一位老者可以清楚地忆起自己50年前的旅行经历，却不记得自己昨天做了什么。这是由于脑内的物理化学变化，使得老年人处理新信息的能力下降。不仅如此，反复追忆往事反倒使陈年的记忆越发清晰，在脑中留下永恒的印象。

老年人往往对过去发生的事件记忆犹新，但却不能记起最近发生的事。这是由于脑中发生了某些与衰老相关的变化。

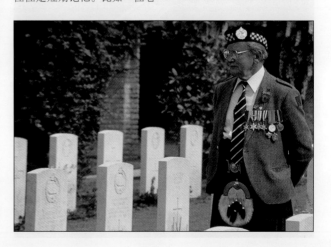

我们如何感受情绪

外部刺激被感觉神经捕捉到，并以神经冲动的形式传至大脑。在产生生理反应之前，这些神经冲动的情绪作用是由边缘系统决定的。

情绪的体验涉及一系列生理和心理过程，让人产生在生理和心理方面的多种感觉。

对刺激的反应

很大程度上，情绪是基于外界刺激产生的。人所体验到的情绪取决于刺激的性质和个人对刺激的解读。

物理层次的情绪体验可分为以下两种：

■ 环境或心理刺激下产生的神经活动。

■ 刺激所唤起的生理反应。

杏仁核的功能

来自各种感受器的神经冲动到达脑内的一个结构——丘脑，这是中脑的一部分，在此，各种感觉信息被处理并沿着不同的通路进一步向上传递。人们目前认为，脑内的边缘系统（特别是脑干附近呈杏仁状的杏仁核）决定这些感觉神经冲动在情绪方面的意义。

杏仁核评估传来的信息所含的情绪性内容和价值，第一时间给出其情绪意义的初始评价。这个机制可以帮助我们对危险信号做出快速的判断。比如杏仁核会将在黑暗的房间突然碰见一个人这类刺激评判为潜在威胁，并产生初始的情绪反应——恐惧。

大脑皮层的功能

大脑皮层内更高级的神经中枢会控制杏仁核，并整合来自其他方面的信息，比如过往经验、具体情境等，对外界刺激的情绪意义做出更加准确和全面的评价。

针对上面这个例子，皮层调动记忆来判断这个碰见的人是一个朋友，并控制杏仁核产生的初始情绪反应。

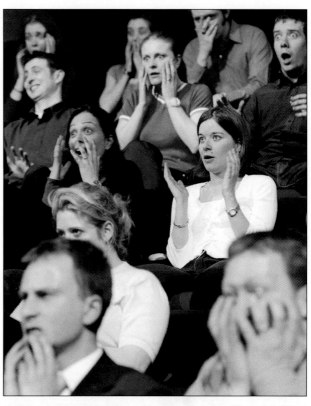

情绪反应受到文化和具体情境的影响可能十分复杂。虚幻的情节刺激下产生的情绪也能唤起真实的生理反应。

情绪生理学

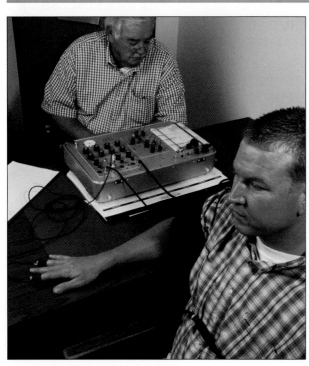

由于存在各种生理过程，情绪会引起一些内脏反应和感觉，比如口干、瞳孔放大、胃部不适等。

情绪的意义之一是唤起积极的反应。这些内脏的感觉是情绪调动机体做出反应的一部分。比方说，让人产生恐惧的刺激也会让人体对恐惧做出准备。

内分泌系统

自主神经系统决定生理唤起的水平和类型。而这一过程受到内分泌系统的调节。内分泌系统会在情绪的刺激下分泌不同的激素，后者反过来影响自主神经系统的功能。这些激素会在情绪的影响下产生各种内脏感觉。其中最重要的激素当属肾上腺素和去甲肾上腺素。它们分别产生战斗和逃跑的反应，这是自主神经系统中交感神经兴奋的不同反应。

生理唤起的方式

各种各样的内分泌激素能引发在情绪反应中十分常见的种种生理变化。不过，一些特殊的情绪有更特异的生理唤起机制——神经递质，这是一类化学性信使。

这些神经递质和内分泌激素共同作用，产生一系列不同生理机制，每一种都有其特定的心率、末梢温度和皮肤电导等。

测谎仪的工作原理是基于一个假设：说谎会让人产生心理压力，进而引起各种生理学参数的变化。

心理和文化因素

更复杂的情绪（比如羞愧）需要来自学习和记忆的大脑中枢的信息输入。文化因素也会影响最终的反应。

情绪反应涉及的不只是内脏感觉。作为一种主观的体验，情绪反应既包括心理因素，又包括生理因素。有实验发现一些药物及激素可以产生与情绪有关的生理反应，但不会产生可以意识到的情绪。

特别的是，较少涉及内脏反应的复杂情绪（如羞愧）需要更高级大脑中枢更多的信息输入，这些中枢可能包括处理学习、记忆和自我印象的神经核团。

情景和文化

情景和文化都可以影响情绪的心理反应。比如，在主题公园游乐设施的情景中，"恐惧"这种刺激可能既包含了惊恐的感觉，也掺杂着快乐的体验。

文化对于情绪的影响因文化而不同。中国传统文化中所说的"悲恋"就是一个例子。在西方，爱被视为一种积极的情感；但是在中国，爱并不总是正面的，有时它显得很消极，有时又五味杂陈。

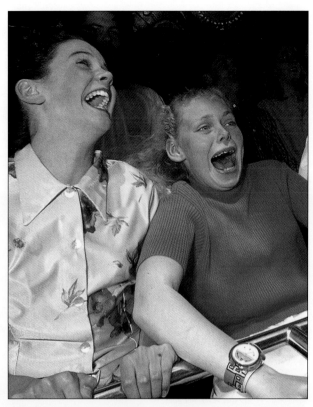

人乘坐过山车的时候会产生许多情绪反应。我们脑内的更高级神经中枢决定我们将过山车上的体验视为有趣还是恐怖。

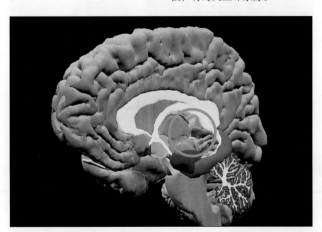

神经冲动将感觉器官接收到的外界刺激传回大脑。杏仁核（圆圈圈出来的部分）作为边缘系统的组成部分，决定人对于外界刺激的情绪反应。

情绪的表达

人们一直相信，某些情绪和其表现形式紧密相连，特别是和肌肉运动引起的面部表情有关。其实，就是说一些情绪和面部表情本能地联系在一起。

反过来，有人认为，做出某种表情有助于产生相应的情绪。

比如，研究发现，笑容有助于使人将外界刺激视作是积极的信号。可能的机制包括：

■ 笑容可引起内啡肽释放，后者是人体自然产生的一种可以鼓舞士气的阿片类物质。

■ 笑容可以使人更易感到幸福等正面情绪，这其中可能存在某种反馈机制。

大脑左右半球

在识别不同人的脸、面部表情，甚至认知和体验各种情绪时，人脑的左右半球分工均有所不同。举例说明：

■ 左半球的一些脑区专门负责识别和处理快乐等正面的情绪。

■ 右半球的一些脑区则负责哀伤、恐惧等负面情绪。

脑损伤可能弱化或夸大不同的情绪体验。左半球损伤可能引起过度的恐惧或抑郁，而右半球损伤会造成患者大笑难以控制甚至出现躁狂。而临床上抑郁症患者可能左额叶功能降低。

通过观察下图的实验，我们可以意识到这种大脑半球的侧向性。哪张脸显得更开心呢？

即便下面两张图是呈镜像对称的，但大多数人都会选择左边这张脸。因为左图的笑容位于观察者的左侧视觉区，主要由右半球处理，而右半球是识别表情的首要区域。

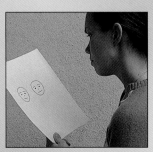

这张图中左右人脸是呈镜面对称的，但是大多数人会觉得左边的人脸显得更开心。这是因为大脑半球处理情绪的方式不同。

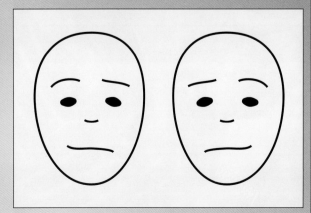

笑的由来

笑，是身体对于快乐的反应，既有动作又有声音。尽管笑并非生存必需，但能让人放松身心。

笑似乎是人类才有的一种对于快乐和诙谐的生理反应，包括两种反应：一是一系列动作，二是发出相应的声音。当一个人意识到某事很好笑的时候，人脑会同时触发这两种反应，此时机体会出现一系列的生理改变。

面部各肌肉

笑这个动作需要颧大肌和15块面部表情肌的收缩。颧大肌收缩，提起上唇。与此同时，会厌部分地盖住喉咙，使得吸气变得不规则，人就开始喘息。甚至在某些特别的时刻，泪管也会被激活，使人笑到泪流。有些人边笑边喘，一会儿，脸都会变红。

笑声的种类

伴随着笑的反应，人类会发出各式各样的声音，从咯咯轻笑到哄堂大笑。事实上，有关笑声的声波结构的研究发现，所有人类的笑声都有一个基本的形式，并在此基础上衍生出许多变化。这个基本的形式就是每210毫秒出现一次的短元音样音符。研究还表明，笑声会激活其他一些神经通路，并诱发出更多的笑声来。这解释了为什么笑声在人群中富有感染力。

一个人在一天中平均笑17次。大笑俱乐部（如右图中孟买的这个组织）鼓励人们聚在一起开怀大笑。

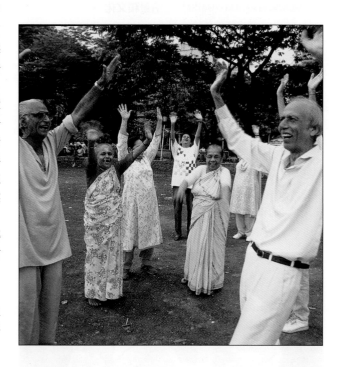

笑的作用

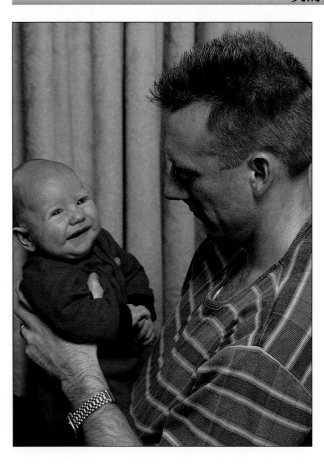

微笑和大笑可能体现着对亲朋好友信赖。婴儿也通过微笑和大笑和他的父母进行沟通交流。

和人类许多行为一样，笑的具体目的很难搞清楚，不过笑对人的身体和心理似乎都是大有裨益的。许多理论认为，笑是作为一种放松的机制而进化出来的。远古时代，我们的祖先在危险过后，可能通过一起大笑来放松彼此紧张的神经。在危险时，人的应激反应是"打或逃"。但笑可以抑制这种应激反应。因此从另一角度讲，笑展现出的是同伴之间的信任。

交流

既然笑体现信任，许多研究者相信，笑是加强人际联系的一种社交信号，其目的是交流。文化人类学家的研究发现，当人类相处自在的时候才容易笑，而且一起笑的情况越多，人们之间的感情联系就越紧密。有趣的是，研究还发现，人在团体中比独处时爱笑30倍，即便用笑气刺激，独处的时候还是不容易笑出来。

各种研究结果

许多研究提示，笑构成一种社交等级，其中处于优势地位的人更倾向于施展幽默。比如说，当老板笑的时候，他的雇员一般都会跟着笑。老板通过控制场面的气氛，发挥其影响力。

事实上，和许多人类行为类似，笑也是一种进化出来的能够影响他人行为的手段。研究显示，在尴尬或是危险的时刻，笑可以起到安抚的作用，将怒火引开。如果凶恶的人被逗笑了，那么接下来发生冲突的危险性就小了很多。

在笑中脑的作用

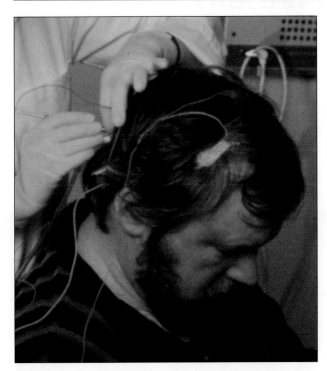

脑电图机器可以帮助我们研究笑的时候的一些反应。当被试者连上脑电图机之后，实验者就让他们听笑话，并记录他们的脑电活动。

笑理学是一种研究发笑时的各种生理反应的学科。许多研究集中在搞清笑是如何发起的。即便其他情绪反应可能主要和某一个脑区（额叶）有关，笑却似乎涉及一个由多个脑区形成的复杂神经回路。

脑电图研究

这个实验需要将人类被试者的头连上一台脑电图机器，后者可以探测、记录并测量脑部的电活动。在实验中，被试者听笑话，脑电图观察记录相应的电活动。

不到1秒，就能看到一个脑电波传遍大脑皮层（这是大脑最大的部分）。若这个波是负向的，被试者就会笑起来。反之若这个波是正向的，被试者就不会笑。

电活动

在笑的时候，脑部的电活动有以下几步：
■ 当分析笑话的结构时，左侧大脑半球的皮层就被激发起来。
■ 激活额叶，此处主要涉及情绪。
■ 右侧的大脑半球被激发起来，从逻辑的角度分析笑话是否好笑。
■ 处理感觉的脑区——枕叶被右侧大脑半球的神经冲动激活，因为此处的信息都会被解释、传递为感觉信息。

■ 不同的运动脑区被激活，引发人各种各样的生理反应。

边缘系统

边缘系统是脑部负责情绪反应的中枢，这一点对于笑来说也不例外。边缘系统位于大脑皮层以下，由一些复杂的结构组成，是一个网络系统，控制某些性攸关的行为。

边缘系统在其他动物中主要负责保护领地、狩猎等行为，在人类中则更多地涉及情绪行为以及记忆。

情绪反应

事实上，研究显示，杏仁核和海马区可能是负责情绪反应的重要脑区。杏仁核控制焦虑和恐惧，海马则与学习、记忆有关。

杏仁核与海马及丘脑（脑内的一块区域，是感觉信息向皮层传递的中继站）广泛联络，负责各种情绪的表达。

另外，研究还发现，下丘脑对于放声大笑，尤其是笑到不能控制的情形，有很大的贡献。

笑的好处

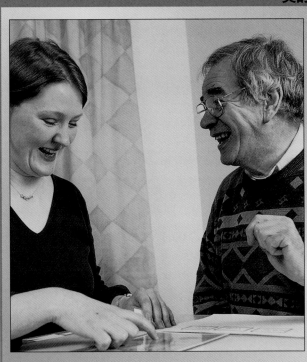

虽然人们都知道，笑让人感觉很棒，但是现在有科学证据说明笑从许多方面都可以促进健康。

笑的诸多裨益

笑对于人类的身心健康大有裨益，具体来说如下。
■ 免疫系统：笑通过减少负责应激的激素水平，抑制"打或逃"的反应。而这些应激类激素会抑制免疫系统的功能并提高血压，加上笑还能增加白细胞数量，因此笑有益健康。
■ 血压：笑能够降低血压，并促进血流、增加血中含氧量，因

笑不仅仅是快乐时的表情，更具有切实的保健功效。此图为一名中风患者和语言治疗师一起开怀大笑。

而有助于康复。
■ 唾液：笑能够促进唾液中免疫球蛋白IgA的产生，后者能够预防多种病原体经呼吸道侵犯人体。
■ 运动：有人估算，笑100次相当于在动感单车上运动15分钟。笑锻炼到人的膈、呼吸道、面部、腿、后背等许多部位的肌肉。所以人们在大笑之后经常感到有些精疲力竭。
■ 心理健康：笑是许多负面情绪的释放途径，比如愤怒、沮丧等。自打Patch Adams（一位内科医生，发现幽默有助于治疗病患）的前驱工作开始，医生们越来越明确地意识到笑所具有的治疗价值。

我们是如何睡觉的

睡眠时，机体会进入一种不一样的意识状态。尽管以前人们认为睡眠唯一的作用就是休息，但是研究表明大脑在睡眠时仍相当活跃。

睡眠被定义为一种相对的无意识和身体活动减少的状态。不过睡眠和昏迷不同，睡眠的个体在外界刺激下可以被唤醒。尽管睡眠占据了人生大约三分之一的时间，它确切的功能人们还没有搞得很明白。

恢复的功能

过去人们认为睡眠唯一的作用就是恢复精力。但是最近，关于睡眠的脑电活动研究推翻了这一观点。虽然睡眠中机体的活动被抑制，但是脑的活动却依然很活跃。即便意识相关的脑功能在睡眠时作用很小，但是脑还是控制着呼吸、心率，并维持着血压。

生理变化

睡觉时，人会闭上双眼并摆出睡觉的姿势（基本都会躺下）。激素的变化逐渐让心率和呼吸次数都降下来。消化活动也会减弱，尿液开始浓缩，减少睡眠时被打扰的可能。

睡眠中，脑的感觉功能是被压抑的，但我们仍对外界刺激有一定的感知力，因此睡眠状态是可以被唤醒的。

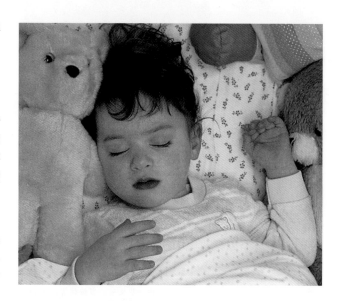

睡眠的类型

通过检测脑部活动，科学家们发现睡眠可以分为两种状态——快速眼动相睡眠（Rapid Eye Movement，REM）和非快速眼动相睡眠（None Rapid Eye Movement，NREM）。在夜间，这两种睡眠状态不断交替，发挥不同的功能。

非快速眼动相睡眠

在入睡的前45分钟，人体会经历4个逐渐加深的睡眠阶段，它们都属于非快速眼动相睡眠。此时，脑电的频率逐渐下降、波幅逐渐增大。这4个阶段分别如下。

- 第一阶段：双眼合上，机体逐渐开始放松，思绪逐渐飘远。在此阶段，一有刺激，机体可以做到立即被唤醒。
- 第二阶段：脑电图的波形变得越来越不规则，唤醒也变得越来越困难。
- 第三阶段：此阶段中，骨骼肌变得松弛，梦境会时常来临。
- 第四阶段，也是最后一个阶段：慢波睡眠，机体完全放松，唤醒十分困难。尿床和梦游在此阶段都可能发生。

快速眼动相睡眠

入睡后大约1小时，脑电波开始变得不同，频率增快，波形也变得不规则，这预示着快速眼动相睡眠的来临。此时，伴随着脑功能的变化，人体出现一系列生理变化——体温、血压、心率、呼吸频率均升高，而消化活动减弱。

此时，脑的活动模式更像是觉醒状态，不过，机体还比觉醒时需要更多的氧气。

在这个睡眠状态下，眼球会在眼皮下面来回快速活动，但是身体的各个肌肉大多还是松软无力的，使得机体处于一种暂时的瘫痪状态，以防我们把梦境表现出来。快速眼动相睡眠时期占了成年人睡眠时间的1/5。

各式各样的梦境

大多数梦都发生在快速眼动相睡眠阶段。在此阶段，唤醒是最难的。不过有的人会在这个阶段自己醒过来，并非常容易就忆起梦中的一切。

化学递质

睡眠时，除了脑电波会发生变化，脑内的神经递质（脑部分泌的化学信使）水平也会变化。去甲肾上腺素水平降低，血清素水平升高。因为去甲肾上腺素帮助维持觉醒，而血清素被认为是一种与睡眠有关的神经递质。

睡眠时脑活动的研究发现两大主要的睡眠阶段。在快速眼动相睡眠中大脑十分活跃，呼吸也跟着增快。

睡眠的作用

睡眠使骨骼肌得到放松，使人的精力得到恢复。人类所需的睡眠时间长短是因人而异的。

睡眠最显而易见的功能在于恢复体力。当我们入睡的时候，骨骼肌得到放松和休息。体力劳动或是大病之后，尤其需要更多的睡眠。

脑活动

慢波睡眠时，各种神经活动都放慢下来，看上去是睡眠中的休息阶段。睡眠剥夺实验中，被试者每次进入某种睡眠阶段就会被唤醒，结果发现持续性剥夺快速眼动相睡眠会使人变得情绪化和抑郁，甚至出现人格障碍。

许多科学理论都在探讨睡眠时脑部活动的作用。最有可能的理论认为，快速眼动相睡眠是大脑处理日常事务的时间段，在此睡眠状态下，大脑会对醒时获得的信息进行整理，丢掉没用的，保留重要的，并在梦境中处理一些情绪问题。

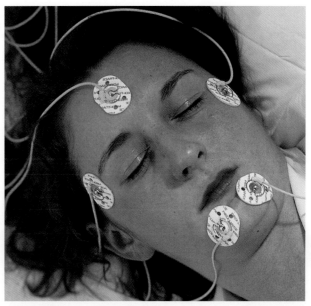

在快速动眼阶段，脑部活动明显增加。人们认为这是大脑在同化吸收醒时接收到的各种信息。

对睡眠的需求

人类一生中，对睡眠的需求和睡眠模式是不断变化的。小婴儿可能一天会睡16小时，但成年人一天只用睡7小时。

当人步入老年，夜间睡眠的时间变得越来越短，但是在白天却又经常打盹儿。

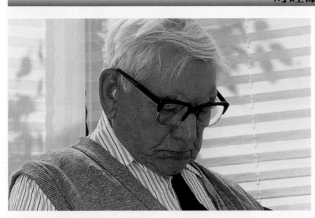

对睡眠的需求因人而异，也因年龄而异。老年人需要更短更频繁的睡眠，在白天也经常打盹儿。

不同的睡眠模式

睡眠的模式也在一生中不断变换。快速眼动相睡眠自出生后就在不断减少，60岁以后甚至就消失了。

可能就是因为这样，许多老年人的睡眠很轻，很容易中途醒来，他们不再需要快速眼动相睡眠那样的深睡眠了。

睡眠障碍

虽然睡眠的功能还未研究透彻，但睡眠绝对对身心健康十分重要。

失眠

失眠是睡眠的时间不足或质量不够的情况，它使人在醒时难以胜任各种工作和挑战。如果长期缺乏睡眠，人会出现疲倦、注意力不集中、工作效率低下，甚至变成偏执狂。

失眠的原因多种多样，比如睡眠环境不佳（邻居吵闹或床铺不舒适）、身体不适（比如存在会引起呼吸不畅或疼痛的疾病）或睡眠周期变化（比如倒时差或上夜班）。但最常见的失眠原因是心理障碍，例如焦虑和抑郁。

发作性睡病

与失眠相反的病是发作性睡病。这种疾病的患者难以控制自己的睡眠模式，会在醒时突然自发地陷入深睡眠状态。这种阵发性的无意识状态通常持续5～15分钟，且能毫无预兆地出现。

这种情况其实是非常危险的，因为患者可能在洗澡或是操作机器的时候发作性深睡过去。这种疾病的病因尚未明确，不过患者似乎难以抑制自身机体的快速眼动相睡眠（做梦的睡眠状态）。大多数人都需要入睡后经过一段时间才能陷入深睡眠，但发作性睡病的患者一合上双眼似乎就能达到那种状态。

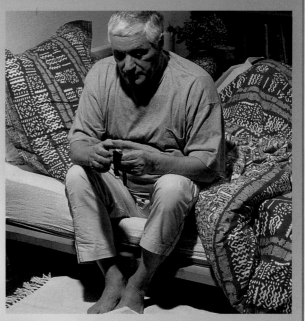

失眠是一种缺乏高质量睡眠的情况。常见的原因是心理疾病。

梦的产生

尽管许多人都不记得自己的梦境，但是人类睡眠时的1/5时间是用来做梦的。做梦时的脑部活动与觉醒时相比有较大不同。

虽然许多人说自己并不做梦，但研究发现平均下来，成年人睡眠时间的1/5是处于梦境中的。

什么是梦？

梦由大脑的活动产生，不过此时的脑活动和醒着的时候有很大差别。睡眠时，脑中显现出一系列画面、思绪和感觉，它们糅杂一起，共同构成了梦境。梦也有许多种，既有梦幻般的美梦，也有日常的情景，更有恐怖的噩梦。

梦的各种研究

在一些深入的研究中，被试者的睡眠过程受到监测，当他们一旦进入做梦的睡眠状态，实验者就将其唤醒，并调查其梦境，借此探索到了不少做梦的本质。

梦境大致来说是可以感受到的，而非意念上的，即梦中的事物多是能看到能听到的，而非想出来的。也就是说在梦中，我们更像一个旁观者，目击着各种事件，而不是一个控制着场面以反映自己意志的导演。

感官经历

从感官角度来讲，大多数梦中都有视觉经历，40%～50%的梦中会听到一些声音。相比之下，其他的感官信息就很少出现在梦中，比如嗅觉、触觉和味觉。

各种情绪

所有梦境最显著的特点就是它们中似乎都存在一个唯一但又强烈的情绪，比如恐惧、愤怒或是快乐。但是在觉醒的时候，人类的情绪经历通常是复杂又微妙的。

大多数的梦境由断断续续的情节组成，它们来自回忆和各种支离破碎的场景，内容方面有时相当平凡日常，也有时

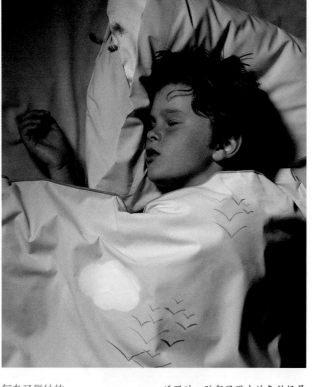

睡眠时，脑部显现出的各种场景被认为是梦境。它们大多是由一系列情景组成，包含着强烈的情绪。

非常怪诞夸张。

梦何时出现？

近年来的研究发现了睡眠可分为快速眼动相睡眠（Rapid Eye Movement，REM）和非快速眼动相睡眠（None Rapid Eye Movement，NREM）两种状态。

非快速眼动相睡眠占据睡眠时间的主要部分，此时的脉搏较慢、血压较低，自主神经系统也不活跃。在这个阶段中被唤醒的被试者很少说会做梦，即便是有，也主要是一些思绪而非生动的画面。

快速眼动相睡眠在总的睡眠时期内周期性出现，此时有意识的脑活动变得频繁，双眼也在眼睑之下快速地左右移动。在这个阶段唤醒被试者，他们经常说自己正在做梦。

通常一个人在睡眠时会经历4～5个快速眼动相睡眠阶段，不过第二天能够被忆起的通常只有一个梦。

快速眼动相睡眠间隔大约90分钟会出现一次，占据睡眠时间的1/5左右。证据显示，做梦的阶段大约持续5～20分钟。

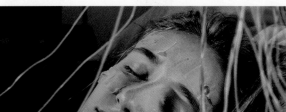

睡眠研究发现大多数的梦境都发生在快速眼动相睡眠阶段。这个阶段中，双眼会在眼睑下快速移动。

梦　游

睡眠时，人的肌肉一般都很放松，因此机体处于一种暂时性瘫痪的状态。这可以避免我们把梦境表现出来。

但是有些人不是这样，在睡眠中依然十分活跃，甚至可以到半清醒状态，并站起来走路。这个现象叫作梦游。

梦游的人能做一些事情，甚至和人对话。不过他们醒来一般都不记得睡觉的时候发生了什么。

做梦时脑部的活动

当我们做梦的时候，大脑中的前脑（负责短期记忆和逻辑推理的脑区）不怎么活动，但边缘系统（脑内负责情绪、感觉和长期记忆的区域）还十分活跃。这也许能够解释梦的一些特质。

最近，通过正电子发射断层显像（Positron Emission Tomography，PET）扫描进行的一些研究，通过探测脑的血流，发现睡眠和觉醒时活跃的脑区不同。

前额皮层

在一般的觉醒状态，通过PET扫描上显示的血流增量，科学家发现，最活跃的脑区是前额皮层。这里是脑的前端，负责有意识的思考、逻辑推理以及短期记忆。

边缘系统

研究表明，在快速眼动相睡眠阶段，前额皮层完全不活跃，反倒是边缘系统非常活跃，后者负责的是情绪、感觉和长期记忆。

这一现象似乎可以解释快速眼动相睡眠时发生的梦，大多带有很强的情绪色彩，并往往能唤出长期记忆，将我们传送到一些往昔的情景中。

短期记忆在做梦时并不活跃，这可能是为什么梦境有时十分怪诞——场景变幻莫测，叙述支离破碎，人物模糊重叠。另一方面，这也许能解释许多人醒来

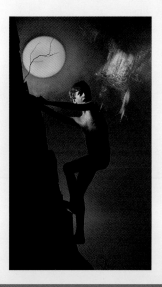

梦境的内容经常完全脱离现实，其场景和情形可能我们在现实中完全不可能经历。

都记不起刚才的梦境。

各种视觉影像

PET研究还发现，做梦时初级视觉皮层（觉醒时负责接收视觉信息的脑区）并不活跃。而另一个视觉脑区——外

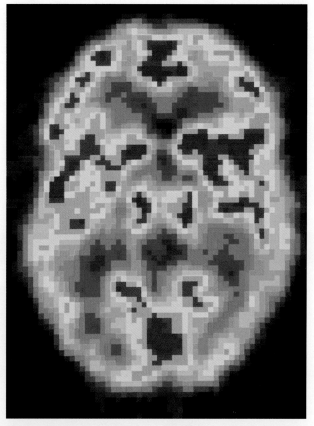

PET研究发现在觉醒和做梦时活跃的脑区是不同的。这也许能解释许多梦境为何十分怪诞。

纹状体，此时却相当活跃。

外纹状体是一个与视觉有关的脑区，负责感知一些非常复杂的事物，比如面孔，甚至还有各种情绪。这似乎说明了为何梦境中多有非常生动的视觉形象。

梦的意义

纵观历史，梦的意义总是那么神秘，吸引着人类对它做出无尽的猜想。许多远古文明都非常重视梦境，相信梦和原初的性灵有关，甚至能够预知未来。

表达潜意识

心理学大师弗洛伊德认为，梦是一条通向潜意识的道路，它能够表达人类许多被压抑的欲望（通常是性欲）。

当今，许多心理分析师的临床治疗方法之一就是让患者详细描述他们的梦境。

梦境可能反映出人一些重要的愿望或是担忧的事情。分析梦

境有助于探索人的心理世界。

各种梦境和脑功能

一个比较新的理论认为各种梦境和长期记忆系统是直接关联的。研究发现，如果剥夺被试者的快速眼动相睡眠，他们会难以学习新知识，这支持刚才的理论。

不仅如此，另一些研究发现，当人需要学习新的知识或是承担复杂的任务时，快速眼动相睡眠会增加。这提示短期记忆中的信息在睡梦中被存入了长期记忆里。

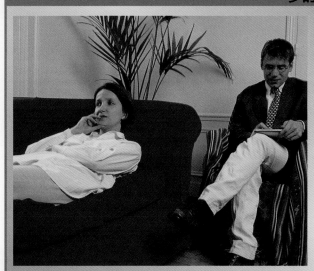

一直以来，梦被视作是潜意识的一种表达。心理分析师常用的一种方法就是分析梦境。

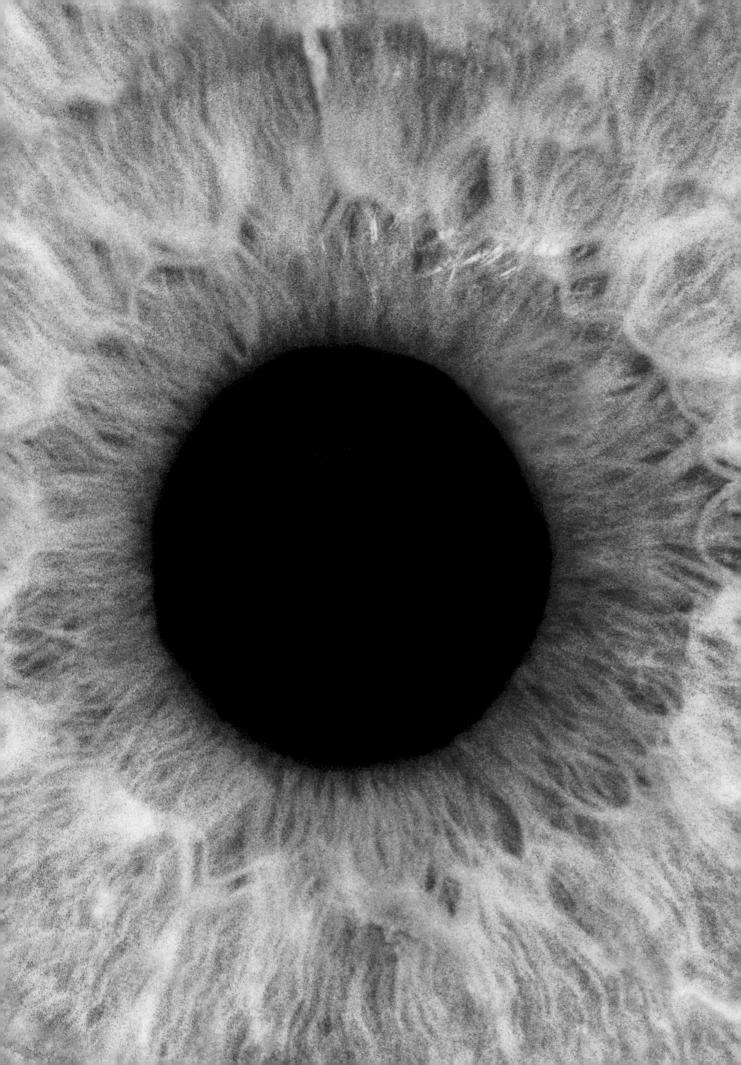

第二章

感　觉

　　我们的身体正持续被外界事物的刺激所冲击着。为了使我们能够适应这些猛烈的冲击，我们的感觉器官中包含着一套复杂并相互作用的感受器系统，这套系统可以将它接收到的数据通过脑神经（颅神经）传输到大脑内。脑神经可以解释这些数据，为我们提供相应的信息，以便我们能够成功地和环境进行沟通。

　　本章将探索我们的感觉系统是如何工作的：从眼睛的内在作用到打喷嚏、闻气味或保持平衡感的机制。正是通过这些机制，我们才能够接收到周围世界中的必要信息。

左图： 这张人眼图放大了很多倍，显示了瞳孔张开时人的眼球结构以及周围虹膜的致密分子结构。

鼻与鼻腔

　　"鼻"通常只是指鼻子的外部结构，但是从解剖学上说它也包括鼻腔。鼻子是嗅觉器官，同时当呼吸道开放时，它可以温暖吸入的空气并对其进行过滤。

　　鼻外部位于面部中央，呈金字塔结构，鼻尖构成了金字塔的顶端。金字塔底部的鼻腔空间相对较大，是呼吸道（空气过道）的起始端。

　　鼻腔位于口腔（嘴）之上，二者被一块名为硬腭的水平骨板分开。这两腔的后方都开口于咽部，咽部是一条肌肉组成的管状通道。

外部结构

　　在鼻的外部结构中，上部由骨组成，下部由软骨和纤维组织组成。鼻的上方主要是由一对名为鼻骨的板状骨组成。它们的上缘与额骨相连。每一对鼻骨的外侧与上颌骨的额突——颌骨位于鼻骨与眼眶（眼圈）内侧壁之间的突出部分相连。

　　鼻梁基本上全部由鼻骨构成，在眼眶之间与前额相邻。由于位置特殊且骨质相对脆弱，鼻梁非常容易骨折。

　　鼻外部结构的下半部分是由两侧的软骨板组成的。它们各自相连，其中一侧软骨沿鼻中线与另一侧相连。

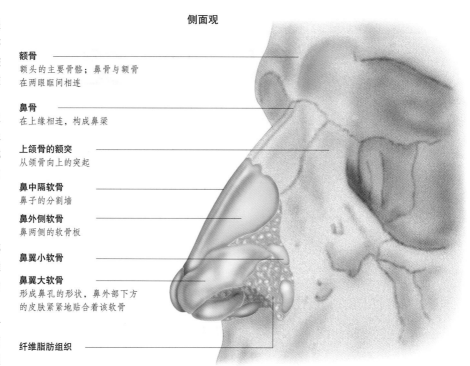

侧面观

额骨
额头的主要骨骼；鼻骨与额骨在两眼眶间相连

鼻骨
在上缘相连，构成鼻梁

上颌骨的额突
从颌骨向上的突起

鼻中隔软骨
鼻子的分割墙

鼻外侧软骨
鼻两侧的软骨板

鼻翼小软骨

鼻翼大软骨
形成鼻孔的形状，鼻外部下方的皮肤紧紧地贴合着该软骨

纤维脂肪组织

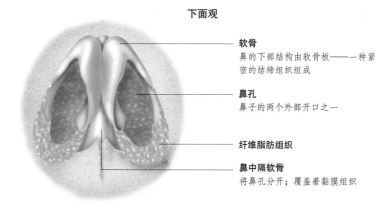

下面观

软骨
鼻的下部结构由软骨板——一种紧密的结缔组织组成

鼻孔
鼻子的两个外部开口之一

纤维脂肪组织

鼻中隔软骨
将鼻孔分开；覆盖着黏膜组织

鼻孔内部

　　在鼻腔内，鼻孔的正上方部分有些呈喇叭形，叫作前庭。鼻腔的其他地方则被更为精巧的黏膜组织覆盖。

　　鼻腔的内面由于丰富的血管存在而接受着大量的血流。这使得我们吸入的空气在到达肺部之前能够被适当地加温和湿化。

　　鼻腔中精细的内面非常容易遭到破坏。最常见的表现就是膜部的出血，也就是鼻出血（鼻衄）。

　　鼻内面同时还包含有丰富的细胞。这些细胞在受到炎症侵袭或感染（如感冒）时常常会分泌大量的黏液。

　　鼻腔的顶部覆盖着与其他部位都不一样的组织——嗅觉上皮，它包含能够感受味觉的特殊细胞。

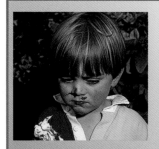

鼻出血非常常见，尤其常见于儿童。这是因为鼻子血流丰富的内层很容易被擦伤。

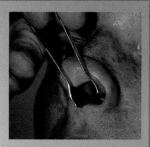

前庭覆盖着长有毛的皮肤。这些鼻毛可以过滤进入鼻腔的空气中存在的灰尘和其他颗粒。

鼻腔内部

鼻腔从鼻孔开始，延伸到咽部，被隔板一分为二。它的顶部是颅腔底部的一部分。

鼻腔被一块由骨与软骨组成的垂直板——鼻中隔——分隔为两半。这两半在前端都开口于鼻腔，后端则通过鼻后孔连通咽部。

鼻腔顶部

鼻腔顶部前后呈拱形。顶部的核心部分是筛骨的筛状板，它是由无数小孔组成的条状骨。它构成了颅腔底部的一部分，颅腔包含着大脑。

嗅神经穿过筛状板从鼻腔到达大脑，它能够传递人体的嗅觉。

以上这些解剖学特点，可以解释为什么发生鼻腔顶部骨折的脑外伤时有时候会引起脑脊液（脑部周围的清亮液体）漏到鼻子里。如果脑外伤造成了嗅神经的明显受损，可能会导致人无法接收气味信息，也就是嗅觉丧失。

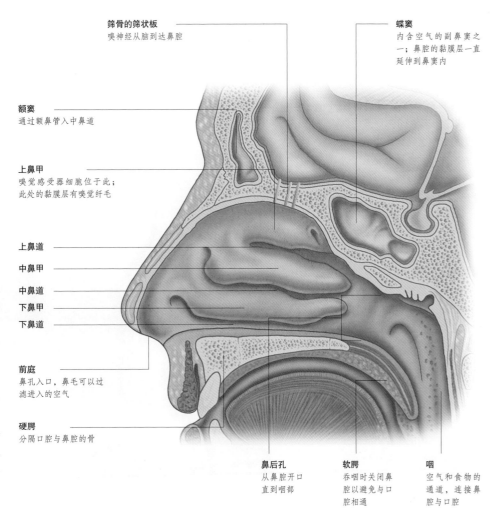

筛骨的筛状板
嗅神经从脑到达鼻腔

蝶窦
内含空气的副鼻窦之一；鼻腔的黏膜层一直延伸到鼻窦内

额窦
通过额鼻管入中鼻道

上鼻甲
嗅觉感受器细胞位于此；此处的黏膜层有嗅觉纤毛

上鼻道
中鼻甲
中鼻道
下鼻甲
下鼻道

前庭
鼻孔入口，鼻毛可以过滤进入的空气

硬腭
分隔口腔与鼻腔的骨

鼻后孔
从鼻腔开口直到咽部

软腭
吞咽时关闭鼻腔以避免与口腔相通

咽
空气和食物的通道，连接鼻腔与口腔

鼻腔侧壁

鼻腔的外侧壁由部分重叠的几块骨骼组成。但是，这些骨性结构的复杂性从外观上看并不明显，因为它们都被鼻腔内的黏膜组织覆盖着。

当我们从里面往外看鼻腔时，鼻腔的外侧壁由上、中、下三块水平悬垂并朝向内部的突起组成。这些突起叫作鼻甲，每块都是由内部隐藏的卷曲的骨骼所构成的。

组成鼻外侧壁的面部骨因为充满空气的副鼻窦而降低了骨密度。

每一块鼻甲下面的空腔被称为鼻道，因此我们有上鼻道、中鼻道，下鼻道，每一个鼻道都位于相应的鼻甲下方。

在与鼻腔相连的骨内存在着充满空气的空腔——副鼻窦。它们与鼻腔之间通过鼻道中的细小开口相连。鼻腔的内层组织通过这些开口一直延伸到副鼻窦。

鼻泪管开口于下鼻道。它是从泪囊（位于眼眶中）向下而来的管道，可以让眼泪引流到鼻腔中。

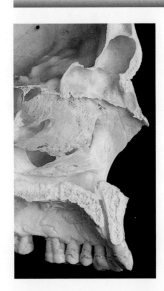

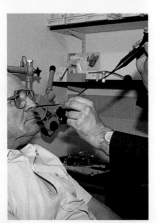

通过纤维-眼内窥镜可以直视鼻腔。它从鼻孔进入，导入鼻腔之中。

翼 腭 窝

翼腭窝是头部骨骼之间一个漏斗状的空隙。它包含着重要的神经以及供应眼、口、鼻、面的重要血管。

翼腭窝是一个骨骼相连时难以发现、而分离时又消失不见的解剖区域。最简单的定位方法就是先找到翼突上颌组织——位于蝶骨翼状板和上颌骨后部之间的一个三角形空隙，它组成了翼腭窝的外侧部分。

翼腭窝的位置

翼腭窝是椎体朝下的小漏斗状空间，位于眼眶后部的下方。它位于上颌骨的后方，后部由蝶骨的翼突组成。腭骨组成它的中线和底部。它是一个重要的"配送中心"，因为它与头部所有的重要区域——口、鼻、眼、颞下窝以及脑部相连。

翼腭窝内的主要组成部分包括上颌动脉、上颌神经（三叉神经分支）和翼腭神经节。它们通过蝶腭孔进出该区域。

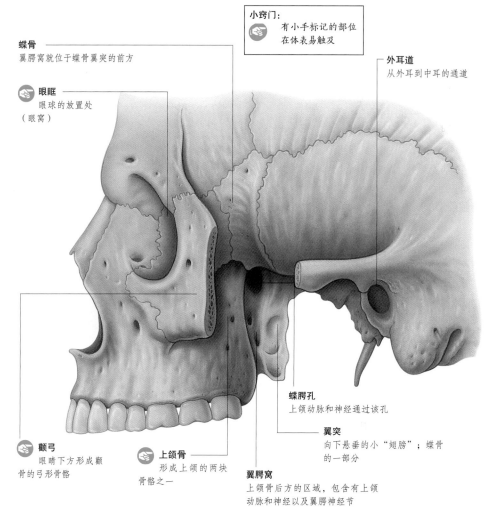

蝶骨
翼腭窝就位于蝶骨翼突的前方

眼眶
眼球的放置处
（眼窝）

小窍门：
有小手标记的部位
在体表易触及

外耳道
从外耳到中耳的通道

蝶腭孔
上颌动脉和神经通过该孔

颧弓
眼睛下方形成颧骨的弓形骨骼

上颌骨
形成上颌的两块骨骼之一

翼突
向下悬垂的小"短膊"；蝶骨的一部分

翼腭窝
上颌骨后方的区域，包含有上颌动脉和神经以及翼腭神经节

上颌动脉

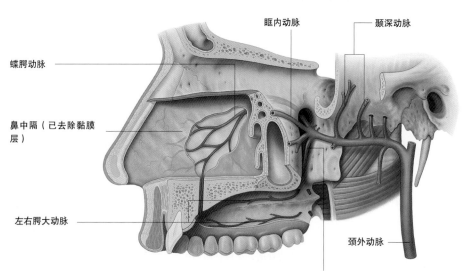

眶内动脉

颞深动脉

蝶腭动脉

鼻中隔（已去除黏膜层）

左右腭大动脉

颈外动脉

下行的腭动脉

上颌动脉是大的颈外动脉的一个终极分支。在颞下窝内，这只动脉分为三个分支，其中通过翼腭窝的通常被当作第三分支。

上颌动脉的分支

上颌动脉通过翼上颌裂进入翼腭窝。在翼腭窝内，它又分为许多分支，并最终供应富氧血液给所有的上颌齿（上牙）、硬腭和软腭、鼻腔、副鼻窦、下眼睑、鼻部和上嘴唇的皮肤。

上颌神经

上颌神经进入翼腭窝内，随后分散为各种分支，供应面部的大部分感觉传导。

上颌神经通过圆孔从颅骨内离开直接进入翼腭窝中。进入窝内时，该神经只包含负责普通感觉传导如触觉、痛觉和温度觉的神经纤维。它在窝内发出分支，供应以下部位的感觉：鼻，腭部，扁桃体和牙龈，脸颊皮肤，上嘴唇和上牙。

上颌神经的分支

上颌神经的主要分支名为：颧颞神经、颧面神经，腭大神经、腭小神经和后上牙槽神经。上颌神经的这些主干通过位于眼眶底部的内侧眶离开翼腭窝。

当上颌神经离开翼腭窝时，它就成了眶下神经。它沿着眼眶底部通过眼睛下方的空进入下颌骨内。

眶下神经的分支包括供应前部上牙的前上牙槽神经。

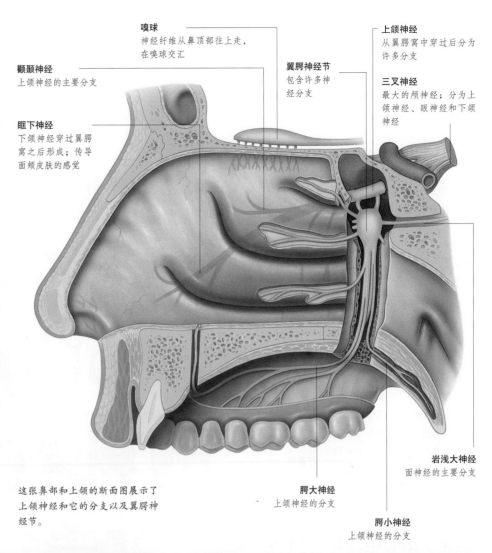

嗅球
神经纤维从鼻顶部往上走，在嗅球交汇

颧颞神经
上颌神经的主要分支

眶下神经
下颌神经穿过翼腭窝之后形成；传导面颊皮肤的感觉

翼腭神经节
包含许多神经分支

上颌神经
从翼腭窝中穿过后分为许多分支

三叉神经
最大的颅神经；分为上颌神经、眼神经和下颌神经

岩浅大神经
面神经的主要分支

腭大神经
上颌神经的分支

腭小神经
上颌神经的分支

这张鼻部和上颌的断面图展示了上颌神经和它的分支以及翼腭神经节。

"花粉症"神经节

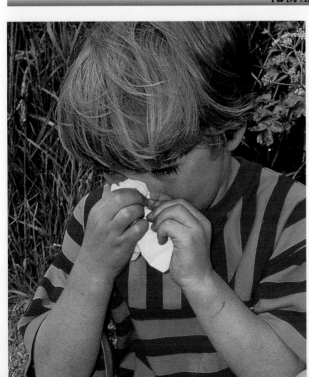

翼腭神经节是不同的神经在翼腭窝内汇聚联合的节点。除传导普通的感觉外，翼腭窝还是一个控制腺体分泌的神经纤维交换站。这些纤维被称为促泌纤维，它们并不是上颌神经的自然组成部分，因为三叉神经并没有支持腺体分泌的功能。

促泌纤维

促泌纤维主要来自面神经。进入翼腭窝的面神经主要分支名为岩浅大神经。在进入翼腭窝前，它与交感神经系统中的岩深神经合并。后者的神经纤维参与血管收缩，可以降低到达某区域的血流。

合并后的神经纤维被称为翼管神经。在神经节内，促泌纤维、血管收缩性纤维和上颌神经的感觉纤维分支三者相结合。通过这样的方式，促泌纤维就可以分布到产生眼泪的泪腺中及位于鼻、腭和鼻窦内可以分泌黏液的腺体中。因此，翼腭神经节经常被解剖学家称作"花粉症"神经节。

翼腭神经节内包含有控制眼泪和黏液分泌的神经纤维。在花粉症中，正是这些神经被刺激。

副鼻窦

"副鼻"的意思是"在鼻子一侧"。副鼻窦是围绕在鼻腔周围的骨骼中的一些含气空腔。

副鼻窦是对称结构,每一对都分列于鼻腔的两侧。

四对副鼻窦是以它们所处的骨骼名称来命名的。它们是:
- 下颌窦
- 筛窦
- 额窦
- 蝶窦

每对副鼻窦都是通过名为窦口的微小开口与该侧鼻腔相通的。

副鼻窦在人出生时非常小甚至根本不存在,直到青春期前都非常小。它们在青春期会相对迅速地扩大;这也就部分解释了为什么青春期少年的面部大小和形状会有如此明显的变化。

额窦

额窦位于额骨(前额的骨骼)内。它们形状各异,正好位于眉毛内侧的上部区域。额窦向下开口于中鼻道的鼻腔。这样可以在重力的帮助下有效引流黏膜分泌物。

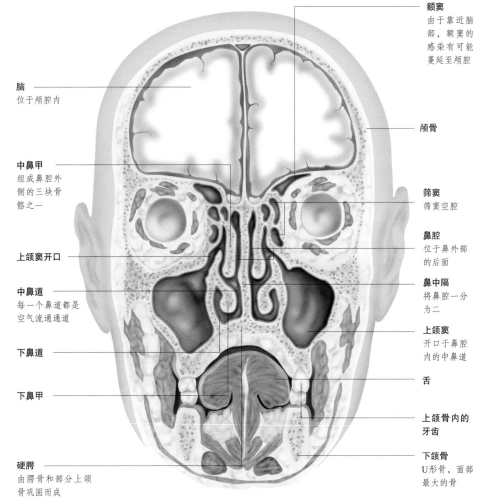

脑
位于颅腔内

中鼻甲
组成鼻腔外侧的三块骨骼之一

上颌窦开口

中鼻道
每一个鼻道都是空气流通通道

下鼻道

下鼻甲

硬腭
由腭骨和部分上颌骨巩固而成

额窦
由于靠近脑部,额窦的感染有可能蔓延至颅腔

颅骨

筛窦
筛窦空腔

鼻腔
位于鼻外部的后面

鼻中隔
将鼻腔一分为二

上颌窦
开口于鼻腔内的中鼻道

舌

上颌骨内的牙齿

下颌骨
U形骨,面部最大的骨

副鼻窦的功能

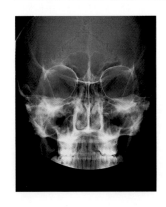

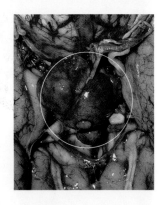

副鼻窦作为声波的共鸣器,它的重要功能之一是丰富音色。患有慢性鼻窦炎的病人声音常常明显缺乏共鸣。这一点强烈说明了健康的副鼻窦在调节音质上的作用。

副鼻窦也被认为是温度的绝缘体,可以阻挡吸入的冷空气对周围组织的降温作用。副鼻窦的另一个功能是减轻骨骼的重量。

副鼻窦同时也负责产生可以引流入鼻腔的黏液。

该X线片上可以看到位于眼眶下的上颌窦。它们是四对副鼻窦之中的一对。

垂体腺瘤(圆圈部分)经常可以通过手术切除,术中通过蝶窦到达该部位。

副鼻窦内

每对副鼻窦的黏液是否有效引流取决于鼻窦所在的位置。黏液有效引流出来就可以减少鼻窦感染的风险。

蝶窦

蝶窦位于鼻腔顶部之后的蝶骨中。这两对蝶窦紧密相连，被一块垂直的薄骨性组织分离开。每一个副鼻窦开口于相应侧鼻腔的最顶端（正好位于上鼻甲上方），能够十分有效地引流黏液进入鼻腔。

筛窦

筛窦位于眼眶的薄内侧壁和鼻腔之间。与其他副鼻窦不同，筛窦是由许多相互连通的筛房组成的。这些筛房被分为前组、中组、后组。前组和中组开口于中鼻道，而后组开口于上鼻道。筛窦的黏液引流效果一般。

上颌窦

上颌窦是最大的一对副鼻窦，位于上颌骨内。相比其他鼻窦，它更容易发生感染和炎症。这是因为它分泌的黏液引流到鼻腔并不是那么有效。

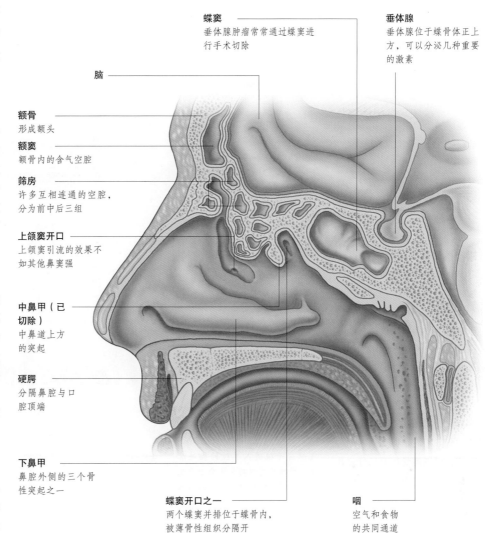

蝶窦
垂体腺肿瘤常常通过蝶窦进行手术切除

垂体腺
垂体腺位于蝶骨体正上方，可以分泌几种重要的激素

脑

额骨
形成额头

额窦
额骨内的含气空腔

筛房
许多互相连通的空腔，分为前中后三组

上颌窦开口
上颌窦引流的效果不如其他鼻窦强

中鼻甲（已切除）
中鼻道上方的突起

硬腭
分隔鼻腔与口腔顶端

下鼻甲
鼻腔外侧的三个骨性突起之一

蝶窦开口之一
两个蝶窦并排位于蝶骨内，被薄骨性组织分隔开

咽
空气和食物的共同通道

鼻窦引起的问题

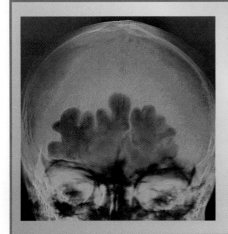

副鼻窦的内层黏膜与鼻腔中的黏膜相似。与鼻腔一样，每一个副鼻窦的内层都包含大量能够持续分泌液体的细胞。

副鼻窦内层的其他细胞在表面具有毛状突起（纤毛）。这些突起持续地运动着，可以帮助黏液通过开口引流入鼻腔。

一张伪彩色X线片，显示额骨内的副鼻窦感染造成的鼻窦炎。额窦内的空腔正常情况下是充满空气的，但是现在空腔被扩大了，并且受到了炎症的影响。

鼻窦的炎症会引起黏膜层的水肿，引起开口阻塞。这反过来阻碍了正常的黏液引流入鼻腔。

由于鼻腔内层与鼻窦通过开口相连，副鼻窦也可以被当作鼻腔的延伸。这样可能会让鼻腔内的炎症蔓延入副鼻窦中。

鼻窦炎（副鼻窦的炎症）几乎都是因鼻腔或咽喉部的感染所致。鼻窦炎的症状包括疼痛、出现脓性分泌物和鼻腔堵塞。感染有时候会蔓延到脑膜（引起脑膜炎），可能引起生命危险。

我们如何闻气味

鼻孔将空气输送至位于颅骨前部，空气与这里的特殊细胞相遇。这些细胞能够探测出上千种极低浓度下的不同的气味。

我们的嗅觉在很多方面都与味觉相似，这是因为它们都依赖于一些特殊细胞的能力，以便能够检测出不同化学分子的存在，并做出相应的反应。

位于鼻内的嗅觉（闻）感受器可以将这些化学信号"转导"（转换）为电信号，从而通过神经纤维传入脑内。

嗅觉感受器

当我们呼吸的时候，气味被带入鼻中，溶解在鼻腔内部覆盖的黏膜上。这些黏膜相当于溶剂，"捕获"这些气味分子。它不停地更新，以确保每一次呼吸的气味分子都能够充分到达嗅觉感受器细胞。

在鼻窦顶端的一小片黏膜中就包含有4000万个嗅觉感受器细胞。它们是特殊化的神经细胞，可以感受每万亿分之几浓度的气味。每个嗅觉细胞的顶部都包含有多达20根的"头发"，也就是纤毛，可以漂浮在鼻黏膜之上；这样极大增加了细胞的表面积，提高了探测气味分子的能力。

当气味分子与嗅觉细胞表

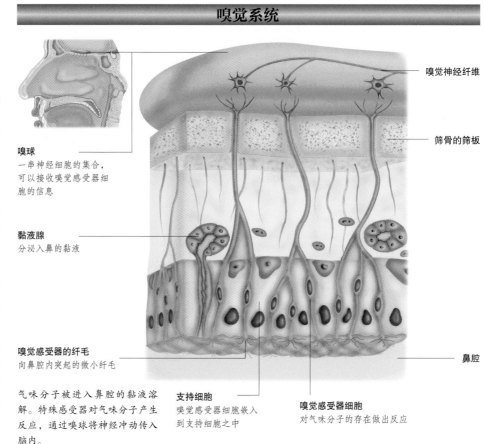

嗅觉系统

嗅觉神经纤维

筛骨的筛板

嗅球
一串神经细胞的集合，可以接收嗅觉感受器细胞的信息

黏液腺
分泌入鼻的黏液

嗅觉感受器的纤毛
向鼻腔内突起的微小纤毛

鼻腔

支持细胞
嗅觉感受器细胞嵌入到支持细胞之中

嗅觉感受器细胞
对气味分子的存在做出反应

气味分子被进入鼻腔的黏液溶解。特殊感受器对气味分子产生反应，通过嗅球将神经冲动传入脑内。

面的受体蛋白结合时，它们就开始启动一连串的神经冲动。这些神经冲动沿着细胞的轴突（从神经细胞体突触的神经纤维）传导，然后突入筛板（嗅觉上皮正上方的薄层骨板）之中。接着这些嗅觉细胞在嗅球内与其他神经细胞相连，通过嗅神经（也被称为第一颅神经）将信息传导到脑部其他位置。

气味的维度

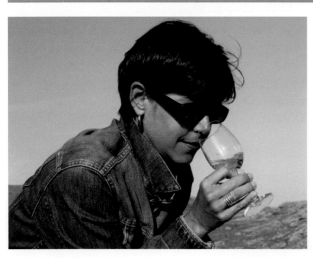

经验丰富的品酒师可以辨别出大量的气味。一只未经训练的鼻子可以检测出2万种不同的气味。

位于眼后的视网膜感受器可以感受三种颜色（红、蓝、绿）。味觉感受器可以感受七种味道。但是，嗅觉感受器却被认为可以感受上百种（如果不是上千种的话——科学家并不十分确定）不同的气味。

但是，由于我们大多数人都可以辨别大约2万种不同的气味，一个气味分子对应一个

感受器似乎不太可能。人们认为，每个气味分子能够激活许多感受效果不同的感受器；有些感受器对这种特殊的气味非常敏感，同时其他感受器感受力较弱。于是这样的激活模式就被大脑当成一种特殊气味。

当气味分子与嗅觉感受器相连时，嗅觉细胞内发生了一系列复杂的化学反应。它们具有放大原始信号的作用；从而大脑能够感受到浓度非常低的气味。

记忆、情感与气味

大脑解释嗅觉的方式与其他感觉（如视觉）不同——嗅觉神经的一些分支直接投射到脑内控制情感和记忆的区域而并非首先传送到大脑皮层。这些区域负责意识经验的发展。

输入的视觉首先传送到视觉皮层参与视觉的意识体验，然后再传送到情感和记忆区域。

记忆的效果

嗅觉通路的神经解剖显示，气味对记忆有很明显的作用。例如，人们再次感受儿童时期第一次闻到的某种味道时，能够迅速将人带入那段时期的记忆之中。

这幅脑部PET扫描图显示了嗅觉的活动。低活跃区为紫色，高活跃区为黄色。

重新感受到童年时期第一次闻到的气味时，能够引起强烈的深度记忆。

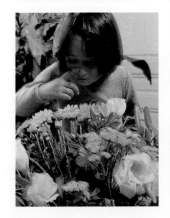

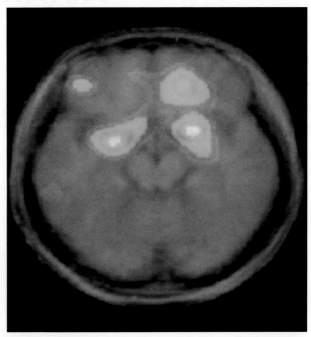

信息素的作用

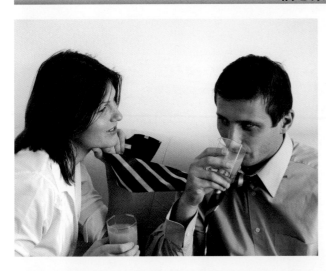

一些动物会释放一种名叫信息素的特殊化学分子到空气、水或土壤中，从而影响该物种其他成员的行为或心理。对于人类在何种程度上使用信息素进行无意识的交流，目前存在大量争论。

研究显示，人类确实会在一定程度上对信息素做出反应。例如，一个研究表明，一

有观点认为人们会无意识地对潜在性伴侣的信息素做出反应，但是并没有足够的证据证明这一点。

些母亲能够辨别出T恤衫是被自己的小孩还是其他同龄的小孩穿过。

月经同步现象

近30年来，美国的一个研究团队提供了足够证据证明女室友们的月经周期会倾向于同步。

一个近期的研究，用棉板收集女性供体的腋下气味，然后擦拭在女性受体的鼻下，证明女性能够对其他人的信息素做出反应。

我们的嗅觉到底有多好？

与其他动物相比，人类的嗅觉非常之差。举一个极端的例子，狗的嗅觉细胞是人类的25倍，它们的大脑皮层有30%都贡献给了嗅觉，而人类只有5%。这也就解释了为何经过训练的嗅探犬能够探测出比人类

能嗅出的浓度低1万倍的气味。

我们的嗅觉似乎在进化中不断钝化。一个可能的解释是双足步态的发展使得鼻子逐渐抬离地面；因此，从进化的角度来说，嗅觉逐渐失去了相对优势，用来探测气味的大脑皮

层越来越少。

更高级的认知功能，例如语言的发展，需要相当多的皮层来处理数据，从而可能导致人类对嗅觉依赖逐渐减少。

嗅觉丧失

失嗅（失去嗅觉）是指突然丧失闻气味的感觉。它通常发生在头部撞击损伤嗅神经之后，也可能是鼻部感染影响到嗅觉感受器的结果。

脑内的疾病也可以影响嗅觉。例如，癫痫患者可能会在发作之前出现"嗅觉先兆"。其他疾病还包括嗅幻觉，即患者会闻到一种不愉快的特殊气味。

双足步态的进化导致鼻子逐渐抬升离开地面，可能减少了人类对嗅觉的依赖。

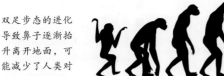

我们如何打喷嚏

打喷嚏是一种防御机制，用来保护呼吸道远离刺激物。打喷嚏中发生的爆炸性的呼气动作可以清理上呼吸道的刺激物。

鼻部是空气进入呼吸系统的主要路径。它像一个非常高效的空气过滤器，防止灰尘和经空气传播的大颗粒物进入肺部，允许进来的空气在向下直达肺之前将其温度调节至和体温一致。

防御机制

打喷嚏是突然地、强有力地、无意识地让空气从鼻和口中出去的发作过程，是身体众多防御机制之一。

打喷嚏主要是为了保护呼吸系统远离刺激性颗粒物，这些颗粒物若不排出去，就可能会进一步侵入呼吸系统，损伤肺部。打喷嚏也可以驱逐聚集在鼻内的颗粒物，防止鼻过滤系统的阻塞。

爆炸性反应

打喷嚏是肺部在压力下通过呼吸道强行挤出气体的过程。喷嚏中大部分受压的气体从口中逃逸出去，但是也有一部分通过软腭的指引从鼻部冲刷出去。

从喷嚏中出来的空气速度可以高达160km/h，相当于大型台风的风速。

打喷嚏的机制

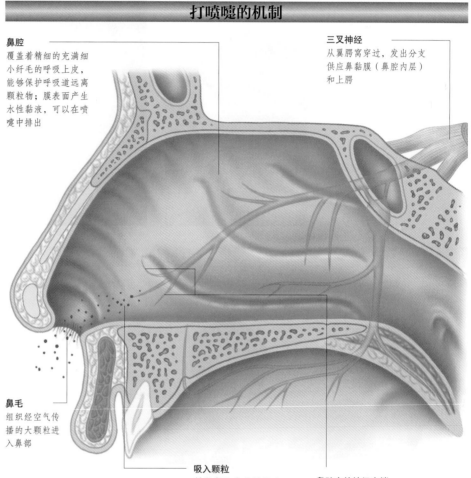

鼻腔
覆盖着精细的充满细小纤毛的呼吸上皮，能够保护呼吸道远离颗粒物；膜表面产生水性黏液，可以在喷嚏中排出

三叉神经
从翼腭离穿过，发出分支供应鼻黏膜（鼻腔内层）和上腭

鼻毛
组织经空气传播的大颗粒进入鼻部

吸入颗粒
刺激鼻腔内的神经末梢，引起喷嚏反射，清理鼻内受阻的通道

鼻腔内的神经末梢
当它们受刺激时，大脑会促发喷嚏反射

一个喷嚏中可以包含多达5000个颗粒，这些颗粒可能携带着感染性物质。喷嚏最远可以投射至离鼻部3.7m远的地方。

打喷嚏是保护机体呼吸系统的非条件反射，它使得刺激性颗粒物从鼻内排出。

喷嚏的常见刺激物

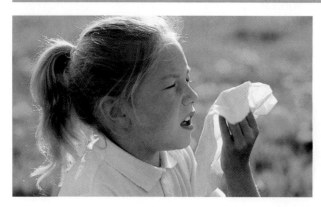

打喷嚏是感冒时常见的鼻部阻塞症状，同时也有很多其他刺激会引起该反射性反应。常见的有：
- 吸入空气中的细小颗粒物，如灰尘、毛发、烟和喷雾剂。
- 对霉过敏，吸入了经空气传播的孢子。
- 吸入人或动物的皮肤和头皮细胞（毛发皮屑）。
- 花粉症（对花粉过敏）以及尘螨过敏。
- 上呼吸道感染。
- 鼻息肉。
- 直视强光，尤其是太阳光。
- 环境温度改变。
- 吸入性可卡因戒断症状。

打喷嚏是由各种刺激引起的。例如，花粉症患者对过敏源花粉产生反应，引起频繁地打喷嚏。

打喷嚏时发生了什么

打喷嚏是由鼻腔内层的感觉神经末梢的刺激引起神经反射的结果。它跳过了大脑的随意部分，引起了自发的不自主的反应。

为鼻腔内层黏膜中的感觉神经末梢受到吸入灰尘等刺激物的刺激时，就会打喷嚏。这个刺激会引起痒感，之后常引起喷嚏。打喷嚏时会引起神经反射，同时受到刺激的黏膜会产生水样黏液（打喷嚏不可能发生于干燥的鼻腔内）。

神经冲动

鼻黏膜内的感觉神经纤维在产生黏液的同时，将神经冲动传导到脑部的呼吸中枢（位于脑基底部的延髓）。

大脑将这些神经冲动传导到呼吸肌，引起肌肉收缩，这样就引起身体吸气，关闭气道，挤压胸腔，然后迅速呼气。

肺内的空气向上向外"爆炸"出去，连带着沾有颗粒物的分泌物通过鼻和口排出去。

脑内的随意部分并没有参与这一自主反应，因此打喷嚏是不受控制的。

打喷嚏过程中引起的快速呼气强迫水性黏液排出。打喷嚏不受意识控制。

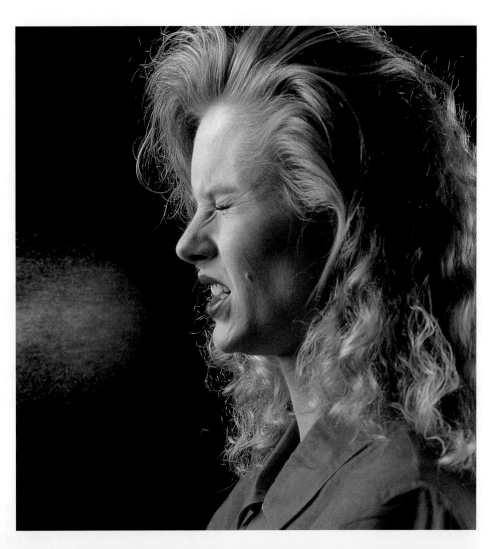

因光线而打喷嚏

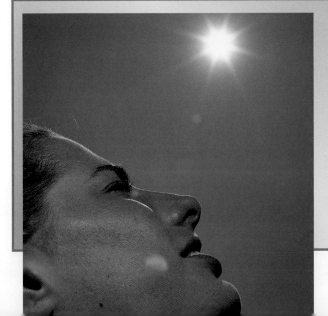

大约25％的人会在暴露于光线下（如太阳光）的时候打喷嚏。这一现象在40年前就被发现了，并且常被当成"光喷嚏反射"。

人们并不知道它发生的原因，尽管它可能反映出脑部反射通道的通连。在任何反射中，入脑的感觉神经信号与输出的神经反应相连，同时一部分会分流到大脑的意识部分中。

正常情况下，反射通路在神经系统内传导不同的隔绝性通路。在光喷嚏反射中，眼睛对光线的正常反射通路可能与喷嚏反射相连。这样暴露于强光下会同时引起瞳孔收缩和打喷嚏。这种"太阳喷嚏"明显没有什么益处，可能是一个遗留的（多余的）进化特征。

其他难以解释的喷嚏刺激源包括梳头发、拔眉毛、擦内侧眼角等。

许多人直视强光特别是太阳时会打喷嚏。这一反应的原因目前未知。

口　　腔

口腔俗称口，从嘴唇一直延伸到咽门，即咽部的开口处。

从下面看口腔的顶端可以分为两个不同的结构：牙弓和腭。牙弓是上颌骨在口腔顶部的前端和侧面形成的弯曲结构，而腭是分隔口与鼻的水平板状组织。

腭的前2/3是硬的骨性结构，由上颌骨形成。硬腭表面覆盖有黏膜，黏膜下走行着动脉、静脉和神经。它们可以给腭部和上面覆盖的黏液腺提供营养，并能为它们传导感觉。黏液腺常常形成名为皱褶的纤维脊状突起，可以分泌润滑食物的黏液，以帮助人们吞咽。

软腭

腭的后1/3是由黏液腺、肌肉和肌腱组成的。其中大部分肌肉是张肌和腭提肌。当它们收缩时可以提升软腭，在吞咽时使鼻腔与口腔隔离开。它们也可以和其他肌肉一起打开咽鼓管（耳咽管，又名欧氏管），后者可以平衡鼓膜两侧的压力。

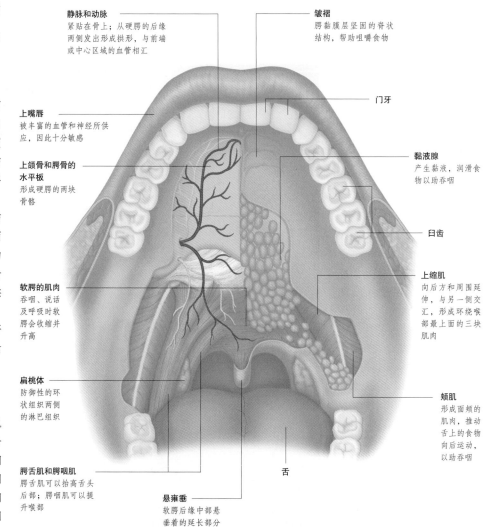

静脉和动脉
紧贴在骨上；从硬腭的后缘两侧发出形成拱形，与前端或中心区域的血管相汇

皱褶
腭黏膜层坚固的脊状结构，帮助咀嚼食物

门牙

上嘴唇
被丰富的血管和神经所供应，因此十分敏感

黏液腺　产生黏液，润滑食物以助吞咽

上颌骨和腭骨的水平板
形成硬腭的两块骨骼

臼齿

软腭的肌肉
吞咽、说话及呼吸时软腭会收缩并升高

上缩肌
向后方和周围延伸，与另一侧交汇，形成环绕喉部最上面的三块肌肉

颊肌
形成面颊的肌肉，推动舌上的食物向后运动，以助吞咽

扁桃体
防御性的环状组织两侧的淋巴组织

腭舌肌和腭咽肌
腭舌肌可以抬高舌头后部；腭咽肌可以提升喉部

悬雍垂
软腭后缘中部悬垂着的延长部分

舌

这张口的直观图展示了腭的解剖切面。腭右侧剖向骨面，展示了神经和动脉；腭左侧在前端和侧面展示了完整的黏膜层，而中部和后面显示了黏膜下面的黏液腺。

腭　裂

腭裂是指形成腭的组织无法正确地融合在一起。它会导致口腔顶部的中间出现裂隙，使得口腔和鼻腔之间失去腭的分隔。如果这种病变影响到口腔最前端，那么上嘴唇可能会被分裂开，形成名为唇裂的畸形。

尽管腭裂的程度轻重不同，但是在腭的发育中出现的任何差错都可能会导致说话和吞咽的大问题。患有腭裂的婴儿在吮吸母亲的乳汁时都可能出现明显的障碍。

好在这种缺陷能够很好地通过手术整形的手段进行修补。

这个小孩患有腭裂和唇裂。这些先天畸形会影响小孩的进食。

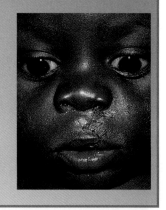

手术可以纠正腭裂和唇裂，手术后嘴唇外面只会留下小小的痕迹。

口腔底部

口腔底部有许多肌肉和腺体网络,这些肌肉和腺体网络都有着重要的作用。

舌位于下颌舌骨肌上,后者形成了口腔的肌肉底座。舌骨、舌肌将舌固定在舌骨上,并提供额外的力量支持,颏舌肌则负责防止舌向后运动到喉部。

颞肌群是一组咀嚼肌。小舌是指下颌骨的一个小骨性突起,下颌神经在其下通过,穿过下颌孔,在下颌骨内穿行,为下牙和下嘴唇提供感觉。

唾液腺

口腔底部两侧各有一对下颌下腺和舌下腺,再加上一对腮腺,一共有6个唾液腺。下颌下腺的唾液沿着下颌舌骨肌内的下颌下腺管出来,在舌两侧的口腔前端也就是牙齿前下方的后部聚集。

舌下腺的唾液可以从下颌下腺管流出,也可以从该侧舌的黏膜开口流出。

舌神经可以传导味道和舌前2/3的感觉。

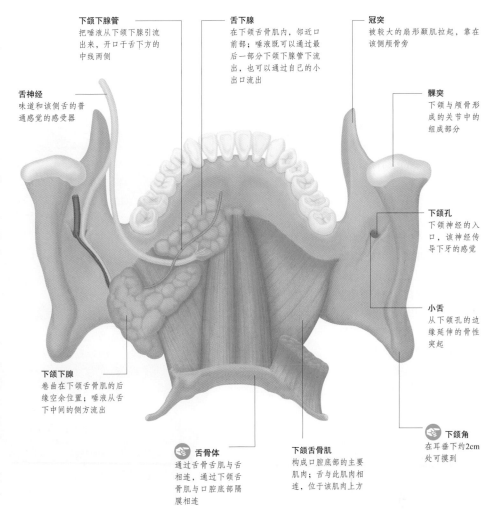

下颌下腺管
把唾液从下颌下腺引流出来,开口于舌下方的中线两侧

舌神经
味道和该侧舌的普通感觉的感受器

舌下腺
在下颌舌骨肌内,邻近口前部;唾液既可以通过最后一部分下颌下腺管流出,也可以通过自己的小出口流出

冠突
被较大的扇形颞肌拉起,靠在该侧颅骨旁

髁突
下颌与颅骨形成的关节中的组成部分

下颌孔
下颌神经的入口,该神经传导下牙的感觉

小舌
从下颌孔的边缘延伸的骨性突起

下颌下腺
卷曲在下颌舌骨肌的后缘空余位置;唾液从舌下中间的侧方流出

舌骨体
通过舌骨舌肌与舌相连,通过下颌舌骨肌与口腔底部隔膜相连

下颌舌骨肌
构成口腔底部的主要肌肉;舌与此肌肉相连,位于该肌肉上方

下颌角
在耳垂下约2cm处可摸到

这张图展示了口腔底部的肌肉骨骼系统。舌本身未显示在图内。

小窍门:
有小手标记的部位在体表易触及

嘴唇和面颊

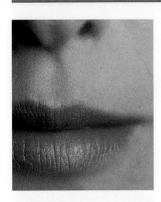

通常被当成嘴唇的粉红色部分也叫"游离的红色边缘"。其实嘴唇可以延伸到鼻以下、颏(下巴)以上。

严格来讲,嘴唇和面颊是口腔的一部分,名为前庭。但是,它们在各种活动如说话、进食等中与牙弓、舌、腭等结构紧密合作。

口的前端作为消化道的开始,由嘴唇环绕着。嘴唇非常敏感,有丰富的神经、血管和淋巴管,主要由肌肉纤维和弹性结缔组织构成。这些组织被一层薄而透明的外层覆盖,能够透出小毛细血管的颜色,从而让嘴唇呈现红色。

嘴唇和面颊都可以帮助固定食物,以便牙齿能够有效咀嚼它们。嘴唇也含有一些特殊的神经,能够辨别多种多样的食物质地。

面颊的内面覆盖有上皮细胞组成的黏膜。这些表面的细胞会被牙齿的摩擦快速磨损掉,从而迅速被下方快速分裂的细胞所替代。

面颊的黏膜层产生的黏液可以帮助润滑面颊,以抵抗牙齿的摩擦,还可以覆盖食物,以便更好地吞咽。

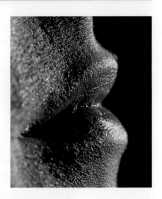

嘴唇外部的皮肤上含有毛囊和汗腺。红色部分覆盖有一层透明膜。

舌

舌本质上是一块肌肉，它复杂的运动对于说话、咀嚼和吞咽至关重要。它的上方覆盖有带有味蕾的特殊组织。

舌背面（上面）覆盖着一层专门感受味道的上皮。舌的前2/3位于下牙弓上；后1/3往后下方倾斜，形成口咽的前壁。舌的肌肉结构和运动将在下一页详述。

舌的背面

舌的上面以丝状乳头为特征，它是一些细小的隆凸，使得舌表面有粗糙感。丝状乳头有成簇的角蛋白，伸长时可能会造成舌表面出现"毛毛的"外观和感觉。这些"毛"可以被食物、药品和尼古丁染色。在丝状乳头中散落着较大的菌状乳头。同样大的有8~12个轮廓乳头，位于前2/3与后1/3的交界处，形成一个倒V形。这些乳头是味蕾最主要存在的地点，同时味蕾也分布于其他乳头上，并散落在舌表面、颊黏膜和咽部。

背面的后1/3有鹅卵石样外观，因为分布着40~100个淋巴组织组成的节结，它们一起构成舌扁桃体。

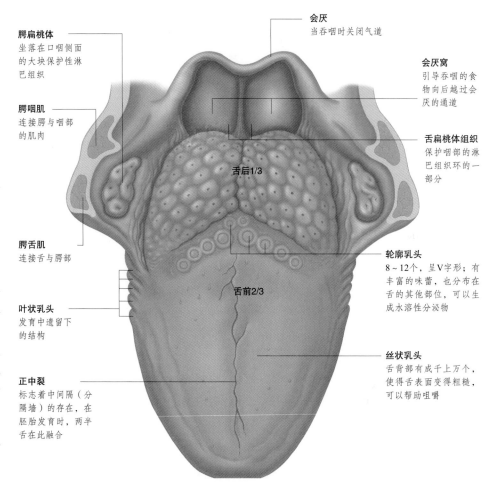

腭扁桃体
坐落在口咽侧面的大块保护性淋巴组织

腭咽肌
连接腭与咽部的肌肉

腭舌肌
连接舌与腭部

叶状乳头
发育中遗留下的结构

正中裂
标志着中间隔（分隔墙）的存在，在胚胎发育时，两半舌在此融合

会厌
当吞咽时关闭气道

会厌窝
引导吞咽的食物向后越过会厌的通道

舌扁桃体组织
保护咽部的淋巴组织环的一部分

轮廓乳头
8~12个，呈V字形；有丰富的味蕾，也分布在舌的其他部位，可以生成水溶性分泌物

丝状乳头
舌背部有成千上万个，使得舌表面变得粗糙，可以帮助咀嚼

舌后1/3

舌前2/3

舌的表面

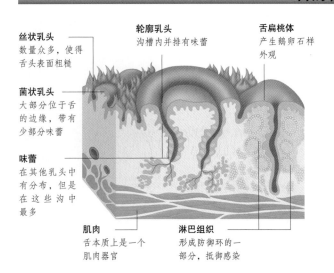

丝状乳头
数量众多，使得舌头表面粗糙

菌状乳头
大部分位于舌的边缘，带有少部分味蕾

味蕾
在其他乳头中有分布，但是在这些沟中最多

轮廓乳头
沟槽内并排有味蕾

舌扁桃体
产生鹅卵石样外观

肌肉
舌本质上是一个肌肉器官

淋巴组织
形成防御环的一部分，抵御感染

味蕾是一群对溶液中的味道物质极其敏感的细胞。传统上说，它感受的味道无外乎咸、甜、苦、酸，但这些味道数据经脑部进行处理的过程却很复杂。当神经纤维传递味蕾发出的数据时，它好像会对几种或全部四种基本的味觉感受反映出不同的敏感度。并且，这些味觉与嗅觉相连，因此在重感冒时，食物会变得索然无味。

舌头还承载着一些传递普通感觉即触觉、压力觉、痛觉的神经。

从医学的起源之日起，舌头就被当成是健康的晴雨表。在公元前5世纪，希波克拉底曾经认为干燥、布满重苔、有裂痕的舌头意味着发烧和脱水，并且他还认为一个长期患痢疾的病人出现红色溃疡的舌和口是疾病预后差的象征。

该图展示了舌前2/3与舌后1/3交界处的纵切面，味蕾主要集中在轮廓乳头的沟内。

舌的肌肉

舌内的肌肉（舌内肌）由三组纤维状的肌肉束组成，构建了舌的长度、宽度和深度。

舌的内部肌肉可以改变舌的形状，以帮助人说话、咀嚼和吞咽。其他与舌连接的肌肉（舌外肌）与该器官一起运动。舌外肌的名字显示了它们的依附点和肌肉运动时指示的大致方向。

舌内肌的基本功能包括伸舌、抬高侧面及降低中央区域。它们也可以与腭、嘴唇和牙齿合作，帮助生成说话时的特殊发音。

吞咽动作

食物被咀嚼并与润滑的唾液混合之后，茎突舌肌收缩将舌向上向后抬升，食物也就被同方向拉向硬腭与舌背部之间的区域。腭舌肌随后收缩，将食物团挤向口咽部。腭提肌抬高软腭，关闭通往鼻的通道，同时咽部和咽喉部抬升，挡住会厌背部的气道，以便食团从会厌上方通过。

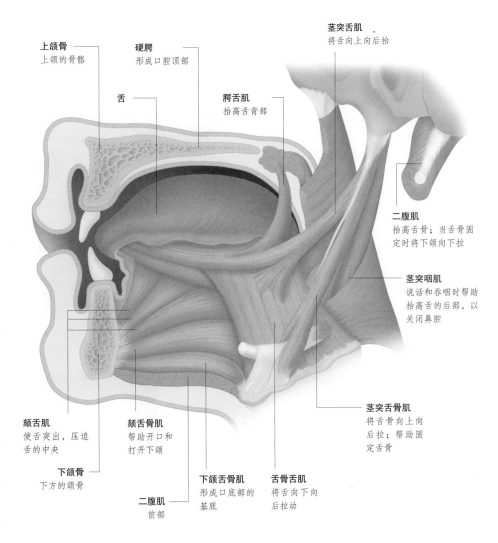

上颌骨
上颌的骨骼

硬腭
形成口腔顶部

舌

腭舌肌
抬高舌背部

茎突舌肌
将舌向上向后抬

二腹肌
抬高舌骨；当舌骨固定时将下颌向下拉

茎突咽肌
说话和吞咽时帮助抬高舌的后部，以关闭鼻腔

茎突舌骨肌
将舌骨向上向后拉；帮助固定舌骨

颏舌肌
使舌突出，压迫舌的中央

颏舌骨肌
帮助开口和打开下颌

下颌骨
下方的颌骨

二腹肌
前部

下颌舌骨肌
形成口底部的基底

舌骨舌肌
将舌向下向后拉动

舌的病变

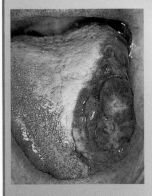

这张照片显示的是进展期肿瘤，几乎占据了患者舌左侧前2/3的全部区域。

最常见的口腔溃疡是单个或多个的口疮性溃疡。大的口疮性溃疡直径大于1cm，持续数周至数月，愈合后会留下瘢痕。小的口疮性溃疡直径小于1cm，持续10～14天，愈合后不留瘢痕。这两种溃疡都有痛感，发生在可动的黏膜上，如舌、嘴唇、软腭等。治疗是对症性的，可以用一些口腔冲洗剂。它们的病因（来源）模糊，但有可能与维生素B₁₂、铁和叶酸缺乏，或者局部创伤和应激有关。

反复的疱疹性溃疡通常分批出现，与引发唇部感冒疮的病毒有关。它们与口疮性溃疡不同，在口中发生于难以移动的黏膜表面，如硬腭、牙龈以及覆盖下颌的黏膜上。它们的痛感非常强烈，但一般持续不到10天。通过抗病毒治疗，可以缓解症状，缩短病程，但必须早期治疗。

舌癌是最常见的口腔恶性疾病，可能表现为突出生长或慢性溃疡。早期治疗预后是比较可观的，但是疾病进展之后手术和放疗都无济于事。目前有一些社会运动呼吁人们按期进行口腔检查，以便早期发现口腔癌症。

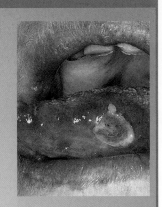

这里可以清楚地看到一个较大的口疮性溃疡。在舌左下方还能看到几个小的口疮。

唾 液 腺

　　唾液腺一天可以产生0.75L的唾液。唾液在润滑和保护口腔和牙齿中起着重要作用，同时也可以帮助吞咽和咀嚼。

　　人有三对主要的唾液腺，它们产生的唾液占总量的90%；剩下的10%由分布在颊部、唇部、舌和腭部的小唾液腺产生。唾液的主要目的是润滑、帮助咀嚼、吞咽和构音。它同时也有保护性作用，帮助口和牙龈保持湿润，限制细菌活动。

　　产生唾液的细胞成簇分布在唾液腺管分支的末端。名为黏液细胞和浆液细胞的两种细胞产生两种不同的唾液。黏液细胞产生的分泌物是黏稠的，富含黏蛋白；而浆液细胞产生富含淀粉酶的水样液体。

腮腺

　　腮腺是最大的唾液腺，分泌浆液。腮腺位置浅表分布在下颌骨（下巴）和耳朵之间的皮肤下方。

　　腮腺中穿行着几个重要的组织结构。其中最深的是颈外动脉；最浅的是面神经，支配面部表情的肌肉。

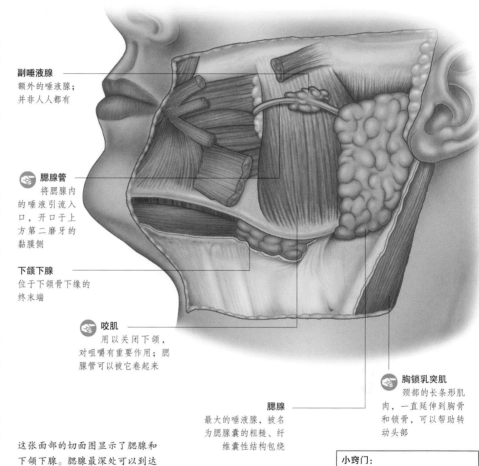

副唾液腺
额外的唾液腺；并非人人都有

腮腺管
将腮腺内的唾液引流入口，开口于上方第二磨牙的黏膜侧

下颌下腺
位于下颌骨下缘的终末端

咬肌
用以关闭下颌，对咀嚼有重要作用；腮腺管可以被它卷起来

腮腺
最大的唾液腺，被名为腮腺囊的粗糙、纤维囊性结构包绕

胸锁乳突肌
颈部的长条形肌肉，一直延伸到胸骨和锁骨，可以帮助转动头部

这张面部的切面图显示了腮腺和下颌下腺。腮腺最深处可以到达下颌骨的内侧面，紧挨着咽壁。

小窍门：
有小手标记的部位在体表易触及

腮腺增大

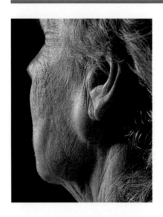

这位妇女耳旁的肿块是存在唾液肿瘤的证据。如果是良性肿瘤，这可能是其唯一的症状。

　　腮腺的良性肿瘤增长缓慢，除了腺体增大，没有别的症状。但是，快速增长的恶性肿瘤可能会导致腺体内的面神经受损，引起同侧的面部肌肉瘫痪——类似于贝耳氏麻痹的表现。

　　如果累及主要肌肉，受损的面部就无法做出表情。病人说话、吹口哨会感觉到困难，并且无法阻止食物和唾液从一侧嘴角溢出。

　　如果受损的神经供应负责关闭眼睑的肌肉——眼轮匝肌，那么就无法闭眼，眼泪也无法扩散到整个角膜。这可能会导致角膜溃疡。

　　干燥综合征（舍格伦综合征）是指腮腺因受到一些名为淋巴细胞的血细胞侵袭而增大，并且其中分泌唾液的浆液细胞遭到破坏甚至消失的一类疾病。唾液减少导致口干（口干燥症）。唾液缺乏的后果是引起严重的牙龈炎（牙龈炎症、出血）和牙周炎（牙齿支持结构的炎症），以及相当数量的牙齿腐蚀。

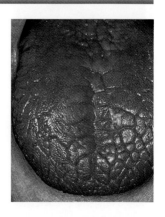

干燥综合征引起唾液腺的衰竭。口干燥症（口干）可以用漱口剂缓解。

下颌下腺和舌下腺

下颌下腺和舌下腺这两对小唾液腺位于口腔底部。

下颌下腺位于朝向下颌角的下颌骨下缘。它是一个内含浆液细胞（约占60%）和黏液细胞（约占40%）的混合性唾液腺。腺体约胡桃大小，分为两部分：大的浅表部和小的深部，后者盘在组成口腔底部的下颌舌骨肌的后方。下颌下腺产生的唾液经下颌下腺管输送出来，开口于舌下方的舌下乳头（隆凸）中。

舌下腺

舌下腺是三个主要唾液腺中最小的一个，呈杏仁形。它由约60%的黏液细胞和40%的浆液细胞组成，位于舌下的舌下窝内。这两个舌下腺在中线几乎汇合在一起，位于下颌舌骨肌的上方。

舌下腺的后方紧邻着下颌下腺的深部。与其他腺体不同，舌下腺没有单独的集合腺管，但是有很多小腺管开口于口腔底部，或者直接连入下颌下腺管。

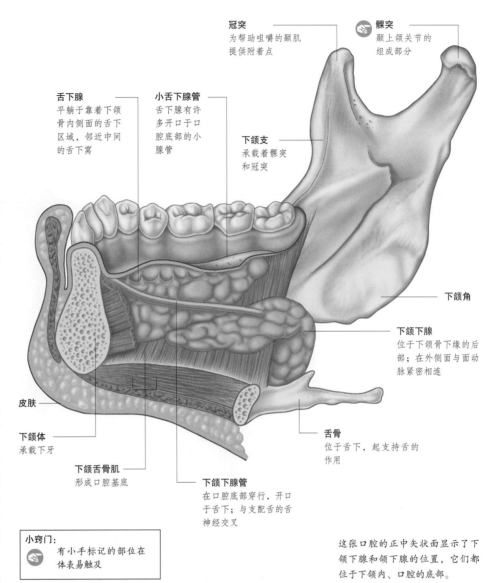

冠突
为帮助咀嚼的颞肌提供附着点

髁突
颞上颌关节的组成部分

舌下腺
平躺于靠着下颌骨内侧面的舌下区域，邻近中间的舌下窝

小舌下腺管
舌下腺有许多开口于口腔底部的小腺管

下颌支
承载着髁突和冠突

皮肤

下颌体
承载下牙

下颌舌骨肌
形成口腔基底

下颌下腺管
在口腔底部穿行，开口于舌下；与支配舌的舌神经交叉

下颌角

下颌下腺
位于下颌骨下缘的后部；在外侧面与面动脉紧密相连

舌骨
位于舌下，起支持舌的作用

小窍门：
有小手标记的部位在体表易触及

这张口腔的正中矢状面显示了下颌下腺和颌下腺的位置，它们都位于下颌内、口腔的底部。

唾液腺管阻塞

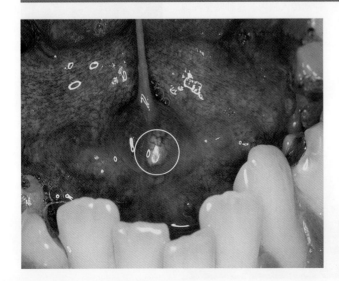

下颌下腺管容易被小的钙化石（结石或涎石）所阻塞。这可能由于以下原因所致：

■ 唾液中充满了矿化磷酸钙中的钙离子和磷离子。

■ 腺管有时候会扭曲，导致唾液瘀滞。

■ 下颌下腺是半透明的，下门牙后的唾液池就靠近腺管开口。

图中位于口腔底部中央区域的黄色块状物（圆圈内所示）就是一颗堵住了唾液腺管的小钙化石。

唾液腺管内的石头阻塞了唾液的流动，尤其是吃饭时唾液的大量流动。石头也容易引起口腔炎症。石头可以摸到，在X线片上可见。通过小手术可以移除它们。

下颌下腺与腮腺一样，容易引发肿瘤。为了确保全部切除恶性组织，有时候必须去除受肿瘤影响的邻近神经组织。切除舌下神经会导致该侧舌肌的运动丧失和萎缩。

味蕾是如何工作的

我们每个人有大约1万个味蕾，它们主要分布在舌头表面和口腔的软组织上。它们的敏感性和分布特点意味着我们能够辨认出人们喜欢或讨厌的食物味道。

化学感受

味觉和嗅觉一样，都是一种化学感受。它依赖于食物中的化学分子与特殊细胞（味蕾上的受体结合），然后味蕾通过神经将信号传递给大脑，大脑再将其翻译为"味道"。

舌是主要的味觉器官。舌的上层表面覆盖有大量名为乳头的小突起，大部分味蕾就簇拥在其周围。但是，还有一部分味蕾分布于口腔其他部位，如咽、软腭和会厌。

舌乳头

舌乳头共有三种（乳头是指乳头状的隆起）。这些乳头从小到大依次为丝状乳头（锥形）、菌状乳头（蘑菇形）和轮廓乳头（圆形）。人类大部分的味蕾都分布在后面二者之中。菌状乳头分布于舌全部表面，以舌外侧和舌尖较多。轮廓乳头最大——一共有7~12个直立于舌表面形成一个浅倒V形。味蕾就位于轮廓乳头的侧面以及菌状乳头的上面。

细胞结构

每一个味蕾由40~100个上皮细胞组成，它们覆盖在味蕾体和空洞结构的所有外表面上。在味蕾内部，有三种细胞：支持细胞、受体细胞和基底细胞。受体细胞也叫味觉细胞，可以引起味觉。支持细胞形成了味蕾的大部分结构，将受体细胞一个个分隔开来。味蕾细胞在不停地替换，其典型的生命周期为10天左右。

舌的组成部分

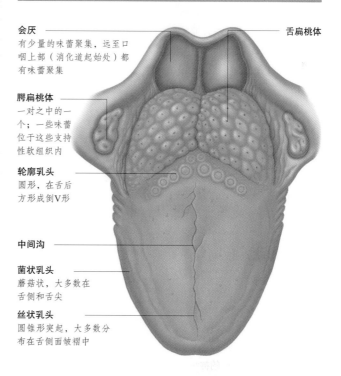

会厌
有少量的味蕾聚集，远至口咽上部（消化道起始处）都有味蕾聚集

舌扁桃体

腭扁桃体
一对之中的一个；一些味蕾位于这些支持性软组织内

轮廓乳头
圆形，在舌后方排成倒V形

中间沟

菌状乳头
蘑菇状，大多数在舌侧和舌尖

丝状乳头
圆锥形突起，大多数分布在舌侧面皱褶中

味觉通路

这张舌的彩色电镜图显示了表面有味蕾的菌状乳头（粉色）、周围包绕着的丝状乳头（蓝色），后者的粗糙质地可以帮助处理食物。

味觉细胞组成的味觉毛可以突破上皮细胞直达舌表面，在这里它们不停地被唾液冲刷着。这些味觉毛有时候也被称为受体膜，因为它们可以传递味觉。

感觉神经细胞在味觉细胞周围缠绕，并在此处形成味觉冲动传入脑内。这种味觉细胞传递味觉冲动进入大脑的过程被称为"味觉通路"。

轮廓乳头的横切面展示了味蕾，它位于突起结构的侧面，开口于味觉孔。

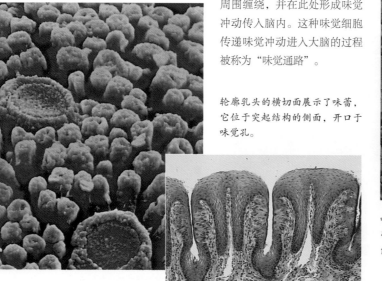

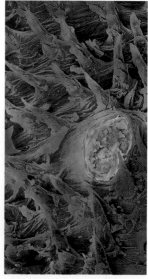

味觉孔可以直达外表下方的味蕾。这是一个被有感觉和触觉功能的舌乳头所包绕的味觉孔。

尝味的机制

一旦食物被口中的唾液溶解，舌表面的味蕾就被激活了，味觉细胞随即传送化学反应给神经冲动，当这些信息到达大脑时，味觉信息就可以被分析出来。

当食物中的化学物质与味觉细胞相结合时，神经冲动就会被传递至能够接收感觉信息的丘脑。丘脑处理这些冲动，将类似的功能分类。随后，丘脑将它们传递给脑中负责味觉的部分——味觉皮层。丘脑无法辨别出这次味觉体验的好坏，这是负责更敏感的味觉皮层的工作。

味觉皮层

味觉皮层可以辨别出食物的好坏，从而判断是否该继续进食。一个物质想要被品尝出味道，它必须被唾液溶解，并与味觉纤毛进行接触。然后，建立神经冲动，再传递给大脑。

舌前2/3的味蕾发起的神经冲动由面神经分支负责传递，而舌后1/3的味蕾发起的神经冲动由舌咽神经传递。这就好像有两股传入大脑的味觉信息，以便判断为了满足机体需要是否需要吃这些食物。

舌不同部位的味觉细胞在受到激活时有不同的阈值。舌的苦区细胞可以辨别出极低浓度的毒药。这说明了它们如何克服其位置的弱势，如何建立其自己"保护性"的本能。该区的酸受体敏感度较差，而甜和咸的受体最不敏感。味觉受体对新感觉的反应很快，反应速度通常在3~5秒。

食物的味道很大程度上依赖于我们的嗅觉。味道由80%的嗅觉组成，这也就是为什么当我们重感冒的时候会食而无味。口腔中同时也包含有能够加速味觉体验的其他受体。辛辣的食物通过刺激口中的痛觉受体而增加我们的愉悦感。

味蕾结构

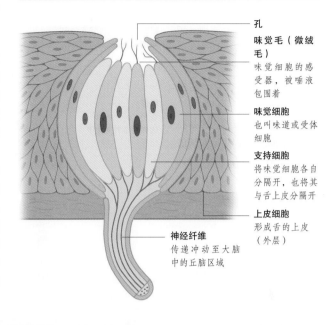

孔

味觉毛（微绒毛）
味觉细胞的感受器，被唾液包围着

味觉细胞
也叫味道或受体细胞

支持细胞
将味觉细胞各自分隔开，也将其与舌上皮分隔开

上皮细胞
形成舌的上皮（外层）

神经纤维
传递冲动至大脑中的丘脑区域

舌乳头纵切面

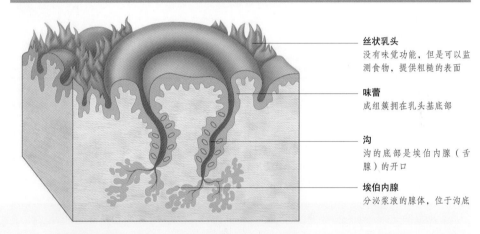

丝状乳头
没有味觉功能，但是可以监测食物，提供粗糙的表面

味蕾
成组簇拥在乳头基底部

沟
沟的底部是埃伯内腺（舌腺）的开口

埃伯内腺
分泌浆液的腺体，位于沟底

舌头的哪个部分品尝哪个味道？

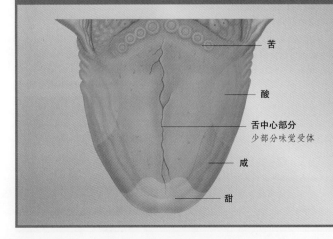

苦

酸

舌中心部分
少部分味觉受体

咸

甜

味觉可以被分为四种，即甜、酸、咸、苦。不同部位的舌对不同的味道更敏感，但是不同区域间的味蕾也没有截然不同的结构差别。

舌尖对甜和咸最敏感，舌侧面对酸最敏感，舌后方对苦最敏感。但是这些不同都不是绝对的，因为大部分味蕾都能感受两种或三种味觉，有时候甚至四种味觉。有些物质在口中移动时似乎会改变其味道：例如糖精一开始是甜的，之后却会变苦。

许多天然毒药和变质食物都有苦味。苦的感受器位于舌的后方似乎是一种保护机制。换句话说，舌后负责检测和拒绝"坏"的食物。

我们如何说话

所有的语言都是由大量独立的语音或音素组成的。在英语中，这些音素都源自肺内气体的排出。

对绝大多数语种来说，所有语言的产生都是肺内气体排出的直接结果。首先，空气从肺出来，通过器官，到达喉部（音箱）。

喉部就像是瓣膜，比如在咳嗽时关闭肺部以远离有害的刺激物。喉的开关称为声门，由名为声带（叫"声带"其实不准确，因为它们根本不是带状）的两瓣可伸缩组织覆盖着。

声带

当空气从声门快速通过时，声带共振，从而发出嗡嗡声。嗡声的大小取决于声带的位置和紧张度。但是，并不是所有的语音都要依赖声带产生的声音；例如"ssss"就不需要声带的声音，而"zzzzz"就需要声带的震动。

空气的排出

震动着的空气随后上升至咽部（喉咙），然后经舌上方出口腔，或经软腭后部出鼻腔。

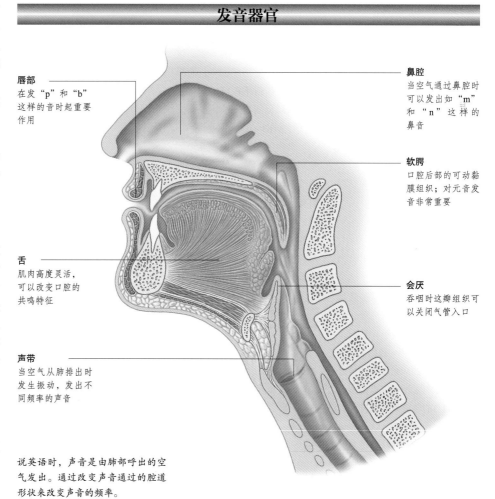

发音器官

唇部
在发"p"和"b"这样的音时起重要作用

鼻腔
当空气通过鼻腔时可以发出如"m"和"n"这样的鼻音

软腭
口腔后部的可动黏膜组织；对元音发音非常重要

舌
肌肉高度灵活，可以改变口腔的共鸣特征

会厌
吞咽时这瓣组织可以关闭气管入口

声带
当空气从肺排出时发生振动，发出不同频率的声音

说英语时，声音是由肺部呼出的空气发出。通过改变声音通过的腔道形状来改变声音的频率。

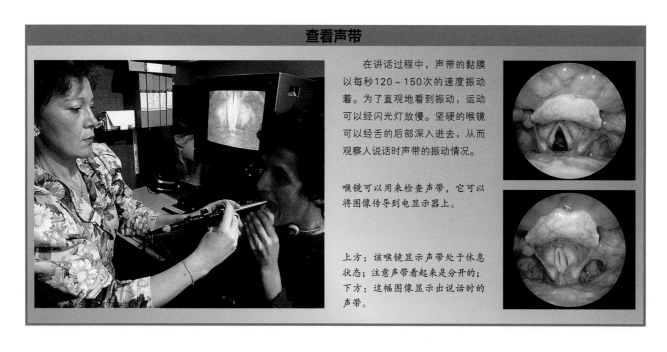

查看声带

在讲话过程中，声带的黏膜以每秒120～150次的速度振动着。为了直观地看到振动，运动可以经闪光灯放慢。坚硬的喉镜可以经舌的后部深入进去，从而观察人说话时声带的振动情况。

喉镜可以用来检查声带，它可以将图像传导到电显示器上。

上方：该喉镜显示声带处于休息状态；注意声带看起来是分开的；下方：这幅图像显示出说话时的声带。

语　音

空气从肺出来时经过的每一个腔室其大小和形状都不同；当声音经过这些腔室时，它的波长会被改变，使得口或鼻中发出修饰后的声音。

元音

元音是在空气无阻碍地从咽部传到外界时产生的。当改变它穿过的腔室大小形状时，这些元音就产生了。

例如，当你重复"bet"和"but"里面的元音时，你会感到舌头前后运动。这种运动会改变口腔的共鸣特性，从而改变其产生的声音。

唇部在形成最后的声音时也很重要（注意当发"loot"和"look"的元音时嘴唇位置的不同），软腭也很重要（口腔顶部后面的活瓣膜）。如果软腭打开，空气就能同时从口和鼻排出去，产生"鼻音"。

辅音

与元音不同，辅音是当障碍物阻止空气通过时产生的。当发"sssss"时，舌尖被抬升到牙的正后方；这缩窄了空气通行的通道，从而产生"嘶嘶"的声音。这样的声音被叫作"摩擦音"，因为它们是在空气运动时因摩擦而产生的。其他的摩擦音还包括"sh"，"th"和"f"，都是由空气湍流产生的。

其他辅音是由突然使空气停止流动产生的。这种完全停止可以是依靠舌尖（"t"）、舌体（"k"）或唇（"p"）产生的。另外，空气在口中的通道也可以完全被阻挡住，同时打开软腭发出声音，如"m"和"n"。

辅音的产生

齿槽音
当舌与牙槽嵴相连时产生（如"t"和"s"）

唇音
当上下唇相连时产生（如"p"和"b"）

腭音
当舌前部与硬腭相连时产生（如德语"ich"）

软腭音
当舌后部与软腭相连时产生（如"k"和"g"）

小舌音
当舌后部与悬雍垂相连时产生（如法语"rue"）

喉音
当声带关闭时产生（如"h"）

辅音是从口鼻而出的空气受到一定程度的阻挡而形成的。阻碍程度的不同产生不同的辅音。

在图里，一名语音治疗师（左侧）帮助一名四岁女孩治疗音位学障碍。女孩的母亲（右侧）被鼓励积极参与，以便女孩可以在家中继续练习。

其他语音

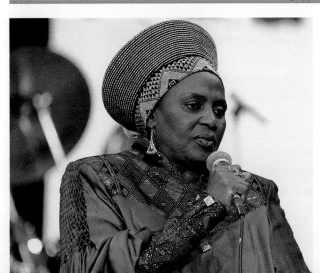

南非歌手马凯巴（Miriam Makeba）的母语是科萨语。它的许多著名歌曲里都有大量的"咔嗒音"。

英语中的每一个单词都是基于40个声音即音素为基础发音的。但是，不是每一种语言都用同样一套语音。事实上，世界上的语言中运用的音素数量上千种。

英语是由空气从肺中排出而发音的，而其他的语言常使用其他不同的方式发音：

■ 咔嗒音是一种用舌或唇猛力抽吸而发出的声音（例如，我们可能会写为"啧啧"），广泛地用于非欧洲语言中。

■ 喉塞音是用声门（声带之间的空隙）引起湍流的空气运动而生成的。发声时可以是空气向内运动（内破音）或向外运动（外爆音）。

眼　　球

眼睛是可以感受光线的特殊视觉器官。

我们的眼睛可以检测光线，以便让我们获得周围的信息。这些信息被传输到大脑中，处理后被当成图像接收。

每个眼球是在骨性腔（眼眶）中被保护性脂肪组织包绕着。眼眶前端有巨大的开口，以便光线进入，后端有小开口，以便视神经穿行至脑内，血管和神经能够进入眼眶中。

眼房

眼球可以分为三个内部眼房。眼球前部的两个水性眼房为前房和后房，二者被虹膜分隔开。这些眼房充满了透明的水性液体（房水），房水是由覆盖睫状体的表层细胞分泌进入后房的。

这些液体通过瞳孔流入前方，然后通过虹膜基底部与角膜边缘之间的许多细小通道流入血液中。

最大的眼房是玻璃体，它位于以上两个水性眼房的后面，通过晶状体和连接晶状体至睫状肌的悬韧带（带状纤维）分隔开。玻璃体充满着清亮的胶冻状透明液体。

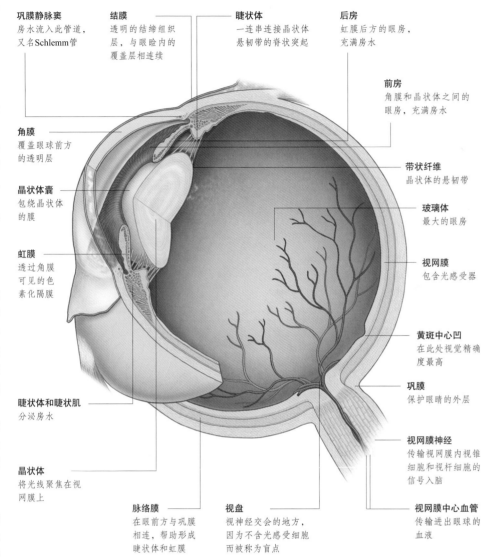

巩膜静脉窦
房水流入此管道，又名Schlemm管

结膜
透明的结缔组织层，与眼睑内的覆盖层相连续

睫状体
一连串连接晶状体悬韧带的脊状突起

后房
虹膜后方的眼房，充满房水

前房
角膜和晶状体之间的眼房，充满房水

角膜
覆盖眼球前方的透明层

晶状体囊
包绕晶状体的膜

虹膜
透过角膜可见的色素化隔膜

睫状体和睫状肌
分泌房水

晶状体
将光线聚焦在视网膜上

脉络膜
在眼前方与巩膜相连，帮助形成睫状体和虹膜

视盘
视神经交会的地方，因为不含光感受细胞而被称为盲点

带状纤维
晶状体的悬韧带

玻璃体
最大的眼房

视网膜
包含光感受器

黄斑中心凹
在此处视觉精确度最高

巩膜
保护眼睛的外层

视网膜神经
传输视网膜内视锥细胞和视杆细胞的信号入脑

视网膜中心血管
传输进出眼球的血液

眼部损伤

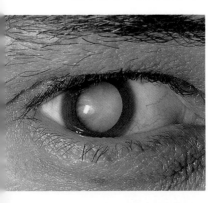

疾病或创伤会导致原本透明的眼部结构（角膜或晶状体）在不同程度上变得混浊。晶状体混浊度增加（白内障）是一种常见的疾病，尤其发生于中年以后。它通常可以通过移除晶状体、植入人工晶体得到治疗。

从这名男子的眼中可以看到成熟的白内障。白内障是由组成晶状体的蛋白逐渐变性引起的。

疾病和创伤也可能导致视网膜病变。视网膜会被剥离，之后被剥离的部分就会退化。

视网膜损伤的一个相对常见的原因是青光眼。它的发生是因为前房的房水流出受阻，引起眼睛内的压力升高（眼内压升高）。压力会导致视网膜的神经细胞受损。在眼科检查中需要常规检测眼内压，以便早期发现青光眼。

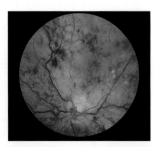

视网膜的检查可以为疾病提供证据。在这个例子中，血管的分布情况可以提示糖尿病。

眼球外层

眼球外层覆盖有三层功能各异的膜。

眼球的最外层被称为巩膜，是坚韧的纤维性保护层。在眼球前部，巩膜是可见的"眼白"。它的表面覆盖有结膜，这是一层透明的结缔组织。眼球前部覆盖有透明的角膜，允许光线进入眼睛。

色素膜（葡萄膜）

作为中层的眼色素膜内含许多血管、神经和色素细胞。色素膜被分为三个主要部分：脉络膜、睫状体和虹膜。脉络膜从视神经与眼球交汇处一直延伸到眼球前端，然后形成睫状体和虹膜。

视网膜

眼球的最内层是视网膜，视网膜是一层包含有光敏感细胞（感光细胞，又名光感受器）的神经组织。它覆盖了除玻璃体前部外剩余的所有区域。一共有两种光感受器细胞：视杆细胞感受光的强度，集中于视网膜的外周区域；视锥细胞感受颜色，集中于眼球的最后方的中心凹中。

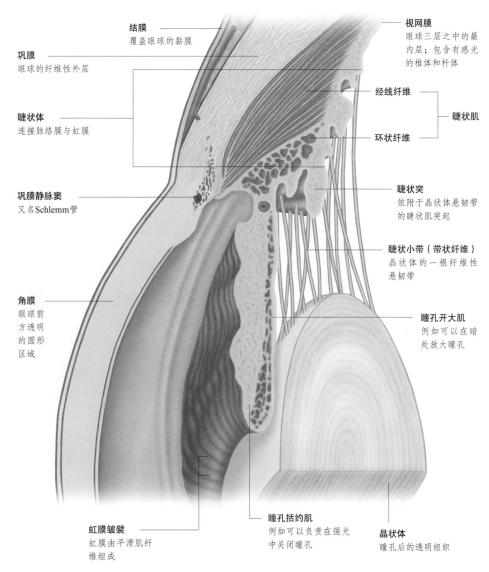

结膜
覆盖眼球的黏膜

巩膜
眼球的纤维性外层

睫状体
连接脉络膜与虹膜

巩膜静脉窦
又名Schlemm管

角膜
眼球前方透明的圆形区域

虹膜皱襞
虹膜由平滑肌纤维组成

瞳孔括约肌
例如可以负责在强光中关闭瞳孔

视网膜
眼球三层之中的最内层；包含有感光的椎体和杆体

经线纤维

环状纤维

睫状肌

睫状突
依附于晶状体悬韧带的睫状肌突起

睫状小带（带状纤维）
晶状体的一根纤维性悬韧带

瞳孔开大肌
例如可以在暗处放大瞳孔

晶状体
瞳孔后的透明组织

视力受损

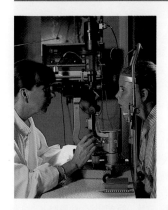

检眼镜可以用来观察眼睛的内部结构。使用该直视工具，一些严重的疾病如青光眼可以在早期无症状阶段被检测出来。

视力受损可能源于很多方面。最常见的是屈光不正。在正常的眼（正视眼）中，光线被角膜和晶状体折射后聚焦在视网膜上。当看远处物体时，睫状肌牵引着悬韧带，使得晶状体变得相对扁平。

当看近物时，睫状体内的肌肉纤维收缩。这样就使得睫状环变小，引起悬韧带的松弛。这样晶状体就变得更圆，屈光性增强以便使得近处的图像聚焦在视网膜上。这一过程就叫作调节。

在近视眼中，由于眼球变长或晶状体屈光性增强，图像会聚焦在视网膜前端；远视眼则正好相反。在散光时，由于眼球的曲率不一致，导致无法均一聚焦，并且不能通过调节晶状体来改变。屈光不正可以通过在眼球前部放置合适的镜片（眼镜或接触镜）得到矫正。

对于正常的眼睛（上方），光线聚焦在视网膜上。对于近视眼（下方），则眼球过长，光线聚集于视网膜前，导致远处看不清。

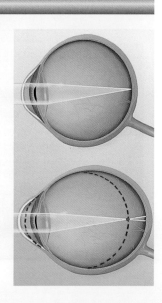

眼的肌肉、血管和神经

眼球的旋转性运动被六条绳索样的眼外肌控制着。

眼的肌肉可以分为三组：眼球内的肌肉、眼睑的肌肉和负责在眼眶内旋转眼球的眼球外肌肉。

六条眼外肌呈绳索状，附着于巩膜上。它们中有四条是直肌——上直肌、下直肌、外直肌（眼球的颞侧）和内直肌（眼球的鼻侧）。每一条直肌共同从眼眶后部的结缔组织肌腱环（腱索环）发出，向前插入巩膜和结膜结合处的后方区域。

斜肌

另外两条眼外肌是斜肌。上斜肌从眼眶后的骨骼发出，延伸到眼眶前部。在眼眶前部，它从滑车（由纤维和软骨组成的"滑轮"）内穿过，向后转而插入巩膜。

下斜肌从眶底发出，在眼球下向后外侧插入眼球后部。

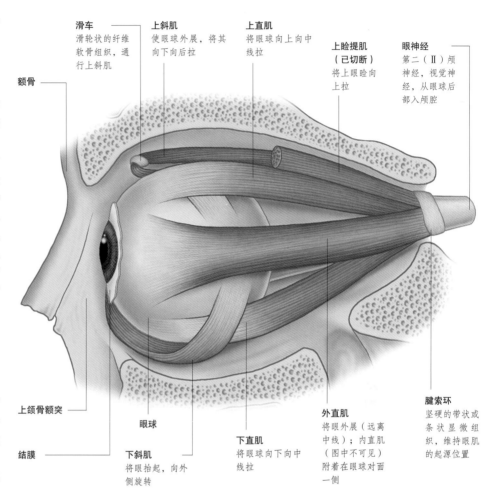

左眼（侧面观）

滑车
滑轮状的纤维软骨组织，通行上斜肌

上斜肌
使眼球外展，将其向下向后拉

上直肌
将眼球向上向中线拉

上睑提肌（已切断）
将上眼睑向上拉

眼神经
第二（Ⅱ）颅神经，视觉神经，从眼球后部入颅腔

额骨

上颌骨额突

结膜

眼球

下斜肌
将眼抬起，向外侧旋转

下直肌
将眼球向下向中线拉

外直肌
将眼外展（远离中线）；内直肌（图中不可见）附着在眼球对面一侧

腱索环
坚硬的带状或条状显微组织，维持眼肌的起源位置

眼的缺陷

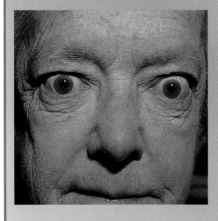

斜视是眼球肌肉功能缺陷的后果。它可能会影响视力，造成严重的疾病。

两种主要的斜视是非瘫痪性斜视和瘫痪性斜视。非瘫痪性斜视的眼肌功能是完整的。可能是由于眼球运动反射发育不完全（能够通过眼贴或手术纠正），严重视力缺陷（如严重远视或近视、白内障、视网膜母细胞瘤等）等导致。

突眼症（眼球突出）是由眼外肌无力引起的。对于这个病人，这种无力是由甲状腺毒症也就是甲状腺过度产生某种激素引起的。

瘫痪性斜视中一条或多条眼外肌发生功能缺陷，通常是先天畸形所致，也有后天获得的。它在成人中最常见，常为疾病（如多发性硬化、脑膜炎、脑部肿瘤）或创伤所致。从眼球运动受累的方向可以判断出何种肌肉受累，从而为寻找眼球或脑部的潜在病灶提供线索。

在一些甲状腺亢进的患者身上常见的瞪眼和眼球膨出也是眼球肌肉受累的表现。在这种疾病中，负责打开上眼睑的上睑提肌受到过度刺激，导致"睁大眼睛"的瞪眼。

眼的神经和血管

眼球的肌肉是由一系列神经和血管供应的，以帮助视觉成为我们的主要感觉。

眼的神经从它后方的开口处进出。第二颅神经——将视网膜上的视觉信号传送入脑的视神经——从视神经管出眼眶达到颅腔。其他神经——包括感觉神经、眼神经的分支——从眼眶裂进入眼眶。

眼球的另一条重要神经是面神经（第七颅神经）。它供应眼轮匝肌（面部表情肌），可以引起眨眼、控制泪腺分泌，以保持眼球湿润。泪腺持续分泌液体（眼泪），通过眨眼扩散到角膜表面。角膜受刺激可以导致眼泪。

眼的动脉

眼的主要动脉是颈内动脉的分支——眼动脉。眼动脉与视神经在同一个鞘内入眼眶，然后发出分支供应眼外肌、眼球、泪腺和周围组织。

视网膜动脉与视神经一起到达视盘，然后发出分支供应视网膜。静脉从眼眶内回流至颅腔内的海绵窦和面静脉中，从而将面部与大脑的血流供应连接起来。

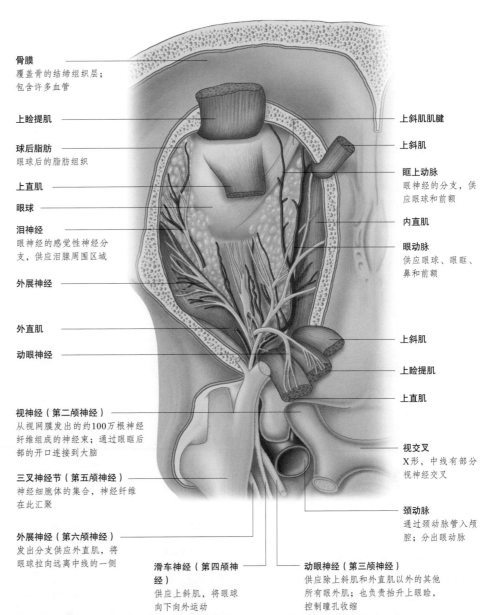

左眼（上面观）

骨膜
覆盖骨的结缔组织层；包含许多血管

上睑提肌

球后脂肪
眼球后的脂肪组织

上直肌

眼球

泪神经
眼神经的感觉性神经分支，供应泪腺周围区域

外展神经

外直肌

动眼神经

视神经（第二颅神经）
从视网膜发出的约100万根神经纤维组成的神经束；通过眼眶后部的开口连接到大脑

三叉神经节（第五颅神经）
神经细胞体的集合，神经纤维在此汇聚

外展神经（第六颅神经）
发出分支供应外直肌，将眼球拉向远离中线的一侧

上斜肌肌腱

上斜肌

眶上动脉
眼神经的分支，供应眼球和前额

内直肌

眼动脉
供应眼球、眼眶、鼻和前额

上斜肌

上睑提肌

上直肌

视交叉
X形，中线有部分视神经交叉

颈动脉
通过颈动脉管入颅腔；分出眼动脉

滑车神经（第四颅神经）
供应上斜肌，将眼球向下向外运动

动眼神经（第三颅神经）
供应除上斜肌和外直肌以外的其他所有眼外肌；也负责抬升上眼睑，控制瞳孔收缩

眼球运动

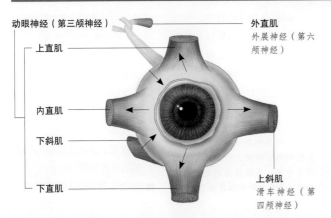

动眼神经（第三颅神经）
- 上直肌
- 内直肌
- 下斜肌
- 下直肌

外直肌
外展神经（第六颅神经）

上斜肌
滑车神经（第四颅神经）

眼外肌收缩是由颅神经专门控制的，即滑车神经（第四颅神经）、动眼神经（第三颅神经）以及外展神经（第六颅神经）。这些肌肉各自独立工作使角膜转动，同时值得注意的是，左右眼同一肌肉的运动

眼外肌由颅神经供应。神经和肌肉使得眼球按图上指示的箭头移动。

方向可能不同；例如右眼外直肌将角膜拉向右边，但左眼的外直肌会将其拉向左边。由于眼球通常是平行运动的，不同的肌肉需要共同运动来转动眼球。

例如，向左看时，外直肌转动左眼，内直肌转动右眼。一只眼睛的运动通常源于多块肌肉一起运动。

眼是如何聚焦的

视力是人的主要感觉，我们依赖小小的眼睛获得所有的视觉信息。尽管眼球很小，我们却可以聚焦于遥远星辰或一粒尘土，也可以在明亮阳光下或几近黑暗中看清物体。

人类的眼睛像照相机一样运作。从物体发出的光线通过光圈（瞳孔），被晶状体聚焦，投射到眼球后部的感光层视网膜上。眼的成像质量和多功能性要优于任何一款相机。

视网膜——相当于相机的胶片——是由一层层的神经纤维和感光色素膜组成的光敏感膜。它包含两种感光细胞：视锥细胞和视杆细胞。

视锥细胞和视杆细胞

视锥细胞对红光、绿光或蓝光敏感，它发出的信号可以被大脑解释为色彩信息。视锥细胞也可以给眼睛提供敏感的视力。

视杆细胞对弱光尤其敏感，但是无法区别颜色，因此在夜里物体看起来好像会失色。视锥细胞和视杆细胞通过神经细胞组成的视神经从眼球后部连接到脑内。

为了看清楚物体，眼的肌肉必须牵拉晶状体，使得光线聚焦在视网膜上。如果这个过程失败了，或者晶状体或眼球的形状改变，图像就会变得模糊，这时候就需要眼睛甚至手术来解决。

直肌肌腱
连接眼球和直肌的结缔组织，直肌可以控制眼球运动

玻璃体
充满胶冻状液体的眼房

晶状体
透明的晶体样组织，微调聚焦到视网膜上的图像

瞳孔
虹膜的开口，使光线进入

角膜
眼球前部的圆形透明窗；将光线折射到晶状体上

中心凹
视网膜中的浅凹，光线聚焦最敏感的地方

视神经
约25mm长的神经束，将视网膜上的信号传入大脑

巩膜
外层纤维膜，架构起眼球的形状

脉络膜
眼球壁的中间层，为视网膜供应血液和氧气

视网膜
眼球的内侧壁，包括一层神经纤维和感光膜。光线入眼后聚焦于此

睫状体
通过悬垂韧带连接晶状体与脉络膜；包含控制晶状体的肌肉

房水
晶状体前的液体

虹膜
晶状体前的肌肉环；控制进入眼内的光线容量

悬韧带（睫状小带）
晶状体和睫状肌之间的韧带；睫状肌收缩的时候牵拉晶状体，改变其形状

眼的肌肉

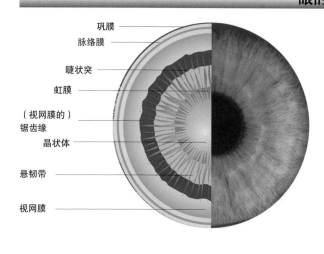

巩膜
脉络膜
睫状突
虹膜
（视网膜的）锯齿缘
晶状体
悬韧带
视网膜

虹膜是环状的肌肉，中间开口名为瞳孔。虹膜包含有可辨别的彩色色素。虹膜的肌肉可以扩大或缩小瞳孔，使更多或更少的光线进入眼球，从而与人所处的视觉环境相符。

虹膜的肌肉在睫状体中，它是连接脉络膜（眼球壁中间层）与虹膜的结构。睫状体包括三部分：

- 睫状环，连接脉络膜。
- 睫状突，睫状体周围的70根辐射开的脊状结构。
- 睫状肌，控制晶状体的曲度。

这张图的左侧显示的是从内往外看时的眼球结构，晶状体在其中位于中央；右侧显示的是眼球的外观，晶状体被角膜覆盖了。

聚焦至视网膜的过程

光线通过角膜和房水进入眼睛，这两者都可以造成其中的光线折射（弯曲）。

角膜折射大部分进入眼睛的光线，晶状体随后进行"微调"，使得图像精确无误地落在视网膜上。晶状体是晶体组织，由许多层组成，它通过悬韧带连接到睫状体肌肉。

睫状肌的运动可以根据眼球看远处或近处物体的需要而改变晶状体的形状。下方的图（分别为眼球的内侧观和外侧观）显示了晶状体的形状调节多么重要。

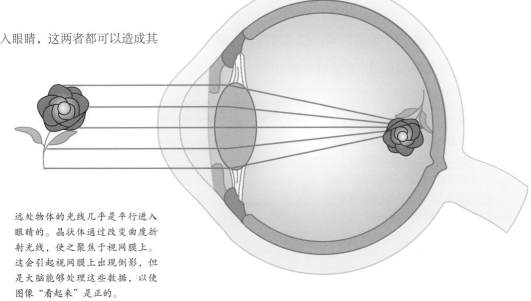

远处物体的光线几乎是平行进入眼睛的。晶状体通过改变曲度折射光线，使之聚焦于视网膜上。这会引起视网膜上出现倒影，但是大脑能够处理这些数据，以使图像"看起来"是正的。

看近物时

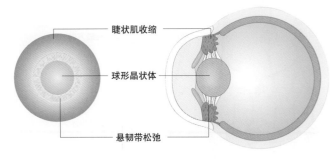

睫状肌收缩

球形晶状体

悬韧带松弛

近处物体的光线更为分散，需要更大的折射度。睫状体会收缩，减少对悬韧带的牵拉，晶状体变得更圆。当光线通过球形的晶状体时，它们就会被大幅度折射到后方去。

看远物时

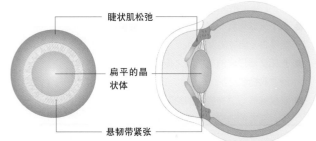

睫状肌松弛

扁平的晶状体

悬韧带紧张

远处物体的光线到达眼球的时候更加平行，因此不需要晶状体过多的折射。睫状肌会放松，悬韧带随之牵拉晶状体的边缘向外展，从而使晶状体更加扁平，因此光线得以在眼后聚焦。

常见的视力缺陷

眼的两种常见缺陷是近视（近视症）和远视（远视症）。

近视是无法聚焦于远处的物体。通常是因为眼轴过长，也就是说远处物体的图像会成形于视网膜之前。

相反，**远视**是眼轴过短的结果，导致近处的光线成形于视网膜之后。

近视可以通过佩戴眼镜（或接触镜）矫正，也就是在眼睛前方放置一个散光（凹面）棱镜。远视则是用聚光（凸面）棱镜矫正。

另一个常见的视力缺陷是**老视**（老花眼），是因为晶状体失去弹性而无法聚焦于近物。这种缺陷会随着人逐渐变老自然发生（常发生于中年早期），可以通过凸面镜矫正。许多人常常是在这个时候为了矫正视力而戴眼镜。

散光是因为眼球畸形导致物体图像发生扭曲。可以通过佩戴圆柱形棱镜来矫正这种扭曲。

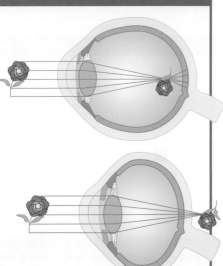

近视
平行的光线聚焦于视网膜前面，导致接收到的远处物体图像模糊。凹面镜可以将光线发散到晶状体上，从而矫正视力。

远视
当控制晶状体聚焦能力的肌肉松弛时，光线会聚焦在视网膜后面。远视严重时会导致人看近物模糊。

视网膜是如何工作的

视网膜位于眼的后部，包含被称为光感受器的特殊细胞，它们对不同颜色的灯光非常敏感，使得我们在光线下和黑暗中都能够看清事物。

眼的进化使得其对灯光格外敏感，但是，大部分眼组织都对光线不敏感。像围绕于眼球的肌肉、虹膜、角膜和晶状体，它们的工作是让光线聚焦在视网膜上，即包含有光感受器的眼球后方的一片相对较小的区域。

视网膜的结构

从最简单的水平上说，视网膜由四层细胞组成：

■ 视网膜的底面是一层色素层——这里的上皮细胞可以吸收光线（但无法"检测"光线），防止光线在眼内散射。

■ 接下来排列着一层光感受器，能够将光能转化为电能。

■ 光感受器形成的电能随之传递给"双极细胞"。

■ 双极细胞与"神经节细胞"相连；后者的轴突（神经纤维）组成视神经，以直角转弯式离开眼球，将视觉信息传递给大脑。

因此，光线首先到达神经节和双极细胞，然后再到达视网膜底部的感光器。这种明显的"从后到前"的排列方式并不会阻碍光感受器探测光线的过程。

视网膜的结构

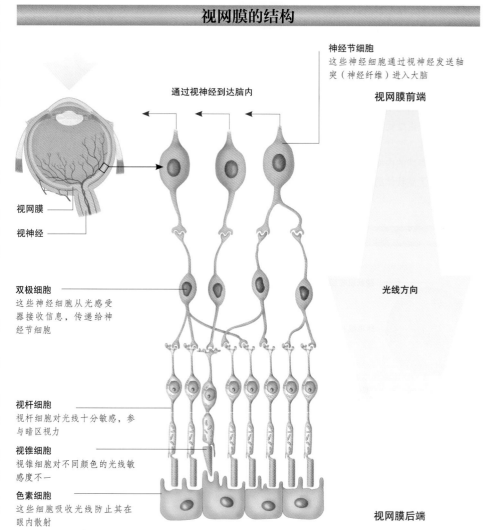

神经节细胞
这些神经细胞通过视神经发送轴突（神经纤维）进入大脑

视网膜前端

通过视神经到达脑内

视网膜
视神经

双极细胞
这些神经细胞从光感受器接收信息，传递给神经节细胞

光线方向

视杆细胞
视杆细胞对光线十分敏感，参与暗区视力

视锥细胞
视锥细胞对不同颜色的光线敏感度不一

色素细胞
这些细胞吸收光线防止其在眼内散射

视网膜后端

视觉敏度（视力）

盲点说明

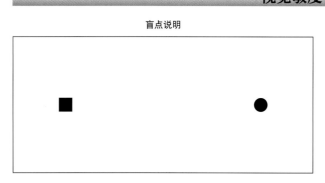

闭上你的左眼，盯住正方形。本页离你6英尺（1英尺≈0.305m）远的时候圆形就消失了，因为此时圆形的图像正好落在视神经上。

这幅电镜显示的是中央凹，它是视网膜内的弹坑样凹陷。这个区域是全视网膜中敏感度最高的。

光感受器主要分为两种：视杆细胞在暗光下工作，提供低敏感度的灰度视力；视锥细胞在强光下工作，提供高敏感的彩色视力。

分布

这两种光感受器在视网膜上的分布不同。例如，周边区

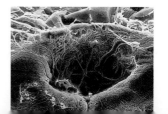

域主要以视杆细胞为主，视锥细胞较少。相反，正对晶状体后方的视网膜中央区域有一个名为中央凹的针状区域，里面全部是视锥细胞。

中央凹是视网膜内唯一一个有足够多的视锥细胞来提供高敏感度视觉的区域。这也就是为什么我们的视野中只有千分之一的区域能够在任何时期都保持良好聚焦；例如，在开车时我们必须连续移动我们的眼睛，以便适应快速变化的视觉图像。

视杆细胞和视锥细胞

光感受器有两种：对弱光敏感的视杆细胞和对不同颜色敏感的视锥细胞。

视杆细胞是这两种光感受器中数量最多的，大约有1.2亿个视杆细胞，而视锥细胞只有600万个。另外，前者对光线的敏感程度大约是后者的300倍。

夜间视力

视杆细胞的敏感度和它们相对丰富的特点，使得它们在光线

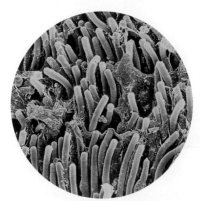

该图展示了电镜下的视杆细胞（图中绿色）。视杆细胞对光线非常敏感，主要用于暗视力。

水平较低时极其适合看暗处。

但是，视杆细胞只能给大脑提供一定敏感度的灰色，这是因为一个视杆细胞与多个双极细胞连接，后者又通过许多神经节细胞给大脑发送点冲动。因此，神经节细胞——通过视神经离开眼——给大脑提供的是许多视杆细胞聚集起来的信息。这也就解释了为什么夜间的视力看起来是由许多大灰点组成的。

白天视力

与视杆细胞相反，视锥细胞主要在强光下工作，给大脑提供颜色信息。这是由于每个视锥细胞个体都有一根"直达线路"与大脑相连；一个视锥细胞只与一个双极细胞接触，后者只传递给一个神经节细胞，因此脑内的神经节可以接受单独一个视锥细胞的活动信息。

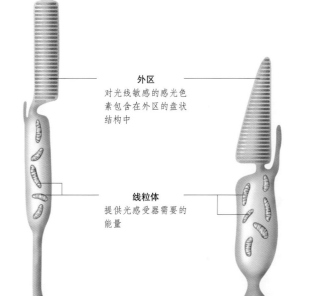

视杆细胞　　　　　　　　　　　　　　视锥细胞

外区
对光线敏感的感光色素包含在外区的盘状结构中

线粒体
提供光感受器需要的能量

细胞核
细胞核内含光感受器的DNA

突触体
包含化学递质，以便光感受器与双极细胞沟通

视杆细胞和视锥细胞形状相似，它们的主要差别在于它们所包含的光色素。

颜色视力

我们可以看见不同的颜色是因为体内存在三种视锥细胞，其中每种对不同波长（颜色）的光线敏感。

这三种视锥细胞有不同的感光色素；感光色素是一个分子，对特定波长的光线敏感，能够改变光感受器细胞的电敏感度。

三种视锥细胞分别称为

蓝、绿、红视锥细胞。应该指出的是，它们的名字并不表明它们最擅长捕捉的光线颜色。例如，绿视锥细胞是这三种细胞中对绿光反应最好的，但其实它们对黄光最敏感。

辨别颜色

我们能够辨别不同颜色，是因为光线会在不同程度上激活蓝、绿、红三种视锥细胞。这些视锥细胞按照它们激活的程度成比例地发送冲动给大脑——大脑将这三种视锥细胞发送的神经冲动的特定比例解释为一种特定颜色。

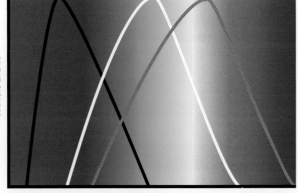

蓝视锥细胞　　绿视锥细胞　　红视锥细胞

对光线的敏感度

颜色类别

共有三种类型的锥感光细胞，每一种都对不同范围的颜色敏感。

色　盲

红绿色盲是一种相对常见的遗传疾病；12个男性里面有1个患病，100个女性里面有1个患病。受累患者的红色或绿色视锥细胞存在缺陷，因此他们不能辨别红与绿、橙与黄。

在这个色盲测试中，色盲患者无法看到"L"，因为在他们眼中红点和绿点看起来是一样的。

眼睑和泪器

眼睑是皮肤的薄皱褶，能够关闭眼球以防止其受到创伤和强光的伤害。泪器负责产生和引流泪液。

每对眼睑都由睑板的致密弹性结缔组织带加强。睑板可以给眼睑提供与眼球匹配的曲度。

眼睑结构

上睑板比下睑板大。睑板的内外末梢通过小韧带附着于下面的骨骼上。睑板腺和外面的皮肤之间有眼轮匝肌的肌纤维。

睫毛从眼睑的游离缘突出出来。睫毛汇聚的囊内有神经末梢，可以感受到睫毛运动。

睑板内包含有腺体，可以分泌油性液体，以防止上下睑板粘连。与睫毛小囊相连的还有小的睫状腺。

眼睑运动

眼球的开合是由于上眼睑的运动所致。眼轮匝肌收缩可以闭眼，上睑提肌收缩可以提升上眼睑。

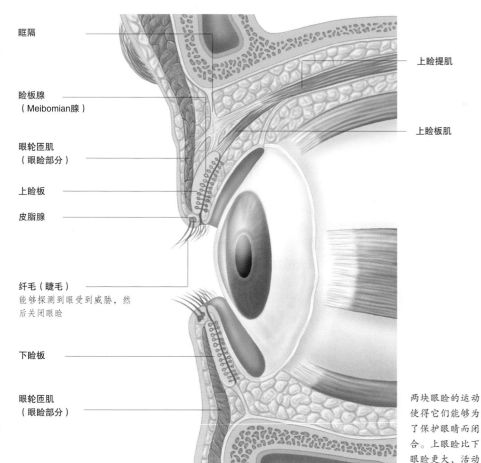

眶隔

睑板腺
（Meibomian腺）

眼轮匝肌
（眼睑部分）

上睑板

皮脂腺

纤毛（睫毛）
能够探测到眼受到威胁，然后关闭眼睑

下睑板

眼轮匝肌
（眼睑部分）

上睑提肌

上睑板肌

两块眼睑的运动使得它们能够为了保护眼睛而闭合。上眼睑比下眼睑更大，活动性更高。

结　膜

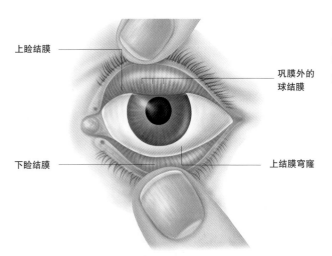

上睑结膜

下睑结膜

巩膜外的球结膜

上结膜穹窿

结膜是一层覆盖眼白和眼睑内侧的膜。覆盖眼球的结膜是透明的。

结膜是一层覆盖眼球并且润滑眼球表面和眼睑内面的超薄膜。它分为两个部分：

■ 球结膜——覆盖眼白也就是巩膜。此处的结膜薄而透明，通过疏松结缔组织与巩膜分隔开。它并不覆盖虹膜和瞳孔前面的角膜，只是附着在它的外周。

■ 睑结膜——覆盖上下眼睑内部。球结膜和睑结膜相连的深凹被称为结膜隐窝。

感染/刺激

眼球上覆盖的球结膜通常是无色的。但是，在受到局部刺激物如烟或灰尘刺激的时候，它的小血管能够扩张迂曲。结膜会因为发生病毒或细菌感染而发红，同时伴随着"砂砾"感，甚至产生脓液。

泪　器

泪液可以保护和湿润眼睛。泪腺系统可以产生眼泪，并将多余的眼泪排向鼻腔。

眼睛通过泪腺持续产生的少量液体保持湿润。这些液体里面包含有溶菌酶，这是一种抗菌物质。

每只眼睛每天大约产生的1ml液体大部分都被蒸发掉了，剩余的通过鼻泪管引流到鼻的后部。

泪腺

泪腺位于眼球外骨性眼窝的凹陷处，会产生稀薄的水样泪液。泪腺大约长2cm，大致呈杏仁形。

泪腺分为两部分：上眶部和下睑部。在上眼睑内也剩余有副泪腺。

泪管

每个泪腺有多达12个小泪管。这些泪管携带分泌物离开腺体，通过上眼睑上穹窿的开口处将它们排到结膜囊中。

泪小管

泪液通过眨眼流向整个眼球，随后在内角的泪池汇合。

上下眼睑在内侧都有一个突出的乳头，其中有一个小开口，名为泪点。

进入这些开口的多余泪液通过下面的通道（泪小管）流走。

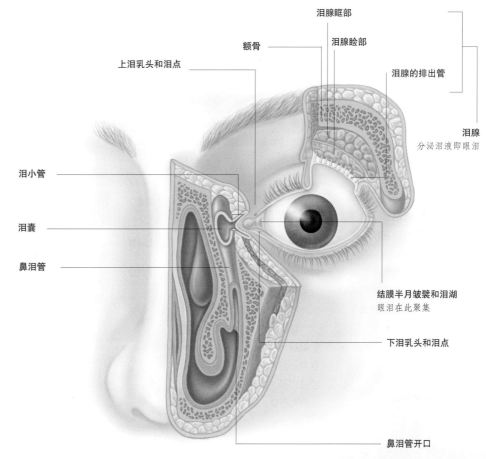

泪腺眶部
泪腺睑部
额骨
泪腺的排出管
上泪乳头和泪点
泪腺
分泌泪液即眼泪
泪小管
泪囊
鼻泪管
结膜半月皱襞和泪湖
眼泪在此聚集
下泪乳头和泪点
鼻泪管开口

泪囊和鼻泪管

泪液从泪小管流到一个名为泪囊的集合区域。

泪液在这里向下通过鼻泪管到达鼻腔后部。离开鼻泪管的液体通常会在鼻腔内蒸发掉，以保持里面的空气湿度。

泪器是一套产生液体并将其引流出眼的系统。泪腺分泌液体并通过泪点排出。

泪腺疾病

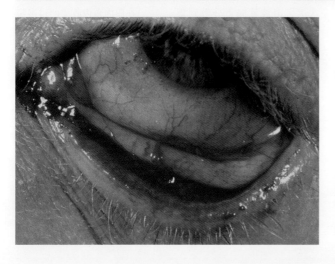

正常情况下，眼睛一直保持湿润状态。泪腺系统的疾病会导致眼睛过度湿润或过度干燥。

泪溢症

泪溢症一般由一些物理刺激引起眼泪过多所致。引流系统可能无法适应过多的眼泪，眼泪会从下眼睑前端流出。泪干燥综合征会累及泪腺。这种疾病会引起眼泪减少，导致干燥的红眼。

溢症也可能是由于出口堵塞所致，例如泪囊或鼻泪管发生感染。这些感染常从鼻腔传入，可能会成为慢性疾病。

干眼症

当泪腺无法产生足够的分泌物时，眼球就会变得干燥。这可能会导致发炎，甚至角膜溃疡。

泪腺分泌过少可能是由于药物、神经支配失调或者如干燥综合征引起腺体硬化所致。

眼泪是如何产生的

眼睛的结构极其复杂精细。眼上方的泪腺持续分泌液体湿润眼球，保护其远离异物和感染。

眼睛是视觉形成的器官。它将周围的重要信息传送到大脑，在交流中起到关键作用。

眼球运动

为了让眼睛能够获得较大的视野，眼球可以在精细的肌肉控制下在眼眶内运动。

每只眼睛都会产生眼泪来辅助运动过程。这些眼泪可以湿润结膜（覆盖眼球的膜），从而润滑眼球，使得眼球在眼眶内的运动更有效率。

眼泪由泪器产生、分布和排泄。

泪器的解剖

泪器由泪腺（产生眼泪的地方）和引流分泌物进入鼻腔的引流管组成。

每个泪腺都位于眼球上外侧的眼眶内，约杏仁大小。

这些特殊腺体负责持续产生泪腺分泌物，这就是眼泪，它是一种咸的液体。眼泪随后通过泪腺内的几个细小开口分泌进入眼睛。

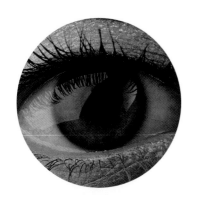

眼球在眼眶内运动。分泌的眼泪可以湿润眼球，协助其运动。

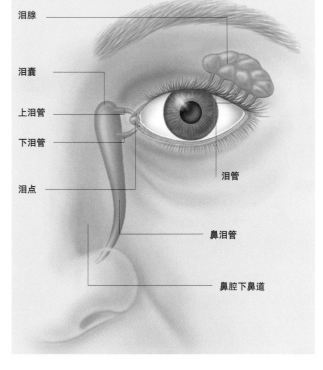

眼泪由位于眼球上方的泪腺产生和分泌，过多的眼泪通过泪管排入鼻腔。

泪液的产生和引流

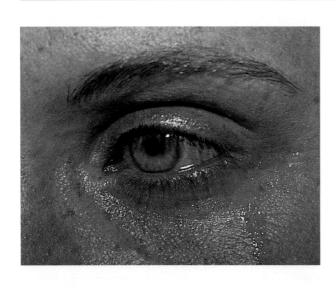

眼泪洗净眼球后引流入泪管中，接着眼泪通过鼻泪管引流到鼻腔中。

每次眨眼（约2~10秒一次），泪液就向下分散到眼球上。

正常数量的眼泪可以冲刷眼球前端，并且被眼睑边缘的油脂腺分泌的油脂阻挡其流到脸上。

泪腺产生的大多数液体都从眼球表面蒸发了，但是少数在眼球内侧角聚集。

液体引流

在眼内角内收集的过多眼泪通过两个名为泪小管的细小开口进入泪管。从外观上可以看到临近鼻梁的眼睑内侧缘上有小红点。

眼泪从泪管引流入泪囊，然后进入泪囊的延伸部分——鼻泪管。眼泪随之流入鼻腔之中。

平均每个人每天约产生0.75~1.1ml的液体，以保持眼睛湿润，远离感染。

眼泪的产生

眼泪是泪腺受刺激后分泌液体增加时产生的。这可能是对刺激物或低落情绪的反应。

眼泪分泌增多的时候，多余的泪液就会从眼睑和眼角溢出，形成泪滴流向脸颊。过多的眼泪也会充满鼻腔引起眼泪淤积，形成特征性的鼻涕。

条件反射

引发眼泪过度分泌的诱因之一是眼内出现异物比如沙粒。当异物入眼时，泪腺受到刺激产生过多的液体，它们冲洗眼部并冲刷异物，这样就可以保护眼睛免受创伤和感染。

例如，有毒化学物质作为一种潜在的危险刺激物，会使眼睛产生大量的眼泪，稀释并冲刷掉这种刺激性物质。

切洋葱的时候也可以看到这一现象。洋葱会释放辛辣的化学物质到空气中，这种化学物质会溶解在眼球表面，释放刺眼的酸性物质。

泪腺随后会受到刺激，产生大量的泪液，然后分布在眼球上稀释这些刺激物，将它们冲刷出眼球。由于产生了过多眼泪，所以看上去像哭了一样。

刺激机制

眼泪的分泌是各种各样的刺激的反射反应（自主和无条件反射）的一部分。这些刺激包括例如眼和鼻的刺激物，与口和舌接触的热的或辣味的食物等。眼泪也会伴随呕吐、咳嗽、打哈欠而产生。

在这些例子中，反射反应是由大脑中名为下丘脑的区域自动控制的。

当眼内的受体受到刺激，神经冲动通过支配泪腺的面神经传入下丘脑，产生反射弧刺激泪腺产生更多的眼泪。

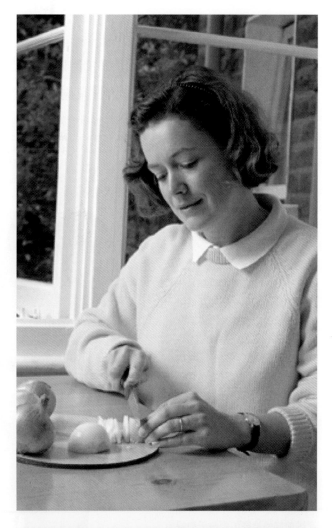

洋葱切开后释放的辛辣物质会刺激产生更多泪液。过多的眼泪冲刷了眼球的潜在危险刺激物。

哭

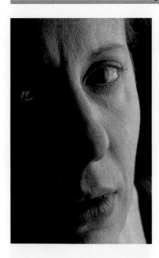

我们并不知道情绪低落如何刺激流泪，但是可以确定的是，眼泪在沟通中起到了重要作用。

因情绪低落而产生眼泪也叫哭或心理哭泣，是一种不同的神经反应。研究表明，即使切断了眼泪的反射神经，哭这种情绪反应也可以发生。

情绪低落

情绪引起流泪的意义目前还不是很清楚。眼泪中含有脑磷脂（天然鸦片）并且只有人会流眼泪的事实意味着眼泪可能会帮助人们减轻压力。这可能解释了为什么流泪会伴随着情绪缓解的原因。

哭也是一种将我们的痛苦或烦闷与其他人交流的有效方式。

眼泪的组成成分

眼泪中包含有黏液、抗体和破坏细胞的溶菌酶。这种液体可以清理和保护眼球表面，同时湿润眼球。

一些医学疾病例如干燥性角结膜炎（干眼）会导致泪腺功能受损，眼睛变得干燥。这样一来，病人需要人工盐性溶解剂（如戴隐形眼镜者使用的那种）帮助润滑眼球，清除感染。

随着我们长大，泪腺变得越来越不活跃，眼睛也就变得越来越缺乏湿度。结果就是，人到老年的时候，眼睛更容易受到感染和刺激。

眼泪中的抗体可以帮助清除感染。泪腺随着年龄增大变得越来越不活跃，因此更容易发生感染。

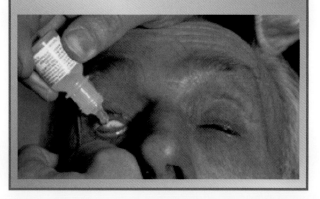

耳 朵

耳朵是重要的听觉和平衡觉的感觉器官。每只耳朵可以分为三部分——外耳、中耳和内耳，每一部分都通过不同的方式对声音和运动做出反应。

从解剖学上耳朵可以分为三个不同部分：外耳、中耳和内耳。外耳和中耳对于收集和传递声波非常重要，内耳是听觉器官，也是让我们保持平衡的重要器官。

传送信息

外耳由耳郭（耳垂）和进入头部的通道——外耳道组成。耳道的末端是鼓室膜即鼓膜，将中耳和外耳分离开。

中耳通过听鼓管与咽后部相连。中耳内有三块小骨头名为听小骨。这些骨头互相连接，将骨膜的运动通过镫骨的镫骨底传送到卵圆窗（中耳与内耳之间的开口）。

内耳包含有听觉的主要器官——耳蜗，以及控制平衡的前庭系统。这两部分的信息都通过前庭蜗神经传到脑干的特殊区域。

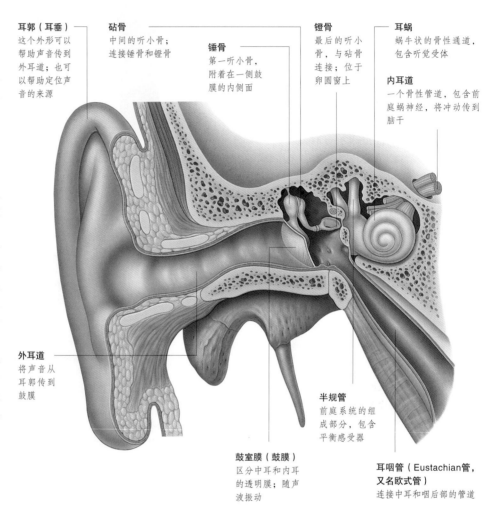

耳郭（耳垂）
这个外形可以帮助声音传到外耳道；也可以帮助定位声音的来源

砧骨
中间的听小骨；连接锤骨和镫骨

锤骨
第一听小骨，附着在一侧鼓膜的内侧面

镫骨
最后的听小骨，与砧骨连接；位于卵圆窗上

耳蜗
蜗牛状的骨性通道，包含听觉受体

内耳道
一个骨性管道，包含前庭蜗神经，将冲动传到脑干

外耳道
将声音从耳郭传到鼓膜

鼓室膜（鼓膜）
区分中耳和内耳的透明膜；随声波振动

半规管
前庭系统的组成部分，包含平衡感受器

耳咽管（Eustachian管，又名欧式管）
连接中耳和咽后部的管道

通过耳镜看耳

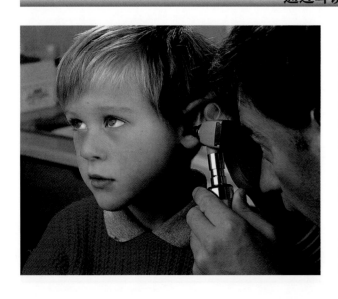

鼓室膜（鼓膜）可以通过耳镜看到。耳镜可以插入外耳道，它可以照亮鼓膜，鼓膜呈现珍珠灰色。光线从名为鼓膜脐的小中心窝向下向前反射出去。鼓膜脐标记着锤骨在鼓膜另一侧的附着点。

膜的主体较厚并且是拉紧的（紧张部），但是其上方有一个区域并非如此，叫作松

弛部。鼓膜富含神经（受神经支配），因此感染导致的炎症可能会引起剧烈疼痛。

通过耳镜可以看到健康的鼓室膜（鼓膜），鼓膜是透明的。

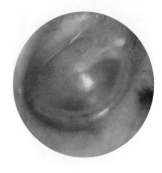

耳镜插入前需要向外上方牵拉耳郭。这是必要的动作，因为外耳道原本是不允许直的。

外　耳

耳郭由皮肤和软骨组成，它将声音传导至中耳。

耳郭可以收集周围环境的声音，并将它们传导到外耳道。它是由一层较薄的弹性软骨和耳朵下方富含脂肪组织的耳垂组成的，表面紧密覆盖着皮肤。

耳郭由一系列韧带和肌肉附着在头部，外耳由三条颅神经组成的复杂感觉神经支配。

保护耳朵

外耳道是一条从耳垂延伸到鼓膜的管道，成人的外耳道长2.5cm左右。管道的外1/3由软骨组成（类似耳郭），内1/3是骨性的（颞骨的一部分）。

耳道内皮肤覆盖的软骨部分有粗糙的毛发和分泌耵聍（耳蜡）的耵聍腺。通常，耵聍都会干化，然后从耳中掉出，有时耵聍也可以聚集在一起妨碍听力。蜡和毛发结合在一起可以阻挡灰尘和外来物入耳。

外耳与中耳的分界线就是鼓室膜（鼓膜）。通过耳镜可以看到它是一层透明膜。有时如果中耳感染或在高压声波作用下，鼓膜可能会发生穿孔。

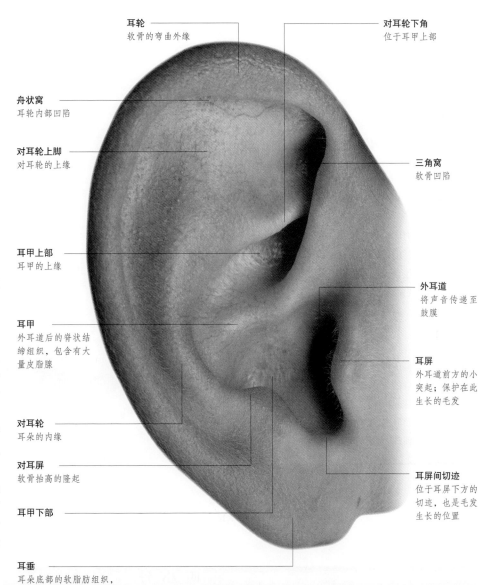

耳轮
软骨的弯曲外缘

对耳轮下角
位于耳甲上部

舟状窝
耳轮内部凹陷

对耳轮上脚
对耳轮的上缘

三角窝
软骨凹陷

耳甲上部
耳甲的上缘

外耳道
将声音传递至鼓膜

耳甲
外耳道后的脊状结缔组织，包含有大量皮脂腺

耳屏
外耳道前方的小突起；保护在此生长的毛发

对耳轮
耳朵的内缘

对耳屏
软骨抬高的隆起

耳屏间切迹
位于耳屏下方的切迹，也是毛发生长的位置

耳甲下部

耳垂
耳朵底部的软脂肪组织，常为打耳洞的位置；不包含软骨

耳的畸形

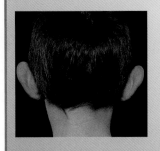

蝙蝠耳是一种常见的美容畸形。每个人耳朵突出的程度是不同的。

有"蝙蝠耳"的小孩常常会因耳朵的问题而感到苦恼。因此，有些人会选择做手术把耳朵往后摆。儿童必须在五岁以后才能做这个手术，因为直到这个年龄耳朵的软骨才会完全硬化。

在有些病例中，耳朵突出是由于耳道周围软骨过多所致，可以将耳朵从头两侧拉出去。为了纠正这个问题，外科医生需要切入耳后部，在软骨内形成皱襞，然后再把耳朵缝起来等待愈合。

菜花耳是由于耳垂受到重复击打所致，这意味着耳垂的软骨受损。软骨受损后就失去了自己的血液供应，而只能依赖于覆盖着的皮肤的血流。当耳垂受损的时候，软骨会分裂成几层。分裂后的软骨只能接受周围受损血管的血流。这个瘢痕形成过程导致耳朵失去了正常的形状。

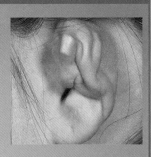

耳郭的反复创伤会导致菜花耳。创伤会导致瘢痕组织，形成畸形耳朵。

耳的内部

中耳是一个充满空气的腔体，由鼓膜和三块小骨组成，帮助将声音传导至内耳。它通过耳咽管与咽部相连。

中耳是颞骨内的一个充满空气的腔体。它里面有听小骨——锤骨、砧骨和镫骨，以及横跨于鼓膜与空腔内侧壁之间的空间。

中耳也包含有两块小肌肉：附着于锤骨柄的鼓膜张肌，以及附着于镫骨的镫骨肌。这两块肌肉可以调节听小骨的运动。中耳的内壁将其与内耳隔离开，包含两个膜性开口：卵圆窗和圆窗。

耳咽管

中耳通过耳咽管（Eustachian管）连接于咽部。这条管道是中耳感染的可能路径。如果不治疗的话，感染会扩散到中耳腔后方的乳突气房，可能会突破颞骨顶部，继而感染覆盖脑部的黏膜（脑膜）。

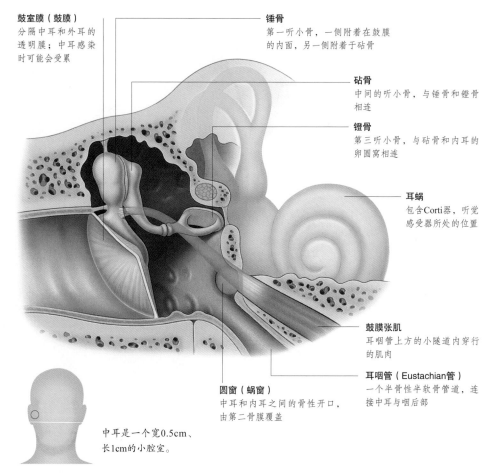

鼓室膜（鼓膜）
分隔中耳和外耳的透明膜；中耳感染时可能会受累

锤骨
第一听小骨，一侧附着在鼓膜的内面，另一侧附着于砧骨

砧骨
中间的听小骨，与锤骨和镫骨相连

镫骨
第三听小骨，与砧骨和内耳的卵圆窝相连

耳蜗
包含Corti器，听觉感受器所处的位置

鼓膜张肌
耳咽管上方的小隧道内穿行的肌肉

耳咽管（Eustachian管）
一个半骨性半软骨管道，连接中耳与咽后部

圆窗（蜗窗）
中耳和内耳之间的骨性开口，由第二骨膜覆盖

中耳是一个宽0.5cm、长1cm的小腔室。

听 小 骨

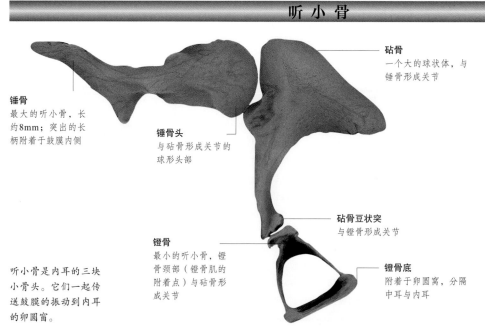

锤骨
最大的听小骨，长约8mm；突出的长柄附着于鼓膜内侧

锤骨头
与砧骨形成关节的球形头部

镫骨
最小的听小骨，镫骨颈部（镫骨肌的附着点）与砧骨形成关节

听小骨是内耳的三块小骨头。它们一起传送鼓膜的振动到内耳的卵圆窗。

砧骨
一个大的球状体，与锤骨形成关节

砧骨豆状突
与镫骨形成关节

镫骨底
附着于卵圆窝，分隔中耳与内耳

听小骨的排列方式使得鼓膜的振动在中耳内传导到卵圆窗，继而传至内耳。这三块骨通过韧带固定；另外还有两块肌肉调节其运动。

镫骨肌是人体内最小的骨骼肌。它的收缩可以降低强音音量。

另外一块肌肉，称为鼓膜张肌，也有相似的降音作用，但是是通过增加鼓膜张力达到的。面神经损伤的患者可能会有听觉过敏，这是一种对声音异常敏感的症状。

内　耳

耳朵的这个部分包含平衡器官和听觉器官。它含有帮助定位的迷路和听觉器官——耳蜗。

内耳，又因扭曲的外形而被称为迷路，包含平衡器官（前庭）和听觉器官（耳蜗）。它被分为外面的骨性迷路和内部的膜性迷路。骨性迷路内充满外淋巴液，膜性迷路内充满内淋巴液，它们各自的化学组成不同。

定位作用

膜性迷路由椭圆囊和球囊组成——骨性前庭的两个相连的囊状结构。它可以帮助人们监测位置。

与之相连的是在骨半规管内的膜半规管。它们与椭圆囊相连的地方扩大形成壶腹，内含感受器。管内液体运动方向的改变可以提供头部加速或减速的信息。

耳蜗是骨性的螺旋管，围绕于中心柱——蜗轴。耳蜗内有毛细胞，即听觉感受器，可以感受因卵圆窗上的镫骨运动引起内淋巴液的振动。它们位于柯蒂氏器内。

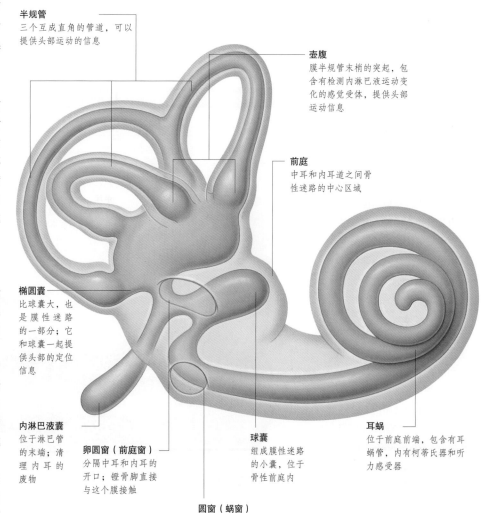

半规管
三个互成直角的管道，可以提供头部运动的信息

壶腹
膜半规管末梢的突起，包含有检测内淋巴液运动变化的感觉受体，提供头部运动信息

前庭
中耳和内耳道之间骨性迷路的中心区域

椭圆囊
比球囊大，也是膜性迷路的一部分；它和球囊一起提供头部的定位信息

内淋巴液囊
位于淋巴管的末端；清理内耳的废物

卵圆窗（前庭窗）
分隔中耳和内耳的开口；镫骨脚直接与这个膜接触

圆窗（蜗窗）
中耳与内耳之间的骨性开口，被第二鼓膜覆盖

球囊
组成膜性迷路的小囊，位于骨性前庭内

耳蜗
位于前庭前端，包含有耳蜗管，内有柯蒂氏器和听力感受器

内耳复杂的结构被骨迷路的外层覆盖着。它可以保护听觉受体以及检测头部运动的精细器官。

助听器和耳蜗植入物

耳聋主要有两种类型。传导性耳聋的意思是声音传导障碍，问题发生在外耳或中耳内。而感觉神经性耳聋是耳蜗或耳蜗与脑之间的通路出现问题。

传导性听力丧失可以通过手术改善，也可以通过电子听力辅助设备矫正。这些设备必须备有放大器、扩音器、接收器和电池，可以放在耳郭后方或者微型化置于耳内。

感觉神经受损患者的听力辅助更复杂。一个方法是植入电子耳蜗或人工耳。需要把一个扩音器放到耳内，它可以将声音转化为脉冲，通过电极传入耳蜗。这种方法可以用在柯蒂氏器内的毛细胞受损的患者中。它产生的声音相对粗糙，但是可以为患者调节声音的强度。

这个听力辅助装置固定在外耳。它可以帮助部分耳聋患者扩大声音，将它们传入耳内。

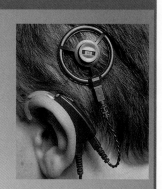

耳蜗植入器的传送器位于头皮上，它的下面是一个接收器。电极从接收器进入耳蜗。

耳朵如何控制我们的平衡

耳朵不仅具有听觉能力，而且可以在我们每天做动作（从爬梯到滑旱冰）的时候保持平衡。保持平衡的内部结构就位于内耳中。

奥林匹克竞赛的滑冰选手可以在超过80km/h的速度上保持平衡。这依赖于耳的结构。

耳由三部分组成。耳外层的可见部分（耳郭和耳道）可以收集和聚焦声波。中耳内鼓膜振动，听小骨将振动传至内耳。内耳有两个功能：耳蜗接收声波帮它们传导至脑，从而处理成声音，以及可以探测位置改变的非听觉或前庭迷路。

骨迷路

内耳中与平衡觉相关的是骨迷路。它的里面有前庭、半规管和膜迷路。膜迷路被外淋巴液包围着。另一种液体——内淋巴液位于膜迷路内，这些液体不只是为了填充空间，它们是整个平衡系统的关键部分。

骨迷路对头部的运动、旋转和定位非常敏感。

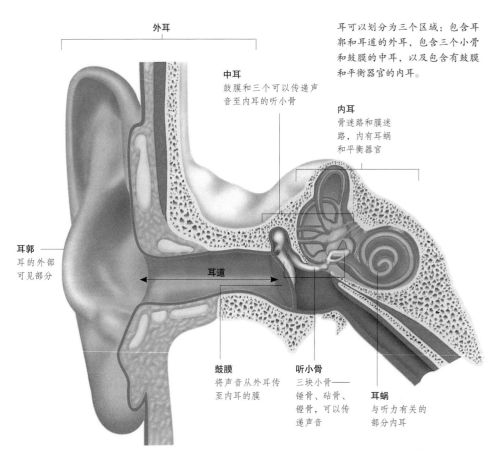

耳的结构

耳可以划分为三个区域：包含耳郭和耳道的外耳，包含三个小骨和鼓膜的中耳，以及包含有鼓膜和平衡器官的内耳。

外耳

中耳
鼓膜和三个可以传递声音至内耳的听小骨

内耳
骨迷路和膜迷路，内有耳蜗和平衡器官

耳郭
耳的外部可见部分

耳道

鼓膜
将声音从外耳传至内耳的膜

听小骨
三块小骨——锤骨、砧骨、镫骨，可以传递声音

耳蜗
与听力有关的部分内耳

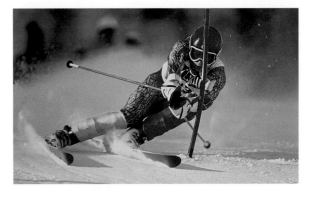

奥林匹克的回转滑雪选手以高速度和大角度运动着，但是他在内耳提供的平衡感作用下依然能够意识到身体的位置。

失去平衡

当你静止不动时，耳内的管道和腔室里的液体处于平衡状态。当头部移动时，液体向反方向运动，大脑从而感受到位置的变化。每只耳朵的变化大小是不同的（取决于你转向哪边），但是系统能够保持平衡。但是，如果一只耳的平衡系统受到了破坏，另一只耳朵的运动可能会引起一种朝向健康侧的转向（眩晕）。

如果两只耳的前庭功能都受损了，那么姿势和步态就会严重损害，引起眩晕和定位障碍。如果环境改变，例如当我们坐飞机或乘船时，前庭系统也可能会有反应，导致晕机或晕船。摄入过多酒精也有相似的后果。

最近，空间科学家正在研究失重状态对前庭系统的影响。一些宇航员回来的时候会出现小的前庭问题，但是这些功能紊乱只是暂时的。

耳内控制平衡的部分

骨迷路内的管道和腔室可以保护膜迷路的膜性管道和腔室，以及其中的液体和感受器。

半规管

半规管是每只耳内的三块互成直角的骨性管道。由于它们的位置和结构特点，它们可以监测三维空间内的运动，并且对旋转敏感。

每个半规管都有一个名为壶腹的膨大末端，里面充满内淋巴液。壶腹内有感受器细胞，它们有细毛突出到内淋巴液中。当我们运动的时候，这些突出的细毛因内淋巴液的移动而移动。这样就会刺激前庭神经发送信号给小脑。

当我们运动的时候，有一个名为眼震的神经反射（眼球的前后运动）可以帮助我们避免眩晕，眼球沿旋转方向的反方向缓慢运动，以使我们能够集中精力到固定的点上。

膜迷路

前庭结构包含有两个膜性囊结构，名为椭圆囊和球囊，它们被称为耳石器官，可以对我们的位置做出反应。在每个囊的内面有一个2mm宽的感觉细胞斑——囊斑，可以监测头部的位置。

椭圆囊斑水平排列，可以提供头部水平移动的信息。球囊斑是垂直排列的，可能会对头部前后倾斜做出反应。它们两个在一起可以监测头部所有可能的位置信息。

感受器（尤其是椭圆囊内的）控制双腿、躯干和颈部的肌肉，为保持身体和头臂直立起到了重要作用。

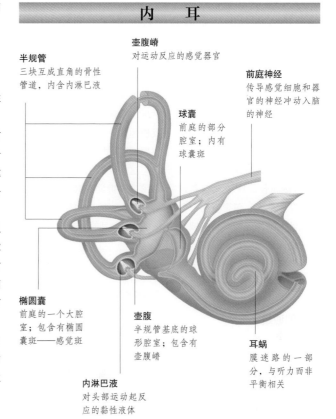

内　耳

半规管
三块互成直角的骨性管道，内含内淋巴液

壶腹嵴
对运动反应的感觉器官

前庭神经
传导感觉细胞和器官的神经冲动入脑的神经

球囊
前庭的部分腔室；内有球囊斑

椭圆囊
前庭的一个大腔室；包含有椭圆囊斑——感觉斑

壶腹
半规管基底的球形腔室；包含有壶腹嵴

耳蜗
膜迷路的一部分，与听力而非平衡相关

内淋巴液
对头部运动起反应的黏性液体

囊斑如何工作

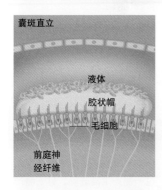

囊斑直立

液体
胶状帽
毛细胞
前庭神经纤维

每一个囊斑都包含有一层名为神经上皮的组织。在这层中，有名为毛细胞的感觉细胞可以发送持续的神经冲动到大脑。

毛细胞被胶状帽覆盖，其内含有小球颗粒可以增加纤毛的重量。当纤毛束弯曲时（如

椭圆囊内的囊斑其胶状帽呈水平位置，里面包绕着细小的纤毛。

由于头部倾斜），毛细胞就会受到刺激，从而改变发送出去的神经冲动的频率。

靠近中心的毛细胞呈球形，而周边的呈圆柱形。这样可能会增加头部轻微倾斜时的反应敏感度。

当头部倾斜的时候，内淋巴液和重力将胶状帽往下拉，刺激毛细胞。

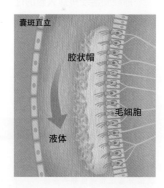

囊斑直立

胶状帽
毛细胞
液体

壶腹内的壶腹嵴会发生什么

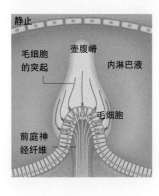

静止

毛细胞的突起
壶腹嵴
内淋巴液
毛细胞
前庭神经纤维

壶腹嵴是壶腹（每只半规管内的膨大基底部）内的锥形感觉结构。每一只耳朵都有6个壶腹嵴。每个壶腹嵴都被名为内淋巴液的液体包绕着。

壶腹嵴对头部运动的速度改变做出反应，将信息通过前

壶腹嵴顶内的毛细胞突起连接于毛细胞和神经纤维。当头部静止时，壶腹嵴顶不会运动。

庭神经传入大脑。

感觉性毛细胞被名为壶腹嵴顶的胶装椎体覆盖着。头部的任何运动都会引起液体形成漩涡壶冲击腹嵴顶，使之弯曲，并且激活毛细胞。

当头部运动时，内淋巴液使得壶腹嵴顶发生运动，刺激毛细胞突起。它们发送信号到脑内，记录下这次运动。

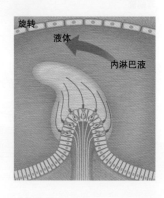

旋转

液体
内淋巴液

大脑如何处理声音

传入内耳的声音被转化为神经元（神经）信号。这是一个复杂而精细的过程，能够让大脑识别并理解很大范围内的声音。

耳蜗是一个内含液体腔的螺旋形骨结构，它是位于内耳的听觉器官。

耳蜗的中央腔室即耳蜗管，含有听力特殊结构，名为Corti螺旋管。这个螺旋器官位于基底膜上，包含有上千个感觉性毛细胞，能够将机械运动（由液体受到声音共振所引起）转化为神经电冲动，然后传入脑内。

入脑的通路

听觉系统的神经通路由一系列并联或串联的神经元组成。神经冲动源于Corti器，最终到达大脑皮层的听觉区域，也就是Heschl颞横回。

中转站

神经元活动传送入脑的过程中会经过几个"中转站"。这些中转站对不同的听觉信号反应不一致，这就丰富了大脑接收到的声音内容。例如，一些

耳蜗神经元在声音开始的时候活跃度急剧增加，名为初始样反应模式；这样可以通知听觉皮层一系列声音就要开始了。

这些神经元、中转站和多种脑内的听觉中枢在身体两侧都有分布。脑内的神经中枢接收的是对侧耳的声音。

Corti螺旋器
包含有振动敏感的毛细胞，通过听神经传导信号

这幅耳蜗的横切面图显示了振动是如何通过各腔之间的膜到达Corti器的毛细胞的。

听觉入脑的信号通路

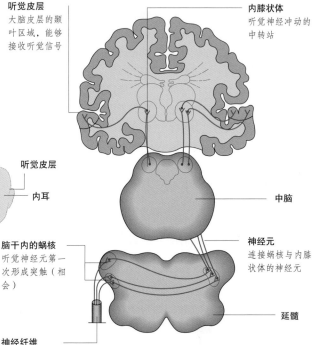

听觉皮层
大脑皮层的颞叶区域，能够接收听觉信号

内膝状体
听觉神经冲动的中转站

听觉皮层

内耳

中脑

脑干内的蜗核
听觉神经元第一次形成突触（相会）

神经元
连接蜗核与内膝状体的神经元

延髓

神经纤维
传送从毛细胞来的信号入脑

耳蜗毛细胞传出的神经信号通过听神经和脊髓到达听觉皮层。

理解声音

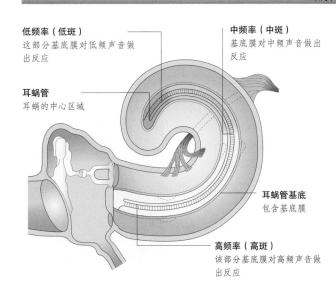

低频率（低斑）
这部分基底膜对低频声音做出反应

中频率（中斑）
基底膜对中频声音做出反应

耳蜗管
耳蜗的中心区域

耳蜗管基底
包含基底膜

高频率（高斑）
该部分基底膜对高频声音做出反应

Corti螺旋器的毛细胞对基底膜不同部位的不同频率做出反应，之后传送不同的音调，从而形成声音过滤过程。

基底膜

基底膜底部的细胞对高频率的声波更敏感，而顶端对低频率的声波更敏感。

基底膜上的毛细胞于特定区域接收特定刺激，这样使得大脑可以分辨不同频率或斑的信息。

频率更敏感。这就像大钢琴通过一侧产生高音阶、另一侧产生低音阶而发声一样。

但是，不同音调的传导也有额外的细微差别。

想象一个打击出"A"调的音叉。声波到达耳蜗的时候会以440Hz的频率共振，它会激活基底膜以440Hz的频率振动。但是，基底膜会有一个特殊的区域以最大的振幅振动。然后这个部位的神经元就会标记上这个440Hz的音频。

大脑如何理解声音信号

神经冲动一旦传导到听觉皮层，脑内的几个区域就开始负责理解这些信号。

关于大脑如何理解声音和语言还有很多需要研究的地方。我们知道大脑两侧颞叶的几个区域负责理解声音的不同方面。我们也知道，当基本的神经元信号到达听觉皮层时，这些区域会从不同的中转站接收许多额外的上下文信息。

辨认声音

大脑通过声音的必备特性——如音量、音高、持续时间、声音间隔——辨认声音。从这些元素中，大脑可以创造每个声音的独特听觉"图像"，就像彩色电视机仅仅通过三种颜色就能够产生一整屏幕的彩色一样。

听觉皮层同样也分隔、过滤并分析同时到达的不同声音，从而产生有意义的信息。

大脑当然也会利用声音接收到的情境做出它即将要听到什么的假设。例如，如果视觉皮层告诉它，一个年轻的女孩正在说话，它就会期待着到来一段特定音高的话语。

听觉联合皮层

听觉联合皮层是用来处理许多声波同时到来之时的复杂声音。它在语言识别的时候非常重要，损伤这个区域就会导致患者无法辨别其他人的声音。

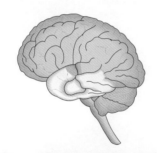

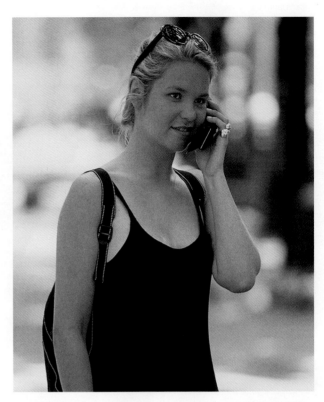

听觉皮层（粉色区域）可以辨别和分析声音。联合皮层（黄色区域）可以辨别声音更多复杂的特性。

视觉皮层影响声音理解的情境。但是当我们使用手机的时候，我们没有任何视觉线索，完全依赖声音输入。

声音定位

听后面传来的声音

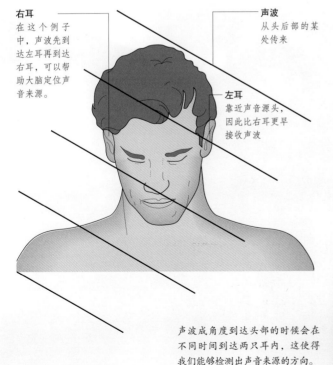

右耳
在这个例子中，声波先到达左耳再到达右耳，可以帮助大脑定位声音来源。

声波
从头后部的某处传来

左耳
靠近声音源头，因此比右耳更早接收声波

声波成角度到达头部的时候会在不同时间到达两只耳内，这使得我们能够检测出声音来源的方向。

大脑能够非常精确地利用信息来定位声音。

它定位信息的两个方式是通过辨认声音到达两只耳朵的强度和时间上的细微差别。

声波到达接近它的那只耳朵的时间会比到达另一只耳要早几分之一秒的时间。大脑通过理解这个时间差来辨别声音的方向。

另外，如果声音从一侧传来，头部就会形成一道"声影"，对侧的耳朵就会接收到更少的声音。因此，我们做出的反应通常就是顺着声音的方向转过头去，平均分布到达两只耳朵的声音。

但是，即使只有一只耳朵，我们依然可以定位声音的来源。这是因为不同来源的声波在不规则的耳郭上发生反射的角度不同。当我们长大的时候，我们就会意识到声音的不同是与特定位置相关的，这样就可以检测到声音的方向。

从很早开始，婴儿就会学习辨认来自不同方向的声音的典型细节。他们随即用这些信息作为参考。

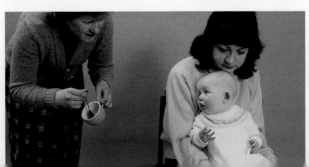

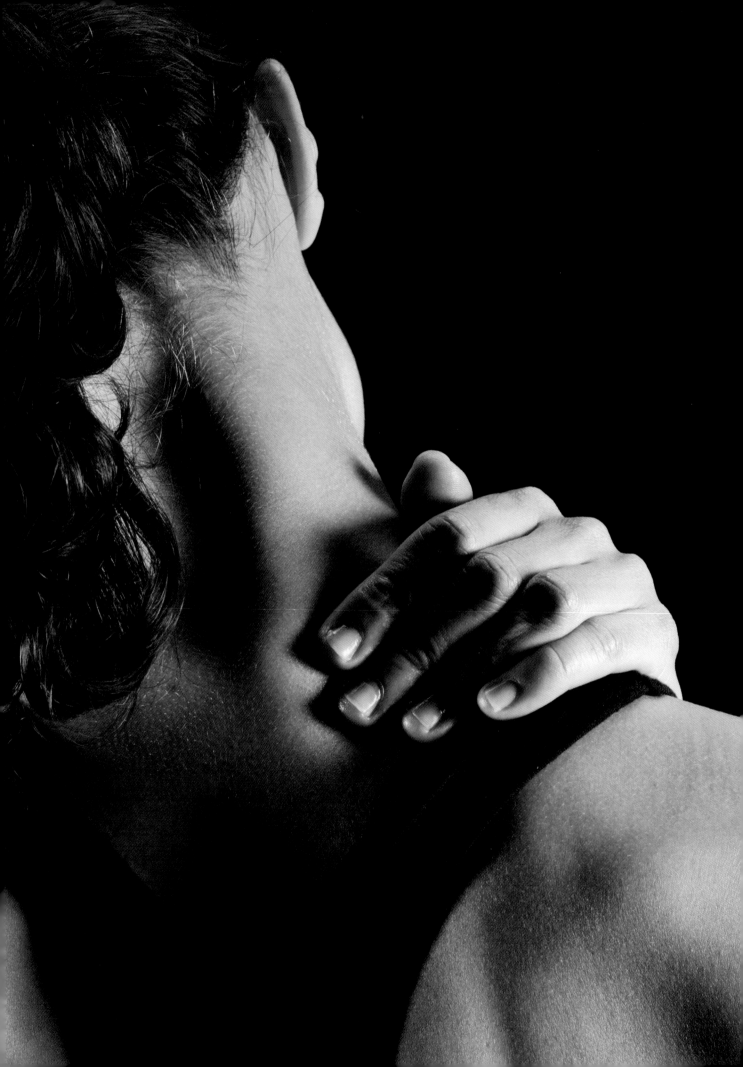

第三章

颈　　部

　　成人颈部包含许多重要的结构，其解剖学结构较为复杂。其中包括了七个骨性结构，称为颈椎。每个颈椎之间都有椎间盘相连，保证了椎体的活动度，由此人们可以进行旋转、仰头、低头等动作。

　　颈椎仅仅是成人骨骼一个较小的组成部分，颈部其他结构对于支撑头部的重量、保护穿行于脑部与身体的神经等方面起着重要作用。此外，颈部还有一些重要的内分泌器官，如甲状腺等，其对于维持体内代谢平衡十分重要。这一章，我们将介绍颈部的结构与功能，一起探索纷繁复杂的颈部。

左图：颈部和肩部含有复杂的肌肉和神经，非常容易受到拉伤和损伤。

颈部内部

颈部是人体内解剖结构最为复杂的结构之一。其中穿行了许多重要脏器和结构，如脊髓、甲状腺等，这些结构大多数位于颈部的结缔组织与肌肉层之间。

颈部的解剖学定义是指下颌骨下端至锁骨上端之间的部分。尽管颈部位置不大，但却在各层结缔组织之间包含了许多重要的结构。颈部的最外层是皮肤。颈部皮肤包括了许多颈丛（C2～C4）的感觉神经末梢。在进行颈部的外科手术时，外科医生多选用横向切口，而非纵向切口，这是由于颈部有许多横行的压力线（stress line），如果使用平行于压力线的横向切口，切口张力较小，有利于术后的瘢痕愈合。

颈外静脉

紧贴于颈部皮肤以下一层的皮下脂肪与结缔组织统称为浅筋膜。浅筋膜内走行着许多血管，如颈外静脉及其分支，这些静脉的主要作用是收集头面部及颈部的血管回流。颈部还有很多浅表淋巴结与静脉伴行。

另一个走行于颈部浅筋膜的重要器官是位于颈前部的颈阔肌，其作用是使嘴角向下牵拉。

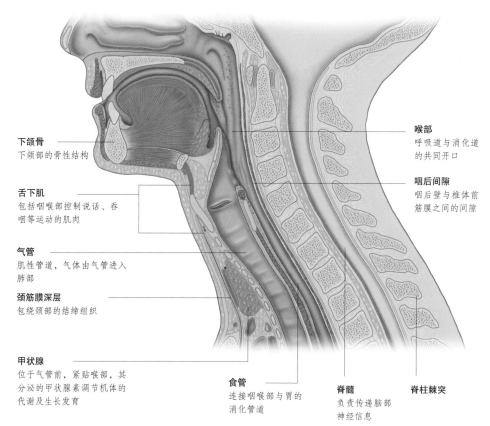

下颌骨
下颌部的骨性结构

舌下肌
包括咽喉部控制说话、吞咽等运动的肌肉

气管
肌性管道，气体由气管进入肺部

颈筋膜深层
包绕颈部的结缔组织

甲状腺
位于气管前，紧贴喉部，其分泌的甲状腺素调节机体的代谢及生长发育

喉部
呼吸道与消化道的共同开口

咽后间隙
咽后壁与椎体前筋膜之间的间隙

食管
连接咽喉部与胃的消化管道

脊髓
负责传递脑部神经信息

脊柱棘突

淋巴结

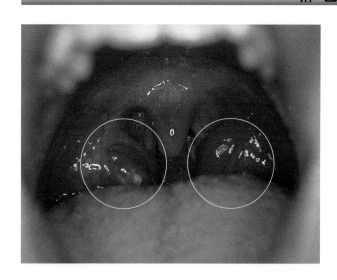

扁桃体富含淋巴组织，主要作用是抵御感染的免疫器官。

颈部的淋巴结对于保护机体起着重要作用。体内淋巴结大多包裹在结缔组织内，如腹股沟、腋窝和颈部。也有部分淋巴结分布在体内的淋巴器官中，如脾脏与扁桃体。淋巴结的主要作用是过滤淋巴液，使淋巴细胞（一种特殊的白细胞）再循环。在感染时，位于淋巴结内的淋巴细胞能够产生抗体，抵抗感染，因而是机体防御机制的重要组成成分。

淋巴系统的疾病通常较为严重，如下所示。

■ 淋巴水肿（lymphedema）：大多由于淋巴管堵塞所致，可引起局部或全身的肿胀，常见病因包括寄生虫感染、淋巴系统遗传性疾病，如Milroy病。

■ 淋巴管炎（lymphangitis）：淋巴管的急性炎症，多由链球菌感染所致。

颈部断层解剖

颈部深层包括许多连续的结缔组织，这些结缔组织紧密相连，对颈部重要器官起到保护作用。

颈部深筋膜由浅入深逐渐出现分支。这些筋膜包绕肌肉、血管、神经，形成鞘膜，使得肌肉、血管、神经等结构相互伴行又彼此独立，减少摩擦。

首先介绍颈筋膜深层，它又称为椎前筋膜。椎前筋膜附着于颈椎棘突。椎前筋膜向侧前方包绕胸锁乳突肌，向后包绕斜方肌，这两块肌肉主要作用是协调头颈部的运动。

喉与气管

气管前筋膜包绕甲状腺、气管及喉部，向前附着于舌状软骨，辅助吞咽功能。

气管前筋膜是颈动脉鞘的延续。颈动脉鞘内包绕颈总动脉、颈内静脉及迷走神经。在颈部，气管后方为食管，咽后方为喉，喉是连接口腔与食管的肌性部分。

椎前筋膜是颈筋膜最深的一层，这层筋膜覆盖除胸锁乳突肌、斜方肌外的其他颈部肌肉，同时覆盖脊柱、脊髓，对这些器官形成保护。

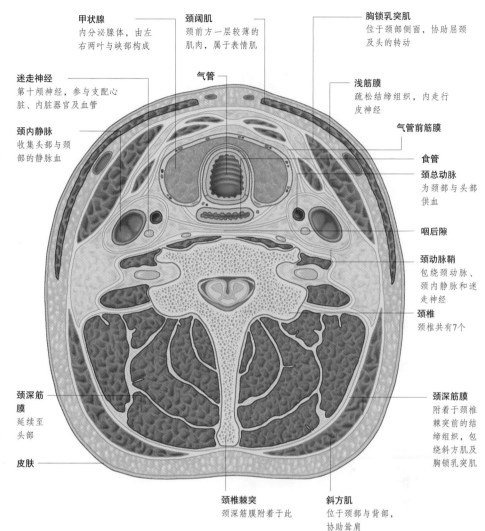

甲状腺
内分泌腺体，由左右两叶与峡部构成

颈阔肌
颈前方一层较薄的肌肉，属于表情肌

胸锁乳突肌
位于颈部侧面，协助屈颈及头的转动

迷走神经
第十颅神经，参与支配心脏、内脏器官及血管

气管

浅筋膜
疏松结缔组织，内走行皮神经

颈内静脉
收集头部与颈部的静脉血

气管前筋膜

食管

颈总动脉
为颈部与头部供血

咽后隙

颈动脉鞘
包绕颈动脉、颈内静脉和迷走神经

颈椎
颈椎共有7个

颈深筋膜
延续至头部

颈深筋膜
附着于颈椎棘突前的结缔组织，包绕斜方肌及胸锁乳突肌

皮肤

颈椎棘突
颈深筋膜附着于此

斜方肌
位于颈部与背部，协助耸肩

颈部断层解剖示意图包含面部运动及表情肌肉之间的纤维结缔组织和血管。

咽后间隙

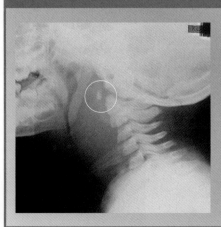

不同筋膜之间形成的间隙，叫筋膜间隙，内有疏松结缔组织，如咽后间隙。咽后间隙位于咽后壁与椎前筋膜之间，向上延伸至颅底，向下延伸至胸腔。颈部筋膜间隙有重要的临床意义，口腔感染可由这些筋膜进入鼻腔；在极少数情况下，甚至会进入胸腔。

由于口腔、扁桃体等部位感染多发于儿童，因此咽后间隙感染也更常见于儿童。此外，当咽后壁受损时（如棒棒糖棍等硬物损伤），也可发生咽后间隙感染。

咽后间隙感染的主要表现为发热、吞咽痛，若局部组织肿胀明显也可导致呼吸困难。利用颈部X线侧位片可协助诊断。治疗主要包括保持呼吸道通畅、脓肿引流及抗生素治疗。

咽后间隙容易感染。左图为咽后间隙脓肿（圆圈处为咽后间隙）。咽后间隙感染多由扁桃体感染迁延而来。

椎 体

椎体既保证了人体可处于直立状态，也保证了人体的活动度。此外，椎体还保护了我们脆弱的脊髓。

椎体，又称为脊柱，是构成人体背部的主要组成部分。椎体向上与颅骨相连，向下构成骨盆的一部分。除了维持人体的各项运动，脊柱还能保护脊髓。和体内其他骨骼相类似的是，脊椎的主要组成成分也是骨矿盐。

脊柱有4个生理弯曲。其中颈曲、腰曲凸向前，胸曲、骶曲凸向后。婴儿学会抬头是颈曲形成的标志，而婴儿学会行走则是腰曲形成的标志。

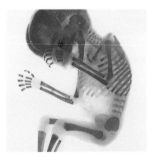

在胎儿时期，脊柱只有胸椎和骶椎生理弯曲。其余生理弯曲随着婴儿坐立、站立、行走而逐渐发育形成。

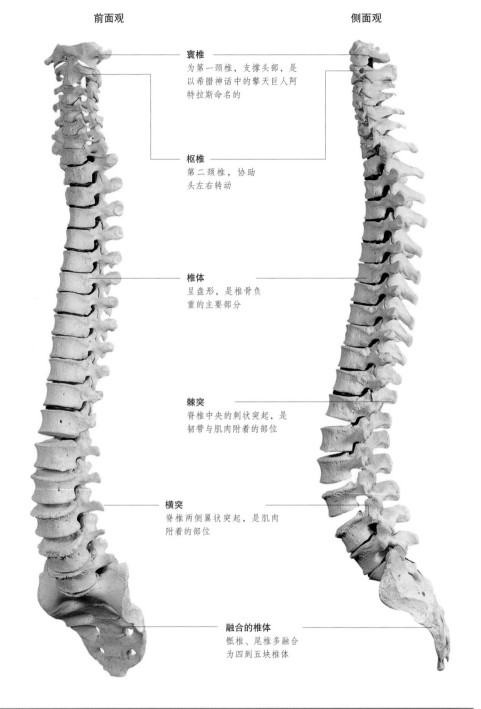

前面观

侧面观

寰椎
为第一颈椎，支撑头部，是以希腊神话中的擎天巨人阿特拉斯命名的

枢椎
第二颈椎，协助头左右转动

椎体
呈盘形，是椎骨负重的主要部分

棘突
脊椎中央的刺状突起，是韧带与肌肉附着的部位

横突
脊椎两侧翼状突起，是肌肉附着的部位

融合的椎体
骶椎、尾椎多融合为四到五块椎体

椎 间 盘

两椎体之间的结构称为椎间盘。椎间盘由中央部的结缔组织（髓核）及其周围的纤维环构成。

椎间盘约占脊椎重量的25%，椎间盘有一定的延展性，在白天处于压缩状态，而在夜晚处于伸展状态，因此大部分人在夜晚所测得的身高较白天测得的身高更高。椎间盘保证了椎体运动的幅度，同时使其免受过大的压力。

椎间盘突出时，可压迫脊神经根，引起疼痛，称为椎间盘突出。大多数椎间盘突出在休息后可缓解，但也有部分需要手术治疗。

椎间盘大小随年龄增大而减小，这是老年人身高下降的一部分原因。

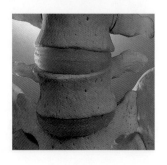

右图所示的椎间盘，类似脊椎之间的缓冲垫，保证了脊柱的灵活性。

椎骨的连接

脊椎可分为5部分，这5部分各司其职又互相联系，组成完整的脊椎。

脊椎包括33块骨头，这些骨头又称为椎骨，其中包含7块颈椎、12块胸椎、5块腰椎、5块骶椎和4块尾椎。不同的脊椎各自的功能不同，具体详见其他章节。

椎体结构

每个椎体的基本结构类似，由前方的椎体及后方的椎弓构成。椎体与椎弓围成孔称为椎间孔，有脊髓通过。椎弓向两侧发出横突与棘突，是肌肉与韧带的附着点。上下相邻的椎体构成关节突关节，保证椎体的活动度。尽管每个关节突关节活动度不大，但连接成脊椎整体后，躯体的活动度较大。

脊神经通过椎间隙、椎间孔等结构进出脊椎。

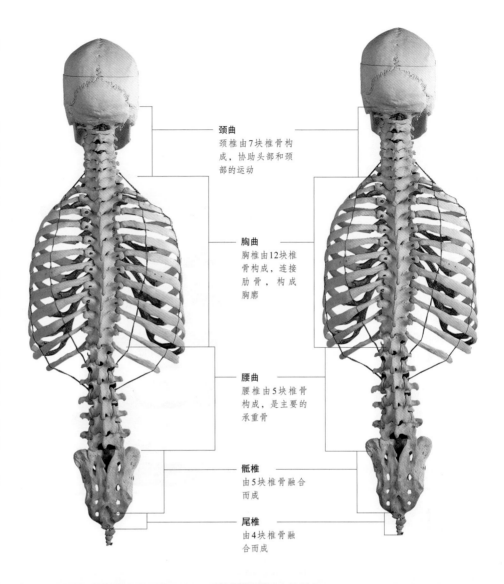

颈曲
颈椎由7块椎骨构成，协助头部和颈部的运动

胸曲
胸椎由12块椎骨构成，连接肋骨，构成胸廓

腰曲
腰椎由5块椎骨构成，是主要的承重骨

骶椎
由5块椎骨融合而成

尾椎
由4块椎骨融合而成

脊椎的病变

与其他骨骼类似，脊椎可发生骨质疏松、骨关节炎及类风湿关节炎。

脊柱裂是一种先天性疾病，是由于两侧椎弓融合不完全，导致脊髓等内容物从椎体膨出。

脊柱裂多由先天发育畸形所致，多在孕16周后经超声诊断，常见受累部位包括腰椎与骶椎，但在一些较为严重的情况下，也可发生全脊柱裂；这些情况多合并脑积水。

脊柱裂合并脊髓、脑脊膜膨出，大多伴有下肢瘫痪。

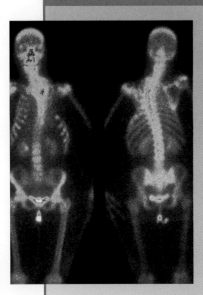

脊柱侧弯是一种先天性畸形，多发生在胸椎，其治疗方式包括外科矫形手术、脊柱支架塑形。

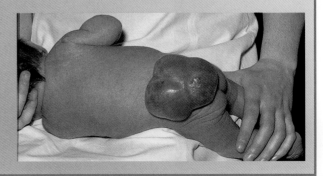

颈　　椎

人体内共有7个颈椎骨，是颈部的骨性支撑。颈椎对脊髓有保护作用，对颅骨有支撑作用，还保证颈部的活动度。

体内7个颈椎中，第3～7个颈椎结构类似，虽然第7颈椎也有一些特殊结构。第1颈椎（寰椎）、第2颈椎（枢椎）与颅骨相连，其结构特殊。

典型颈椎（第3～7颈椎）

第3～7颈椎由两部分构成：位于前方的椎体和后方的椎弓。椎体和椎弓围成椎间孔，椎间孔相互连接，组成椎管。和其他部位的脊柱相比，颈椎的椎体较小，形状近似圆柱体。

椎弓可进一步分为两部分：椎弓根和椎弓板。椎弓根连接椎体，有两个切迹，切迹上有脊神经通过。椎弓板为纤细的骨板，两侧于中线融合，构成脊柱。

椎弓伸向两侧组成横突，为肌肉与韧带附着点。横突有横突孔，有椎动脉和椎静脉通过。

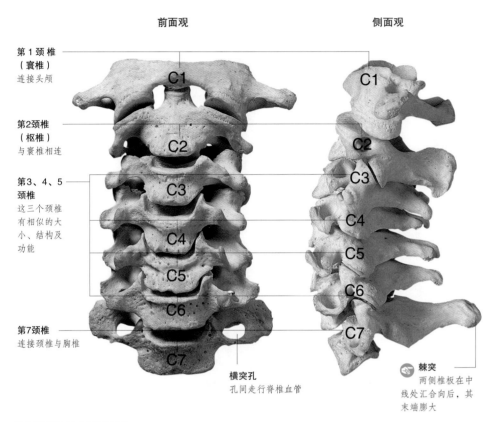

前面观　　　　　　侧面观

第1颈椎（寰椎）　连接头颅　　C1

第2颈椎（枢椎）　与寰椎相连　　C2

第3、4、5颈椎　这三个颈椎有相似的大小、结构及功能　　C3 C4 C5

第7颈椎　连接颈椎与胸椎　　C6 C7

横突孔　孔间走行脊椎血管

 棘突　两侧椎板在中线处汇合向后，其末端膨大

小窍门：
有小手标记的部位在体表易触及

颈椎损伤

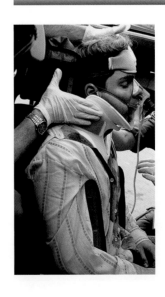

颈椎受伤时，颈部支具或颈托可以固定颈部，减少对脊髓的损伤。

由于颈椎损伤可导致颈髓横断性损伤，因此颈椎损伤通常较为严重

膈肌是主要的呼吸肌，由第4颈神经支配，这个层面的横断性损伤可导致呼吸窘迫而致命。因此，颈部损伤时受伤的部位，即使差之毫厘，也可引起生死之别。在外伤性事故中，若不能排除颈椎损伤，应保持脊柱制动，避免不必要的搬运引起的二次损伤。

头部外伤可引起齿突底（齿突为枢椎的齿状隆起）骨折，需进一步进行X线片检查，观察有无骨折所致寰枢椎错位。寰枢椎错位一旦发生，大多致命。此外，在搬运过程中，还需警惕第4～5颈椎、第5～6颈椎骨折。

和其他关节类似，类风湿关节炎也可引起颈椎受累。类风湿关节炎是一种自身免疫性疾病，主要通过关节面的炎症反应，引起关节被侵蚀，甚至变形。

若寰枢关节受累，可引起寰椎半脱位（关节错位）。齿突可压迫后脑的延髓——体内呼吸、循环中枢，造成严重后果。

颈　椎

第1、2颈椎与第3～7颈椎在结构上有所不同。

第1颈椎

第1颈椎，又称为寰椎，是与颅骨直接相连的椎体。与其他椎体不同的是，寰椎无椎体，寰椎椎体在发育过程中与第2颈椎融合，成为齿突。寰椎也无棘突。寰椎由细长的前弓和后弓构成，后弓上面有横行的椎动脉沟，椎动脉经过此沟进入颅骨大孔。

第2颈椎

第2颈椎，枢椎，最特殊的部分为向上隆起的齿突。齿突与寰椎前弓后方的齿突凹构成关节。齿突关节与头部的运动相关。

枢椎的椎体与其他颈椎类似。

第7颈椎

第7颈椎是最大的颈椎，易在体表扪及，因而也称为隆椎。第7颈椎横突比其他颈椎更大，横突上的卵圆孔走行椎体副动脉及椎静脉。

第1颈椎（寰椎）

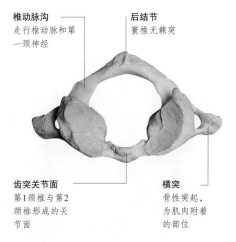

椎动脉沟
走行椎动脉和第一颈神经

后结节
寰椎无棘突

齿突关节面
第1颈椎与第2颈椎形成的关节面

横突
骨性突起，为肌肉附着的部位

第2颈椎（枢椎）

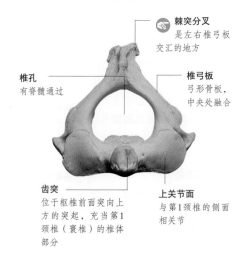

棘突分叉
是左右椎弓板交汇的地方

椎孔
有脊髓通过

椎弓板
弓形骨板，中央处融合

齿突
位于枢椎前面突向上方的突起，充当第1颈椎（寰椎）的椎体部分

上关节面
与第1颈椎的侧面相关节

第5颈椎

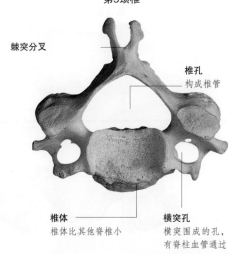

棘突分叉

椎孔
构成椎管

椎体
椎体比其他脊椎小

横突孔
横突围成的孔，有脊柱血管通过

第7颈椎

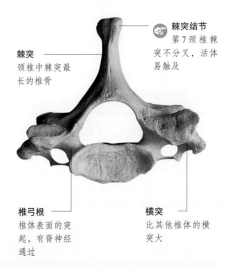

棘突结节
第7颈椎棘突不分叉，活体易触及

棘突
颈椎中棘突最长的椎骨

椎弓根
椎体表面的突起，有脊神经通过

横突
比其他椎体的横突大

颈部病变

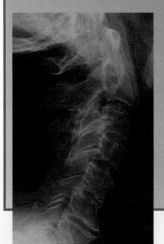

椎体骨刺（骨性生长）可压迫脊神经，引起神经支配部位的疼痛、麻木。颈部脊神经也是臂丛的组成成分，若受压可引起上臂疼痛及麻木。

骨刺常见于骨关节炎，可引起疼痛及活动受限。

0.5%的人在第7颈椎横突处有颈肋，颈肋通常无症状，但有时也可因压迫锁骨下动脉，造成血供不足，引起上臂疼痛。

颈肋在第7颈椎横突处，延续至骨化的胸肋。

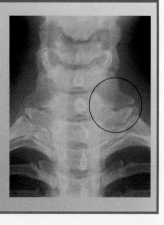

颈部韧带

颈部韧带对于保护椎体、维持椎体稳定性有重要作用。韧带包含弹性纤维，使头部和颈部可以做屈伸运动。

颈部韧带十分重要，它们连接着颈椎，同时保证颈部能自由活动，一些颈部韧带下行至腰椎，另一些颈部韧带上行连接颈椎与颅骨。

韧带的功能

第1颈椎和第2颈椎，即寰椎与枢椎，主要作用是连接脊椎与颅骨，并起支撑作用。枢椎在寰椎下方，有齿状隆起（齿突）凸向寰椎。如果齿突向椎管内移动，可压迫延髓等神经组织，引起死亡。

连接齿突、寰椎与颅骨的韧带包括：

■ 寰椎十字韧带：由横行的寰椎横韧带与其上下两纵行纤维索交互成十字形构成，其作用为限制齿突过度活动，避免齿突压迫脊髓。十字韧带向上附着于颅骨，向下附着于脊柱。

■ 齿突尖韧带：连接齿突尖与颅骨的韧带。

■ 翼状韧带：连接齿突外上方至颅骨的韧带。

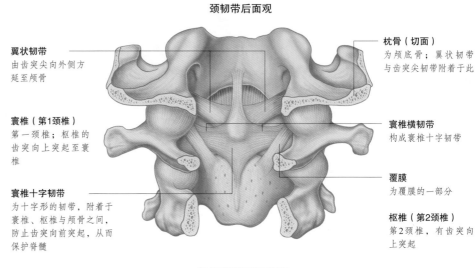

颈韧带后面观

翼状韧带
由齿突尖向外侧方延至颅骨

寰椎（第1颈椎）
第一颈椎；枢椎的齿突向上突起至寰椎

寰椎十字韧带
为十字形的韧带，附着于寰椎、枢椎与颅骨之间，防止齿突向前突起，从而保护脊髓

枕骨（切面）
为颅底骨；翼状韧带与齿突尖韧带附着于此

寰椎横韧带
构成寰椎十字韧带

覆膜
为覆膜的一部分

枢椎（第2颈椎）
第2颈椎，有齿突向上突起

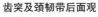

齿突及颈韧带后面观

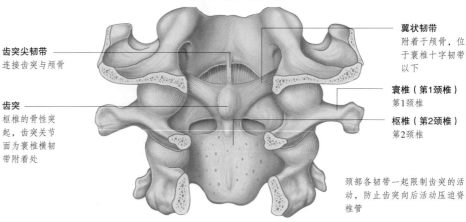

齿突尖韧带
连接齿突与颅骨

齿突
枢椎的骨性突起，齿突关节面为寰椎横韧带附着处

翼状韧带
附着于颅骨，位于寰椎十字韧带以下

寰椎（第1颈椎）
第1颈椎

枢椎（第2颈椎）
第2颈椎

颈部各韧带一起限制齿突的活动，防止齿突向后活动压迫脊椎管

寰椎十字韧带断裂

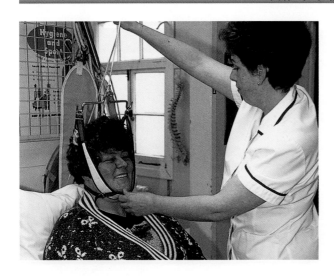

颈部牵引有助于颈部损伤的恢复。颈部牵引的原理是保持颈部制动并复原损伤关节。

十字韧带在极罕见的情况下可因外伤或磨损导致断裂。外伤所致的十字韧带断裂多发生于颈部过屈——如头部朝地的车祸。85kg的外力即可导致十字韧带断裂。在悬吊时，十字韧带也易受损伤。

此外，当机体出现结缔组织病或感染时，十字韧带也易受损伤。

如果这些疾病影响到十字韧带，寰枢关节也会受影响——寰椎、枢椎将处于半脱位或全脱位，从而使齿突移向椎管，若压迫脊髓，可引起肢体瘫痪；压迫延髓，可引起呼吸衰竭，导致死亡。

纵韧带

相邻椎体之间通过纵韧带相连。这些韧带对脊椎起支撑作用，韧带中的弹性纤维又保证了椎体的活动度。

纵韧带上至颅底，下至骶骨，可进一步分为前纵韧带和后纵韧带，纵韧带的作用是连接相邻椎体。

纵韧带

前纵韧带附着于椎间盘与椎体之间，为宽大的纤维束，上缘移行至寰枕膜前缘。

后纵韧带相比前纵韧带较窄，位于椎体后面，向上移行至颅骨的覆膜。

此外，还有一些韧带连接椎弓，如黄韧带。黄韧带由黄色的弹性纤维构成，协助围成椎管，其作用为限制脊椎过度前屈。黄韧带向上附着于颅骨，移行至寰枕后膜。

项韧带

项韧带行于颈部正中，附着于颈椎，是斜方肌的附着点。项韧带中的弹性纤维有助于维持头部的重量。当人们做屈头、屈颈等动作时，项韧带伸展，保证活动度。

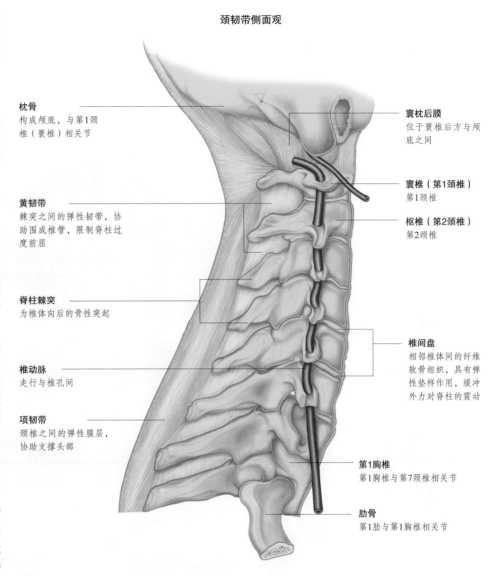

颈韧带侧面观

枕骨
构成颅底，与第1颈椎（寰椎）相关节

黄韧带
棘突之间的弹性韧带，协助围成椎管，限制脊柱过度前屈

脊柱棘突
为椎体向后的骨性突起

椎动脉
走行与椎孔间

项韧带
颈椎之间的弹性膜层，协助支撑头部

寰枕后膜
位于寰椎后方与颅底之间

寰椎（第1颈椎）
第1颈椎

枢椎（第2颈椎）
第2颈椎

椎间盘
相邻椎体间的纤维软骨组织，具有弹性垫样作用，缓冲外力对脊柱的震动

第1胸椎
第1胸椎与第7颈椎相关节

肋骨
第1肋与第1胸椎相关节

韧带的结构

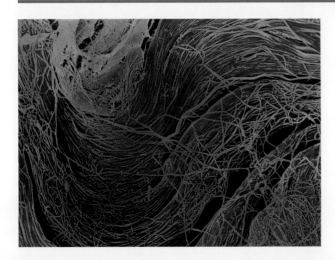

韧带连接骨骼，协助构成关节。韧带的主要成分包括胶原、弹性纤维及成纤维细胞（可分化成结缔组织的细胞）。这些组成成分排列方向一致，使韧带在富有弹性的同时也能对抗较大的外力。

波浪形的胶原纤维和弹性纤维相类似，在外力下可伸展，这一特点有助于韧带在保持活动性的同时维持关节的稳定。

某些韧带，如颈部的项韧带，其弹性纤维含量较高，因此相较于其他韧带延展性更好，这一特点保证了其附着骨活动性更大。

显微镜下的波浪形胶原。胶原与弹性纤维保证了韧带的延展性。

颈部肌肉（1）

颈前部肌肉分为舌骨上肌群和舌骨下肌群。这些肌肉附着于舌骨，其作用为上提、下降舌骨，并辅助吞咽。

颈前有纵行的两组肌肉，分别从下颌角和胸骨发出，这些肌肉协助下颌骨、舌骨及喉的运动，并参与吞咽。舌骨将这些肌肉分为舌骨上肌群和舌骨下肌群。

舌骨上肌群

舌骨上肌群是位于舌骨与下颌骨之间的一组肌群，其中，二腹肌是两端纤细、中间膨大呈梭形的肌肉。二腹肌前腹附着于下颌骨近中线处，二腹肌后腹起自颅底，中间腱借筋膜形成的滑车系于舌骨。

茎突舌骨肌起自颅骨茎突，向前下方走行止于舌骨。下颌舌骨肌起自下颌，在后方止于舌骨；与对侧下颌舌骨肌汇合于正中线，参与组成口腔底。

颏舌骨肌起自下颌骨颏棘，止于舌骨，参与构成口腔底。

舌骨下肌群与舌骨上肌群

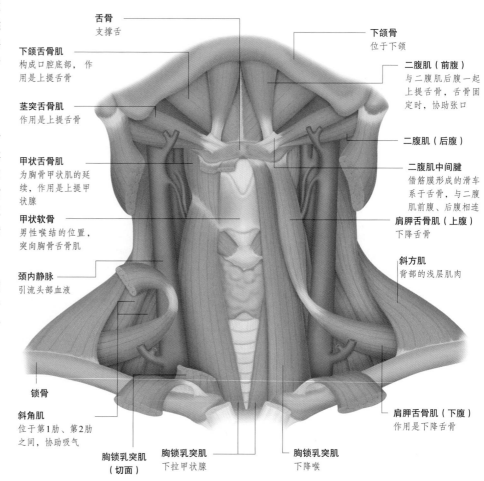

舌骨
支撑舌

下颌舌骨肌
构成口腔底部，作用是上提舌骨

茎突舌骨肌
作用是上提舌骨

甲状舌骨肌
为胸骨甲状肌的延续，作用是上提甲状腺

甲状软骨
男性喉结的位置，突向胸骨舌骨肌

颈内静脉
引流头部血液

锁骨

斜角肌
位于第1肋、第2肋之间，协助吸气

胸锁乳突肌
（切面）

胸锁乳突肌
下拉甲状腺

胸锁乳突肌
下降喉

下颌骨
位于下颌

二腹肌（前腹）
与二腹肌后腹一起上提舌骨，舌骨固定时，协助张口

二腹肌（后腹）

二腹肌中间腱
借筋膜形成的滑车系于舌骨，与二腹肌前腹、后腹相连

肩胛舌骨肌（上腹）
下降舌骨

斜方肌
背部的浅层肌肉

肩胛舌骨肌（下腹）
作用是下降舌骨

舌骨下肌群与颈阔肌

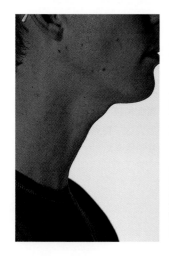
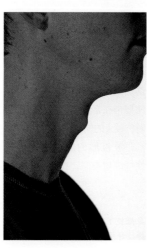

舌骨下肌群位于舌骨与胸骨之间，包括胸骨舌骨肌、肩胛舌骨肌以及位于深面的甲状舌骨肌和胸骨甲状肌。舌骨下肌群多为扁平状，因此也称为"带状肌"。吞咽时，舌骨下肌群将舌骨向下移动。

颈阔肌位于颈部浅筋膜中，薄而宽阔。起自胸大肌和三角肌表面的深筋膜，向上止于口角。颈阔肌下方分为两头，向上于口角处互相重叠。

颈阔肌作用于口周及颊部，也属于表情肌。颈阔肌将口角向下拉，露出牙齿。

吞咽时舌骨上肌群带动喉与舌骨向上运动（最左图示）。舌骨下肌群带动喉与舌骨向下运动，使其恢复到原来的位置。

颈部肌肉的作用

舌骨上肌群和舌骨下肌群作用于舌骨及喉，其作用互相拮抗，辅助吞咽。

下颌舌骨肌、颏舌骨肌和二腹肌前腹在吞咽时上提舌骨，使舌骨升高，使喉向前运动；当舌骨固定时，可张口。

茎突舌骨肌与二腹肌后腹上提舌骨，使喉向后运动。检查舌骨上肌群的方式是让患者张口。

拮抗作用

舌骨下肌群在吞咽过程结束时下降舌骨和喉。舌骨下肌群收缩，对抗舌骨上肌群的张口，使口腔闭合。

检查舌骨下肌群的方式是医生轻轻固定舌骨，让患者张口。正常情况下，舌骨应向下移动。舌骨下肌群损伤时，由于缺乏抵抗舌骨上肌群的作用，舌骨将向上运动。

舌上肌群和舌下肌群的作用

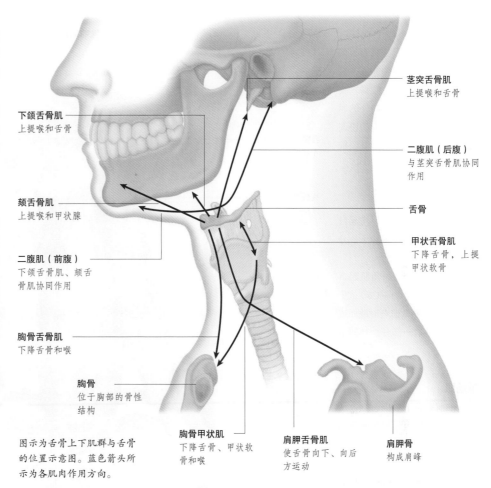

下颌舌骨肌
上提喉和舌骨

颏舌骨肌
上提喉和甲状腺

二腹肌（前腹）
下颌舌骨肌、颏舌骨肌协同作用

胸骨舌骨肌
下降舌骨和喉

胸骨
位于胸部的骨性结构

茎突舌骨肌
上提喉和舌骨

二腹肌（后腹）
与茎突舌骨肌协同作用

舌骨

甲状舌骨肌
下降舌骨，上提甲状软骨

胸骨甲状肌
下降舌骨、甲状软骨和喉

肩胛舌骨肌
使舌骨向下、向后方运动

肩胛骨
构成肩峰

图示为舌骨上下肌群与舌骨的位置示意图。蓝色箭头所示为各肌肉作用方向。

舌 骨

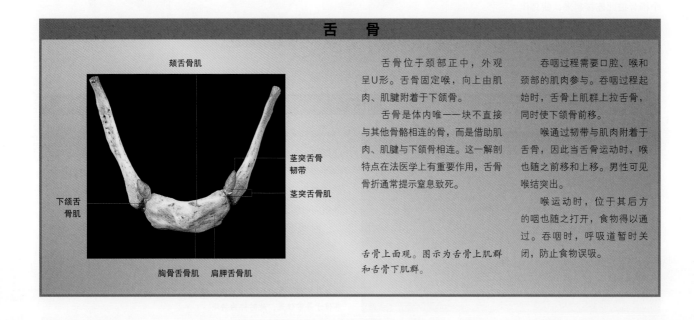

颏舌骨肌

下颌舌骨肌

胸骨舌骨肌　肩胛舌骨肌

茎突舌骨韧带

茎突舌骨肌

舌骨位于颈部正中，外观呈U形。舌骨固定喉，向上由肌肉、肌腱附着于下颌骨。

舌骨是体内唯一一块不直接与其他骨骼相连的骨，而是借助肌肉、肌腱与下颌骨相连。这一解剖特点在法医学上有重要作用，舌骨折通常提示窒息致死。

舌骨上面观。图示为舌骨上肌群和舌骨下肌群。

吞咽过程需要口腔、喉和颈部的肌肉参与。吞咽过程起始时，舌骨上肌群上拉舌骨，同时使下颌骨前移。

喉通过韧带与肌肉附着于舌骨，因此当舌骨运动时，喉也随之前移和上移。男性可见喉结突出。

喉运动时，位于其后方的咽也随之打开，食物得以通过。吞咽时，呼吸道暂时关闭，防止食物误吸。

颈部肌肉（2）

颈部肌肉协助头部直立于脊柱上。这些肌肉收缩，可协助屈颈、屈头，并在吸气过程中上抬第1肋和第2肋。

头部的重心位于脊柱前方，因此需要颈后方肌肉、韧带的共同作用，使头部保持固定姿势，避免头向前倾斜。头颈部的大部分向前和向外的屈曲是通过颈部屈肌肌肉的协调作用实现的：包括斜角肌、椎前肌和胸锁乳突肌。

斜角肌

斜角肌共有三块，均起自颈椎横突，纤维斜向外下，分别止于第1肋、第2肋骨。

前斜角肌和中斜角肌起自第3到第6颈椎（C3～C6），止于第1肋。后斜角肌有时缺如或为中斜角肌的一部分，其向下止于第2肋。

椎前肌

椎前肌位于颈椎前方，从颅骨向下延伸至颈部和胸部的交界处。头前直肌和头外侧直肌从颅骨到第1颈椎的短肌。头长肌是较长的带状肌肉，与前斜角肌肌腱一致。颈长肌将每个椎骨彼此连接起来，使其作为整体来运动。

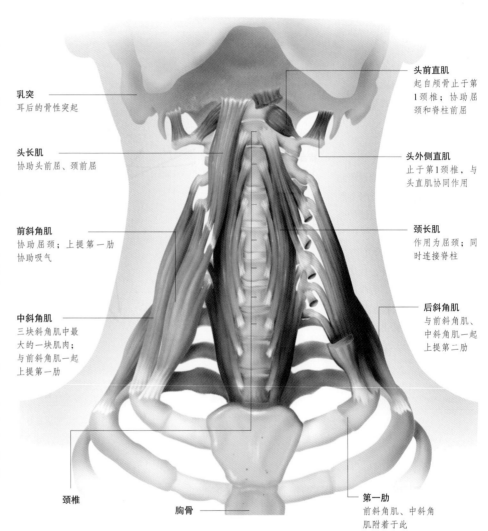

斜角肌、椎前肌肉前面观

乳突
耳后的骨性突起

头长肌
协助头前屈、颈前屈

前斜角肌
协助屈颈；上提第一肋协助吸气

中斜角肌
三块斜角肌中最大的一块肌肉；与前斜角肌一起上提第一肋

颈椎

胸骨

头前直肌
起自颅骨止于第1颈椎；协助屈颈和脊柱前屈

头外侧直肌
止于第1颈椎，与头直肌协同作用

颈长肌
作用为屈颈；同时连接脊柱

后斜角肌
与前斜角肌、中斜角肌一起上提第二肋

第一肋
前斜角肌、中斜角肌附着于此

临床意义

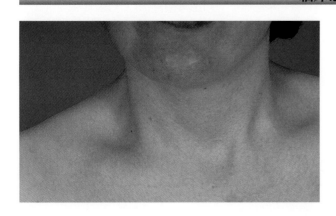

胸锁乳突肌受损时，可出现斜颈，即俗称的"歪脖子"。这种情况下，缩短或异常挛缩的胸锁乳突肌使头部歪斜，面部朝向对侧上方。

斜颈多发于新生儿中，又称为"先天性斜颈"。其原因多为颈部纤维瘤或难产时胸锁乳突肌撕裂伤。胸锁乳突肌损伤后，疤痕组织增生，替代胸锁乳突肌，使胸锁乳突肌缩短。成年人中胸锁乳突肌反复收缩又称为"痉挛性斜颈"。

胸锁乳突肌异常收缩可使头部、颈部位于异常位置，此时称为斜颈。

颈部肌肉

胸锁乳突肌是强有力的肌肉，其与斜角肌和椎前肌协同作用，使头部和颈椎前屈。

胸锁乳突肌是主要的屈头肌。在颈前方，体表可见胸锁乳突肌。胸锁乳突肌起自胸骨柄前面和锁骨的胸骨端，止于乳突（颅骨的骨性突起）。胸锁乳突肌下方分为二头，二头会合向上，一头位于胸骨上方的前面，另一头位于深面，附着于锁骨。

胸锁乳突肌的作用

胸锁乳突肌一侧收缩，使面部转向对侧；使头颈向同侧屈。转头时可打及胸锁乳突肌。

胸锁乳突肌两侧收缩，若颈后方肌肉舒张，则使头向前。这一过程又称为伸头——头部保持水平直视，而相对于躯干向前移动。后面使头伸，肌肉合力作用线在寰枕关节额状轴的前面使头屈。举例来说，即当有人试图看着他们的肩膀时头部的动作。

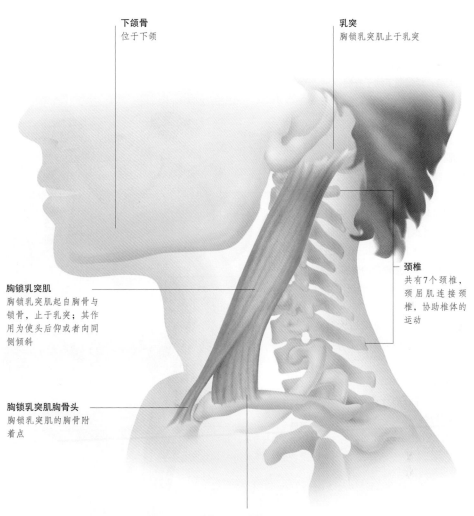

胸锁乳突肌侧面观

下颌骨
位于下颌

乳突
胸锁乳突肌止于乳突

颈椎
共有7个颈椎，颈屈肌连接颈椎，协助椎体的运动

胸锁乳突肌
胸锁乳突肌起自胸骨与锁骨，止于乳突；其作用为使头后仰或者向同侧倾斜

胸锁乳突肌胸骨头
胸锁乳突肌的胸骨附着点

胸锁乳突肌锁骨头
胸锁乳突肌的锁骨附着点

与斜角肌相似，胸锁乳突肌也是辅助呼吸肌，其在呼吸时上提肋骨。

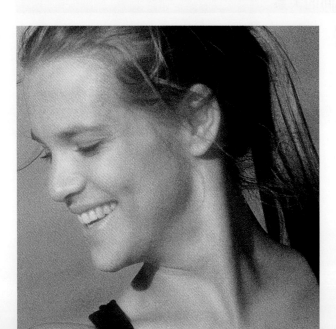

斜角肌和椎前肌

前斜角肌、中斜角肌和后斜角肌与胸锁乳突肌及其他颈深部肌肉一起协助颈侧屈，并在呼吸时上抬肋骨。两侧斜角肌收缩，可使颈前屈。

因斜角肌在呼吸时上抬肋骨，故又称为辅助呼吸肌。运动或哮喘发作时需要用力吸气，此时需要辅助呼吸肌帮助胸廓的扩张。

椎前肌

头直肌协助颈前屈及颈侧屈。头长肌作用于上颈部及头，协助颈前屈；颈长肌仅作用于颈部，不附着于头部，其作用为屈颈。

胸锁乳突肌起于胸骨，在耳后方走行，头部及颈部运动时体表可见胸锁乳突肌。头颈部的运动还需要其他颈部肌肉的参与。

脑　干

脑干位于大脑和脊髓之间，它参与调节呼吸和血液循环，并参与意识的调控。

脑干共分为三部分：中脑、脑桥、延髓。中脑向上连接大脑；延髓向下续于脊髓。

脑干外观

脑干由下至上可分为以下三部分。

■ 延髓：为脊髓上方的突起。在延髓腹面，前正中裂两侧有隆起的锥体。锥体束中的神经纤维传递大脑皮层的信息到身体其他部位。锥体的外侧有卵圆形隆起的橄榄。

■ 脑桥：包括脑桥深部核团及其神经纤维。

■ 中脑：外观可见两边大脑脚，大脑脚中央有凹陷。

颅神经

脑干中还有一些支配头部的颅神经。颅神经核位于脑干灰质，发出神经纤维。

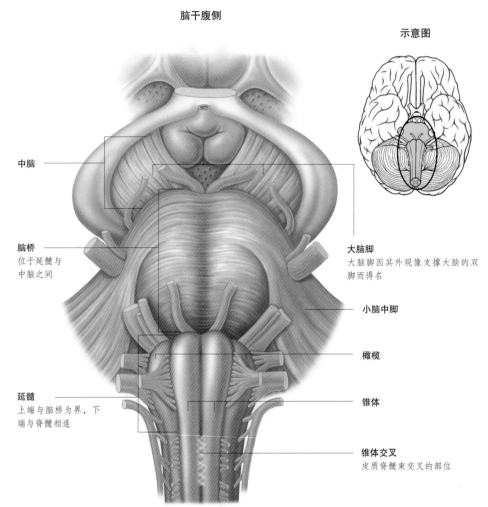

脑干腹侧

示意图

中脑

脑桥
位于延髓与中脑之间

延髓
上端与脑桥为界，下端与脊髓相连

大脑脚
大脑脚因其外观像支撑大脑的双脚而得名

小脑中脚

橄榄

锥体

锥体交叉
皮质脊髓束交叉的部位

脑干之间的关系

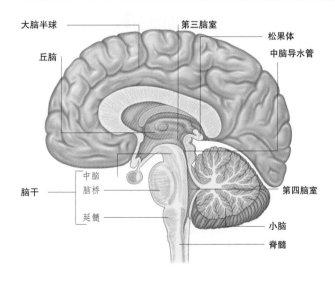

大脑半球

丘脑

脑干
中脑
脑桥
延髓

第三脑室

松果体

中脑导水管

第四脑室

小脑

脊髓

大脑矢状面示意图提示大脑、脑干及脊髓之间的关系。

■ 延髓：脊髓经颅骨最大的孔——枕骨大孔向上延伸为延髓。脊髓中央管向上扩张为第四脑室，其作用为协助

脑干位于大脑和脊髓之间。脑干共分为三部分：中脑、脑桥、延髓。

脑脊液在大脑与脊髓之间循环。

■ 脑桥：位于延髓上方，与小脑位于同一平面。脑桥上方为中脑，中脑环绕连接第三脑室与第四脑室之间的中脑导水管。

■ 中脑：脑干最短的一部分，位于大脑中央的丘脑下方，周围环绕大脑半球。中脑位于丘脑、下丘脑及松果体下方。

脑干的内部结构

脑干包括了很多神经组织，这些神经组织对于维系生命有着重要作用。脑干也是视觉和听觉的反射中枢。

脑干横切面图显示了脑干的内部结构，包括白质和灰质在不同切面水平上的排列顺序。

延髓

延髓的切面主要有以下特点。

■ 下橄榄核：位于橄榄下方的带状灰质。延髓内的其他核团包括颅神经核团，如舌下神经和迷走神经。

■ 前庭复合体：接收来自耳的信息，同时参与平衡的调节。

■ 网状系统：是神经元的复杂网状系统，广泛分布于脑干中。网状系统参与调节呼吸及循环，对维系生命有重要作用。中脑中的部分颅神经核也参与网状系统的组成。

中脑

中脑的切面有以下特点。

■ 中脑导水管：连接第三脑室和第四脑室。导水管上方区域称为顶盖，导水管下方有大脑脚。

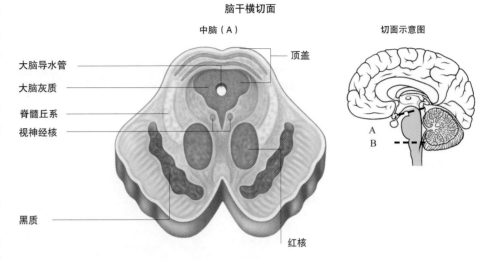

脑干横切面

中脑（A）

切面示意图

大脑导水管
大脑灰质
脊髓丘系
视神经核
黑质
顶盖
红核

延髓（B）

舌下神经核
楔束核
迷走神经背核
前庭神经核
网状结构
下橄榄核

脑干不同平面均可见神经核及神经束，这些神经参与大脑的各种功能。

■ 大脑脚：大脑脚内侧有两个重要结构，分别是红核和黑质。红核参与运动的调节，黑质损伤可导致帕金森病。

脑桥

脑桥可分为上半部分和下半部分。

■ 下半部分：多由脑桥、小脑发出的神经纤维构成。

■ 上半部分：主要由颅神经构成，也参与组成网状系统。

脑 死 亡

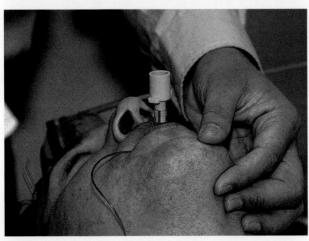

宣告脑死亡需要严格的标准，其中之一是患者脱离呼吸机后有无自主呼吸。

在某些情况下，重症监护室中脑干死亡的病人可通过机器维持呼吸和血液循环。

宣告死亡

这种情况下，医生可以通过一些检查和观察来宣告死亡。这些检查主要用来检查脑干这一控制意识、呼吸和循环等重要功能的脑组织是否死亡。

脑干检查

脑干功能检查主要包括以下几点：

■ 是否可以自主呼吸。

■ 有无瞳孔对光反射：光照时瞳孔是否有缩小。

■ 有无角膜反射：轻触角膜缘是否出现眼睑闭合。

■ 有无前庭刺激：耳朵灌入冰水后是否有眼震。

■ 咽反射是否消失：刺激气道喉是否会出现呛咳。

如果这些反射消失，则证明脑干已死亡。

臂　　丛

臂丛是位于颈根部至腋窝的神经丛，这些神经主要支配上肢，故得名臂丛。

每个椎体都对应相应的脊神经，脊神经分成背侧和腹侧两支。

臂丛主要由第5～8颈神经和第1胸神经的腹侧支构成。这些脊神经的腹侧支又称为脊神经根。

结构

臂丛分为三主干：上干、中干、下干。

臂丛各主干又进一步分为前股、后股。其中前股的神经纤维支配上臂前面部分，后股的神经纤维支配上臂的后面部分。

从臂丛各个股中进一步分出三个神经束。这些神经束根据其与腋动脉的位置，分别称为：外侧束、内侧束和后束。

臂丛束向下走行又可进一步分为臂丛支，但也有臂丛支在较高的位置发出。

臂丛的起源

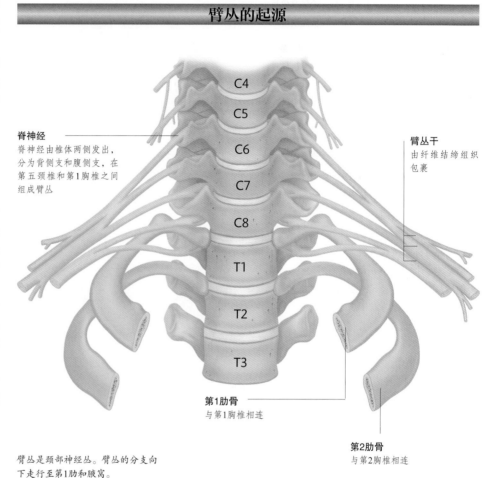

脊神经
脊神经由椎体两侧发出，分为背侧支和腹侧支，在第五颈椎和第1胸椎之间组成臂丛

C4
C5
C6
C7
C8
T1
T2
T3

臂丛干
由纤维结缔组织包裹

第1肋骨
与第1胸椎相连

第2肋骨
与第2胸椎相连

臂丛是颈部神经丛。臂丛的分支向下走行至第1肋和腋窝。

臂丛的分支

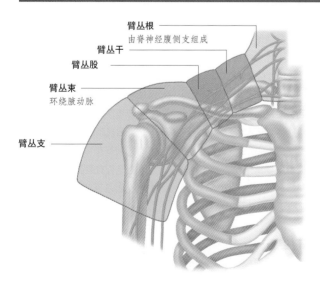

臂丛根
由脊神经腹侧支组成

臂丛干

臂丛股

臂丛束
环绕腋动脉

臂丛支

左图不同颜色代表臂丛各个部分的不同分支。

臂丛始于脊柱，根据其解剖特点，分为根、干、股、束、支。

释义

■ 臂丛根：第5颈神经至第1胸神经的腹侧神经根，由颈椎两侧发出。

■ 臂丛干：位于锁骨周围。

■ 臂丛股：起于臂丛干，经过锁骨，进入腋窝。

■ 臂丛束：由结缔组织包裹，行于腋鞘之中。臂丛束在腋窝内分别行于腋动脉的内侧、外侧与后方，将腋动脉的中段夹持。

■ 臂丛支：臂丛支多由腋窝进入上臂。

臂丛损伤

臂丛不同，神经损伤临床表现也不同。若损伤的神经距离脊椎越近，引起的损伤越严重。

皮 节

皮节是指脊神经感觉支对应的皮肤节段。同一脊神经也可对应不同的皮肤节段。

臂丛由第5颈神经至第1胸神经的腹侧分支构成，臂丛的分支支配上臂的感觉，即上臂皮节对应相应的臂丛分支。

手臂上举时皮节分段最为清楚。四肢由胚胎时代的胚芽逐渐伸展而形成，皮节分段也随着四肢发育向外侧伸展。

皮节分段

上臂皮节分段可有变异，总的来说，遵循以下规律：

- 第5颈神经支配上臂前侧皮肤感觉。
- 第6颈神经支配上臂外侧及大拇指的皮肤感觉。
- 第7颈神经支配上臂背侧及第2、3两指的皮肤感觉。
- 第8颈神经支配上臂背侧及第4、5两指的皮肤感觉。
- 第1胸神经支配上臂前侧皮

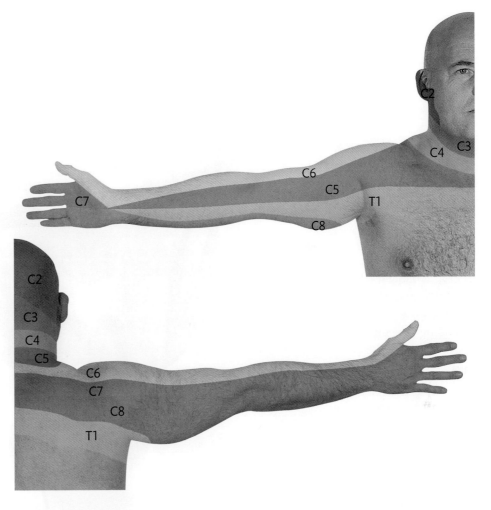

肤感觉，但不支配手指的皮肤感觉。

胸部、腹部也有类似皮节分段。

皮节分段可有变异，但基本遵循上述规律。皮节分段是脊神经计数的标志。

皮节的临床意义

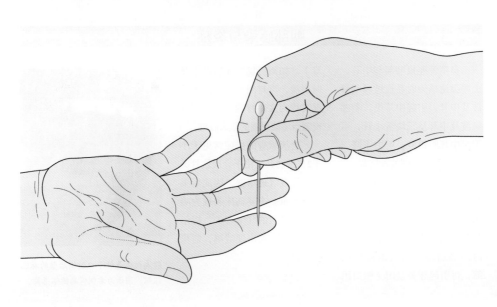

皮节有重要临床意义。在怀疑脊髓损伤时，医生可通过针刺实验检查皮肤感觉，从而得出脊髓损伤的定位诊断。

但由于不同皮节之间并无明确的分割，因此某些时候即使脊神经受损，对应的皮节感觉也不一定会减弱。

即一个皮节有时可受不同的脊神经支配。对于上臂来说，皮节分段较为明确，若出现对应的脊神经损伤，往往伴随有对应皮节的麻木感。

皮节对于评估脊髓损伤有重要作用。左图示通过针刺反应来检测有无皮肤感觉减退。

咽

咽是呼吸道与消化管的共同通道。咽可进一步分为三部分，咽的上半部分与扁桃体毗邻。

咽是约15cm长的肌性管道，参与构成呼吸道与消化道。咽缩肌的收缩有助于食物进入食管。

鼻咽

鼻咽位于软腭以上，是咽的上部。鼻咽侧壁有咽鼓管开口。咽鼓管的作用是维持鼻咽、中耳的气压平衡。在鼻咽后壁有淋巴组织，也称为腺样体。

口咽

口咽顶部为软腭，口咽底部为舌根后部。腭扁桃体位于口咽侧壁，前方被腭舌皱襞包裹，后方被腭咽皱襞包裹。

喉咽

喉咽向上起自会厌（会厌在吞咽时封闭喉口），向下在环状软骨平面与食管相续。喉咽前壁有喉口通入口腔。

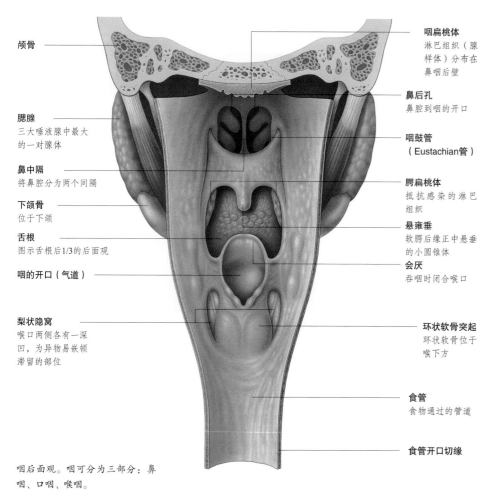

颅骨

腮腺
三大唾液腺中最大的一对腺体

鼻中隔
将鼻腔分为两个间隔

下颌骨
位于下颌

舌根
图示舌根后1/3的后面观

咽的开口（气道）

梨状隐窝
喉口两侧各有一深凹，为异物易嵌顿滞留的部位

咽扁桃体
淋巴组织（腺样体）分布在鼻咽后壁

鼻后孔
鼻腔到咽的开口

咽鼓管
（Eustachian管）

腭扁桃体
抵抗感染的淋巴组织

悬雍垂
软腭后缘正中悬垂的小圆锥体

会厌
吞咽时闭合喉口

环状软骨突起
环状软骨位于喉下方

食管
食物通过的管道

食管开口切缘

咽后面观。咽可分为三部分：鼻咽、口咽、喉咽。

鼻咽
口咽
喉咽
气管
食管

矢状位示咽可分为三部分：鼻咽、口咽、喉咽。

咽部感染与炎症

鼻咽管连接咽部与中耳，上呼吸道感染时易通过鼻咽管波及中耳，引起中耳炎。若感染波及中耳及三块听小骨，可引起中耳腔积液，听力下降，这种情况又称为咽鼓管堵塞。

细菌易在腭扁桃体处繁殖。严重情况下可引起扁桃体脓肿，主要表现为局部组织肿胀、发热、疼痛，说话及吞咽时疼痛加剧。若周围肌肉收缩，可引起牙关紧闭（张口困难）。如果腭扁桃体脓肿未及时引流，可封闭气道，这种情况又称为文森特咽峡炎，咽峡炎意指感染周围的肌肉收缩。

会厌软骨的炎症常见于小于2岁的幼儿。由于会厌软骨炎症可导致气道堵塞，因此后果十分严重。主要临床表现为喘鸣（呼吸时的气喘音），提示气道梗阻；若出现喘鸣，需积极处理。

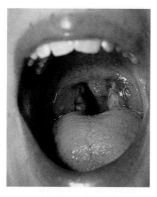

腭扁桃体是位于口腔侧后壁的淋巴组织。图示为右侧腭扁桃体感染。

咽部肌肉

咽部有六块肌肉，可分为两组肌群。

其中一组包括三块咽缩肌：咽上缩肌、咽中缩肌、咽下缩肌。这些肌肉收缩咽，有助于食物运送至食管。

另一组肌群位于咽上部，包括：茎突咽肌、腭咽肌、咽鼓管咽肌。这些肌肉在吞咽时使咽上提，保护气道。

这些咽缩肌互相重叠，一些重要结构走行于咽缩肌中。咽缩肌的肌纤维在中线形成纵行的纤维带，又称为咽缝，向上附着于颅骨。

神经支配

第9颅神经（舌咽神经）主要支配咽部感觉。刺激口咽后部可引起咽反射、吞咽反射。咽部肌肉受第11颅神经（副神经）支配。

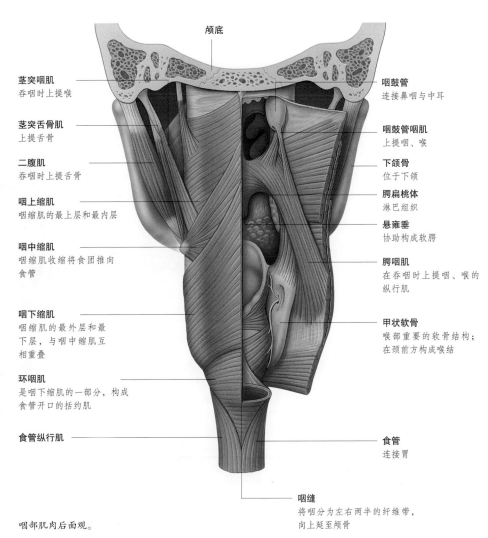

颅底

茎突咽肌
吞咽时上提喉

茎突舌骨肌
上提舌骨

二腹肌
吞咽时上提舌骨

咽上缩肌
咽缩肌的最上层和最内层

咽中缩肌
咽缩肌收缩将食团推向食管

咽下缩肌
咽缩肌的最外层和最下层，与咽中缩肌互相重叠

环咽肌
是咽下缩肌的一部分，构成食管开口的括约肌

食管纵行肌

咽鼓管
连接鼻咽与中耳

咽鼓管咽肌
上提咽、喉

下颌骨
位于下颌

腭扁桃体
淋巴组织

悬雍垂
协助构成软腭

腭咽肌
在吞咽时上提咽、喉的纵行肌

甲状软骨
喉部重要的软骨结构；在颈前方构成喉结

食管
连接胃

咽缝
将咽分为左右两半的纤维带，向上延至颅骨

咽部肌肉后面观。

异 物

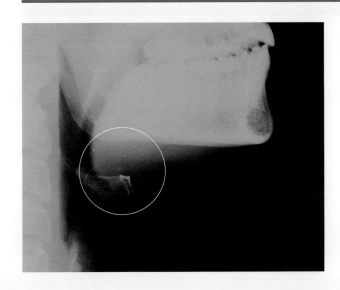

若不及时取出鱼刺（环形所示），嵌顿的鱼刺可引起局部炎症，甚至是咽后壁破裂。

尽管会厌能在吞咽时封闭气道，避免异物进入气道，但在少数情况下，胃内容物或其他异物仍可进入气道。这种情况多发生于酗酒、全身麻醉、意识丧失等情况，或患有其他影响到咽部肌肉的神经系统疾病，因此时缺乏咳嗽反射等保护性反射，异物进入气道。气道异物往往十分危险。

喉咽侧壁与喉口之间有一深窝称为梨状窝。梨状窝常为鱼骨等食物残渣滞留之处。利用X线片可协助诊断嵌顿鱼骨的大小与钙化程度。

长期佩戴义齿的人，由于义齿隔离了口腔黏膜，易造成腭部感觉减弱、食物未充分咀嚼，因此更容易吞咽异物。这些异物多位于咽腔，可在局部麻醉下经鼻内镜取出。

喉

喉在颈部下方，咽的前方。喉口对肺有保护作用，喉的结构中包含声带。男性在体表可见喉结，是喉的标志。

喉由五块软骨构成（三块不成对的软骨和一对成对的软骨），喉软骨之间有肌肉、韧带、纤维膜相连。成年男性中喉位于舌底部与气管之间，对应第3~6颈椎（较女性及儿童更高）。

喉是气道的开口，空气从鼻腔、口腔经喉进入气管。因为气道与消化道有共同开口，因此喉的另一作用是避免吞咽过程中食物进入气道。这一作用主要通过三个括约肌上提喉而实现。喉还是发声的器官。

喉软骨

男性体表可见喉结，又称为喉突起、甲状软骨突起。由于雄激素的作用，喉结在男性中较女性更为明显。

甲状软骨后缘有两个突起，称为上角和下角。环状软骨是体内唯一的软骨环，与甲状软骨部分重叠。环状软骨上缘有一对类似三棱锥体形的杓状软骨。

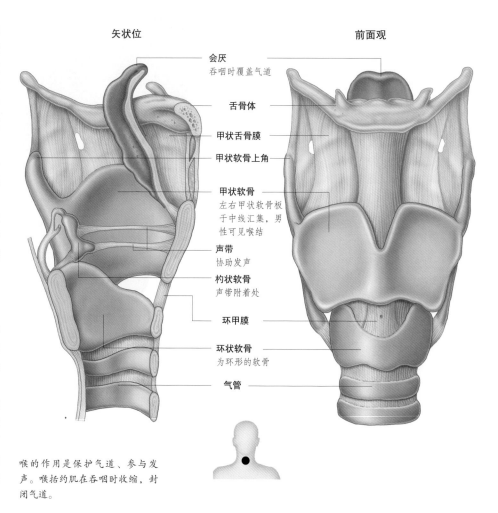

矢状位　　　　　　　前面观

会厌
吞咽时覆盖气道

舌骨体

甲状舌骨膜

甲状软骨上角

甲状软骨
左右甲状软骨板于中线汇集，男性可见喉结

声带
协助发声

杓状软骨
声带附着处

环甲膜

环状软骨
为环形的软骨

气管

喉的作用是保护气道、参与发声。喉括约肌在吞咽时收缩，封闭气道。

喉的内部

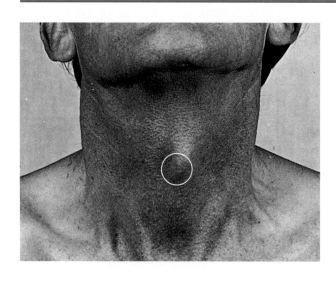

声带行于杓状软骨与甲状软骨之间。纤维喉镜可用于检查声带。喉镜下的声带呈白色。

若出现气管异物引起会厌梗阻，可导致呼吸受累。此时应进行环甲膜穿刺，保证梗阻部位以下气道畅通。环甲膜穿刺是严重呼吸困难情况下的急救方法之一。

圆圈部分为紧急环甲膜切开术的部位，通常位于喉结下方。

喉的肌肉

喉肌肉在吞咽时收缩，关闭喉口；同时能够移动声带而发声。

吞咽时会厌和喉上抬，会厌的前面触及舌的后方，封闭喉口。

杓会厌襞

杓会厌襞是在会厌和杓状软骨之间的纤维膜，其上缘游离。杓会厌襞包括杓横肌、杓斜肌。这些肌肉起自杓状软骨，止于会厌。功能上这些肌肉像喉口的"束带"，关闭喉口。方形膜下方的黏膜皱襞构成前庭襞，也称"假声带"。

黏液腺

方形膜位于黏膜及有丰富黏液腺下方。方形膜与甲状软骨及环状软骨的内侧壁相连。声带本身没有黏膜下层，而是靠方形膜上方的黏液腺分泌腺体来润滑。喉口两侧的深凹称为梨状隐窝，其作用是将液体引流至食道，从而远离喉口。

喉后面观

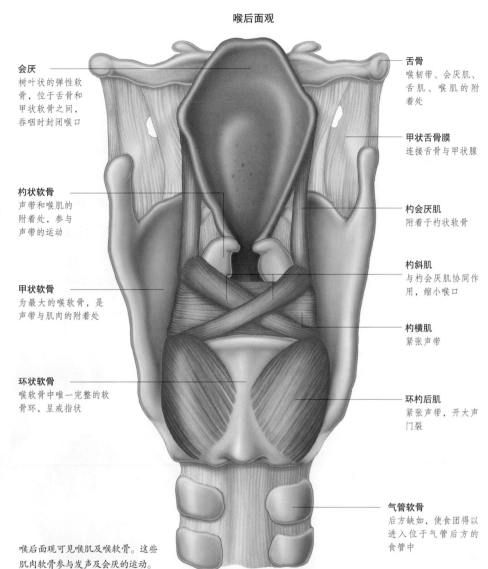

会厌
树叶状的弹性软骨，位于舌骨和甲状软骨之间，吞咽时封闭喉口

杓状软骨
声带和喉肌的附着处，参与声带的运动

甲状软骨
为最大的喉软骨，是声带与肌肉的附着处

环状软骨
喉软骨中唯一完整的软骨环，呈戒指状

舌骨
喉韧带、会厌肌、舌肌、喉肌的附着处

甲状舌骨膜
连接舌骨与甲状腺

杓会厌肌
附着于杓状软骨

杓斜肌
与杓会厌肌协同作用，缩小喉口

杓横肌
紧张声带

环杓后肌
紧张声带，开大声门裂

气管软骨
后方缺如，使食团得以进入位于气管后方的食管中

喉后面观可见喉肌及喉软骨。这些肌肉软骨参与发声及会厌的运动。

声带的运动

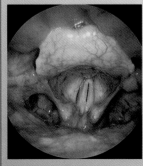

喉镜显示发声时的声带结构。两侧声带闭合，空气经过声门裂引起共振，从而发声。

声带之间的间隙，称为声门。用力吸气时声门打开，说话时声门缩窄。极其用力时声门关闭，可见于排便和分娩。声带附着于杓状软骨，因此杓状软骨的运动控制声门的大小。

喉返神经支配杓肌、环杓肌，这些肌肉作用于喉软骨，使喉软骨张开或缩紧。其中最重要的肌肉为环杓后肌，其作用为开大声门（松弛声带，使空气进入气道）。一侧环杓后肌萎缩，另一侧可代偿因此不会出现症状；两侧环杓后肌萎缩，可引起呼吸困难。

空气经过声门可发声，声带紧张可调节音调。环状软骨弓向下倾斜，紧张声带；而甲状软骨、杓状软骨则使声带松弛。声带肌也参与声音的调节。发声是一个复杂的过程，需要反复学习。一旦得得发声的习惯，则很难改变。

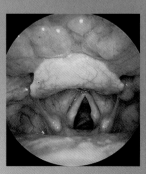

两侧声带在不发声时分开，打开声门。会厌位于声门及声带上方，在吞咽时闭合喉口。

食　管

食管是连接位于颈部咽及胃的管性结构。食管的主要作用是运送食物，并不参与食物的消化和吸收。

成年人中食管长约25cm，是负责将食物从口运送到胃的肌性管道。

食管的外观

食管软且活动性大，因此外观并不是笔直的。食管有几处生理性狭窄，是由食管周围其他组织如主动脉弓和左主支气管形成的。

食物的运送

当食管中没有食物时，食管内形成各种皱襞。当食物（食团）通过时，食管内的皱襞张开。食管收缩发生波形蠕动，推进食团至胃，又称为蠕动波。

食管的结构

横切面组织学上食管可分为四层：

■ 黏膜层：是最内层，由层状鳞状上皮构成；主要作用是防止食物的摩擦。

■ 黏膜下层：由疏松结缔组织构成，包括分泌黏液的腺体，以帮助食物通过食管。

■ 肌层：食管上段为横纹肌（随意肌），食管下段为平滑肌，两种肌肉结合区为中间区。

■ 外膜：是覆盖食管最外层的纤维结缔组织。

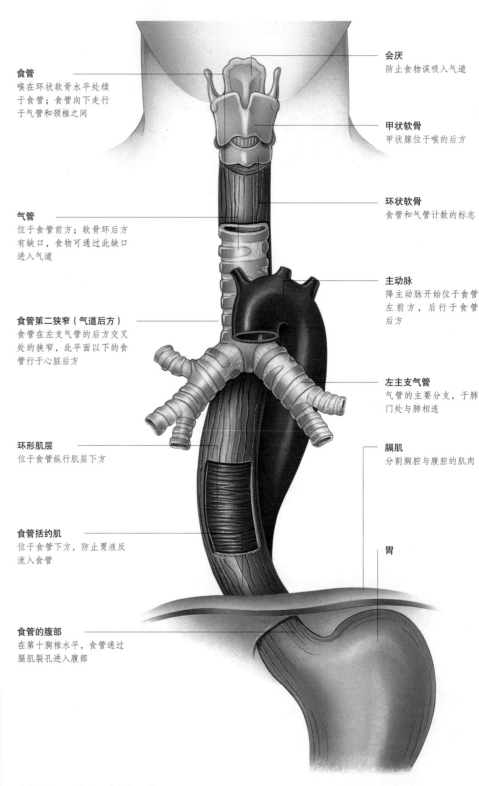

食管
喉在环状软骨水平处续于食管；食管向下走行于气管和颈椎之间

气管
位于食管前方；软骨环后方有缺口，食物可通过此缺口进入气道

食管第二狭窄（气道后方）
食管在左支气管的后方交叉处的狭窄，此平面以下的食管行于心脏后方

环形肌层
位于食管纵行肌层下方

食管括约肌
位于食管下方，防止胃液反流入食管

食管的腹部
在第十胸椎水平，食管通过膈肌裂孔进入腹部

会厌
防止食物误吸入气道

甲状软骨
甲状腺位于喉的后方

环状软骨
食管和气管计数的标志

主动脉
降主动脉开始位于食管左前方，后行于食管后方

左主支气管
气管的主要分支，于肺门处与肺相连

膈肌
分割胸腔与腹腔的肌肉

胃

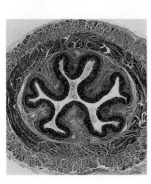

食管横切面示意图。食管组织学上分为四层，与其他消化管道器官类似。

食管及其周围结构前面观。食管连接口腔与胃。

食管的血管与神经

食管的动脉血供来自主动脉及锁骨下动脉的分支。与其他器官相类似，食管静脉与食管动脉相伴行。

食管周围有小静脉组成的食管静脉网。

食管上段

食管上1/3的静脉血注入甲状腺下静脉。食管中1/3的静脉血注入奇静脉系统。

食管下段

食管下1/3的静脉注入胃左静脉，进而注入门静脉系统入肝。这有重要的临床意义——当门静脉压力升高时，可导致血回流至食管静脉，使食管静脉扩张（食管静脉曲张），甚至破裂出血。

食管周围有网状静脉丛。这些静脉注入下腔静脉及其分支或胃左静脉和肝门静脉。

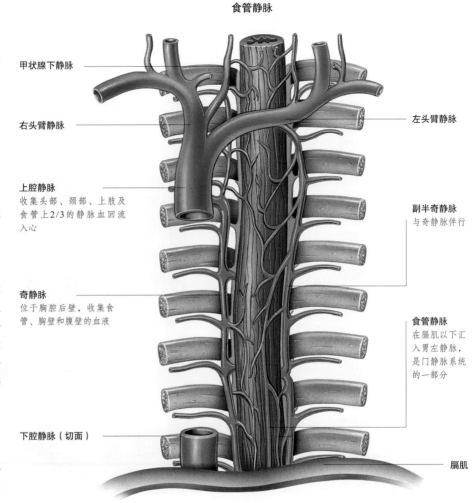

食管静脉

甲状腺下静脉

右头臂静脉

左头臂静脉

上腔静脉
收集头部、颈部、上肢及食管上2/3的静脉血回流入心

副半奇静脉
与奇静脉伴行

奇静脉
位于胸腔后壁，收集食管、胸壁和腹壁的血液

食管静脉
在膈肌以下汇入胃左静脉，是门静脉系统的一部分

下腔静脉（切面）

膈肌

食管的神经

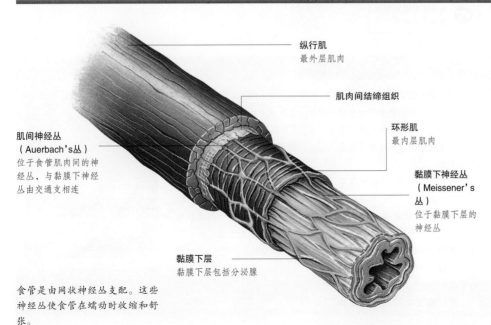

纵行肌
最外层肌肉

肌肉间结缔组织

环形肌
最内层肌肉

肌间神经丛
（Auerbach's丛）
位于食管肌间的神经丛，与黏膜下神经丛由交通支相连

黏膜下神经丛
（Meissener's丛）
位于黏膜下层的神经丛

黏膜下层
黏膜下层包括分泌腺

食管是由网状神经丛支配。这些神经丛使食管在蠕动时收缩和舒张。

与其他消化道结构相似，食管也有自己的神经支配。这些神经丛使食管在蠕动时得以收缩和舒张，而不需要额外的神经刺激。

食管内部神经支配主要来源于食管壁之间的两个神经丛：黏膜下神经丛（Meissner）和肌间神经丛（Auerbach）。这些神经丛彼此相交通，共同调节腺体的分泌及食管的运动。

外部神经支配

食管内神经丛受外部的自主神经系统支配。交感干及迷走神经（第10颅神经）支配食管神经丛。

甲状腺和甲状旁腺

甲状腺和甲状旁腺位于颈部。甲状腺和甲状旁腺分泌激素，调节机体的生长发育、代谢及血钙水平。

甲状腺是位于颈部的内分泌腺体，位于喉和气管的前方。甲状腺呈蝴蝶结状，分泌两种含碘激素：三碘甲状腺原氨酸和甲状腺素。这两种激素通过调节其他参与代谢的酶来调控代谢。

此外，甲状腺还分泌调节血钙的降钙素。甲状腺激素促进碳水化合物、蛋白质和脂肪的代谢，因此对儿童的生长发育有重要作用。

甲状腺锥状叶

甲状腺分为左右两侧叶，左右两叶间有峡部相连（为连接左右两叶的甲状腺组织）。甲状腺峡部位于第二、第三气管软骨环前方。甲状腺表面覆盖有甲状腺被膜，为薄的纤维结缔组织和颈深筋膜。此外，有时甲状腺还可有自峡部向上伸出一个锥状叶，大多位于环甲膜和中环甲韧带上方。

甲状腺前面观

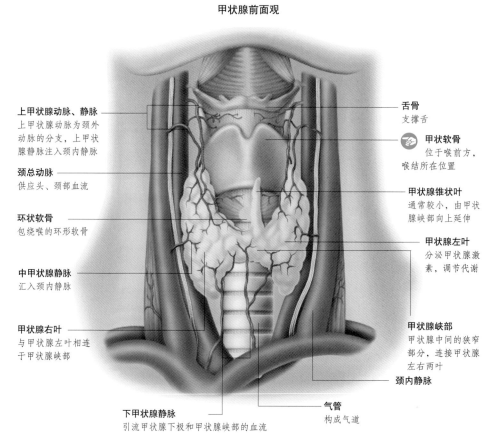

上甲状腺动脉、静脉 —— 上甲状腺动脉为颈外动脉的分支，上甲状腺静脉注入颈内静脉

颈总动脉 —— 供应头、颈部血流

环状软骨 —— 包绕喉的环形软骨

中甲状腺静脉 —— 汇入颈内静脉

甲状腺右叶 —— 与甲状腺左叶相连于甲状腺峡部

下甲状腺静脉 —— 引流甲状腺下极和甲状腺峡部的血流

舌骨 —— 支撑舌

 甲状软骨 —— 位于喉前方，喉结所在位置

甲状腺锥状叶 —— 通常较小，由甲状腺峡部向上延伸

甲状腺左叶 —— 分泌甲状腺激素，调节代谢

甲状腺峡部 —— 甲状腺中间的狭窄部分，连接甲状腺左右两叶

颈内静脉

气管 —— 构成气道

小窍门：
有小手标记的部位在体表易触及

体表位置

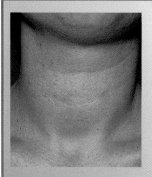

碘缺乏、甲状腺肿瘤或甲状腺毒症（产生过多的甲状腺素）可引起甲状腺肿大，在颈部可见。

甲状腺表面覆盖有纤维结缔组织，将甲状腺附着于甲状软骨的斜线上。甲状腺前方有颈部肌肉，因此通常情况下体表不易触及甲状腺。

因甲状腺筋膜附着甲状软骨，当甲状腺肿大时，吞咽时可见甲状腺随甲状软骨运动而运动。这有重要的鉴别诊断意义，因为其他引起颈部肿大的原因，如气管前淋巴结异常等，不会随吞咽运动而运动。

甲状腺上方被气管前肌肉所包围固定。因此，甲状腺肿大时，通常向下颈部突出，此时称为"甲状腺肿"。

甲状腺肿大可压迫气管，引起呼吸困难，或压迫食管，引起吞咽困难。

甲状腺功能减退症（甲状腺激素分泌不足）或甲状腺功能亢进症（甲状腺激素分泌过多）均能引起甲状腺肿。

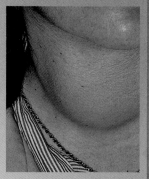

甲状腺增大引起的甲状腺肿大小不一，可形成小的肿块也可引起巨大的肿块。

甲状腺后面观

甲状腺后面观可见位于甲状腺叶间的甲状旁腺。甲状腺血供丰富。

甲状腺血供丰富。甲状腺上极的血供来自颈外动脉的分支，甲状腺上动脉。甲状颈干的分支，甲状腺下动脉，为甲状腺下极供血。甲状腺左右两叶由颈总动脉直接供血。甲状腺激素通过静脉网络（静脉丛）入血，最终流入颈内静脉和头臂静脉。

甲状腺神经

除血管外，甲状腺周围的神经也很重要。最重要的神经为甲状腺后方的喉返神经。喉返神经为迷走神经的分支，走行于气管与食管之间的迷走神经沟，负责喉肌的运动（除环甲肌以外）以及声门以下的感觉支配。甲状腺肿大时，可压迫喉返神经，引起声嘶。

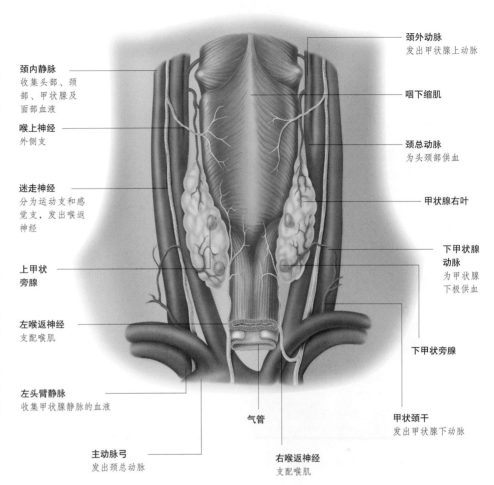

后面观

颈内静脉
收集头部、颈部、甲状腺及面部血液

喉上神经
外侧支

迷走神经
分为运动支和感觉支，发出喉返神经

上甲状旁腺

左喉返神经
支配喉肌

左头臂静脉
收集甲状腺静脉的血液

主动脉弓
发出颈总动脉

气管

右喉返神经
支配喉肌

颈外动脉
发出甲状腺上动脉

咽下缩肌

颈总动脉
为头颈部供血

甲状腺右叶

下甲状腺动脉
为甲状腺下极供血

下甲状旁腺

甲状颈干
发出甲状腺下动脉

甲状旁腺

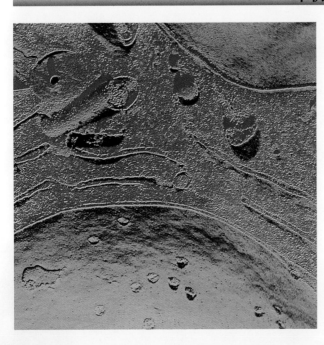

电镜示甲状旁腺细胞。甲状旁腺分泌的激素对钙的调节有重要作用。

豌豆大小的甲状旁腺（上甲状旁腺和下甲状旁腺）位于甲状腺后方。甲状旁腺分泌甲状旁腺素，与降钙素及维生素D一起参与钙的调节。

甲状旁腺异常可引起神经、肌肉和骨骼等含钙组织的异常。

甲状旁腺素降低时，血钙降低，神经及肌肉的兴奋性增高。这可引起肌肉痉挛和抽搐。甲状旁腺亢进症（产生过多的甲状旁腺素）可引起骨骼矿化不足，增加骨折风险。甲状旁腺亢进症还可引起肾脏钙排出增加，从而增加肾结石风险。

罕见情况下，甲状旁腺可异位于其他非甲状腺组织。这是由于甲状旁腺和甲状腺均由胚胎时期的咽囊向下发育形成。

甲状腺囊肿可位于其胚胎发育过程中的任何组织。甲状腺的位置通常在甲状腺后方，但也可位于舌骨后方、胸骨柄后方的胸腔等。

异位甲状旁腺通常不会引起任何症状；而异位甲状腺可压迫胸腔入口，引起吞咽困难、呼吸困难和上身肿胀。

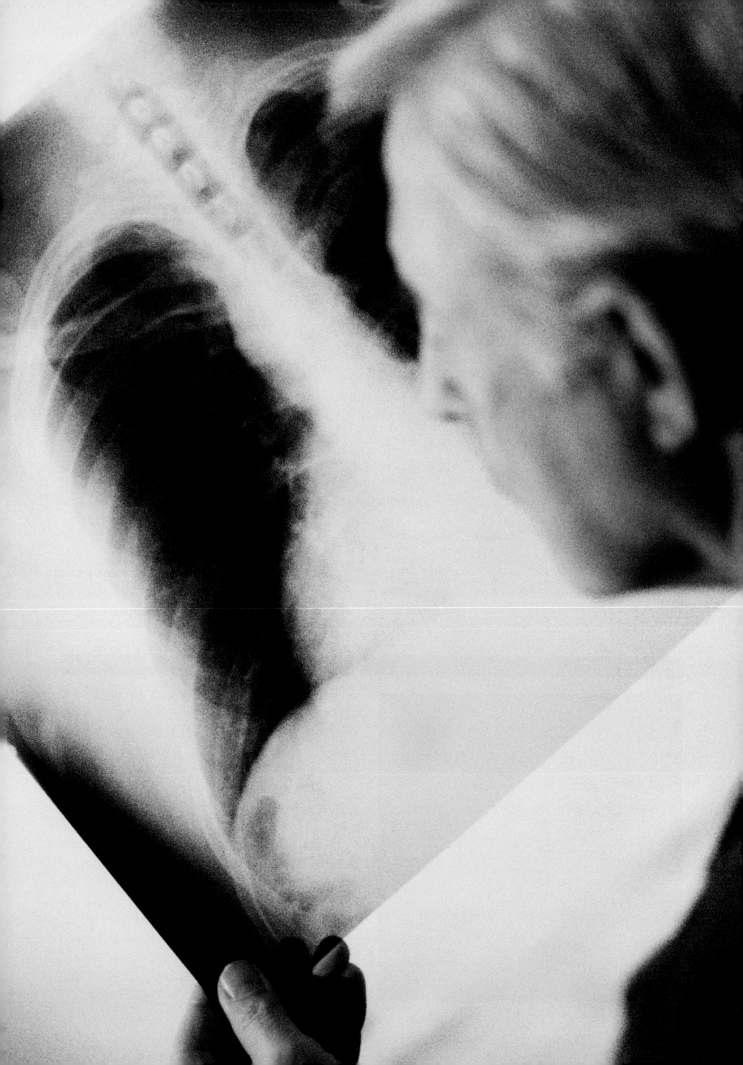

第四章

胸　部

　　胸部的骨架或胸廓形成一个笼状结构，围绕并保护着一些人体最重要的器官及主要血管。本章将观察位于胸腔内的心脏和肺的内在运转情况，以及胸椎内走行的脊髓的作用。

　　本章同时还将探讨肋骨的双重功能，不仅仅揭示它们的保护作用，同时也考察它们的结构，以及附着于它们并参与完成背部和肩部运动的肌肉。

左图：医生在进行创伤性手术前
查看病人的胸部X线片。

胸　　椎

胸椎共12块，是连接于肋骨的脊柱骨。胸椎处于颈部的颈椎和下背部的腰椎之间。每块胸椎由两部分组成，前部的圆形锥体和后部的椎弓。椎体和椎弓闭合形成一个圆孔，即椎孔。

所有的椎骨铰接在一起，其锥孔相连形成椎管。脊髓位居其中，由三层保护层包裹，又称为脑膜。

骨突起

椎弓上与椎体两侧相连的部分叫作椎弓根。弓的后部由两块椎弓板组成，并于中线部位会合形成棘突。棘突向下突出（就像屋顶的瓦）。其中，第8胸椎的棘突最长，垂直向下走行。在椎弓根和椎弓板的交界处有横突，其大小由上往下依次减小。

肌肉附着

肌肉和韧带附着在锥骨和横突上。胸椎通过椎间关节连接。椎体之间有充当减震器的椎间盘。

每个椎骨具有4个表面（小平面），其与相邻的脊椎骨形成可动的滑膜关节——一对关节小面与上方的椎骨相连，而另一对与下方的椎骨相连。所有这些关节由韧带加强固定。

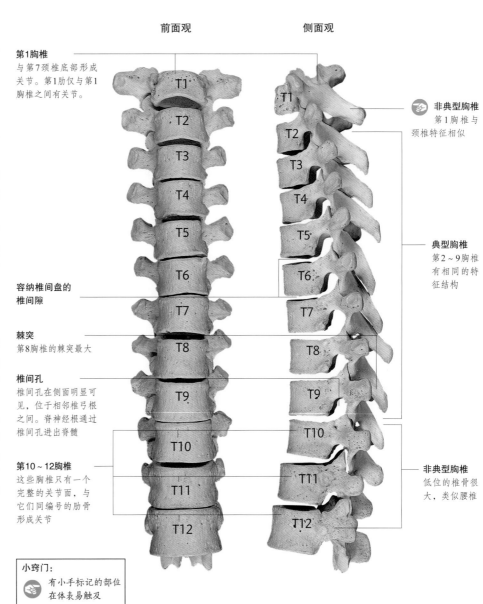

前面观　　　　　侧面观

第1胸椎
与第7颈椎底部形成关节。第1肋仅与第1胸椎之间有关节。

容纳椎间盘的椎间隙

棘突
第8胸椎的棘突最大

椎间孔
椎间孔在侧面明显可见，位于相邻椎弓根之间。脊神经根通过椎间孔进出脊髓

第10～12胸椎
这些胸椎只有一个完整的关节面，与它们同编号的肋骨形成关节

非典型胸椎
第1胸椎与颈椎特征相似

典型胸椎
第2～9胸椎有相同的特征结构

非典型胸椎
低位的椎骨很大，类似腰部

小窍门：
有小手标记的部位在体表易触及

椎骨退化

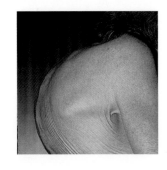

　　骨质疏松症是一种疾病，如果不进行治疗，将导致骨质的逐渐丢失。这对于绝经后的女性影响尤其明显，可能与特定性激素的缺失相关。

脊柱后凸是脊柱的一种异常弯曲，形成特征性的"驼背"外观。

　　骨质疏松将导致骨骼变弱，容易骨折。对于参与支撑身体重量的胸椎来说，骨质疏松可引起椎体的压缩性骨折。这将产生"楔形"，引起驼背（脊柱的弯曲）。

　　结核病是由结核分枝杆菌引起的感染性疾病。虽然最常见于肺部，但结核可影响其他任何器官或组织，包括骨骼。当骨骼受累时，可能产生疼痛以及结核的其他全身症状，包括发热及消瘦。在骨及椎间盘内或周围可形成脓（脓肿），导致严重的椎骨破坏，引起姿势异常。

观察胸椎

胸椎可以很容易地与典型颈椎骨区分开。

胸椎与颈椎有以下几处不同。

■ 胸椎没有横突孔（神经和血管通过横突孔穿过颈椎）。

■ 脊椎是一体的，而不是两个分裂的部分（两部分）。

■ 脊髓穿行的椎管的孔径更小，形状更圆。

■ 胸椎最显著的特点，是其有小关节面，供肋骨和椎骨形成关节。每一个典型的胸椎有6个与肋骨相连的小关节面——每侧3个。

肋骨的头部处于椎间盘的后部分，具有两个半关节面，与它自己相同编号的椎骨（椎骨的上边缘）和上方相邻椎骨（椎骨的下边缘）形成关节。

非典型椎骨

上述惯例的例外情况包括第1、第10、第11和第12胸椎。在第1胸椎，其上边缘的小关节面是一个完整的关节面（而不是一半），第1肋仅与第1胸椎骨形成关节。

第10、第11和第12椎体都只有一个完整的关节面与其同编号的肋骨形成关节。第11和第12体与相应的肋骨之间没有关节（因此也没有关节面）。最后的两根肋骨被称为"浮肋"，因为它们与上方的肋骨没有连接。

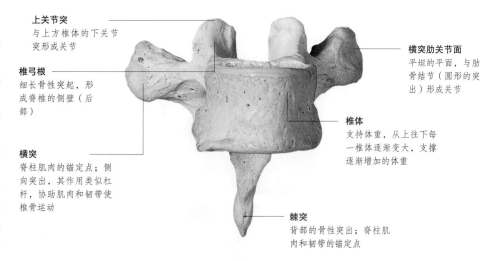

第5（典型）胸椎
（前面观）

上关节突
与上方椎体的下关节突形成关节

椎弓根
细长骨性突起，形成脊椎的侧壁（后部）

横突
脊柱肌肉的锚定点；侧向突出，其作用类似杠杆，协助肌肉和韧带使椎骨运动

横突肋关节面
平坦的平面，与肋骨结节（圆形的突出）形成关节

椎体
支持体重，从上往下每一椎体逐渐变大，支撑逐渐增加的体重

棘突
背部的骨性突出；脊柱肌肉和韧带的锚定点

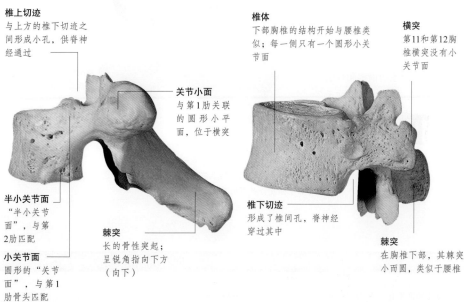

第1（非典型）胸椎
（侧面观）

椎上切迹
与上方的椎下切迹之间形成小孔，供脊神经通过

关节小面
与第1肋关联的圆形小平面，位于横突

半小关节面
"半小关节面"，与第2肋匹配

小关节面
圆形的"关节面"，与第1肋骨头匹配

棘突
长的骨性突起；呈锐角指向下方（向下）

第12（非典型）胸椎
（侧面观）

椎体
下部胸椎的结构开始与腰椎类似；每一侧只有一个圆形小关节面

横突
第11和第12胸椎横突没有小关节面

椎下切迹
形成了椎间孔，脊神经穿过其中

棘突
在胸椎下部，其棘突小而圆，类似于腰椎

骨 肿 瘤

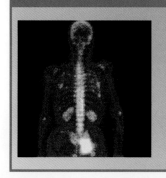

骨的肿瘤有的是原发的，来源于骨，有的是发的，从其他部位转移而来。最常见的转移到骨的肿瘤的原发脏器包括乳腺、肺、肾、甲状腺和前列腺。脊柱受累后，可引起疼痛，同时由于压迫脊髓可引起的腿部程度不一的无力或麻痹。可以通过X射线或利用诸如放射性同位素骨扫描技术观察到肿瘤。

彩色伽马相机扫描（闪烁图）显示肿瘤和癌症扩散至骨骼的"热点"（明亮区域）。

这张闪烁图显示扩散到胸椎和腰椎的转移瘤。

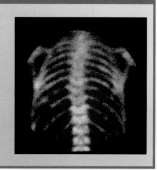

腰　　椎

下背部的五块腰椎是脊柱上最强壮的椎骨。

腰椎是最大、最强壮的脊椎。这点很重要，因为作为脊柱下部的椎骨，它们必须支撑更多的体重。腰椎关节得允许最大限度地弯曲（允许我们触及我们的足趾），和一定程度地侧屈（允许我们侧身），但其旋转能力很有限。

基本结构

与颈椎和胸椎类似，每个腰椎具有相同的结构，包括前部一个圆柱形椎体和后部一个椎弓，其包围的空间称为椎孔。

每个椎弓包括多个突起。有两个横向伸出的横突，一个位于中间的棘突和两对关节面，上方和下方各一对。相比其他椎骨，腰椎的横突和棘突较短、较厚，非常适合背部大块肌肉和强劲的韧带附着。

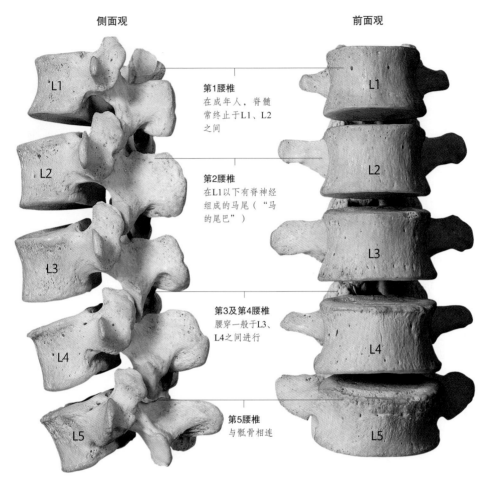

侧面观

L1
L2
L3
L4
L5

前面观

L1
L2
L3
L4
L5

第1腰椎
在成年人，脊髓常终止于L1、L2之间

第2腰椎
在L1以下有脊神经组成的马尾（"马的尾巴"）

第3及第4腰椎
腰穿一般于L3、L4之间进行

第5腰椎
与骶骨相连

从侧面看，腰椎的前部形成一个突起的弯曲，被称为腰椎前凸。这增加了强度，并有助于吸收冲击。

相比于脊柱其他部分，5个腰椎受到较大的垂直压缩力。因此，这些椎骨粗大而强壮。

典型腰椎

腰椎与其他椎骨有所不同：腰椎没有与肋骨形成的关节；关节突的方向可防止这部分脊柱发生旋转。

棘突
直接向后突出，而不是像胸椎那样向下突出

横突
横突上没有开口（与颈椎不一样）

椎体
在椎体的上下面之间有椎间盘缓冲

下关节突
与下一腰椎的上关节突相连

上关节突
后部边界的标志是一个粗糙突起；一个肌肉附着点

横突
非常适合大块背部肌肉和强劲韧带的附着

腰部韧带

椎间盘与连接韧带支持着脊柱的骨骼。它们充当减震器，减少了对椎骨的损伤。

椎间盘连接相邻的椎骨，防止脊柱的错位，也充当椎骨之间的减震器。椎间盘占据大约1/5的脊柱的长度。在垂直压缩力最大的腰部，椎间盘最厚。

强度和稳定性

为了加强稳定性，椎体的前方和后面均通过坚韧的、纵向走行的纤维组织组成的韧带加强。这些韧带牢固地附着于椎间盘和相邻椎体的边缘，但与身体的其他部位附着较松散。

椎骨之间的运动是附着在椎弓的突起的肌肉运动引起的。关节突形成的关节称为滑膜关节，可以使相邻的关节面彼此顺利滑动。

每个滑膜关节均由松散的关节囊包裹着。椎弓的关节由各种韧带加强。黄韧带含有弹性组织，连接相邻椎骨的椎板。

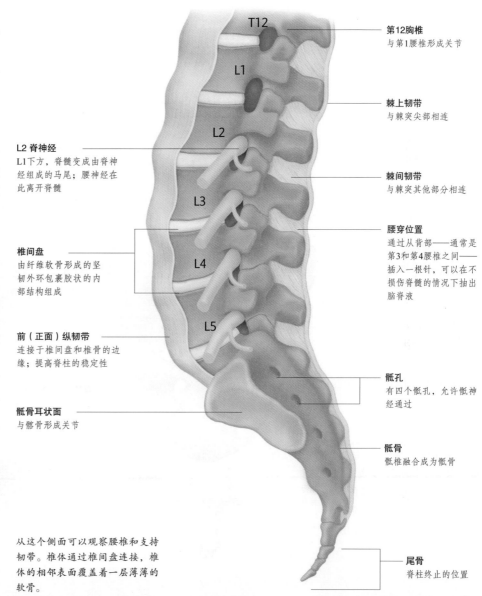

T12
L1
L2 脊神经
L1下方，脊髓变成由脊神经组成的马尾；腰神经在此离开脊髓
L3
椎间盘
由纤维软骨形成的坚韧外环包裹胶状的内部结构组成
L4
L5
前（正面）纵韧带
连接于椎间盘和椎骨的边缘；提高脊柱的稳定性
骶骨耳状面
与髂骨形成关节

第12胸椎
与第1腰椎形成关节
棘上韧带
与棘突尖部相连
棘间韧带
与棘突其他部分相连
腰穿位置
通过从背部——通常是第3和第4腰椎之间——插入一针针，可以在不损伤脊髓的情况下抽出脑脊液
骶孔
有四个骶孔，允许骶神经通过
骶骨
骶椎融合成为骶骨
尾骨
脊柱终止的位置

从这个侧面可以观察腰椎和支持韧带。椎体通过椎间盘连接，椎体的相邻表面覆盖着一层薄薄的软骨。

腰椎疾病

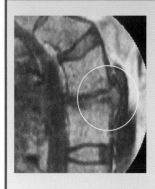

此MRI扫描显示腰椎中的椎间盘（圆圈处）从椎骨之间突出。这可能会引起严重的疼痛。

每个椎间盘由坚韧的纤维软骨外环（纤维环）包绕胶状的内部结构（髓核）组成。髓核在直立位承受恒定的压力。随着年龄增长，椎间盘发生退化，髓核通过纤维环的裂隙向后突出（所谓椎间盘突出）。

椎间盘虽然没有整体滑出，但它会压迫脊神经根。这会导致急性疼痛，称为"坐骨神经痛"，可沿坐骨神经（主神经供应到腿）往下向大腿与小腿的背侧放射，有时可放射至足部。

罕见情况下，突出的椎间盘可以压迫脊髓本身，导致腿部麻痹和膀胱功能障碍。出现任何这些情况都很紧急，通常需要手术切除椎间盘突出的病变部分。

慢性背痛（病）是最常见的椎间盘和小关节的退化性疾病。受损的软骨下的骨质会长出粗糙的突起（骨赘），这会限制关节活动，导致僵硬和继发肌肉痉挛，也会压迫神经根引起疼痛。

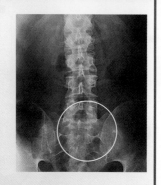

椎间盘（圆圈）的退化会导致一个椎骨压迫另一椎骨。衰老可引起这种情况。

骶骨和尾骨

骶骨和尾骨构成脊柱的尾部末端。两者均由融合的椎骨形成，允许负重韧带和肌肉的附着，并协助保护盆腔器官。

骶骨是由5块骶椎形成的，后者在青春期至30岁之间融合。骶骨有多重功能：连接脊柱与骨盆，支持身体的重量；保护盆腔脏器，包括子宫和膀胱；连接腿部的肌肉。

骶骨形状类似于一个倒三角形，从上部的宽基底（由第1块骶椎和骶骨翼）至下方的尖部，5块融合的椎体大小逐渐减小。尾骨与尖部连接。

在中部，水平的骨性隆起显示出各椎骨融合处的痕迹；这些横线是椎间盘的残留痕迹。在每一侧，骶孔（穿行于骨中的孔）允许骶正中运动神经根穿过。

尾骨

尾骨连接于骶骨的下方，是灵长类近亲的尾巴的残留。它是由4块椎骨融合形成的小的、金字塔样的骨，提供韧带和肌肉的附着点，形成肛门括约肌。

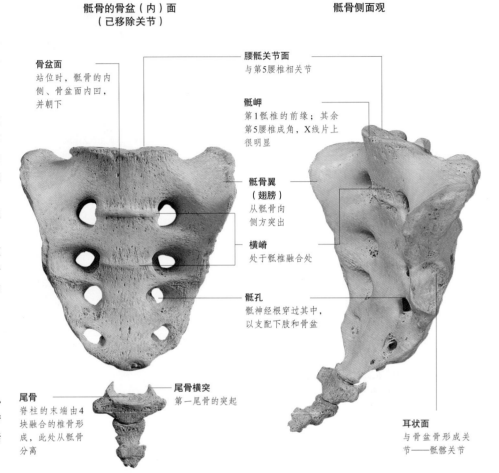

骶骨的骨盆（内）面（已移除关节）

骨盆面
站位时，骶骨的内侧、骨盆面内凹，并朝下

尾骨
脊柱的末端由4块融合的椎骨形成，此处从骶骨分离

尾骨横突
第一尾骨的突起

骶骨侧面观

腰骶关节面
与第5腰椎相关节

骶岬
第1骶椎的前缘；其余第5腰椎成角，X线片上很明显

骶骨翼（翅膀）
从骶骨向侧方突出

横嵴
处于骶椎融合处

骶孔
骶神经根穿过其中，以支配下肢和骨盆

耳状面
与骨盆骨形成关节——骶髂关节

骶髂关节

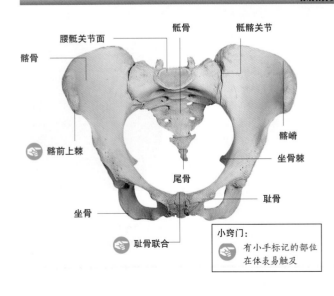

腰骶关节面

髂骨

骶骨

骶髂关节

髂前上棘

髂嵴

坐骨棘

尾骨

耻骨

坐骨

耻骨联合

小窍门：
有小手标记的部位在体表易触及

骶骨在两侧通过骶髂关节与骨盆相连接。由于骶骨的关节面大致呈耳朵状，所以又被称为耳状面。

骶骨关节面被透明软骨（一种软骨，常见于自由活动关节）覆盖，而髂骨的关节面被粗糙纤维软骨覆盖；因此骶髂关节是两者的混合。

骶骨和骨盆的关系在此正面观可清晰显示出来。骶骨朝外突出，结束于尾骨。

在生命早期，骶髂关节相当灵活，随着年龄的增长，它的活动逐渐变少。在分娩时，它会移动，使骨盆出口扩大。

男性和女性的骶骨有六处不同，这足以用于区分性别。女性骶骨更短、更宽，可提供更大的盆腔，允许分娩时婴儿娩出。在分娩时，由于尾骨向后移动，骨盆的出口直径随之增大，有助于婴儿通过。男性骶骨弯曲的度数高于女性。

脊神经根

从腰椎和骶椎发出的神经根支配着生殖器、臀部及下肢。

支配盆腔和下肢的运动神经，以及由盆腔、下肢发出的感觉神经，均来源于称为骶丛的神经根网。骶丛位于骨盆腔后壁的梨状肌前面，骶丛由来源于腰骶干的神经组成，主要包括第4腰神经根和第5骶神经根。

这些神经根在骶丛交换神经纤维并重新组成大神经，包括支配臀部的臀上神经、臀下神经，以及支配腿部肌肉的坐骨神经。内脏副交感神经（S1，S2，S3）通过控制内括约肌来调节排尿、排便，同时通过舒张阴茎动脉调节勃起。

骶孔

骶骨突出的表面有一条脊状突起，棘突融合于此，叫骶正中嵴。背神经根从4个骶后孔穿出。神经沿着骶管在骶骨内向下走行。

第5骶椎后方的融合存在缺口，形成一个骶管的开口，叫骶管裂孔。医生常利用这个部位进行麻醉，通过将针穿过这个裂孔可对下部脊神经完成麻醉。

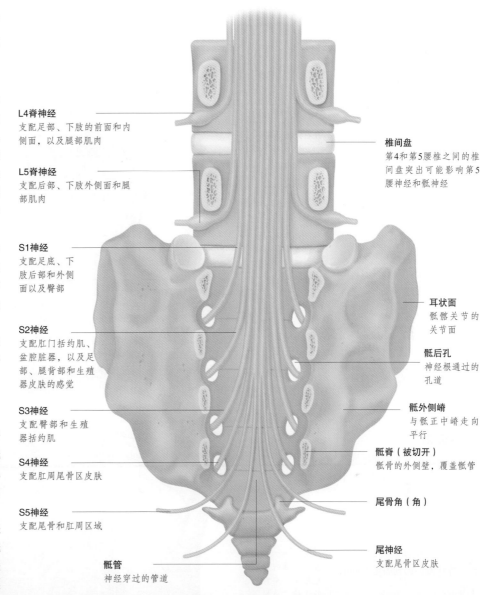

L4脊神经
支配足部、下肢的前面和内侧面，以及腿部肌肉

L5脊神经
支配后部、下肢外侧面和腿部肌肉

S1神经
支配足底、下肢后部和外侧面以及臀部

S2神经
支配肛门括约肌、盆腔脏器，以及足部、腿背部和生殖器皮肤的感觉

S3神经
支配臀部和生殖器括约肌

S4神经
支配肛周尾骨区皮肤

S5神经
支配尾骨和肛周区域

骶管
神经穿过的管道

椎间盘
第4和第5腰椎之间的椎间盘突出可能影响第5腰神经和骶神经

耳状面
骶髂关节的关节面

骶后孔
神经根通过的孔道

骶外侧嵴
与骶正中嵴走向平行

骶脊（被切开）
骶骨的外侧壁，覆盖骶管

尾骨角（角）

尾神经
支配尾骨区皮肤

骶骨和尾骨的临床视角

骶骨的肿瘤与感染很罕见。因为骶骨很强硬，骨折只在严重创伤时发生。

尾骨痛（字面意思"尾骨处的疼痛"）是一种疼痛综合征，影响到脊柱的底部、直肠、臀部和下背部。通常情况下，疼痛在坐下时会恶化，在站立或侧卧时可缓解。

尾骨痛的原因包括尾骨骨折或创伤、纤维织炎、椎间盘疾病、局部感染，也有的为特发性（没有特定原因）。

尾骨痛的治疗很困难，主要包括尾骨周围的激素和麻醉剂注射。

骶髂关节炎是骶髂关节的炎症，这在一组被称为脊柱关节病（字面意思即"脊柱关节的疾病"）的疾病中最常见。

其中最常见的是强直性脊柱炎。这种疾病常影响20～40岁男性，引起背部疼痛和僵硬，严重的可导致脊柱固定、弯曲。用X射线检查可见到不规则的骨侵蚀，骶髂关节和椎关节的缩小、增厚。骶髂关节炎的其他原因包括克罗恩病、Reiter综合征，以及溃疡性结肠炎相关的关节炎。

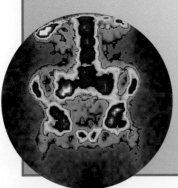

这张骨盆的染色闪烁图显示了骶髂关节炎，即骶髂关节的炎症。炎症表现为红色区域和白色区域。

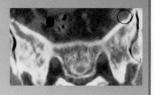

这张MR图像揭示了右髂骨翼（圆圈处）的应力性骨折。这样的骨折通常是由于摔倒在坚硬的表面引起的。

脊　　髓

脊髓是大脑和身体之间的交流通道。它允许信号向下传递来控制身体机能，并向上传递以告知大脑体内所发生的事情。

脊髓是一个稍呈扁平形的圆柱结构，成年人的脊髓长42～45cm，平均直径约2.5cm。它作为脑干的最下部（延髓）的延续，起始于枕骨大孔（颅底最大的开口）。它由组成脊柱的椎骨保护着，在椎管内向下穿过颈部和背部。

发育

胚胎在子宫内发育的第三个月，脊髓穿过了整个脊柱。然而，之后脊柱生长超过脊髓，至胎儿出生时脊髓处在第三腰椎的水平。胎儿出生后脊柱继续快速增长，到成人时脊髓止于大约第1和第2腰椎之间的椎间盘水平。

脊髓的解剖

脊髓在颈部和腰部区域形成膨大。脊髓的末端逐渐缩小成锥形区域——脊髓圆锥。终丝——一束移行的软脊膜（包裹大脑和脊髓的一层膜）——由此处发出并继续下行，连接到尾骨背面，起到固定脊髓的作用。

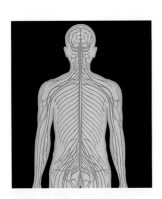

脊髓发出的31对脊神经在大脑和身体各部位之间传达冲动。

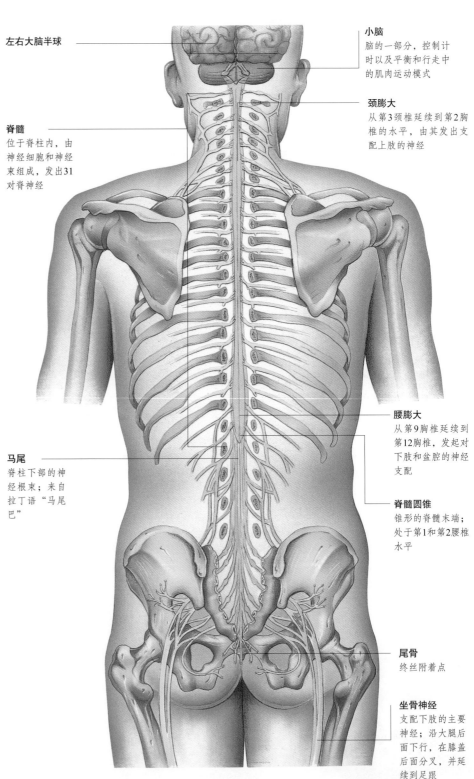

脊髓的后面观

左右大脑半球

脊髓
位于脊柱内，由神经细胞和神经束组成，发出31对脊神经

马尾
脊柱下部的神经根束；来自拉丁语"马尾巴"

小脑
脑的一部分，控制计时以及平衡和行走中的肌肉运动模式

颈膨大
从第3颈椎延续到第2胸椎的水平，由其发出支配上肢的神经

腰膨大
从第9胸椎延续到第12胸椎，发起对下肢和盆腔的神经支配

脊髓圆锥
锥形的脊髓末端；处于第1和第2腰椎水平

尾骨
终丝附着点

坐骨神经
支配下肢的主要神经；沿大腿后面下行，在膝盖后面分叉，并延续到足跟

脊髓横切面

脊髓的外观在不同层面变化多样，根据其发出的神经所支配的肌肉数量而变化。

脊髓由内部的灰质及其周围的白质组成。灰质主要由神经细胞和它们的支持细胞（神经胶质细胞）组成。白质主要由髓神经纤维（由脂肪髓鞘形成的绝缘鞘）组成。

从横切面看，灰质通常呈字母H形或蝴蝶状。灰质中心有一个较小的中央管，内含脑脊液，其上端进入脑干下部和小脑的第四脑室。

脊髓的横切面在不同水平外观各不相同。每一水平灰质的量与从相应水平发出的神经所支配的肌肉体积相对应。

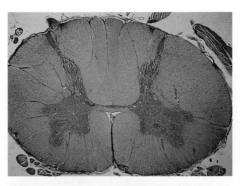

颈部：脊髓比较粗大，呈椭圆形。与颈膨大对应，灰质（深红色）很明显，支配上肢。

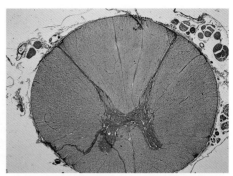

胸部：脊髓大致呈圆形，直径较小。有中等量的白质，灰质并不突出。

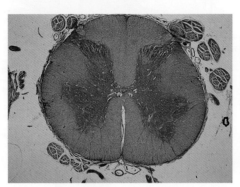

腰部：此处脊髓直径较大，对应于腰膨大部位的灰质增加，支配下肢，白质较不突出。

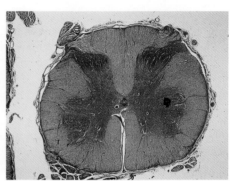

骶部：在脊髓圆锥的区域，灰质形成两个椭圆形肿块，占据大部分脊髓，白质含量很少。

脊髓内的神经束

脊髓神经纤维束的位置。
蓝色：上行传导束；
红色：下行传导束；
紫色：双向传导纤维。

束间束
后束
皮质脊髓侧束
固有束
脊髓小脑后束
脊髓小脑前束
红核脊髓束
脊髓丘脑束
前庭脊髓束
皮质脊髓前束
延髓网状脊髓束
顶盖脊髓束

束是指具有相同的起点、终点和功能的神经轴突的集合。

上行传导束

上行传导束将感觉信息从躯干传送至大脑：

■ 后束将皮肤精细的触觉和压力感受器的信息传导至大脑髓质。同时，它还传导来自关节、肌腱和肌肉内的受体来源的位置感觉（本体感觉）的信息。

■ 脊髓丘脑侧束和脊髓丘脑前束传导粗触觉、深压觉、痛觉和温度觉的信息。

■ 脊髓小脑前束和脊髓小脑后束传导触觉和压觉至小脑，协助控制随意运动。

下行传导束

下行传导束将大脑的指令传导至躯体。它们主要参与运动的控制。

锥体束或皮质脊髓束起源于大脑皮层神经细胞，参与发起随意运动。该传导束下行进入脊髓，神经冲动沿着腹侧脊神经根穿出进入骨骼肌。

锥体外束

■ 顶盖脊髓束起始于中脑，在前索内下行。参与平衡和协调的控制。

■ 红核脊髓束起自中脑的红核，在脊髓外侧束内下行，参与控制姿势和肌张力。

■ 网状脊髓束起自脑干网状结构，在前束和外侧束中下行。参与肌张力调节。

■ 前庭脊髓束起于延髓前庭神经外侧核，在前束和外侧束中下行，同样参与肌张力的控制。

脊 神 经

人体一共有31对脊神经，分布在整个脊髓的两侧。脊神经按照其位置分组：8对颈神经，12对胸神经，5对腰神经，5对骶神经，以及1对尾神经。

每个脊神经有两个根。腹根，即前根，包含运动神经的轴突，负责发送冲动，以控制肌肉运动。背根，即后根，包含感觉神经的轴突，在感觉信息传至大脑的过程中，脊神经后根负责将其从躯体传送至脊髓。

节段

每一脊神经根均由一系列根丝组成，将其连接到脊髓。发出组成某一脊神经后根根丝的一段脊髓被称为节段。在腰椎及颈椎部分，根丝紧密集结成束，因而每一脊髓节段仅1cm长。然而，在胸椎部分，根丝则较为分散，每一节段长至2cm。

神经的组成

在椎间孔（脊椎之间的小开口，脊神经穿行其中）内，前根和后根汇合形成一根脊神经。

在与前根融合之前，每一后根都有一个膨大的部位，这个膨大部位被称为后根神经节，感觉神经的细胞体在此聚集。

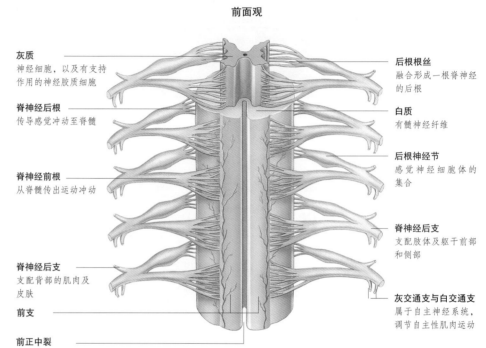

前面观

灰质
神经细胞，以及有支持作用的神经胶质细胞

脊神经后根
传导感觉冲动至脊髓

脊神经前根
从脊髓传出运动冲动

脊神经后支
支配背部的肌肉及皮肤

前支

前正中裂
内有脊髓前动脉

后根根丝
融合形成一根脊神经的后根

白质
有髓神经纤维

后根神经节
感觉神经细胞体的集合

脊神经后支
支配肢体及躯干前部和侧部

灰交通支与白交通支
属于自主神经系统，调节自主性肌肉运动

分支

脊神经穿过相应的椎间孔之后，迅速形成数个分叉，或者叫分支。

■ 前支：支配四肢以及躯干的前部和两侧。

■ 后支：支配深部肌肉以及背部皮肤。

■ 交通支：自主神经系统的一部分。

马尾

由于脊髓比脊柱要短，较低部位的脊神经根以一个相当倾斜的角度发出并向下走行。腰骶部神经根聚集成束，几乎垂直向下走行。这些较低部位的神经根形成了一个马尾。

腰椎穿刺

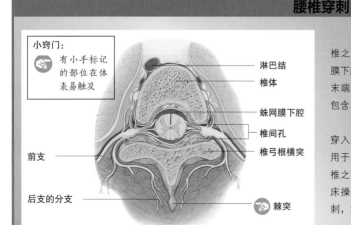

小窍门：
🖐 有小手标记的部位在体表易触及

淋巴结
椎体
蛛网膜下腔
椎间孔
椎弓根横突

前支

后支的分支

棘突 ✋

由于蛛网膜下腔中有脊髓，所以腰椎穿刺的安全区域应该严格限制为低位的腰椎间区。

虽然脊髓终止于第1和第2腰椎之间的椎间盘水平，但是蛛网膜下腔延续至第2骶椎水平。脊髓末端下方有一个脑脊膜囊，其内包含马尾、终丝和脑脊液。

在这里，可从两个棘突之间穿入一根细针，抽出少量脑脊液用于实验室检验。在第3和第4腰椎之间可安全进行这一常用的临床操作，这种操作被称为腰椎穿刺，或者叫脊椎抽液。

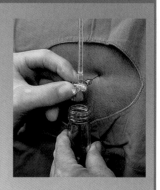

腰椎穿刺（脊髓抽液）用于获取脑脊液或直接脊髓内给药。此时，穿刺针穿入蛛网膜下腔。

脊髓的血液供应

脊髓由一系列复杂的动脉供血。血液供应对于维持神经系统正常功能十分关键。

脊髓前动脉起源于大脑底部的两根椎动脉，并且连接在一起形成一根单一动脉，该动脉沿前正中沟于脊髓前方下行。此动脉的节段性分支供应脊髓的前2/3。

脊髓后动脉同样起源于椎动脉，分裂为两根下降分支分布于脊髓两侧，一根位于脊神经后根附着点之前，一根位于附着点之后。这些血管供应脊髓的后1/3。

发自颈部颈深动脉、胸部肋间动脉和下腰部腰动脉的根动脉为脊髓进一步提供血供。

这些动脉沿着脊神经，经过椎间孔进入脊髓。

通常情况下，有一根前根动脉比其他的要大，被称为腰膨大动脉。它通常是发自于降主动脉左侧上腰段或下胸段的一个分支。这一分支是脊髓下2/3的主要血供来源。在创伤或者手术时此分支受到损伤可能会引起严重的神经损伤。

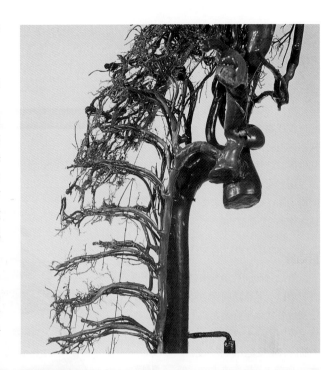

这个主动脉（红色）及其分支的铸型显示出脊柱的丰富血供。所有脊神经根均有相关的动脉。血管显示了脊椎的节段性。

保护脊髓的膜

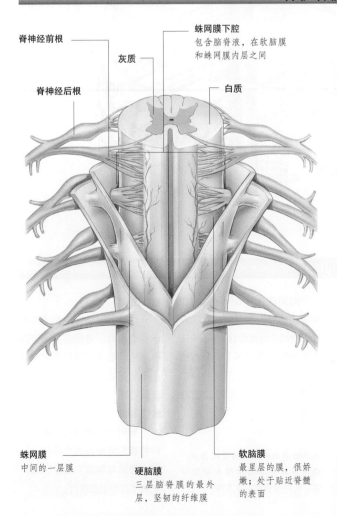

脊神经前根

灰质

脊神经后根

蛛网膜下腔
包含脑脊液，在软脑膜和蛛网膜内层之间

白质

蛛网膜
中间的一层膜

硬脑膜
三层脑脊膜的最外层，坚韧的纤维膜

软脑膜
最里层的膜，很娇嫩；处于贴近脊髓的表面

脊柱的骨头为脊髓提供了主要的保护，就像颅骨为大脑提供保护一样。然而，也像大脑一样，脊髓也具有三层膜，为脊髓提供进一步的保护。这三层膜从颅内向下穿过枕骨大孔。

硬脑膜是坚韧的纤维质外膜。硬膜外腔将硬脑膜与椎体的骨质分开，腔内有脂肪组织和静脉丛。

中间一层膜是蛛网膜，它更薄、更精细，是结缔组织纤维形成的蜘蛛网结构。在硬脑膜和蛛网膜之间有一个潜在的硬脑膜下腔，腔内含有非常薄的一层液体。

软脑膜

最里层的膜是细腻的软脑膜，严密地贴合在脊髓的表面。这是一层透明的膜，附着有丰富的小血管，负责向脊髓

供给氧气和营养物质。在蛛网膜和软脑膜之间是蛛网膜下腔，其中包含有脑脊液（CSF），充当脊髓的缓冲垫，同时也帮助清除神经活动和新陈代谢产生的化学废物。脑脊液由脑室内的脉络丛产生，在脑和脊髓之间循环。

软脑膜伸出21对三角形隔膜（齿状韧带），在前后神经根之间向外，与蛛网膜和硬脑膜内层结合。脊髓由这些韧带悬挂在硬膜鞘内。

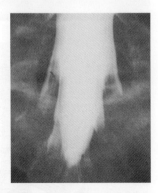

脊髓的末端在这张脊髓X线造影片（一种特殊的X线片）上可以看到。软脑膜将脊髓固定至尾骨上。

与脑类似，脊髓由三层膜包绕和保护。三层膜指脑脊膜——硬脑膜、蛛网膜和软脑膜。

胸壁的血管和神经

胸壁（包括肋骨及周围的肌肉和软组织）拥有由肋间动脉和静脉提供的丰富的血供，这些动脉和静脉行走在肋间隙里。

肋间动脉和肋间静脉相互连接或吻合，形成一个血管网，该血管网包绕胸壁，并为其中所有结构供血。每一肋间隙内均有起源于脊椎附近的肋间后动脉，以及两个起源于前部胸骨旁的肋间前动脉。

后动脉

第1、2肋间后动脉来自锁骨下动脉。其余肋间后动脉均于相应各肋水平直接发自主动脉（体内的中央大动脉）。每一肋间动脉发出以下分支：

■ 一根后支——向后走行，供应脊髓、背部肌肉和表面皮肤。

■ 一根侧副支——沿着下面肋骨的上缘前行的一根小分支。

前动脉

肋间前动脉起源于胸廓内动脉，从胸骨两侧垂直向下走行。这些动脉与肋间静脉和神经一起，沿着肋骨的下缘走行，并向下一肋的上缘发出一个分支。

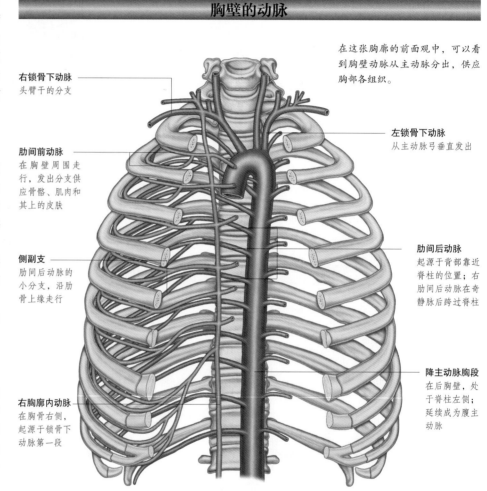

胸壁的动脉

在这张胸廓的前面观中，可以看到胸壁动脉从主动脉分出，供应胸部各组织。

右锁骨下动脉
头臂干的分支

左锁骨下动脉
从主动脉弓垂直发出

肋间前动脉
在胸壁周围走行，发出分支供应骨骼、肌肉和其上的皮肤

肋间后动脉
起源于背部靠近脊柱的位置；右肋间后动脉在奇静脉后跨过脊柱

侧副支
肋间后动脉的小分支，沿肋骨上缘走行

右胸廓内动脉
在胸骨右侧，起源于锁骨下动脉第一段

降主动脉胸段
在后胸壁，处于脊柱左侧；延续成为腹主动脉

胸壁的静脉

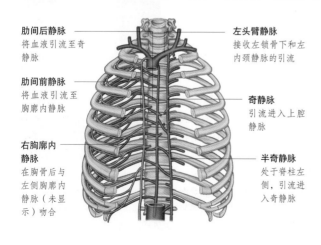

肋间后静脉
将血液引流至奇静脉

肋间前静脉
将血液引流至胸廓内静脉

右胸廓内静脉
在胸骨后与左侧胸廓内静脉（未显示）吻合

左头臂静脉
接收左锁骨下和左内颈静脉的引流

奇静脉
引流进入上腔静脉

半奇静脉
处于脊柱左侧，引流进入奇静脉

肋间静脉与肋间动脉在肋间隙内伴行。胸骨的每侧均有11根肋间后静脉和1根肋下静脉（处于第12肋之下），且与动脉一样，也与相应的肋间前血管吻合，形成胸廓周围的血管网。

胸廓的前面观显示胸壁的静脉。肋间静脉与肋间动脉和神经伴行，在肋沟的最上缘走行。

■ **后静脉**

这些静脉将血液引流至处于胸壁后方、脊髓前方的奇静脉系统。血液随后经上腔静脉（上胸部的主要中央静脉）回流到心脏。

■ **前静脉**

与同一位置的动脉类似，前静脉引流至胸廓内静脉。胸廓内静脉与胸廓内动脉一起，在胸壁前部垂直走行。

胸壁的神经

胸椎对应的脊髓胸段有12对神经，它们沿着血管走行，支配胸壁的肌肉和皮肤。

12根胸椎发出脊神经前支，形成肋间神经（第12支形成肋下神经）。每一肋间神经与其对应的动脉和静脉一起，走行于每一肋骨下缘的肋沟中。胸部脊神经的后支则支配背部的皮肤和肌肉。

神经分支

每一根典型的肋间神经有如下分支：

■ 副侧支

这些神经沿下一肋的上缘走行，协助支配肋间肌肉。

■ 外侧皮支

这些神经穿过肋间肌肉到达肌肉表面。外侧皮支又分为前支和后支，支配胸壁皮肤。

■ 前皮支

这一肋间神经的终末分支穿过肌肉，到达胸骨侧缘处，支配胸部前面的皮肤。

■ 肌支

这些神经支配肋间肌肉，以及胸壁内其他各种呼吸肌。

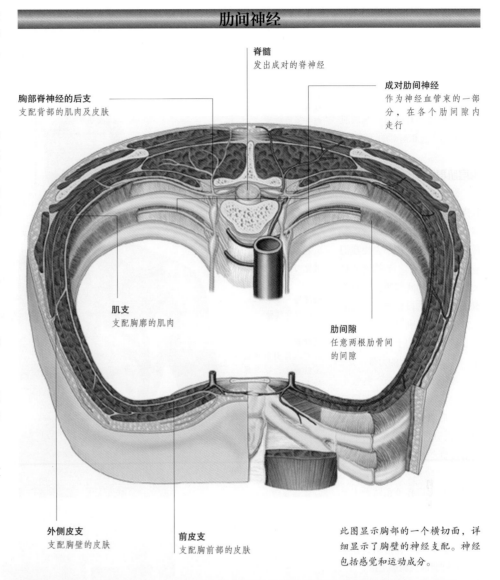

肋间神经

脊髓 发出成对的脊神经

成对肋间神经 作为神经血管束的一部分，在各个肋间隙内走行

胸部脊神经的后支 支配背部的肌肉及皮肤

肌支 支配胸廓的肌肉

肋间隙 任意两根肋骨间的间隙

外侧皮支 支配胸壁的皮肤

前皮支 支配胸前部的皮肤

此图显示胸部的一个横切面，详细显示了胸壁的神经支配。神经包括感觉和运动成分。

肋 间 隙

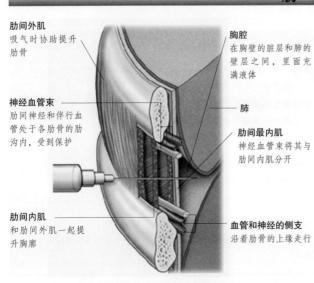

肋间外肌 吸气时协助提升肋骨

神经血管束 肋间神经和伴行血管处于各肋骨的肋沟内，受到保护

肋间内肌 和肋间外肌一起提升胸廓

胸腔 在胸壁的脏层和肺的壁层之间，里面充满液体

肺

肋间最内肌 神经血管束将其与肋间内肌分开

血管和神经的侧支 沿着肋骨的上缘走行

肋间内肌和肋间外肌横跨在两根肋骨间的肋间隙的外侧。在其下方有"神经血管束"——每一肋骨下缘内面的肋沟内的肋间血管和神经，而肋骨可保护神经和血管免受创伤。与依次排在每一肋骨下缘的肋间静脉、肋间动脉和神经一样，在每根肋骨下，都有相对应的侧支血管和神经沿肋骨的上缘分布。神经血管束的内侧有最内层的肋间肌和肋下肌，这些肌肉横跨在肋间隙内表面上。

通过在肋骨间穿入一根针可进行胸腔积液的针吸术，从而避免损伤神经肌肉束。

胸腔穿刺

在某些情况下，为了抽取肺周围聚集的液体、血液或脓液，可能需要在肋骨之间穿入一根针（胸腔穿刺）。针必须通过胸壁插入并避开神经血管束。

背部肌群

背部的肌肉使我们能够保持直立的姿势，并且保持脊柱的灵活性和运动性。背部的浅层肌肉还和其他肌肉一同参与肩部和上肢的运动。

背部的深层肌肉与脊柱负责支撑和移动背柱，而浅层肌肉则参与上肢和肩部的运动。

浅层肌群

斜方肌是一块较大的扇形肌肉，其上缘形成了从颈部到肩的斜坡。它附着于头骨上，帮助支撑并转动头部，使我们能够向后展肩。背阔肌是最大、最有力的背部肌肉，它附着于脊柱上，自斜方肌下缘的上方向下延伸到骨盆后部。背阔肌可将举起的上臂收回至躯干，可以对抗很大的力量。

浅层肌群中还有一些较小的肌肉。肩胛提肌、大菱形肌和小菱形肌在脊柱和肩胛骨之间走行，可以使肩胛骨向上和向内移动。

"旋转袖"是肩关节处一组走行于肩胛骨和肱骨（上臂的骨）之间的肌肉。它们一起将肱骨头紧密地固定在肩关节内。后锯肌从脊椎至肋骨走行，在呼吸时使胸廓上抬。

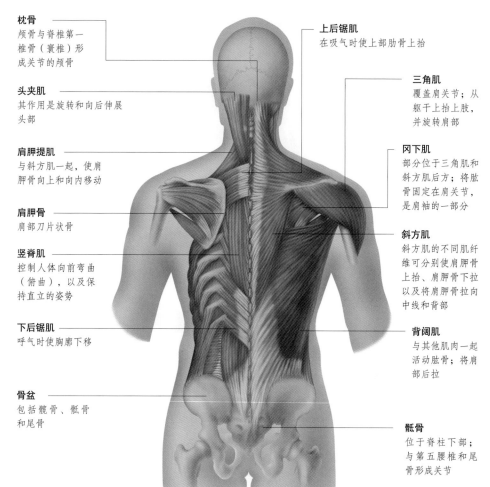

枕骨
颅骨与脊椎第一椎骨（寰椎）形成关节的颅骨

头夹肌
其作用是旋转和向后伸展头部

肩胛提肌
与斜方肌一起，使肩胛骨向上和向内移动

肩胛骨
肩部刀片状骨

竖脊肌
控制人体向前弯曲（俯曲），以及保持直立的姿势

下后锯肌
呼气时使胸廓下移

骨盆
包括髋骨、骶骨和尾骨

上后锯肌
在吸气时使上部肋骨上抬

三角肌
覆盖肩关节；从躯干上抬上肢，并旋转肩部

冈下肌
部分位于三角肌和斜方肌后方；将肱骨固定在肩关节，是肩袖的一部分

斜方肌
斜方肌的不同肌纤维可分别使肩胛骨上抬、肩胛骨下拉以及将肩胛骨拉向中线和背部

背阔肌
与其他肌肉一起活动肱骨；将肩部后拉

骶骨
位于脊柱下部；与第五腰椎和尾骨形成关节

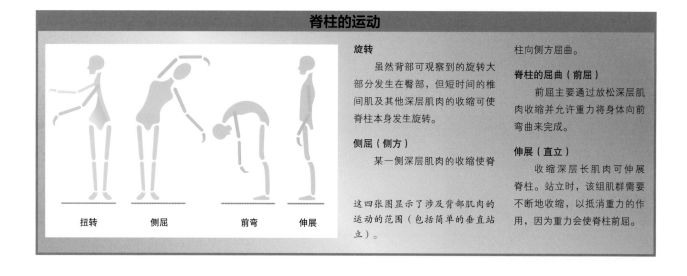

脊柱的运动

旋转

虽然背部可观察到的旋转大部分发生在臀部，但短时间的椎间肌及其他深层肌肉的收缩可使脊柱本身发生旋转。

侧屈（侧方）

某一侧深层肌肉的收缩使脊柱向侧方屈曲。

脊柱的屈曲（前屈）

前屈主要通过放松深层肌肉收缩并允许重力将身体向前弯曲来完成。

伸展（直立）

收缩深层长肌肉可伸展脊柱。站立时，该组肌群需要不断地收缩，以抵消重力的作用，因为重力会使脊柱前屈。

这四张图显示了涉及背部肌肉的运动的范围（包括简单的垂直站立）。

扭转　　侧屈　　前弯　　伸展

背部深层肌肉

背部深层肌肉附着于下方的脊柱、盆腔和肋骨上，能一起使脊柱平滑地活动。

肌肉需要附着于骨头上，这样才能实现其功能需要的杠杆作用。背部深层肌肉的附着骨包括椎骨、肋骨、颅底骨和骨盆。

深肌层

背部深层肌肉分层排列；最深层的肌肉非常短，从每一椎体斜向上连接至上一椎体。在这一层之上有一层更长的肌肉，垂直走行于数个椎体及肋骨之间。从表面上看，肌肉变长了，并且除了椎骨之外，有的还附着在骨盆和枕骨上（头骨底部的后部）。

深肌层中有很多块肌肉。虽然每一块肌肉根据其位置都有不同的名称，但实际上它们以不同组合协同活动，而不是单独活动。所有肌肉一起形成了一大组深肌群，分布于脊柱两侧，相互作用以维持脊柱的S形曲线，使脊椎得以顺利活动。

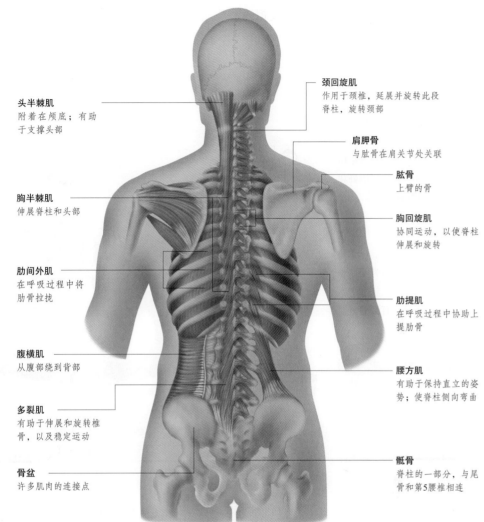

头半棘肌
附着在颅底；有助于支撑头部

胸半棘肌
伸展脊柱和头部

肋间外肌
在呼吸过程中将肋骨拉拢

腹横肌
从腹部绕到背部

多裂肌
有助于伸展和旋转椎骨，以及稳定运动

骨盆
许多肌肉的连接点

颈回旋肌
作用于颈椎，延展并旋转此段脊柱，旋转颈部

肩胛骨
与肱骨在肩关节处关联

肱骨
上臂的骨

胸回旋肌
协同运动，以使脊柱伸展和旋转

肋提肌
在呼吸过程中协助上提肋骨

腰方肌
有助于保持直立的姿势；使脊柱侧向弯曲

骶骨
脊柱的一部分，与尾骨和第5腰椎相连

头部和颈部的支撑

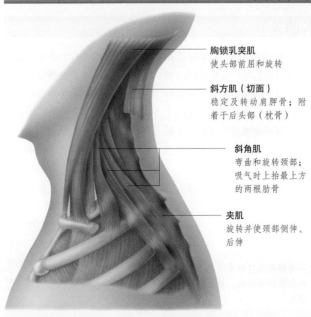

胸锁乳突肌
使头部前屈和旋转

斜方肌（切面）
稳定及转动肩胛骨；附着于后头部（枕骨）

斜角肌
弯曲和旋转颈部；吸气时上抬最上方的两根肋骨

夹肌
旋转并使颈部侧伸、后伸

脊柱顶端的深层肌肉附着于颅骨，起到保持颈部伸展和头部直立的作用。头部的重心处于脊柱前方，因此需要颈后部的肌肉持续收缩，以防止头部往前坠落。"打盹"，就是指这些肌肉在人入睡时放松，而导致人向前点头。

胸锁乳突肌是颈部两侧的大肌肉，它们作为头部前屈的主要肌肉，对头部上抬起支撑作用，当从卧位站起时作用最为明显。在完成这些任务时，其他一些深层肌肉会协助胸锁乳突肌。

夹肌是指包绕并覆盖在颈部更深层肌肉的一层宽大的肌纤维。夹肌起自颈椎（颈部），并从颅骨后方插入枕骨。当颈部一侧的肌肉单独作用时，颈部和头部向外侧伸展或旋转；当两侧肌肉同时活动并与其他肌肉协同工作时，夹肌协助颈部后仰。

颈部的伸展也受到附着于枕骨、胸椎和肩胛骨的斜方肌的作用。

颈部肌肉的侧面图显示了一些负责支撑和弯曲颈部及头部的主要肌肉。

肩　带

肩带，也叫胸带，是指与上肢相连并支撑上肢的骨骼结构，其包括胸部前面的锁骨以及后背的肩胛骨。

上肢通过肩带连接到骨架上，肩带由锁骨和肩胛骨组成。肩带只有一个与中心骨架相连的关节，位于锁骨的内侧末端，与胸骨相连。肌肉和韧带连接到颅骨、肋骨、胸骨和椎骨，保障肩带的稳定性。

锁骨

锁骨是一根S形骨，水平位于胸部的上边缘。锁骨的前表面及上表面大部分比较平滑，而下表面则粗糙、有沟槽，以便肌肉和韧带附着。

锁骨的胸骨端（内侧端）有一个大的椭圆形面，与胸骨在胸锁关节处相连。在锁骨的另一端则有一个较小的面与肩峰（肩胛骨的骨性突起）相连，形成肩锁关节。

锁骨起支撑作用，使上肢可以远离躯干，从而让上肢有较大的自由活动范围。锁骨与肩胛骨及其连接的肌肉一起，还可将作用于上肢的力量传递至中央骨架。

肩带的上面观

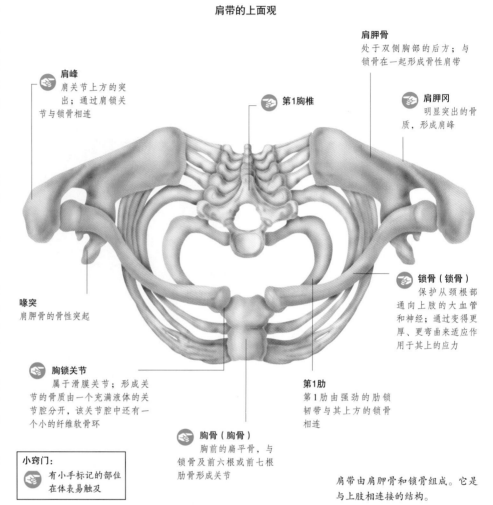

肩峰　肩关节上方的突出；通过肩锁关节与锁骨相连

喙突　肩胛骨的骨性突起

胸锁关节　属于滑膜关节；形成关节的骨质由一个充满液体的关节腔分开，该关节腔中还有一个小的纤维软骨环

小窍门：　有小手标记的部位在体表易触及

第1胸椎

肩胛骨　处于双侧胸部的后方；与锁骨在一起形成骨性肩带

肩胛冈　明显突出的骨质，形成肩峰

锁骨（锁骨）　保护从颈根部通向上肢的大血管和神经；通过变得更厚、更弯曲来适应作用于其上的应力

第1肋　第1肋由强劲的肋锁韧带与其上方的锁骨相连

胸骨（胸骨）　胸前的扁平骨，与锁骨及前六根或前七根肋骨形成关节

肩带由肩胛骨和锁骨组成。它是与上肢相连接的结构。

与锁骨相关的关节

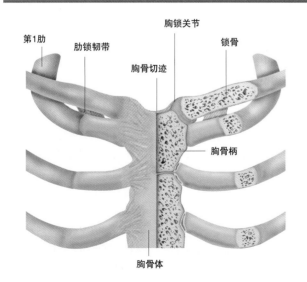

第1肋　**肋锁韧带**　**胸骨切迹**　**胸锁关节**　**锁骨**　**胸骨柄**　**胸骨体**

胸锁关节是肩带与其他骨骼之间的唯一骨性连接。由于锁骨的胸骨端粗大，且延伸至胸骨柄（胸骨的顶端）的上端，使得胸锁关节可在皮下触及。双侧共同形成熟悉的颈部基地处的"胸骨切迹"。

该关节腔由一个纤维软骨形成的关节盘分为两半，提高了骨骼的匹配性，且保持了关节的稳定性。该关节进一步由下端锚定于第一肋的肋锁韧带稳定。

胸锁关节只能进行小范围的运动；锁骨的外侧端可在耸肩时向上移动，或者在伸出手去提身前的物体时前移。

肩锁关节由锁骨的外侧端和肩胛骨的肩峰形成。在连接肩胛骨和其他骨骼的肌肉的作用下，围绕肩锁关节可使肩胛骨在锁骨上转动。

一个强硬的纤维囊（鞘）与强劲的包绕韧带一起，维持胸锁关节稳定。

肩胛骨

肩胛骨是一块扁平的三角形骨，位于胸廓的后面，与锁骨共同构成骨性肩带。

肩胛骨位于胸廓第二至第七肋的后面。肩胛骨大致呈三角形，有三条边界：内侧缘（靠里）、外侧缘（靠外）和上缘，以及它们之间的三个角。

表面

肩胛骨有两个面：前面（正面）和后面（背面）。前面或肋面（肋、表面）与胸廓背部的肋骨相对，呈凹状，有一个大的凹陷称为肩胛下窝，它为肌肉的附着提供了一个大附着面。

肩胛骨的后表面由一个突出的脊分开。脊上方的一个小区域称为冈上窝，而冈下窝位于脊的下方。这些凹陷也为同名的肌肉提供了附着位点。

骨性突起

肩胛冈是一个粗厚凸起的骨脊，与肩峰的骨性突出相连。肩峰是一个扁平状的凸起，是肩部的最高点。外侧角是肩胛骨最厚的部分，包含关节盂，它是肩关节与肱骨头相连的凹陷处。喙突（肌肉和韧带附着的重要位点）在此区域可触及。

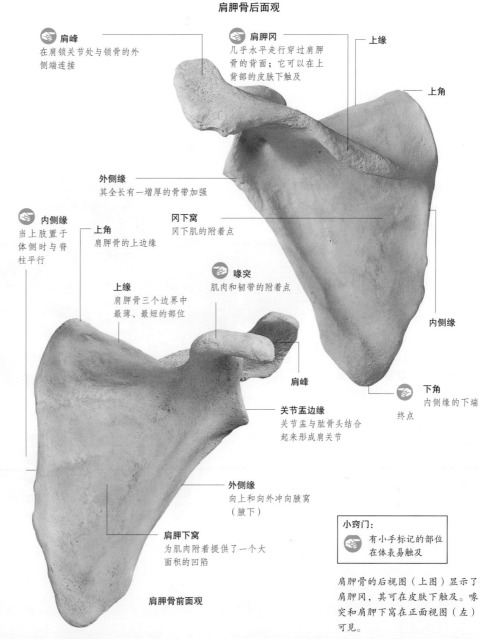

肩胛骨后面观

肩峰
在肩锁关节处与锁骨的外侧端连接

肩胛冈
几乎水平走行穿过肩胛骨的背面；它可以在上背部的皮肤下触及

上缘

上角

外侧缘
其全长有一增厚的骨带加强

冈下窝
冈下肌的附着点

内侧缘

内侧缘
当上肢置于体侧时与脊柱平行

上角
肩胛骨的上边缘

上缘
肩胛骨三个边界中最薄、最短的部位

喙突
肌肉和韧带的附着点

下角
内侧缘的下端

终点

肩峰

关节盂边缘
关节盂与肱骨头结合起来形成肩关节

外侧缘
向上和向外冲向腋窝（腋下）

肩胛下窝
为肌肉附着提供了一个大面积的凹陷

肩胛骨前面观

> **小窍门：**
> 有小手标记的部位在体表易触及

肩胛骨的后视图（上图）显示了肩胛冈，其可在皮肤下触及。喙突和肩胛下窝在正面视图（左）可见。

翼状肩胛

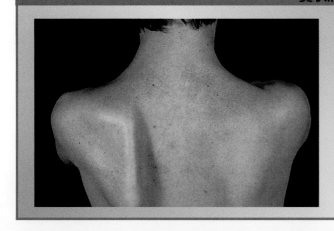

因为肩胛骨与脊柱及肋骨之间没有骨性连接，肩胛骨通过肌肉（主要是前锯肌）的运动紧紧地贴在胸后壁上。

前锯肌由胸长神经支配，该神经从腋下（腋窝）开始，在皮

该患者左肩胛骨的位置是胸长神经坏坏后的结果。此神经主要支配可保持肩胛骨贴于胸廓的前锯肌。

下肌肉的表面下行，该神经在此处容易受损。如果此神经受损，例如被穿刺损伤，前锯肌将麻痹，使肩胛骨平贴在肋骨上的肌肉收缩就会停止。

在这种情况下，肩胛骨的内侧缘和下角将变得更加突出，并从中线移开，肩胛骨像翅膀一样凸出。这形成了"翼状肩胛"，当上肢推门或墙的时候最明显。

肩带的肌肉

肩带由肩胛骨和锁骨组成，负责将上肢连接至中心骨架。肩带肌肉的作用是固定肩胛骨和锁骨。

肩带的主要作用是将上肢连接至中心骨架（锁骨和肩胛骨），肩带的肌肉附着于锁骨和肩胛骨上。然而，也有少数的肌肉可以直接将上肢连接至中心骨架，使肩带间接运动。这组肌肉位于躯干的表面，前面有胸大肌，后面有背阔肌。

胸大肌

胸大肌是位于胸廓前上部的肌肉，起自锁骨内侧1/3处，目于肱骨大结节嵴。当其走向肱骨上端的肱二头肌沟的外侧边时，其肌腱按逆时针方向扭转。这种扭转使得上肢屈曲（弯曲）时锁骨端有更大的机械支撑。

胸大肌的神经支配和血液供应的来源较多。胸大肌的胸肋头是有力的上肢内收肌（将上肢拉向躯体），因此登山者或举重运动员的胸大肌很发达。如果上肢保持固定，这些肌肉可作为辅助呼吸肌使肋骨上抬。

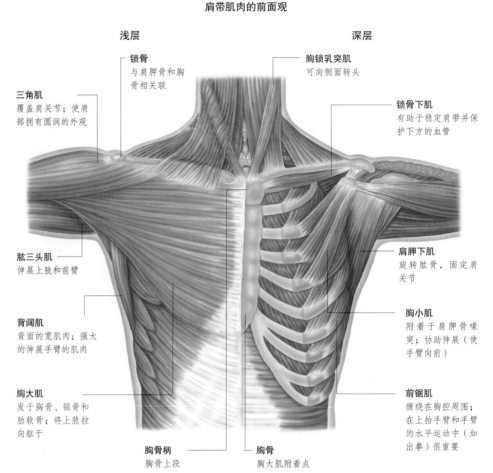

肩带肌肉的前面观

浅层

锁骨
与肩胛骨和胸骨相关联

三角肌
覆盖肩关节；使肩部拥有圆润的外观

肱三头肌
伸展上肢和前臂

背阔肌
背面的宽肌肉；强大的伸展手臂的肌肉

胸大肌
发于胸骨、锁骨和肋软骨；将上肢拉向躯干

胸骨柄
胸骨上段

胸骨
胸大肌附着点

深层

胸锁乳突肌
可向侧面转头

锁骨下肌
有助于稳定肩带并保护下方的血管

肩胛下肌
旋转肱骨，固定肩关节

胸小肌
附着于肩胛骨喙突；协助伸展（使手臂向前）

前锯肌
缠绕在胸腔周围；在上抬手臂和手臂的水平运动中（如出拳）很重要

胸大肌下方

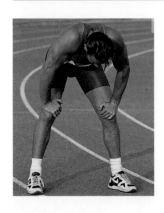

胸大肌下方是锁骨下肌和胸小肌。锁骨下肌是相对不重要的肌肉，在肩带的运动过程中有助于稳定锁骨。在锁骨骨折后，锁骨下肌与三角肌在重

如果上肢固定，胸大肌可作为辅助呼吸肌，上抬肋骨。疲惫的短跑运动员将双手放在膝盖上，以利用此功能。

力作用下将外侧断端向下拉，而内侧的断端则由活动不再受限的胸锁乳突肌向上拉。分离的断端可能会对附近的锁骨下血管构成威胁。

胸锁乳突肌主要参与头部和颈部的运动。

胸小肌发自第2、第3、第4和第5肋，并连接到肩胛骨的喙突。它有助于将肩胛骨贴在躯

干上。这一动作（拉伸）对于向前出拳是必要的。

引起外展的主要肌肉是前锯肌。这一肌肉围绕在胸廓壁周围，附着于肩胛骨的内侧缘。最下面的4个分叉聚集于肩胛下角，协助斜方肌参与肩胛骨的旋转。

肩带的背面观

宽大的斜方肌和背阔肌是背部的表浅肌，连接于肩带，参与肩带运动。

背阔肌起自下胸部、腰部和底部椎体，同时也起自胸腰筋膜和髂脊的后部，还有少数纤维与下部四根肋骨相连。背阔肌终止于肱骨上端的二头肌沟底部。

背阔肌辅助胸大肌将上肢拉向躯干（内收）。由于这一肌肉自身缠绕在下部肋骨上，所以有助于用力呼吸（呼气）或咳嗽。

斜方肌

斜方肌下部与背阔肌部分重叠。斜方肌同样有广泛的起点，从颅底（枕骨粗隆）到第十二胸椎棘突。下部的肌纤维附着于肩胛冈；中部的肌纤维附着于肩峰；上部的肌纤维附着于锁骨的外1/3。斜方肌的上半部用于耸肩，下半部用于使肩胛骨横向转动。

肩带肌的后面观

表浅

斜方肌
稳定、上抬和旋转肩胛骨

肩胛冈

冈下肌
将肱骨固定于关节盂；横向旋转肱骨，如网球的反手击球

大圆肌
与背阔肌一起伸展上肢

脊柱的棘突

胸腰筋膜
与背阔肌相连的结缔组织

深层

小菱形肌
向后拉肩胛骨

冈上肌
稳定肩关节，从躯干上抬手臂

肱骨
上肢的长骨

小圆肌
将肱骨固定于关节盂

冈下肌
将肱骨固定于关节盂

大菱形肌
与小菱形肌一起向后拉肩胛骨

背阔肌
背部宽大的肌肉，有助于伸展上肢；有助于用力呼气和咳嗽

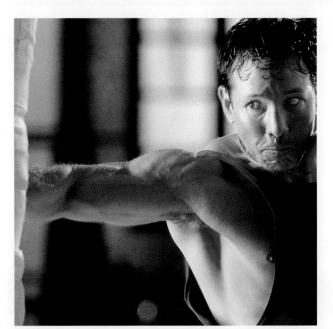

深层解剖

肩胛骨在菱形肌的作用下（大菱形肌和小菱形肌）向后方拉（内收）。菱形肌将肩胛骨内侧缘与脊柱相连。这些肌肉使肩部获得支撑：如打出重拳或者用力前推，因为这可以最大限度地增加拉力。

由于这些肌肉处于斜方肌深部，它们很难被看到或者触及。然而，如果某一侧的这些肌肉出现麻痹现象，此侧的肩胛骨将偏离中线。

大小菱形肌与肩胛提肌一起，也使肩胛骨向中线旋转，对抗斜方肌和前锯肌的作用。

肩胛骨的运动

肩胛骨的运动是保证肩关节大范围活动的基础。虽然在肩胛骨与躯干之间没有解剖学意义上的关节，但医生还是常提到肩胛胸廓关节，因为这两者之间有大量的相对运动。

这些运动也同时通过锁骨传至胸锁关节，胸锁关节是肩带与躯干之间的唯一连接。

菱形肌同时活动，回拉肩胛骨，使手臂有力地伸出。这一运动可以在拳击手出重拳之前看到。

胸　廓

胸廓保护着胸部的重要器官，同时为背部、胸部和肩部的肌肉提供附着位点。它也足够轻，在呼吸时可以活动。

胸廓在背部由脊柱的12根胸椎支撑，由12对肋骨、肋软骨及前部的胸骨组成。

肋骨

所有12对肋骨都与后方（背部）对应编号的胸椎相连。之后，肋骨向下弯曲，围绕胸部，走向身体的前表面（正面）。

根据其前部连接的位置，12对肋骨可分为2组。

■ 真肋（椎胸肋骨）

前7对肋骨的前部通过肋软骨直接与胸骨相连。

■ 假肋

这些肋骨不与胸骨直接相连。第8～10对肋骨通过融合的肋软骨间接连接到胸骨。第11和第12对肋骨前端不与骨或者软骨相连，被称为"椎肋骨"或"浮肋"。它们的前部终止于腹侧壁的肌肉内。

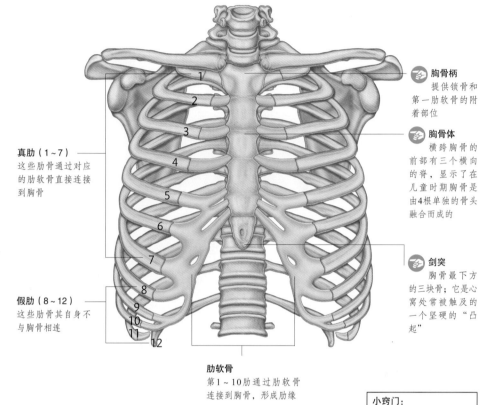

真肋（1～7）
这些肋骨通过对应的肋软骨直接连接到胸骨

假肋（8～12）
这些肋骨其自身不与胸骨相连

胸骨柄
提供锁骨和第一肋软骨的附着部位

胸骨体
横跨胸骨的前部有三个横向的脊，显示了在儿童时期胸骨是由4根单独的骨头融合而成的

剑突
胸骨最下方的三块骨；它是心窝处常被触及的一个坚硬的"凸起"

肋软骨
第1～10肋通过肋软骨连接到胸骨，形成肋缘

胸廓由胸骨（胸脯骨）与12对肋骨及其相连的肋软骨组成。

小窍门：
有小手标记的部位在体表易触及

肋骨的结构

肋骨颈
连接肋头与肋体

肋骨头
与对应的胸椎形成关节

肋骨结节
与相同编码的胸椎的横突形成关节

肋骨体
肋体的内表面是凹的，有一条沟，保护沿着每一肋骨走行的神经和血管

第1和第2右肋的下面观。这两根肋骨与第3～10肋不同，它们更扁平、更短，且更弯曲。

虽然每一肋骨有轻微的差异，但是第3～10肋十分类似，可被描述为"典型肋骨"。它们由以下部分组成。

■ **肋骨头**：与相同编码胸椎及其上方相邻胸椎相连（如第4肋与第3及第4胸椎相连）。

■ **肋骨颈**：肋骨变窄的一段连接肋头与肋体。

■ **肋骨结节**：肋骨突起、粗糙的区域，处于肋颈和肋体交界处，是与胸椎的横突形成关节的关节面。

■ **肋骨体**：肋骨延续形成扁平的曲骨，在"肋角"周围弯曲包围胸部。

不同的肋骨

■ **第1肋**：这是最宽、最短和最扁平的肋骨。在其头端只有一个小面与第1胸椎形成关节。其上表面有一个明显的"前斜角肌结节"。

■ **第2肋**：这1肋骨比第1肋细小，其肋体更接近典型肋骨的肋体。在其肋体的中点处有第二个明显的肌肉附着的结节。

■ **第11及第12肋（浮肋）**：这两根肋骨的头端只有一个关节面，其肋结节与相应胸椎之间没有关节。其肋体的末端只有一个软骨帽，不与其他肋骨相连。

胸 骨

胸骨（胸脯骨）是一根长的扁平骨，竖直位于胸廓前表面（正面）的中间。

胸骨有以下三个部分。

■ **胸骨柄**：胸骨柄骨形成胸骨的上部分，大致呈三角形，在其上表面中央有一个明显容易触及的切迹，称为"胸骨上切迹"。

■ **胸骨体**：胸骨柄和胸骨体所处平面有轻微差异，因此它们的连接处——胸骨柄胸骨关节——向前突出形成"胸骨角"。胸骨体较胸骨柄长，形成胸骨的主要长度。

■ **剑突**：这是一块小尖骨，方向向下，从胸骨体下末端起稍微向后突出。年轻时，它可能是软骨，但一般在40～50岁时完全骨化（变成骨质）。

胸骨（胸脯骨）由三部分组成：胸骨柄、胸骨体和剑突。

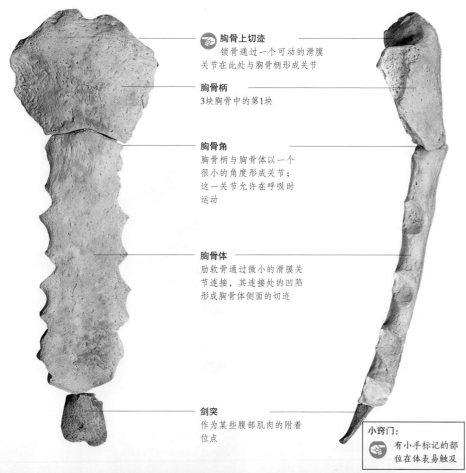

胸骨上切迹
锁骨通过一个可动的滑膜关节在此处与胸骨柄形成关节

胸骨柄
3块胸骨中的第1块

胸骨角
胸骨柄与胸骨体以一个很小的角度形成关节；这一关节允许在呼吸时运动

胸骨体
肋软骨通过微小的滑膜关节连接，其连接处的凹陷形成胸骨体侧面的切迹

剑突
作为某些腹部肌肉的附着位点

小窍门：
有小手标记的部位在体表易触及

肋 软 骨

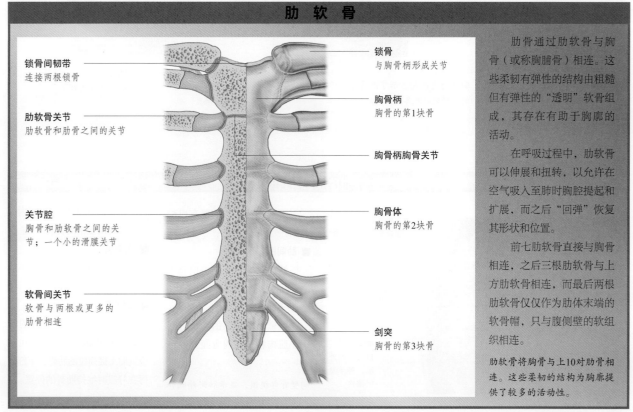

锁骨间韧带
连接两根锁骨

肋软骨关节
肋软骨和肋骨之间的关节

关节腔
胸骨和肋软骨之间的关节；一个小的滑膜关节

软骨间关节
软骨与两根或更多的肋骨相连

锁骨
与胸骨柄形成关节

胸骨柄
胸骨的第1块骨

胸骨柄胸骨关节

胸骨体
胸骨的第2块骨

剑突
胸骨的第3块骨

肋骨通过肋软骨与胸骨（或称胸脯骨）相连。这些柔韧有弹性的结构由粗糙但有弹性的"透明"软骨组成，其存在有助于胸廓的活动。

在呼吸过程中，肋软骨可以伸展和扭转，以允许在空气吸入至肺时胸腔提起和扩展，而之后"回弹"恢复其形状和位置。

前七肋软骨直接与胸骨相连，之后三根肋软骨与上方肋软骨相连，而最后两根肋软骨仅仅作为肋体末端的软骨帽，只与腹侧壁的软组织相连。

肋软骨将胸骨与上10对肋骨相连。这些柔韧的结构为胸廓提供了较多的活动性。

胸廓的肌肉与运动

　　胸廓的骨架由数层肌肉包裹，包括上肢及背部的多块强有力的肌肉，同时也包括仅仅只作用于胸廓的肌肉。

　　胸廓的固有肌肉均参与呼吸（喘气）。它们仅仅附着于胸廓和胸椎，它们参与形成胸壁结构，封闭胸廓并保护胸部的重要器官。

肋间肌

　　肋间肌填充着肋骨之间的11个肋间间隙。它们分三层分布，肋间外肌处于表浅层，然后是肋间内肌，肋间最内肌是最深的一层。

■ 肋间外肌

　　肋间外肌的肌纤维向下向前走行至下一肋骨，其收缩引起肋骨在吸气时上抬。

■ 肋间内肌

　　肋间内肌紧贴肋间外肌处于其深部，与肋间外肌呈直角。也就是说，肋间内肌的肌纤维从上一肋向下向后走行至下一肋。与肋间外肌类似，它们也参与辅助吸气。

■ 肋间最内肌

　　这些肌肉处于肋间内肌的深层，与肌纤维走行方向一致。它们被包含神经和血管的结缔组织与肋间内肌分开。

胸壁的内面观

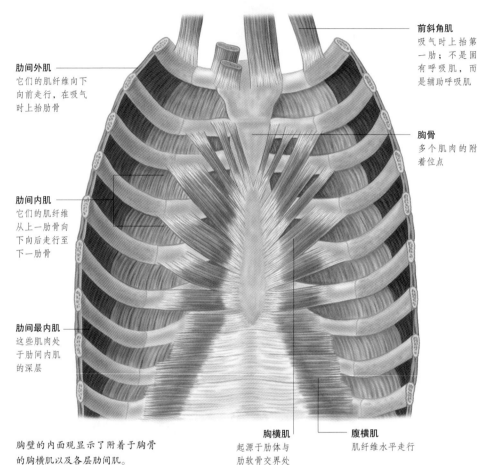

前斜角肌
吸气时上抬第一肋；不是固有呼吸肌，而是辅助呼吸肌

胸骨
多个肌肉的附着位点

肋间外肌
它们的肌纤维向下向前走行，在吸气时上抬肋骨

肋间内肌
它们的肌纤维从上一肋骨向下向后走行至下一肋骨

肋间最内肌
这些肌肉处于肋间内肌的深层

胸横肌
起源于肋体与肋软骨交界处

腹横肌
肌纤维水平走行

胸壁的内面观显示了附着于胸骨的胸横肌以及各层肋间肌。

胸廓的固有肌群

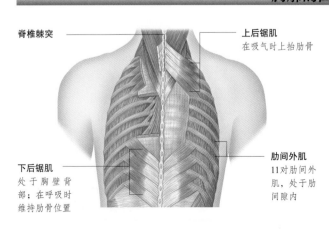

脊椎棘突

上后锯肌
在吸气时上抬肋骨

肋间外肌
11对肋间外肌，处于肋间隙内

下后锯肌
处于胸壁背部；在呼吸时维持肋骨位置

胸壁背部视图，显示肋间外肌和上、下后锯肌。

　　形成胸廓结构的固有肌群包括：

■ 肋间肌

　　这些肌肉分三层，填充于肋骨间的肋间间隙。

■ 肋下肌

　　胸壁后部靠下的肋骨之间的小肌肉群，在内表面向下走行。其肌纤维走行与肋间内肌一致，协助上抬肋骨。

■ 胸横肌

　　处于胸廓前方内部的小肌肉，大小和形态多变。

■ 后锯肌

　　这一肌肉处于胸壁的背部，包括两部分：上部，可在吸气时上提高位的肋骨；下部，可在呼吸时维持肋骨的位置。

胸廓的运动

在呼吸时，胸腔膨胀和收缩，引起空气进入和排出胸腔。胸腔的扩张由膈肌的收缩和胸廓运动实现。

平静呼吸期间，胸廓运动是通过呼吸肌（主要是肋间肌）运动实现的。肋间肌的收缩会使胸腔向两侧及前后扩大。

胸部的扩张

肋骨，尤其是下位肋骨，被向上、向外拉向侧方时，又被形象地描述为"水桶提手"运动，这增加了胸廓的宽度。当上部的肋骨上提时，胸骨（胸脯骨）同样被上提，并轻微旋转引起其下端轻度前移。这一运动增加了胸廓的深度，被称为"泵手柄"运动。

这些运动共同增加了胸廓的容量，然后是下方的肺部扩张，吸引空气进入。当吸气结束时，肋间肌肉放松，胸廓在重力和肺的自然弹性作用下回缩。

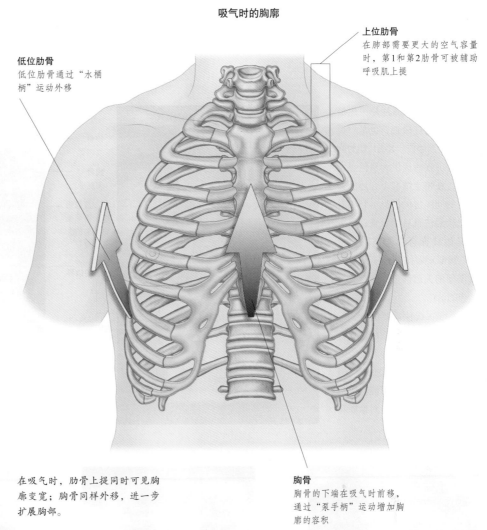

吸气时的胸廓

低位肋骨
低位肋骨通过"水桶柄"运动外移

上位肋骨
在肺部需要更大的空气容量时，第1和第2肋骨可被辅助呼吸肌上提

在吸气时，肋骨上提同时可见胸廓变宽；胸骨同样外移，进一步扩展胸部。

胸骨
胸骨的下端在吸气时前移，通过"泵手柄"运动增加胸廓的容积

辅助呼吸肌

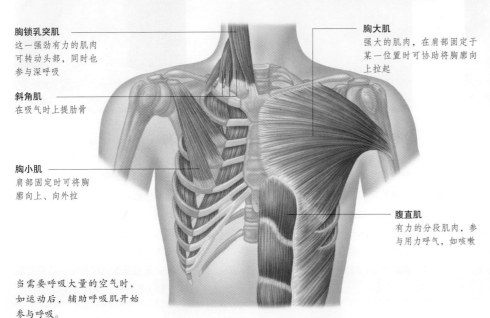

胸锁乳突肌
这一强劲有力的肌肉可转动头部，同时也参与深呼吸

斜角肌
在吸气时上提肋骨

胸小肌
肩部固定时可将胸廓向上、向外拉

胸大肌
强大的肌肉，在肩部固定于某一位置时可协助将胸廓向上拉起

腹直肌
有力的分段肌肉，参与用力呼气，如咳嗽

当需要呼吸大量的空气时，如运动后，辅助呼吸肌开始参与呼吸。

某些时候，需要有更多容积的气体进入到肺部，或者由于肺部疾病，空气进入的阻力增加。此时，辅助呼吸肌将参与呼吸。

这些肌肉同时附着于胸廓和上部骨架的其他部位，正常情况下它们可移动头部、颈部或上肢。如果将这些肌肉的另一起点固定，它们的收缩就可以引起胸廓的强迫运动及扩张。

这可以在比赛后的运动员的姿势中见到，他们头后仰、手置于臀部或膝部，支撑上肢。这一姿势可使颈部和肩带的肌肉有力地扩张胸部。

胸腔内部

一个普通的胸部X线片覆盖了身体中最重要的器官，包括心脏和肺，能为许多医疗诊断提供重要的信息。

拍摄胸部X线片是医生最常使用的医疗检查，也是一项有力的诊断手段。X线片能为胸部及心脏疾病提供大量信息，同时，在特定情况下，还能为腹腔的问题提供信息。它相对来说较经济且易于检查；很少有其他检查有如此高的性价比。胸部X线片能提供正确诊断所需要的关键信息，从而进行适当的治疗。

胸部X线片需要进行系统的分析：分别分析软组织、骨骼、肺部、肺门（肺部正中的部分）、心脏及其大血管、横膈及气道。这些都可能显示细微或者明显的线索，对诊断和治疗十分关键。

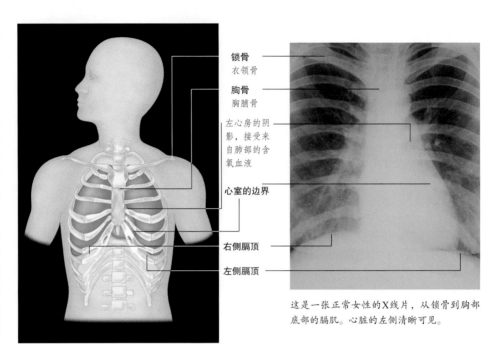

锁骨
衣领骨

胸骨
胸脯骨

左心房的阴影，接受来自肺部的含氧血液

心室的边界

右侧膈顶

左侧膈顶

这是一张正常女性的X线片，从锁骨到胸部底部的膈肌。心脏的左侧清晰可见。

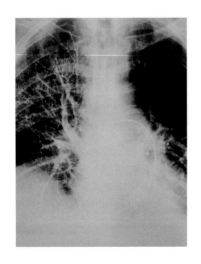

肺栓塞

肺栓塞是肺动脉（将血液从心脏携带至肺部，获得氧气交换）的阻塞。这通常由血栓栓塞引起——血栓从其他部位（通常是下肢）形成后顺血流而来。大面积肺栓塞可引起心脏功能衰竭，甚至猝死。在这张X线片中，血栓阻断了左上肺的肺动脉分支。

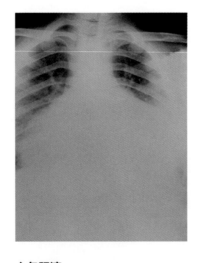

心包积液

发生心包积液时，过多的液体积聚在心脏周围的膜（心包）内，往往是由于炎症（心包炎）所致。渗入的液体对心脏产生压力，减少可流经心脏的血液量——这是一种严重的心脏压塞症。从这张X线片中可看到球形和扩大的心脏。

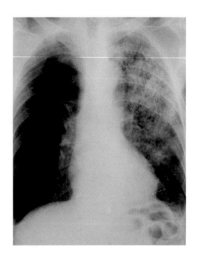

气胸

这通常是由于气体从肺部漏入胸膜腔（肺部和胸壁之间的空隙）引起肺塌陷所致。这可以在没有明显病因时出现（自发性气胸），也可以在胸部损伤（创伤性气胸）或肺部有能阻止气体排出的缺口（张力性气胸）时出现。从这张X线片中可以看到肝脏（右侧）和隔膜之间的空气。

检查肺部损伤

通过研究胸部X线片，可以识别出一系列不同的肺部问题。

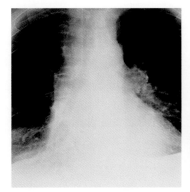

矽肺

上面这张X线片显示了长期暴露于石棉纤维下的结果。肺部的覆盖物（胸膜）由于受到吸入细小纤维和钙质沉积形成的成熟斑块的慢性刺激而增厚。矽肺在从前的锅炉生产员、造船厂工人，以及纺织制造业、建筑业人员和制作刹车片的人员中很常见。吸烟以及接触石棉的人罹患肺癌的风险是正常人的90倍。

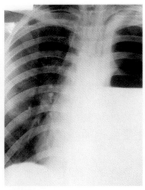

胸腔积液

肺和胸壁内表面有胸腔润滑膜覆盖，可在呼吸时无痛地彼此滑行。胸腔积液时，液体、脓或者血会在两层之间聚集。肺癌、感染或心衰可能是导致胸腔积液的原因。胸腔积液引起液体聚集在肺周，这将引起气短以及呼吸时胸痛。左侧肺的液体的水平清晰可见。

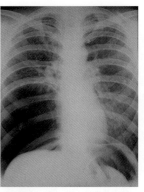

肺炎

在这个例子中肺炎由假单胞菌引起。肺部的微小气囊（肺泡）被液体充盈，形成实性团块，称为实变过程。当进行胸部听诊时，这些区域形成呼吸音减低。在这张图像中，由于左肺的感染，空气被液体替代，引起看到的广泛的炎症。

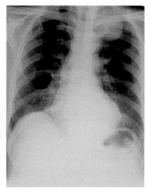

支气管癌

从这张X线片中可以见到左肺肺尖的支气管癌（肺癌）。这样的肿瘤扩散穿过上位肋骨引起临床症状，如身体虚弱和上肢疼痛。此图右上角（左肺肺尖）的边界清晰、圆形区域显示肿瘤细胞填充于空气区域。

如何拍摄胸部X线片

标准的胸部X线片是后前位（PA），这意味着射线从后面进入人体，胶片盒在患者的前面接受。然而，许多急诊胸部X线片是前后位（AP）的，射线从前方进入，再打在身后的胶片上。前后位的胶片可在患者坐着或者卧床的时候拍摄，但每一病例的情况都会完全不同。

这是阅读胶片的临床医生或放射科医师必须考虑到的几个技术因素之一。其他需要考虑的因素包括保持的呼吸深度、患者的体位和X射线的能量大小。任何这些因素的变化都可以使同一患者的胸片看起来有明显不同。为了最优化最终胶片的质量，由放射医师负责控制患者、胶片和X射线放射管的位置。

还可以使射线进入胸部侧方，拍摄侧位胸部X线片。这通常在非紧急情况下完成，如需要精确定位一个异常阴影，或者需要对有诸如咯血（咳血）等症状的患者排查整个肺野有无肿瘤。因为标准体位（PA）视图不能显示处于膈肌后方的下1/4肺野。

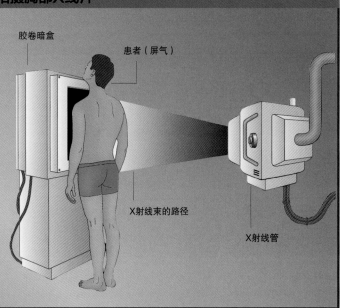

胶卷暗盒

患者（屏气）

X射线束的路径

X射线管

女性的乳房

在女性的整个一生中，乳房的结构都在发生变化。最明显的变化发生在怀孕时，此时乳房开始为其作为母乳来源做准备。

男性和女性均有乳腺组织，但是通常只有妇女有结构发达的乳房。女性的两个乳房大致呈半球形，由覆盖在胸骨（胸脯骨）两侧前胸壁肌肉上方的脂肪和腺体组织组成。

乳房的结构

乳房的基底形态大致呈圆形，上自第2肋，下至第6肋。另外，乳腺组织有的向腋窝（腋下）扩展，被称为"腋尾"。

不同的女性，其乳房的大小差异很大；这主要是由于脂肪组织的含量不同，因为每一个乳房中腺体组织的量基本相同。

乳腺由15～20个乳腺小叶组成，是这些小叶产生乳液的组织群。乳液由开口在乳头的"输乳管"输送至乳房表面。

乳头是一个突起结构，由一圆形的着色区域包围，这一区域被称为乳晕。乳头的皮肤很薄很娇嫩，没有毛囊和汗腺。

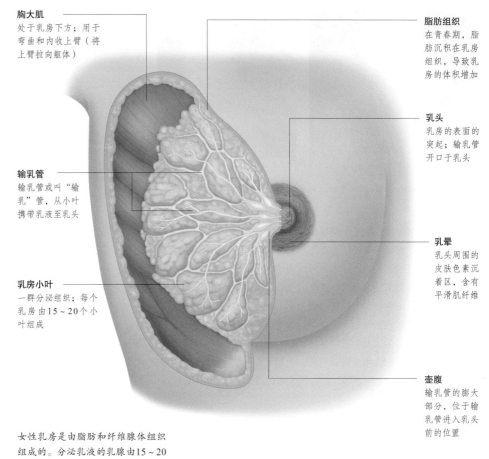

胸大肌
处于乳房下方；用于弯曲和内收上臂（将上臂拉向躯体）

输乳管
输乳管或叫"输乳"管，从小叶携带乳液至乳头

乳房小叶
一群分泌组织；每个乳房由15～20个小叶组成

脂肪组织
在青春期，脂肪沉积在乳房组织，导致乳房的体积增加

乳头
乳房的表面的突起；输乳管开口于乳头

乳晕
乳头周围的皮肤色素沉着区，含有平滑肌纤维

壶腹
输乳管的膨大部分，位于输乳管进入乳头前的位置

女性乳房是由脂肪和纤维腺体组织组成的。分泌乳液的乳腺由15～20个小叶组成；乳液通过输乳管输送到乳头上的开口处。

乳房的血管

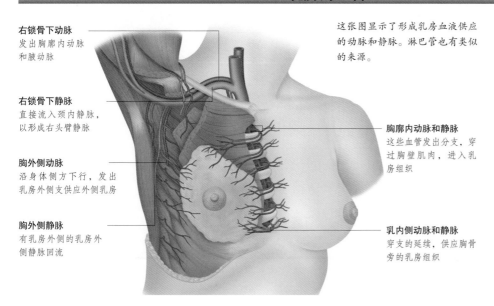

右锁骨下动脉
发出胸廓内动脉和腋动脉

右锁骨下静脉
直接流入颈内静脉，以形成右头臂静脉

胸外侧动脉
沿身体侧方下行，发出乳房外侧支供应外侧乳房

胸外侧静脉
有乳房外侧的乳房外侧静脉回流

这张图显示了形成乳房血液供应的动脉和静脉。淋巴管也有类似的来源。

胸廓内动脉和静脉
这些血管发出分支，穿过胸壁肌肉，进入乳房组织

乳内侧动脉和静脉
穿支的延续，供应胸骨旁的乳房组织

乳房的血液供应有许多来源：包括走行于胸前部全长的胸廓内动脉，以供应乳房外侧的胸外侧动脉和某些肋间后动脉。

乳房的皮下存在浅静脉网，尤其在乳晕范围内，在怀孕期间这些静脉可能变得十分明显。

收集于这些静脉的血液向各个方向引流，与动脉供应的模式类似，流经胸廓内静脉、胸外侧静脉和肋间后静脉进入大静脉，然后回到心脏。

乳房的淋巴引流

淋巴是一种液体，它从血管中渗出进入细胞间的空隙，通过淋巴系统回到血液循环。淋巴通过一系列的淋巴结，淋巴结类似于过滤器，可滤除细菌、细胞和其他颗粒。

微小的淋巴管从组织间隙发出，汇合形成大的淋巴管，将清洁的淋巴液带离组织，进入静脉系统。

来自乳头、乳晕和乳腺小叶的淋巴引流进入一个小淋巴管网——乳晕下淋巴丛，这一淋巴丛的淋巴可流向多个不同方向。

引流方式

约75%的乳晕下淋巴网（主要是乳房外侧部分）的淋巴被引流到腋窝淋巴结。淋巴通过腋窝内的一系列淋巴结进入锁骨下淋巴干，并最终进入右淋巴导管，流入心脏上方的静脉。

剩下的大部分淋巴液，主要来自乳房内1/4，进入靠近胸部前正中线的胸骨旁淋巴结。一小部分来自乳房的淋巴管通过其他路径进入肋间后淋巴结。

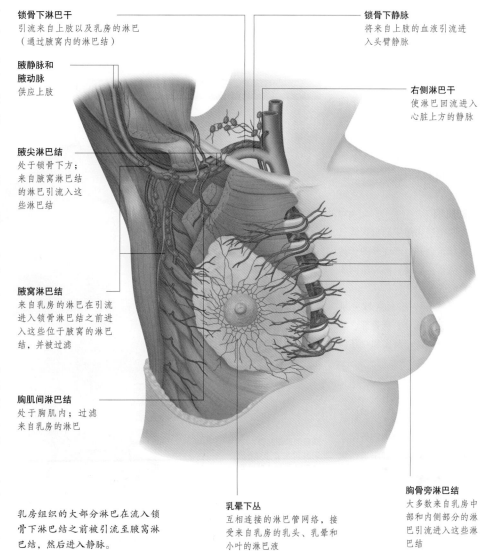

锁骨下淋巴干
引流来自上肢以及乳房的淋巴（通过腋窝内的淋巴结）

腋静脉和腋动脉
供应上肢

腋尖淋巴结
处于锁骨下方；来自腋窝淋巴结的淋巴引流入这些淋巴结

腋窝淋巴结
来自乳房的淋巴在引流进入锁骨淋巴结之前进入这些位于腋窝的淋巴结，并被过滤

胸肌间淋巴结
处于胸肌内；过滤来自乳房的淋巴

锁骨下静脉
将来自上肢的血液引流进入头臂静脉

右侧淋巴干
使淋巴回流进入心脏上方的静脉

乳晕下丛
互相连接的淋巴管网络，接受来自乳房的乳头、乳晕和小叶的淋巴液

胸骨旁淋巴结
大多数来自乳房中部和内侧部分的淋巴引流进入这些淋巴结

乳房组织的大部分淋巴在流入锁骨下淋巴结之前被引流至腋窝淋巴结，然后进入静脉。

淋巴引流和乳腺癌

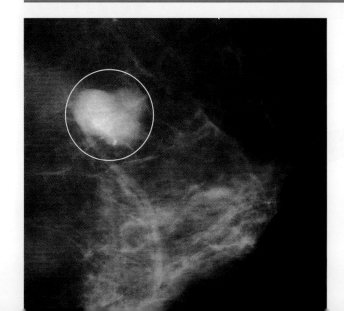

这张乳房X射线照片显示了乳房的一个恶性肿瘤。在乳房中，肿瘤作为高密度区（圆圈）清晰显示出来了。

淋巴液通常包含从组织间隙清除来的一些颗粒，如细胞。如果淋巴来自一个肿瘤生长的区域，那么其中可能含有从肿瘤脱落的细胞。这些细胞将被淋巴结过滤掉，它们可能停留于此并生长为继发肿瘤，或称"转移"。

因此，对于医生来说，了解身体各个部位的淋巴引流模式，尤其是像乳房这样容易患癌的部位，是很重要的。如果发现了乳房肿块，很有必要去检查相关的淋巴结是否有癌细胞的二次扩散。

乳房造影术

与医生或者女性本人检查乳房一样，乳腺X射线可用于检查乳腺癌。乳房X射线照片有助于更早发现乳腺癌的存在，从而更容易治疗。

膈

膈是一片将胸腔和腹腔分开的肌肉。膈对于呼吸至关重要，它的收缩可扩张胸腔，进而使空气进入胸腔。

膈是参与呼吸的主要肌肉，并具有若干个孔，供穿行于胸部和腹部的重要结构通过。膈肌由外周肌纤维嵌入中央的肌腱构成。中心腱不同于大多数肌腱，不附着于任何骨骼。

膈的肌肉

膈的肌肉组织源自胸壁三个区域，合并形成连续的一片并汇聚于中心腱，形成肌肉的附着位点。

膈的三个起源区域分别产生于三个部分：胸骨部、肋部，以及起源于膈脚和弓状韧带的腰部，或叫脊柱部。

中心腱

膈的肌纤维插入呈三叶状的中心腱中。其中央部分位于心脏正下方并被心脏压迫，它与附着于心脏周围的膜状结构的心包通过韧带相连。两个侧叶处于背侧，帮助形成隔膜的左侧和右侧穹顶（穹窿）

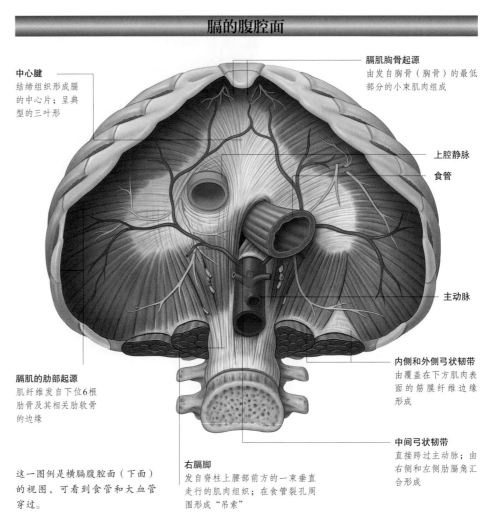

膈的腹腔面

中心腱
结缔组织形成膈的中心片；呈典型的三叶形

膈肌胸骨起源
由发自胸骨（胸骨）的最低部分的小束肌肉组成

上腔静脉

食管

主动脉

内侧和外侧弓状韧带
由覆盖在下方肌肉表面的筋膜纤维边缘形成

膈肌的肋部起源
肌纤维发自下位6根肋骨及其相关肋软骨的边缘

中间弓状韧带
直接跨过主动脉；由右侧和左侧肋膈角汇合形成

右膈脚
发自脊柱上腰部前方的一束垂直走行的肌肉组织；在食管裂孔周围形成"吊索"

这一图例是横膈腹腔面（下面）的视图，可看到食管和大血管穿过。

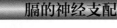

膈的神经支配

膈神经将运动神经和感觉神经传导至膈肌。每条神经支配该侧膈。

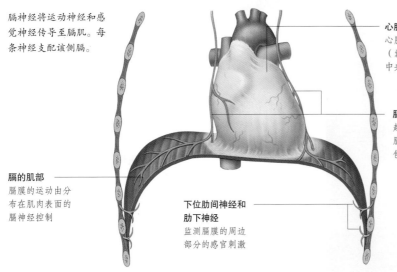

心脏
心脏包裹在纤维心包（囊）中，位于膈的中央，轻轻压迫膈膜

膈神经
起源于颈部区域，膈神经沿着纤维心包接近膈膜

膈的肌部
膈膜的运动由分布在肌肉表面的膈神经控制

下位肋间神经和肋下神经
监测膈膜的周边部分的感官刺激

支配膈的运动神经（激动膈肌收缩）全部来自双侧的"膈神经"。这些神经发自双侧第2、第4及第5颈椎水平的颈部脊髓。

感觉神经支配

膈神经还向膈中较大的中央部分提供感觉神经支配，可以探测疼痛并给出位置信息。膈的外周部分接收从下位肋间神经和肋下神经发出的感觉神经供应。

膈的胸腔侧表面

膈的上表面向上凸起，形成胸腔（胸部）的底部。它被主要的大血管和其他结构穿过，这些血管和结构必须穿过膈才能进入腹腔。

膈上表面的中央部分被心包覆盖，心包是包绕心脏的一层膜。在两侧，膈膜的上表面与胸膜（覆盖胸腔的薄膜）的横膈部相衬。后者在膈的边缘延续为覆盖在胸壁内侧的肋胸膜。

膈的裂孔

虽然膈分隔了胸腔和腹腔，但某些结构可以穿过"膈裂孔"。最大的三个膈裂孔为：

■ 腔静脉孔

这是膈中心腱上的一个裂孔，供下腔静脉（腹腔和下肢的主要静脉）通过。由于此裂孔位于中央腱部，而不在膈的肌肉内，因此在吸气时膈肌收缩不会压闭此孔；实际上，呼吸时裂孔扩大，血流增加。此裂孔内还有右膈神经分支和淋巴管。

■ 食管裂孔

此裂孔供食管（食道）穿过膈膜，到达胃部。右膈脚的

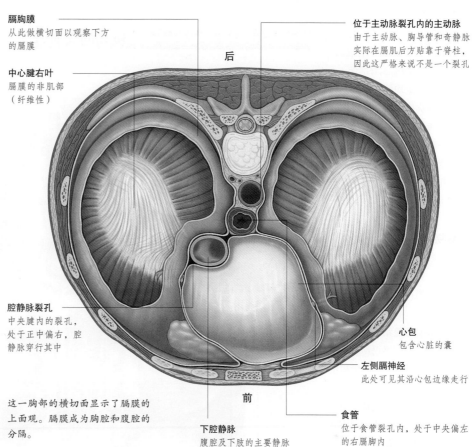

膈膜上面观

膈胸膜
从此做横切面以观察下方的膈膜

中心腱右叶
膈膜的非肌部（纤维性）

后

位于主动脉裂孔内的主动脉
由于主动脉、胸导管和奇静脉实际在膈肌后方贴靠于脊柱，因此这严格来说不是一个裂孔

腔静脉裂孔
中央腱内的裂孔，处于正中偏右，腔静脉穿行其中

下腔静脉
腹腔及下肢的主要静脉

前

心包
包含心脏的囊

左侧膈神经
此处可见其沿心包边缘走行

食管
位于食管裂孔内，处于中央偏左的右膈脚内

这一胸部的横切面显示了膈膜的上面观。膈膜成为胸腔和腹腔的分隔。

肌纤维形成括约肌，在呼吸期间膈肌收缩时关闭食管裂孔。除了食管之外，该裂孔同时还是神经（迷走）、动脉和淋巴管的通道。

■ 主动脉裂孔

这一裂孔位于膈后方，而不是膈内部。由于主动脉实际没有穿过膈膜，其内的血流也不受呼吸时膈肌收缩的影响。

主动脉出现在内侧弓状韧带下方、脊柱前方。主动脉裂孔内同时还有胸导管（主要淋巴管）和奇静脉通过。

膈的位置与功能

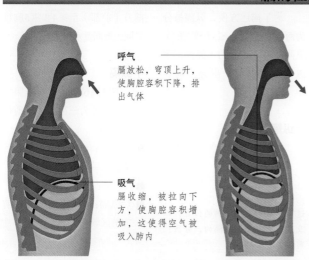

呼气
膈放松，穹顶上升，使胸腔容积下降，排出气体

吸气
膈收缩，被拉向下方，使胸腔容积增加，这使得空气被吸入肺内

隔膜是主要的呼吸肌。通过与胸腔形状变化协同，吸入和呼出空气。

膈横跨躯干，将胸腔从腹腔隔开。其向上凸起形成左侧和右侧两个穹窿，由心脏所处位置的中央凹陷分开。由于肝脏处于右侧穹窿下方，右侧穹窿通常高于左侧。

膈的周边部分与胸壁相连，因此所处位置固定；然而穹窿的高度多变，取决于膈膜的肌肉收缩的程度。右侧穹窿可达到第五肋水平，左侧更低。

膈的运动

肌纤维的收缩将穹顶向下拉，以扩张上方的胸腔，使空气进入。膈肌的松弛使穹顶上移，气体呼出。

膈肌收缩也使下方的腹腔变小，使其内容物承受更大的压力。因此它的收缩可用于协助排出腹腔内容物，如排便。

纵　隔

纵隔是通过胸廓（胸腔）中部走行的重要结构的总称。其内有心脏，其两侧均为肺脏。

纵隔占据了胸腔中部的整个空间：从颈根部延伸到膈膜，并从胸骨和肋软骨到脊椎骨。

它的两侧均被较薄的、润滑的纵隔胸膜覆盖。纵隔内的结构由脂肪结缔组织松散地连接在一起。这种结构允许在体位改变或呼吸过程引起胸腔内压力和容积改变时在纵隔内产生运动。

内容物

纵隔的内容物包括心脏、大血管、胸腺、气管、食管和一些重要的神经，包括迷走神经和膈神经。

纵隔的疏松结缔组织里还包含一些重要的淋巴结，接受来自肺部和其他纵隔结构的淋巴。

纵隔是从颈部延伸到膈膜的可动区域。其大小和形态在吸气和呼气时存在变化。

纵隔的大血管

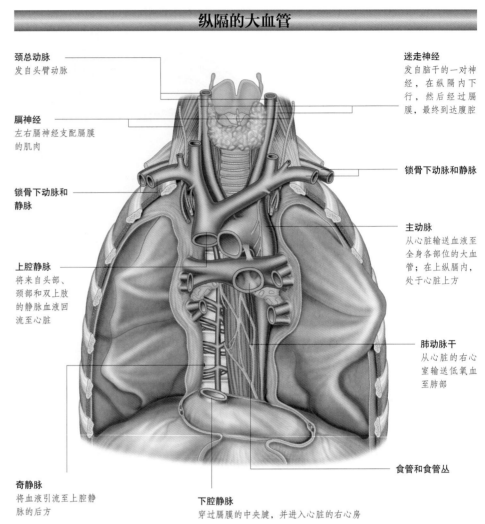

颈总动脉
发自头臂动脉

膈神经
左右膈神经支配膈膜的肌肉

锁骨下动脉和静脉

上腔静脉
将来自头部、颈部和双上肢的静脉血液回流至心脏

奇静脉
将血液引流至上腔静脉的后方

下腔静脉
穿过膈膜的中央腱，并进入心脏的右心房

迷走神经
发自脑干的一对神经，在纵隔内下行，然后经过膈膜，最终到达腹腔

锁骨下动脉和静脉

主动脉
从心脏输送血液至全身各部位的大血管；上纵隔内，处于心脏上方

肺动脉干
从心脏的右心室输送低氧血至肺部

食管和食管丛

纵隔的分区

纵隔的矢状切面

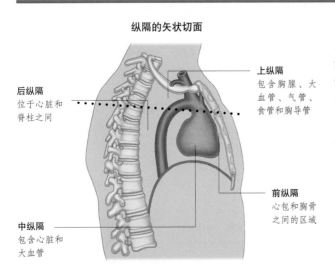

后纵隔
位于心脏和脊柱之间

中纵隔
包含心脏和大血管

上纵隔
包含胸腺、大血管、气管、食管和胸导管

前纵隔
心包和胸骨之间的区域

这张图显示了上纵隔的位置，以及虚线下方的下纵隔的三分区：前区、中区和后区。

为了描述方便，纵隔被分为两个主要部分：上（较高的）纵隔和下（较低的）纵隔。下纵隔还可以进一步分为前、中、后三部分。

上纵隔

纵隔的上部延伸至胸骨角前方（前部）至第4和第5胸椎之间的椎间盘水平的假想线。

下纵隔

下纵隔位于假想线至膈之间，其又分为三部分，从前往后分别是：

- 前纵隔：心脏前方、胸骨后方的区域。
- 中纵隔：包括心脏和大血管。
- 后纵隔：心脏后方、脊柱前方的区域。

胸腺

胸腺是人体免疫系统的重要组成部分，是重要的特异免疫细胞T淋巴细胞的发育场所。胸腺位于前纵隔。

胸腺是一个呈双叶状的扁平粉红色腺体，其处于前纵隔内，向上延伸至上纵隔，处于大血管和气管前方，紧贴胸骨柄（胸骨的上半部分）。

儿童时期胸腺体积最大，此时它也可能向上扩展至颈根部、向下扩展至心脏前方的前纵隔。

胸腺被纤维囊包裹，后者还延伸嵌入胸腺本身，可将其分为多个小叶。

血液供应

通过胸廓内动脉的分支肋间前动脉和纵隔前动脉，为胸腺提供丰富的血液。胸腺的静脉回流是通过胸腺静脉，回流进入靠近心脏的头臂静脉。

胸腺的生长

婴儿和儿童时期，胸腺体积最大。有时，在某些新生儿中，可以大到向上进入颈部，压迫气道，引起呼吸困难。

和全身的其他淋巴组织一样，当儿童成长为成人时，胸腺也就变得相对不那么明显了。在出生时，胸腺可能重达10～15g，但到青春期也只增长至30～40g，而实际上全身的体重可增加10倍。

一生中的变化

青春期之后，胸腺的功能性组织逐渐变少，被脂肪组织替代，老年时，腺体可能根本就很难找到。

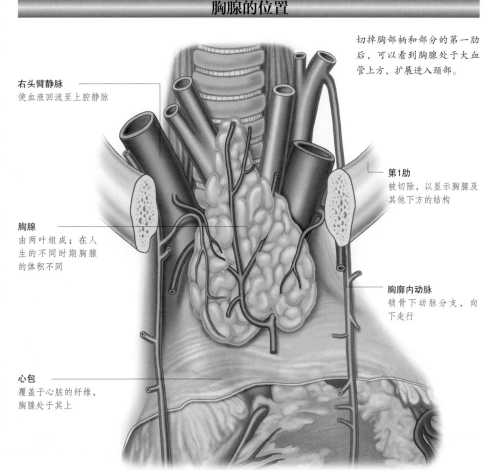

胸腺的位置

右头臂静脉
使血液回流至上腔静脉

胸腺
由两叶组成；在人生的不同时期胸腺的体积不同

心包
覆盖于心脏的纤维，胸腺处于其上

切掉胸部柄和部分的第一肋后，可以看到胸腺处于大血管上方，扩展进入颈部。

第1肋
被切除，以显示胸腺及其他下方的结构

胸廓内动脉
锁骨下动脉分支，向下走行

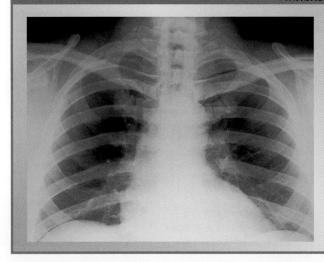

纵隔的X射线

胸部X线片是因为各种原因进行的一项非常常用的检查。纵隔的正常X线片投影由不同结构各自的投影相互重叠形成。在X射线检查时，医生会仔细观察纵隔的轮廓，因为与正常情况有任何不同都可能提供关于病人健康的重要信息。

这张胸部X线片提示此人有正常健康的肺部和心脏。白色的中央部分勾勒出纵隔区。

纵隔增宽

纵隔增宽，在胸部X线片可看到纵隔宽度的增加，这可能是由于任一纵隔结构的疾病或损伤所致。在创伤后（如车辆迎面撞击），血液从撕裂的大血管进入纵隔时可能会出现这种情况。

其他引起纵隔增宽的原因包括引起纵隔淋巴结肿大的恶性淋巴瘤（淋巴组织的癌症），以及心力衰竭引起的心脏扩大。

肺

双肺是占据胸腔的锥形呼吸器官，处于心脏、大血管和纵隔其他结构的两侧。

右肺和左肺是独立的实体，分别被包裹在右侧和左侧胸膜形成的膜性裹囊中。每侧肺均游离于胸腔内，通过主支气管和大血管组成的肺根与纵隔相连。

肺组织柔软，呈海绵状，有很大的弹性。在儿童时期，肺的颜色是粉色的。肺通常在生命过程中逐渐变得暗淡、斑驳，因为它暴露于粉尘中，这些粉尘多被气道内壁的防御细胞吞噬。

每侧肺均有：

■ 肺尖，向上突入到锁骨（衣领骨）后颈根部。

■ 肺底，表面呈凹形，处于膈膜的上表面。

■ 凹陷的纵隔面，紧贴纵隔的各个结构。

肺叶和叶间裂

肺由叶间裂分为多个部分，称为肺叶。右肺有三个叶，而左侧肺略小（由于心脏的位置），有两个肺叶。每个肺叶都独立于其他叶，通过其自身的叶支气管和叶动脉接收空气和血液。

叶间裂很深，沿着肺的结构延伸，并有胸膜附着在上面。

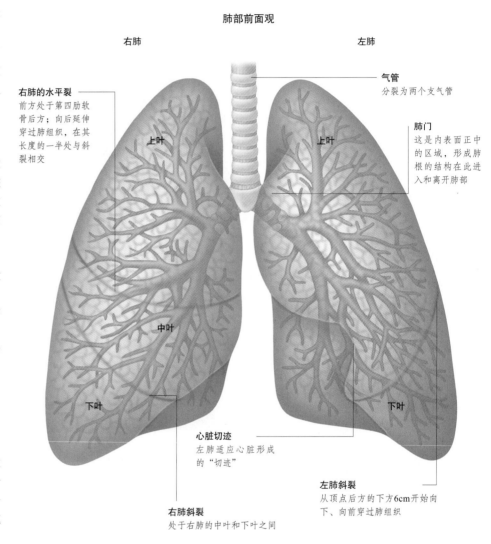

肺部前面观

右肺　　　　　　　　　　　　　　　左肺

右肺的水平裂
前方处于第四肋软骨后方；向后延伸穿过肺组织，在其长度的一半处与斜裂相交

上叶

中叶

下叶

气管
分裂为两个支气管

肺门
这是内表面正中的区域，形成肺根的结构在此进入和离开肺部

上叶

下叶

心脏切迹
左肺适应心脏形成的"切迹"

右肺斜裂
处于右肺的中叶和下叶之间

左肺斜裂
从顶点后方的下方6cm开始向下、向前穿过肺组织

右肺有三叶，而左肺只有两叶。这是由于左胸有心脏的缘故。

支气管肺段

右肺　　　　　　　　左肺

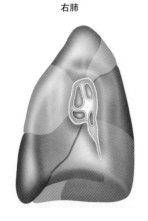
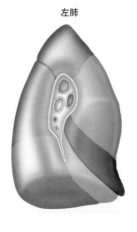

肺叶被进一步细分为支气管肺段的单元，它们之间被一层结缔组织相互分隔开，每一节段大致呈锥形，其基底位于胸膜表面，其尖部位于气管和大血管进出肺部的肺根。

每一肺的肺叶进一步被分为多个独立的部分，被称为支气管肺段。右肺和左肺的内侧观（向内看）如图所示。

临床意义

对于可能需要切除肺肿瘤和脓肿胸的外科医生来说，关于支气管肺段的布局和结构的知识非常重要。

就像肺叶本身一样，每一节段有其自身的血液供应，并从段支气管接收空气。由于这个原因，可以外科切除一个或更多肺段（如因为疾病或创伤），而不会对其他肺段造成不良影响。

胸 膜

肺部被一层薄膜覆盖着，这层薄膜称为胸膜。胸膜同时贴附在肺的外表面和胸廓的内表面。

覆盖在肺部的一层胸膜称为脏层胸膜，而贴附在胸廓的胸膜叫壁层胸膜。

脏层胸膜

这层薄膜覆盖在肺表面，并向内凹陷进入肺叶之间的叶间裂。

壁层胸膜

壁层胸膜与肺门的脏层胸膜相连。在这里，胸膜折返并贴附在全部胸腔的内表面。壁层胸膜是一层连续的膜，被划分为多个分区，各个分区按其所覆盖区域命名。

- 肋胸膜：贴附在肋骨架的内面、胸骨的后面以及脊柱椎体的侧面。
- 纵隔胸膜：贴附在纵隔上，即胸腔的中央区。
- 膈胸膜：覆盖在除了心包压

迫处以外的膈的上表面区域。

- 颈胸膜：覆盖在突入到颈根部的肺尖上。

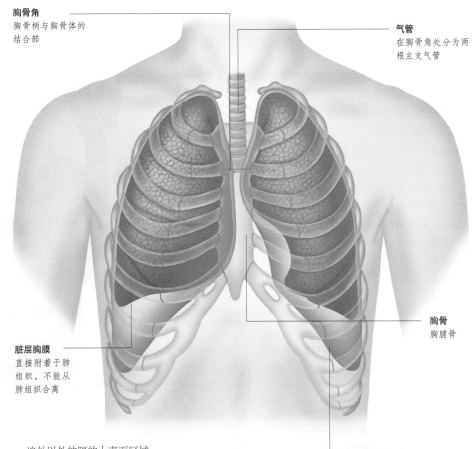

肺与胸膜的位置

胸骨角
胸骨柄与胸骨体的结合部

气管
在胸骨角处分为两根主支气管

脏层胸膜
直接附着于肺组织，不能从肺组织合离

胸骨
胸腓骨

壁层胸膜
位于一层疏松结缔组织上，如有必要，手术中能够将它从胸壁和膈分离

胸膜给肺提供了一个平整、润滑的表面，使其可以在呼吸期间易于与胸腔滑动。

胸膜腔和胸膜隐窝

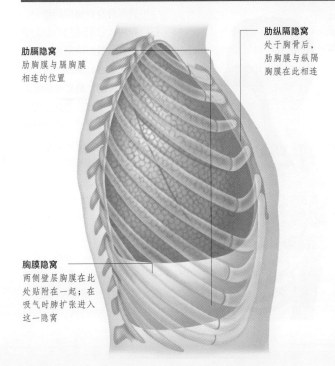

肋膈隐窝
肋胸膜与膈胸膜相连的位置

肋纵隔隐窝
处于胸骨后，肋胸膜与纵隔胸膜在此相连

胸膜隐窝
两侧壁层胸膜在此处贴附在一起；在吸气时肺扩张进入这一隐窝

胸膜腔处于脏层和壁层胸膜之间，是一个填充了少量胸腔液的狭小空间。胸腔液可使肺在胸腔内的移动更为润滑，胸腔液同时还是一种严格的密封剂，通过表面张力使肺和胸壁及膈紧密贴合。这种密封使得肺的弹性组织在呼吸时随着膈肌收缩和胸廓上提而扩张。

胸膜隐窝

在平静呼吸时，肺并没有完全充满其所在的胸膜囊。在胸膜隐窝内仍有可扩张的空间。胸膜隐窝是指空的胸膜囊，此处壁层胸膜不与肺组织表面的脏层胸膜相接触，而与其自身接触。只有在深吸气使肺的容量处于最大状态时，肺才能扩张并填充这些隐窝。

胸腔积液

在胸腔的基底部，最下面的肋胸膜与膈胸膜在肋膈隐窝处相连。这一隐窝有重要的临床意义，在某些医疗情况下（如心力衰竭），它提供了一个可被液体（胸腔积液）填充的空间。

这一胸部右侧的视图显示肺并没有完全填充其所处的胸膜囊。

肋纵隔隐窝较小，临床意义也不大。

肺的工作原理

肺占据着胸腔上部的大部分空间，其表面积与网球场相当。它们不知疲倦地工作，以维持生命，为身体提供氧气，并过滤血液中有害的二氧化碳。

肺部是一对较大的锥形海绵状器官，可以排出体内的废气二氧化碳，并交换成新鲜的氧气。通过扩张胸腔，将空气吸入肺内，然后通过胸廓塌陷或用力呼气排出空气。

肺占据了胸腔的大部分。肋骨及肋间肌形成了胸腔上部的边界，胸腔的下部则被膈包绕，后者形成了胸部和腹部之间的边界。

肺内结构

肺内有一个由越来越细的支气管形成的密集且不断分支的网络。最大的支气管是两根主支气管，它们与气管的底部相连。支气管在肺内分为更小的分支，成为细支气管，最后终止于许多细小的空气囊（或称肺泡）。总的来说，肺含有超过2400km的气道，其内表面积约260m²，约合一个网球场大小。

右肺被分为三叶，左肺分为两叶。由于心脏在左侧占据较大空气，因此左肺小于右肺。

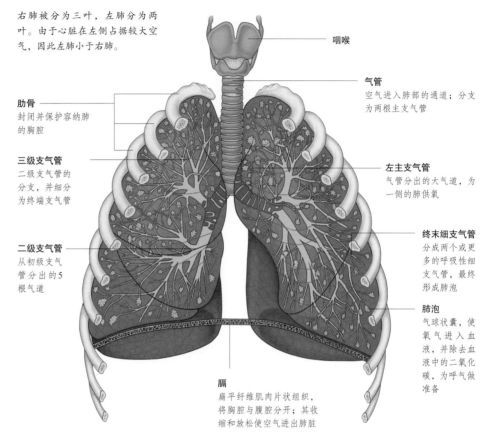

肋骨
封闭并保护容纳肺的胸腔

三级支气管
二级支气管的分支，并细分为终端支气管

二级支气管
从初级支气管分出的5根气道

咽喉

气管
空气进入肺部的通道；分支为两根主支气管

左主支气管
气管分出的大气道，为一侧的肺供氧

终末细支气管
分成两个或更多的呼吸性细支气管，最终形成肺泡

肺泡
气球状囊，使氧气进入血液，并除去血液中的二氧化碳，为呼气做准备

膈
扁平纤维肌肉片状组织，将胸腔与腹腔分开；其收缩和放松使空气进出肺脏

吸气与呼气

空气被排出时，膈肌放松并向上移动。这会导致胸腔下部的压力上升，呼气可均衡这一压力。

当吸入空气时，膈肌收缩，胸腔扩大；压力降低，允许空气进入肺内。

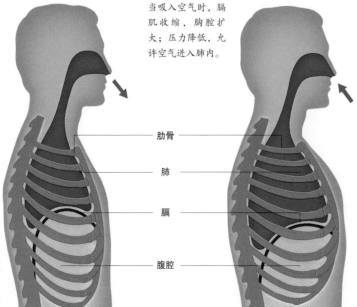

肋骨

肺

膈

腹腔

静息时，一个人每次可吸入或呼出约500ml空气，每分钟13~17次。根据躯体的活动情况，肺部可在1分钟内扩张和收缩15~85次。

肺部自身有塌陷的倾向。在胸腔内，它们通过内层胸膜产生的液体所形成的表面张力维持张开状态。胸腔扩张以使空气进入肺部。膈肌收缩时，其变得更为平坦。与此同时，肋骨的肋间肌收缩，使肋骨向上、向外抬起。由此引起胸腔内压力降低，肺部扩张，通过空气和鼻腔吸入空气。

当肋间肌放松时，肋骨向下、向内下降，肺部塌陷，迫使空气排出。与此同时，膈肌放松并被向上拉入胸腔。为了使更多的气体排出胸腔，腹部肌肉可将膈进一步顶入胸腔。

呼吸的控制

成人的肺活量大约为5L，但正常呼吸时只有500ml空气进行交换。这一运动与身体内部及外部的压力相关。

尽管呼吸可随意控制，但呼吸运动总体来说是一系列反射活动。它们由脑干（调节基础生命活动的那部分大脑）的呼吸中枢控制，呼吸中枢有两个区域：吸气中枢和呼气中枢。

吸气中枢的神经冲动引起肋间肌（移动肋骨）和膈肌收缩。这是摄取空气进入肺的开始。肺扩张时，肺壁的牵张感受器会传回信号，这些信号开始抑制吸气中枢的信号。

与此同时，吸气中枢的冲动激活呼气中枢，呼气中枢反馈抑制信号，引起肋间肌和膈肌的松弛，停止摄入空气并开始呼气。整个过程循环不止。

呼吸同时还受血中的二氧化碳（CO_2）浓度控制和调节。过量的二氧化碳会使血液变得更酸。这一变化可被大脑感受到，吸气中枢开始刺激更深的呼吸，直至使二氧化碳的水平降下来。

这一肺动脉和支气管的树脂铸型显示了为肺部供应血液和气体的血管和气管网络。

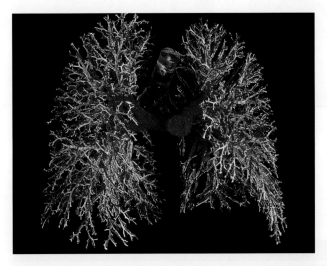

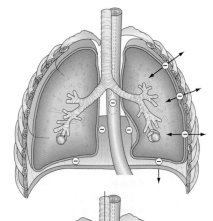

静息时的肺

静息状态下，与呼吸相关的肌肉处于松弛状态。气管和支气管内的空气处于大气压力（环境的标准压力）下，气道内没有气流。肺的回缩力与胸壁的张力相互抵消。

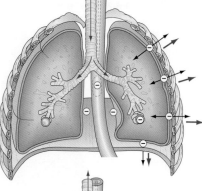

吸气

吸气时，肌肉收缩，肺部扩张。肺泡内的压力变得比肺外的压力低，气流进入气道。

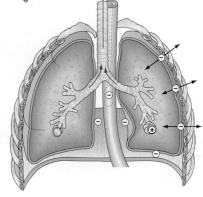

呼气

呼气时，肌肉松弛引起肺回弹，使得肺泡内压力增加，高于气道开口处压力的水平。此时空气从肺部流出。

要点：	
⊕ 肺泡内的压力高于外部空气的压力	→ 空气进入和流出肺部
⊖ 肺泡内的压力低于外部空气的压力	→ 内部或者外部的力量引起压力的增加或降低
	→ 肌肉收缩或放松

气体交换

气体交换发生于数量约达3亿的肺泡内。当肺充分扩张时，人的肺容量在4~6L，但单次呼吸的空气量却比这少得多。当参与平静活动时，人们每分钟大约呼吸15次，每次大约呼吸500ml空气。然而，在剧烈活动时，呼吸频率可增加至每分钟80次，每次空气交换可增加至3~5L。

吸入的空气含有大约21%的氧。在肺泡内，一部分的氧溶解于表面水分中，并穿透薄膜进入血液中，之后大部分被红细胞的血红蛋白摄取。与此同时，主要由血浆携带的二氧化碳进入肺内，作为废气被排出。呼出的空气中含有约16%的氧。

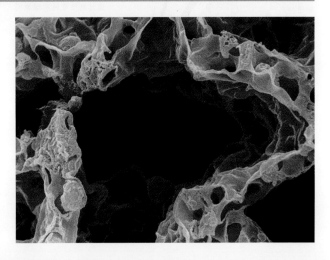

肺组织网状结构中的空隙即肺泡，完成气体交换这一肺的主要工作。

肺的血管

肺的主要功能是为身体组织使用的血液提供氧气，并清除聚积的代谢产物二氧化碳。这一过程通过肺部血液循环完成。

来自全身的血液回流至右心房，并从右心房通过肺动脉直接进入肺部。

在流经肺的过程中完成氧化，然后血液从肺静脉返回至左心系统。之后，富氧血液被输送至全身各处。总的来说，肺动脉和肺静脉及其分支被称为肺循环。

肺血管

由心脏的右心房发出的大动脉被称为肺动脉干，携带来自全身的暗红色低氧血液至肺部。

肺动脉干分为两个小一些的分支：右肺动脉和左肺动脉。分支水平走行，在肺门处与伴行支气管（大气道）进入肺内。

在肺内，肺动脉分支至左右肺的每一肺叶，左侧有两叶，右侧有三叶。肺叶动脉进一步分支至每一肺段，供应支气管肺段（肺的结构单位）。每一肺段动脉终止于毛细血管网。

富氧血液通过与肺动脉伴行的肺静脉系统回流至左心。

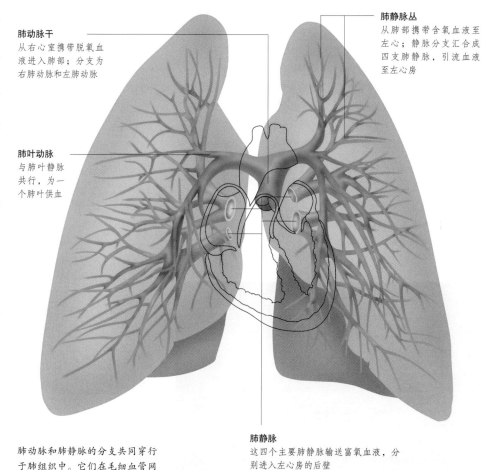

肺动脉干
从右心室携带脱氧血液进入肺部；分支为右肺动脉和左肺动脉

肺叶动脉
与肺叶静脉共行，为一个肺叶供血

肺静脉丛
从肺部携带含氧血液至左心；静脉分支汇合成四支肺静脉，引流血液至左心房

肺静脉
这四个主要肺静脉输送富氧血液，分别进入左心房的后壁

肺动脉和肺静脉的分支共同穿行于肺组织中。它们在毛细血管网汇合，气体交换发生于此。

肺泡毛细血管网

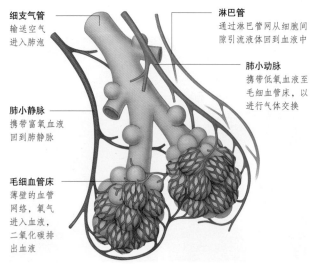

细支气管
输送空气进入肺泡

淋巴管
通过淋巴管网从细胞间隙引流液体回到血液中

肺小动脉
携带低氧血液至毛细血管床，以进行气体交换

肺小静脉
携带富氧血液回到肺静脉

毛细血管床
薄壁的血管网络，氧气进入血液，二氧化碳排出血液

在肺内，肺动脉反复分支，最终形成微小血管（毛细血管）的网络（血管网），包绕在以百万计的肺泡囊周围。毛细血管的血管壁极其纤薄，因而可允许其中的血液与肺泡壁发生密切接触，完成气体交换。

当氧气进入而二氧化碳被排出时，肺部血液从暗红色变

每个肺泡都由一个毛细血管丛包绕。气体交换通过肺泡壁完成，低氧的血液在此被氧化。

为鲜红色。新鲜的富氧血液被收集进入引流毛细血管网的小静脉，这些小静脉最终汇合形成肺静脉，后者将血液输送回心脏，完成肺循环。

固有血液供应

最小的气道本身的组织可从其内含的空气中吸取氧气，但大气道、肺部支持性结缔组织及覆盖肺部的胸膜均不能如此。这些结构都通过两根小的发自胸主动脉的支气管动脉直接供血。

肺的淋巴系统

肺的淋巴引流源于两个主要的网络，或者叫丛：浅（胸膜下）淋巴管丛和深淋巴管丛。这些淋巴管自由地相互连接。

淋巴是从细胞之间的间隙收集的液体，由淋巴管输送回静脉循环。在回流的途中，淋巴必须通过一系列的淋巴结，淋巴结类似过滤器，可以除去颗粒物和任何入侵微生物。

浅丛

这一细淋巴管网延伸于肺的表面，处于脏层胸膜（覆盖于肺上）下方。浅淋巴管丛从肺部引流淋巴至支气管和气管，此处有主要的淋巴结群。

来自浅丛的淋巴首先到达处于肺门部的淋巴结，即支气管肺组淋巴结。

深丛

深丛的淋巴管起源于包绕在小气道、细支气管和支气管（肺泡没有淋巴管）周围的结缔组织。在大气道黏膜内也有小淋巴管。

这些淋巴管加入并沿支气管和支气血管的路线走行，并穿过处于肺内的肺内淋巴结。从

这些淋巴结开始，淋巴流过淋巴管，流向肺门，进入支气管肺淋巴结。

因此，肺门的支气管肺淋巴结同时接收了来自浅丛和深丛的淋巴。

支气管和气管淋巴结

淋巴从支气管肺淋巴结引流至气管支气管（隆突部）淋

巴结。从此处起，淋巴向上穿过沿气管排列的气管旁淋巴结，进入成对的支气管纵隔淋巴干，回流至颈部的静脉系统。

气管 连接肺和口、鼻的气道，气体在其中穿行

右锁骨下淋巴干 引流来自上肢的淋巴，与引流右肺的淋巴管汇合

叶间裂 肺的相邻各叶之间的分隔

头臂干静脉 回流进入左锁骨下静脉

胸导管 引流来自左胸和膈以下躯干大部的淋巴，进入左侧头臂干起始处

气管旁淋巴结 引流流经隆突和肺门淋巴结的来自肺的淋巴

气管支气管（隆突）淋巴结 引流肺门淋巴结的淋巴

深淋巴管 引流来自肺实质的淋巴

肺内淋巴结 过滤深淋巴丛的淋巴管内的淋巴

支气管肺淋巴结 处于肺门处的淋巴结

斑驳的肺

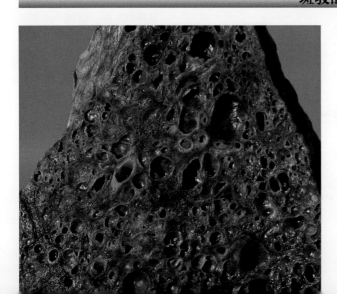

这一肺的尸检标本显示了吸烟者的肺出现黑变。气囊也由于肺气肿而异常增大。

生活在空气污染严重的城市，人们均会吸入含很多灰尘或碳粒的空气。

肺内的特定细胞，即吞噬细胞，可以摄取这些潜在的刺激物，以保护娇弱的肺组织免

受损伤。这一摄取过程被称为吞噬。

摄入了颗粒的吞噬细胞可由淋巴管运走，滞留于肺表下方的浅淋巴丛。这使得肺的表面呈暗色花斑、"蜂窝状"。这种暗色花斑在整个肺的多组淋巴结中也很明显。

理解肺的淋巴管和淋巴结分布在评估肺癌时有很重要的临床意义，因为肺癌可沿淋巴系统扩散。

呼 吸 道

气道形成了一道网络，空气可沿着这些网络进入、排出肺部或在肺内流动。气道反复分支，每一分支逐渐变窄，直至到达末端——肺泡。

吸气时，空气通过鼻和口进入，向下通过咽部进入气管（气道）。空气沿气管向下进入胸部，之后气管分叉为两个稍小的管路——支气管，支气管将空气送入肺内。

支气管进一步分支形成逐渐变小的管路，到达肺的各个角落。这些管路终止于肺泡，肺泡构成了肺实质。与血液之间的气体交换就发生在这些薄壁的肺泡中。

气管

气管自颈部喉下方的环状软骨向下延伸，进入胸部。在胸骨角水平位置，在其末端分为两个分支，右侧和左侧主支气管。

气管由强劲的纤维弹性组织形成，其内嵌有一系列不完整的透明软骨环，即气管软骨。成年人的气管很宽（大约2.5cm），婴儿的气管要窄得多。

气管的后壁（背部）没有软骨支撑，而是由纤维组织和气管肌纤维组成的。气管后壁与食管相邻，后者处于气管的正后方。

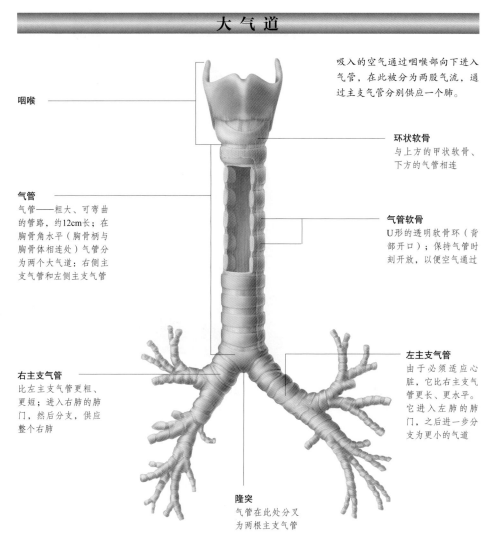

大 气 道

吸入的空气通过咽喉部向下进入气管，在此被分为两股气流，通过主支气管分别供应一个肺。

咽喉

气管
气管——粗大、可弯曲的管路，约12cm长；在胸骨角水平（胸骨柄与胸骨体相连处）气管分为两个大气道：右侧主支气管和左侧主支气管

右主支气管
比左主支气管更粗、更短；进入右肺的肺门，然后分支，供应整个右肺

环状软骨
与上方的甲状软骨、下方的气管相连

气管软骨
U形的透明软骨环（背部开口）；保持气管时刻开放，以便空气通过

左主支气管
由于必须适应心脏，它比右主支气管更长、更水平。它进入左肺的肺门，之后进一步分支为更小的气道

隆突
气管在此处分叉为两根主支气管

气管的横切面

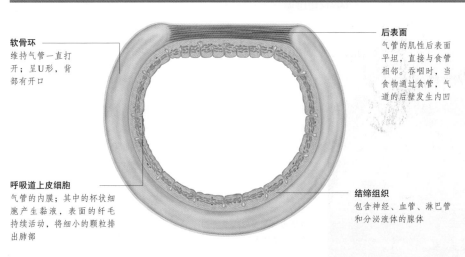

软骨环
维持气管一直打开；呈U形，背部有开口

呼吸道上皮细胞
气管的内膜；其中的杯状细胞产生黏液，表面的纤毛持续活动，将细小的颗粒排出肺部

后表面
气管的肌性后表面平坦，直接与食管相邻。吞咽时，当食物通过食管，气道的后壁发生内凹

结缔组织
包含神经、血管、淋巴管和分泌液体的腺体

从横切面看，气管是一个不完整的环。气管的上皮（细胞内膜）包括杯状细胞（可分泌黏液至表面），以及细小的、刷状的纤毛，它们一起捕获灰尘颗粒，将其送回咽喉部，并排出肺部。

在上皮和环状的软骨之间有一层结缔组织，内有小血管、神经、淋巴管及腺体。这些腺体可产生黏液，分泌至气管。同时，还有很多弹性纤维，有助于保持气管的弹性。

小气道和肺泡

进入肺部后，主支气管一次又一次地分支，形成"支气管树"，将空气送至肺部各处。

主支气管的一级分支形成叶支气管，右侧有三根，左侧有两根，每根供应一个肺叶。

这些叶支气管分支形成更小的支气管，各自供应每一个独立的支气管肺段。

支气管结构

支气管结构与气管类似，非常有弹性，管壁内有软骨，有呼吸道上皮内衬。同时还有大量肌纤维，允许这些气道管径发生改变。

细支气管

在支气管肺段内，支气管继续分支，多达25次，直至终止于肺泡这一盲端。

每次分支，气道均变得更细，而总的横切面积增加。当气管的内直径小于1mm时，即被称为细支气管。

细支气管与支气管不同，它们的管壁中没有软骨，内膜中也没有黏液分泌细胞。然而，它们的管壁中却还有肌肉

细支气管和肺泡

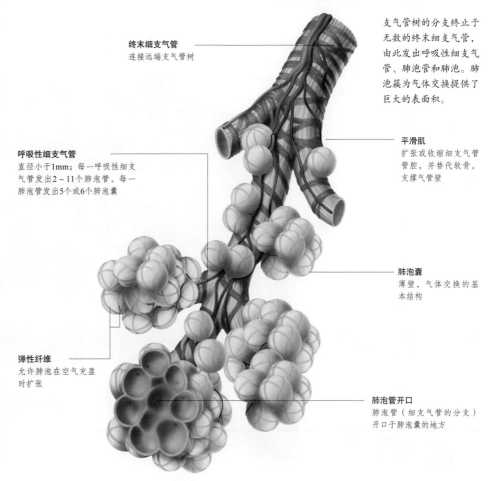

终末细支气管
连接远端支气管树

支气管树的分支终止于无数的终末细支气管，由此发出呼吸性细支气管、肺泡管和肺泡。肺泡簇为气体交换提供了巨大的表面积。

呼吸性细支气管
直径小于1mm；每一呼吸性细支气管发出2～11个肺泡管，每一肺泡管发出5个或6个肺泡囊

平滑肌
扩张或收缩细支气管管腔，并替代软骨，支撑气管壁

弹性纤维
允许肺泡在空气充盈时扩张

肺泡囊
薄壁，气体交换的基本结构

肺泡管开口
肺泡管（细支气管的分支）开口于肺泡囊的地方

纤维。

进一步分支形成终末细支气管，后者又进一步分支为呼吸性细支气管，是最小、最细

的气道。呼吸性细支气管之所以如此命名，是因为有少量肺泡直接开口于此。然而，大多数肺泡都从肺泡管成簇发出，

肺泡管则是由呼吸性细支气管分支形成。

肺　泡

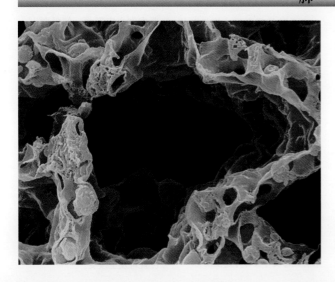

高倍镜视野下的肺泡囊。穿过其纤薄的囊壁，氧气弥散进入血液、废气排出。成人的每个肺含有大约3亿个肺泡。

肺泡是囊壁极其纤薄的细小空心囊，它是肺内气体交换的场所。穿过肺泡壁，氧气从空气弥散进入肺部的血液中，而废物二氧化碳扩散排出。

人类的肺部有数亿个肺泡，为气体交换提供了巨大的表面积（约140m²）。

肺泡在肺泡管周围成簇

分布，如同葡萄串一般，每一个肺泡都在肺泡管有一个小开口。它们同时还通过小的孔洞或孔隙与相邻的肺泡相通。肺泡壁由扁平的上皮细胞覆盖，由弹力纤维和胶原纤维的框架支撑。

肺泡中还有另外两种类型的细胞：巨噬细胞（防御细胞），可吞食进入到呼吸道的所有外来颗粒；以及产生表面活性物质的细胞。表面活性物质可以降低肺泡的液性内膜的表面张力，防止肺泡塌陷。

心　脏

成人的心脏约握紧的拳头大小，处于胸腔的纵膈中。心脏位于膈的中央腱上，双侧都与肺部相邻。

包绕心脏的保护性结缔组织囊被称为心包。

心脏是空心的，几乎完全由肌肉构成。正常心脏的重量仅有250～350g，但它具有难以置信的力量和耐力，每分钟搏动超过70次，向全身泵血。

心脏的外观

从一侧看，心脏呈粗略的金字塔形。心脏被描述为有一个基底、三个表面和一个心尖。

■ 心脏的基底处于后面（背部），主要由左心房组成。左心房是接受来自肺部的含氧血液的心腔。

■ 下表面或膈面处于下方，由左心室和右心室形成，两者由后室间沟分隔。右心室和左心室是将血液分别泵至肺部和躯体的大心腔。

■ 前表面或胸肋面，处于心脏的前面，胸骨及肋骨的后方，主要由右心室形成。

■ 左表面或肺面主要由大的左心室形成，位于左肺的一个凹部中。

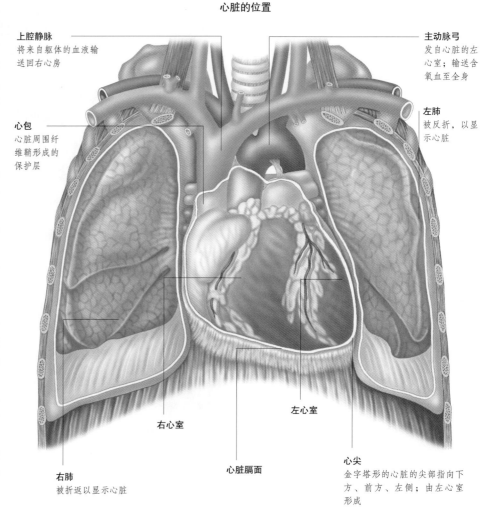

心脏的位置

上腔静脉
将来自躯体的血液输送回右心房

主动脉弓
发自心脏的左心室；输送含氧血至全身

左肺
被反折，以显示心脏

心包
心脏周围纤维鞘形成的保护层

右肺
被折返以显示心脏

右心室

心脏膈面

左心室

心尖
金字塔形的心脏的尖部指向下方、前方、左侧；由左心室形成

心脏的位置

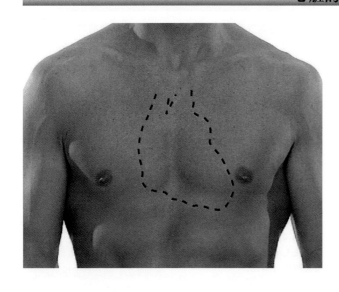

心脏处于胸骨（胸骨）体后方，上方自第二肋延伸至下方的第5肋间隙。大约2/3的心脏处于胸部中线的左侧，剩下的1/3处于右侧。

边界

心脏有四个缘。右缘由右心房形成，轻微凸起。左缘主要由左心室形成，倾斜向上、向内，与由心房和大血管形成的上缘融合。下缘大致水平，主要由右心室形成。

心尖

心尖正常时处于第五肋间隙后方，与中线相隔一拳的距离。心脏的跳动常在此处可被触及，还常可被看到。

由于心脏仅与其他软组织相连，其在胸腔内活动度较大，在膈肌收缩或放松时，心脏的位置可发生改变。

心脏填充了胸腔的中央部分，心尖伸至左侧。心脏的形态和位置在其跳动及呼吸时可发生改变。

心 包

心脏被包裹在一个被叫作心包的三层壁的保护性结缔组织囊袋内。心包由两部分组成：纤维心包和浆膜心包。

纤维心包

纤维心包形成心包的外层部分，由粗纤维结缔组织形成。它主要有三个功能：

- **保护**。纤维心包很强韧，可以一定程度保护心脏这一重要的结构免受创伤。
- **附着**。在这部分心包和胸骨、横膈之间有一些纤维附着。此外，纤维心包还与来自心脏并穿行其中的动脉的管壁相融合。这些附着将心脏固定在其周围的结构中。
- **防止心脏过度充盈**。由于纤维心包没有弹性，所以它不允许心脏充盈超过特定的安全界限。

浆膜心包

与胸膜和肺的关系一样，浆膜心包覆盖并包裹着心脏。这部分心包是一层薄膜，有两个连续的部分，脏层和壁层。

壁层心包处于纤维心包的内侧，在大血管的根部折返至心脏的表面，形成脏层心包。

在两侧浆膜心包之间有一缝隙样空腔——心包腔，内有填充着少量液体。这一薄层液体与光滑浆膜心包共同使心脏各腔室在心脏跳动时在心包内自由活动。

如果心包腔被大量的液体填充，如发生感染或炎症，心脏会在纤维心包的限制下受到压迫，从而无法发挥正常功能。一些极端情况，如"心包压塞"，则可能是致命的。

去除心脏后的心包囊

上腔静脉
开口于右心房

肺动脉干分叉
肺动脉干分叉，携带脱氧血液至双肺

右肺静脉
从肺部引流富氧血液至左心房

浆膜心包
有纤薄的层次：脏层，贴附于心脏的肌肉；壁层，贴附于纤维心包内侧

下腔静脉
从髂总静脉收集血液，并返回到右心房

纤维心包
心包坚韧的外层，与隔膜融合

心包的层次

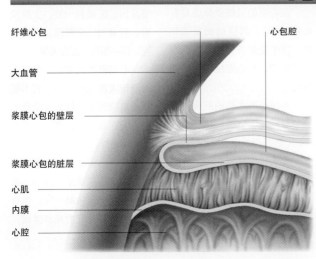

纤维心包

大血管

浆膜心包的壁层

浆膜心包的脏层

心肌

内膜

心腔

心包腔

典型的大血管连接处的横切面，显示了心包和心脏壁的不同层次。

在心包腔内，心脏壁由三层组成：心外膜、心肌和心内膜。

- **心外膜**，即浆膜心包脏层，它覆盖在心脏的外表面，并与其形成牢固的连接。

- 心肌形成心脏壁的主体，由特有的心肌纤维组成。这种类型的肌肉仅存在于心脏，与其在此处的特殊作用相适应。心肌的肌纤维由结缔组织的纤维支持并连接在一起。

- 心内膜是一层光滑、细腻的膜，由非常薄的细胞层组成，贴附于各心腔和瓣膜的内表面。进出心脏的血管也有一层相似的内皮，后者为心内膜的延续。

心脏的腔室

心脏被分为四个腔室：两个薄壁的心房，接受来自静脉的血液；两个大一些、厚壁的心室，向动脉系统泵血。

心脏被分为左侧和右侧，每侧各有一个心房和心室。

心室

两个心室组成了心脏的大部分肌肉，左侧比右侧更大、更有力。右心室位于前方，形成心脏前表面的大部分，而左侧在后方和下方，形成下表面的大部分。心尖则由左心室的尖部形成。

右心室接受来自右心房的血液，三尖瓣则防止血液反流。通过心室肌肉收缩，血液通过肺动脉瓣被泵入肺动脉干，然后进入肺部。

左心房的血液流经附着有二尖瓣的左房室口，进入左心室。左心室有力地收缩，使血液经过主动脉瓣，进入人体的主要动脉——主动脉。

此图显示了沿着连接主动脉的根部和心脏的顶点的直线剖开后的心脏内部结构。

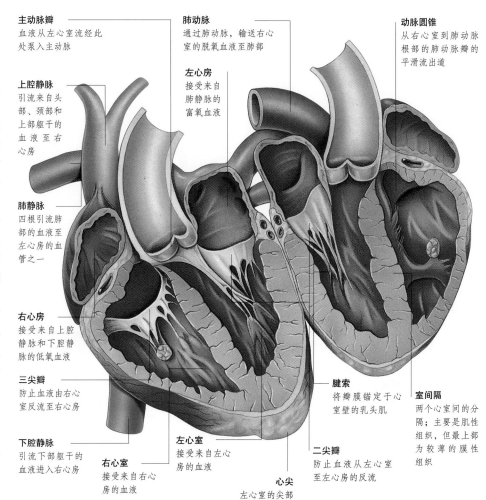

主动脉瓣
血液从左心室流经此处泵入主动脉

上腔静脉
引流来自头部、颈部和上部躯干的血液至右心房

肺静脉
四根引流肺部的血液至左心房的血管之一

右心房
接受来自上腔静脉和下腔静脉的低氧血液

三尖瓣
防止血液由右心室反流至右心房

下腔静脉
引流下部躯干的血液进入右心房

右心室
接受来自右心房的血液

肺动脉
通过肺动脉，输送右心室的脱氧血液至肺部

左心房
接受来自肺静脉的富氧血液

腱索
将瓣膜锚定于心室壁的乳头肌

左心室
接受来自左心房的血液

心尖
左心室的尖部

二尖瓣
防止血液从左心室至左心房的反流

动脉圆锥
从右心室到肺动脉根部的肺动脉瓣的平滑流出道

室间隔
两个心室间的分隔；主要是肌性组织，但最上部为较薄的膜性组织

心室壁的结构

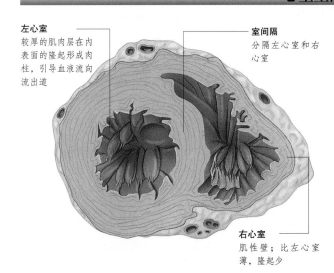

左心室
较厚的肌肉层在内表面的隆起形成肉柱，引导血液流向流出道

室间隔
分隔左心室和右心室

右心室
肌性壁；比左心室薄，隆起少

左心室的肌性壁厚度是右心室的2倍，其横切面呈圆环状。由于受拥有更多肌肉的左心室影响，右心室横切面呈新月状。

不同心腔之间的肌肉厚度的差异反映了肌肉收缩时要排空此心腔所需的压力。

乳头肌由两侧心室的心室壁发出，汇聚到一处，支撑腱索，后者与三尖瓣或二尖瓣相连，以在泵血时稳定瓣膜。

心室壁的内表面，尤其是血液流入的地方，由于有不规则的肌隆起（肉柱）而变得粗糙，而在血液泵出的流出道逐渐变得光滑。

在左心室，只有主动脉瓣前方的很小区域是光滑的。而右心室在肺动脉瓣下方，拥有更大的、漏斗状的光滑区域，称为动脉圆锥。

心室的横切面显示了左心室和右心室的肌性壁厚度的差异。

心 房

心房是心脏的两个较小的薄壁心腔。它们位于心室上方，由两个房室瓣分隔开。

来自全身的静脉血液通过两根大的静脉（分别指上腔静脉和下腔静脉）输送至右心房。冠脉窦是收集来自心脏组织的静脉血的血管，同样也汇入右心房。

右心房内的后壁光滑而前壁粗糙，这两部分被一道隆起的组织分开，这道隆起被称为界嵴。

右心房粗糙的前壁比后壁要厚，由梳状肌组成，后者使前壁的内表面呈梳状。卵圆孔是指位于左心房的心房壁上的一个凹陷。

右心房的梳状肌延伸为一个小的、形似耳朵的突起，称为心耳。这一锥形腔室缠绕于心脏的大动脉（主动脉）外面，可以增加右心房的容量。

右心房的开口

上腔静脉接纳来自上半身的血液，开口于右心房上部平滑区域。

下腔静脉接纳来自下半身的血液，进入右心房的下半部分。上腔静脉没有防止血液反流的瓣膜；下腔静脉也只有一个残留的非功能性的瓣膜。

冠状静脉窦的开口处于下腔静脉开口和允许血液进入右心室的开口（右房室口纤维环）之间。

左心房

左心房比右心房要小，形成心脏基底的主要部分。左心房的形状大致呈长方体，并且具有光滑的内壁，仅左心耳例外，其因为有肌性隆起而变粗糙。四根肺静脉从肺部携带富氧血液回流，肺静脉开口于左心房的后部。

左心房在与右心房交界的心房壁上有卵圆窝，该卵圆窝与右侧的卵圆窝对应。

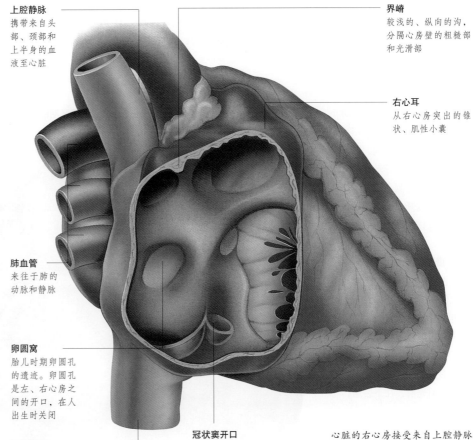

心脏的右心房

上腔静脉
携带来自头部、颈部和上半身的血液至心脏

肺血管
来往于肺的动脉和静脉

卵圆窝
胎儿时期卵圆孔的遗迹。卵圆孔是左、右心房之间的开口，在人出生时关闭

下腔静脉
输送下半身和腿部的血液回流至心脏

界嵴
较浅的、纵向的沟，分隔心房壁的粗糙部和光滑部

右心耳
从右心房突出的锥状、肌性小囊

冠状窦开口
心脏的冠状静脉血液回流至心脏的较短的静脉干

心脏的右心房接受来自上腔静脉和下腔静脉的静脉血。血液从此处被泵入右心室。

胎儿心脏

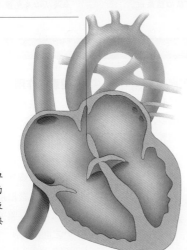

卵圆孔
两心房之间的缝隙，出生前血液可通过

胎儿心脏中的血液循环与产后的心脏不同。血液通过卵圆孔直接在心房间流动。

在胎儿时期，血液流经心脏的路径与出生后不同，血液不是流入右心室之后被泵入肺部，而是直接从右心房流入左心房，然后被泵至身体各处。

血液流过心房间隔上的卵圆孔，后者含有翼状阀，可以防止血液反流。

出生后改变

出生后，卵圆孔关闭，血液从右心室被泵入肺内。卵圆孔的位置以房间隔上的凹壁为标志，称为卵圆窝。

房间隔缺损

15%～25%的成人在这个部位仍有较小的开口，一般只会在偶然的心脏检查中发现，通常也不会引起不良后果。这种开口被称为房间隔缺损，或"心脏内的洞"。

心脏瓣膜

　　心脏是一个强有力的肌肉泵，血液以单一方向流过心脏。逆向血流被4个心脏瓣膜阻断，这在维持正常循环方面至关重要。

　　心脏的每一侧各有两个瓣膜。在心脏的右侧，三尖瓣处于心房和心室之间，而肺动脉瓣处于心室和肺动脉的交界处。在心脏左侧，二尖瓣将心房和心室隔开，而主动脉瓣处于心室和主动脉之间。

三尖瓣和二尖瓣

　　由于三尖瓣和二尖瓣处于相应侧的心房和心室之间，因而也被称为房室瓣。它们由粗糙结缔组织及覆盖其上的贴附于整个心脏内表面的一薄层细胞形成的心内膜组成。瓣膜的上表面光滑，在下表面则有腱索连接。

　　三尖瓣有三块分叶，也就是瓣。与之不同，二尖瓣（僧帽瓣）则只有两块分叶，并因此而得名。"僧帽瓣"的名字来源于其貌似主教法冠。

心跳

　　在心脏正常收缩时，心脏发出两种声音（常被描述为"lub-dup"），可以通过听诊器听到。其中第一声来源于房室瓣的关闭，而第二声源自肺动脉瓣和主动脉瓣的关闭。

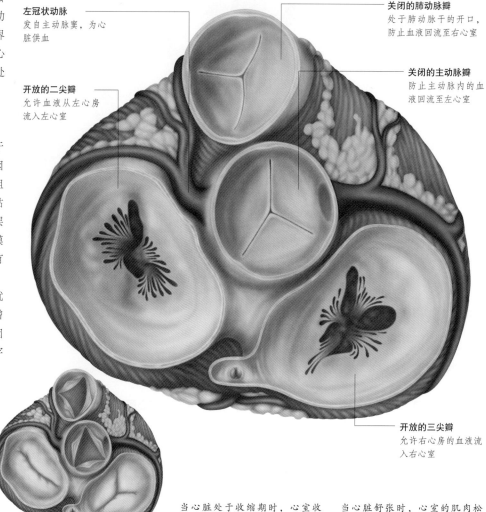

移除心房后的舒张期的心脏

左冠状动脉
发自主动脉窦，为心脏供血

开放的二尖瓣
允许血液从左心房流入左心室

关闭的肺动脉瓣
处于肺动脉干的开口，防止血液回流至右心室

关闭的主动脉瓣
防止主动脉内的血液回流至左心室

开放的三尖瓣
允许右心房的血液流入右心室

当心脏处于收缩期时，心室收缩，主动脉瓣和肺动脉瓣开放，使得血液可从心脏泵出。

当心脏舒张时，心室的肌肉松弛，三尖瓣和二尖瓣开放，允许血液从心房充盈心室。

腱　索

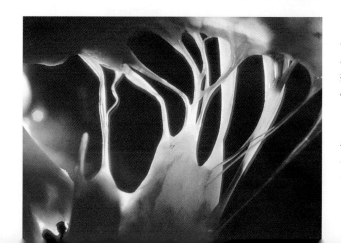

　　在三尖瓣和二尖瓣的边缘及下表面附着有很多细小的胶原腱弦——腱索，它们向下连接乳头肌，而乳头肌连接于肌性心室壁。

　　二尖瓣腱索将二尖瓣的各叶连接至乳头肌，后者则进而连接于心室壁。

腱索的作用

　　这些腱索如同拉索一样固定瓣膜，防止各瓣叶在心室收缩时的高压下移位或者像伞一样被外翻。在心室收缩时，连接于相邻瓣叶的腱索同时将这些瓣叶紧密相接在一起，从而使血液在瓣膜关闭时无法从瓣叶之间漏出。

主动脉瓣和肺动脉瓣

肺动脉瓣和主动脉瓣又被称为半月瓣，它们保护血液流出心脏的通道，防止血液在心室收缩后放松时回流。

这两个瓣膜均由三块半月形袋状瓣叶组成，瓣叶则由结缔组织核心和覆盖的一层内皮组成。这层内膜平滑的表面有助于血流通过。

主动脉瓣

主动脉瓣处于左心室和主动脉之间，而后者则是向全身输送含氧血液的主要动脉。主动脉瓣比肺动脉瓣更强劲、健壮，因为它需要面对体循环（输送至全身）更高的压力。

在瓣膜每一瓣叶的上方，主动脉壁的凸出形成了主动脉窦。从其中两个主动脉窦发出的右侧和左侧冠状动脉覆盖在整个心脏上，并向心脏的肌肉供血。

肺动脉瓣

肺动脉瓣将右心室和肺动脉分开，后者是从心脏输送血液至肺部的大血管。在肺动脉瓣每一瓣叶的上方，肺动脉稍

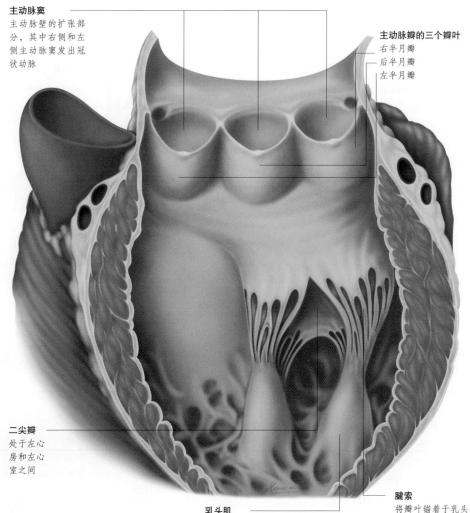

左心室舒张时的视图

主动脉窦
主动脉壁的扩张部分，其中右侧和左侧主动脉窦发出冠状动脉

主动脉瓣的三个瓣叶
右半月瓣
后半月瓣
左半月瓣

二尖瓣
处于左心房和左心室之间

乳头肌
由于要克服更大的力量，左心室内的乳头肌比右心室内的要大

腱索
将瓣叶锚着于乳头肌的纤维束

主动脉瓣处于左心室和主动脉之间，其三个瓣叶用于防止从心室排出的血液重新进入心室。

稍凸出形成肺动脉窦，其内充盈着血液，以防止瓣叶在开放时贴附至其后方的动脉壁。

瓣膜的作用

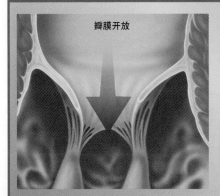

瓣膜开放

当房室瓣开放时，乳头肌是放松的，瓣叶下垂，心房内的血液流入心室。

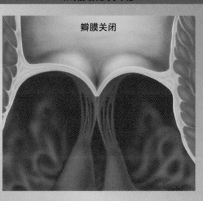

瓣膜关闭

当心室被血液充盈后，房室瓣迅速关闭，拉紧腱索，因此，心脏收缩时血液被推向前。

当心房收缩时，血液流过开放并松弛的三尖瓣及二尖瓣，进入心室。

随后心室收缩，各个心室内压力的骤然上升引起房室瓣关闭，防止血液回流至心房。腱索的牵拉维持瓣膜稳定，使它们可以承受心室内血液的压力。

由于此时房室瓣已经关闭，血液必须通过半月瓣向上、向外流至肺动脉干和主动脉。半月瓣被心室内高压的血流推开，而在心室停止收缩、开始舒张时再次迅速关闭。

心脏的血管

血液通过两根大的静脉（上腔静脉和下腔静脉）回流至心脏，向外则泵至主动脉内。腔静脉和主动脉被总称为大血管。

腔静脉

上腔静脉是将来自身体上半部的血液引流至心脏右心房的大静脉。它由右侧头臂干静脉和左侧头臂干静脉汇合形成。头臂干静脉由小静脉形成，接受来自头部、颈部和上肢的血液。

下腔静脉是人体中最宽的静脉，但只有其最后部分处于胸廓内，它向上穿过膈将血液输送至右心房。

主动脉

主动脉是人体中最大的动脉，成年人的主动脉内径大概有2.5cm。其比较厚的血管壁中包含弹性结缔组织，当血液在压力下泵入其中时，允许血管轻微扩张，然后回缩，从而在心脏搏动的间隙间保持血压稳定。

主动脉最初向上走行，然后弯曲向左，再向下走行，进入腹腔。它由升主动脉、主动脉弓和降主动脉（胸段）组成。主动脉的不同节段根据它们的形状或它们所在的位置命名，并且每一部分都有向全身各处组织输送血液的分支。

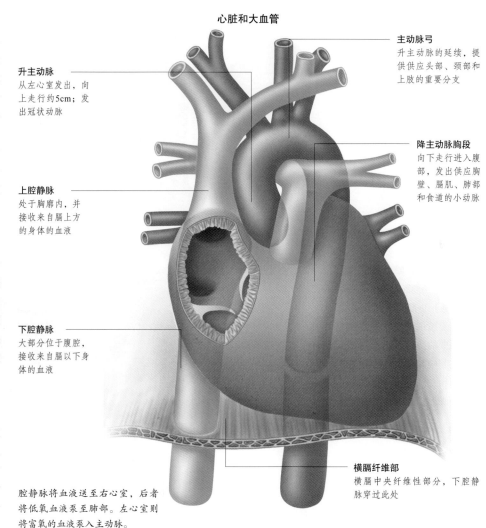

心脏和大血管

升主动脉
从左心室发出，向上走行约5cm；发出冠状动脉

上腔静脉
处于胸廓内，并接收来自膈上方的身体的血液

下腔静脉
大部分位于腹腔，接收来自膈以下身体的血液

主动脉弓
升主动脉的延续，提供供应头部、颈部和上肢的重要分支

降主动脉胸段
向下走行进入腹部，发出供应胸壁、膈肌、肺部和食道的小动脉

横膈纤维部
横膈中央纤维性部分，下腔静脉穿过此处

腔静脉将血液送至右心室，后者将低氧血液泵至肺部。左心室则将富氧的血液泵入主动脉。

出生后胎儿心脏的改变

胎儿心脏

新生儿心脏

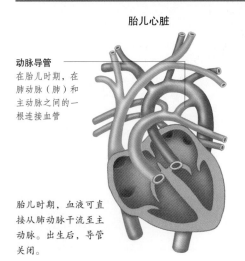

动脉导管
在胎儿时期，在肺动脉（肺）和主动脉之间的一根连接血管

胎儿时期，血液可直接从肺动脉干流至主动脉。出生后，导管关闭。

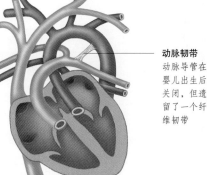

动脉韧带
动脉导管在婴儿出生后关闭，但遗留了一个纤维韧带

胎儿时期，肺动脉干和主动脉之间有一根连接血管，可使血液绕过双肺部在二者之间流动。这根血管被称为动脉导管，在婴儿出生后关闭。之后，血液只能从右心室流入到肺循环。

这一胎儿血管的位置由动脉韧带（从肺动脉干至主动脉弓的一个纤维带）标识。有时，动脉导管在人出生时没有关闭，高压力的主动脉血液会进入相对低压力的肺动脉系统，此时需要外科手术来闭合。

心脏的供血

心肌本身及心脏的覆盖物需要自己的血液供应，这由冠状动脉提供。

冠状动脉有两根：左冠状动脉和右冠状动脉。这些血管发自主动脉瓣正上方的升主动脉，并在心包内被脂肪包绕并围绕心脏走行。

■ **右冠状动脉** 这一血管发自右主动脉窦（主动脉瓣后方动脉壁的一个小凸出）内。其沿着右心房和右心室之间的沟向下、向右走行，直至到达心脏的下表面。在此处，右冠状动脉终止于与左冠状动脉的吻合支（侧支网络）。右冠状动脉发出若干分支。

■ **左冠状动脉** 这一血管发自主动脉瓣上方的冠状窦，并向下走行至心尖。左冠状脉发出后很快就分为两支。

静脉引流

心脏的主要静脉是冠状窦。它接受来自心脏静脉的血液，汇入右心房。总的来说，心脏静脉与冠状动脉走行一致。

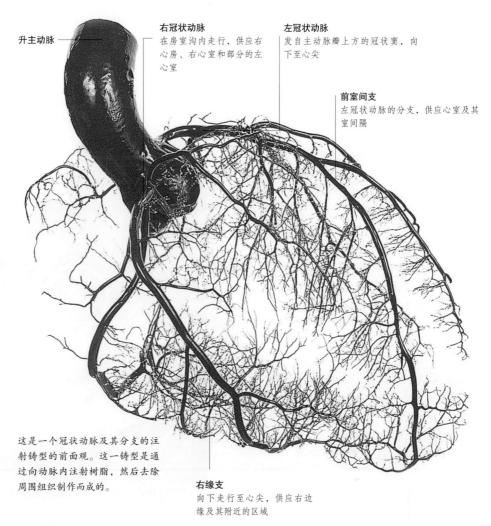

升主动脉

右冠状动脉
在房室沟内走行，供应右心房、右心室和部分的左心室

左冠状动脉
发自主动脉瓣上方的冠状窦，向下至心尖

前室间支
左冠状动脉的分支，供应心室及其室间隔

这是一个冠状动脉及其分支的注射铸型的前面观。这一铸型是通过向动脉内注射树脂，然后去除周围组织制作而成的。

右缘支
向下走行至心尖，供应右边缘及其附近的区域

冠状动脉的变异

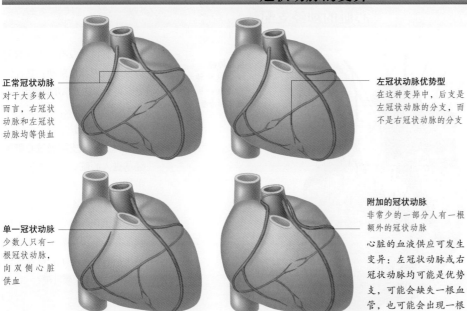

正常冠状动脉
对于大多数人而言，右冠状动脉和左冠状动脉均等供血

单一冠状动脉
少数人只有一根冠状动脉，向双侧心脏供血

左冠状动脉优势型
在这种变异中，后支是左冠状动脉的分支，而不是右冠状动脉的分支

附加的冠状动脉
非常少的一部分人有一根额外的冠状动脉
心脏的血液供应可发生变异：左冠状动脉或右冠状动脉均可能是优势支，可能会缺失一根血管，也可能会出现一根额外的血管。

在大多数人中，右冠状动脉和左冠状动脉在向心脏供血方面是均等的。然而，不同个体中冠状动脉的分支模式有很大的差异。

变异

然而，在大约15%的人中，左冠状动脉提供更多的血液供应，它发出大的后室间隔支（通常是右冠状动脉的分支）。在非常偶然的情况下，人可能会只有一根冠状动脉，而有时会有一根额外的、附加的冠状动脉，甚至还可能有其他一些变异。

心脏传导系统

当身体处于休息状态时，心脏每分钟跳动70～80次。在心脏的肌性壁中，由传导系统设定心动频率，并确保肌肉协调地收缩。

窦房结

窦房结（SA）是右心房壁中的一个细胞集合体。

窦房结细胞的每一次激动产生一次电冲动，传至左右心房的其他肌肉细胞，以及房室结（AV）。

房室结

如果没被窦房结刺激，房室结的细胞本身可以在一个较慢的频率上启动收缩并传导冲动。来自房室结的冲动通过下一级传导阻滞传至心室。

房室束

房室束穿过一层纤维组织绝缘层从心房到达心室。之后分为两个部分：右束支和左束支，它们分别支配右心室和左心室。

心脏的固有传导系统输送神经冲动，引起心肌同步收缩。

心脏的固有传导系统

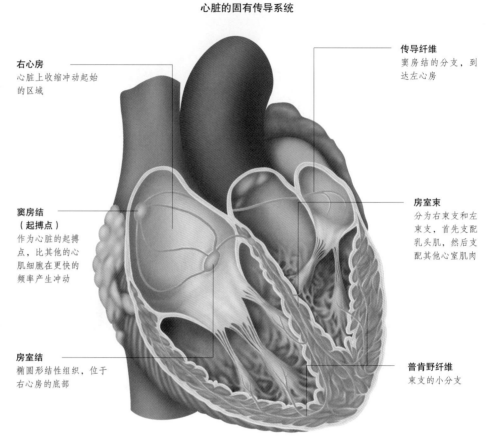

右心房
心脏上收缩冲动起始的区域

窦房结（起搏点）
作为心脏的起搏点，比其他的心肌细胞在更快的频率产生冲动

房室结
椭圆形结性组织，位于右心房的底部

传导纤维
窦房结的分支，到达左心房

房室束
分为右束支和左束支，首先支配乳头肌，然后支配其他心室肌肉

普肯野纤维
束支的小分支

心脏的神经支配

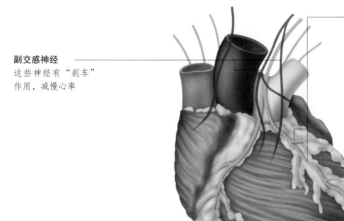

副交感神经
这些神经有"刹车"作用，减慢心率

交感神经
来自这些神经的冲动增加心脏跳动的频率和力量

心脏的神经支配来源于自主神经系统。这是在没有意识控制下调节躯体内脏器官的神经系统。

心脏可在没有外来刺激的情况下有规律地跳动；其神经支配可影响其频率及收缩力。

外来神经支配

自主神经支配通过心脏神经丛进入心脏。心脏神经丛是指处于心脏上方升主动脉后方的神经组织网络。

自主神经分为两组：来自颈部和上胸部交感干的交感纤维（沿脊髓分布），以及来自迷走神经的副交感纤维。

心动周期

心动周期是心脏的一系列变化，驱动血液泵送至全身各处。它分为：心脏肌肉收缩的时期，即收缩期；心脏肌肉放松的时期，称为舒张期。

心室充盈

在心脏舒张期，三尖瓣和二尖瓣开放，来自大静脉的血液充满心房，然后流经这些开放的瓣膜，充盈松弛的心室。

心房收缩

当舒张结束、收缩开始时，窦房结刺激心房肌收缩，推动更多的血液进入心室。

心室收缩

收缩冲动波经由AV束和浦肯野纤维到达心室。由于心室压力升高，三尖瓣和二尖瓣迅速关闭。血液推向关闭的肺动脉瓣和主动脉瓣，并使它们开放。

由于收缩逐渐减弱，心室松弛。大约1秒之后，窦房结再次发放冲动，循环再次开始。

心动周期的进程

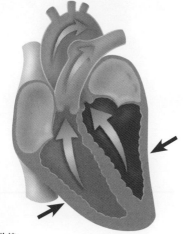

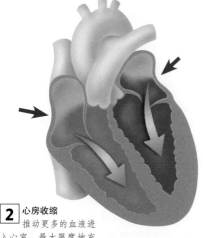

1 心室充盈
心脏肌肉放松，允许血液进入心室

2 心房收缩
推动更多的血液进入心室，最大限度地充盈心室

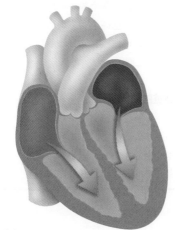

3 心室收缩
肺动脉瓣和主动脉瓣开放，允许血液向上流出进入肺动脉干和主动脉

4 心室充盈
收缩波逐渐消失，心室再次放松，让血液重新流入

心脏的运动导致了血液循环流动。对于正常成年人，收缩过程循环进行，每分钟70～90次。

心脏的纤维骨架

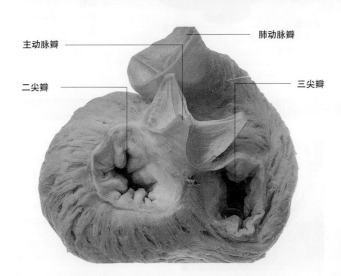

主动脉瓣

二尖瓣

肺动脉瓣

三尖瓣

与骨骼肌类似，心肌的收缩也需要物理支撑。心脏内没有骨骼或坚固的结构，但却有一个功能相似的坚韧的纤维结缔组织骨架，为心肌纤维提供附着的支架。

支撑

心脏的纤维骨架协助支撑

心脏的骨架是由坚韧的纤维结缔组织组成。它形成心脏收缩时支撑的刚性框架。

心脏瓣膜，防止它们被收缩期血液的巨大压力拉扯变形。同时它也是这些瓣膜的瓣叶附着的基础。

绝缘

纤维骨架的另一个重要功能是分开并隔离心房和心室的心肌（形成心脏壁的三层结构的中间一层），因而收缩期的脉冲只能通过房室束传导。

这确保了心室会稍晚于心房收缩，使它们可通过心房收缩进一步充盈。

心脏如何搏动

成年人的心脏在24小时内跳动10万次以上，泵出约8000L的血液。虽然心脏也是肌肉，但它不像其他肌肉一样会疲劳，相反，它从不休息。

心脏是一个强有力的肌肉组织，执行两项重要的任务。它推动富含氧气的血液至全身各处，同时也将低氧的（使用后）血液泵至肺部，血液在那里将再次被氧化。

心脏被肌肉壁一分为二，这一肌肉壁被称为间隔。每一半又被进一步分成两个腔室——左侧和右侧靠上的腔室被称为心房，两个靠下的腔室则是心室。这四个腔室均有特定作用，使血液在心脏与躯体和肺部之间循环。

心脏的肌肉

心脏的壁由三层组成：心外膜（外层）、心肌（中层）和心内膜（内层）。心肌层负责心脏的收缩。肌纤维的排列使之可以"拧"动，有效地将血液挤压出心脏。

心肌层的厚度根据心脏各个腔室中产生的压力而变化。右室的心肌层呈中等厚度，因为血液只需通过肺动脉进入肺部。而左心室心肌则厚得多，因为将血液泵到身体的各个部位需要更大的压力。心房的心肌层则较薄。

心脏的内部结构

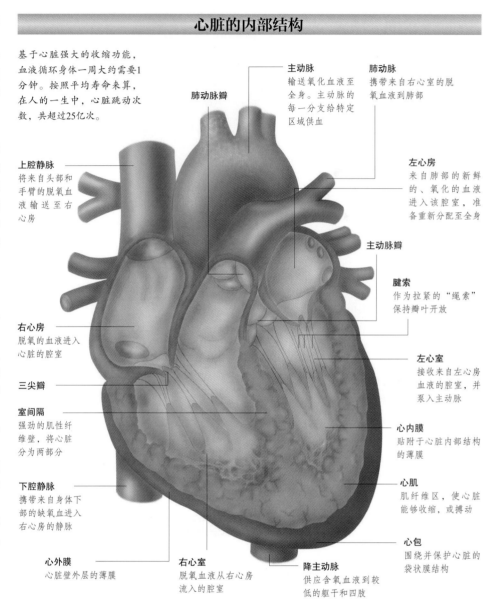

基于心脏强大的收缩功能，血液循环身体一周大约需要1分钟。按照平均寿命来算，在人的一生中，心脏跳动次数，共超过25亿次。

肺动脉瓣

主动脉
输送氧化血液至全身。主动脉的每一分支给特定区域供血

肺动脉
携带来自右心室的脱氧血液到肺部

上腔静脉
将来自头部和手臂的脱氧血液输送至右心房

左心房
来自肺部的新鲜的、氧化的血液进入该腔室，准备重新分配至全身

主动脉瓣

腱索
作为拉紧的"绳索"保持瓣叶开放

右心房
脱氧的血液进入心脏的腔室

左心室
接收来自左心房血液的腔室，并泵入主动脉

三尖瓣

室间隔
强劲的肌性纤维壁，将心脏分为两部分

心内膜
贴附于心脏内部结构的薄膜

心肌
肌纤维区，使心脏能够收缩，或搏动

下腔静脉
携带来自身体下部的缺氧血进入右心房的静脉

心外膜
心脏壁外层的薄膜

右心室
脱氧血液从右心房流入的腔室

降主动脉
供应含氧血液到较低的躯干和四肢

心包
围绕并保护心脏的袋状膜结构

围绕心脏的血液流动的控制

心脏四个腔室的血液流动由四块瓣膜控制。房室瓣（三尖瓣和二叶瓣）处于心房和心室之间，两个半月瓣则分别位于肺动脉和主动脉的开口处。肺动脉将低氧的血液输送至肺部；主动脉则将血液输送到全身的器官和组织。

心脏瓣膜确保血液只朝一个方向流动。当压力达到临界点时，瓣膜开放，血液通过。当收缩间期心脏舒张时，主动脉瓣和肺动脉瓣保持关闭，房室瓣保持开放。

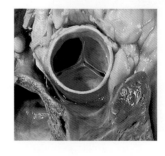

富氧的血液进入心脏的左心房，被推送至左心室，并最终通过主动脉被泵入全身各处动脉。主动脉瓣（如图）具有三个半月形瓣叶。该瓣膜的功能是防止血液逆流回左心室，维持血液在心脏中的流动方向。

心跳周期

心脏的每一次心跳有三个阶段。当心脏肌肉收缩时，血液在内部腔室间按严格的方向循环流动。与此同时，血液被泵出到人体的各器官和组织，或运回至肺内重新被氧化，准备好再次使用。

1 舒张

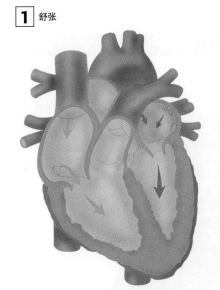

2 心房收缩

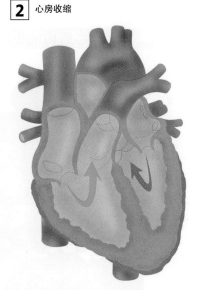

3 心室收缩

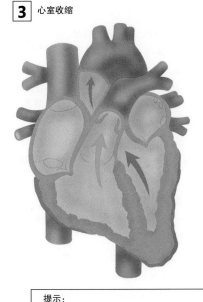

提示：
■ 脱氧血液　　■ 含氧血液

在第一阶段（舒张期），脱氧的血液进入右心房，而含氧血液进入左心房。当这些腔室达到最大容积时，血液流入心室。

在心房收缩阶段，围绕心房的心脏肌肉（心肌）收缩，进而引起两个心房的腔室排空，残留在心房的血液被推入心室。

心室在第三阶段收缩。半月瓣打开，血液经由主动脉泵出到全身，或通过肺动脉携带到肺部。至此，整个周期可以重新开始。

脱氧血液进入心脏的右侧并被泵出到肺部重新氧化。然后，新鲜血液流至心脏的左侧，并从此泵入全身各处。这一营养丰富的血液循环流动被称为体循环。

当血液流入心脏，心房和心室容纳血液。在每次心跳的第一阶段，低氧的血液流入右心房，而含氧血液进入左心房，从而引起这两个心腔扩张。当压力积累、心房收缩时，迫使血液流入两个心室。这就是心跳周期的第二阶段。

在最后一阶段，心室被血液充盈，其内压力开始升高。在某一临界点，血液通过主动脉从心脏射出。之后，富氧血液分散至各器官和组织，而低氧的血液被泵送到肺部。

心肌运动

心脏的节律性收缩是由心肌的"拧"动引起的。心肌的独特之处在于其固有的收缩——即使被短暂地从体内取出，心脏也会有节律性地收缩。

引起心肌自主收缩的过程被称为自律性。许多心肌纤维有这种功能，在心脏的特殊传导系统中的纤维尤其如此，它们控制着心跳周期。心跳周期的各阶段可以用听诊器听到，这种技术被称为心脏听诊。

正常人的心脏每分钟大约收缩72次，而每次心跳可以听到两次独立的心音。这些心音被描述为"lub-dup"。第一心音，"lub"，是由二尖瓣和三尖瓣闭合产生；第二心音，"dup"，是由主动脉瓣和肺动脉瓣的关闭引起的。

进入和流出心脏的血液

血液通过上腔静脉，即用于引流来自头部、颈部、手臂和胸部的一部分血液的大静脉，流入右心房。同时，血液还通过下腔静脉（引流来自身体的其余部分的血液）与冠状窦（引流来自心脏本身血液）进入右心房。

含氧的血液通过主动脉离开心脏，后者分支进入动脉系统。这是营养和氧气被运送到细胞的方式。动脉分支形成小动脉，最终变成毛细血管。正是在这些微小的毛细血管里，液体、营养物和废物在组织和血液之间进行交换。之后，含有废物的血液排入小静脉和静脉，最终汇入进入心脏的大血管。

为了让心脏发挥功能，它必须持续不断地得到氧气和营养的供给。这些营养物质都由血液通过冠状动脉系统输送到心脏。二根冠状动脉（左和右）在心脏表面分支，这些系统的分支密布心脏表面，从而肌纤维可以接收氧和营养物质。冠状静脉从心脏的表面携带用过的血液和废物到冠状窦。

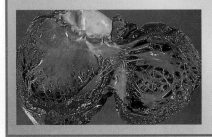

为了有效地发挥作用，心脏需要有很多血供。大脑是全身唯一需要更多血供的器官。

心脏如何跳动

心脏含有一种特殊的组织，可以产生固有的节律性跳动。大脑通过发送神经冲动改变这一固有节奏来控制心率。

心脏的一个显著特点是，它被从体内取出后，只要被浸泡在含有合适的营养素溶液中，也可以继续跳动很长时间。这是因为心跳源于心脏本身，而不是大脑的电脉冲。

专门的起搏器组织和导电系统负责产生刺激心跳的电"火花"，并按照一定的顺序传导至心脏的上部和下部腔室。

窦房结

心脏的主要起搏点称为窦房结（SA），它是位于心脏的右心房（上部腔室）的一小块组织。窦房结大小大约为20mm×5mm。窦房结细胞的特定电属性使其能产生有规律的电"火花"，启动每一次心跳。

心脏肌肉细胞按某种方式相互连接，使电活动可迅速从一个细胞传至另一个细胞。因此，每当窦房结的细胞产生电冲动时，电兴奋的脉冲波迅速传遍两个心房，引起心房的同步收缩，将血液推送至心脏的下方心腔——心室。

心脏被从身体切除后，还可以收缩很长时间。不过，心脏必须浸泡于合适的营养液中。

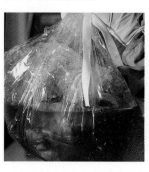

心脏内的电活动传导

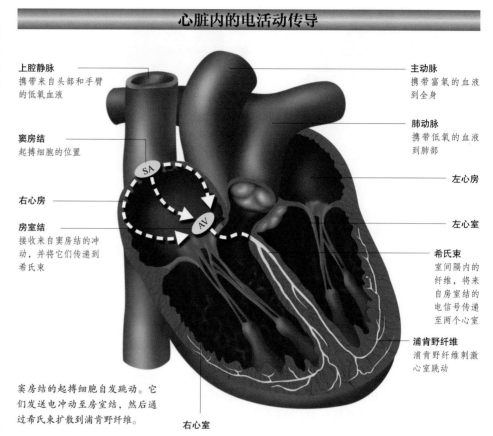

上腔静脉
携带来自头部和手臂的低氧血液

窦房结
起搏细胞的位置

右心房

房室结
接收来自窦房结的冲动，并将它们传递到希氏束

主动脉
携带富氧的血液到全身

肺动脉
携带低氧的血液到肺部

左心房

左心室

希氏束
室间隔内的纤维，将来自房室结的电信号传递至两个心室

浦肯野纤维
浦肯野纤维刺激心室跳动

右心室

窦房结的起搏细胞自发跳动。它们发送电冲动至房室结，然后通过希氏束扩散到浦肯野纤维。

房 室 结

每一冲动想要达到心室，其必须通过房室结，房室结是一个电连接枢纽。电传导通过房室结通常慢于其他领域，因此，在静息心率下，脉冲在通过房室结时被延迟约0.1秒。这允许心室有时间接收上个腔室收缩时泵入的血液。

脉冲从房室结进入心室间的一束纤维，被称为希氏束。它又分成两个分支，扩散形成名为浦肯野纤维的传导纤维网络，快速扩散电兴奋至整个心室。心室一旦被刺激，就会收缩，从而将血液泵入体循环。

至此，由窦房结自发电脉冲启动的一系列活动以心室收缩结束。

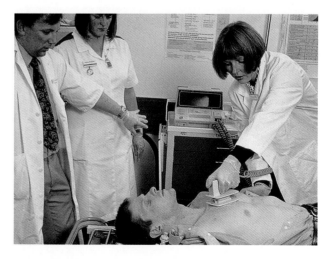

当心脏停止跳动时，有时可以通过在胸壁提供一个大的电击再次让心脏跳动。

心率的控制

虽然心跳产生于心脏的窦房结组织，但可以通过一系列神经纤维被大脑调节。这些神经纤维从解剖和功能角度可分为两组：

■ 副交感神经——这些神经可以降低心率。

■ 交感神经——这些神经可以增加心脏跳动的频率和力量。

副交感神经的控制

在没有任何神经系统的控制下，人类窦房结产生冲动的内在频率大约为100次/分，这高于大约70次/分的正常静息心率。出现这一现象的原因是副交感神经活动（通过迷走神经）减慢了窦房结产生冲动的频率。

因此，静息时心脏被认为处于"迷走张力"下：这允许大脑通过降低迷走神经活性来提高心率。

交感神经的控制

当循环的需求增加时，就像运动时发生的那样，交感纤维释放去甲肾上腺素，提高窦房结脉冲产生的频率。与此同时，交感神经活动提高了通过房室结传导的速度，使得心室被激活，从而使心脏更频繁地跳动。

除了运动之外，激烈的情绪状态（如恐惧）也可以通过增加交感神经兴奋性来提高心率。这可以被"β-受体阻滞剂"阻断，后者是阻断去甲肾上腺素和肾上腺素循环兴奋作用的药物。

心脏的神经控制

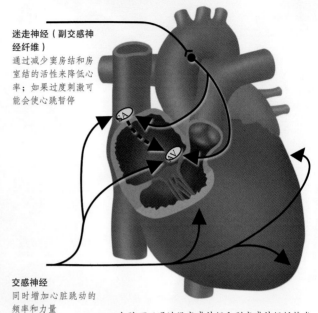

迷走神经（副交感神经纤维）
通过减少窦房结和房室结的活性来降低心率；如果过度刺激可能会使心跳暂停

交感神经
同时增加心脏跳动的频率和力量

大脑可以通过沿交感神经和副交感神经纤维发送神经冲动来改变心脏的频率和跳动强度。

记录心脏的电活动

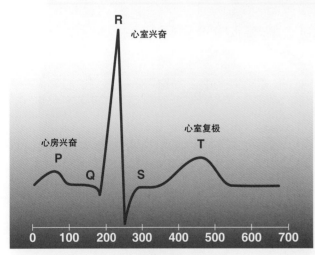

R
心室兴奋

心房兴奋
P

Q   S

心室复极
T

0 100 200 300 400 500 600 700

千分之一秒

通过身体表面的心电图（ECG）可以检测在一次心跳过程中心脏发生的一系列电活动。

一次心电图记录期间心脏的一系列电活动

在每次心跳时，心电图上感知的第一个事件是心房组织电兴奋的整合，这对应于心电图的"P波"。随后，心房发生收缩，电兴奋通过房室结。

随后的心室组织的激动引起ECG的"QRS"波群。心室组织一致保持兴奋0.2～0.3秒，然后在电恢复时（复极）复原，对应于ECG的"T波"。

这张心电图显示了健康人的心脏的心电图记录。心电图设备可检测到一个心跳周期中的顺序电活动。

对于心脏病专家来说，心电图记录在诊断一系列涉及异常脉冲产生和传播的病理状态时提供了有价值的信息，因为这些疾病会导致心电图曲线的改变。

异常的心脏节律被分为"心律不齐"或"心律失常"，它们的治疗涉及一系列药物和非药物的策略，旨在恢复冲动产生和传导的正常时序和速度。

心电图记录是通过将电极贴在皮肤上实现的。将导线连接到显示器上，显示器显示心电图上的电压改变。

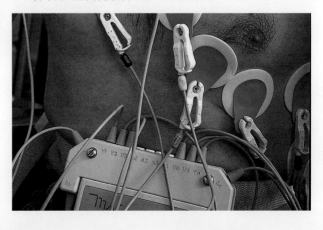

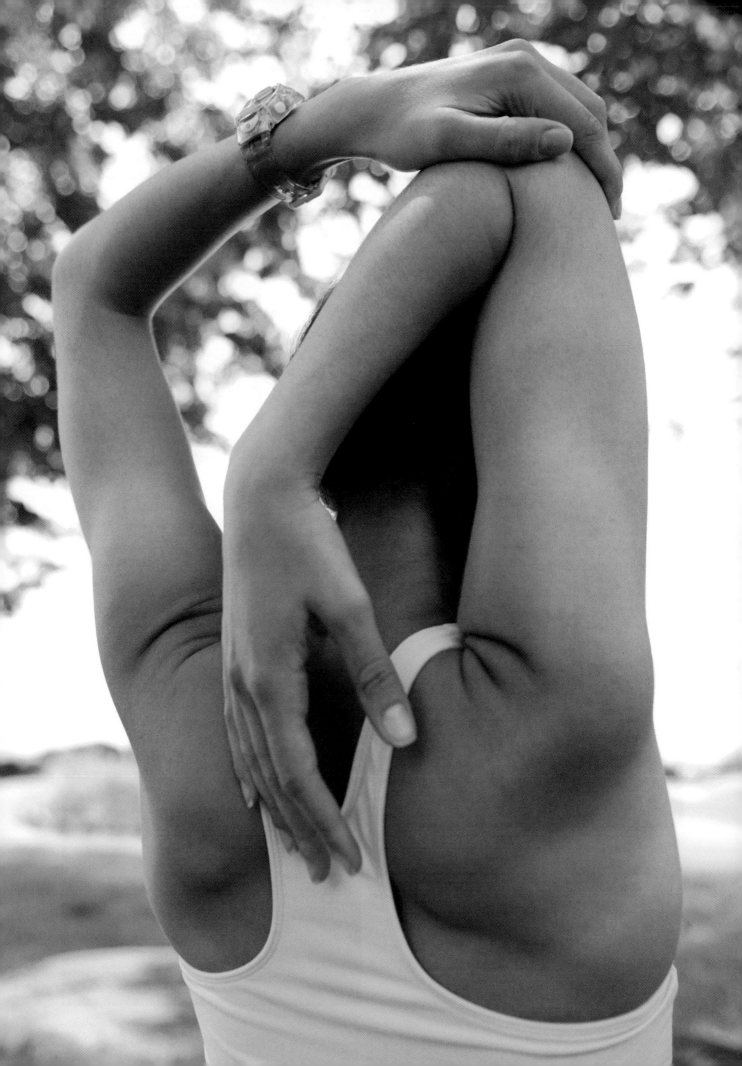

第五章

上　肢

　　从攀缘、牵拉、手提等需要力量强度的动作，到穿针引线、执笔写作等需要精细运动的技巧，这些日常活动都依赖我们的上肢完成。在本章中我们会了解到肩关节、手臂和手的结构是如何实现这些动作和运动的。

　　本章除了介绍上肢的结构，也揭示了手的重要性。手不仅可以作为精细操作的工具，同时还具有丰富的神经末梢，这是我们对周围环境触觉感知的主要来源。

左图：作为一种球窝关节，肩关节是人体最灵活的关节之一。

肩 关 节

盂肱关节，即肩关节，是连接肱骨和肩胛骨的球窝关节。该关节的结构可以使上肢有较大的活动范围。

盂肱关节，即肩关节，是由肩胛骨关节盂（glenoid cavity）与肱骨头构成的关节结构。它是一种球窝模式的滑膜关节（内充满滑液），该关节模式可以使上肢有较大的活动范围。

关节面

为适应大范围的活动，肱骨头提供了较大的关节面。肩胛骨关节盂被一圈坚韧的纤维软骨（盂唇）加深，仅提供了一个较浅的臼窝。由于该球窝关节较浅，故需要周围的肌肉和韧带一起提供关节的稳定性。

薄层的关节软骨（透明软骨）可以使骨间滑动的摩擦力最小。

关节囊

肩关节被一个宽松的纤维组织囊所包围。关节囊内部由滑膜紧贴着纤维囊覆盖；除关节软骨外，关节内表面都被滑膜覆盖。

滑膜细胞分泌滑液，这是一种能够润滑和滋养关节的黏性液体。

肩关节前面观

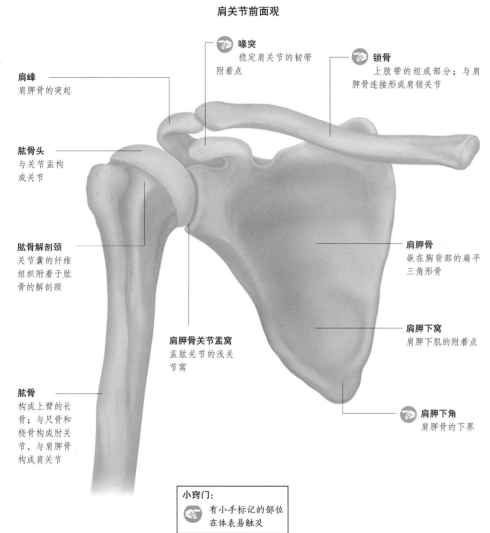

- **喙突**
  稳定肩关节的韧带附着点
- **锁骨**
  上肢带的组成部分；与肩胛骨连接形成肩锁关节
- **肩峰**
  肩胛骨的突起
- **肱骨头**
  与关节盂构成关节
- **肱骨解剖颈**
  关节囊的纤维组织附着于肱骨的解剖颈
- **肩胛骨关节盂窝**
  盂肱关节的浅关节窝
- **肱骨**
  构成上臂的长骨；与尺骨和桡骨构成肘关节，与肩胛骨构成肩关节
- **肩胛骨**
  嵌在胸背部的扁平三角形骨
- **肩胛下窝**
  肩胛下肌的附着点
- **肩胛下角**
  肩胛骨的下界

小窍门：
有小手标记的部位在体表易触及

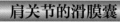
肩关节的滑膜囊

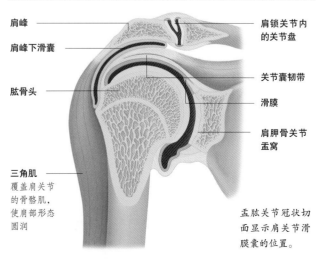

- 肩峰
- 肩峰下滑囊
- 肱骨头
- 三角肌
  覆盖肩关节的骨骼肌，使肩部形态圆润
- 肩锁关节内的关节盘
- 关节囊韧带
- 滑膜
- 肩胛骨关节盂窝

盂肱关节冠状切面显示肩关节滑膜囊的位置。

滑膜囊是内衬有滑膜的扁平纤维囊，滑膜能够分泌少量黏性滑液。滑膜囊能够减少正常活动中运动结构之间的必要摩擦。滑膜囊通常位于韧带、肌肉和肌腱与骨骼有相互摩擦的位置。

位于压力异常位置的滑膜囊可能有异常增生改变，这些位置如大脚趾基底部与鞋摩擦的衬垫处。

肩关节的一些重要滑膜囊：

■ 肩胛下滑膜囊

该结构为肩胛下肌腱跨越肩胛骨颈处提供保护。它通常有一个开口通向肩关节腔，因此它也被认为是肩关节腔的隐窝结构。

■ 肩峰下滑膜囊

该结构位于盂肱关节上方、肩峰与喙肩韧带下方。它能够使通过其下方的肌肉自由运动。该结构通常是真滑膜囊，与肩关节腔无任何交通。

肩关节的韧带

肩关节的韧带及其周围的肌肉对维持较浅的球窝关节的稳定性至关重要。

任何关节周围的韧带都通过对骨的牢固连接来获得关节的稳定性。对于肩关节，主要的稳定结构是周围的肌肉，但韧带也起到一定作用。

起稳定作用的韧带

纤维关节囊具有帮助增强关节强度的韧带：

■ 盂肱韧带是三条薄弱的纤维韧带，作用是加强前方关节囊。

■ 喙肱韧带是一条强韧的宽阔的韧带，作用是加强关节囊上方。尽管喙肩韧带事实上并非盂肱关节的一部分，但它也非常重要，因为它连接了肩峰和肩胛骨喙突。这些骨性结构和韧带组成的复合弓足够坚强，即使肱骨暴力地上移，复合弓也不会损坏；此时锁骨或肱骨会首先折断。

■ 肱横韧带连接肱骨大小结节，形成管形结构，肱二头肌腱与其滑膜鞘在其中通过。

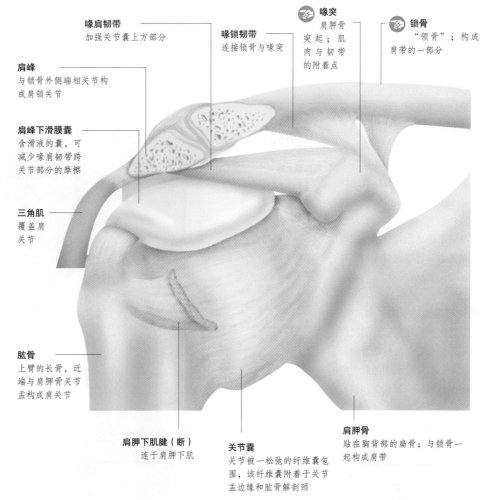

喙肩韧带
加强关节囊上方部分

喙锁韧带
连接锁骨与喙突

喙突
肩胛骨突起；肌肉与韧带的附着点

锁骨
"领骨"；构成肩带的一部分

肩峰
与锁骨外侧端相关节构成肩锁关节

肩峰下滑膜囊
含滑液的囊，可减少喙肩韧带跨关节部分的摩擦

三角肌
覆盖肩关节

肱骨
上臂的长骨，近端与肩胛骨关节盂构成肩关节

肩胛下肌腱（断）
连于肩胛下肌

关节囊
关节被一松弛的纤维囊包围，该纤维囊附着于关节盂边缘和肱骨解剖颈

肩胛骨
贴在胸背部的扁骨；与锁骨一起构成肩带

盂肱关节前面观，显示加强关节的韧带以及肩峰下滑膜囊的位置。

小窍门：
有小手标记的部位在体表易触及

肩关节不稳定

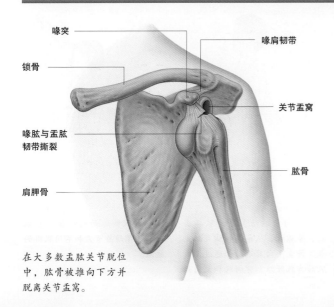

喙突

锁骨

喙肩韧带

喙肱与盂肱韧带撕裂

关节盂窝

肩胛骨

肱骨

在大多数盂肱关节脱位中，肱骨被推向下方并脱离关节盂窝。

肩关节的特点之一是活动范围大，但这付出了维持稳定性的代价。这些允许关节自由活动的特点导致该关节的相对不稳定：纤维关节囊的松弛，韧带的薄弱和松弛，以及关节窝较浅。

肩关节的初级稳定依靠关节周围的短肌运动提供，它们维持肱骨头位于关节盂内，这些肌肉称作肩袖（旋转袖）。

肩关节脱位

全身关节中，肩关节最容易脱位。肩关节脱位最好发于下方，因为上方及关节前后有肩袖和/或喙肩韧带维持，而下方仅靠松弛的纤维关节囊维持。

肩关节脱位可发生在运动员身上，并且通常在一侧肩悬吊较另一侧高时，由肱骨轴向作用的突然暴力引起。肱骨头被向下推，越过了关节盂唇。

关节脱位后，在未恢复正确对位对线前，上肢无法正常活动。一旦发生脱位，关节的遗留损伤可能会导致以后容易再次脱位。

肩关节的运动

肩关节是球窝关节，这种结构容许360°范围的活动，提供了最大的灵活性。胸肩带的肌肉提供稳定性，以适应这些（大范围的）活动。

肩关节围绕三个轴进行活动：水平轴通过关节盂臼窝的中心；与之垂直的轴（前后向）通过肱骨头；第三轴与前两者垂直，沿着肱骨干通行。它们各自成为屈曲与伸直、内收（肢体靠近躯干）与外展（肢体远离躯干）、内旋与外旋这三组运动的旋转轴。这些运动的组合可以使肢体进行环形运动，称为环转。

肩关节运动的肌肉

许多参与这些运动的肌肉附着于肩带骨（包括锁骨和肩胛骨）。肩胛骨起源的肌肉附着于其后表面、前表面和被称为喙突的骨性突起。还有一些肌肉直接从躯干起源（胸大肌和背阔肌）。还有一些其他的肌肉并不直接连接于肱骨，但间接影响肱骨的运动（如斜方肌）。它们通过移动肩胛骨抬升肩关节。

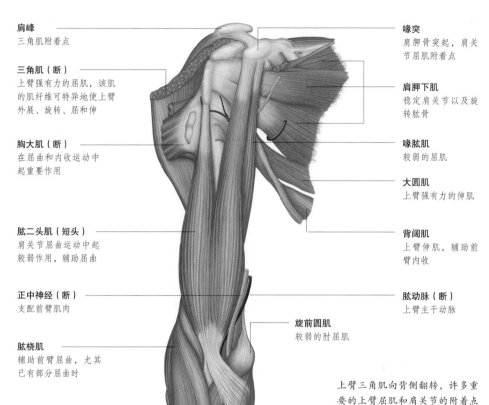

肩部的肌肉前面观

肩峰
三角肌附着点

三角肌（断）
上臂强有力的屈肌，该肌的肌纤维可特异地使上臂外展、旋转、屈和伸

胸大肌（断）
在屈曲和内收运动中起重要作用

肱二头肌（短头）
肩关节屈曲运动中起较弱作用，辅助屈曲

正中神经（断）
支配前臂肌肉

肱桡肌
辅助前臂屈曲，尤其已有部分屈曲时

喙突
肩胛骨突起，肩关节屈肌附着点

肩胛下肌
稳定肩关节以及旋转肱骨

喙肱肌
较弱的屈肌

大圆肌
上臂强有力的伸肌

背阔肌
上臂伸肌，辅助前臂内收

肱动脉（断）
上臂主干动脉

旋前圆肌
较弱的肘屈肌

上臂三角肌向背侧翻转，许多重要的上臂屈肌和肩关节的附着点如图所示。

肩关节的运动

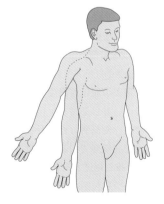

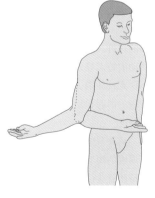

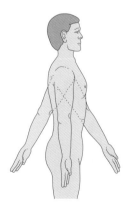

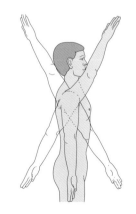

上臂的内收（朝向躯干运动）由胸大肌和背阔肌牵引；外展（远离躯干运动）由冈上肌和三角肌牵引。

外旋的肌肉包括冈下肌、小圆肌和三角肌后半部的肌纤维。内旋的肌肉构成"旋转袖"肌群。

屈曲（向前运动）通过肱二头肌、喙肱肌、三角肌和胸大肌完成。伸直（向后运动）通过三角肌后方肌纤维、背阔肌和大圆肌完成。

环转是这些运动的组合。它依靠锁骨带动关节盂和不同肌群的收缩。

上臂的旋转和"肩袖"

肩袖肌肉包括肩胛下肌、冈上肌、冈下肌和小圆肌。这些肌肉起到加强和增进肩关节稳定性的作用。它们也独立地起到移动肱骨和上臂的作用。

胸大肌、三角肌前方肌纤维、大圆肌和背阔肌也引起肱骨的内旋。然而，最强的内旋肌是肩胛下肌。该肌肉位于肩胛骨的整个前表面，并附着于肱骨小结节周围的关节囊。

肩袖

"肩袖"由四块短肌组成，肩胛下肌是其中之一；肩袖止于关节囊，起到加强关节的作用。另外，它们将肱骨拉动至关节窝（关节盂窝），加强它们的骨性接触。这是维持关节稳定性的重要因素。

构成肩袖的其他肌肉包括冈上肌、冈下肌和小圆肌。这三种肌肉附着于肱骨大结节的三个面。冈下肌和小圆肌是肩关节的外旋肌，协同三角肌后方肌纤维起作用。

肩袖肌肉的损伤可以致残，因为这导致肱骨在肩关节中的稳定性不复存在了。上臂其他肌肉失去了正确移动肱骨的能力，导致关节脱位。

肩部运动的肌肉（前面）

- 喙突
  肌肉附着点
- 锁骨
  领骨
- 三角肌（翻）
  外展的一级运动肌；亦可屈上臂
- 肩胛下肌
  肩袖肌；维持肱骨在肩关节内
- 胸大肌（翻）
  可屈肩；内收上臂，对抗阻力
- 喙肱肌
  屈曲上臂及内收肱骨
- 胸小肌
  拉动肩胛骨向前向下

肩部运动的肌肉（后面）

- 冈上肌
  肩袖肌，稳定肩关节
- 肩胛冈
  肩胛骨外表面的骨性隆起
- 肱骨大结节
  冈下肌附着点
- 冈下肌
  肩袖肌；维持肱骨头在关节盂内
- 小圆肌
  肩袖肌；使肱骨外旋
- 大圆肌
  使肱骨伸和内旋
- 肱三头肌
  前臂伸肌；亦参与稳定肩关节
- 尺骨鹰嘴
  肱三头肌止点
- 肱骨
  上臂骨
- 背阔肌
  肩部重要的伸肌和内收肌，在诸如捶打和游泳等动作中发挥作用

肩袖肌肉及其周围用于活动肩部和上臂的肌群，如图所示前面观（左）及后面观（右）。

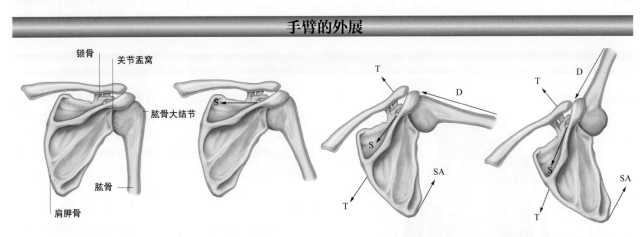

手臂的外展

- 锁骨
- 关节盂窝
- 肱骨大结节
- 肱骨
- 肩胛骨

外展（肢体远离躯干的运动）是由冈上肌和三角肌肩峰（中间）部分共同完成的动作。

在静息位，三角肌不能拉动肱骨向外运动，只能拉动肱骨向上运动。冈上肌则幸运地位于更好的力学位置，因此由它来启动外展运动。外展运动一旦启动，三角肌即参与其中，使该动作继续下去。

完全外展动作的下一个主要障碍是肱骨大结节和肩胛骨肩峰的骨性接触。这一骨性接触可阻止上臂抬高超过水平角度（上臂向外伸直至肩同高）。

我们可以通过斜方肌拉动肩胛骨旋转来使得我们的手举过头顶。肩胛骨旋转从而使关节盂协同肩峰向上运动。肱骨随之旋转，关节接触得以维持。

关键：	
S:	冈上肌
D:	三角肌
T:	斜方肌
SA:	前锯肌

腋　　窝

腋窝，或者俗称胳肢窝，是位于上臂与胸部关节处的近似锥形的空间。其中包含大量重要的结构，例如支配和来源于上肢的血管和神经经过。

支配和营养上肢的血管、神经和淋巴都经过腋窝。这些结构穿行于脂肪结缔组织，这些脂肪充满了腋窝间隙。

腋动脉

腋动脉及其分支向上肢供应富含氧的血液。

腋动脉通过腋窝，它发出分支，也供应腋窝周围的肩部和胸部区域。

腋静脉

腋静脉通过腋窝，位于腋动脉内侧。

静脉和静脉引流的模式常有变异，但腋静脉除外。一般情况下，腋静脉汇集伴行腋动脉分支的静脉属支的血液。

腋窝内的神经

腋窝内的神经是臂丛神经的一部分，臂丛神经是支配上肢的一组复杂的神经网络。

淋巴

在腋窝的脂肪结缔组织中

肩部前面观，示腋窝结构

腋静脉
肱静脉和贵要静脉汇合而成；随着腋静脉从腋窝尖穿出，它移行为锁骨下静脉

正中神经
臂丛神经的分支，臂丛神经是围绕在腋动脉并与其伴行的神经网络

肩胛下动脉
腋动脉最大分支，沿肩胛下缘外侧缘向下走行

隐藏着多组淋巴结，它们之间由淋巴管相连。淋巴结散在地分布于腋下的脂肪中。

胸外侧动脉
沿胸小肌下缘走行，发出分支供应乳腺外侧部

腋动脉
锁骨下动脉的延续，穿出腋窝后则移行为肱动脉

胸肩峰动脉
分成四个分支供应胸部和肩部区域

胸上动脉
向下走行供应前两组肋间肌和前锯肌

淋巴结
淋巴收集自上臂、乳房和胸壁，通过这些淋巴结进行过滤

腋窝是身体重要的枢纽部位，其间走行着供应和支配上肢的主要结构，包括复杂的血管网、神经和淋巴管。

血管与神经的通道

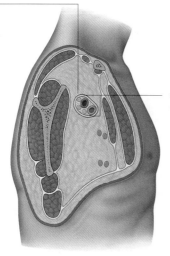

腋鞘
颈部深筋膜构成，鞘移行至腋窝包绕重要的结构

神经血管束
静脉位于动脉的内侧面，周围有神经围绕

这部分腋窝显示了肌肉、血管、骨骼和淋巴结。上肢的血管和神经通过腋窝。

动脉、静脉和神经走行于体内，常常相互伴行，形成"神经血管束"这种常见的模式，上肢的血管和神经通过腋窝就是这样的模式。

腋鞘

在腋窝内（腋窝非常容易受伤，尤其是来自下方的伤害），一层结实的管状纤维组织包裹并保护着这些重要结构，称为"腋鞘"。在腋鞘内，静脉位于动脉的内侧，神经（臂丛的一部分）围绕在动脉周围。

供应和支配上肢的动脉、静脉和神经都依赖腋鞘的保护。

因为腋鞘的存在，该处是局部麻醉的重要部位。如果腋鞘远端用指压法压闭，在腋鞘近端注射麻醉剂可以使臂丛神经阻滞。

锁胸筋膜

锁胸筋膜是一层坚韧的结缔组织，其上界附着在肩胛骨的喙突和锁骨上。

锁胸筋膜向下移动，包裹锁骨下肌和胸小肌，然后与覆盖腋窝底部的腋筋膜连在一起。

锁胸筋膜覆盖胸小肌的部分称为"肋喙膜"，支配胸小肌的神经由此穿出。

在胸小肌下方，锁胸筋膜形成"腋窝悬韧带"，附着于腋窝的皮肤上，在手臂抬高时拉动该处皮肤深入腋窝。

锁胸筋膜延续为臂筋膜，像袖子一样包裹着手臂。

筋膜上穿行着一些静脉、动脉和神经，它们是头静脉、胸肩峰动脉（腋动脉的分支）和胸外侧神经。

腋窝前面观，示锁胸筋膜

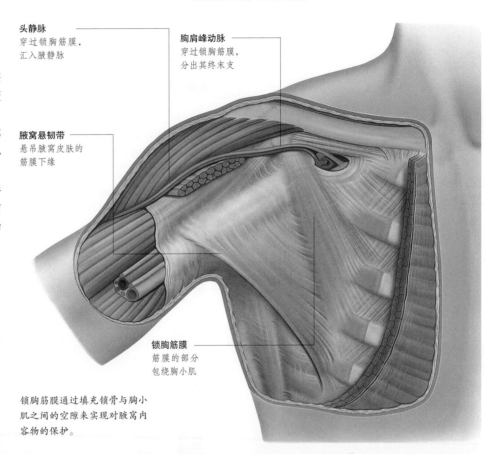

头静脉
穿过锁胸筋膜，汇入腋静脉

胸肩峰动脉
穿过锁胸筋膜，分出其终末支

腋窝悬韧带
悬吊腋窝皮肤的筋膜下缘

锁胸筋膜
筋膜的部分包绕胸小肌

锁胸筋膜通过填充锁骨与胸小肌之间的空隙来实现对腋窝内容物的保护。

腋窝的边界

腋窝的形状随着手臂的位置变化而变化。当手臂抬升时，腋窝变成一个宽基底的锥体，当手臂下垂时，它成为一个狭窄的、被压缩的空间。

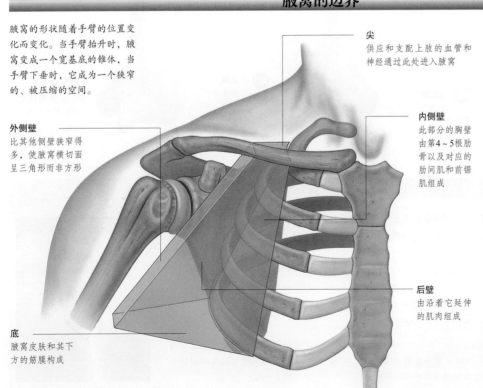

外侧壁
比其他侧壁狭窄得多，使腋窝横切面呈三角形而非方形

底
腋窝皮肤和其下方的筋膜构成

尖
供应和支配上肢的血管和神经通过此处进入腋窝

内侧壁
此部分的胸壁由第4~5根肋骨以及对应的肋间肌和前锯肌组成

后壁
由沿着它延伸的肌肉组成

腋窝包括一尖、一底和四面：

■ 腋窝尖，或称腋窝的顶点，是由前方的锁骨、内侧的第1肋骨和后方的肩胛骨顶部围成的间隙。

■ 腋窝底由腋窝皮肤及其下方一层结实的结缔组织——腋筋膜组成。

■ 前壁由胸肌和锁骨下肌以及锁胸筋膜组成。

■ 后壁由肩胛下肌和肩胛骨，以及下方的背阔肌和大圆肌组成。

■ 腋窝的内侧壁由胸壁构成。

■ 外侧壁由附着于上臂肱骨的肌肉构成，包括喙肱肌和肱二头肌。

肱骨的结构

肱骨是典型的"长骨"，位于上臂。它有一条长骨干以及两个膨大的骨端，近端与肩胛骨构成肩关节，远端与尺骨和桡骨连接构成肘关节。

肱骨的顶端（近端）是光滑的、半球形的肱骨头，在肩部与肩胛骨的关节盂相连接。在肱骨头后方是一条浅浅的缩窄，称为肱骨"解剖颈"，它将肱骨头与两个骨性膨大分开，这两个骨性膨大称为大结节和小结节。两个结节均为肌肉附着点，它们被结节间沟（或称二头肌沟）分开。

骨干

骨干的上端存在一个狭窄，称为肱骨的"外科颈"——一个常见的骨折部位。相对光滑的骨干有两个特别的标志：第一个标志，在骨干中段的外侧，有一结节，称为三角肌粗隆，是三角肌的止点；第二个标志是桡神经沟（螺旋沟），走行于骨干中段的后方，这个浅沟标记着桡神经和肱深动脉走行的路径。

顺着骨干两侧的边缘向下到末端形成膨大的内上髁和外上髁。远端关节面有两个主要部分：肱骨滑车，与尺骨相关节；肱骨小头，与桡骨相关节。

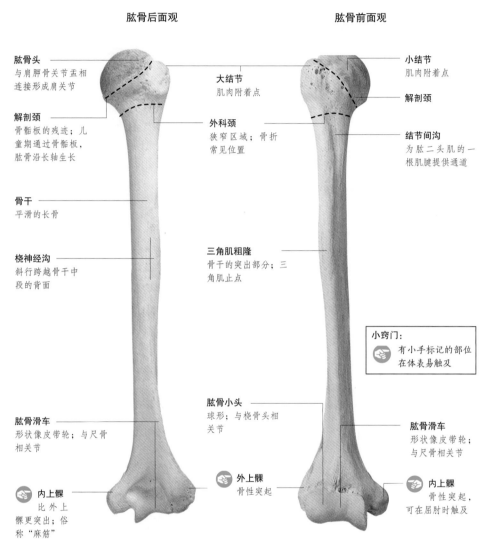

肱骨后面观

肱骨头
与肩胛骨关节盂相连接形成肩关节

解剖颈
骨骺板的残迹；儿童期通过骨骺板，肱骨沿长轴生长

骨干
平滑的长骨

桡神经沟
斜行跨越骨干中段的背面

肱骨滑车
形状像皮带轮；与尺骨相关节

内上髁
比外上髁更突出；俗称"麻筋"

大结节
肌肉附着点

外科颈
狭窄区域；骨折常见位置

三角肌粗隆
骨干的突出部分；三角肌止点

肱骨小头
球形；与桡骨头相关节

外上髁
骨性突起

肱骨前面观

小结节
肌肉附着点

解剖颈

结节间沟
为肱二头肌的一根肌腱提供通道

小窍门：
有小手标记的部位在体表易触及

肱骨滑车
形状像皮带轮；与尺骨相关节

内上髁
骨性突起，可在屈肘时触及

肱骨骨折

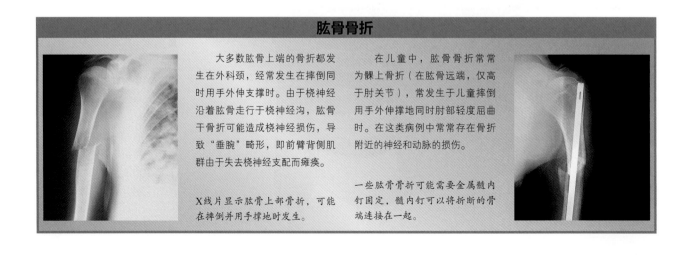

大多数肱骨上端的骨折都发生在外科颈，经常发生在摔倒同时用手外伸支撑时。由于桡神经沿着肱骨走行于桡神经沟，肱骨干骨折可能造成桡神经损伤，导致"垂腕"畸形，即前臂背侧肌群由于失去桡神经支配而瘫痪。

X线片显示肱骨上部骨折，可能在摔倒并用手撑地时发生。

在儿童中，肱骨骨折常常为髁上骨折（在肱骨远端，仅高于肘关节），常发生于儿童摔倒用手伸撑地同时肘部轻度屈曲时。在这类病例中常常存在骨折附近的神经和动脉的损伤。

一些肱骨骨折可能需要金属髓内钉固定，髓内钉可以将折断的骨端连接在一起。

肱骨的内部

肱骨是典型的长骨结构。全骨可分为骨干（干）和两端的骨骺（头）。

长骨为细长形态，长度大于直径。大部分肢体骨为长骨，即使是手指上的小骨，由于形态特点与肱骨类似，也被认为是长骨。

肱骨由骨干（中间干）和两端的骨骺（膨大的头）组成。骨干为管状结构，致密且厚实的外层骨包围着中心（内部）含有脂肪细胞的骨髓。肱骨的骨骺，上端为头区，下端为髁区，它们都是由一薄层骨密质包绕松质骨（海绵状骨）构成，松质骨增大了骨骺的容积。

骨表面

肱骨（以及所有长骨）的表面被厚厚的膜覆盖，称为骨膜。关节处的关节表面是唯一不覆盖骨膜的部分。这些表面被坚韧的关节（透明）软骨覆盖，表面光滑，可以允许骨面相对滑动。

外层密质骨接受来自骨膜的动脉的血液供应，如果骨膜被剥离，则外层骨会死掉；而骨内部则不同，它由穿过密质骨的滋养动脉提供血液。

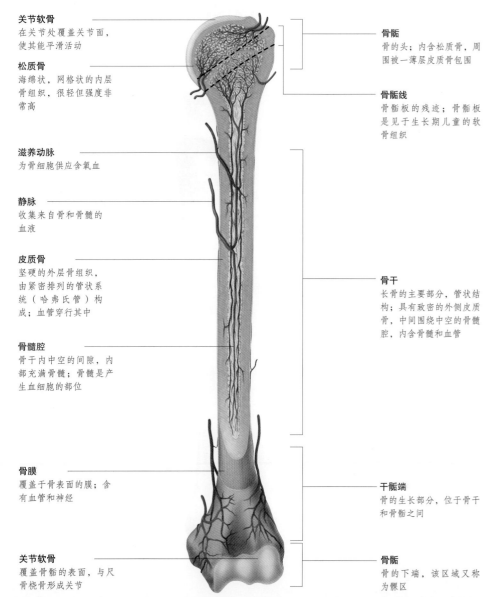

关节软骨
在关节处覆盖关节面，使其能平滑活动

松质骨
海绵状，网格状的内层骨组织，很轻但强度非常高

滋养动脉
为骨细胞供应含氧血

静脉
收集来自骨和骨髓的血液

皮质骨
坚硬的外层骨组织，由紧密排列的管状系统（哈弗氏管）构成；血管穿行其中

骨髓腔
骨干内中空的间隙，内部充满骨髓；骨髓是产生血细胞的部位

骨膜
覆盖于骨表面的膜；含有血管和神经

关节软骨
覆盖骨骺的表面，与尺骨桡骨形成关节

骨骺
骨的头；内含松质骨，周围被一薄层皮质骨包围

骨骺线
骨骺板的残迹；骨骺板是见于生长期儿童的软骨组织

骨干
长骨的主要部分，管状结构；具有致密的外侧皮质骨，中间围绕中空的骨髓腔，内含骨髓和血管

干骺端
骨的生长部分，位于骨干和骨骺之间

骨骺
骨的下端，该区域又称为髁区

体内骨组织的类型

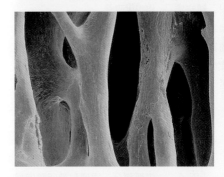

松质骨（海绵状骨）电子显微镜像，此类组织填充骨的内部。松质骨呈网格状结构，具有较低的密度。

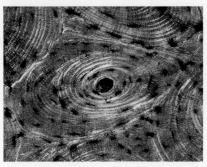

皮质骨，由平行排列的管状系统构成，称为哈弗氏管。该系统呈同心圆板层排列，中心的管道内含血管和神经。

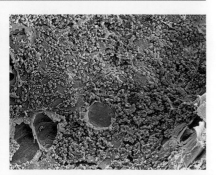

骨髓，见于长骨中心松质骨的间隙中。骨髓含有干细胞，可产生各种类型的血细胞。

尺骨和桡骨

尺骨和桡骨是构成前臂的长骨。它们与肱骨和腕骨相关节，独特之处在于其结构使手和前臂能够旋转。

尺骨和桡骨是前臂的两根平行的长骨，位于肘关节和腕关节之间。尺骨与小指同侧（内侧），而桡骨与拇指同侧（外侧）。

尺桡关节使尺骨和桡骨绕对方旋转，形成前臂独特的运动，称为"旋前"（旋转前臂使手掌向下）和"旋后"（旋转前臂使手掌向上）。

尺骨

尺骨较桡骨长，是前臂的主稳定骨。它有一个长骨干和膨大的两端。尺骨的上端有两个突起，即鹰嘴和冠突，中间隔着深深的滑车切迹，该切迹与肱骨滑车相关节。

在冠突的外侧面存在一个小的、圆形的凹（桡骨切迹），这是尺骨上端与邻近的桡骨头形成关节的部位。尺骨头被一关节盘隔离腕关节，于是并不在腕关节的构成中发挥多少作用。

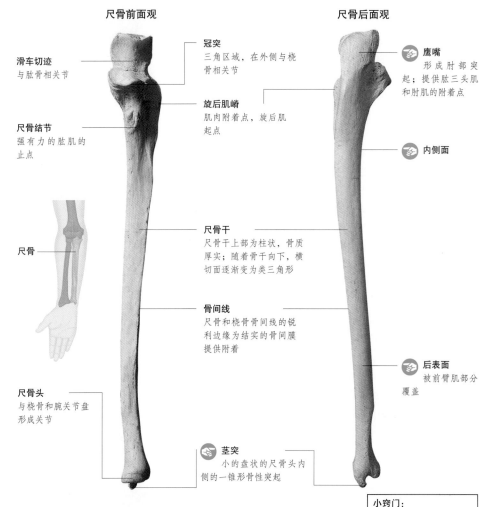

尺骨前面观

滑车切迹
与肱骨相关节

尺骨结节
强有力的肱肌的止点

尺骨

尺骨头
与桡骨和腕关节盘形成关节

冠突
三角区域，在外侧与桡骨相关节

旋后肌嵴
肌肉附着点，旋后肌起点

尺骨干
尺骨干上部为柱状，骨质厚实；随着骨干向下，横切面逐渐变为类三角形

骨间线
尺骨和桡骨骨间线的锐利边缘为结实的骨间膜提供附着

尺骨后面观

鹰嘴
形成肘部突起；提供肱三头肌和肘肌的附着点

内侧面

后表面
被前臂肌部分覆盖

茎突
小的盘状的尺骨头内侧的一锥形骨性突起

小窍门：
有小手标记的部位在体表易触及

骨间膜

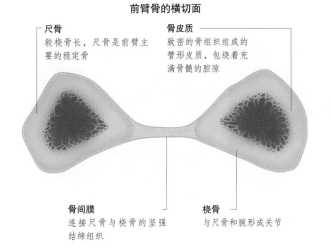

前臂骨的横切面

尺骨
较桡骨长，尺骨是前臂主要的稳定骨

骨皮质
致密的骨组织组成的管形皮质，包绕着充满骨髓的腔隙

骨间膜
连接尺骨与桡骨的坚强结缔组织

桡骨
与尺骨和腕骨形成关节

桡骨和尺骨连接着一薄层坚韧的纤维结缔组织，被它牢固地连在一起，这层组织被称为骨间膜。这层膜的宽度足以使两骨充分地进行旋后和旋前（上下翻转手掌）运动。骨间膜的强度也足以为前臂深层肌肉提供附着。

骨间膜在前臂力量传导中起重要作用。如果力作用于腕部——一次突然的倒地并以手撑地——力会首先作用在桡骨骨端，因为它构成了腕关节的主要部分。骨间膜坚韧的纤维排列的方向使力可以高效地传导到尺骨，尺骨构成肘关节的主要部分。力通过骨间膜向尺骨的传导可使负荷进一步被上臂骨即肱骨所吸收。

骨间膜，由致密的结缔组织构成，连接尺骨和桡骨。它也将前臂分成两个筋膜室。

桡 骨

桡骨是前臂两骨中较短的一根，与腕骨形成关节。它通过一层坚韧的结缔组织与尺骨紧密相连。

与尺骨一样，桡骨有一条长的骨干和上下两个膨大的骨端。尺骨主要参与肘关节的构成，而桡骨主要参与腕关节的构成。

桡骨头

桡骨的盘状头上端凹陷，与肱骨小头在肘关节处形成关节。凹面的软骨继续覆盖整个桡骨头，尤其是邻近尺骨侧，以使桡骨头与尺骨上端的桡骨切迹形成光滑的关节。

骨干

桡骨干随着向腕关节延续变得越来越粗壮。骨干也具有锐利的边缘，为骨间膜提供附着。在靠近尺骨的内侧，远端存在一个凹陷（尺骨切迹），是与尺骨头形成关节的部位。

另一侧继续延伸的是桡骨茎突，这是一个钝锥形突起，比尺骨茎突略长。在桡骨末端背侧，可在腕背侧轻易触及背侧结节。

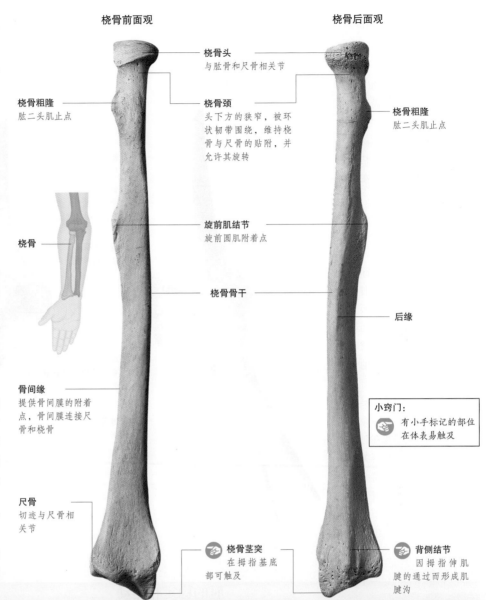

桡骨前面观

桡骨后面观

桡骨头
与肱骨和尺骨相关节

桡骨粗隆
肱二头肌止点

桡骨颈
头下方的狭窄，被环状韧带围绕，维持桡骨与尺骨的贴附，并允许其旋转

桡骨粗隆
肱二头肌止点

桡骨

旋前肌结节
旋前圆肌附着点

骨间缘
提供骨间膜的附着点，骨间膜连接尺骨和桡骨

桡骨骨干

后缘

尺骨
切迹与尺骨相关节

小窍门：
有小手标记的部位在体表易触及

桡骨茎突
在拇指基底部可触及

背侧结节
因拇指伸肌腱的通过而形成肌腱沟

Colles氏骨折

在超过50岁的成年人中，尤其是因骨质疏松引起骨质变薄的女性中，最容易引起的前臂骨折是Colles氏骨折（科雷氏骨折）。

这是一种位于桡骨远端的骨折，位置邻近腕关节，通常发生在摔倒时张开的手首先接触地面的情况。桡骨的骨折端与连在一起的腕和手向背侧（远离手掌的方向）移位，导致前臂下端和腕形成典型的"餐叉样"畸形。

40%的Colles氏骨折的病例中，尺骨茎突——尺骨远端的锥状突——也同时骨折。由于桡骨远端的血供丰富，骨折通常很容易愈合。

Colles氏骨折由摔倒时手掌撑地导致。其特点是桡骨远端骨折，位于腕关节上方。

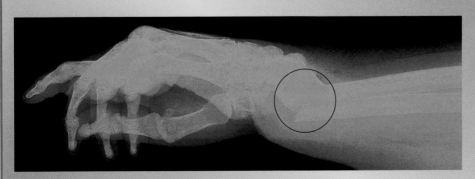

肘

肘是充满液体的关节，是上臂的肱骨和前臂的尺桡骨形成的关节。关节的结构只允许铰链样运动，但是超级稳定。

肘关节是肱骨下端和尺桡骨上端之间的滑膜（充满液体）关节。它是最典型的"铰链"关节，即只能做屈伸运动（弯曲和伸直）的关节。其结构提供关节强大的稳定性，在成人中很少发生脱位。

肘关节的结构

在肘关节处，肱骨下端的皮带轮样的滑车与尺骨深深的滑车切迹形成关节，同时半圆形的肱骨小头与桡骨头形成关节。所有关节相对的表面都覆盖着光滑的关节软骨（透明软骨），以减少运动带来的骨面摩擦。

整个关节外围绕一层纤维囊，起自肱骨关节面边缘延续至尺骨上端。关节囊在肘后方松弛，使其能够屈伸。关节囊内覆盖着滑膜，能分泌大量滑液填充关节腔。滑液对关节有营养和润滑作用。关节腔向下与下方的上尺桡关节腔相连续。

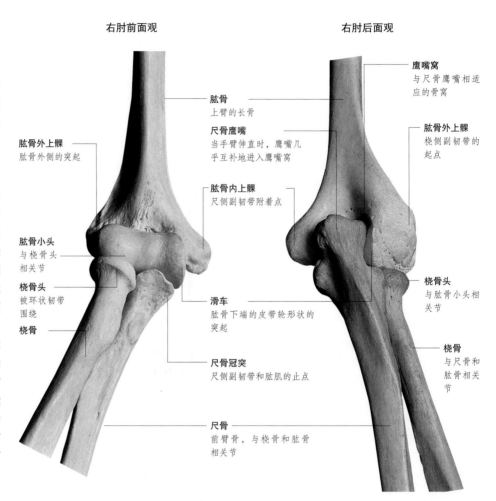

右肘前面观

肱骨
上臂的长骨

尺骨鹰嘴
当手臂伸直时，鹰嘴几乎互补地进入鹰嘴窝

肱骨内上髁
尺侧副韧带附着点

滑车
肱骨下端的皮带轮形状的突起

尺骨冠突
尺侧副韧带和肱肌的止点

尺骨
前臂骨，与桡骨和肱骨相关节

肱骨外上髁
肱骨外侧的突起

肱骨小头
与桡骨头相关节

桡骨头
被环状韧带围绕

桡骨

右肘后面观

鹰嘴窝
与尺骨鹰嘴相适应的骨窝

肱骨外上髁
桡侧副韧带的起点

桡骨头
与肱骨小头相关节

桡骨
与尺骨和肱骨相关节

肘的稳定和运动

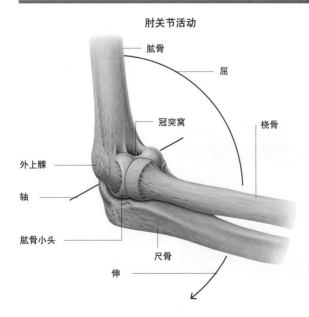

肘关节活动

肱骨

屈

冠突窝

桡骨

外上髁

轴

肱骨小头

尺骨

伸

肘关节只能进行两种运动，屈曲和伸直，因此它的结构非常稳定。肘关节稳定性主要来自尺骨滑车切迹的大小和深度，这使得滑车切迹像扳手一样紧紧抓住肱骨下端。

滑车切迹由于内侧副韧带的存在而进一步加深。由于关节的形态和两侧结实的副韧带的存在，肘关节只能像折页一样活动。

肘关节可以进行两种运动：屈（曲）和伸（直），如紫色箭头所示。

屈和伸

肘关节屈曲（弯曲）由上臂前方有力的肌群实现，包括肱肌和广为人知的肱二头肌。完全屈曲的极限程度是前臂和上臂贴合到一起。

肘关节伸直主要靠上臂后方的三头肌收缩实现。在完全伸直的情况下，手臂是直的，尺骨鹰嘴完全卡入肱骨下端后方的鹰嘴窝。两骨的这种适应性接触避免了肘关节的过伸，因此增加了稳定性。

肘的韧带

肘关节由两侧强壮的副韧带支撑和加强。它们是关节囊增厚形成的。

桡侧副韧带呈扇形，起自外上髁（肱骨远端外侧的骨性突起），向下走行，与环绕桡骨头的环状韧带融合。它并不附着于桡骨，因此不限制桡骨的旋前活动（前臂旋转使手掌向下）和旋后活动（前臂旋转使手掌向上）。

尺侧副韧带在肱骨内上髁和尺骨近端之间走行，分为三部分，大致构成三角形。

提携角

当上肢完全伸直向下并且手掌朝前时，前臂的长轴与上臂的长轴并不在同一直线上，而是微微向外偏斜。

在肘关节位置形成的角度称为"提携角"，女性的提携角比男性大（大约10°），这可能是与女性的骨盆更宽相适应的关系。当前臂旋前（将手掌翻转朝向身体）时，提携角消失。

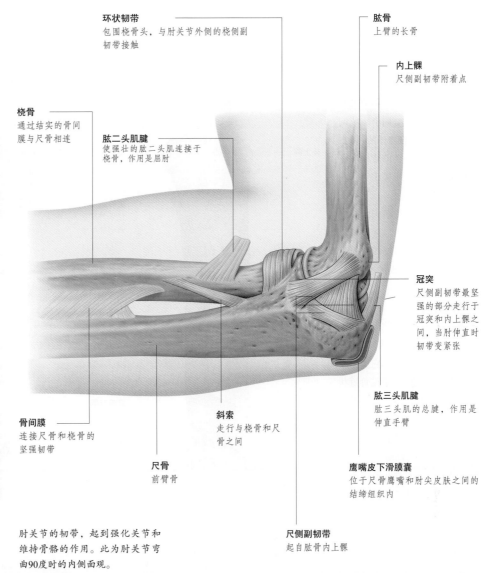

环状韧带
包围桡骨头，与肘关节外侧的桡侧副韧带接触

肱骨
上臂的长骨

内上髁
尺侧副韧带附着点

桡骨
通过结实的骨间膜与尺骨相连

肱二头肌腱
使强壮的肱二头肌连接于桡骨，作用是屈肘

冠突
尺侧副韧带最坚强的部分走行于冠突和内上髁之间，当肘伸直时韧带变紧张

骨间膜
连接尺骨和桡骨的坚强韧带

斜索
走行与桡骨和尺骨之间

肱三头肌腱
肱三头肌的总腱，作用是伸直手臂

尺骨
前臂骨

鹰嘴皮下滑膜囊
位于尺骨鹰嘴和肘尖皮肤之间的结缔组织内

尺侧副韧带
起自肱骨内上髁

肘关节的韧带，起到强化关节和维持骨骼的作用。此为肘关节弯曲90度时的内侧面观。

临床意义

肘关节断面图

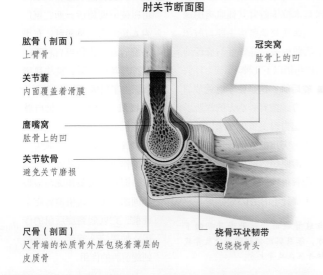

肱骨（剖面）
上臂骨

关节囊
内面覆盖着滑膜

鹰嘴窝
肱骨上的凹

关节软骨
避免关节磨损

尺骨（剖面）
尺骨端的松质骨外层包绕着薄层的皮质骨

冠突窝
肱骨上的凹

桡骨环状韧带
包绕桡骨头

肘关节断面显示关节面和肱骨前后方覆盖关节的关节囊。

脱位

使肘关节稳定的骨骼在儿童时期并未发育完全，在小孩摔倒而用部分伸直的手臂撑地时，肘关节脱位，即尺桡骨向后移动（相对肱骨向后）可能发生。这种情况通常存在尺侧副韧带撕裂，有时脱位会合并尺桡骨近端骨折。

网球肘

尽管名字如此，网球肘并不是肘关节自身的疾病，而是肱骨外上髁肌肉附着部位的疼痛性炎症。相关的肌肉是伸腕和伸指的肌肉，常用于网球运动中诸如反手击球的动作。

产生这种疾病是由该区域的急性创伤或对这些肌肉参与的动作（即便这些动作的负荷正常）的过度重复导致的。患者会在外上髁及下方的前臂背面感到疼痛，尤其是在使用手的时候。

前臂的运动

前臂旋转的能力——旋前和旋后活动——有巨大的价值，它增加了手的活动范围，使上肢功能更加多样。

术语旋前和旋后是专用于描述前臂运动的。旋前前臂是指旋转前臂使掌心向下（或向后，如果手臂垂在身体两侧）。旋后前臂是指旋转前臂使掌心向上（或向前，如果手臂垂在身体两侧）。

旋前和旋后由肌肉的收缩引起，这些肌肉可以使桡骨围绕相对固定的尺骨旋转，上下尺桡关节则作为活动的枢纽。

旋前的肌肉

■ 旋前圆肌。此肌位于前臂骨的前方，起到旋前和屈肘（弯肘）的作用。它起自两个头，分别附着于尺骨冠状突和肱骨内上髁（肘关节内侧的骨性突起）。它向外下方走行，止于桡骨中段的外侧缘，使桡骨活动。

■ 旋前方肌。这块小肌肉连接尺桡骨远端1/4的前方，作用是辅助骨间膜维持尺桡骨的关系，同时参与前臂的旋前。

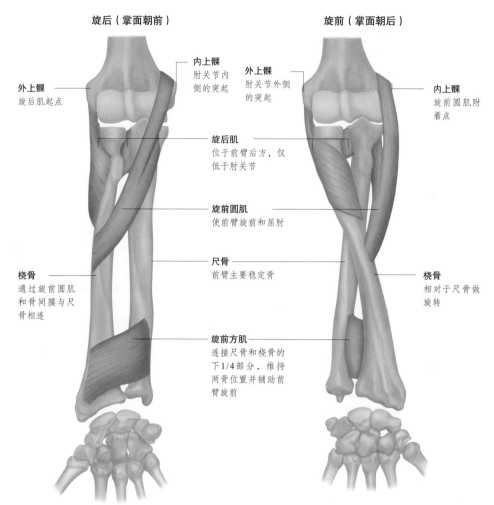

旋后（掌面朝前）　　　　旋前（掌面朝后）

外上髁
旋后肌起点

内上髁
肘关节内侧的突起

旋后肌
位于前臂后方，仅低于肘关节

旋前圆肌
使前臂旋前和屈肘

尺骨
前臂主要稳定骨

旋前方肌
连接尺骨和桡骨的下1/4部分，维持两骨位置并辅助前臂旋前

桡骨
通过旋前圆肌和骨间膜与尺骨相连

外上髁
肘关节外侧的突起

内上髁
旋前圆肌附着点

桡骨
相对于尺骨做旋转

参与旋转前臂的肌肉

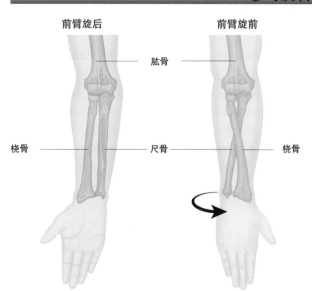

前臂旋后　　　　前臂旋前

肱骨

桡骨　　　　尺骨　　　　桡骨

参与旋前旋后活动的肌肉基本位于前臂其他肌肉的深方，这些其他肌肉主要与腕和手活动相关。能够参与旋后的肌肉包括以下几种。

■ 旋后肌：这是位于肘关节邻下方、前臂骨后方的深肌。它起自肘关节外侧缘以及尺骨上突出的线，这条线称为旋后肌嵴。随后它向下绕着桡骨近端的外侧缘走行，止于桡骨干的上1/3处。

当前臂旋前，结果手掌向下方，深层肌使桡骨围绕尺骨旋转并压在尺骨上方。

■ 肱二头肌：这块强壮的肌肉可以使前臂旋后，而它更广为人知的功能是屈肘。在用力旋后时，比如当右利手的人拧螺丝的时候，这块肌肉就派上了用场。

■ 肱桡肌：这是一块起自肱骨远端外侧部、向下走行止于桡骨远端外侧部的肌肉。它的作用是将前臂置于休息位，即旋后极限和旋前极限之间的中点。如果前臂完全旋前，它就起到旋后肌的作用；如果完全旋后，它就起到旋前肌的作用。

桡骨与尺骨的连接

除了在肘和腕处形成关节，桡骨和尺骨在近端和远端也彼此相连构成关节。

通过前臂两端的尺桡关节，桡骨围绕尺骨旋转，产生旋前（掌心向下）和旋后（掌心向上）运动。

上尺桡关节

这是一个起枢纽作用的滑膜（充满滑液）关节。桡骨头与尺骨近端的桡骨切迹相关节，并且由一个坚强的环状韧带维持它们的相对位置。

整个关节都被纤维关节囊（内部被覆着滑膜，能够分泌润滑液）围绕和支持。在旋前和旋后的活动中，桡骨头在环状韧带和桡骨切迹构成的圆内自由地旋转。

下尺桡关节

这也是一个枢纽关节，在这里桡骨远端围绕相对静止的尺骨头旋转。圆形的尺骨头与桡骨远端内侧的尺骨切迹相关节。两骨被"三角韧带"绑定在一起，这是一个质韧的纤维软骨盘，将下尺桡关节与腕关节腔分隔开来。

左前臂上尺桡关节（位于肘部）旋后位

尺骨鹰嘴
尺骨骨突，在肘部可扣入肱骨鹰嘴窝

滑车切迹
肱骨下端深深嵌入尺骨滑车切迹

冠突
旋前圆肌附着点

尺骨粗隆
尺骨骨突

尺骨
较桡骨长；前臂主稳定骨

桡骨与尺骨关节处
桡骨头与尺骨上端的桡骨切迹相关节

环状韧带
桡骨头被此环状韧带约束，贴附于尺骨上端

桡骨粗隆
桡骨骨突。肱二头肌附着点

桡骨
前臂骨，与肱骨和尺骨相关节

上尺桡关节

下尺桡关节

下尺桡关节（位于腕部）

尺骨头
与桡骨下端内侧的尺骨切迹相关节

关节面
有透明软骨覆盖

桡骨背侧结节
骨突可将桡骨背侧分成若干骨沟，以容纳跨腕关节的肌腱

桡骨茎突
锥形骨突

桡骨头脱位（牵拉肘）

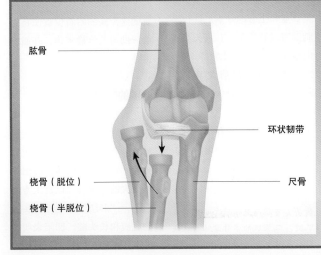

肱骨

环状韧带

桡骨（脱位）

桡骨（半脱位）

尺骨

上尺桡关节的脱位或半脱位（不完全脱位）常见于学龄前儿童。当帮助儿童上公交车时或者两个大人拎着儿童荡秋千时，通常儿童会被大人拎着手臂突然提起。这种情况下通常儿童会捂着自己疼痛的胳膊，手肘弯曲而拒绝活动。

对于儿童来说，上尺桡关节可因向上猛烈提拉手臂而脱位。这将撕裂环状韧带，将桡骨从关节内的正常位置拉出。

这种动作的后果是围绕桡骨头的环状韧带被突然的暴力撕裂，而桡骨头则"弹出"关节。桡骨近端可能向侧方移位（可见于脱位），也可能保持正确的对线（见于半脱位）。

其治疗方法是在脱位后尽快通过手法复位，将桡骨头恢复到正确的位置。之后儿童应佩戴支持吊带2周，这样通常会完全愈合。

上 臂 肌

上臂的肌群被分在两个不同的间室。前间室的肌肉起屈肘作用，后间室的肌肉起伸肘作用。

上臂前间室的肌肉都是屈肌：

■ 肱二头肌。该肌肉起于两个头，然后融合到一起构成肌腹。膨大的肌腹向下走行逐渐变扁，形成强大的肌腱，到达止点。

当肘伸直时，肱二头肌可以使前臂屈曲。然而，当肘关节已经弯曲时，肱二头肌则是强有力的前臂旋后肌，通过旋转前臂使掌心向上。

■ 肱肌。该肌肉起自肱骨下半部分的前面，向下走行覆盖肘关节前方，它的肌腱止于冠状突和尺骨结节。

无论前臂的位置如何，肱肌都是肘关节的主要屈肌。

■ 喙肱肌。该肌肉起自肩胛骨的喙突尖，向外下方走行止于肱骨内面。该肌肉帮助辅助完成上臂在肩关节的屈曲动作，以及向身体方向牵拉上臂（内收）的动作。

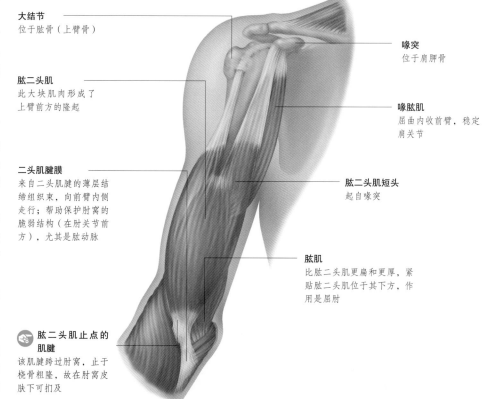

大结节
位于肱骨（上臂骨）

喙突
位于肩胛骨

肱二头肌
此大块肌肉形成了上臂前方的隆起

喙肱肌
屈曲内收前臂，稳定肩关节

二头肌腱膜
来自二头肌腱的薄层结缔组织束，向前臂内侧走行；帮助保护肘窝的脆弱结构（在肘关节前方），尤其是肱动脉

肱二头肌短头
起自喙突

肱肌
比肱二头肌更扁和更厚，紧贴肱二头肌位于其下方，作用是屈肘

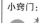 **肱二头肌止点的肌腱**
该肌腱跨过肘窝，止于桡骨粗隆，故在肘窝皮肤下可扪及

小窍门：
 有小手标记的部位在体表易触及

上臂屈肌间室的肌肉位于前部。它们起屈肘关节的作用。

肱二头肌长头

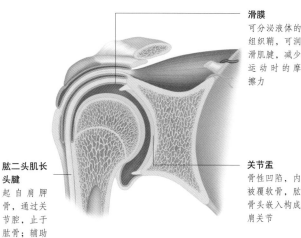

滑膜
可分泌液体的组织鞘，可润滑肌腱，减少运动时的摩擦力

肱二头肌长头腱
起自肩胛骨，通过关节腔，止于肱骨；辅助维持肱骨的正确位置

关节盂
骨性凹陷，内被覆软骨，肱骨头嵌入构成肩关节

该肩关节断面显示肱二头肌长头肌腱。二头肌的名称意味着这块肌"有两个头"。

肱二头肌长头起自肩胛骨关节盂邻上方的一点。圆柱形肌腱跨过肱骨头，在肩关节腔内穿过，直至进入上臂部。

随着它穿出肩关节腔，长头腱走行于肱骨大小结节之间的"结节间沟"，被滑膜鞘（分泌滑液的结缔组织）所包绕。这些液体起到润滑肌腱、减少活动摩擦的作用。肱二头肌的这个头的附着位置使它能够帮助肩关节稳定化，并屈曲上臂。

肌腱的撕裂

通常在炎症反应后，或者非常偶发的情况下，肱二头肌长头腱会在它通过结节间沟时撕裂。在屈肘的时候，会出现一个大的"肿块"以及上方的凹陷，"肿块"是蜷缩二头肌的肌腹和长头腱，凹陷表明长头不在其正常位置。

后间室的肌肉

上臂后方肌肉的作用是伸肘，即伸直前臂使它与上臂位于同一直线。

后间室仅有一块大肌肉——肱三头肌，它是一块有力的伸肌（作用是伸直上肢）。而在这个间室的另外一块肌肉是小的、相对不重要的肘肌。

肱三头肌

这是一块大而肥厚的肌肉，它位于肱骨后方，顾名思义，它有三个头：

■ 长头；

■ 外侧头；

■ 内侧头。

这三个头在肱骨中段汇成一个宽阔而扁平的肌腱，它向下走行，跨过一个小的滑膜囊，止于尺骨鹰嘴突。

肱三头肌的主要功能是伸肘（伸直肘关节）。除此以外，由于肱三头肌长头所处的位置，它可以辅助肩关节的稳定。

肘肌

小的肘肌位于肘关节后下方，呈三角形。它与肱三头肌一起，起到伸直肘关节和稳定肘关节的功能。

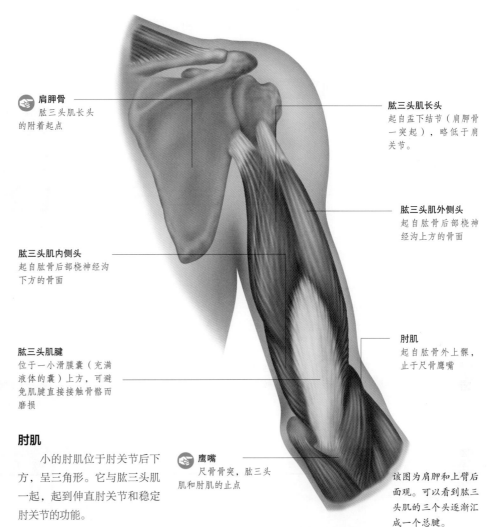

肩胛骨
肱三头肌长头的附着起点

肱三头肌内侧头
起自肱骨后部桡神经沟下方的骨面

肱三头肌腱
位于一小滑膜囊（充满液体的囊）上方，可避免肌腱直接接触骨骼而磨损

鹰嘴
尺骨骨突，肱三头肌和肘肌的止点

肱三头肌长头
起自盂下结节（肩胛骨一突起），略低于肩关节。

肱三头肌外侧头
起自肱骨后部桡神经沟上方的骨面

肘肌
起自肱骨外上髁，止于尺骨鹰嘴

该图为肩胛和上臂后面观。可以看到肱三头肌的三个头逐渐汇成一个总腱。

上臂的横切面

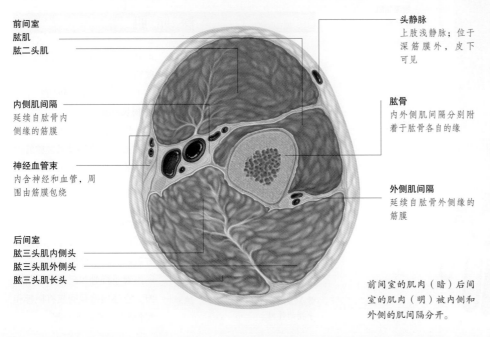

前间室
肱肌
肱二头肌

内侧肌间隔
延续自肱骨内侧缘的筋膜

神经血管束
内含神经和血管，周围由筋膜包绕

后间室
肱三头肌内侧头
肱三头肌外侧头
肱三头肌长头

头静脉
上肢浅静脉；位于深筋膜外，皮下可见

肱骨
内外侧肌间隔分别附着于肱骨各自的缘

外侧肌间隔
延续自肱骨外侧缘的筋膜

前间室的肌肉（暗）后间室的肌肉（明）被内侧和外侧的肌间隔分开。

从上臂的横断面上看，上臂可以分成两个独立的筋膜室，这些筋膜室是由筋膜围成的。

肱筋膜像皮肤下方的套袖一样，容纳上臂的主要结构。此外，筋膜分隔，即外侧和内侧肌间隔，起自肱筋膜，止于肱骨两侧缘。它们将上臂分为前后两个骨骼肌筋膜室。

神经血管束

筋膜"套袖"内有容纳上臂的神经和血管。体内的神经和血管常常在"神经血管束"内相伴而行，这种情况在上臂中尤为明显。

前 臂 肌

前臂前间室屈肌的作用是使手、腕和手指屈曲。它们被分为屈肌间室的浅层肌和深层肌。

浅 屈 肌

　　此前臂筋膜室或称间室，位于前臂前部，容纳屈腕和屈指的肌肉以及一些使前臂旋前（将手掌翻向下方）的肌肉。根据其相对位置，它们被进一步区分为浅层肌和深层肌。

　　浅肌群包括5块肌肉，均起自肱骨内上髁，它们的纤维融合构成"屈肌总腱"。

- 旋前圆肌：旋前前臂和屈肘。
- 桡侧腕屈肌：使手腕屈曲和外展（向远离中线的方向弯曲）。
- 掌长肌：有14%的人没有此小肌；它能使手腕屈曲。

- 尺侧腕屈肌：该肌肉使手腕屈曲和内收（向身体中线方向弯曲）；与屈肌间室的其他肌肉不同，该肌肉由尺神经支配。
- 指浅屈肌：这是前臂最大的浅层肌，顾名思义，它能使手指屈曲。

前臂浅层的五个主要屈肌如图所示，它们均起自肱骨。

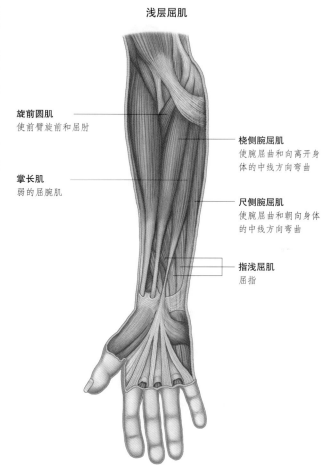

浅层屈肌

旋前圆肌
使前臂旋前和屈肘

掌长肌
弱的屈腕肌

桡侧腕屈肌
使腕屈曲和向离开身体的中线方向弯曲

尺侧腕屈肌
使腕屈曲和朝向身体的中线方向弯曲

指浅屈肌
屈指

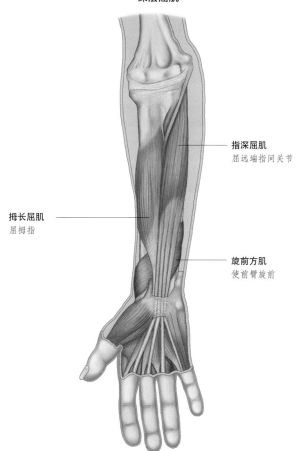

深层屈肌

指深屈肌
屈远端指间关节

拇长屈肌
屈拇指

旋前方肌
使前臂旋前

深 屈 肌

　　屈肌间室的深层肌包括3块肌肉：

- **指深屈肌**

　　该梭状肌起自包括尺骨和邻近的骨间膜（桡骨和尺骨之间相互连接的强韧结缔组织）的大片区域。它是唯一能够屈曲手指末端关节的肌肉，能够与在它浅层的协同肌一起收缩，起到蜷曲手指的作用。与指浅屈肌一样，指深屈肌也分

出4根肌腱，穿过腕管内同一滑膜鞘。这些肌腱止于对应4指远节（最远端）指骨的基底。

- **拇长屈肌**

　　拇长屈肌能屈曲大拇指。它的长而扁的肌腱通过腕管内独立的滑膜鞘，止于拇指（与其他手指不同，拇指只有两节指骨）远节指骨的基底。

- **旋前方肌**

　　位于前间室最深层的旋前方肌起旋转前臂的作用，是唯一附着于桡骨和尺骨掌面的肌肉。它还辅助骨间膜将桡骨和尺骨牢固地连接在一起。

深层屈肌紧贴于前臂（尺骨和桡骨）骨面。它们起到屈手、腕和手指的作用。

使手部屈曲

前臂肌肉被分在前后两个筋膜室。前方的屈肌使腕部和手指屈曲，而后方的伸肌使它们伸直。

前臂肌肉根据它们的功能，大致分为两组。由尺骨和桡骨以及筋膜（结缔组织膜）构成前臂的"前方的屈肌间室"和"后方的伸肌间室"，它们将两组肌肉彼此分开。

拮抗作用

屈肌能够使腕关节和手指屈曲，而伸肌则使它们伸直。这两组肌肉的深肌和浅肌共同作用，使腕和手具有大范围灵活运动的特点。

前臂肌腱

为了使腕部和手可以更灵活地运动，上肢远端的大部分肌肉被限制在最小程度。这是通过更近端的前臂肌肉发出长长的肌腱作用于腕部与手指来实现的。

与腕部和手指活动有关的肌肉是前臂肌肉，为了最大效率地发挥作用，它们需要比前臂更长，因此许多肌肉都起自肱骨远端。肱骨上发育了两个骨突，内上髁和外上髁。屈肌附着于内上髁，而伸肌附着于外上髁。

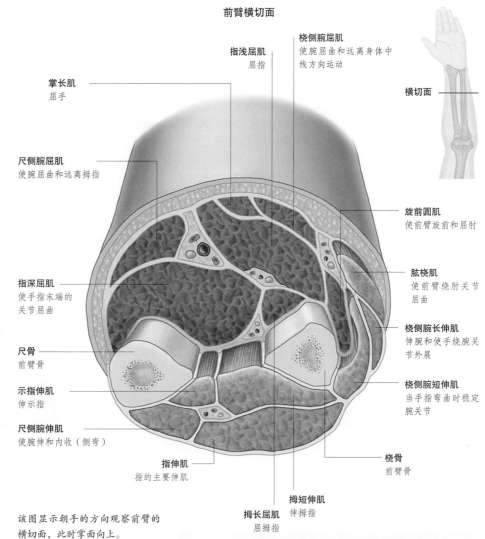

前臂横切面

指浅屈肌
屈指

桡侧腕屈肌
使腕屈曲和远离身体中线方向运动

横切面

掌长肌
屈手

尺侧腕屈肌
使腕屈曲和远离拇指

指深屈肌
使手指末端的关节屈曲

旋前圆肌
使前臂旋前和屈肘

肱桡肌
使前臂绕肘关节屈曲

桡侧腕长伸肌
伸腕和使手绕腕关节外展

尺骨
前臂骨

示指伸肌
伸示指

桡侧腕短伸肌
当手指弯曲时稳定腕关节

尺侧腕伸肌
使腕伸和内收（侧弯）

桡骨
前臂骨

指伸肌
指的主要伸肌

拇短伸肌
伸拇指

拇长屈肌
屈拇指

该图显示朝手的方向观察前臂的横切面，此时掌面向上。

前臂组织的压迫

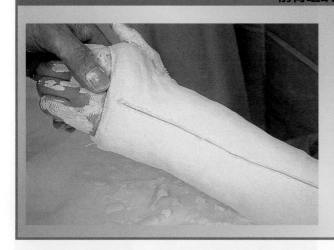

强韧的筋膜层和骨与骨间膜一起围绕包裹形成前臂的筋膜室。在前臂骨折后，尤其是管形石膏打得过紧时，处理筋膜室具有重要临床意义。

这种情况下，与骨折合并发生的组织出血和肿胀可能导致前臂筋膜室压力的增高。筋膜室内

前臂石膏不能过紧是一条重要原则。一旦石膏过紧，就可能引起前臂软组织的损伤。

柔软的静脉被压迫，阻止血液从这里离开，继而使肿胀更加严重。

随着压力的升高，动脉血管被压迫，减弱了神经和肌肉的血液供应和氧气利用，使构成这些结构的细胞开始死亡。坏死的组织被纤维化的瘢痕组织所替代，导致损坏的肌肉永久性短缩，使手甚至腕部遗留畸形。这种畸形被称为Volk-mann氏缺血性牵缩。

伸　　肌

前臂的伸肌与屈肌一起发挥一系列的作用，使腕部、手、手指和拇指具有很好的灵活性。

前臂后方伸肌间室容纳使手腕和手指伸直和向后运动的肌肉。它们与前臂前方的屈肌被分隔，分隔它们的结构包括桡骨和尺骨及其之间的骨间膜，以及包裹它们的薄层结缔组织膜，也就是前臂筋膜。

伸肌作用

伸肌的作用是为腕和手提供大的活动范围。根据其功能，伸肌可以被分为三组：
- 活动手或腕的肌肉：伸直手腕，将手向后方牵拉或使手向外侧弯曲。
- 使手指和拇指伸直的肌肉。
- 作用于拇指，使其伸直或将其向外侧牵拉的肌肉。

浅层伸肌

■ 桡侧腕长伸肌

它在腕关节水平伸腕和使腕外展（向侧方弯曲，远离小指）。

■ 桡侧腕短伸肌

该肌肉与桡侧腕长伸肌一起作用，在四指蜷曲（握拳）时稳定腕关节。

■ 尺侧腕伸肌

该肌肉长而细，位于前臂内侧缘，起到伸直和内收腕关节的作用，同时也参与握紧拳头的动作。

■ 指伸肌

该肌肉是四根手指的主要伸肌，它的肌腹在前臂后方占一个可观的比例。

■ 小指伸肌

它沿着指伸肌侧方向下走行，起辅助伸小指的作用。

■ 肱桡肌

尽管位于前臂的"伸肌间室"，这块中等强度肌肉以肘关节为轴，起屈曲前臂（屈肘）的作用。它还能使旋前或旋后的前臂恢复到功能位（拇指向上）。

浅层伸肌位于前臂表面附近。它们被伸肌支持带绑在一起。

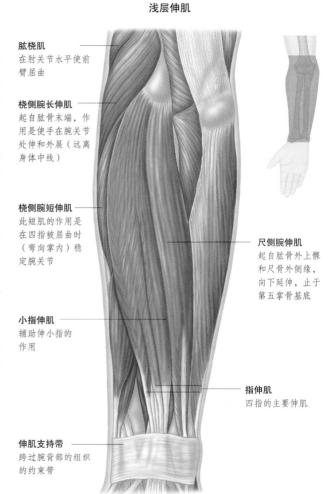

浅层伸肌

肱桡肌
在肘关节水平使前臂屈曲

桡侧腕长伸肌
起自肱骨末端，作用是使手在腕关节处伸和外展（远离身体中线）

桡侧腕短伸肌
此短肌的作用是在四指被屈曲时（弯向掌内）稳定腕关节

小指伸肌
辅助伸小指的作用

尺侧腕伸肌
起自肱骨外上髁和尺骨外侧缘，向下延伸，止于第五掌骨基底

指伸肌
四指的主要伸肌

伸肌支持带
跨过腕背部的组织的约束带

腕部的滑膜囊肿（腱鞘囊肿）

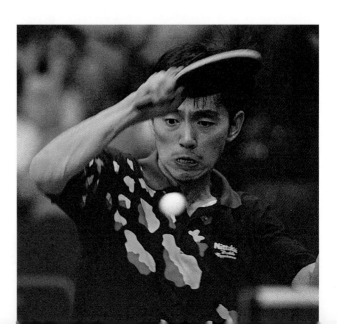

前臂伸肌的长肌腱跨过腕关节后方，被包裹在滑膜鞘内——这是一种充满液体的囊管，在肌腱相对腕骨滑动时起到保护和润滑肌腱的作用。

偶然情况下，对某一个滑膜鞘的接触，会使其产生一个薄壁的、充满清澈而稠厚的液体的囊肿，表现为一个包块。这种无压痛的包块可能大小不一，被称为"腱鞘囊肿"。如果腱鞘囊肿无法自发消退，则可以通过手术切除。

腱鞘囊肿是腱鞘的异常肿胀。此囊肿最常发生在腕关节，尽管明显，但是无害。

许多活动需要前臂伸肌的参与。乒乓球运动员尤其依靠伸肌运动的灵活性。

深层伸肌

深层伸肌更靠近下方的骨骼，包括独立作用于拇指和食指（示指）的肌肉。

伸肌间室内包括深层伸肌在内的肌肉，都接受来自桡神经的神经支配，桡神经沿着前臂肌肉向下走行。

深层伸肌包括：

■ 示指伸肌

也叫食指伸肌，该肌肉与指伸肌协同作用，或者单独作用，使食指伸直。在其他手指屈曲时单独伸直食指（指示动作），这增加了手部运动的多样性。

■ 拇长展肌

此长肌使拇指外展，即抬高拇指使其远离手掌平面。它也能够伸拇指，即在手掌平面内活动拇指，使其远离其他手指。它起源于尺骨、桡骨和邻近的骨间膜的背侧，向下走行止于第一掌骨基底。

■ 拇短伸肌

该短肌使整根拇指伸直，它起自桡骨和骨间膜背面，止于拇指近节指骨（拇指的第一节骨）基底。

■ 拇长伸肌

该拇指伸肌长于拇短伸肌。

■ 旋后肌

该肌与肱桡肌一起构成肘窝的底。它是参与旋后前臂的主要肌肉，通过旋转桡骨实现该动作。它受到桡神经深支的支配。

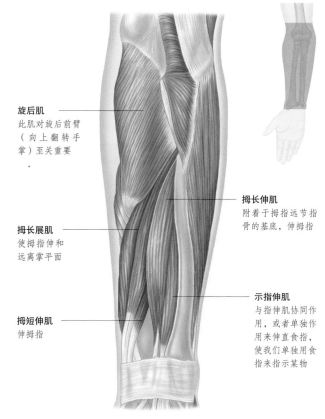

旋后肌
此肌对旋后前臂（向上翻转手掌）至关重要

拇长展肌
使拇指伸和远离掌平面

拇短伸肌
伸拇指

拇长伸肌
附着于拇指远节指骨的基底，伸拇指

示指伸肌
与指伸肌协同作用，或者单独作用来伸直食指，使我们单独用食指来指示某物

前臂伸肌与前部的屈肌共同作用，使腕和手进行大范围灵活运动。

伸肌腱的附着

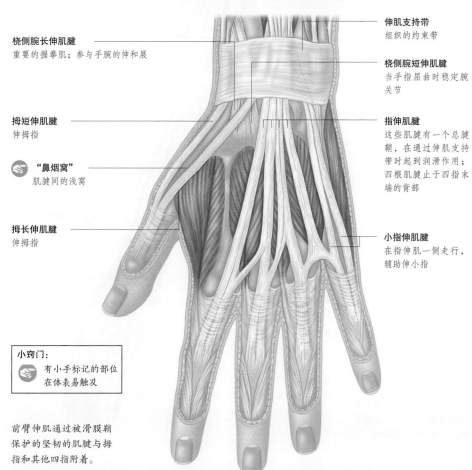

桡侧腕长伸肌腱
重要的握拳肌；参与手腕的伸和展

拇短伸肌腱
伸拇指

"鼻烟窝"
肌腱间的浅窝

拇长伸肌腱
伸拇指

伸肌支持带
组织的约束带

桡侧腕短伸肌腱
当手指屈曲时稳定腕关节

指伸肌腱
这些肌腱有一个总腱鞘，在通过伸肌支持带时起到润滑作用；四根肌腱止于四指末端的背部

小指伸肌腱
在指伸肌一侧走行，辅助伸小指

小窍门：
有小手标记的部位在体表易触及

前臂伸肌通过被滑膜鞘保护的坚韧的肌腱与拇指和其他四指附着。

前臂后方伸肌间室内的大部分肌肉最终发出一根长肌腱，向下走行跨过腕背侧，止于手和手指上的骨骼。通过这种方式，位于前臂近端的肌肉可以通过"远程控制"来伸手和伸指（包括伸直和向后弯），与肌肉都附着在手内相比，这种方式使手本身的体积更小。

每根肌腱的附着点，即它附着在哪根手骨或指骨上，决定了肌肉收缩时手内哪一个关节会被伸直。

保护肌腱

肌腱跨过腕背侧时，它们被限制在"伸肌支持带"下方，这是一个强韧结缔组织构成的横行约束带，当手活动时，在腕关节部位能够维持肌腱的位置。

为了保护肌腱，防止它们与其下方的骨面摩擦，起到润滑作用，肌腱都被充满液体的滑膜鞘包裹着。

臂的血管

臂部的血管为骨与软组织提供血液。主要的动脉发出分支，许多细小的血管在肘与腕部位相互交通形成网络——血管吻合。

臂部的主要血供由肱动脉提供，它是腋动脉的延续，向下走行于上臂的内侧。它是许多供应周围肌肉和肱骨（上臂骨）的小分支的来源。最大的分支是肱深动脉，它供应伸直肘关节的肌肉。

肱深动脉和其他由肱动脉远端发出的更小的动脉向下走行至肘关节周围。然后它们相互连接形成网络，继而重新加入前臂的主要动脉。

前臂和手

肱动脉在肘关节下方分成桡动脉和尺动脉。桡动脉起自肘窝，沿着桡骨（前臂骨之一）的长轴走行。桡动脉在桡骨远端的皮肤和结缔组织下方；脉搏在此处可被触及。尺动脉向尺骨（另一根前臂骨）基底方向走行。

手部丰富的血供来自桡动脉和尺动脉的终末分支。两个动脉的分支在手掌内交汇在一起，形成掌深弓和掌浅弓，并从这里发出小动脉供应手指。

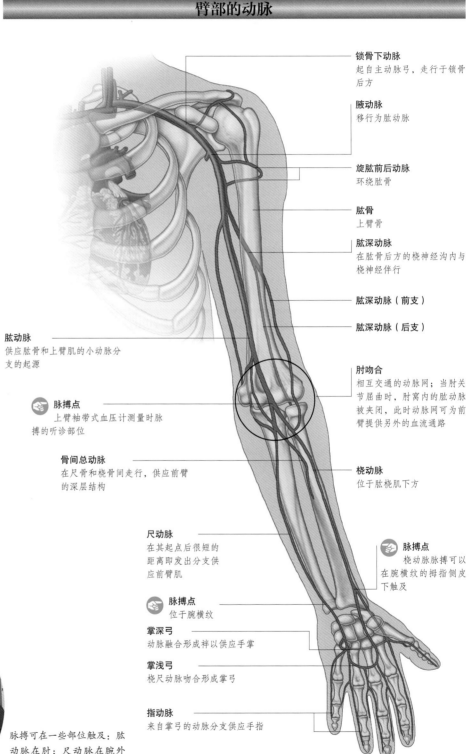

臂部的动脉

锁骨下动脉
起自主动脉弓，走行于锁骨后方

腋动脉
移行为肱动脉

旋肱前后动脉
环绕肱骨

肱骨
上臂骨

肱深动脉
在肱骨后方的桡神经沟内与桡神经伴行

肱深动脉（前支）

肱深动脉（后支）

肘吻合
相互交通的动脉网；当肘关节屈曲时，肘窝内的肱动脉被夹闭，此时动脉网可为前臂提供另外的血流通路

桡动脉
位于肱桡肌下方

脉搏点
桡动脉脉搏可以在腕横纹的拇指侧皮下触及

肱动脉
供应肱骨和上臂肌的小动脉分支的起源

脉搏点
上臂袖带式血压计测量时脉搏的听诊部位

骨间总动脉
在尺骨和桡骨间走行，供应前臂的深层结构

尺动脉
在其起点后很短的距离即发出分支供应前臂肌

脉搏点
位于腕横纹

掌深弓
动脉融合形成袢以供应手掌

掌浅弓
桡尺动脉吻合形成掌弓

指动脉
来自掌弓的动脉分支供应手指

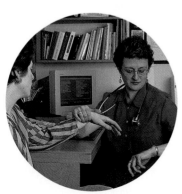

脉搏可在一些部位触及：肱动脉在肘；尺动脉在腕外侧，而桡动脉在腕内侧。

臂的静脉

上肢的静脉被分成深静脉和浅静脉。浅静脉邻近皮肤表面，并且常常可见。

上肢的静脉引流依靠两组互相联系的静脉——深静脉和浅静脉。深静脉与动脉伴行，而浅静脉位于皮下组织内。静脉的布局非常多样，但通常会按照后文描述的模式。

深静脉

大多数情况下，深静脉往往是伴行在动脉两侧的成对静脉（并行静脉），有大量侧支吻合，在动脉附近形成网络。动脉内血液的搏动交替压迫和释放附近的静脉，帮助血液向心脏回流。

桡静脉和尺静脉起自手的掌侧静脉弓，沿着前臂向上走行并进入肘部，形成肱静脉。它继而与贵要静脉汇合，形成更大的腋静脉。

浅静脉

上肢有两根主要的浅静脉：头静脉和贵要静脉，它们均起自手的背侧静脉弓。头静脉沿着前臂的桡侧在皮肤下方走行。

贵要静脉沿着前臂的尺侧向上走行，跨过肘关节，沿着肱二头肌边缘走行。到上臂约居中的位置，它进入上臂内部而成为深静脉。

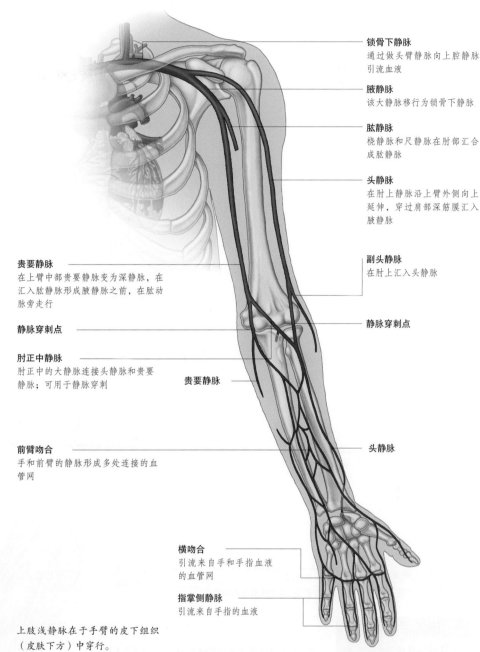

锁骨下静脉
通过做头臂静脉向上腔静脉引流血液

腋静脉
该大静脉移行为锁骨下静脉

肱静脉
桡静脉和尺静脉在肘部汇合成肱静脉

头静脉
在肘上静脉沿上臂外侧向上延伸，穿过肩部深筋膜汇入腋静脉

副头静脉
在肘上汇入头静脉

静脉穿刺点

贵要静脉

头静脉

贵要静脉
在上臂中部贵要静脉变为深静脉，在汇入肱静脉形成腋静脉之前，在肱动脉旁走行

静脉穿刺点

肘正中静脉
肘正中的大静脉连接头静脉和贵要静脉；可用于静脉穿刺

前臂吻合
手和前臂的静脉形成多处连接的血管网

横吻合
引流来自手和手指血液的血管网

指掌侧静脉
引流来自手指的血液

上肢浅静脉在于手臂的皮下组织（皮肤下方）中穿行。

静脉穿刺

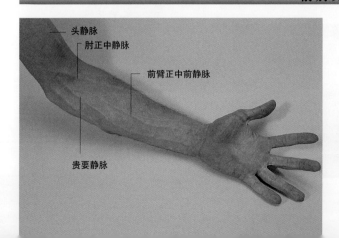

头静脉
肘正中静脉
前臂正中前静脉
贵要静脉

肘窝内的肘正中静脉是化验留取静脉血标本的理想部位。这根大静脉通常容易见到或触摸到，但在肥胖病人身上可能很难寻找。

男性手臂浅静脉通常可见。原因是男性覆盖静脉的皮下脂肪少于女性。

但是，从肘正中静脉采血也存在一些风险。肱二头肌腱和肱动脉位于肘正中静脉的深方，因此必须注意不要刺入组织太深。

在某些情况下，可能需要在上臂周围放置止血带来充盈前臂的静脉，使它们更加突出。

臂的神经

臂部的神经支配前臂以及手的肌肉和皮肤。上肢共有四条主要神经：桡神经、肌皮神经、正中神经和尺神经。

上肢的神经支配由四条主要的神经和它们的分支提供。这些神经接收来自手和手臂的感觉信息，并且支配上肢大量肌肉的活动。桡神经和肌皮神经参与支配上肢各部分的肌肉和皮肤，而正中神经和尺神经只参与支配肘关节下方的结构。

桡神经

桡神经的功能至关重要，因为它是伸肌的主要支配神经，这些肌肉能够使弯曲的肘、腕和手指伸直。它是"臂丛"神经最大的分支，臂丛是来自颈部脊髓的神经形成的网络。

在外上髁附近，桡神经分成两个终末支。

- 浅终末支：接收来自手背、拇指背和拇指旁两根半手指背侧的皮肤感觉。
- 深终末支：支配前臂全部伸肌的运动神经。

肌皮神经

肌皮神经支配上臂前方的肌肉和皮肤。在肘关节以下，它变成前臂外侧皮神经，即前臂外侧大部分皮肤的感觉神经。

桡神经损伤

桡神经是最易受伤的神经，因为它沿着骨面走行通过肱骨背面桡神经沟。当肱骨干骨折时，桡神经可能在此处受伤，或者当上臂后方直接受到打击时桡神经可能被直接压迫在骨面上而受到挫伤。

桡神经的损伤可能导致腕和手指的全部伸肌瘫痪。这将导致典型的"垂腕"体征，即由于没有对抗屈肌和重力的作用而导致的腕部持续屈曲的状态。

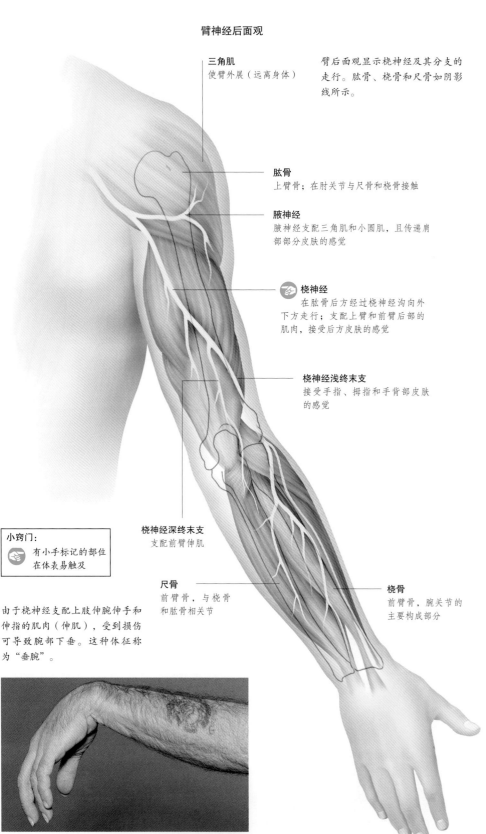

臂神经后面观

三角肌
使臂外展（远离身体）

臂后面观显示桡神经及其分支的走行。肱骨、桡骨和尺骨如阴影线所示。

肱骨
上臂骨；在肘关节与尺骨和桡骨接触

腋神经
腋神经支配三角肌和小圆肌，且传递肩部部分皮肤的感觉

桡神经
在肱骨后方经过桡神经沟向外下方走行；支配上臂和前臂后部的肌肉，接受后方皮肤的感觉

桡神经浅终末支
接受手指、拇指和手背部皮肤的感觉

桡神经深终末支
支配前臂伸肌

尺骨
前臂骨，与桡骨和肱骨相关节

桡骨
前臂骨，腕关节的主要构成部分

小窍门：
有小手标记的部位在体表易触及

由于桡神经支配上肢伸腕伸手和伸指的肌肉（伸肌），受到损伤可导致腕部下垂。这种体征称为"垂腕"。

正中神经和尺神经

正中神经支配前臂的屈肌和旋前肌。尺神经在肘关节后方通过——可通过敲击"麻筋儿"而触及——支配手内的小肌肉。

上肢的正中神经起自臂丛，居中向下走行至肘关节。它是支配前臂前群的主要神经，这些肌肉包括屈肌和旋前肌。

在腕部，正中神经通过腕管。正中神经的末梢分支支配一部分手内肌，同时感知拇指和邻近手指的皮肤。

尺神经

尺神经沿着肱骨向下走行到达肘关节，绕过肱骨内上髁后方，在此处该神经可在皮下轻易触及。它在进入手部之前，发出分支支配肘关节、前臂的两块肌肉及其表面的皮肤。在手部，尺神经分成深支和浅支。

正中神经损伤

肱骨远端骨折或者腕管内肿胀的肌腱压迫（腕管综合征）可造成正中神经损伤。正中神经损伤使患者难以进行拇指和手指的"钳夹"动作，因为正中神经支配鱼际隆起区域的对掌肌（拇指基底下方的肌肉隆起）。

尺神经最易受伤，因为它从肱骨内上髁后方通过。当神经被压迫在骨面上时，就会产生类似敲击 "麻筋"的感觉。尺神经的严重损伤可能会导致它支配的感觉丧失或肌肉的瘫痪与废用。

如果尺神经被损伤，位于拇指背部的第一骨间背侧肌可能萎缩。肌肉萎缩可见于下图圆圈所示区域。

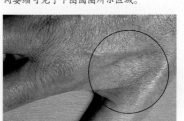

臂神经前面观

尺神经、正中神经和肌皮神经的走行如臂前面观图所示。

小窍门：
有小手标记的部位在体表易触及

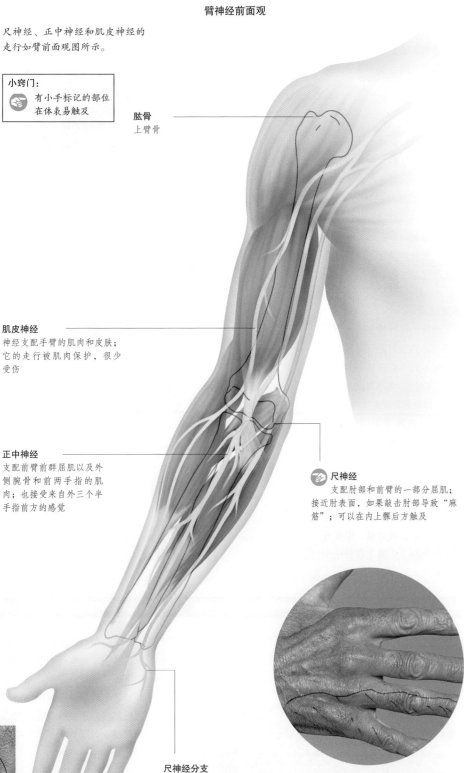

肱骨
上臂骨

肌皮神经
神经支配手臂的肌肉和皮肤；它的走行被肌肉保护，很少受伤

正中神经
支配前臂前群屈肌以及外侧腕骨和前两手指的肌肉；也接受来自外三个半手指前方的感觉

尺神经
支配肘部和前臂的一部分屈肌；接近肘表面，如果敲击肘部导致"麻筋"；可以在内上髁后方触及

尺神经分支
支配多数手内在肌，以及接受手内侧一个半手指前方和后方的感觉

手上的阴影标记区域是尺神经接受感觉的皮肤区域。桡神经和正中神经接受手其他部分的感觉。

臂的深筋膜

臂部的深筋膜位于皮下组织和肌肉之间。这层薄的结缔组织膜包绕着上臂（肱筋膜）和前臂（前臂筋膜）。

臂部的深筋膜是一层薄而坚韧的结缔组织，位于皮下组织和筋肉之间，像套袖一样包裹着上肢。

> **小窍门：**
> 👊 有小手标记的部位在体表易触及

肱筋膜

上臂的深筋膜也被称为肱筋膜。它是从包裹胸部前方胸大肌的胸筋膜以及构成腋窝底部的腋筋膜延续而来的。

在肘关节周围，肱筋膜附着于肱骨的内外上髁（肱骨远端两侧的骨性突起）以及尺骨（前臂骨之一）鹰嘴。

前臂筋膜

前臂的深筋膜也被称为前臂筋膜。它在肘关节处与肱筋膜延续，向下走行包裹前臂的组织，在腕部增厚形成水平约束带，即伸肌与屈肌支持带。

二头肌筋膜是一条膜状带，走行于肘关节前方，与前臂筋膜融合。它起自肱二头肌腱，与深筋膜一起止于尺骨的皮下缘。

深筋膜从其内面向深部走行，止于深部的骨骼，形成分隔（肌间隔），将上肢分成不同筋膜室。

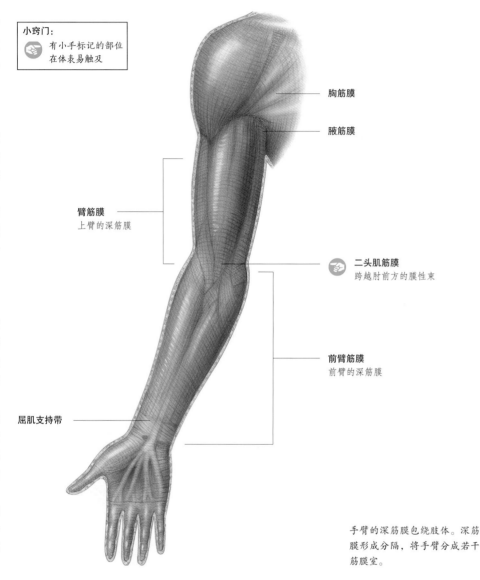

胸筋膜

腋筋膜

臂筋膜
上臂的深筋膜

👊 二头肌筋膜
跨越肘前方的膜性束

前臂筋膜
前臂的深筋膜

屈肌支持带

手臂的深筋膜包绕肢体。深筋膜形成分隔，将手臂分成若干筋膜室。

伸肌支持带

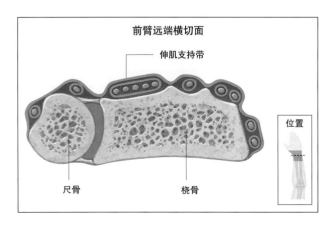

前臂远端横切面

伸肌支持带

位置

尺骨　　　　　桡骨

支持带是一条带状的筋膜束，在关节处横行展开，起到约束或"支持"肌腱在活动时能够紧贴骨面。手臂的深筋膜在腕部增厚形成伸肌支持带，为通过腕背侧到达手骨与指骨的长腱提供约束功能。

伸肌支持带由腕背侧的深筋膜延续而成。它将移动的肌腱约束在关节周围。

前臂骨

伸肌支持带在尺骨和桡骨（两根前臂骨）的远端展开，发出数个纤维分隔，附着于这些骨面的某些部位。

伸肌腱位于支持带和骨面之间，被这些分隔分为6组。伸肌支持带的存在保证了手背的长肌腱在腕关节活动时维持在位，而不是向侧方滑动或形成"弓弦"。

手的深筋膜

前臂深筋膜跨过腕关节延续为手的深筋膜。在手内，深筋膜构成掌腱膜，即中央增厚的部位。分隔将手掌分成不同的筋膜室和间隙。

手的深筋膜是前臂筋膜通过腕关节向下走行的延续，像手套一样包裹着手部。

掌腱膜

在手的掌侧，深筋膜在两侧菲薄，但在中央区增厚构成坚韧的纤维软组织层，称为掌腱膜。

三角形的掌腱膜位于皮下，覆盖手内的长屈肌腱和其他软组织。它的一个作用是为手掌皮肤提供坚固的附着，从而提高手的握持力。

屈肌支持带

掌腱膜的近（腕）端附着于屈肌支持带，这是横跨腕部筋膜构成的水平约束带，约束其下方的长屈肌腱。

掌腱膜的四个纵行带向远端（手指方向）走行至手指，参与构成包裹该处肌腱的纤维鞘。

筋膜室

深筋膜的内外侧间隔将手内肌分成一系列筋膜室。

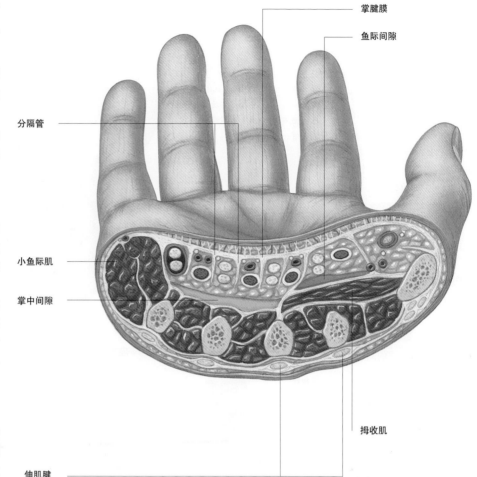

掌腱膜
鱼际间隙
分隔管
小鱼际肌
掌中间隙
拇收肌
伸肌腱

前臂周围的深筋膜向下走行包裹手部。深筋膜在手掌中央形成增厚区——掌腱膜。

- 小鱼际间室：容纳小指相关的肌肉、神经和血管。它被小鱼际筋膜包裹。
- 鱼际间室：它被鱼际筋膜包裹，容纳作用于拇指的部分肌肉。
- 收肌间室：它是根据它容纳肌肉的作用来命名的，这些肌肉的作用是收拇指。
- 中央间室：它位于掌腱膜下方，容纳屈肌腱、神经和血管。

手内的间隙

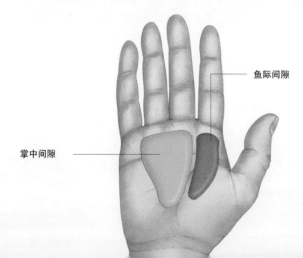

鱼际间隙
掌中间隙

手掌被深筋膜分成两个间隙：鱼际间隙和掌中间隙。两个区域均由疏松结缔组织填充。

特别地，手的深筋膜和坚韧的外侧纤维间隔将手掌分成两个潜在的间隙：鱼际间隙和掌中间隙。尽管名为间隙，但它们实际上并非空的间隙，而是通常填充着疏松结缔组织。

这两个间隙中，鱼际间隙是较小者。它位于手内最邻近拇指侧、深筋膜外侧纤维间隔的外侧。掌中间隙是较大者，位于间隔的内侧、手掌的中央。

感染

如果手部受到感染，手的筋膜间隙可能充满脓液。周围的筋膜分隔构成潜在间隙内脓液的边界，决定了感染播散的范围。

腕部骨骼

腕部位于前臂尺桡骨和手指骨之间。它由8枚弹珠大小的骨头构成，这些骨头一起活动，使腕关节和手具有灵活性。

我们通常认为腕部是前臂末端区域，即前臂尺桡骨远端。事实上，腕部位于手的基底部，由8枚骨块通过韧带连接在一起。它们之间能够相对运动，这使得腕部具有灵活性。

腕骨每排4枚骨块，一共两排——近排（邻近前臂）和远排（邻近手指）。腕关节主要由近排腕骨和桡骨远端构成。

近排腕骨

近排腕骨包括下列骨块。

■ **手舟骨**：该"船形"骨块具有与桡骨远端相关节的大关节面；它与远排的3枚骨块相关节。

■ **月骨**：该弯月形骨块与桡骨远端构成关节。

■ **三角骨**：该锥形骨块与下尺桡关节的关节盘和豌豆骨构成关节。

■ **豌豆骨**：这枚小骨块尽管通常被认为是近排腕骨的一部分，但它并不参与构成腕关节。它的大小和形状与豌豆类似，是一枚位于肌腱内的"籽骨"。

此图显示腕部骨骼的位置关系和排列方式。顶部（远排）的腕骨——邻近手指——被涂成橙色；底部（近排）的腕骨——靠近前臂——被涂成紫色。

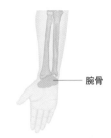

腕骨

小窍门：
有小手标记的部位在体表易触及

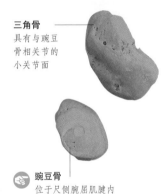

三角骨
具有与豌豆骨相关节的小关节面

豌豆骨
位于尺侧腕屈肌腱内

月骨
与桡骨远端相关节

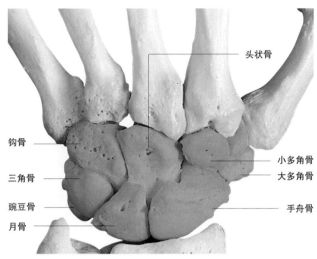

左腕骨上面观

头状骨

钩骨

小多角骨

三角骨

大多角骨

豌豆骨

手舟骨

月骨

底部（近排）腕骨

近排腕骨包括两个容易被触及的骨块：豌豆骨和手舟骨。

手舟骨
有一个狭窄的腰部，具有重要的临床意义，因为此处是手舟骨骨折最易发生的位置

远排腕骨

顶部（远排）腕骨

钩骨
与月骨和三角骨相关节

头状骨
最大的腕骨

小多角骨
位于手舟骨远端和第2掌骨之间

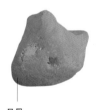

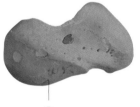

大多角骨
具有一个大的鞍状关节面，与第1掌骨相关节

顶部（远排）腕骨位于手掌骨和底（近排）腕骨之间。两排腕骨均被韧带紧密维持在一起。

远排腕骨包括：

■ **大多角骨**

该四边形骨块位于手舟骨和第一掌骨（大拇指最近端的骨）之间。它有一个大的鞍状关节面，与第一掌骨及其掌侧突出的结节（突起）构成关节。

■ **小多角骨**

该楔形小骨块位于手舟骨远端和第二掌骨（该骨向上与示指的根部相连）之间。

■ **头状骨**

头状骨是最大的腕骨，以其大的圆形头而得名，这个圆形头位于手舟骨和月骨构成的杯状窝内。它在远端既与第3掌骨相关节，又与第2、第4掌骨相关节。

■ **钩骨**

该三角形骨块的远端较近端宽。它与月骨和三角骨构成关节。此骨块在掌侧面有一个钩状突起，称为"钩骨钩"。

腕关节

腕关节的骨骼被关节软骨覆盖，被滑膜包裹。滑膜分泌黏液，使骨骼之间以最小的摩擦相对滑动。

腕关节，或称桡腕关节，是滑膜（充满滑液的）关节。其一侧为桡骨远端和下尺桡关节的关节盘；而另一侧则是构成近排腕骨的3枚骨块：手舟骨、月骨和三角骨。近排腕骨的第4枚，豌豆骨，不参与腕关节的构成。

桡腕关节

桡腕关节由3个区域构成，它们被两个较低的嵴分隔开。

- 外侧区（外侧，与拇指同侧），由桡骨远端外侧半构成，与手舟骨相关节。
- 中间区，在此处桡骨远端内侧半与月骨构成关节。
- 内侧区（内侧，与小指同侧），作为腕关节与下尺桡关节分隔的关节盘与三角骨构成关节。

所有的关节面都被光滑的关节（透明）软骨覆盖，从而减少滑动时的摩擦。关节内衬有滑膜，能分泌浓稠而滑腻的滑液，关节外由纤维关节囊包裹，并被韧带强化。

关节面整体构成一个椭球面，椭球的长轴横跨腕的宽度。一个关节的关节面形状有助于判定活动的范围；椭球形状的关节不能够旋转。关节手侧的关节面为椭圆形凸面。

腕骨间关节

与前臂远端和近排腕骨之间的关节一样，腕骨之间也存在关节。在两排腕骨之间存在一个大而不规则的"腕中"关节。它是一个有关节腔的滑膜关节，它延伸至8枚腕骨之间，允许它们彼此相对滑动，这提供了腕关节所需的灵活性。

小窍门：有小手标记的部位在体表易触及

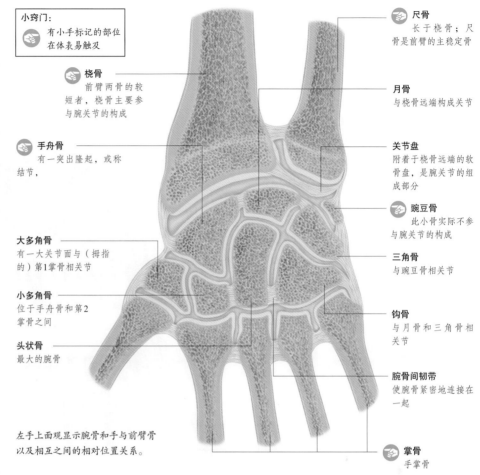

桡骨 前臂两骨的较短者，桡骨主要参与腕关节的构成

手舟骨 有一突出隆起，或称结节，

大多角骨 有一大关节面与（拇指的）第1掌骨相关节

小多角骨 位于手舟骨和第2掌骨之间

头状骨 最大的腕骨

尺骨 长于桡骨；尺骨是前臂的主稳定骨

月骨 与桡骨远端构成关节

关节盘 附着于桡骨远端的软骨盘，是腕关节的组成部分

豌豆骨 此小骨实际不参与腕关节的构成

三角骨 与豌豆骨相关节

钩骨 与月骨和三角骨相关节

腕骨间韧带 使腕骨紧密地连接在一起

掌骨 手掌骨

左手上面观显示腕骨和手与前臂骨以及相互之间的相对位置关系。

手舟骨的骨折

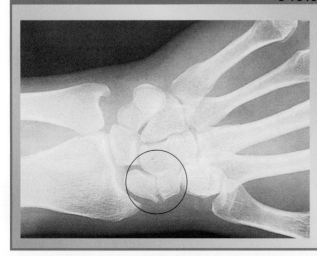

最容易发生骨折的腕骨是手舟骨；此骨的骨折是腕部损伤最常见的类型之一。骨折常在摔倒并用伸直的手撑地时发生，骨折线常位于手舟骨狭窄的"腰部"。

手舟骨的骨折在临床上很重要，因为发生横跨中央区的骨折之后，骨周围的动脉模式导致部分骨头可能没有血液供应，并可能发生缺血性骨坏死（缺乏血液供应导致的组织坏死）。这将导致整个手腕的损伤和功能丧失。

当医生按压"鼻烟窝"，也就是腕背侧近拇指基底的陷窝，存在疼痛则提示在临床上考虑有手舟骨骨折；手舟骨位于这个陷窝的基底。手舟骨骨折的诊断较为复杂，因为在腕关节X线片上可能没有明显的改变。

手舟骨被显示有骨折线通过骨中心狭窄的腰部。此X线片发现了骨折（圆圈内），但此类骨折并不总能被X射线检查发现。

腕　　管

腕部强韧的韧带将腕骨连接在一起，保证了稳定性和灵活性。腕部有一条纤维约束带，很多重要的肌腱和神经在下方通过——这就是腕管。

8枚腕骨在腕部彼此连接，构成拱形。在腕后方，即腕背面轻微向上凸出，而腕掌面则为凹陷。一侧存在手舟骨和大多角骨的突出结节，另一侧存在钩骨钩及豌豆骨，这些结构使得拱形的掌面进一步加深。

腕的结构

这个骨性的拱形与一条坚韧的纤维组织带一同构成一个管道，此带即为屈肌支持带，它横跨掌面，附着于两侧的骨性突起上。此结构称为腕管，使手指屈曲（弯曲）的长肌腱走行在腕管内。即使腕部在弯曲时，该约束带的存在也能确保这些肌腱紧贴腕部，因此腕关节在任何姿势下都能使手指屈曲。

屈肌支持带把肌腱紧紧地约束在一起，使其在任何位置都可以屈曲，它被称为腕管。

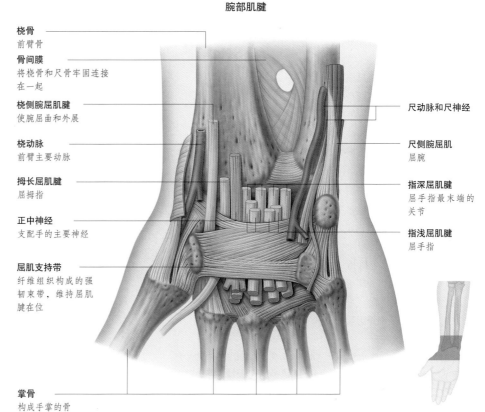

腕部肌腱

桡骨
前臂骨

骨间膜
将桡骨和尺骨牢固连接在一起

桡侧腕屈肌腱
使腕屈曲和外展

桡动脉
前臂主要动脉

拇长屈肌腱
屈拇指

正中神经
支配手的主要神经

屈肌支持带
纤维组织构成的强韧束带，维持屈肌腱在位

掌骨
构成手掌的骨

尺动脉和尺神经

尺侧腕屈肌
屈腕

指深屈肌腱
屈手指最末端的关节

指浅屈肌腱
屈手指

右腕横断面

第1掌骨
拇指骨

大多角骨
腕骨远行骨之一

第2掌骨基底
示指骨

小多角骨
腕四块远行腕骨之一

第3掌骨基底
手指骨

头状骨
最大的腕骨

指浅屈肌腱
屈手指

指深屈肌腱
屈指末端关节；这些肌腱通过腕管

钩骨
其掌侧面有一骨性突起，称"钩骨钩"

神经支配

除了长屈肌腱外，腕管也容纳正中神经，后者是支配手部的主要神经之一。如果在腕管局限的空间内存在肿胀，正中神经即会被压迫。这种肿胀可能由于反复应力损伤引起的长屈肌腱炎症，或者由于全身体液潴留，这种情况偶发于妊娠过程中。

这种情况会导致"腕管综合征"这种疾病，正中神经的压迫引起手部相应部位皮肤产生"针刺样"或烧灼样疼痛。同时，它也可能导致正中神经支配的拇指基底部肌肉的乏力和萎缩。

腕管（蓝色）卡压可能影响正中神经并因此影响手指的功能。

腕部的韧带

腕关节的韧带是腕关节的增厚处，帮助腕部更强地连接于尺桡骨远端。

腕关节自身不能够旋转，因此手的旋转依靠前臂的旋前和旋后。腕骨与桡骨之间的韧带很重要，因为它们可以在旋转活动时"带动"手随着前臂旋转。这些韧带包括：

■ **桡腕掌侧韧带**　从桡骨出发抵达腕骨，位于手的掌侧。当前臂旋后时纤维被引导而使手随着前臂运动。

■ **桡腕背侧韧带**　走行于腕背侧，起于桡骨，止于腕骨，当前臂旋前时它将手拉回来。

侧副韧带

坚韧的侧副韧带走行于腕部两侧，起到加强关节囊和增加腕关节稳定性的作用。这些韧带在腕关节弯曲时限制其活动。

■ **桡侧副韧带**：在腕部的桡骨茎突和手舟骨之间走行。

■ **尺侧副韧带**：在尺骨茎突和三角骨之间走行。

腕部韧带背面观

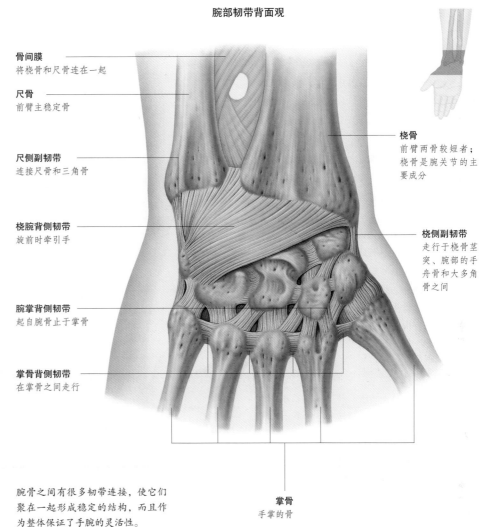

骨间膜
将桡骨和尺骨连在一起

尺骨
前臂主稳定骨

尺侧副韧带
连接尺骨和三角骨

桡腕背侧韧带
旋前时牵引手

腕掌背侧韧带
起自腕骨止于掌骨

掌骨背侧韧带
在掌骨之间走行

桡骨
前臂两骨较短者；桡骨是腕关节的主要成分

桡侧副韧带
走行于桡骨茎突、腕部的手舟骨和大多角骨之间

掌骨
手掌的骨

腕骨之间有很多韧带连接，使它们聚在一起形成稳定的结构，而且作为整体保证了手腕的灵活性。

腕部的运动

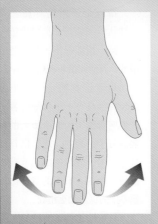

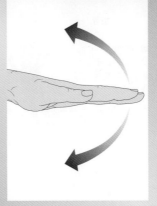

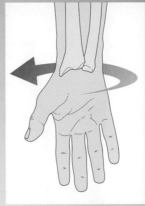

腕关节的运动包含腕骨之间的微动。腕关节能够进行的活动是屈曲和伸直（弯向前或弯向后）以及外展（弯向拇指侧）和内收（弯向远离拇指方向）。这些活动组合在一起，可以进行环绕运动，即手在腕关节上画圈圈的运动。

腕关节最稳定的位置是完全伸拉，即手完全弯向后方，此时骨骼紧密地聚集在一起。在这个位置，坚韧的桡腕前韧带被拉紧。我们常用腕关节的这个姿势来推动重物，或者摔倒时用手撑地。

展是使腕部偏向拇指侧的动作，它的限度约为15°；收是使腕部偏离拇指侧的动作。

屈腕（屈曲）被手背侧的肌腱牵拉所限制，屈腕正常可达约80°，而伸腕（弯向背侧）通常只可达到60°。

腕被前臂的旋前（掌翻向下）和旋后（掌翻向上）动作带动而旋转。这得益于腕部具有坚强的韧带。

手 骨

手骨分为支撑手掌的掌骨和构成手指的指骨。这些骨的关节使手指和拇指具有很大的灵活性。

手的骨骼由腕部的8块腕骨、支撑手掌的5根掌骨，以及构成手指的14枚指骨构成。

掌骨

这5根纤细的骨从腕骨向手指方向呈放射状排列，构成手掌的支持结构。它们从拇指开始从1～5顺次编号。

每一根掌骨都由称为骨干的一体和略呈球形的两头构成。近端（靠近腕部）也称基底，与1枚腕骨构成关节。远端（远离腕部）也称掌骨头，与对应手指的近节指骨构成关节。拳头攥紧时，掌骨头突出为骨节。

拇指

位于拇指基底部的第一掌骨，是5根掌骨中最短和最粗壮的，与其他手指不同，它有轻度的轴向旋转。第1掌骨非常灵活，这使得它具有比其他手指更大的活动范围，可进行对掌运动，即拇指与其他手指指尖接触的动作。

掌 骨

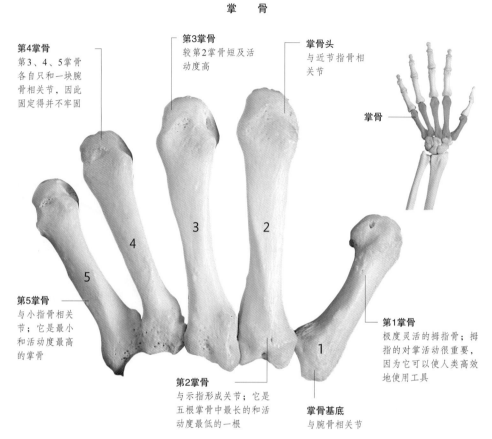

第4掌骨
第3、4、5掌骨各自只和一块腕骨相关节，因此固定得并不牢固

第3掌骨
较第2掌骨短及活动度高

掌骨头
与近节指骨相关节

掌骨

第5掌骨
与小指骨相关节；它是最小和活动度最高的掌骨

第1掌骨
极度灵活的拇指骨；拇指的对掌活动很重要，因为它可以使人类高效地使用工具

第2掌骨
与示指形成关节；它是五根掌骨中最长的和活动度最低的一根

掌骨基底
与腕骨相关节

5根掌骨不仅与腕骨形成关节，它们也在基底侧面相互形成关节。

指 骨

除拇指外，每根手指由3块骨组成。它们相互形成关节，并与掌骨形成关节。

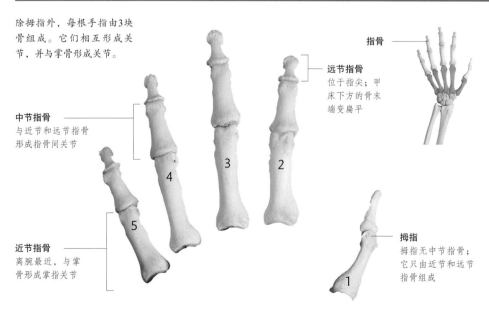

中节指骨
与近节和远节指骨形成指骨间关节

近节指骨
离腕最近，与掌骨形成掌指关节

指骨

远节指骨
位于指尖；甲床下方的骨末端变扁平

拇指
拇指无中节指骨；它只由近节和远节指骨组成

指骨是手指的骨骼。手指被从1～5编号，拇指为第一指。第一指即拇指，只有两节指骨，其他四指各有3节指骨。

每节指骨都是一个小型的长骨，具有一根纤细的骨干（也叫骨体）和两个膨大的骨端。每个手指内，近节指骨都是最大的，而末梢的远节指骨都是最小的。拇指的指骨比其他手指的更短和更粗壮。

每一枚小的远节指骨在尖部均特征性地变扁，为甲床提供骨性支持。

手指的关节

指骨之间的关节被纤维关节囊包裹，内部衬以滑膜，并由坚韧的侧副韧带加强。

掌骨与腕骨的关节——腕掌关节——是滑膜关节。拇指与大多角骨之间的鞍状关节具有较大的活动范围，但是其他掌骨则构成"平面"关节，它们的关节面是平的；因此它们的活动范围受到限制。

腕掌关节被纤维关节囊包裹，内部衬以滑膜。滑膜分泌润滑的滑液，充满关节腔。大多数人的第2~5腕掌关节共用一个单独的、连续的关节腔。第1掌骨和大多角骨的关节有自己独立的关节腔。

掌指关节

掌骨和近节指骨之间的关节是"髁状的"滑膜关节——它的形状允许关节在两个平面上活动。手指可以屈伸（弯曲和伸直），或者外展和内收（分开或并拢手指）。这增加了手运动的灵活性和多样性，因为手指可以摆成各种各样的姿势。

指间关节

指骨之间的关节是简单的滑车关节，这种关节只能够屈伸活动。

每根手指都有两个指间关节，即指骨之间形成的关节。这些关节参与手指的屈伸。

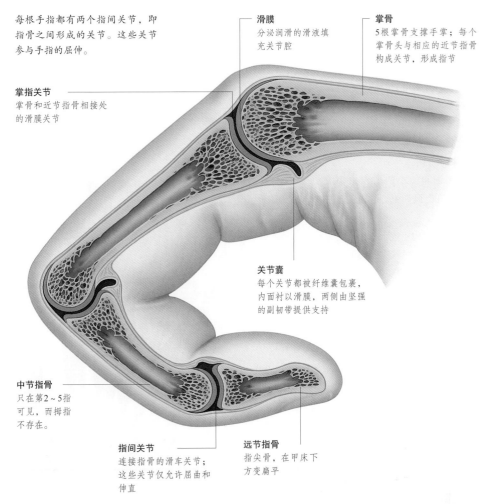

滑膜
分泌润滑的滑液填充关节腔

掌骨
5根掌骨支撑手掌；每个掌骨头与相应的近节指骨构成关节，形成指节

掌指关节
掌骨和近节指骨相接处的滑膜关节

关节囊
每个关节都被纤维囊包裹，内面衬以滑膜，两侧由坚强的副韧带提供支持

中节指骨
只在第2~5指可见，而拇指不存在。

指间关节
连接指骨的滑车关节；这些关节仅允许屈曲和伸直

远节指骨
指尖骨，在甲床下方变扁平

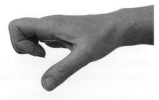

手指的滑车关节——指间关节——可以屈和伸。手没有屈曲时，手指也可以屈曲。

手指脱位

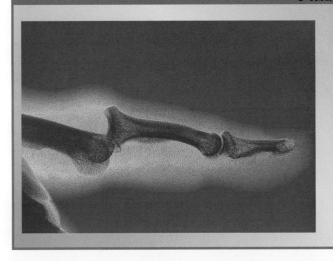

关节脱位是导致构成关节的骨骼丧失彼此之间正确对位的损伤。脱位可能合并关节周围的软组织损伤，关节腔内滑膜的损伤，以及韧带、肌肉、神经和血管的损伤。

指间关节脱位相对较常见。常见情况如较大暴力使手指向后弯曲致使关节周围的韧带无法保持骨骼的对位。另一种造成手指脱位的原因是类风湿性关节炎，这是由关节周围的组织因炎症刺激而发生软化所导致。

脱位的手指关节可存在挫伤、肿胀以及被动弯曲关节引发疼痛。手指上也可能存在明显的畸形，并伴随对应的功能丧失。

治疗包括恢复指骨的正确对线，这被称为"复位"。周围的软组织损伤可能需要外科干预。

这张反色X线片显示手指近端指间关节脱位，可通过手法复位进行治疗，将骨头恢复到原来的位置。

手 内 肌

　　人类的手是一个功能特别复杂的结构，既能进行用力的动作，也能进行精细的活动。这些动作是通过作用于手部的众多肌肉进行活动和交互作用而产生的。

　　手的许多用力的动作，需要肌腹大的肌肉提供足够的收缩强度。这种动作不是由手内肌控制，而是由前臂肌肉通过长肌腱来控制。

　　精细和微小的动作由小的"内在"肌产生。这些肌肉被分为3组：

- 鱼际的肌肉（位于拇指基底和腕部之间的隆起肌肉），作用是活动拇指。
- 小鱼际的肌肉（小指和腕部之间的肌肉），作用是活动小指。
- 走行于手掌深部的短肌。有两组肌肉在手内深部纵向走行——蚓状肌和骨间肌。

蚓状肌

　　掌内4条蚓状肌起自指深屈肌（前臂的强大肌肉）的肌腱。4条蚓状肌绕过对应手指的拇指侧，止于包括伸肌腱（伸肌腱扩展部，或称指背腱膜）在内的手指背面。

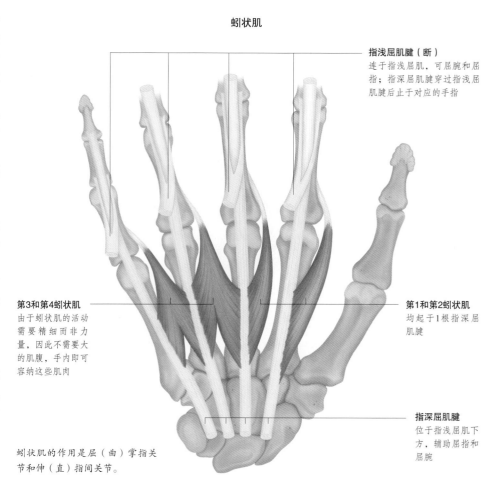

蚓状肌

指浅屈肌腱（断）
连于指浅屈肌，可屈腕和屈指；指深屈肌腱穿过指浅屈肌腱后止于对应的手指

第3和第4蚓状肌
由于蚓状肌的活动需要精细而非力量，因此不需要大的肌腹，手内即可容纳这些肌肉

第1和第2蚓状肌
均起自1根指深屈肌腱

指深屈肌腱
位于指浅屈肌下方，辅助屈指和屈腕

蚓状肌的作用是屈（曲）掌指关节和伸（直）指间关节。

骨 间 肌

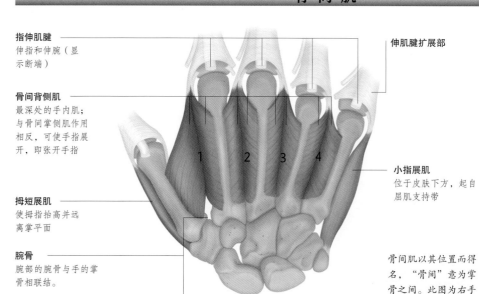

指伸肌腱
伸指和伸腕（显示断端）

骨间背侧肌
最深处的手内肌；与骨间掌侧肌作用相反，可使手指展开，即张开手指

拇短展肌
使拇指抬高并远离掌平面

腕骨
腕部的腕骨与手的掌骨相联结。

伸肌腱扩展部

小指展肌
位于皮肤下方，起自屈肌支持带

骨间肌以其位置而得名，"骨间"意为掌骨之间。此图为右手骨间肌背面观。

　　骨间肌有两层：靠近掌面的"骨间掌侧肌"和深层的"骨间背侧肌"。

- **骨间掌侧肌**

　　这些小肌起自掌骨的掌侧面（除了第3个）。前2条肌肉绕过对应手指内侧面，止于背侧面。第4和第5指的肌肉绕过手指外侧（拇指侧）。这些肌肉收缩牵拉手指使其并拢，即产生内收作用。

- **骨间背侧肌**

　　这些较大的骨间肌位于掌骨之间、骨间掌侧肌的深方。每条肌肉都起自掌骨的侧面，起到张开手指的作用。

活动拇指和小指

活动拇指的肌肉位于拇指基部的鱼际区；活动小指的肌肉位于小指和腕部之间的小鱼际区。

鱼际区的4条小肌一起作用，使拇指具有对人类至关重要的活动方式。这种活动被称为"对掌"，即将拇指的指间与其他任何一根手指的指尖相接触。

鱼际区活动拇指的肌肉包括以下几种。

■ 拇短展肌

拇短展肌字面的意思是能够外展拇指（将拇指远离掌平面）的短肌。

■ 拇短屈肌

拇短屈肌（使拇指屈曲）位于手掌中央附近。

■ 拇对掌肌

拇对掌肌（使拇指进行对掌动作的肌肉）起自腕部的屈肌支持带和大多角骨，止于第1掌骨的外侧缘。

活动拇指和小指的肌肉如右手掌面图所示。

右手掌面观

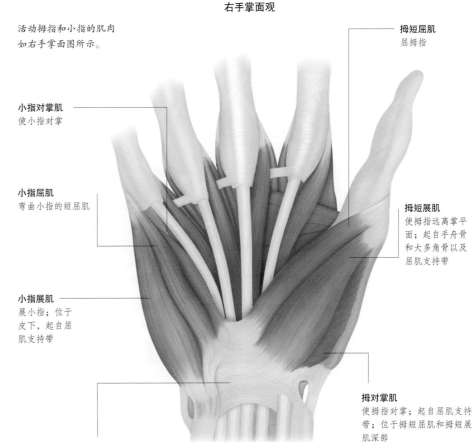

拇短屈肌 屈拇指

小指对掌肌 使小指对掌

拇短展肌 使拇指远离掌平面；起自手舟骨和大多角骨以及屈肌支持带

小指屈肌 弯曲小指的短屈肌

小指展肌 展小指；位于皮下，起自屈肌支持带

拇对掌肌 使拇指对掌；起自屈肌支持带；位于拇短屈肌和拇短展肌深部

屈肌支持带 坚韧的结缔组织带；横跨在腕前方，以防止长肌腱的"弓弦"现象

手掌的横切面

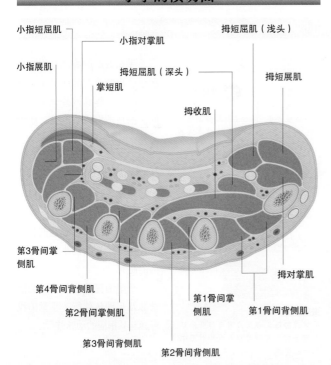

小指短屈肌　小指对掌肌　拇短屈肌（浅头）
小指展肌　拇短屈肌（深头）　拇短展肌
掌短肌
拇收肌
第3骨间掌侧肌
第4骨间背侧肌
第2骨间掌侧肌　第1骨间掌侧肌
第3骨间背侧肌　第1骨间背侧肌
第2骨间背侧肌
拇对掌肌

掌心向上的手横断面图显示手内肌的相对位置。

■ 拇收肌

拇收肌将展开的拇指拉回掌平面。这是一块位置深在的肌肉，它有两个头，被桡动脉分隔；这两个头融合后形成一根肌腱。此肌腱常容纳一枚"籽骨"，这是一种完全在肌腱内、不与其他骨块相连接的骨。

小鱼际区

较小的小鱼际区的肌肉在小指和腕部之间形成一个隆起。在做抓握或拧瓶盖动作时，这些肌肉共同作用，使小指朝向拇指方向运动。

■ 小指展肌

位于皮肤邻下方，起自腕部的屈肌支持带和豌豆骨，止于小指根部的侧面。

■ 小指短屈肌

这条短屈肌位于小指展肌旁，但更靠近手掌中部。它起自腕部的屈肌支持带和钩骨，止于小指根部。

■ 小指对掌肌

该肌位于小鱼际区浅层肌的深面，使小指作对掌动作。

■ 掌短肌

该短肌不附着于骨，而是起自掌腱膜（手掌内的结缔组织片状结构），止于覆盖小鱼际的皮肤。它的作用是使该处皮肤产生褶皱，辅助握持作用。

手的神经和血管

手有许多动脉和静脉供血。这些血管形成小而连通的血管网络，即使在某根动脉受损的情况下，它们也能确保所有手指的良好血供。

手的良好血供来自尺动脉和桡动脉。两动脉的终端相互连通（吻合），即使其中一条动脉损伤，也能维持血液供应。

■ 掌浅弓

尺动脉从小指侧进入手部，穿过手掌与桡动脉汇合，构成"掌浅弓"。该动脉弓向远端发出数条小分支，负责小指、环指及中指的血液供应。

■ 掌深弓

掌深弓由桡动脉延续而成。它从拇指基底部的下方进入手掌，并向远端发出小动脉以供应拇指和示指，同时发出掌心动脉与指动脉形成吻合。

■ 手背

位于腕背侧的小动脉形成不规则血管网，为手和手指供血。

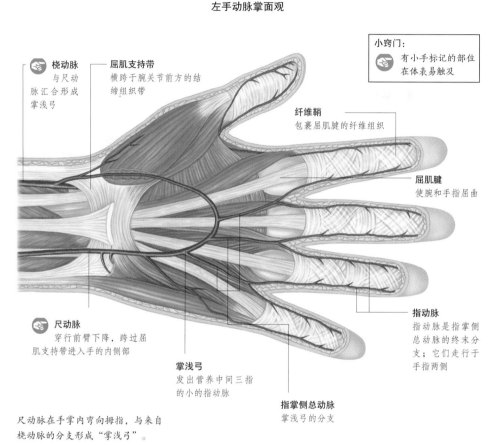

左手动脉掌面观

小窍门：
有小手标记的部位在体表易触及

桡动脉
与尺动脉汇合形成掌浅弓

屈肌支持带
横跨于腕关节前方的结缔组织带

纤维鞘
包裹屈肌腱的纤维组织

屈肌腱
使腕和手指屈曲

尺动脉
穿行前臂下降，跨过屈肌支持带进入手的内侧部

掌浅弓
发出营养中间三指的小的指动脉

指掌侧总动脉
掌浅弓的分支

指动脉
指动脉是指掌侧总动脉的终末分支；它们走行于手指两侧

尺动脉在手掌内弯向拇指，与来自桡动脉的分支形成"掌浅弓"。

手的静脉

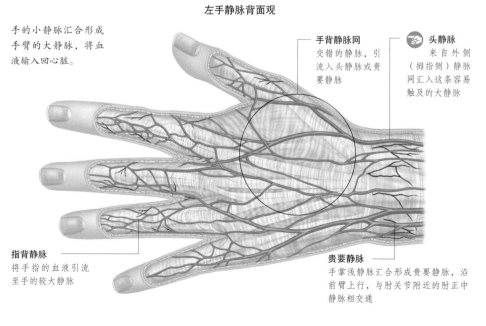

手的小静脉汇合形成手臂的大静脉，将血液输入回心脏。

左手静脉背面观

手背静脉网
交错的静脉，引流入头静脉或贵要静脉

头静脉
来自外侧（拇指侧）静脉网汇入这条容易触及的大静脉

指背静脉
将手指的血液引流至手的较大静脉

贵要静脉
手掌浅静脉汇合形成贵要静脉，沿前臂上行，与肘关节附近的肘正中静脉相交通

手指背部的静脉互相吻合形成突出的手背静脉弓（手背静脉网）。静脉网外侧（拇指侧）的血液汇入头静脉。手背另外一侧的血液汇入贵要静脉。

手掌的静脉

手掌的静脉相互吻合形成数条静脉弓，与掌深弓及其浅面的掌浅弓相伴行。它们收集来自每根手指两侧小的指静脉内的血液。

手掌的深静脉与前臂的桡动脉及尺动脉伴行，手掌的浅静脉与其相应的动脉并行。

手的神经

手部结构的神经支配来自上肢的3条主要神经的末梢分支：正中神经、尺神经及桡神经。

正中神经穿过屈肌支持带（由结缔组织形成的约束带）下方的腕管，从掌侧进入手部。

手内正中神经支配：

■ 鱼际区的3条肌肉——拇短展肌、拇短屈肌及拇对掌肌。如果正中神经受损，这些肌肉失去神经支配，对应的拇指的功能也将丧失，包括拇指重要的对掌功能。

■ 第1及第2蚓状肌。

■ 手掌的皮肤和前3个半手指掌侧及其指尖背侧（后方）的皮肤。正中神经在进入腕管前发出支配手掌中心皮肤的分支，从上方跨过屈肌支持带，而不是从其下方通过。因而即便正中神经在腕管处受到压迫，手掌中心的皮肤仍然能受其支配。

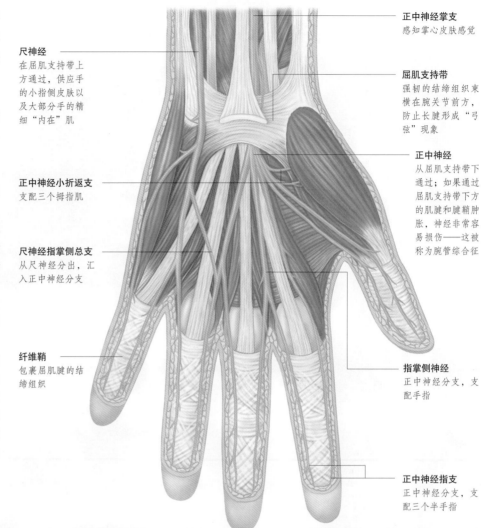

尺神经
在屈肌支持带上方通过，供应手的小指侧皮肤以及大部分手的精细"内在"肌

正中神经小折返支
支配三个拇指肌

尺神经指掌侧总支
从尺神经分出，汇入正中神经分支

纤维鞘
包裹屈肌腱的结缔组织

正中神经掌支
感知掌心皮肤感觉

屈肌支持带
强韧的结缔组织束横在腕关节前方，防止长腱形成"弓弦"现象

正中神经
从屈肌支持带下通过；如果通过屈肌支持带下方的肌腱和腱鞘肿胀，神经非常容易损伤——这被称为腕管综合征

指掌侧神经
正中神经分支，支配手指

正中神经指支
正中神经分支，支配三个半手指

手的神经支配

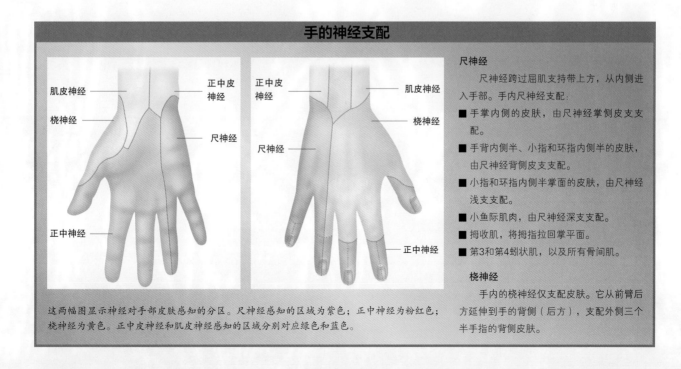

肌皮神经　正中皮神经
桡神经
尺神经
正中神经

正中皮神经
肌皮神经
桡神经
尺神经
正中神经

这两幅图显示神经对手部皮肤感知的分区。尺神经感知的区域为紫色；正中神经为粉红色；桡神经为黄色。正中皮神经和肌皮神经感知的区域分别对应绿色和蓝色。

尺神经

尺神经跨过屈肌支持带上方，从内侧进入手部。手内尺神经支配：

■ 手掌内侧的皮肤，由尺神经掌侧皮支支配。

■ 手背内侧半、小指和环指内侧半的皮肤，由尺神经背侧皮支支配。

■ 小指和环指内侧半掌面的皮肤，由尺神经浅支支配。

■ 小鱼际肌肉，由尺神经深支支配。

■ 拇收肌，将拇指拉回掌平面。

■ 第3和第4蚓状肌，以及所有骨间肌。

桡神经

手内的桡神经仅支配皮肤。它从前臂后方延伸到手的背侧（后方），支配外侧三个半手指的背侧皮肤。

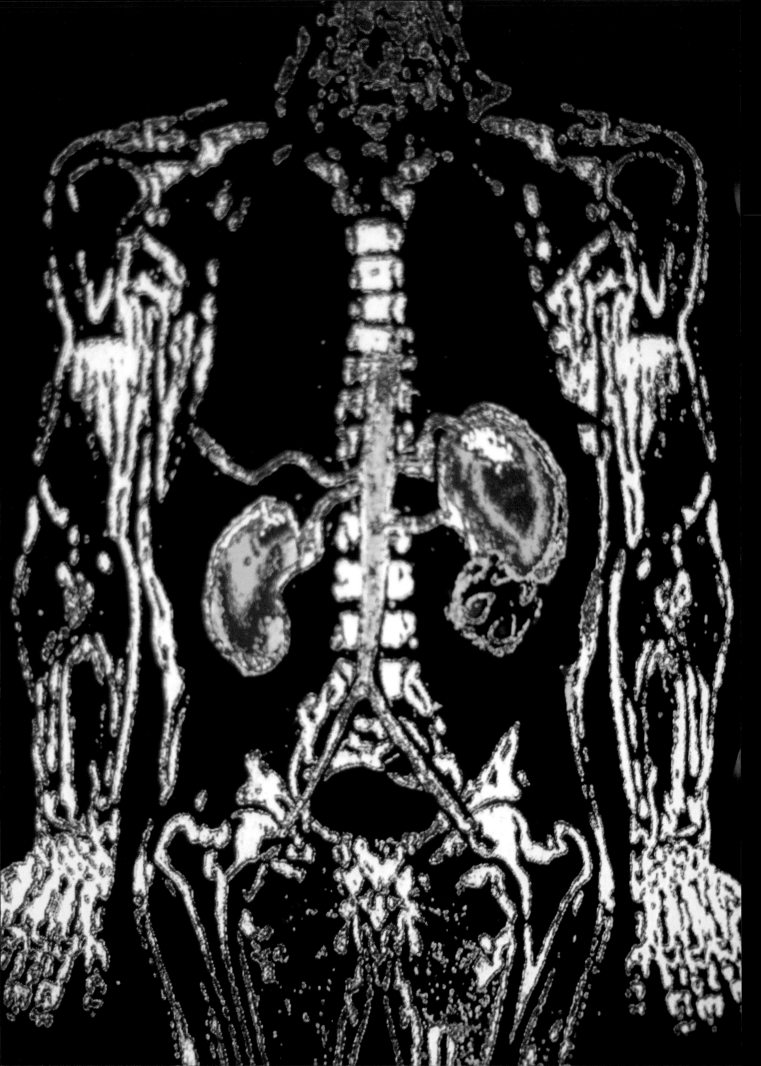

第六章

腹部与胃

　　腹腔是体内最大的体腔，包括消化道和消化器官。腹部是食物消化、吸收的场所。

　　这一章我们将共同探索食物吸收的过程，看一看食物如何被降解，又如何被机体利用。我们也将共同揭秘均衡饮食的重要性，以及学习不同营养物质在预防疾病、辅助生长、维持能量代谢中的作用。

左图： 是人的两个肾脏。

腹部概览

腹部位于胸部（位于腹部上方）与盆部（位于腹部下方）之间。腹腔有腹壁及骨性结构保护。

肝脏、胆囊、胃、脾位于腹腔上部，这些器官位于膈肌以上，周围有肋骨保护。

椎体及椎体旁肌肉组成腹腔后壁。腹腔下界是盆腔的底。

腹内容物

腹内容物包括：

■ 消化道；
■ 肝脏；
■ 胰腺；
■ 脾脏；
■ 肾脏。

腹腔内还有供应腹腔器官的血管、淋巴组织、神经以及一些脂肪组织。

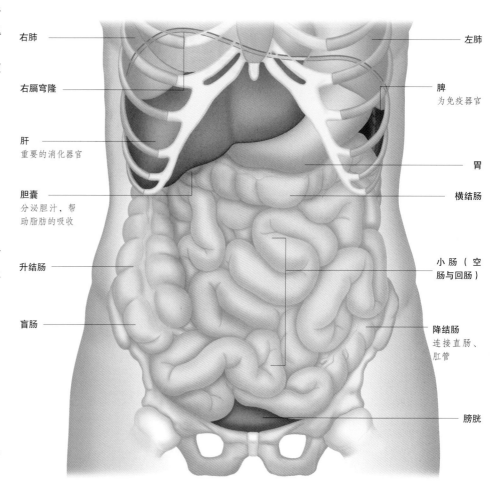

右肺

右膈穹隆

肝
重要的消化器官

胆囊
分泌胆汁，帮助脂肪的吸收

升结肠

盲肠

左肺

脾
为免疫器官

胃

横结肠

小肠（空肠与回肠）

降结肠
连接直肠、肛管

膀胱

腹腔包括消化器官，如胃、肠管，这些器官被称为内脏。

网　膜

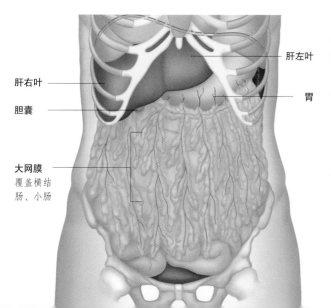

肝右叶

胆囊

大网膜
覆盖横结肠、小肠

肝左叶

胃

大部分腹内容物表面被一层较薄的且有润滑作用的组织所覆盖，这层组织称为腹膜。

腹膜包括大网膜，是连接胃的下半部分与横结肠之间的腹膜，呈围裙状，遮盖横结肠、小肠。大网膜富含脂肪，故外观为黄色。

大网膜富含脂肪组织，覆盖腹部器官的前部。大网膜的作用使感染局限在小范围内，从而保护和隔离腹部器官。

保护作用

大网膜能在腹腔内有炎症、感染时包围病灶，防止炎症扩散、蔓延，故有"腹腔卫士"之称。

大网膜还能在有外伤时保护腹腔器官，并有绝热的作用。

腹部的平面与分区

为了便于描述腹内脏器的位置，叙述和记录腹痛的位置，临床上用水平线和垂直线将腹部分区，有助于诊断。

为了更加精确地描述腹内脏器的位置，用两条水平线（上水平线为两侧肋弓下缘的连线，下水平线为两侧髂结节的连线）和两条垂直线（两侧锁骨中线）将腹部分为9个区。

这九个区分别是：
- 腹上区；
- 左季肋区；
- 右季肋区；
- 脐区；
- 左腰区；
- 右腰区；
- 腹下区；
- 左腹股沟区；
- 右腹股沟区。

四分法

临床上也用四分法分区，即用通过脐的垂直线与水平线进行分区。

四分法将腹部分为左、右上腹部和左、右下腹部。

临床意义

描述腹腔内脏器的部位有重要意义。当腹部脏器有病变或是患者有腹痛主诉时，腹部的分区能够提示病变发生的部位。

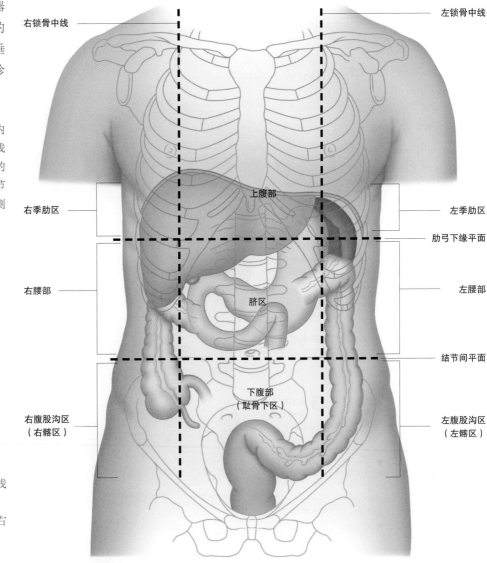

右锁骨中线　　左锁骨中线

上腹部

右季肋区　　左季肋区

肋弓下缘平面

右腰部　　左腰部

脐区

结节间平面

下腹部
（耻骨下区）

右腹股沟区
（右髂区）

左腹股沟区
（左髂区）

腹壁外科手术切口

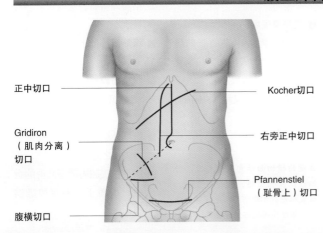

正中切口

Gridiron
（肌肉分离）
切口

腹横切口

Kocher切口

右旁正中切口

Pfannenstiel
（耻骨上）切口

熟悉腹壁的解剖结构对于手术入路有重要作用。

顺皮纹（Langer线）的切口缝合张力小。

外科医生通过腹部切口接近要手术的器官。切口需要能够充分暴露手术器官。

此外，选择切口时还应考虑到神经损伤小、与肌肉的配布、结缔组织的层次等，从而尽量避免损伤腹壁的结构。

切口的种类

除了上述因素，还应结合临床需要具体分析。常见的腹壁手术切口包括正中切口、旁正中切口、横切口。

腹   壁

腹腔位于膈肌与盆腔之间。腹前壁、腹侧壁由肌层构成。

腹后壁由肋骨下段、脊柱及相关肌肉构成。相比之下，腹前外侧壁属于肌、腱膜性的结构，缺乏骨性结构的保护。

腹前壁由浅入深的结构依次是皮肤、皮下脂肪组织、肌层。其中肌层包括腹外斜肌、腹内斜肌、腹横肌，是腹前壁的主要保护性结构。此外，腹直肌是纵行于肋骨下段与盆腔的带状肌肉。

腹外斜肌

腹外斜肌是腹前壁最外层的肌肉，为宽阔扁肌，斜向内下走行。

腹外斜肌起于肋骨下端，部分肌束向前下移行为腱膜，是坚韧的结缔组织。部分肌束止于耻骨上端。

腹外斜肌是腹前壁的组成成分，它是腹前外侧壁最长、最表浅的肌肉。

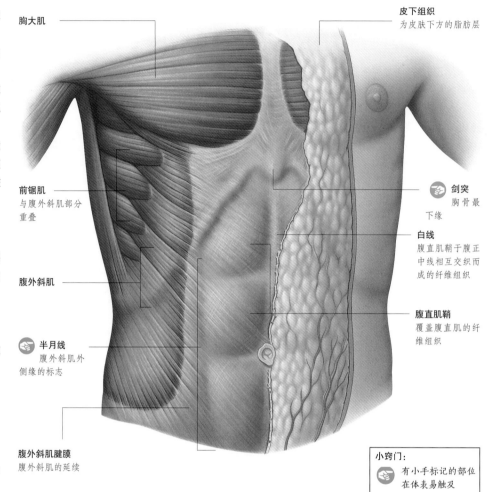

胸大肌

皮下组织
为皮肤下方的脂肪层

前锯肌
与腹外斜肌部分重叠

腹外斜肌

半月线
腹外斜肌外侧缘的标志

腹外斜肌腱膜
腹外斜肌的延续

剑突
胸骨最下缘

白线
腹直肌鞘于腹正中线相互交织而成的纤维组织

腹直肌鞘
覆盖腹直肌的纤维组织

小窍门：
有小手标记的部位在体表易触及

腹壁的层次

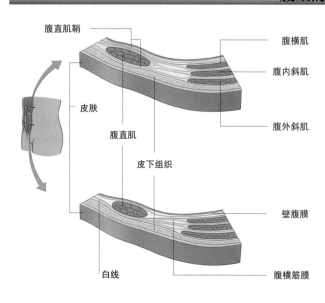

腹直肌鞘

腹横肌

腹内斜肌

腹外斜肌

皮肤

腹直肌

皮下组织

白线

腹横筋膜

壁腹膜

腹壁的横切面示意腹壁层次。纤维组织互相交错，包绕腹直肌。腹直肌走行于腹前部。包绕腹直肌的纤维结缔组织称为腹直肌鞘。

腹壁层次包括：
- **皮肤**：腹前壁的皮纹多为水平走向。
- **浅筋膜浅层**：又称为Camper筋膜，内含丰富的脂肪组织。在肥胖人群中，浅筋膜浅层的脂肪堆积。
- **浅筋膜深层**：又称为Scarpa筋膜，是浅筋膜浅层的延续。
- **肌层（三层肌肉组织）**：包括腹外斜肌、腹内斜肌、腹横肌。
- **深筋膜**：位于肌层之间，隔离肌肉。
- **腹横筋膜**：腹壁间致密的膜性组织，其上方连接膈下筋膜。
- **腹膜外脂肪**：位于腹横筋膜与腹膜之间。
- **腹膜**：腹腔内薄而光滑的组织，覆盖于许多腹腔脏器表面。

腹壁深层肌肉

腹外斜肌下方为腹内斜肌、腹横肌。此外，腹壁中央还有垂直走行的腹直肌。

腹内斜肌是一层薄的阔肌，位于腹外斜肌深面。腹内斜肌肌束向内上走行，与腹外斜肌肌束垂直。

腹内斜肌肌束向上移行为腰筋膜（两侧脊柱的结缔组织），向下止于髂骨、腹股沟韧带。

与腹外斜肌相类似，腹内斜肌向前上方移行为宽大、坚韧的腱膜，参与构成腹直肌鞘，包绕腹直肌。

腹横肌

是腹壁最深层的扁肌。肌束横行，向前内侧移行为腱膜，参与构成腹直肌鞘后层。

腹直肌

位于腹前壁正中线两旁，肌束垂直走行。

腹直肌上宽下窄。两侧腹直肌中间有一细长带状的结缔组织，质韧，称为白线。

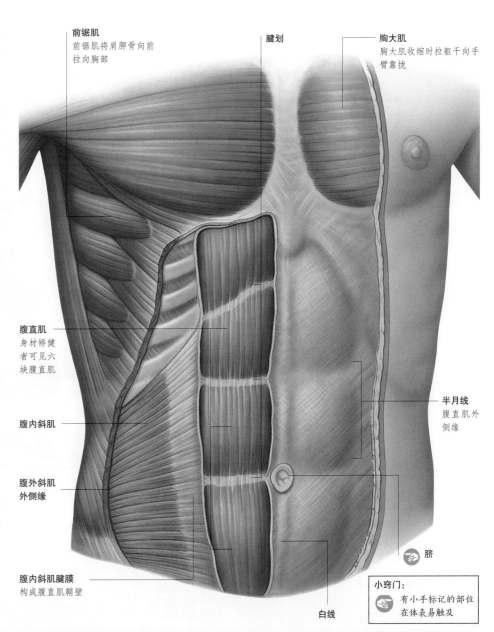

前锯肌
前锯肌将肩胛骨向前拉向胸部

腱划

胸大肌
胸大肌收缩时拉躯干向手臂靠拢

腹直肌
身材矫健者可见六块腹直肌

腹内斜肌

腹外斜肌外侧缘

半月线
腹直肌外侧缘

腹内斜肌腱膜
构成腹直肌鞘壁

白线

脐

小窍门：
有小手标记的部位在体表易触及

腹直肌鞘

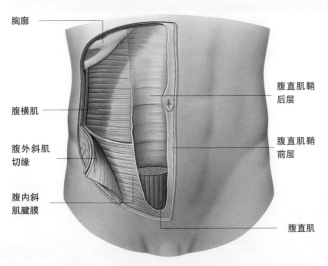

胸廓

腹横肌

腹外斜肌切缘

腹内斜肌腱膜

腹直肌鞘后层

腹直肌鞘前层

腹直肌

腹直肌鞘由腹前外侧壁三块扁肌的腱膜构成（腱膜为质韧的纤维结缔组织），包绕腹直肌。

腹直肌鞘上3/4与下1/4腱膜结构层次有所不同。

腹直肌向下延伸至腹部。包裹腹直肌的结缔组织称为腹直缺肌鞘。

■ 腹直肌鞘上3/4

前层为腹外斜肌腱膜、腹内斜肌腱膜的前层，后层由腹内斜肌后层与腹横筋膜构成。

■ 腹直肌鞘下1/4

前层由三块扁肌的腱膜构成，鞘的后层下端游离，腹直肌与腹横筋膜直接相贴。

腹前部三块扁肌的腱膜在中线彼此交织构成白线。腹直肌鞘内除腹直肌外，还有血管走行。

胃

胃是消化管的膨大部分，受纳食管消化的食物。随着消化的进行，胃中储存的食物进一步运至小肠。

胃表面覆盖黏膜，是可伸展的肌性囊状结构。胃的两端是固定的，分别为近端——与食管相连的贲门及远端与十二指肠相续的幽门。这两端之间的胃的位置随体位改变而改变。

胃壁的结构

胃空虚时形成许多皱襞，皱襞走行于贲门与幽门之间。

胃壁的结构与肠管结构有很多类似之处，但有以下不同。

- 胃上皮：包含了许多分泌黏液、酶及胃酸的分泌腺，有助于消化。
- 肌层：除了纵行、环行肌纤维外，还有内斜行肌层。胃肌层特有的排列有助于食物充分磨碎，有利于将食物运至小肠。

胃分区

胃分为四部，胃有两个弯：

- 贲门；
- 胃底；
- 胃体；
- 幽门——也是胃的出口；
- 胃小弯；
- 胃大弯。

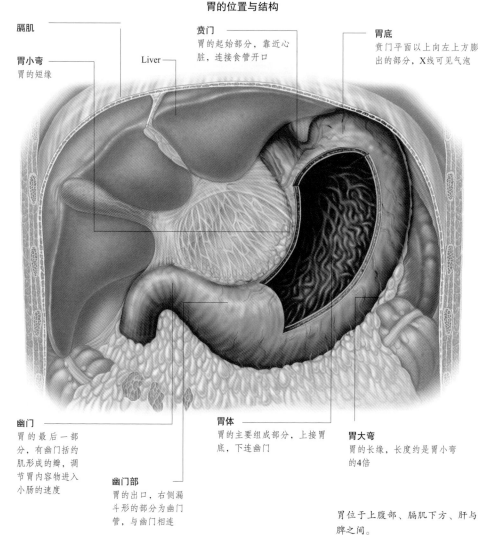

胃的位置与结构

膈肌

胃小弯
胃的短缘

Liver

贲门
胃的起始部分，靠近心脏，连接食管开口

胃底
贲门平面以上向左上方膨出的部分，X线可见气泡

幽门
胃的最后一部分，有幽门括约肌形成的瓣，调节胃内容物进入小肠的速度

幽门部
胃的出口，右侧漏斗形的部分为幽门管，与幽门相连

胃体
胃的主要组成部分，上接胃底，下连幽门

胃大弯
胃的长缘，长度约是胃小弯的4倍

胃位于上腹部、膈肌下方、肝与脾之间。

胃食管连接处

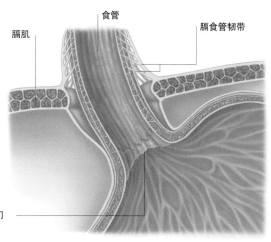

食管

膈肌

膈食管韧带

贲门

食管下段的复层上皮与胃贲门部的单层柱状上皮相接。

韧带

食管与胃上部由膈食管韧带连接至食管。这些韧带是膈肌表面覆盖的结缔组织的延伸。

生理性括约肌

胃近端与食管相连的部分并无控制食物通过速度的活瓣样结构（如括约肌）。膈肌食管裂孔处的肌纤维能够在一次性吞咽大量食物时暂时关闭食管，从而达到控制食物速度的目的。这一作用称为"生理性括约肌"。

食管肌性结构在膈肌下方与胃相连。左图显示食管与胃相连。

胃的血液供应

胃血供丰富，主要来自腹腔干的不同分支。

支配胃的动脉主要包括以下几种。

■ 胃左动脉：腹腔干分支。
■ 胃右动脉：多起自肝动脉（也是腹腔干的分支）。
■ 胃网膜左动脉：起自脾动脉。
■ 胃网膜右动脉：起自肝动脉的胃十二指肠分支。
■ 胃短动脉：起自脾动脉。

胃的静脉与淋巴

胃静脉多与动脉伴行。胃的静脉系统主要回流血液至门静脉系统，门静脉系统经肝脏将血液回流至心脏。

胃的淋巴管分区回流至胃小弯、胃大弯血管周围的淋巴结群，最后汇入腹腔淋巴结。

胃的血供主要来自腹腔干，腹腔干是腹主动脉的分支。

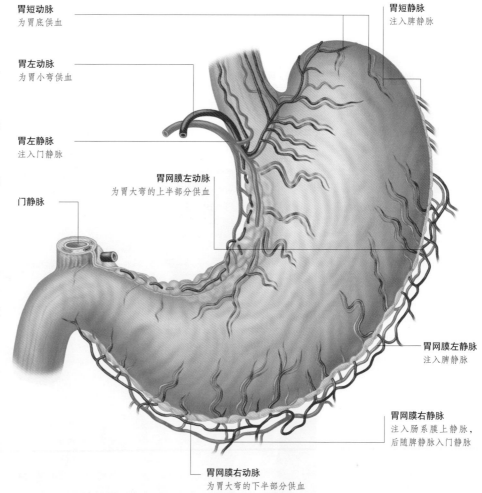

胃短动脉
为胃底供血

胃左动脉
为胃小弯供血

胃左静脉
注入门静脉

胃网膜左动脉
为胃大弯的上半部分供血

门静脉

胃短静脉
注入脾静脉

胃网膜左静脉
注入脾静脉

胃网膜右静脉
注入肠系膜上静脉，后随脾静脉入门静脉

胃网膜右动脉
为胃大弯的下半部分供血

体形与胃的形状

胃的形状可随受纳食物的量而改变。由于胃仅有两端固定，故胃的形状还受体位、体形等因素影响。

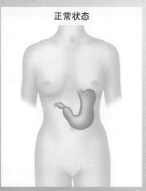

正常状态

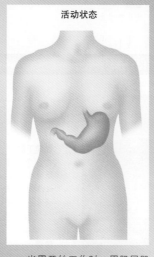

活动状态

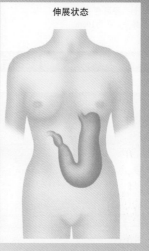

伸展状态

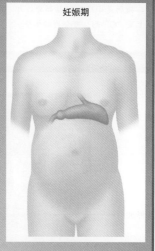

妊娠期

正常情况下，胃的位置为囊形，可随食物充盈的程度及位置改变。此外，腹内其他内容物，如胎儿也可影响胃的形状。

当胃开始工作时，胃肌层肌张力较高，胃的位置会较高且略近横位。这种形状的胃常见于矮胖体形的人。当肌张力下降时，胃的位置会变为长"J"形。

胃可容纳3L食物。饱食后，胃可伸展至脐以下。若长期过量饮食，胃将会永久性伸展。

妊娠时子宫可将胃推为横位，并影响胃的充盈。这就是孕妇食欲差且更易出现胃灼热的原因。

小 肠

小肠位于胃与大肠之间。小肠可分为三部分，是食物消化和吸收的重要场所。

小肠是食物消化吸收的主要场所。对于成人，小肠约有7m长，连接胃与大肠。小肠可分为三部分：十二指肠、空肠和回肠。

十二指肠

十二指肠是小肠的起始部分，也是小肠三部分中最短的部分（约为25cm）。十二指肠接受胃消化过的食糜，此外，十二指肠还接受胃液、胰液、胆汁。

十二指肠活动度较小，大部分被腹膜覆盖而固定于腹后壁。

十二指肠的血液供应

十二指肠的动脉血供来自腹主动脉的各种不同分支，这保证了十二指肠各部分血供均较丰富。十二指肠的静脉多与动脉伴行，回流血液至肝门静脉系统。

十二指肠是小肠的起始部分。外观上呈"C"形，可分为四部分。

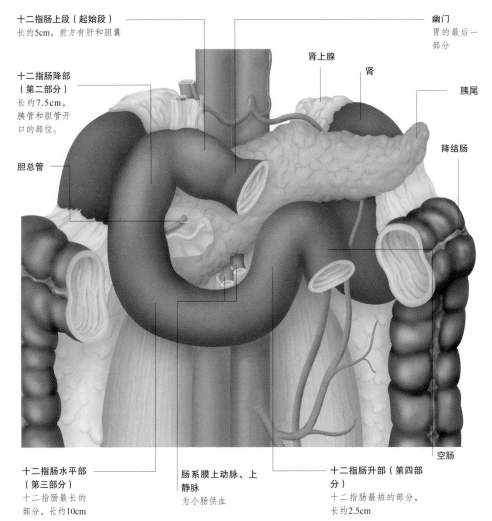

十二指肠上段（起始段）
长约5cm，前方有肝和胆囊

十二指肠降部（第二部分）
长约7.5cm，胰管和胆管开口的部位。

胆总管

幽门
胃的最后一部分

肾上腺

肾

胰尾

降结肠

十二指肠水平部（第三部分）
十二指肠最长的部分，长约10cm

肠系膜上动脉、上静脉
为小肠供血

十二指肠升部（第四部分）
十二指肠最短的部分，长约2.5cm

空肠

十二指肠的结构

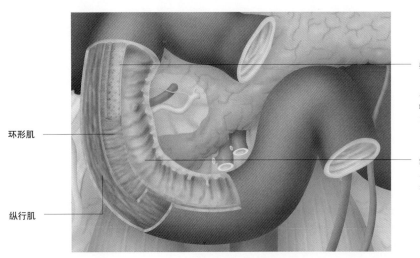

环形肌

纵行肌

黏膜下层
内含十二指肠腺（Brunner腺），分泌液呈碱性

皱襞
黏膜形成的褶皱

十二指肠壁包含两层肌纤维，内环行及外纵行。十二指肠黏膜较厚。十二指肠黏膜包括很多腺体（如Brunner腺），这些腺体分泌碱性液体，能够中和胃酸。

十二指肠第一部分的黏膜平滑，其他部分黏膜多有皱襞。

十二指肠肌层由两部分构成。肌层运动构成蠕动波。

空肠与回肠

空肠与回肠是小肠最长的部分。与十二指肠不同，空场与回肠在腹腔内活动度较大。

空肠与回肠是小肠最长的部分。空肠与回肠有扇形腹膜——肠系膜悬系于腹腔，活动度较大。肠系膜约15cm长。

血液供应

空肠与回肠的动脉血供主要来自肠系膜上动脉的15～18个分支。这些动脉途中发出吻合支组成动脉弓。末级动脉弓发出直动脉，供应部分肠管。空肠与回肠的静脉回流血液至肠系膜上静脉。肠系膜上静脉与肠系膜上动脉伴行，汇入肝门静脉系统。

淋巴组织与消化

脂肪可在小肠消化，进入小肠黏膜中特定的淋巴组织（乳糜管）。乳糜状的淋巴液注入淋巴管丛，进而注入肠系膜上淋巴结。

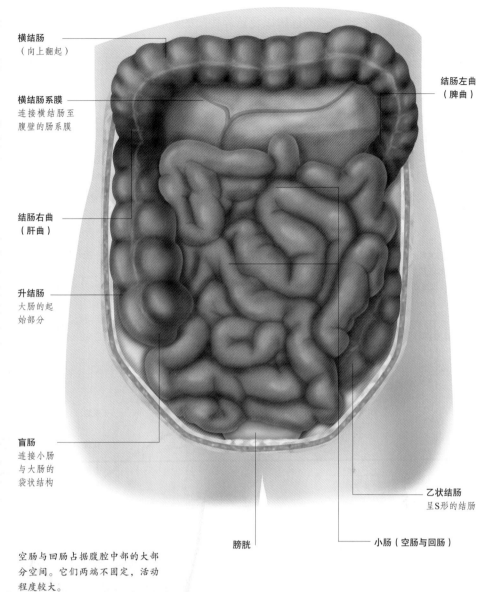

横结肠
（向上翻起）

横结肠系膜
连接横结肠至腹壁的肠系膜

结肠右曲
（肝曲）

升结肠
大肠的起始部分

盲肠
连接小肠与大肠的袋状结构

结肠左曲
（脾曲）

乙状结肠
呈S形的结肠

小肠（空肠与回肠）

膀胱

空肠与回肠占据腹腔中部的大部分空间。它们两端不固定，活动程度较大。

空肠与回肠的区别

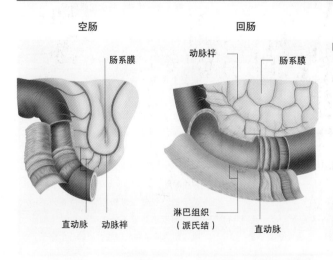

空肠

肠系膜

直动脉   动脉袢

回肠

动脉袢   肠系膜

淋巴组织
（派氏结）   直动脉

空肠与回肠有许多区别。

■ **皱襞**：空肠管壁颜色比回肠更深；由于空肠有更多皱襞，空肠管壁厚度比回肠厚；这些皱襞有利于扩大食物吸收面积，并且使食物能够更加顺畅地通过，有助于消化。

■ **肠系膜**：空肠的动脉弓级数较少，直血管较长；回肠的动脉弓级数较短，直血管较短。

■ **脂肪分布**：空肠肠系膜脂肪分布较少，回肠肠系膜脂肪分布多。

■ **淋巴组织**：回肠末端有丰富的淋巴组织（Peyer斑），空肠仅有孤立的淋巴滤泡。

空肠与回肠结构上有所不同。空肠与回肠结构上的不同是渐进性变化的。

消化的奥秘

消化包括食物在消化道的运输以及营养物质的吸收。食物由口腔运送至消化道是消化的起始过程。

消化是指食物中所含的营养物质被分解为易吸收的小分子物质的过程。消化发生的场所是消化道，包括口腔、咽、食管、胃、小肠和大肠。

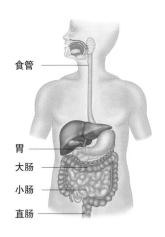

食管

胃
大肠
小肠
直肠

消化道包括参与消化的结构和器官。消化道从口腔开始，止于直肠。消化道的功能包括吸收营养物质，排出废物。

咀嚼

消化过程从口腔开始。在这里，食物被咀嚼、磨碎并与唾液混合。舌是一个肌性器官，可做多种运动，舌在咀嚼过程中有两种作用。首先，舌将食物运送至口腔，与颈部、下颌肌肉一起，协助牙齿进行咀嚼。其次，舌的表面有数千个舌乳头，能够增加舌与食物接触的面积。

吞咽

吞咽的起始过程是受意识控制的。当咀嚼完成后，舌将食物运向硬腭，进而推向口腔后部，食物在口腔内形成食团。

食团进一步运送至咽，引起一系列反射动作。吞咽时，舌阻止食物重新进入口腔，软腭上提防止食物进入鼻腔。会厌在吞咽时关闭气管，咽喉肌将食团运送至食管。

吞咽动作

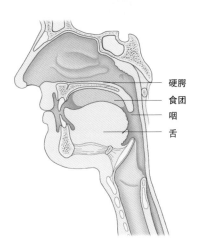

硬腭
食团
咽
舌

1 口腔期

可随意识控制，依靠舌的运动，上提硬腭，将食团推向咽部。

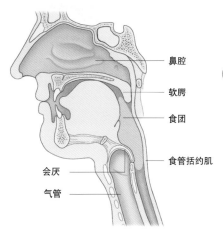

鼻腔
软腭
食团

会厌
气管

食管括约肌

2 咽期

食团由咽进入食管，此时食管上段括约肌舒张。

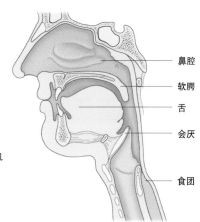

鼻腔
软腭
舌
会厌

食团

3 食管期

食团进入食管后，食管括约肌收缩，食管蠕动，将食团推向胃。

唾液的作用

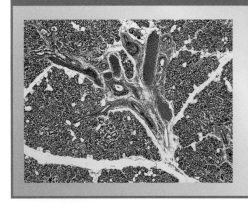

左图是光镜下的唾液腺。唾液腺位于舌下，左图紫色部分包含外分泌导管。

唾液是由唾液腺分泌的液体。体内有三对大唾液腺，分别位于面部与颈部，此外舌与口腔内还有许多小的唾液分泌腺。唾液包括黏液。黏液包绕食物表面，起润滑作用，有助于食物在吞咽时被推向食管。唾液还包括有杀菌作用的溶菌酶和唾液淀粉酶。唾液淀粉酶的作用是将淀粉水解为双糖和单糖（如葡萄糖和麦芽糖）。

唾液分泌是持续的（人每天约分泌1.7L唾液），但唾液分泌的频率是受神经调节的。嗅觉刺激和进食时唾液分泌增加，而紧张时唾液分泌减少，"望梅止渴"是唾液条件反射性分泌的一个例子。

食物转运至胃

吞咽——食物形成食团——食团转运至食管、胃。胃是食物暂时储存的地方，同时食物在胃里被进一步消化。

食 管

食管是一个有弹性的肌性管道，长约25cm，食管表面黏膜有助于食物的运送。食管肌层包括内环行和外纵行，这两层肌肉参与食管蠕动，使消化道内容物向前推进。

食管肌层收缩（蠕动）将食团由食管推进至胃。

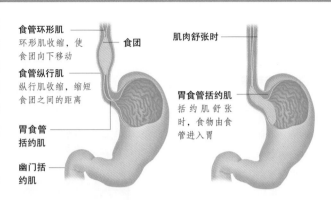

食管环形肌
环形肌收缩，使食团向下移动

食管纵行肌
纵行肌收缩，缩短食团之间的距离

胃食管括约肌

幽门括约肌

食团

肌肉舒张时

胃食管括约肌
括约肌舒张时，食物由食管进入胃

蠕动

食团经过食管时可刺激食管蠕动，将食团推送入胃。

正常情况下，胃内的食糜或其他内容物不会向食管逆流。这是由于食管下段有一特殊肌层，起生理性括约肌作用。

胃

胃是一个位于上腹部的肌性袋状结构。胃包括四部分：起始部分为贲门部，向上与食管相连；胃底是胃的上部分，是一个穹窿样结构；位于中间部分的胃称为胃体；幽门部是胃的下半部分。胃的下端是幽门括约肌。食物经过时，幽门括约肌舒张，胃内容物被运送至小肠。

肌层

胃是容纳食物的器官，也是消化蛋白质和脂肪起始的器官。胃壁肌层包括内斜行、中环行与外纵行三层。胃壁肌层的规律性收缩使进入胃的半固体食团被胃液水解和胃运动所研磨，形成黏性、乳脂状的酸性液体，称为食糜。一般情况下，胃内有1~1.5L的食糜，但胃的食糜含量可随进食量而改变。

胃在充盈时外观类似拳击手套，25~30cm长，10~12cm宽。胃空虚时，胃壁收缩，形成黏膜皱襞，外观类似J形。

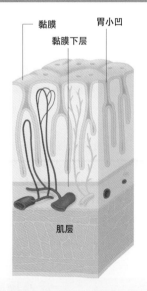

黏膜

黏膜下层

胃小凹

肌层

胃壁包括肌层、黏膜下层、黏膜层。黏膜层包括数百万个胃小凹。

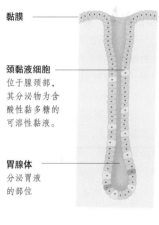

黏膜

颈黏液细胞
位于腺颈部，其分泌物为含酸性黏多糖的可溶性黏液。

胃腺体
分泌胃液的部位

胃小凹包含许多分泌腺。这些分泌腺的分泌物组成胃液。

消 化 液

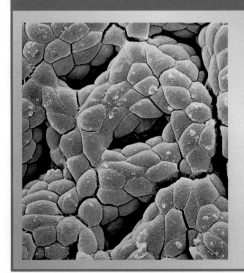

胃结构示意图：绿色部分的细胞分泌黏液，绿色部分之间的部分为胃小凹，包含胃分泌腺。

胃壁上有消化腺和消化细胞，分泌液体。胃酸是由位于胃底、胃体的壁细胞分泌的。胃酸能够将无活性的蛋白酶原转化成有活性的蛋白酶，并可杀灭随食物进入胃内的细菌。

胃酸分泌受胃泌素调控，胃泌素是由位于胃下部的胃窦部分泌的。胃泌素作用于壁细胞，刺激胃酸的分泌。

胃液包括三种酶：

■ 肾素：可使乳制品凝固，在婴幼儿中的作用比成年人中的更大。

■ 胃蛋白酶：水解蛋白质，生成如肽类的小分子物质。

■ 胃脂肪酶：水解脂肪为脂肪酸和甘油。

胃还分泌内因子，协助维生素B_{12}的吸收，维持机体组织的正常功能。

胃酸的浓度足以腐蚀金属刀刃。为了保护胃壁被胃酸消化，胃还分泌碱性黏液，中和胃酸。胃表面黏膜细胞不断凋亡脱落，每分钟约有数十万个细胞脱落，约3~5天更新一次。

食物的吸收

食物的消化起始于口腔和胃，但小肠是消化最主要的场所。小肠可分为三部分：十二指肠、空肠和回肠。

小肠全长约6.5m。其中十二指肠长约25cm，是胃内容物与消化液混合的部位。空肠长约2.5m，与回肠相续，共同参与构成小肠。空肠与回肠的变化是逐渐发生的，空肠相较于回肠管壁更厚，管径较大（约3.8cm）。

食物通过蠕动（肌性收缩）向前移动，消化过程贯穿整个小肠。空肠与回肠的主要作用是吸收有益于机体的物质。

消化液

十二指肠的消化液包括碱性的碳酸氢钠，可中和胃酸，同时为小肠提供一个碱性环境，有助于小肠酶发挥作用。

十二指肠的消化液有两个来源。首先，十二指肠腺体分泌麦芽糖酶、蔗糖酶、肠激酶、肠蛋白酶。第二个来源为胰腺，胰腺除了内分泌功能外，还可以分泌消化液，如胰脂肪酶、胰淀粉酶和胰蛋白酶原。这些酶有助于蛋白质、糖和脂肪的吸收。

蛋白质、糖和脂肪的吸收

某些蛋白质在胃内被降解为肽类（组成蛋白质的短链氨基酸）。小肠内的肠激酶活化胰蛋白酶原为胰蛋白酶，进一步将蛋白质和肽类水解为氨基酸。十二指肠肽酶将肽类水解为氨基酸。

肝细胞分泌胆汁，储存于胆囊中，胆汁是绿色，其中的胆盐协助脂肪的消化。胆汁通过胆管传送至十二指肠。胆盐乳化脂肪，其分子形成微胶粒，能够增加脂肪酶与食糜接触的面积。脂肪酶可将脂肪水解为脂肪酸和甘油。

胰淀粉酶可将未经唾液淀粉酶水解的淀粉水解为麦芽糖。麦芽糖酶将麦芽糖水解为葡萄糖。蔗糖酶将蔗糖水解为葡萄糖和果糖。

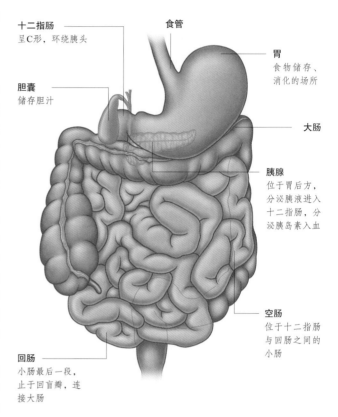

十二指肠
呈C形，环绕胰头

胆囊
储存胆汁

回肠
小肠最后一段，止于回盲瓣，连接大肠

食管

胃
食物储存、消化的场所

大肠

胰腺
位于胃后方，分泌胰液进入十二指肠，分泌胰岛素入血

空肠
位于十二指肠与回肠之间的小肠

小肠的起始部分是空肠，空肠内有胰腺分泌的胰液和胆囊来源的胆汁。空肠续于回肠。

营养物质的吸收

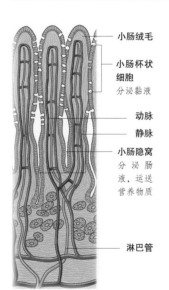

小肠绒毛

小肠杯状细胞
分泌黏液

动脉

静脉

小肠隐窝
分泌肠液，运送营养物质

淋巴管

小肠黏膜切面示小肠绒毛结构。

空肠和回肠是吸收的主要部位。肠道每日吸收的液体约为9L，其中小肠吸收的液体约为7.5L。

空肠和回肠管腔内覆盖有指状突起，长约1mm，称为小肠绒毛。小肠绒毛的作用是可增大小肠吸收的面积。小肠绒毛壁只由一层上皮细胞构成。

绒毛的中央，可见管腔较大，由单层内皮构成的中央乳糜管，即毛细淋巴管，是淋巴系统的一部分。

肠上皮细胞吸收水、葡萄糖入血。肠上皮细胞将脂肪酸、甘油转化为脂肪，合成乳糜微粒，扩散至淋巴管。

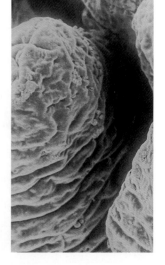

电镜示小肠绒毛增加小肠吸收的面积，图中绿色为食物颗粒。

肝脏在消化过程中的作用

虽然肝不是消化道的一部分，但肝和胰、胆囊在消化过程中扮演着重要角色。消化的最终产物运送至肝，在肝内进一步发生化学反应。

消化的最终产物运送至肝。肝血窦之间的肝细胞是许多化学反应发生的场所。

肝细胞有很多重要作用，其中包括血糖的调节。

进食后，血糖增高。血液由肠道经门静脉系统回流入肝，肝将多余的糖储存为肝糖原，达到降糖的目的。当低血糖或是机体需要额外能量时，肝将肝糖原转化为葡萄糖。

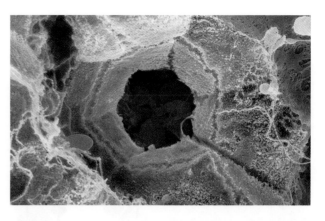

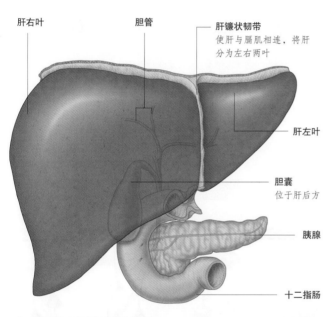

肝右叶　胆管　肝镰状韧带
使肝与膈肌相连，将肝分为左右两叶

肝左叶

胆囊
位于肝后方

胰腺

十二指肠

肝及其他位于右腹部的相关结构。

氨基酸

消化过程中产生的氨基酸不能被储存。一些氨基酸直接转化为蛋白质，还有一些氨基酸在肝脏被代谢分解，这一过程又称为脱氨基作用。脱氨基过程中产生的氮用于合成血氨，血氨经肾脏排泄。

肝功能

肝合成蛋白质，如纤维蛋白原，同时也是储存铁的部位，铁参与合成红细胞色素。衰老红细胞在肝内分

电镜示肝的功能单位。肝细胞（棕色）环绕肝血窦（位于中心的红色），其中间为肝中央静脉。

解，其降解产物血红蛋白参与胆汁的构成。胆汁经胆小管、胆管排出，储存于胆囊。

肝有多种作用：当某些物质不足时，在肝内可进行食物的转化。如当脂肪不足时，碳水化合物可转化为脂肪（如胆固醇）。某些氨基酸也可转化为糖和脂肪。

胆结石的形成

胆结石是胆囊、胆管中的固体。单个胆结石大小各异，可以非常小，也可大如鸡蛋。

15%的胆结石为胆色素结石。胆色素结石与红细胞的破坏增加有关。

80%的胆结石为胆固醇结石。当胆固醇合成量超过胆汁可利用时，多余的胆固醇在胆囊内形成结晶。

欧洲人群中，约有30%的人有胆结石，女性居多。

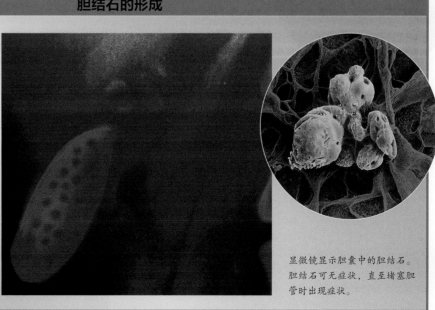

彩色X线片显示了点状的固体胆结石。胆结石形成与胆汁内某些物质的过度合成有关。

显微镜显示胆囊中的胆结石。胆结石可无症状，直至堵塞胆管时出现症状。

碳水化合物的奥秘

糖类，即碳水化合物，是人体能量的主要来源，也是能量储存的形式，同时参与其他物质的合成。

碳水化合物主要由碳原子、氢原子和氧原子构成。根据分子大小将碳水化合物分为三类：单糖、双糖和多糖。

单糖

最常见的单糖为果糖、半乳糖和葡萄糖。机体不能利用除葡萄糖外的其他单糖，若需利用其他单糖，需先将其他单糖转化为葡萄糖，因此，葡萄糖是体内最重要的单糖。血中游离葡萄糖的浓度又称为血糖，血糖指标有重要作用。

单糖

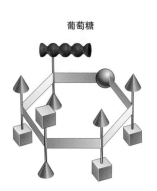

葡萄糖

葡萄糖是体内最重要的碳水化合物。葡萄糖可由其他单糖转化而来。

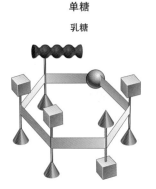

乳糖

虽然半乳糖与葡萄糖化学结构相似，但是机体不能利用半乳糖。若机体需利用半乳糖，需先将半乳糖转化为葡萄糖。

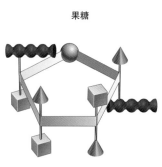

果糖

果糖存在于水果、果汁中。果糖可与葡萄糖一起，合成蔗糖，蔗糖是一种双糖。

双糖——食物中的糖

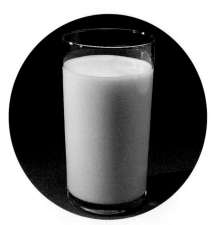

双糖可由两个单糖分子合成。举例来说，牛乳中的乳糖，是由葡萄糖和半乳糖合成而成的。乳糖是机体唯一能利用的双糖。其他常见的双糖还包括蔗糖和麦芽糖。

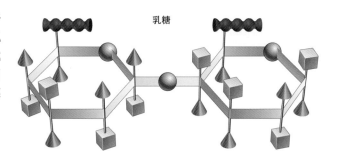

乳糖

乳糖广泛存在于牛乳等乳制品中。有些人因为缺乏代谢乳糖的乳糖酶，不能消化乳糖。

单糖可合成体内许多物质，如软骨、骨中的黏多糖。单糖也参与细胞膜的合成。

双糖可由两个单糖分子合成。举例来说，牛乳中的乳糖，是由葡萄糖和半乳糖合成的。

多糖——能量储存的形式

多糖可由多个单糖合成。多糖分子量较大，因此通常不溶于水，主要存在于细胞内。这一特性有助于储能。

糖原和淀粉是两种重要的多糖，它们均由长链的单糖组成。

■ **淀粉**：是植物生长期间以淀粉粒形式储存于细胞中的储存多糖。

■ **糖原**：是动物细胞多糖的储存形式，糖原主要存在于肌肉、肝细胞内。当血糖下降时，糖原可分解为葡萄糖，维持血糖稳定。

马铃薯内含有大量淀粉。淀粉是由多个单糖单位构成的多糖。

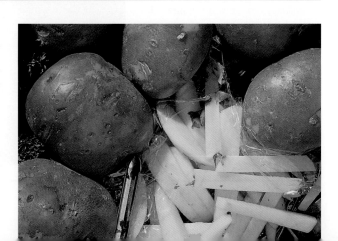

脂类的奥秘

脂类是一组不溶于水但可溶于酒精的有机分子（脂类含碳）。脂类可分为三类：甘油三酯、磷脂和类固醇。

甘油三酯——能量储存的形式

甘油三酯由一分子甘油与三分子脂肪酸结合而成。所有甘油三酯的甘油骨架相同，但脂肪酸可有不同。

脂肪酸在细胞内分解时可产生大量能量。此外，脂肪酸不溶于水，主要储存在细胞内，因此是机体的主要能量储存形式，也是重要的能量来源。

饱和脂肪酸与不饱和脂肪酸

根据其碳链是否存在双键，脂肪酸被分为饱和脂肪酸和不饱和脂肪酸。饱和脂肪酸的碳链不含双键，不能够再结合氢原子，多存在于动物脂肪中。不饱和脂肪酸的碳链含有一个以上双键，可以结合氢原子。根据双键的含量将不饱和脂肪酸分为单不饱和脂肪酸和多不饱和脂肪酸。

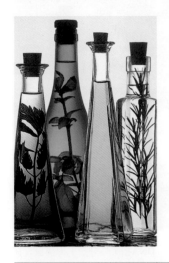

橄榄油中富含单不饱和脂肪酸。葵花籽油中富含多不饱和脂肪酸。

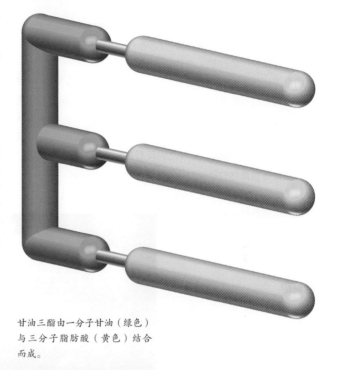

甘油三酯由一分子甘油（绿色）与三分子脂肪酸（黄色）结合而成。

磷脂——细胞膜的主要成分

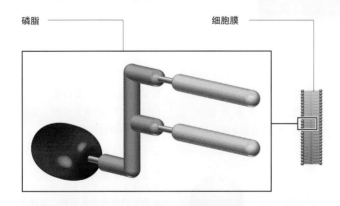

磷脂　　　　　　　细胞膜

磷脂与甘油三酯结构类似，均有甘油骨架。但与甘油三酯不同的是，磷脂中甘油仅有两个羟基被脂肪酸酯化，3位羟基被磷酸酯化成为磷脂酸。

磷脂的脂肪酸端为电中性，是疏水端（水通常带电）。磷脂的磷脂酸端为亲水端。这一特性使磷脂可聚集形成具有空间结构的脂质双层，组成细胞膜：其亲水端分别朝向细胞内和细胞外侧，其疏水端两两相对。

磷脂由一分子甘油骨架（绿色）与两分子脂肪酸（黄色）、一分子磷酸（红色）结合而成。

类固醇

类固醇是脂溶性的，但结构与甘油三酯和磷脂差别较大。人体内最重要的类固醇是胆固醇，是很多甾体激素的前体物质，参与许多重要的生理过程。性激素是另一类重要的类固醇，虽然在体内含量较少，但十分重要。

类固醇类激素，如雄激素，参与体内很多生理过程，如维持肌肉量。

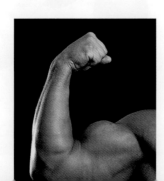

其他脂类分子

脂类还包括其他三类重要物质：

脂溶性维生素

脂溶性维生素包括维生素A、D、E、K。脂溶性维生素需与其他脂质结合后才能被机体吸收。因此，当出现脂质吸收不良（如囊性纤维化）等疾病时，脂溶性维生素的吸收也会受影响。

类二十烷酸

主要包括前列腺素、白三烯，均与炎症反应有关。还包括血栓烷，参与血管的收缩。

脂蛋白

脂蛋白是运送脂肪酸和胆固醇的物质。脂蛋白可分为高密度脂蛋白（HDL）和低密度脂蛋白（LDL）。

蛋白质的奥秘

蛋白质是机体内重要的物质，对维持代谢、促进生长发育都有重要作用。蛋白质由氨基酸构成，分子结构复杂。

蛋白质在体内许多过程中都有重要作用。结构性蛋白质包括结缔组织中的胶原，皮肤中的角蛋白，肌肉中的肌动蛋白、肌球蛋白和细胞中的微管蛋白。细胞膜中的蛋白质是许多化学物质的载体，可将其他物质运入或运出细胞中。

其他蛋白质还包括催化化学反应的酶、重要的激素、协助机体抵抗疾病的抗体。血液中的蛋白包括血红蛋白、白蛋白和参与凝血反应的蛋白。

氨基酸

与其他有机化合物相似，蛋白质也由氢原子、碳原子和氧原子构成。蛋白质还包括氮原子，有些蛋白质还包括硫原子。

蛋白质的基本构成单位是氨基酸。体内仅有20种氨基酸，但不同氨基酸可以组合成上千万种蛋白质。有些氨基酸可通过机体合成，有一些氨基酸不能够通过机体合成，需从食物中补充。人体每天需进食30g蛋白质，以维持生理需要。

胶原结构示意图。胶原广泛存在于骨、皮肤中。

氨基酸的核心链包括碳原子。氨基酸的碳原子连接两端，一端为氨基端，一端为羧基端。一个氨基酸的氨基端可与另一个氨基酸的羧基端结合，组成长链氨基酸（肽）。

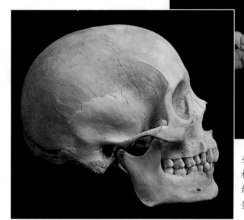

头颅与其他骨骼相似，其力量的维持需要钙盐与蛋白质共同作用。

氨基酸的结构使其可溶于水，同时具有两性解离性质（既可在酸性溶液中解离，也可在碱性溶液中解离）。这一特性有助于其成为酸碱缓冲对，维持人体内环境的稳态。

蛋白质合成的模板是DNA。细胞根据RNA（一种DNA相关性分子）为模板，在核糖体（一种细胞器）中合成蛋白质。

一级结构

核糖体中合成的蛋白质为串珠状排列的氨基酸，是蛋白质的一级结构。蛋白质一级结构的合成以DNA为模板，是蛋白质分子结构的骨架。

氨基酸具有相同的基本结构。相邻分子之间的氨基区和羧酸区相结合可以形成很长的链。侧链在不同的氨基酸中变化。

蛋白质变性

一般情况下，蛋白质性状稳定。蛋白质的活性与其3D构象及氨基酸残基侧链的相互作用相关。酸性环境及温度可破坏氨基酸侧链。

蛋白的主要组成部分为白蛋白。烹饪加热时，由于蛋白质变性，蛋白由液体变成固体状。

蛋白质的3D构象被破坏，称为蛋白质变性。一些情况下，这一过程是可逆的，在一定条件下，蛋白质可重新恢复原有的构象。但许多蛋白质变形后，空间构象严重被破坏，不能复原。

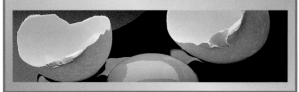

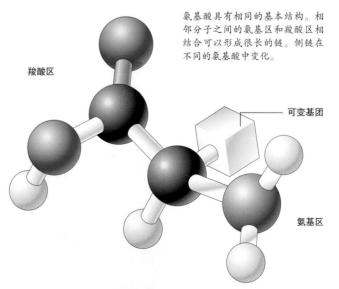

羧酸区

可变基团

氨基区

蛋白质折叠的奥秘

氨基酸的序列决定了蛋白质的三维结构。蛋白质的折叠决定了蛋白质的特点。

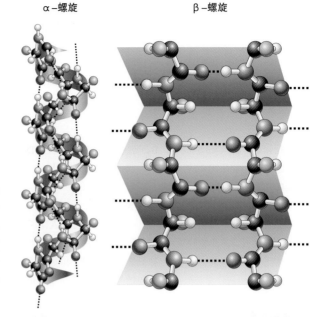

α-螺旋　　　　β-螺旋

蛋白质的二级结构

当氨基酸合成长多肽链时，通常不会以简单单链形式存在，而是以复杂肽链形状存在。维系这些局部空间结构构象的化学键称为氢键。肽链间的氢键和肽链一起组成蛋白质不同的二级结构。

α-螺旋是最常见的蛋白质二级结构。α-螺旋由4个氨基酸之间的氢键组成。β-折叠是另一种常见的蛋白质二级结构。β-折叠肽键平面折叠成锯齿状，氢键与β-折叠的长轴呈垂直关系。某些蛋白质中可有两种蛋白质的二级结构同时存在。

根据二级结构不同，蛋白质可分为长螺旋形（α-螺旋）和片状（β-折叠）。

蛋白质的三级结构和四级结构

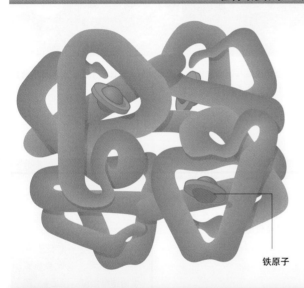

铁原子

图示血红蛋白的球状结构。这一结构使血红蛋白能和铁结合，有利于氧气的运输。

蛋白质的三级结构是指整条肽链中全部氨基酸残基的相对空间位置。在二级结构的基础上，多肽链可在三级结构层次上局部折叠，形成球状蛋白质。蛋白质三级结构的形成和稳定主要依靠非共价键。含硫蛋白质中的二硫键在维持分子稳定中也有重要作用。

在体内有许多蛋白质含有2条或2条以上多肽链，称为亚基。亚基之间呈特定的三维空间分布，并以非共价键相链接，这种蛋白质分子中各亚基的空间排布及亚基接触部位的布局和相互作用，称为蛋白质的四级结构。非蛋白质分子，如铁原子，可增强亚基之间的相互作用。血红蛋白的每一条肽链都和铁原子结合。

蛋白质的三级结构和四级结构均有特异性。蛋白质的一级结构，即氨基酸决定蛋白质的三级结构和四级结构。

纤维蛋白和球状蛋白

蛋白质可根据其外形分为两类。结构蛋白或纤维蛋白外形类似绳索。结构蛋白很稳定，有维持细胞形态、机械支持和负重的功能。大部分结构蛋白都有二级结构，某些结构蛋白还有三级结构。广泛存在于结缔组织中的胶原，是一种三肽构成的三螺旋结构。其他结构蛋白质还包括角蛋白、弹性蛋白和肌动蛋白。

球状蛋白，也称为功能性蛋白质，多参与体内的化学反应。这些球状蛋白大多数可溶于水，有四级结构，因此外形为球状。酶是一种球状蛋白。

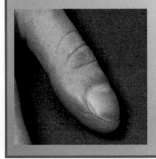

人的指甲和动物的角均含有角蛋白。这种蛋白质有维持细胞形态、机械支持的作用。
细胞膜上的球状蛋白（图中X形结构），协助调控细胞内外物质的运输。

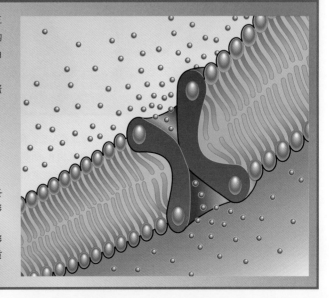

维生素的奥秘

机体生长发育、组织的修复需要13种维生素。消化功能障碍或酒精中毒所致的维生素缺乏，可导致严重后果。

维生素是一种人和动物维持正常的生理功能所需要的一类微量有机物（含碳原子）。

维生素的作用包括：与蛋白质结合生成酶，催化体内重要的化学反应。维生素缺乏时，体内很多化学反应合成速度下降。

维生素的来源

1912年，化学家Casimir Funk首次提出维生素的概念，指人和动物维持正常的生理功能所需且必须从食物中获得的物质。

维生素的定义即指维生素不能通过机体合成。后续研究发现，维生素D可由机体合成。维生素D可在日照下经皮肤合成，或由肝脏以烟酸（维生素B_3）为底物合成少量维生素D。

维生素的主要来源是食物。

维生素补充

平衡膳食可提供人体所需维生素。然而，某些情况下，如妊娠、哺乳妇女和肠道功能障碍的患者，需要额外补充维生素制剂，维持代谢。

维生素制剂不能够替代正常膳食。营养学家认为食物中的维生素有重要作用。

维生素可分为以下两类。

■ 脂溶性维生素：维生素A、维生素D、维生素E、维生素K。
■ 水溶性维生素：维生素C、维生素B复合物。

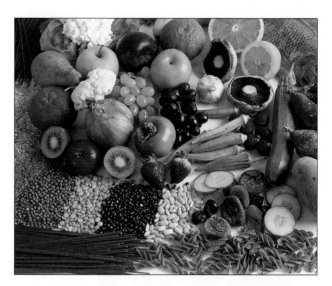

平衡膳食可提供人体所需的所有脂溶性和水溶性维生素。人体所需的13种维生素对维持正常的生理功能有重要作用。

脂溶性维生素

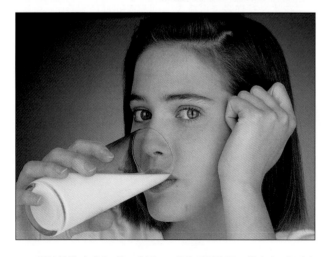

脂溶性维生素有4种，主要存在于乳制品和肉类中。机体可以储存脂溶性维生素，因此并不需要每天补充。

维生素A

维生素A主要储存于肝脏。维生素A对于维持皮肤、黏膜、骨、牙齿、视力和生育功能有重要作用。维生素A主要来源于肝、蛋、黄油或由β-胡萝卜素（主要来源于绿叶蔬菜和柑橘类水果）转化。

维生素D

维生素D维持骨骼健康同时参与钙磷代谢的调节。维生素D的来源包括蛋、乳制品、鱼牛奶中的钙只有在维生素D的帮助下才能被人体吸收。维生素D缺乏可引起佝偻病。

油。机体可在阳光照射下合成维生素D。

维生素E

维生素E主要来源于蔬菜油、麦芽、动物肝、绿叶蔬菜，在体内以脂肪形式储存。维生素E是一种抗氧化剂（能够中和有害物质），对维持红细胞和肌肉功能也有重要作用。

维生素K

维生素K主要参与凝血过程，能够活化凝血酶（凝血过程中需要的）。主要来源包括绿叶蔬菜、蛋、大豆油、苜蓿和动物肝脏。

维生素C

维生素C，又称为抗坏血酸，是一种水溶性的维生素，有助于维持胶原的功能。胶原是一种广泛存在于骨、软骨、肌肉和血管中的结缔组织。维生素C还参与食物的代谢，促进铁的吸收。

维生素C的来源包括水果（主要是柑橘类）、青椒、西红柿、花椰菜、马铃薯和包菜。某些食肉动物可以合成维生素C，但是人类不能够合成维生素C。

研究表明维生素C是一种抗氧化剂，能够保护细胞和组织免受自由基的破坏（代谢过程、疾病或是紫外线照射下中产生的有损伤性的分子物质）。

维生素的奥秘

机体不能储存水溶性维生素，需每日从食物中摄取。

维生素B

维生素B包括一组维生素。

■ 硫胺素（维生素B$_1$）：对碳水化合物的代谢和神经系统有重要作用。主要来源于谷物、面包、红肉、蛋和糙米。

■ 核黄素（维生素B$_2$）：参与

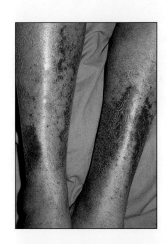

体内代谢反应。对于皮肤、黏膜、角膜及神经鞘有重要作用。主要来源于肉类、乳制品、全谷物食物及豌豆。

■ 烟酸（维生素B$_3$）：对食物代谢及皮肤、神经系统和胃肠道有重要作用。主要来源于蛋白质含量丰富的食物如肉类、鱼类、啤酒酵母、乳制品、蛋、豆荚（豆类植物）、马铃薯和花生。

■ 吡哆醇（维生素B$_6$）：对氨基酸、糖类和脂肪酸的代谢有重要作用，也对血细胞有重要作用。主要来源于肝、糙米、鱼和全谷物食品。

■ 氰钴胺（维生素B$_{12}$）：存在于所有细胞，主要是小肠、神经系统和骨髓。对造血、维持神经鞘和合成核酸（与DNA合成有关）有重要

维生素C缺乏可导致维生素C缺乏病。主要表现为皮下出血，牙龈肿胀、出血，如果不治疗可导致死亡。

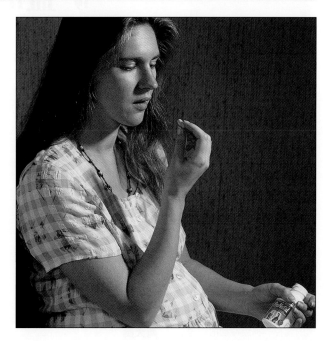

作用。主要来源于肝、肉、蛋、奶。

■ 叶酸：与维生素B$_{12}$共同参与核酸的合成，有助于造血。对胎儿脑和神经的发育有重要作用。主要存在于酵母、肝、绿色蔬菜中。

■ 泛酸和生物素：由肠道细菌分解产生。泛酸主要来源于肉类、豆荚和全谷物食品。生物素主要来源于牛肉、肝、啤酒酵母、花生和蘑菇。

维生素缺乏

维生素	缺乏时的症状	高危缺乏人群
维生素A	皮肤干燥、黏液分泌减少、夜盲症	囊性纤维化、肝脏疾病、酒精中毒
维生素B$_1$（硫胺素）	脚气病、Wernicke-Korsakoff脑病	酒精中毒
维生素B$_2$（核黄素）	皮肤干燥、贫血、光敏性皮炎、嘴唇脱皮、喉咙痛	营养不良
维生素B$_3$（烟酸）	糙皮病（皮炎、肠炎、精神异常）	酒精中毒
维生素B$_6$（吡哆醇）	皮炎、抑郁、共济失调、失眠	酒精中毒、口服避孕药使用者
维生素B$_{12}$（氰钴胺）	恶性贫血、神经系统障碍、口炎	严格的素食主义者、老年人（吸收能力随年龄增长而下降）
维生素B$_9$（叶酸）	叶酸缺乏性贫血（如继发于胃肠道疾病、胃溃疡）	酒精中毒、妊娠妇女
维生素C	维生素C缺乏病（皮肤、组织出血、假性瘫痪）	严格控制饮食的老年人、以羊奶为主食且未添加其他辅食的婴幼儿
维生素D	佝偻病（维生素D缺乏时影响钙吸收）	婴儿、缺乏阳光照射的老年人
维生素E	未明	未明
维生素K	凝血功能障碍（妊娠期间出现可影响胎儿）	黄疸、肝硬化、长期使用抗生素

酒精中毒

三种营养不良与酒精中毒相关：

■ 因食物摄入不足所导致的原发性营养不良。

■ 因消化、吸收功能障碍所导致的继发性营养不良。

■ 因为不能代谢营养物质所导致的三发性营养不良。

此外，酒精本身能够抑制脂肪的吸收，因此酒精中毒时，易造成脂溶性维生素缺乏。

酒精中毒所致维生素缺乏：

■ 维生素A：中度酒精中毒即可引起维生素A缺乏。

■ 维生素B：酒精中毒时所有B族维生素均会缺乏，以维生素B$_1$（硫胺素）缺乏最为明显。维生素B$_1$缺乏可导致Wernicke-Korsakoff脑病，主要表现为定向障碍、记忆障碍和虚构。

■ 维生素B$_9$（叶酸）：酒精中毒时最常引起叶酸缺乏，导致贫血。

矿盐的奥秘

矿盐是人体内的无机盐成分，约占体重的5%。矿盐对机体有着重要的作用，微量的矿盐就可以发挥巨大的作用。

维生素对机体有重要作用，维生素的吸收过程需要矿盐的参与。矿盐是体内的无机盐成分，约占体重的4%~5%。矿盐对维持机体的生理、心理平衡均有重要作用；此外，它还参与构成骨骼、牙齿、软组织、血液、肌肉和神经细胞。

与维生素相似，矿盐在体内主要以酶或者辅酶的形式参与各种反应，这些反应包括肌肉的调控、神经冲动的传递、激素的分泌、营养物质的吸收等。机体可利用的矿盐多达80种。

矿盐的来源

矿盐是无机盐，多存在于土壤中。植物可从土壤中吸收矿盐。人类饮食中的绝大多数矿盐来自植物，或者间接来自动物。

富含矿盐的食物主要包括蔬菜、豆类、乳制品。相比之下，谷物、面包、脂肪、糖等精加工食品含矿盐量较少。

两大类

均衡饮食的情况下，人类摄入的矿盐可以满足日常的生理需求。按照人体每日需要量的多寡，矿盐可分为两大类：常量元素和微量元素。

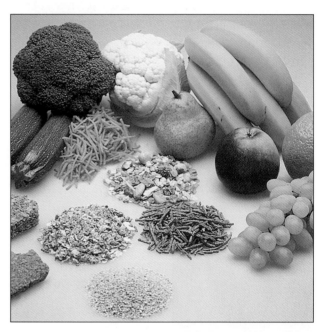

富含矿盐的食物主要包括蔬菜、豆类。均衡饮食的情况下，人类摄入的矿盐可以满足日常的生理需求。

常量元素

常量元素（其中常量的Macro是从希腊文衍生来的）是指体内需要量较大的矿盐，主要包括：

■ 钙：构成骨骼和牙齿的主要成分，同时参与细胞膜的构成，协助神经冲动的传导及肌肉的收缩。约有90%的钙储存于骨骼中，血液和组织可重吸收利用储存于骨骼的钙。钙缺乏可导致骨疾病，如骨质疏松。

■ 磷：与钙共同参与构成骨骼和牙齿。此外还在碳水化合物、脂类、蛋白质代谢中有重要作用。

■ 钾：体内含量第三的矿盐。钾、钠、氯共同构成体液，镁参与神经细胞功能的维持（右图）。西蓝花中富含镁。

参与酸碱平衡的调控、神经冲动的传递、肌肉收缩、血压及心率的调节。钾对血压的调节主要通过肾上腺素的作用。此外，钾还参与蛋白质的合成、碳水化合物的代谢以及胰岛素的分泌。

■ 钠：参与维持体内水电解质平衡。同时与钾共同参与肌肉收缩及神经冲动的传导。大部分的钠来自食盐。血钠

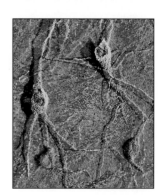

浓度增高时可使机体排出的钾增多，同时吸收更多水分，引起血压增高。

■ 镁：对神经、肌肉、骨骼有重要作用。可协助钙的吸收，在血压突然升高时保护心肌。镁缺乏与心绞痛相关，并会增加心脏病发作的概率。月经前综合征也与镁缺乏相关。

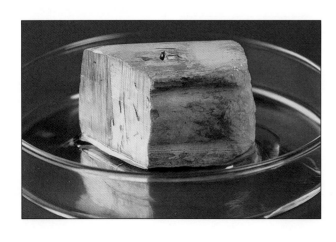

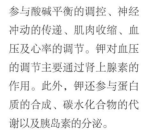

地壳中含有钠。左图培养皿所示为钠块，钠对机体水电解质平衡有重要作用。

微量元素

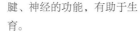

微量元素指的是人体需要量较少的元素。即便人体需要量较少，微量元素对于维系健康也必不可少。微量元素主要包括以下几种。

■ 锌：锌对生长发育、睾丸发育、皮肤稳态、伤口愈合、免疫功能调节有重要作用。

　　锌是含锌金属酶的组成成分，参与体内碳水化合物、蛋白质、脂肪的代谢，也对调节骨骼钙化有重要作用。

■ 铜：铜对机体有重要作用，主要包括：参与构成血红蛋白，协助铁的运输，参与心率、血压的调节，协助肌

腱、神经的功能，有助于生育。

■ 氟：氟参与构成骨骼、牙齿。参与形成牙釉质（使牙齿不容易发生龋坏），增加骨强度。氟主要来源包括含氟的水质及含氟牙膏。

■ 锰：锰参与骨、软骨、结缔组织的构成。锰对于蛋白质的合成、能量的构成有重要作用。锰对骨骼发育及性激素的合成有重要作用。

■ 铬：铬对胰岛素的分泌、血糖的调节有重要作用，同时参与脂肪酸的代谢。铬可协助治疗糖尿病，减少患者对于胰岛素的需要，同时减轻低血糖的症状。

■ 硒：硒参与调节其他矿盐。硒与维生素E类似，均为抗氧化剂，保护细胞及组织免受自由基的损伤。

■ 碘：碘是人们首先认识到其重要作用的矿盐，可用于治疗甲状腺肿。

　　碘是甲状腺激素的组成成分。甲状腺激素参与体内的代谢，同时调节肌肉、指甲、毛

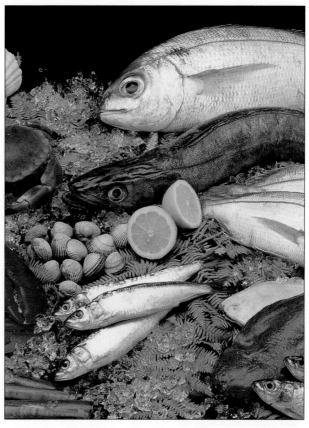

碘（显微镜下的结晶）是人体必需的微量元素。几个世纪以前，人们就意识到了碘的重要作用。

发、皮肤、牙齿的功能，也对精神状态有影响。深海鱼及贝类富含碘，面包和谷物中也含有碘。

■ 铁：铁参与血红蛋白的构成，血红蛋白的主要作用是协助氧气的运输。铁也参与构成肌红蛋白，肌红蛋白是肌肉内储存氧的蛋白质。铁缺乏可导致贫血。

深海鱼和贝类富含碘。甲状腺需要碘合成甲状腺素，甲状腺素对于机体有着非常重要的作用。

矿盐的补充

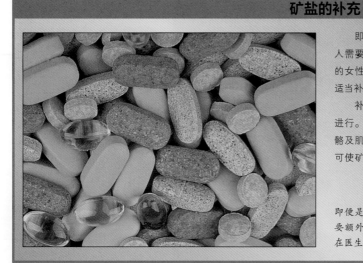

即便是均衡膳食，也有部分人需要额外补充矿盐。矿盐的补充需在医生的指导下进行。

即便是均衡膳食，也有部分人需要额外补充矿盐。如月经期的女性，由于经血流出过多，可适当补充铁剂。

　　补充矿盐需在医生的指导下进行。因为有部分矿盐储存于骨骼及肌肉，此时额外补充矿盐，可使矿盐水平过高而引起中毒。

尤其是当补充矿盐，而没有同时补充其他营养物质时，矿盐不能被机体吸收，因此血中矿盐水平进一步增高，更容易引起中毒。

中毒剂量

　　持续大剂量补充矿盐时可引起中毒。矿盐含量升高时，如引用了污染的水质或额外补充大剂量的矿盐，可引起副作用，如恶心、腹泻、头晕、头痛及腹痛。

脂肪的作用

脂肪对人体有着重要的作用，如提供能量。但是当脂肪过多时，也可能会引起肥胖、心血管病变等问题。

脂肪对于膳食必不可少，是能量供给的主要成分。脂肪还对器官有保护作用，参与激素的合成，协助机体吸收脂溶性维生素。

脂肪的储存

脂肪（多为甘油三酯）来源于食物，在体内储存于脂肪组织中。有部分脂肪组织分布

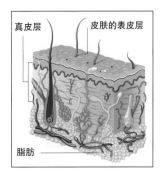

于肾脏附近，但大多数脂肪组织均分布于皮下脂肪层，富含神经和血管。

脂肪的分布与性别相关：
- 男性的脂肪主要分布于胸部、腹部、臀部（呈苹果形）。
- 女性的脂肪主要分布于胸部、臀部、腰部、胯部（呈梨形）。

男性与女性脂肪分布的差异主要与雄激素及雌激素有关。

脂肪的种类

人体内主要有两种脂肪组织。
- 白色脂肪：参与能量代谢、

大部分脂肪储存于皮下的脂肪组织中。当体内没有碳水化合物可利用时，机体分解脂肪参与供能。

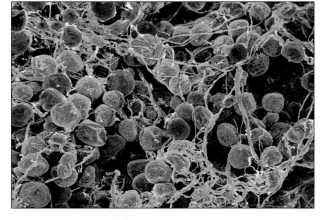

热量的隔绝、保护骨骼和器官。
- 棕色脂肪：在新生儿中含量最高，是产热的组织。

脂肪组织由两种脂肪细胞构成：
- 白色脂肪细胞较大，一般只

没有参与代谢过程的脂肪储存于脂肪细胞中（图示黄色及棕色的细胞）。这些细胞周围有结缔组织保护。

有一个脂滴。
- 棕色脂肪细胞较小，一般含有多个脂滴。

脂肪的消化与储存

所有物质若要被机体利用，首先都需经过消化。脂肪分子颗粒太大，不能透过细胞膜，因此必须分解为小分子才能被消化利用。

脂肪的吸收

脂肪的吸收包括以下过程：
- 富含脂肪的食物（主要以甘油三酯为主）经过胃和小肠。
- 肝分泌的胆盐与较大的脂滴混合，这一过程称为乳化。胆盐将较大的脂滴分解为较小的脂滴。这一过程增加了脂滴的表面积，加速消化。
- 与此同时，胰腺分泌的脂肪酶可以进一步分解脂肪，将脂肪分解为甘油和脂肪酸。甘油和脂肪酸可被肠道吸收。
- 脂肪被肠道细胞吸收后，可聚集成小颗粒，称为乳糜微粒。乳糜微粒的组成成分包

括脂肪和脂蛋白，脂蛋白能够协助脂肪溶于水。
- 当乳糜微粒颗粒太大，不能透过毛细血管壁时，乳糜微粒则进入淋巴系统。
- 淋巴系统回流乳糜微粒进入静脉入血。

脂肪的储存

乳糜微粒入血之后会被进一步分解为脂肪酸。分解乳糜微粒的酶称作脂蛋白酶（多位于供应脂肪组织、心肌、骨骼肌的血管壁内）。

脂蛋白脂肪酶的活性与胰

岛素（胰腺分泌的一种激素）有关。
- 胰岛素水平较高时，脂肪酶活性较高，脂肪分解速度较快。
- 胰岛素水平较低时，脂肪酶活性较低。

脂肪酸可被血中的脂肪细胞、肌肉细胞及肝细胞吸收，以脂肪颗粒形式储存。脂肪细胞数量不变，但脂肪细胞的体积随着脂肪吸收的增加而增加。

脂肪细胞的吸收

脂肪细胞还可吸收除脂肪外的其他分子，如葡萄糖、氨基酸（由蛋白质降解），并将其转化为脂肪而储存起来。

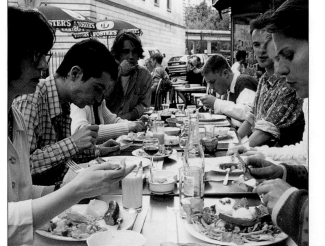

食物中的脂肪必须经过消化吸收的过程才能为机体提供能量。脂肪颗粒经过小肠及淋巴系统回流入血。

脂肪的能量转化

人体通过降解脂肪而获能的过程称为脂肪分解。脂肪分解由酶催化，脂肪分解的产物为甘油和脂肪酸。

饮食中的碳水化合物分解为葡萄糖，是机体能量的主要来源。

然而，在如骑自行车等剧烈运动时，机体除了需要葡萄糖供能，还需要分解储存的脂肪组织来供能。当机体葡萄糖（或碳水化合物）耗竭时，需要依靠脂肪酸供能。

脂肪的能量转化

脂肪的能量转换主要是通过脂肪分解（脂肪分解为甘油和脂肪酸的过程）。脂肪分解由脂肪酶（位于脂肪细胞内）催化，这一过程受多种激素调控，如胰高血糖素、肾上腺素等。

脂肪酸释放进入血液，运入肝脏。在肝内，甘油和脂肪酸可被进一步分解，分解产物可转化为糖类，这一过程称为糖异生。

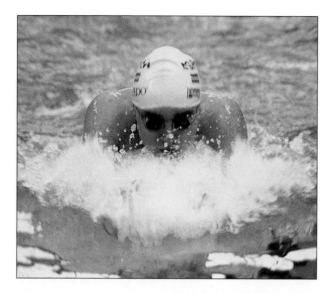

长距离游泳或其他运动可利用机体内储存的脂肪，脂肪是体内能量储存的主要形式。

多余的脂肪

大多数营养学家推荐每餐摄入35%的脂肪，以不饱和脂肪酸为宜，如橄榄油等；而不是饱和脂肪酸，如肉制品中的脂肪。

如果脂肪摄入超过了利用，就会引起脂肪堆积，体重增加。

肥胖与体脂含量相关。如果男性体内脂肪含量超过25%，女性体内脂肪含量超过32%，即为肥胖。虽然脂肪对于体内代谢有重要作用，脂肪产生过剩也会引起健康问题。

高血压

肥胖患者多伴有高血脂，因而罹患血管粥样硬化（由于脂质斑块沉积于血管壁造成的狭窄）的风险增高。当血管狭窄超过一定程度时，会影响到血液供应。

此外，血管狭窄还会引起心脏做功增加，造成高血压。高血压可引起心脏病发作、肾功能衰竭及中风。

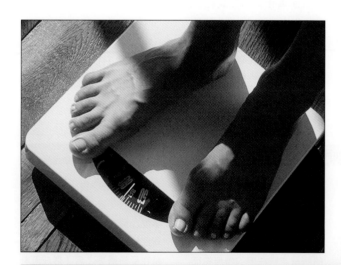

当体内脂肪超过体重的1/3时，即为肥胖。肥胖可引起严重的健康问题，如糖尿病和冠心病。

糖尿病

当人较肥胖时，其血糖、血脂及胰岛素分泌之间的平衡受到破坏，增加了患糖尿病的风险。

这是由于多余的糖类储存于肝脏等器官。当储存的糖类超过机体可利用的范围时，多余的糖类转化为脂肪。脂肪细胞摄取脂肪，而相对应减少了对糖的摄取。

此时，机体代偿性的分泌过多胰岛素，以调控血糖的升高。但胰岛素促进葡萄糖摄取和利用的效率下降，即出现胰岛素抵抗。

这一调节的失衡可导致糖尿病。糖尿病的远期并发症包括心脏病、肾功能衰竭以及视网膜病变。

机体的产热

新生儿的机体脂肪含量较低，易于散热，保温能力较差。尽管新生儿体内也有部分白色脂肪，但白色脂肪储存的脂肪含量很少。

新生儿产热主要依靠棕色脂肪的分解。脂肪颗粒分解脂肪为脂肪酸。

■ 与白色脂肪不同，棕色脂肪分解的脂肪酸仍存于脂肪细胞内。
■ 脂肪细胞内的脂肪酸进一步在线粒体（细胞内产生能量的细胞器）被分解。
■ 脂肪酸在线粒体分解的过程提供热量（冬眠的动物也是依靠棕色脂肪产热）。

当婴儿开始进食，白色脂肪逐渐增多，棕色脂肪逐渐减少甚至消失。

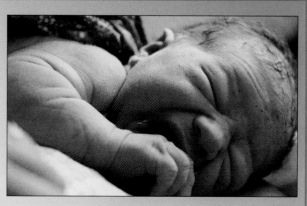

新生儿的机体脂肪含量较低，易于散热，保温能力较差。新生儿产热主要依靠棕色脂肪的分解。

酶的奥秘

酶在体内有多种作用。如果没有酶，体内许多化学反应都不会发生，如葡萄糖分解产能的过程。

人体内细胞的寿命取决于能量。然而，体内一些产能的化学反应需要在90℃时才能自然发生。酶能催化这些反应在人的正常体温下发生。

大部分酶是蛋白质，即由氨基酸组成，其构成的元素为碳、氢、氧、氮，部分酶中也含有硫。与体内其他蛋白质一

酶被用于很多产品中，如妊娠测试剂。植入测试剂中的酶与尿液中的化学物质发生反应，引起试剂颜色发生变化，从而检测是否妊娠。

样，酶的合成以DNA为模板。但也有部分酶是RNA（核糖核酸，和DNA一样也是遗传物质），这种酶称为核酶。

酶的功能

酶是化学反应的催化剂，催化反应的进行，降低反应的耗能。酶催化的反应可分为两类，一类为分解反应，即将复杂的化合物分解为简单的化合物；另一类为合成反应，即将多种物质产生一种化学产物的反应。也有一些酶协助化学物质透过细胞膜。

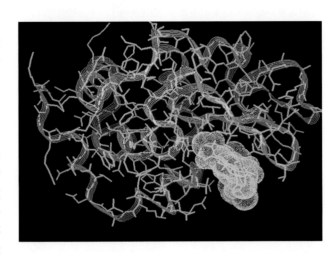

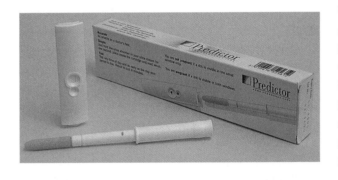

举例来说，蔗糖酶是一种催化分解反应的酶，可将蔗糖分解为更容易被机体吸收的葡萄糖和果糖。而碳酸酐酶则是一种催化合成反应的酶，碳酸酐酶催化水和二氧化碳结合，生成碳酸同时产生能量。碳酸经血运输至肺，参与气体交换，以二氧化碳形式排出体外。葡萄糖透性酶协助葡萄糖的跨膜转运，有助于产生能量。酶的英文结尾多为"ase"。

上图示溶菌酶的结构。溶菌酶存在于泪液中，可降解细菌细胞壁中的糖（图中黄色结构）。

酶的 "锁钥学说"

机体内每一种酶都有其相对应的催化反应。许多理论试图来解释酶的特异性，其中比较著名的就是"锁钥学说"。这一理论认为酶分子中有一特定的活性区域，这个活性区域与可以与催化反应的底物相结合。当反应催化完成后，底物的化学结构发生改变，电子分布也有所不同，因此与酶解离。一秒钟之内可发生上千个这样的酶促反应。

"锁钥学说"并不能够解释酶的所有特性。举例来说，酶的活性可因温度、酸碱度的改变而改变。"钥匙与锁"模型的侧重点则在酶的物理特征。此外，酶也可以结合除了底物之外的其他化学物。

诱导契合是酶特性的另一学说。酶并不是事先就以一种与底物互补的形状存在的，而是在受到诱导之后才形成互补的形状。底物一旦结合上去，就能诱导酶蛋白的构象发生相应的变化，从而使酶和底物契合而形成酶–底物结合物，并引起底物发生反应。反应结束并当产物从酶上脱落下来后，酶的活性中心又恢复了原来的构象。

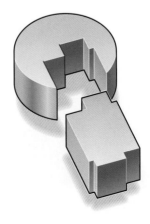 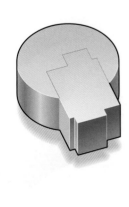 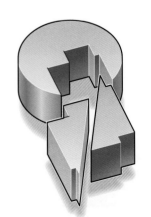

"锁钥学说"指出，酶和底物结合时，底物的结构（橙色）和酶的结构（紫色）十分吻合。酶催化反应完成后，与底物分离。

酶和能量

酶降低了化学反应所需的能量。酶的本质是蛋白质，对周围环境变化很敏感。

所有化学反应的发生都伴随能量的产生或利用。化学物分子从常态转变为容易发生化学反应的活跃状态所需要的能量称为活化能。很多反应只有在活化能足够大的时候才能够发生。酶可降低化学反应所需要的活化能，能让反应在更低的温度下进行，同时不改变化学反应的结果。

很多反应只有在活化能足够大的情况下才能进行。酶能降低反应所需的活化能，从而加速反应。

酶活性的影响因素

酶的活性有三个主要的影响因素：温度、酸碱度、影响酶中心活性结构的化学物。根据化学物对酶活性改变的不同，可分为酶的激活剂和酶的抑制剂。其中抑制剂又分为竞争性抑制剂和非竞争性抑制剂。

机体内酶都有其对应的温度范围。在这一温度范围，酶催化效能最高。在这一温度范围之外，蛋白复合物的结构可发生变性、分解。酶的活性结构因此改变，无法与底物结合催化反应。这就是体温过高或

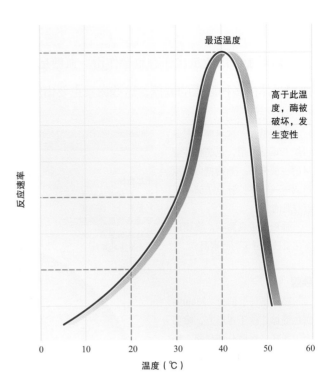

体温过低时容易产生疾病的原因。

酶的活性除了受温度影响以外，还受酸碱度影响。每一种酶也有其对应的酸碱范围。超出这一范围，酶的构象发生变化，活性降低甚至完全失活。pH值是溶液酸碱度的数值，蒸馏水的pH值为7，碱性物质如漂白剂的pH值为12，酸性物质如橘子汁的pH值为2。每一种酶对应的pH值范围不尽相

大多数酶的活性随着温度的升高而升高，直到40℃左右达到峰值。超过此温度，蛋白质开始变性，酶的活性迅速丧失。

同，因为酶的作用环境还与缓冲系统相关，缓冲系统是指能在一定程度上抵消、减轻外加强酸或强碱对溶液酸碱度的影响，从而保持溶液的pH值相对稳定。胃蛋白酶、糜蛋白酶的最适pH值就较低。

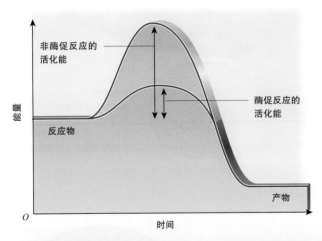

酶的竞争性抑制剂和非竞争性抑制剂

酶的抑制剂，是与酶结合使酶催化活性降低或消失，但酶分子不发生变性的一类化合物。其中竞争性抑制剂与酶催化的底物结构相类似，与底物竞争酶的催化活性中心，如氰化物。另一类催化剂为非竞争性抑制剂，并不与底物竞争酶的结合位点，而是结合于酶活性中心以外的部位，使酶构象改变，如铅、汞。

竞争性抑制剂与酶催化的底物结构相类似，与底物竞争酶的催化活性中心。非竞争性抑制剂并不与底物竞争酶的结合位点，而是结合于酶活性中心以外的部位，使酶构象改变，不能催化反应。

下图中妇女因一氧化碳中毒而吸氧治疗。一氧化碳是氧气的竞争性抑制剂，减少机体可利用的氧气。

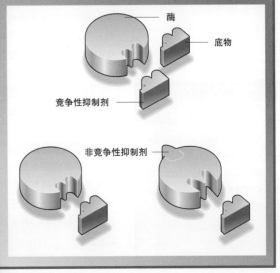

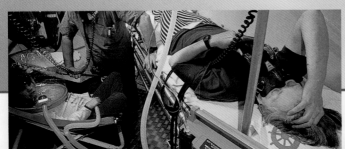

血糖控制的奥秘

糖对于体内能量代谢有重要作用。血糖是体内糖代谢的重要形式。血糖的稳态对于机体非常重要，血糖受体内多种激素的调控，这些激素主要由胰腺分泌。

葡萄糖是一种单糖，对脑组织有重要作用，也是机体能量的主要来源。葡萄糖以糖原形式——一种长链分子储存于肝与肌肉。

血糖受进食影响。血糖的变化受胰腺分泌的激素调节。

胰腺

胰腺是一个长20～25cm的白色腺体，位于胃后方，毗邻十二指肠。胰腺分泌胰酶，经胰管开口于十二指肠，参与食物的消化。除了分泌胰酶，胰腺还有其他功能。

胰腺的外分泌部分约占90%的胰腺，5%的胰腺细胞分泌调节血糖的两种激素：胰高血糖素和胰岛素。

胰腺的内分泌细胞聚集成团，分布在胰腺各处，又称为胰岛。与胰酶不同，胰腺分泌的激素不进入十二指肠，而是直接进入血液。

胰岛素

胰腺细胞有很多种，每种分泌不一样的激素。胰岛素由胰岛 β 细胞分泌。生理状态

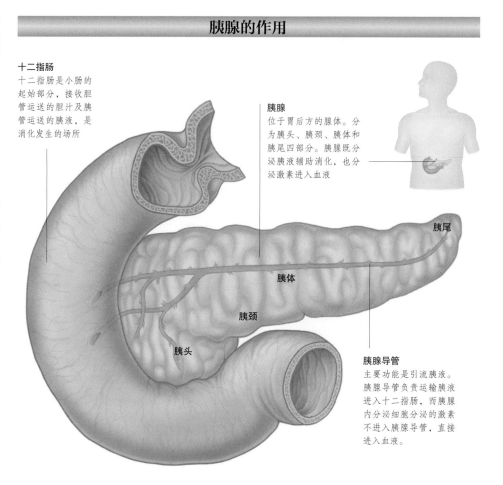

胰腺的作用

十二指肠
十二指肠是小肠的起始部分，接收胆管运送的胆汁及胰管运送的胰液，是消化发生的场所

胰腺
位于胃后方的腺体。分为胰头、胰颈、胰体和胰尾四部分。胰腺既分泌胰液辅助消化，也分泌激素进入血液

胰尾

胰体

胰颈

胰头

胰腺导管
主要功能是引流胰液。胰腺导管负责运输胰液进入十二指肠，而胰腺内分泌细胞分泌的激素不进入胰腺导管，直接进入血液。

血糖

正常情况下血糖波动在70~110mg/dl，但不应该超过180mg/dl。如果血糖超过180mg/dl，即为高血糖。如果血糖低于70mg/dl，即为低血糖。

下，胰腺持续分泌小剂量胰岛素。当血糖升高时，刺激胰岛 β 细胞分泌胰岛素增加。血糖降低时，胰岛素分泌减少。

胰岛素对许多细胞均有作用，如肌细胞、红细胞及脂肪细胞。胰岛素水平增高时，这些细胞吸收葡萄糖增加，用于产能，从而降低血糖。胰岛素还受其他激素调节，如生长抑素。当胰岛素分泌过多时，生长抑素分泌增加，抑制胰岛素的分泌。

胰高血糖素

胰高血糖素由胰岛 α 细胞分泌。血糖降低时，刺激 α 细胞分泌胰高血糖素。胰高血糖素促进肝糖原分解为葡萄糖，从而升高血糖。胰高血糖素还促进肝及肌肉利用其他物质转化为葡萄糖。

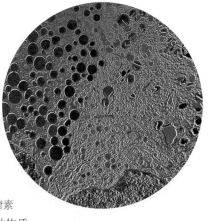

显微镜下可见，内分泌细胞聚集成团，称为胰岛，又称为朗格罕岛，是为了纪念德国医学家朗格罕。这些细胞分泌胰岛素和胰高血糖素。

血糖异常值

维持机体的健康需要血糖在正常范围。低血糖时可引起头晕、出汗、意识模糊，甚至出现昏迷。糖尿病可引起高血糖，高血糖可危害其他器官。

糖尿病

糖尿病是由于胰腺不能分泌足够的胰岛素引起的。胰岛素的主要作用是促进细胞吸收葡萄糖，从而降低血糖。

糖尿病分为两种，1型糖尿病和2型糖尿病。1型糖尿病好发于小于40岁的人群，大多需要胰岛素治疗。2型糖尿病不可治愈，有部分研究者尝试使用胰腺移植来治疗2型糖尿病。

2型糖尿病发病年龄晚，好发于超重、饮食不健康以及运动量较少的人群中。生活方式的改善有助于2型糖尿病患者的血糖控制。然而，大部分2型糖尿病除了生活方式改善外，仍需加用药物控制血糖。2型糖尿病的初始症状包括口干、多饮、多尿以及鹅口疮等感染。

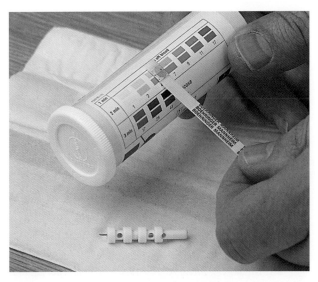

血糖仪可用来监测血糖。与血糖仪相配的刀片刺破手指，将指血滴在血糖试纸上。将试纸插入血糖仪，血糖仪屏幕上的读数即为血糖值。血糖仪除了用于常规的血糖监测，还可用于监测低血糖。

糖尿病的控制

对于2型糖尿病，健康膳食、减轻体重及锻炼可以降低血糖。但仍有部分患者需要额外使用药物控制血糖。

1型糖尿病患者通常需要胰岛素控制血糖。常用的胰岛素一般一天一次或者一天两次，也有部分患者需要多次注射胰岛素。研究者们也在探索胰岛素的其他给药途径，如鼻喷等。

大多数糖尿病患者并不会出现并发症。但是如果血糖控制欠佳，持续高血糖可引起血管、神经的损害，引起并发症，如足部的感觉丧失、视力下降和肾功能衰竭。

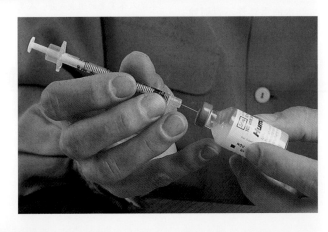

部分糖尿病患者需要自行皮下注射胰岛素来控制血糖。常规胰岛素注射可使细胞吸收葡萄糖，降低血糖。

血糖的平衡

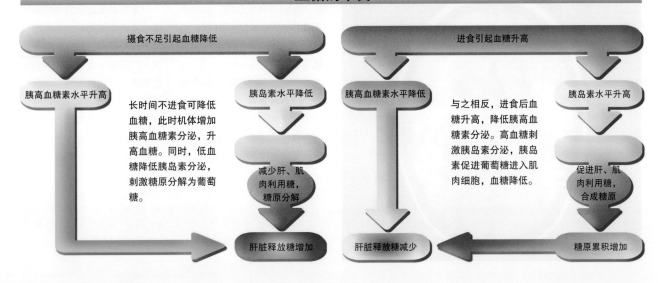

摄食不足引起血糖降低

胰高血糖素水平升高

胰岛素水平降低

长时间不进食可降低血糖，此时机体增加胰高血糖素分泌，升高血糖。同时，低血糖降低胰岛素分泌，刺激糖原分解为葡萄糖。

减少肝、肌肉利用糖，糖原分解

肝脏释放糖增加

进食引起血糖升高

胰高血糖素水平降低

胰岛素水平升高

与之相反，进食后血糖升高，降低胰高血糖素分泌。高血糖刺激胰岛素分泌，胰岛素促进葡萄糖进入肌肉细胞，血糖降低。

促进肝、肌肉利用糖，合成糖原

肝脏释放糖减少

糖原累积增加

水的奥秘

人类的生存离不开水。水参与体内多种生理过程，也是矿盐的来源。当人摄入水不足时，可引起脱水。

在所有营养物质中，水对于人体是最为重要的。人可以在没有食物的情况下活几周，但是如果没有水，几天就可能危及生命。

水的重要性主要在于水是机体的主要成分。细胞约含80%的水，血浆中含92%的水。

水的来源

保证水的摄入对于维持人体生理功能有重要作用。大部分食物均含水；肉类含40%～75%的水。即便是干的食物，如谷物、面包中，也含有30%的水。

水的重要性不言而喻，因此人们需要摄入充足的食物和水保证机体不缺水。粗略估计，人们每天需要喝2L水。

液体的种类

大部分人喝水量不足，此外喝的液体种类也不正确。

很多人喜欢喝茶、咖啡或者可乐。虽然这些饮料中也含有水，但同时还含有咖啡因，咖啡因有利尿作用，会增加水的排出。此外酒精饮料也会引起脱水。

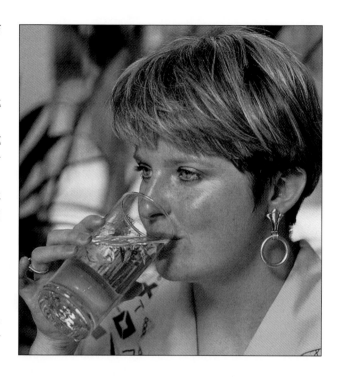

水是人体重要的组成成分，人类的生存离不开水。人们每天需要喝2L水。

喝水的好处

脱水可引起健康问题，但人们常常忽视喝水的重要性。喝水除了解渴，水还参与体内多种重要的生理过程：水参与维持体温的稳定，可作为润滑剂，是体内多种化学反应发生的场所。

体温

水的比热容较大，因此需要较高能量才能让水升温。当体温波动较大时，水有利于维持体温稳定。此外，高温时汗液蒸发，可以让机体降温。

保护作用

水也是机体摩擦的润滑剂。举例来说，泪腺分泌的泪液润滑眼睑，减少摩擦。水还在关节等组织器官中起缓冲作用，保护其免受创伤，如脑脊液对脑组织的保护作用。

化学反应

水是化学反应发生的场所。许多分子在水中解离成离子（带电荷的原子）。举例来说，氯化钠可在水中解离成氯离子和钠离子，这些离子可与其他离子进行反应。

此外，细胞膜中含水，有助于酶出入细胞。酶参与细胞多种重要过程。没有水，这些过程也不会发生。

混合溶液

水和其他溶质共同组成溶液（如水和氯化钠一起组成汗液）、悬浮液（如红细胞和血浆）、胶体（含有不溶性物质的液体，如水和细胞内的蛋白质）。

水和其他物质混合组成溶液，有助于营养物质的运输、气体交换、废物的排出。

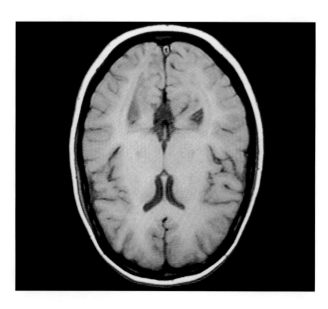

脑脊液是脑与脊髓周围的液体。脑脊液保护脑组织。

脱 水

体内有调节水的机制，维持水平衡。这一平衡受疾病及温度的影响。当水排出的量大于摄入的量时，会出现脱水。

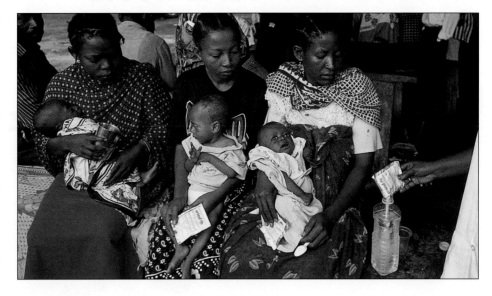

水排出的三种途径

水排出有以下三种途径。

■ **出汗**：水随汗液蒸发，蒸发过程受环境温度、湿度及运动的影响。人在休息、凉爽的环境下随汗液蒸发的脱水量可忽略不计。但当环境温度升高、发热等情况时，随汗液蒸发的脱水量升高。举例来说，夏天室外工作的人随汗液蒸发的脱水量可达5L之多。

■ **排尿**：人体摄入的水通常多于机体所需要的，为了维持水稳态，需要经肾排出多余的水。有一些药物及疾病状态会引起肾排尿增多，导致脱水。

■ **排便**：由于结肠重吸收水，随粪便排出的水只占很少一部分。腹泻时，肠蠕动加快，粪便在结肠通过的时间较短，因此重吸收的水也较少，使粪便含水量增加，导致脱水。

脱水

体液丢失过多可导致脱水，严重脱水可危及生命。青少年和老人（渴觉随年龄增大而变迟钝）脱水的风险较大。

脱水的症状和体征包括体温增高、乏力、恶心、烦渴、尿色加深、头痛及意识改变。

严重脱水的定义是脱水量超过体重的1%。举例来说，体重70kg的人如果脱水量超过700g，就认为是严重脱水。严重脱水的表现包括低血压、意识丧失、四肢抽搐、心衰、眼窝凹陷、皮肤弹性降低、呼吸深快。

脱水的治疗主要包括补液、补充电解质。口服补液盐（含有电解质和糖）可治疗轻度脱水。严重脱水需进行静脉快速补液治疗。

在发展中国家，有一些教育项目用来防止脱水。轻度脱水可通过口服补液盐治疗。

在发展中国家，非污染的水供应仍然受限，医疗资源匮乏，仍有很多人因脱水而死亡。

渴觉的机制

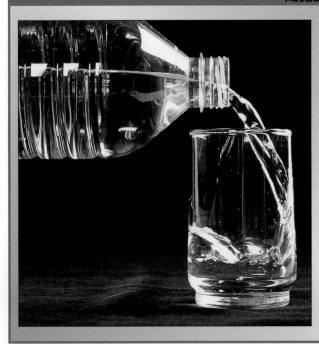

当下丘脑的渴觉中枢受到刺激，会产生渴觉。此时若喝水，渴觉就能消失。

机体需要一定量的水来维持水平衡，尤其是流汗、排尿后，需要补充水维持水平衡。当酷热或者大量运动、使用利尿剂、高盐饮食时，会引起水分的快速丢失。

水平衡的维系

机体水平衡的状态可通过体液容量及电解质的含量来确定。若体液容量低，或电解质含量过高，说明水摄入不足，可通过补充水分来缓解。喝水和渴觉冲动是通过下丘脑来实现的。

下丘脑将信号传递到肾脏，

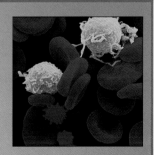

体内的水含量会影响血液的浓度和体积。当体内水含量较少时，大脑会触发口渴的感觉。

减少尿液传输，同时渴觉中枢产生渴感，渴感产生饮水的冲动。药物、饮食、紧张时引起口干，也可刺激渴感中枢。

呕吐的奥秘

呕吐是将毒素由胃、十二指肠排出的一种保护性机制。与呕吐相伴随的恶心的感觉也是呕吐反射的一部分。

恶心通常是呕吐的前驱症状。恶心的症状提示停止进食有毒的物质，从而保护机体。

妊娠、运动、放疗、化疗（如顺铂类药物）、麻醉剂（术后恶心呕吐）也可引起恶心、呕吐。这些情况下，机体并没有摄入有毒的物质，因此恶心、呕吐并不是一种保护性反射。

神经冲动传入

毒素刺激小肠及胃黏膜上的肠嗜铬细胞，释放神经递质五羟色胺。

五羟色胺刺激黏膜周围的迷走神经。迷走神经将电冲动传导至腹腔及胸腔，进而传导到脑干（脊髓上方的脑组织）中的孤束核。

呕吐反射还需要脑干中的其他核团参与。这些核团统称为"呕吐中枢"。冲动可经孤束核传导引起呕吐反射，说明孤束核的神经元可能参与组成呕吐中枢，或者参与呕吐中枢的调节。

呕吐反射

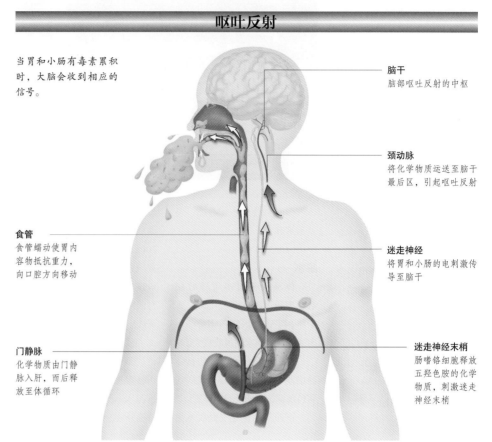

当胃和小肠有毒素累积时，大脑会收到相应的信号。

食管
食管蠕动使胃内容物抵抗重力，向口腔方向移动

门静脉
化学物质由门静脉入肝，而后释放至体循环

脑干
脑部呕吐反射的中枢

颈动脉
将化学物质运送至脑干最后区，引起呕吐反射

迷走神经
将胃和小肠的电刺激传导至脑干

迷走神经末梢
肠嗜铬细胞释放五羟色胺的化学物质，刺激迷走神经末梢

血流

毒素经过胃、小肠入学，刺激脑干中孤束核周围的最后区。最后区的神经元可以感知毒素，同时和孤束核的神经元之间相连。

晕动病

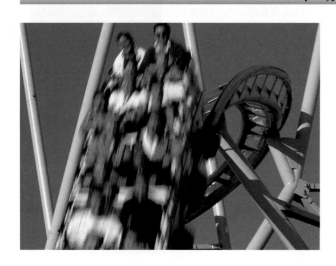

位于内耳的前庭系统（机体内的平衡觉感知系统）与视觉感知的位置不同时，可出现晕动病。

中风时，若大脑中感知平衡的神经核团受到影响，平衡觉无法传导信息，患者则不会出现晕动病。

前庭位于内耳，感知平衡觉。

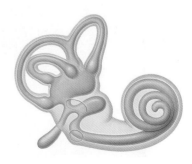

人们坐过山车时，由于不同感觉器官感知的位置有所不同，所以会引起恶心和呕吐。

呕吐的奥秘

呕吐的过程包括胃肌肉的舒张，以及腹肌、膈肌的收缩。

胃在呕吐前的2～10分钟舒张。之后小肠中部形成的巨型蠕动波快速（每秒移动5～10cm）向胃移动。这种蠕动将包括毒性物质在内的小肠内容物推向胃，避免胃进一步吸收毒性物质。

妊娠可引起恶心、呕吐，这一原因有可能是胃食管反流。

肌性收缩

腹肌、膈肌同步收缩、舒张，使胃内容物进入食管。

有一种体位有助于呕吐，即头前屈，背挺直。这时候，腹肌及膈肌收缩，腹内压增高，可高达200mmHg。

同时，会厌关闭（避免胃内容物进入肺），食管缩短，口腔打开，腹腔压力增加使胃内容物呕出。

呕吐的过程，即胃内容物通过腹肌等肌肉收缩由口腔排出的过程。

呕吐的机制

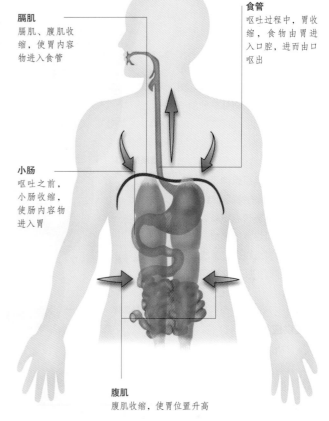

膈肌
膈肌、腹肌收缩，使胃内容物进入食管

食管
呕吐过程中，胃收缩，食物由胃进入口腔，进而由口呕出

小肠
呕吐之前，小肠收缩，使肠内容物进入胃

腹肌
腹肌收缩，使胃位置升高

止吐治疗

临床上，恶心呕吐是常见的问题。接受化疗、放疗治疗的患者常常出现顽固性呕吐，这种呕吐甚至会导致他们拒绝接受进一步治疗。总之，对于患者来说，呕吐多是不愉快的经历。

对于接受化疗的肿瘤患者，止吐药通常为静脉给药。

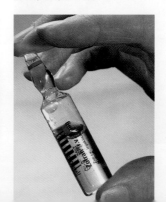

五羟色胺抑制剂

昂丹司琼是一种五羟色胺抑制剂，主要用于治疗和预防接受化疗的肿瘤患者中的顽固性呕吐。

昂丹司琼这类药与五羟色胺受体结合，抑制肠嗜铬细胞瘤释放五羟色胺。

五羟色胺受体拮抗剂并不是治疗呕吐的万能药。它的主要适应症是接受放疗、化疗的肿瘤病人。对于动力异常所导致的呕吐，五羟色胺受体拮抗剂无效，此时应使用麻醉剂及左旋多巴（治疗帕金森的药物）等药物。

这一安瓿包含了化疗患者的止吐药。

盲肠与阑尾

盲肠与阑尾是与小肠交界的大肠，又称为回盲区。盲肠与阑尾相连，接受来自小肠的血供。

盲肠是大肠的起始部分。食物经回肠运输至盲肠。回肠与盲肠之间有回盲瓣。盲肠是长约7.5cm、宽约7.5cm的囊带状结构，上方与结肠相续。阑尾是从盲肠下端向外延伸的一条细管状结构。

肌组织

小肠的肌组织续于大肠，参与构成大肠的特征性结构——结肠带。结肠带有三条，由肠壁的纵行肌增厚所形成。食物经过时，盲肠可因充盈食物残渣与气体而扩张，此时可在体表扪及。

血液供应

盲肠上、下动脉为盲肠供血。盲肠静脉收集血液汇入肠系膜上静脉。

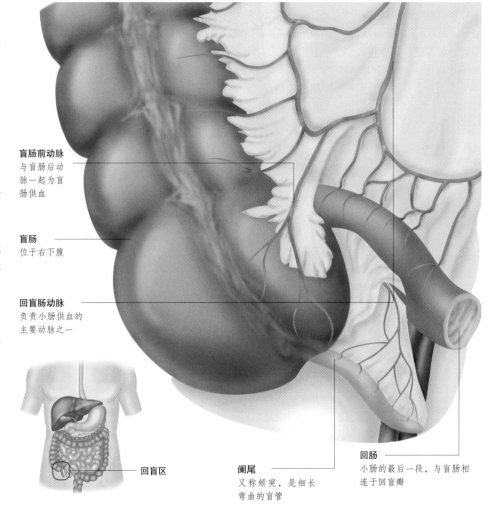

盲肠前动脉
与盲肠后动脉一起为盲肠供血

盲肠
位于右下腹

回盲肠动脉
负责小肠供血的主要动脉之一

回盲区

阑尾
又称蚓突，是细长弯曲的盲管

回肠
小肠的最后一段，与盲肠相连于回盲瓣

回盲区是小肠与大肠交界处，包括盲肠与阑尾。

回 盲 瓣

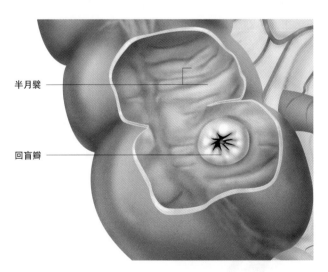

半月襞

回盲瓣

回肠末端向盲肠的开口，称为回盲口，回盲口周围有回盲瓣。

解剖结构

尸检发现回盲口肠壁内的环行肌增厚，并覆以黏膜，形成上、下两片半月形的皱襞，

回盲瓣是回盲口周围的环行肌增厚所形成的，其作用是阻止小肠内容物过快流入大肠，但作用较为有限。

称为回盲瓣。

行内镜检查时，可见回盲口，周围有一圈增厚的环形肌，这圈环行肌能在功能上关闭回盲口。

钡剂造影

回盲瓣的作用是阻止小肠内容物过快流入大肠和防止盲肠内容物逆流到回肠，但这一作用十分有限。钡剂造影可见造影剂由回肠末端经回盲瓣泄漏至盲肠。

阑尾

阑尾是从盲肠下端向外延伸的一条细管状结构，长度因人而异，通常长约10cm。阑尾起于盲肠，末端游离，活动度较大。

阑尾是从盲肠下端向外延伸的一条细管状结构，外形酷似蚯蚓，故又称为蚓突。阑尾管壁富含丰富的淋巴组织，这些淋巴组织协助机体免受肠道微生物的感染。

肌肉层

三条结肠带是结肠的特征性结构，这三条结肠带在阑尾根部汇合。有别于结肠的其他部分，阑尾的肌肉层很薄。

腹膜

阑尾表面覆盖有腹膜，这层腹膜同时也覆盖回肠与结肠，又称为阑尾系膜。

阑尾根部

三条结肠带于阑尾根部汇合。阑尾根部的位置多固定，其体表投影点称为McBurney点。

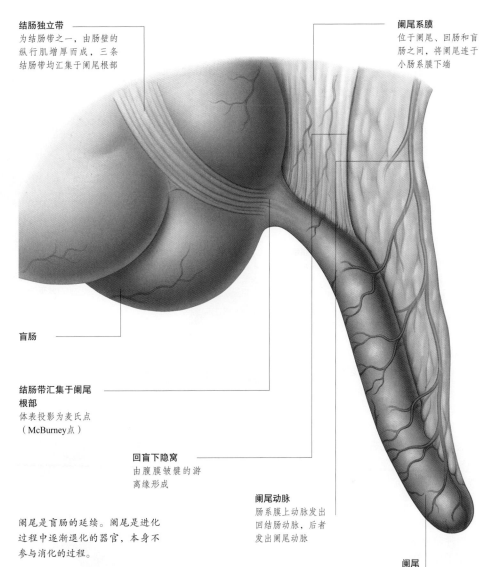

结肠独立带
为结肠带之一，由肠壁的纵行肌增厚而成，三条结肠带均汇集于阑尾根部

阑尾系膜
位于阑尾、回肠和盲肠之间，将阑尾连于小肠系膜下端

盲肠

结肠带汇集于阑尾根部
体表投影为麦氏点（McBurney点）

回盲下隐窝
由腹膜皱襞的游离缘形成

阑尾动脉
肠系膜上动脉发出回结肠动脉，后者发出阑尾动脉

阑尾

阑尾是盲肠的延续。阑尾是进化过程中逐渐退化的器官，本身不参与消化的过程。

阑尾的位置

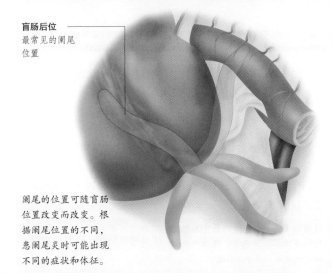

盲肠后位
最常见的阑尾位置

阑尾的位置可随盲肠位置改变而改变。根据阑尾位置的不同，患阑尾炎时可能出现不同的症状和体征。

阑尾根部多固定，而阑尾末端多游离，可随体位改变而改变。

常见位置

大多数人的阑尾为盲肠后位，此时阑尾位于盲肠后上方。

此外，阑尾也可位于回肠前位、回肠后位，此时阑尾的尖端向左下。

罕见位置

阑尾位置随盲肠位置改变而改变，当盲肠位置过高或过低时，阑尾的位置也会出现变化。

阑尾炎

阑尾的位置对于诊断阑尾炎有重要作用。阑尾炎是指阑尾发生炎症并肿胀。因为有的人阑尾位置不同，人患阑尾炎时可能出现不同的症状和体征。

阑尾位置的不同，给阑尾炎的诊断增加了复杂性，如当阑尾位于盆腔时，临床表现与泌尿系感染相似。

结 肠

结肠是构成大肠的主要部分。结肠分为升结肠、横结肠、降结肠及乙状结肠。

小肠吸收的食物运送至结肠，结肠吸收水分，让食物残渣更加干燥，并将食物残渣运送至直肠与肛管，形成粪便。结肠有两个转折处，又称为弯曲，即结肠左曲（脾曲）与结肠右曲（肝曲）。

升结肠

升结肠是指位于回盲瓣与结肠右曲之间的结肠部分，向上于结肠右曲续于横结肠。升结肠长约12cm，其前面及两侧面均被腹膜覆盖。

横结肠

横结肠位于肝下方，起自结肠右曲，向左横行至脾脏下方，折转成结肠左曲。

横结肠长约45cm，是大肠最长的部分。横结肠表面被腹膜皱襞（肠系膜覆盖），为腹膜内位器官，活动度较大。

降结肠

降结肠起自结肠左曲，向下于骨盆处续于乙状结肠。由于结肠左曲通常比结肠右曲高，因此降结肠也多比升结肠长。

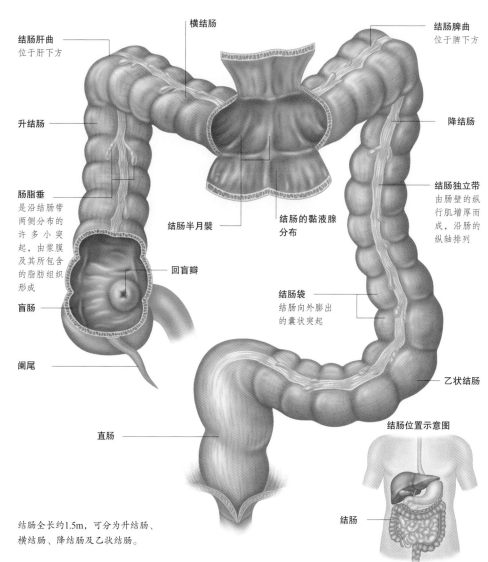

横结肠

结肠肝曲
位于肝下方

升结肠

肠脂垂
是沿结肠带两侧分布的许多小突起，由浆膜及其所包含的脂肪组织形成

盲肠

阑尾

结肠半月襞

回盲瓣

直肠

结肠脾曲
位于脾下方

降结肠

结肠独立带
由肠壁的纵行肌增厚而成，沿肠的纵轴排列

结肠的黏液腺分布

结肠袋
结肠向外膨出的囊状突起

乙状结肠

结肠位置示意图

结肠

结肠全长约1.5m，可分为升结肠、横结肠、降结肠及乙状结肠。

乙状结肠

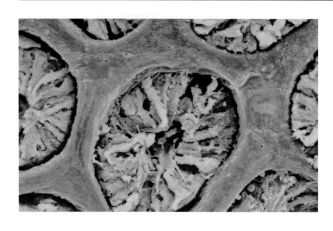

乙状结肠呈S形，起于降结肠，在盆腔续于直肠。

特点

乙状结肠长约40cm，与降结肠不同的是，乙状结肠由系膜连于盆腔，活动范围较大。乙状结肠末端续于直肠。乙状结肠结构——黏膜（绿色）层包括许多腺体（黄色）。腺体内的细胞吸收水，并分泌黏液。

结肠是储存粪便的部位，其大小与位置随粪便充盈与排空而改变。

结肠的显微结构

结肠壁的黏膜层有很多陷窝，这些陷窝内含丰富的分泌腺，主要分泌黏液。黏液润滑粪便，中和小肠细菌产生的气体与酸性物质，对肠壁起保护作用。

结肠的血液供应

与小肠相类似，结肠的血供来自动脉网。

结肠的静脉血回流至肝门静脉系统，由肝门静脉回心。

结肠的动脉血供

结肠的动脉血供来自主动脉分支——肠系膜上动脉、肠系膜下动脉。

升结肠、横结肠的前2/3均由肠系膜上动脉供血，横结肠的后1/3、降结肠和乙状结肠由肠系膜下动脉供血。

动脉的特点

与其他消化道的血供相类似，结肠的主要血供来源——肠系膜上动脉与肠系膜下动脉之间有丰富的吻合支相联通。

肠系膜上动脉发出回盲肠动脉、右结肠动脉和中结肠动脉，这些分支与肠系膜下动脉的分支如左结肠动脉、乙状结肠动脉相吻合。

肠系膜上、下动脉的分支在部分肠管之间形成动脉弓，参与供血。

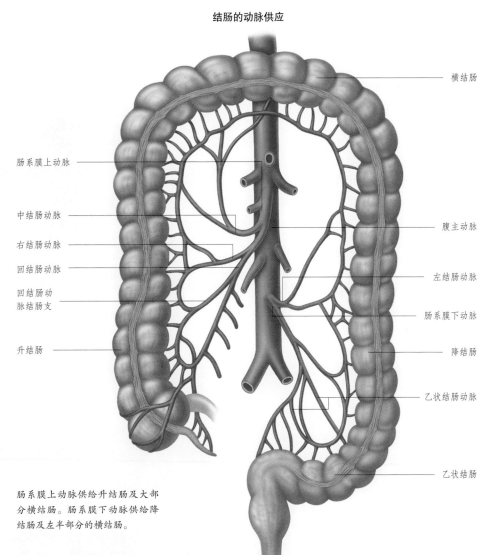

结肠的动脉供应

横结肠

肠系膜上动脉

中结肠动脉

右结肠动脉

回结肠动脉

回结肠动脉结肠支

升结肠

腹主动脉

左结肠动脉

肠系膜下动脉

降结肠

乙状结肠动脉

乙状结肠

肠系膜上动脉供给升结肠及大部分横结肠。肠系膜下动脉供给降结肠及左半部分的横结肠。

结肠的静脉、淋巴引流

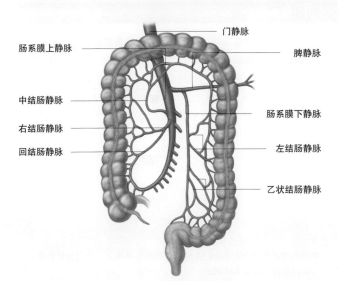

门静脉

肠系膜上静脉

脾静脉

中结肠静脉

肠系膜下静脉

右结肠静脉

左结肠静脉

回结肠静脉

乙状结肠静脉

结肠的静脉血回流至肝门静脉。升结肠、前2/3的横结肠的静脉血回流至肠系膜上静脉，其余结肠部分的静脉血回流至肠系膜下静脉。

肠系膜下静脉注入脾静脉，脾静脉与肠系膜上静脉一起注入门静脉。门静脉收集来自结肠以及肝脏的静脉血回心。

结肠的静脉与动脉相伴行，如同镜像。结肠下静脉是脾静脉的分支。

淋巴引流

结肠的淋巴管与结肠动脉相伴行，回收淋巴液入乳糜池。

淋巴液经结肠管壁的淋巴结运输至结肠小动脉附近的淋巴结，进而汇入肠系膜上、下淋巴结。

结肠的特点

与小肠不同，结肠壁向外膨出，形成六角形的特征性结构——结肠袋。患慢性炎症如结肠炎时，结肠袋结构可消失。

直肠与肛管

直肠与肛管是消化管最末端的部分。直肠与肛管的主要作用是呈纳粪便并排便。

直肠在第三骶椎平面续于乙状结肠。直肠虽称为"直肠"但并不直，在矢状面可见两个弯曲——直肠骶曲与直肠尾曲。

直肠下方与肛管相连，直肠与肛管之间形成的角度约为80°～90°。直肠肛曲有利于控制排便功能。

直肠的平滑肌包括两层。直肠内面有三条横行的皱襞，称为直肠横襞，根据位置不同又分为直肠上襞、直肠中襞、直肠下襞。直肠下襞以下的直肠膨大是直肠壶腹。

肛管

肛管是指由肛直肠曲至肛门的部分。肛管平时处于收缩状态，有控制排便的作用；排便时，肛管舒张。

肛管的长度可变化。肛管上半部分纵行的黏膜皱襞称为肛柱，肛柱以下为肛直肠线，是肛门与直肠的分解。

肛柱下方为肛瓣与肛窦。排便时肛窦可分泌黏液协助润滑。肛瓣的作用是在不排便时，抑制肛管黏液的排出。

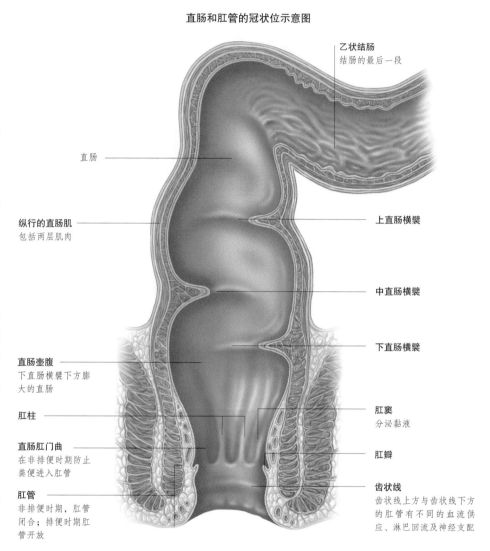

直肠和肛管的冠状位示意图

- 乙状结肠
  结肠的最后一段
- 直肠
- 纵行的直肠肌
  包括两层肌肉
- 上直肠横襞
- 中直肠横襞
- 下直肠横襞
- 直肠壶腹
  下直肠横襞下方膨大的直肠
- 肛窦
  分泌黏液
- 肛柱
- 肛瓣
- 直肠肛门曲
  在非排便时期防止粪便进入肛管
- 齿状线
  齿状线上方与齿状线下方的肛管有不同的血流供应、淋巴回流及神经支配
- 肛管
  非排便时期，肛管闭合；排便时期肛管开放

肛门括约肌

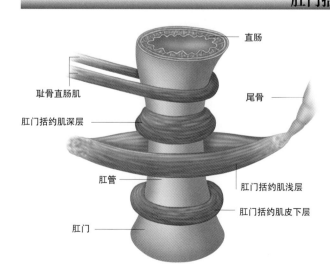

- 直肠
- 耻骨直肠肌
- 肛门括约肌深层
- 肛管
- 肛门
- 尾骨
- 肛门括约肌浅层
- 肛门括约肌皮下层

小肠的蠕动是非随意的，但排便是可由意识控制的。对排便的控制主要通过肛门括约肌完成。肛门括约肌包括：

- **肛门内括约肌：**肠壁环形肌增厚形成的，环绕肛管上2/3段，不随意识控制。

- **耻骨直肠肌：**在肛直肠线附近的肌肉，主要作用是阻止粪便由直肠排入肛管。

- **肛门外括约肌：**随意识控制，可分为皮下部、浅部和深部三部分。排便时肛门外括约肌松弛。

肛门括约肌可分为三部分，是控制排便的主要成分。肛门括约肌中，只有肛门外括约肌受意识控制。

直肠与肛管的静脉

直肠与肛管血供丰富。直肠与肛管之间有静脉丛。

直肠与肛管之间有许多小静脉，这些小静脉互相连接，形成静脉丛。这一静脉丛包括两部分。

■ 直肠内静脉丛：位于齿状线以下。

■ 直肠外静脉丛：位于肌层外。

这些静脉丛回收直肠、肛管的上、中、下三部分的静脉血，注入相对应的直肠上、中、下静脉。

肛管内静脉丛回流血液的方向以齿状线为界。齿状线以上的静脉回流至肠系膜上静脉，齿状线以下的静脉回流至直肠内静脉。

动脉血液供应

直肠血供有多种来源。直肠上半部分血供主要来自直肠上动脉，直肠下半部分的血供来自直肠中动脉，直肠与肛管交界区的血供来自直肠下动脉。

肛管的血供以齿状线为界，齿状线以上血供主要来自直肠上动脉，齿状线以下的血供来自直肠下动脉、会阴动脉的分支。

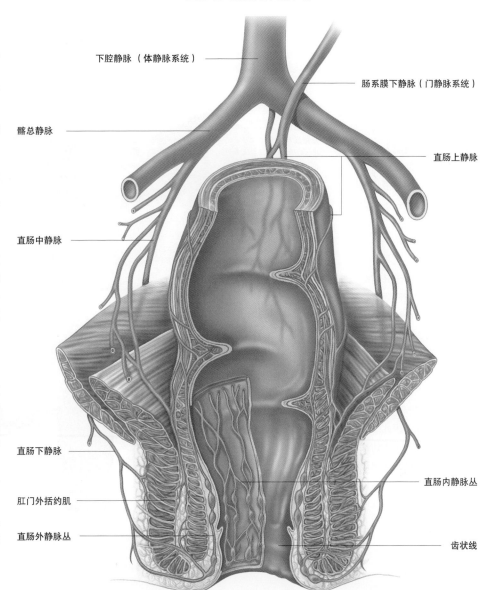

直肠与肛管的静脉回流系统

下腔静脉（体静脉系统）

肠系膜下静脉（门静脉系统）

髂总静脉

直肠上静脉

直肠中静脉

直肠下静脉

肛门外括约肌

直肠外静脉丛

直肠内静脉丛

齿状线

直肠与肛管的神经支配

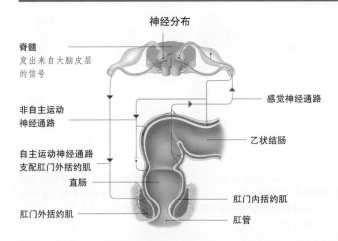

神经分布

脊髓
发出来自大脑皮层的信号

非自主运动神经通路

自主运动神经通路支配肛门外括约肌

直肠

肛门外括约肌

感觉神经通路

乙状结肠

肛门内括约肌

肛管

与其他消化管类似，直肠与肛管壁的神经支配来自自主神经系统。自主神经系统通常不受人的意识控制，参与调节内脏的各种功能。

直肠充盈时，排便反射通过直肠神经传导至脊髓。脊髓发出信号，引起直肠括约肌收缩。

直肠、肛管的神经可以感知直肠的充盈，引起直肠壁收缩，将粪便排入肛管，同时舒张肛门内括约肌。

肛管除了自主神经系统外，肛门外括约肌还受其他运动神经支配，这种支配是可受意识控制的。

这些运动神经来自第2~4骶神经，当不方便排便时，收缩肛门括约肌，阻止排便。

粪便的形成

机体能够在小肠吸收有用的营养物质。大肠的作用是吸收对机体有作用的物质，同时将不需要的废物排出。

大肠长约1.5m，大肠环绕小肠，可分为四部分：盲肠、结肠、直肠、肛管。食物从小肠末端的回肠经回盲瓣运送至大肠。回盲瓣的作用是阻止小肠内容物过快流入大肠和防止盲肠内容物逆流到回肠。盲肠是向下走行的囊带状结构，下端向外延伸的一条细管状结构，称为阑尾。

结肠

盲肠向上续于升结肠，升结肠继续上行至肝附近，续于横结肠，横结肠横行于腹部，续于降结肠，降结肠续于乙状结肠。结肠大约长1.3m，是大肠最长的一部分。

结肠的主要功能是将粪便排入肛管。这一作用仅需部分结肠就可完成，因此结肠在某些情况下经外科手术切除后，也不会影响粪便的排出。结肠的长度保证了肠道能够以最大面积吸收水、无机盐及可溶性维生素。

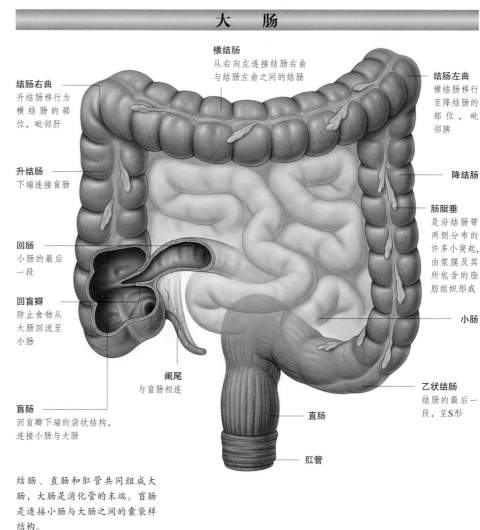

大　肠

横结肠
从右向左连接结肠右曲与结肠左曲之间的结肠

结肠右曲
升结肠移行为横结肠的部位，毗邻肝

升结肠
下端连接盲肠

回肠
小肠的最后一段

回盲瓣
防止食物从大肠回流至小肠

盲肠
回盲瓣下端的袋状结构，连接小肠与大肠

阑尾
与盲肠相连

结肠左曲
横结肠移行至降结肠的部位，毗邻脾

降结肠

肠脂垂
是沿结肠带两侧分布的许多小突起，由浆膜及其所包含的脂肪组织形成

小肠

乙状结肠
结肠的最后一段，呈S形

直肠

肛管

结肠、直肠和肛管共同组成大肠，大肠是消化管的末端。盲肠是连接小肠与大肠之间的囊袋样结构。

粪便的排出

粪便的排出主要依靠肠壁的收缩。肠壁的肌肉收缩不仅能够促进粪便排出，还能保证食物残渣充分混合，从而有利于肠壁吸收水分。

粪便在大肠运输的速度较小肠慢。大肠每天约能吸收1.4L水以及少量氯离子和钠离子。

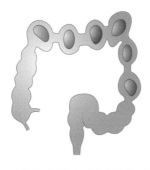

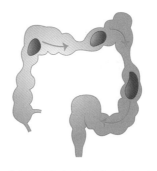

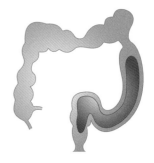

分节推进是指环形肌有规律的收缩，但不推移食物，分节推进可使食物残渣充分混合，有利于水分的吸收。

大肠蠕动与小肠蠕动相类似，可将肠内容物充分混合。蠕动节段之前的肌肉舒张，蠕动节段之后的肌肉收缩。

集团蠕动，是指一种快而强的蠕动，主要推移大的食糜。集团蠕动每日发生2~3次。

排便

消化的过程以食物残渣排出体内而告终。尽管肠蠕动不受意识控制，但排便可受意识控制。

结肠末端续于直肠，直肠长约12cm，有可拉伸的肌肉层。直肠的肌肉层有利于粪便暂时储存于直肠内，也有助于粪便由直肠排入至肛管。直肠内的粪便通常比较干燥，直肠有丰富的腺体，分泌黏液，润滑粪便，有利于粪便排入至肛管。

直肠内的粪便包括了食物残渣、黏液、上皮细胞（来自消化道）、细菌与水。

力，收缩过强，可导致肠腔内压力增高，黏膜经肠壁肌肉的薄弱区向外突出，称为肠憩室。

肠憩室的好发部位为乙状结肠。肠憩室的主要临床表现是左半部分盆部疼痛，可有严重的并发症。肠憩室破裂时，粪便由破裂的肠腔进入腹腔，可引起严重感染。

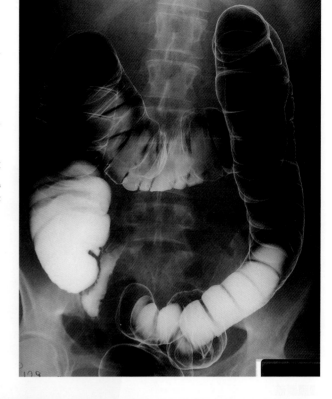

钡剂造影显示了肠扭转。每天约有500ml水进入盲肠。

肠憩室

长期低纤维饮食时，结肠可出现狭窄，这时结肠无阻

肛 管

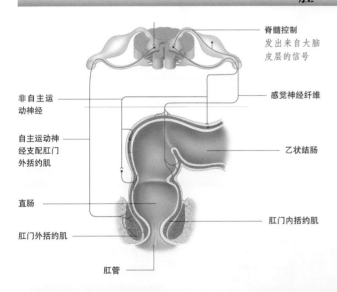

脊髓控制
发出来自大脑皮层的信号

非自主运动神经

自主运动神经支配肛门外括约肌

直肠

肛门外括约肌

肛管

感觉神经纤维

乙状结肠

肛门内括约肌

肛管，也称为肛门，是一个长约4cm的管道结构，周围环绕有两层肌层，称为肛门内括约肌和肛门外括约肌。肛管平时处于收缩状态，有控制排便的作用。

排便控制

排便过程受意识控制，主要通过括约肌感知收缩而完成。

排便反射可以通过腹肌的自主收缩来辅助。

当直肠充盈到最大时，排便反射的冲动传导至脊髓，脊髓发出信号使直肠肌肉收缩。与此同时，信号进一步传导到大脑，引起便意。当条件允许时，大脑发出信号，收缩直肠，舒张肛门括约肌，将粪便由直肠运送至肛门。

婴幼儿时期排便反射尚未完全建立。脊髓损伤时，也可出现排便反射的损伤。食物残渣在短时间大量进入大肠可出现水样泻，此时若未充分补液，可引起脱水。

阑 尾

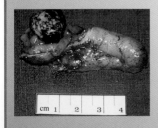

当阑尾出现炎症，即阑尾炎时，可危及生命。

盲肠和阑尾是进化过程中残留的器官，其并不参与消化。阑尾是从盲肠下端向外延伸的一条细管状结构，末端为盲端，长约10cm，宽约1cm。只有人类、猿猴及树袋熊等少数物种有阑尾。

阑尾起源于食草动物中多余的胃，其作用是通过细菌分解食物中的纤维素。与之相对，由于

人类不能够消化纤维素，人类的阑尾已经在进化过程中逐渐退化。

与扁桃体和腺样体类似，阑尾内含有丰富的淋巴组织，是免疫器官，能够协助机体抵抗感染。

当阑尾出现炎症，即阑尾炎时，可危及生命，此时需进行手

术切除阑尾。大部分阑尾炎出现在青少年时期，成年人的阑尾随年纪增大而萎缩，约在40岁时完全萎缩。

肝与胆道系统

　　肝是腹腔内最大的器官，成年男性的肝重约1.5kg。肝是重要的消化器官，还参与分泌胆汁进入十二指肠。

　　肝位于膈肌以下，腹腔右侧，肝上方有肋软骨保护。

　　肝质地柔软而脆弱，外观为红褐色。肝血供丰富，主要血供来源于肝动脉及门静脉，受外伤时易发生大出血。

肝叶

　　从功能上将肝分为四叶，但临床上主要将肝分为肝左叶与肝右叶。左右两叶分别接受不同的血液供应。在肝的脏面，可见到肝方叶与肝尾叶。

腹膜覆盖

　　肝表面有结缔组织（腹膜）覆盖。结缔组织折叠成肝韧带。

肝位于膈肌以下，因此肝的位置受呼吸时膈肌变化而变化。吸气时肝位置下移，呼气时肝位置上移。

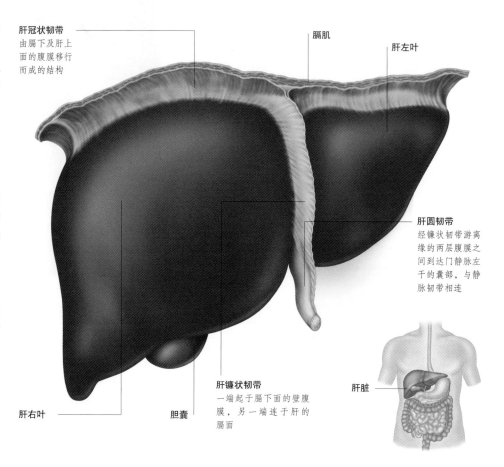

肝冠状韧带
由膈下及肝上面的腹膜移行而成的结构

膈肌

肝左叶

肝圆韧带
经镰状韧带游离缘的两层腹膜之间到达门静脉左干的囊部，与静脉韧带相连

肝脏

肝右叶

胆囊

肝镰状韧带
一端起于膈下面的壁腹膜，另一端连于肝的膈面

肝的显微结构

肝血窦内有一种特殊的细胞称为Kupffer细胞。这些细胞的作用是清除坏死、老化的细胞。

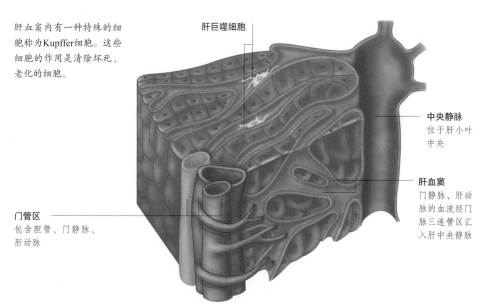

肝巨噬细胞

中央静脉
位于肝小叶中央

肝血窦
门静脉、肝动脉的血流经门脉三连管区汇入肝中央静脉

门管区
包含胆管、门静脉、肝动脉

　　肝小叶是肝的基本结构，呈多角棱柱体。肝小叶中央有一条沿长轴走行的中央静脉，中央静脉是肝静脉的分支，周围为呈放射状排列的肝细胞。中央静脉与肝细胞构成的结构，其中间的空隙称为肝血窦。

　　肝血窦的血供来源于门管区。门管区主要包括门静脉分支、肝动脉分支以及收集胆汁的胆囊管分支。

肝的脏面

肝下面由于与其他腹腔器官相邻，又称为肝的脏面。肝脏面可见相邻腹腔器官（如胆囊）、血管（如下腔静脉）。

肝脏与其他腹腔内器官紧密相连。由于肝质地柔软，因而相邻器官可在肝表面形成切迹或印迹。这些切迹或印迹在肝左叶、肝右叶表面较为明显。

肝门

肝门结构与肺门相类似，是大血管出入肝的部位，血管周围包绕有结缔组织。出入肝门的结构包括门静脉、肝动脉、胆囊管、淋巴组织及神经。

血液供应

肝的血液供应来源于两套系统：

■ 肝动脉：约有30%的血供来自肝动脉。肝动脉是肝总动脉的分支，将富含氧气的血液带入肝。进入肝后，肝动脉分为左、右两支（肝左动脉和肝右动脉）。肝右动脉供

应肝右叶，肝左动脉供应肝左叶、尾状叶、肝方叶。

■ 门静脉：约有70%的血供来

自肝门静脉。门静脉回流来自胃肠道的血液，富含经肠道消化过的营养物质。与肝

动脉相似，门静脉入肝后也分为左、右两分支。门静脉经肝静脉汇入血液回心脏。

肝左叶　食管压迹　肝尾状叶　肝右叶

下腔静脉　肾压迹
由右肾形成

胃压迹

肝方叶

肝门
主要血管进出肝的部位

胆囊

十二指肠压迹
由十二指肠起始段形成

结肠压迹
由结肠肝曲形成

肝的脏面可见肝相邻器官所留下的切迹或印迹。肝的脏面还可见到肝门，肝门是大血管出入肝的部位。

胆道系统

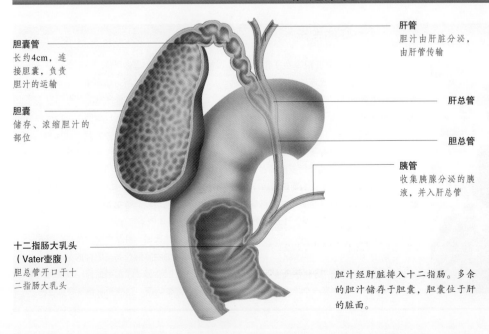

胆囊管
长约4cm，连接胆囊，负责胆汁的运输

胆囊
储存、浓缩胆汁的部位

十二指肠大乳头
（Vater壶腹）
胆总管开口于十二指肠大乳头

肝管
胆汁由肝脏分泌，由肝管传输

肝总管

胆总管

胰管
收集胰腺分泌的胰液，并入肝总管

胆汁经肝脏排入十二指肠。多余的胆汁储存于胆囊，胆囊位于肝的脏面。

胆汁是一种辅助小肠消化、吸收脂肪的绿色液体。胆汁由肝细胞分泌。

胆汁的排泄

胆汁由左、右肝管排入小肠。左、右肝管出肝门后汇成肝总管。

胆总管

肝总管与胆囊管汇成胆总管，胆总管与运输胰液的胰管汇合，形成肝胰壶腹（Vater壶腹），共同开口于十二指肠大乳头。

肝的奥秘

肝是人体最复杂的器官。约有500种化学反应发生于肝，肝还是合成及储存体内重要物质的场所，对维持生命起重要作用。

肝是体内最大的器官，成年男性肝约重1.8kg，成年女性肝约重1.3kg。肝外观为三角形，位于右侧腹部，肝上半部分越过中线与心尖部毗邻，肝左半部分位于胃后部。肝上界位于第五肋下方，肝下界位于第十肋下方。体检时医生可根据肝下界与肋缘的关系判断有无肝大。

肝脏结构

肝呈棕红色，是体内最大的器官，也是最复杂的器官。肝包括8个叶，每个肝叶以肝小叶为单位，肝小叶由肝细胞围绕肝中央静脉组成。

肝的基本结构包括静脉、动脉、肝管。肝管收集由肝细胞分泌的胆汁，将这些胆汁储存在胆囊中。胆囊长约8cm，位于第九肋以下。胆囊肿大时，可于第九肋下或第九肋左侧旁扪及胆囊。

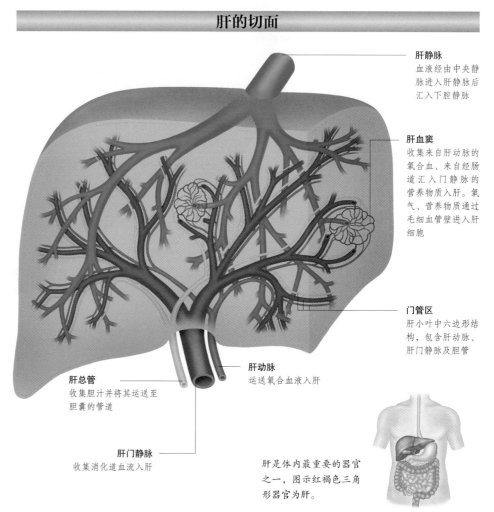

肝的切面

肝静脉
血液经由中央静脉进入肝静脉后汇入下腔静脉

肝血窦
收集来自肝动脉的氧合血、来自经肠道汇入门静脉的营养物质入肝。氧气、营养物质通过毛细血管壁进入肝细胞

门管区
肝小叶中六边形结构，包含肝动脉、肝门静脉及胆管

肝动脉
运送氧合血液入肝

肝总管
收集胆汁并将其运送至胆囊的管道

肝门静脉
收集消化道血流入肝

肝是体内最重要的器官之一，图示红褐色三角形器官为肝。

肝的作用

约有500种化学反应发生于肝脏，因此，肝是体内重要的代谢器官。发生于肝的化学反应主要包括：

■ **碳水化合物的代谢**：葡萄糖是体内碳水化合物的主要形式，葡萄糖在肝内发生降解，转化为糖原储存于肝。这一反应是可逆的，当出现低血糖或需要能量时，储存于肝的肝糖原可重新变为葡萄糖。

■ **氨基酸的代谢**：肝可将多余的氨基酸组成蛋白质，或参与尿素循环，生成尿素。

■ **脂肪的代谢**：当体内碳水化合物不足以维持能量供应时，肝可动员储存于肝的脂肪（酮体），参与能量代谢。

■ **胆固醇的代谢**：肝合成胆固醇。胆固醇是胆汁及甾体激素（如皮质醇、黄体酮）等激素的前体物质。

■ **维生素与矿盐的代谢**：肝是体内维生素与矿盐的主要储存部位。其中，铜、铁参与维系红细胞的功能，维生素A、维生素B_{12}、维生素D是体内不可或缺的维生素。

■ **血细胞的代谢**：肝是血细胞降解的场所。部分血细胞降解产物是胆汁的组成成分。肝还是凝血因子（如凝血原）及肝素等物质的产生场所，这些物质参与凝血过程。

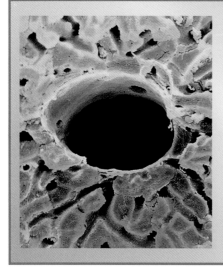

血液沿着肝血窦流，向肝小叶中心时被解毒。所有的肝小叶都有一个中央静脉。

肝的循环

肝的动脉与静脉构成肝独有的血液循环系统。

肝门静脉系统是肝所具有的独特的血液供应系统。肝门静脉的主要作用是运送消化器官产生的毒性物到肝进行解毒，以及将消化器官吸收的营养物质储存于肝，以备不时之需。

肝门静脉收集消化道的静脉血回肝，而肝动脉则是主动脉的分支，是肝细胞主要的血供来源。位于肝小叶中央的肝中央静脉汇入肝静脉，之后注入下腔静脉，收集血液流回心脏。

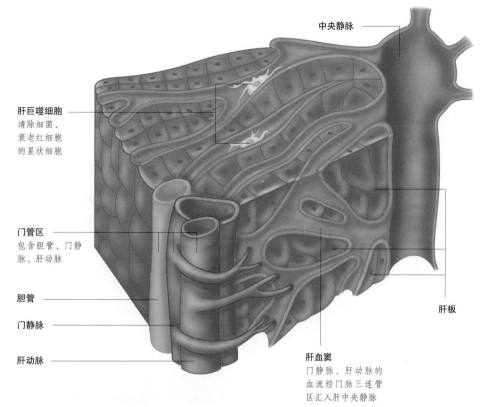

中央静脉

肝巨噬细胞
清除细菌、
衰老红细胞
的星状细胞

门管区
包含胆管、门静
脉、肝动脉

胆管

门静脉

肝动脉

肝板

肝血窦
门静脉、肝动脉的
血流经门脉三连管
区汇入肝中央静脉

胆汁的作用

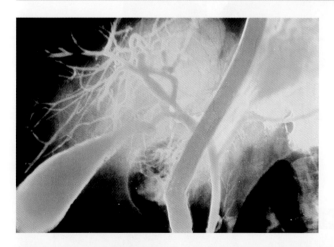

经造影剂增强后的X线片显示胆囊及胆管的结构。胆囊是储存胆汁的器官。

胆汁由肝分泌，储存于胆囊，对于维生素D、E的吸收及脂肪的消化有重要作用。胆汁的主要成分包括胆盐、胆固醇、卵磷脂及胆色素，胆色素是由红细胞的降解产物构成。

食物中的脂肪的主要作用是刺激胆囊收缩、促进胆汁由胆总管运至十二指肠。胆汁乳化脂肪，协助脂肪吸收。

电镜示红细胞。每分钟经过肝脏的红细胞约有1.2～1.7L。

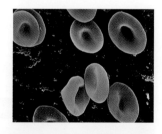

肝的病变

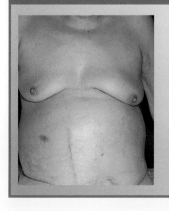

黄疸——由于胆色素过多引起的皮肤黄染。酒精中毒可引起肝损伤，导致黄疸。

肝是解毒酒精等有害物质的场所。此外，肝还是物质代谢的场所，许多物质在肝内进行再循环。因此，药物滥用时，易累及肝。

某些情况下，甚至可以出现肝硬化。肝硬化是肝组织坏死后，被纤维组织所取代的结果。肝硬化的后果是降低了肝的再生修复能力。

酒精性肝病可导致肝硬化。肝硬化时，纤维组织取代正常肝组织。

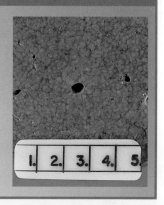

胰与脾

胰是体内产生酶与激素的最大器官。胰位于上腹部，前方与胃相邻，两侧分别与十二指肠及脾相邻。

胰分泌酶进入十二指肠，辅助消化。此外，胰分泌胰岛素和胰高血糖素，这两种激素共同参与调节血糖。

胰位于腹后壁，包括四个部分。

■ 胰头：被外观呈C形的十二指肠包绕。胰头下方有一小的钩状隆起，称为钩突，钩突紧邻十二指肠。

■ 胰颈：是位于胰头与胰体的狭窄部分，后方有肝门静脉及肠系膜上静脉通过。

■ 胰体：呈三棱柱形，位于主动脉前方，向左续于胰尾。

■ 胰尾：胰的末端，与脾相邻。

胰的血液供应

胰血供丰富。胰头由胰十二指肠上、下动脉供血。胰体、胰尾由脾动脉分支供血。

胰的静脉来自肝门静脉系统，与胰的动脉相伴行。

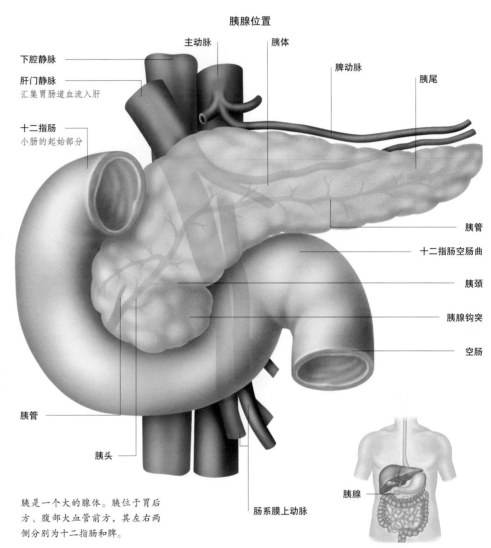

胰腺位置

主动脉　胰体

下腔静脉

肝门静脉
汇集胃肠道血流入肝

脾动脉

胰尾

十二指肠
小肠的起始部分

胰管

十二指肠空肠曲

胰颈

胰腺钩突

空肠

胰管

胰头

肠系膜上动脉

胰腺

胰是一个大的腺体。胰位于胃后方、腹部大血管前方，其左右两侧分别为十二指肠和脾。

胰与十二指肠乳头

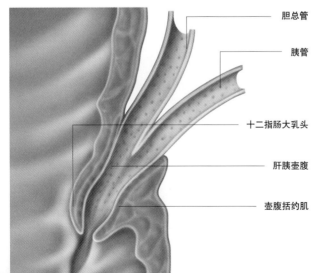

胆总管

胰管

十二指肠大乳头

肝胰壶腹

壶腹括约肌

胰管从胰尾经胰体走行至胰头，沿途接受许多小叶间导管。

胰管与胆总管汇合形成肝胰壶腹，又称为Vater壶腹，开口于十二指肠大乳头。

胰管的肌组织

胰管与胆总管的管壁由

胰管与胆总管汇合形成肝胰壶腹，又称为Vater壶腹，开口于十二指肠。

非随意肌构成。胰管与胆总管开口处有括约肌。括约肌是指某些管腔壁的一种环形肌肉，常特别增厚，收缩时能关闭管腔，舒张时使管腔开放，其作用是调节胆汁及胰液向十二指肠的流入。

副胰管

胰头上方可见一小管，称为副胰管，开口于十二指肠小乳头。

脾

脾是体内最大的淋巴器官。脾外观呈深紫色，位于左上腹，肋骨下方。

脾大小不一，一般约呈拳头大。脾的大小随年龄增长而减少。

脾中央处有脾门，是血管、神经和淋巴出入之处。脾门还包括淋巴结及胰尾。腹膜皱襞形成脾肾韧带，固定脾门。

脾的表面

脾的表面可见毗邻器官的切迹。脾上方与膈肌相邻，脾的脏面可见胃、左肾、结肠脾曲的切迹。

脾的被膜

脾表面覆盖有一层弹性纤维结缔组织构成的薄膜，对脾起保护作用。脾的被膜内的平滑肌细胞可以通过舒张或收缩调节脾的含血量。

脾的被膜外有一层腹膜，对脾起支持、保护的作用。

脾呈杯状，主要作用是清除衰老的红细胞，产生淋巴细胞及抗体，参与免疫应答反应，抵抗感染。

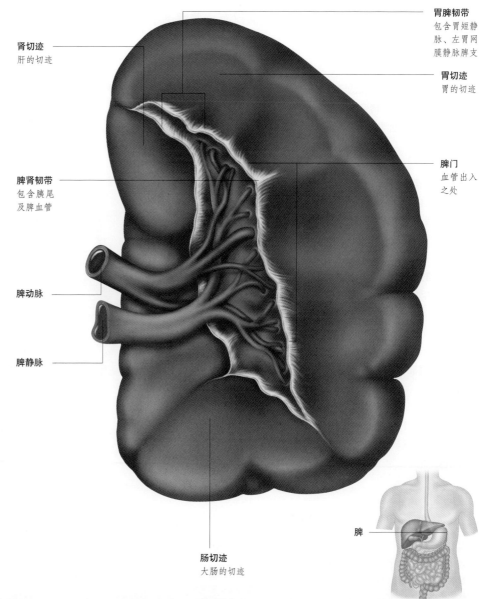

肾切迹
肝的切迹

脾肾韧带
包含胰尾及脾血管

脾动脉

脾静脉

胃脾韧带
包含胃短静脉、左胃网膜静脉脾支

胃切迹
胃的切迹

脾门
血管出入之处

肠切迹
大肠的切迹

脾

脾的显微结构

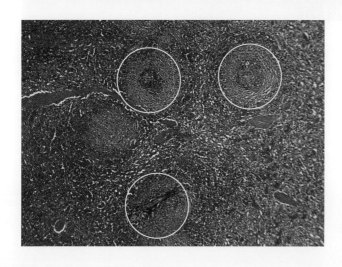

脾的显微结构示白髓、红髓。每个白髓中央均有中央动脉。

脾的表面覆盖有薄膜，脾的薄膜结缔组织可伸入脾内，形成小梁。脾小梁内有丰富的血管组织。

脾的切片可见两种不同颜色，分别对应脾的红髓与白髓。

白髓

白髓主要由淋巴细胞构成，这些淋巴细胞包绕在脾动脉周围。脾动脉是脾血供的主要来源。

红髓

红髓内有大量结缔组织，这些结缔组织内主要有红细胞及巨噬细胞。其中巨噬细胞的主要作用是吞噬衰老的细胞。

红髓是脾进行滤血的主要场所，此外还有清除衰老的红细胞等作用。

腹股沟

腹股沟是腹股沟疝发生的部位。腹壁有一些解剖学薄弱位置，腹部脏器可通过这些薄弱位置突出，称为疝。

腹股沟的解剖学薄弱位置为腹股沟管。男性有精索，女性有子宫圆韧带通过腹股沟管。

腹股沟管

腹股沟管的解剖意义在于减少疝（腹内容物突出）的发生率。腹股沟管内口为腹股沟管深环，外口为腹股沟管浅环。

腹股沟管的壁

腹股沟管有上、下、前、后四个壁。

■ 上壁：腹内斜肌与腹横肌形成的弓状下缘。

■ 下壁：腹股沟韧带形成的凹槽。

■ 前壁：浅层为腹外斜肌腱膜，深层有腹内斜肌。

■ 后壁：腹横筋膜，管内侧有联合腱加强。

腹股沟管行于腹部下方。成年人腹股沟管约4cm长，儿童腹股沟管较成年人短。

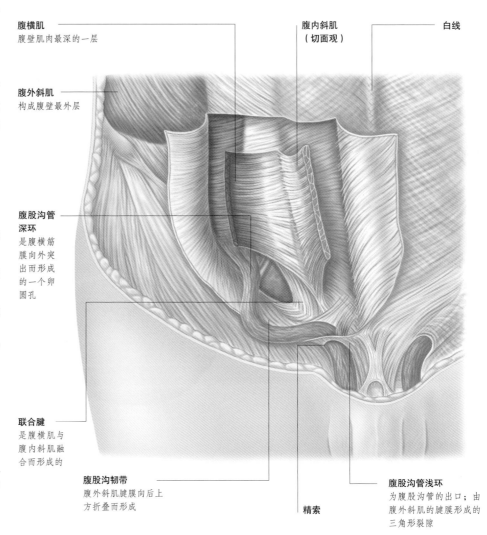

男性腹股沟区

腹横肌
腹壁肌肉最深的一层

腹外斜肌
构成腹壁最外层

腹股沟管
深环
是腹横筋膜向外突出而形成的一个卵圆孔

联合腱
是腹横肌与腹内斜肌融合而形成的

腹股沟韧带
腹外斜肌腱膜向后上方折叠而形成

精索

腹内斜肌
（切面观）

白线

腹股沟管浅环
为腹股沟管的出口；由腹外斜肌的腱膜形成的三角形裂隙

腹股沟韧带

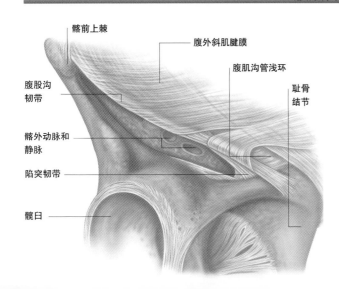

髂前上棘

腹外斜肌腱膜

腹肌沟管浅环

耻骨结节

腹股沟韧带

髂外动脉和静脉

陷突韧带

髋臼

腹股沟韧带是坚韧的纤维结缔组织，位于骨盆前方。

腹股沟韧带连于髂前上（髂骨前端的突起，位于骨盆与髋骨之间）和耻骨结节（耻骨突起，位于骨盆与中线之间）之间，称腹股沟韧带。

腹股沟韧带的组成

腹股沟韧带由肌腱的下缘增厚卷曲形成。腹股沟韧带形成的凹槽构成腹股沟管下壁。

腹股沟韧带内侧端部分纤维增厚形成陷窝韧带，陷窝韧带对于腹股沟疝修补术中有重要作用。

腹股沟韧带由肌腱的下缘增厚卷曲形成。腹股沟韧带形成的凹槽构成腹股沟管下壁。

腹股沟韧带之后

腹股沟韧带后方包绕着很多重要的结构，包括供应下肢的血管，支配下肢的神经和两组淋巴结（腹股沟深淋巴结和腹股沟浅淋巴结）。

有两根重要的血管在腹股沟韧带后方穿过。

■ 股动脉：供应下肢血液的主要血管。
■ 股静脉：位于股动脉内侧。

股神经

股神经位于上述这些血管外侧，是腰丛（位于腹腔的一个神经网络）的最大分支。

股鞘

股血管被包绕在一个较薄的漏斗状结缔组织中，这个结构被称为股鞘。当髋部运动时，股鞘保护股血管相对腹股沟韧带滑动而不受损害。

腹股沟淋巴结

腹股沟内有两组淋巴结。

■ 腹股沟浅淋巴结：位于皮下，分为水平的一组和垂直的一组，引流区域包括臀部、外阴和下肢浅层。
■ 腹股沟深淋巴结：位于股动脉和股静脉穿过腹股沟韧带

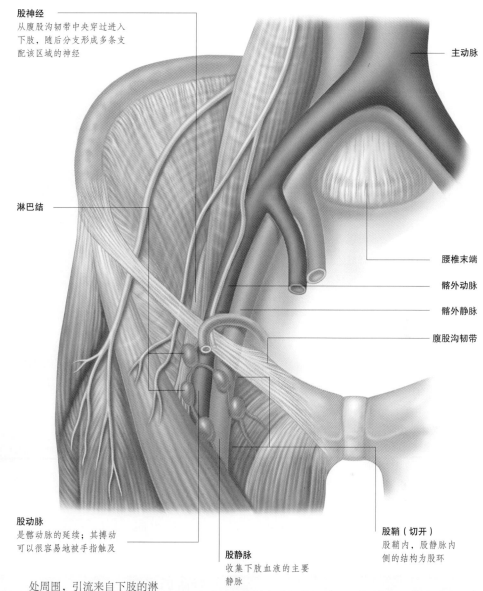

股神经
从腹股沟韧带中央穿过进入下肢，随后分支形成多条支配该区域的神经

淋巴结

主动脉

腰椎末端

髂外动脉

髂外静脉

腹股沟韧带

股动脉
是髂外动脉的延续；其搏动可以很容易地被手指触及

股静脉
收集下肢血液的主要静脉

股鞘（切开）
股鞘内，股静脉内侧的结构为股环

处周围，引流来自下肢的淋巴液。

腹股沟管

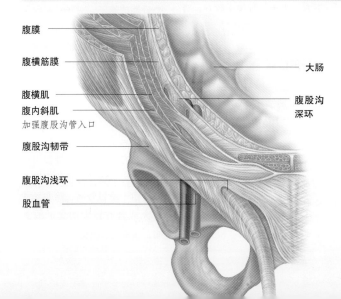

腹膜

腹横筋膜

腹横肌

腹内斜肌
加强腹股沟管入口

腹股沟韧带

腹股沟浅环

股血管

大肠

腹股沟深环

腹股沟管的存在给原本连续的腹壁留下了潜在的缺陷，腹腔内容物可以通过腹股沟管疝出（突出）。这种危险被腹股沟管的一系列特征减到了最小。

■ 长度：除了婴儿时期，腹股沟管是一个相对长的结构，其入口与出口之间存在一定距离。

腹股沟管由多重结构支持，如肌肉和肌腱。这些结构防止腹股沟疝形成。

■ 深环：入口；其前方由强大的腹内斜肌加固。
■ 浅环：出口；其后方由强大的联合腱加固。
■ 增加的腹内压：腹股沟管周围的肌肉纤维自动收缩（当打喷嚏或咳嗽时）使腹股沟管关闭，并将内容物挤出。

在排便和分娩过程中，身体自然呈现为一种蹲坐的姿势，因此大腿前侧向上，得以支持腹股沟区域。

泌尿系统总论

泌尿系统由肾脏、输尿管、膀胱和尿道构成。这些器官一起负责产生尿液并将其排出体外。

成对的肾脏过滤血液，移除其中的化学废物和多余的水分，产生尿液。尿液通过狭窄的输尿管向下进入膀胱，膀胱暂时储存尿液，之后将其通过尿道排出。

■ 肾脏
肾脏是腹腔内的豆形器官，位于肠道后方，紧贴后腹壁。

■ 输尿管
左右输尿管从两侧肾脏的肾门（或"柄"）发出。输尿管是狭窄的管道，接收肾脏源源不断产生的尿液。

■ 膀胱
膀胱是位于盆腔内的一个可扩张的、气球样的结构，接收并暂时储存尿液。

■ 尿道
在适宜的时候，膀胱收缩，经尿道排出其内容物。尿道是一条薄壁的肌性管道。

泌尿系统由产生、储存和排出尿液的结构构成。它由腹部延伸进入盆腔。

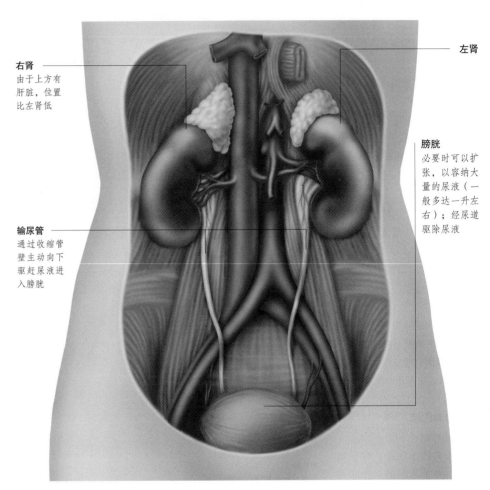

右肾
由于上方有肝脏，位置比左肾低

左肾

膀胱
必要时可以扩张，以容纳大量的尿液（一般多达一升左右）；经尿道驱除尿液

输尿管
通过收缩管壁主动向下驱赶尿液进入膀胱

肾脏后视图

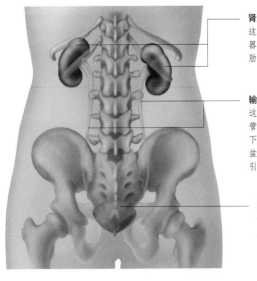

肾脏
这两个豆状的器官受到下位肋骨的保护

输尿管
这两条长长的管道从肾脏向下延伸至低位盆腔，将尿液引流至膀胱

膀胱
位于盆腔低处，但是充盈时可以升高到腹腔

泌尿系统延伸腹腔及盆腔全长。肾脏位于下位肋骨后方，膀胱位于盆腔底部。

肾脏紧贴腹腔内壁，它们的上极位于第11肋和第12肋骨下方。由于肾脏位于后方，肾脏手术通常在背后进行。

肾脏的位置
右肾的位置比左肾低约2.5cm。两侧肾脏随呼吸和姿势的改变上下活动。

保护
下位肋骨围绕肾脏形成一个骨性的笼子，对肾脏起到保护作用。此外，肾脏由一层保护性的脂肪包围。输尿管被深埋于一团致密的组织内，也得到了很好的缓冲。

肾脏触诊
一只手放在背后，另一只手在前方向下压，这样使用双手通常可以触及右肾的下极。左肾由于位置较高，除非异常增大或含有巨大的囊肿或肿瘤，通常无法触及。

肾上腺

肾上腺位于肾脏上面，但并非泌尿道的一部分。每个肾上腺由两部分组成：髓质及包绕髓质的皮质。

肾上腺是位于肾脏上方的成对腺体，因此被称为肾上腺。虽然肾上腺紧邻肾脏，但它不属于泌尿系统：它们属于内分泌器官，产生对人体健康非常重要的激素。

周围组织

黄色的肾上腺位于肾脏之上、膈肌之下。它们周围包绕着厚厚的脂肪组织，被包绕在肾筋膜内，但与肾脏之间间隔有结缔组织。

这种间隔使得外科行肾脏切除手术时，重要且脆弱的肾上腺腺体可以免受损害。

腺体间的区别

由于周围结构不同，柔软的肾上腺外观也不相同。

■ 右肾上腺

右肾上腺呈金字塔形，位于右侧肾脏的上极，与膈、肝、下腔静脉和腹主动脉相毗邻。

■ 左肾上腺

左肾上腺呈半月形，位于

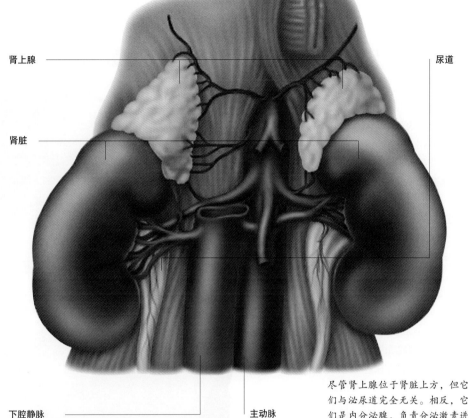

左侧肾脏从上极到肾门的上表面，与脾脏、肾、胰腺及膈相毗邻。

血供

同其他直接分泌激素入血的内分泌腺一样，肾上腺有着非常丰富的血流。肾上腺由三条动脉供血——上、中、下肾上腺动脉，分别起源于膈下动脉、主动脉及肾动脉。

这些动脉在肾上腺附近反复分支，因此在其整个表面都有无数细小的动脉进入腺体。

尽管肾上腺位于肾脏上方，但它们与泌尿道完全无关。相反，它们是内分泌腺，负责分泌激素进入血液。

每侧肾上腺都有唯一的一条静脉收集血液，右侧的汇入下腔静脉，左侧的汇入肾静脉。

肾上腺的结构

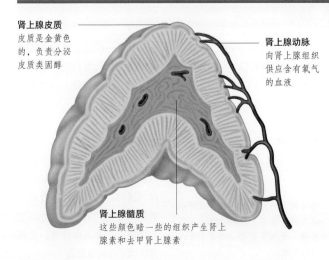

在具有保护作用的囊内，每个肾上腺都由外面的皮质及里面的髓质组成。这两个区域由两种不同的组织构成，每种组织具有不同的功能。

肾上腺皮质

黄色的肾上腺皮质组成了腺体的大部分。它生产和分泌的一系列激素被统称为皮质

肾上腺由两种组织构成——皮质和髓质。每个区域负责分泌不同种类的激素。

类固醇。皮质类固醇在调节机体新陈代谢、体液平衡和压力反应等方面起着非常重要的作用。皮质还生产非常少量的男性性激素（雄激素）。

肾上腺髓质

颜色相对较暗的肾上腺髓质由神经组织构成的"小结"和周边围绕的无数小血管构成，肾上腺髓质是产生激素肾上腺素和去甲肾上腺素的部位。这些激素使人在应激条件下为"战斗或逃跑"做出准备。

肾　脏

肾脏是位于腹腔后方的一对实体器官。它们的作用是滤过血液，维持人体体液平衡和成分稳定。

成对的肾脏位于腹腔内，紧贴后腹壁。每个肾脏长约10cm，红褐色，形状很有特点，呈豆状。从中间或内侧看，在肾脏表面可以看到血管进出的肾门。肾门也是左右输尿管发出的部位，尿液通过输尿管离开肾脏，被运往膀胱。

肾脏的部位

肾脏有三个部位，每个部位都发挥着产生或收集尿液的作用。

- 肾皮质：最外层，颜色苍白，外观呈颗粒状。
- 肾髓质：由暗红色组织构成，位于肾皮质内侧，以"肾锥体"的形式存在。
- 肾盂：肾脏中央漏斗状的区域，负责收集尿液，与位于肾门的输尿管相连。

外层

每个肾脏都由一层坚韧的纤维囊包裹。肾脏外、肾筋膜内有一层保护性的脂肪层。肾筋膜是一层致密的结缔组织，将肾脏和肾上腺固定于周边结构上。

肾脏横切面

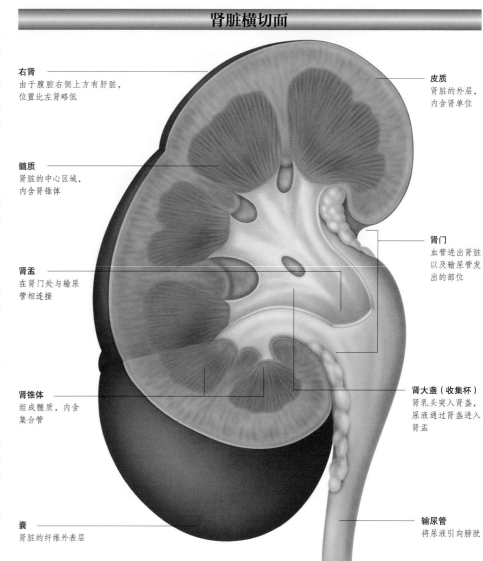

右肾
由于腹腔右侧上方有肝脏，位置比左肾略低

髓质
肾脏的中心区域，内含肾锥体

肾盂
在肾门处与输尿管相连接

肾锥体
组成髓质，内含集合管

囊
肾脏的纤维外表层

皮质
肾脏的外层，内含肾单位

肾门
血管进出肾脏以及输尿管发出的部位

肾大盏（收集杯）
肾乳头突入肾盏，尿液通过肾盏进入肾盂

输尿管
将尿液引向膀胱

肾　单　位

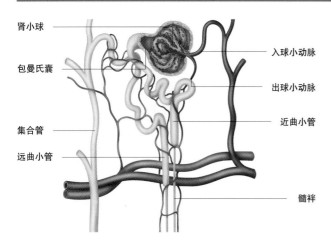

肾小球

包曼氏囊

集合管

远曲小管

入球小动脉

出球小动脉

近曲小管

髓袢

肾脏的工作由超过100万个细小的肾单位完成。每个肾单位包括一个位于髓质内的肾小体，由肾小体突出一个长长的肾小管环。

■ **肾小体**

肾小体由一丛小动脉——动脉血内的水和溶解物穿过肾小球内的一层膜。这种液体（或称尿液）进入肾小管，在肾小管内进行处理。

肾小球——构成，被肾小管延伸形成的杯状物包绕，该杯状物被称为包曼氏囊。由血液滤出的液体在这里进入肾小管进行处理。

■ **肾小管**

肾小管由包曼氏囊所在的位置进入皮质，经过长长的路程后返回，形成髓袢。肾小管最终将它的内容物——处理过的尿液——排入集合管，由集合管将尿液带至肾盂。

肾脏的血液供应

肾脏的功能是滤过血液，因此它们有着异常丰富的血供。同身体的其他部分一样，肾脏静脉引流的方式和动脉供血的方式相同。

左右肾动脉由人体内最重要的动脉——主动脉直接分支，向肾脏供应动脉血。由于主动脉位于中线偏左，故右肾动脉比左肾动脉长。1/3的人还有一条另外的副肾动脉。

肾动脉

肾动脉在肾门进入肾脏，分成3～5条肾段动脉，继而进一步分成叶动脉。相邻的肾段动脉之间彼此不连接。

叶间动脉在肾锥体之间穿过，进一步分支形成弓状动脉，弓状动脉沿皮质和髓质交界处走行。无数的叶间动脉进入肾皮质组织中，向肾单位内的肾小球供血。血液在肾小球内被滤过，从而去除多余的体液和废物。

静脉引流

血液进入叶间动脉、弓状动脉，继而进入叶间静脉，随后被肾静脉收集，返回到腹部的主要静脉——下腔静脉。

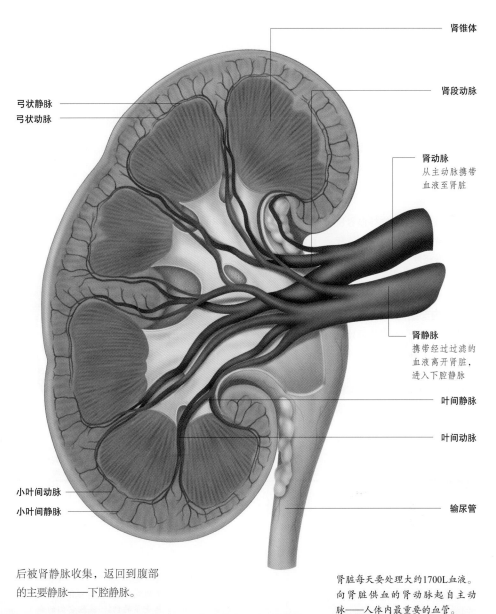

肾锥体

肾段动脉

弓状静脉
弓状动脉

肾动脉
从主动脉携带血液至肾脏

肾静脉
携带经过过滤的血液离开肾脏，进入下腔静脉

叶间静脉

叶间动脉

小叶间动脉
小叶间静脉

输尿管

肾脏每天要处理大约1700L血液。向肾脏供血的肾动脉起自主动脉——人体内最重要的血管。

先天性畸形

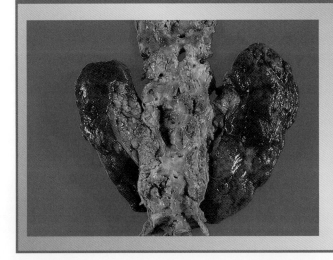

在胎儿早期，双肾在骨盆内紧挨着发育，随后上升到它们最终的位置：膈下腹壁后方。在极偶尔的情况下，肾脏及其附属结构发育异常，导致先天性畸形。

■ 马蹄肾

大约每600个孩子中有1个孩子，肾脏下极会在发育期间融合在一起，导致肾脏变形呈U形，

马蹄肾是一种先天畸形，由于肾脏在发育过程中融合在一起而产生。肾脏功能通常不受影响。

这种变形的肾脏位置通常较正常肾脏水平低。

■ 肾缺如

偶尔，有的孩子生下来就只有一个肾脏。然而，只有一个肾脏也可以正常生活，这个肾脏为应对增加的工作负担会变大。

■ 双输尿管

有些孩子生下来有两根输尿管。这种情况并不少见，可以发生在一侧或双侧，可能是部分，也可能是全部。

肾脏如何产生尿液

肾脏负责保持体液容量及化学成分的稳定。它通过滤过血中杂质，以尿液的形式排出多余的水分和代谢副产物来实现此功能。

肾脏是人体主要的排泄器官，位于腹腔后方、膈肌以下。肾脏通过从血液中滤出毒素、代谢废物及多余的离子来保持体液稳定，最终的结果是排出尿液。

同时，肾脏也维持血容量（水和盐的适当平衡）和体液适宜的酸碱度。这个复杂的过程被称为内稳态。

肾脏的内部结构

肾脏由三个不同的部分组成：肾皮质（最外层）、肾盂（里层）及肾髓质（中间层）。肾皮质呈颗粒状，外观呈苍白色，内含由动脉、静脉及毛细血管构成的网络。髓质颜色较深，有条纹，被分为若干个圆锥状结构，称为肾锥体。在每个肾锥体顶部有肾乳头，肾乳头是一种乳头状的突起，通过被称为肾盏的腔隙突入肾盂。

肾脏内有超过100万个血液处理单位，叫作肾单位。肾单位产生的尿液经肾盏排到肾盂。肾盏与输尿管连接，输尿管是运送尿液到膀胱的管道。

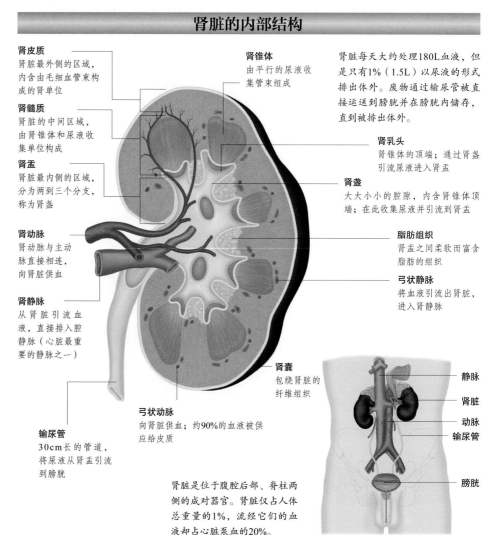

肾脏的内部结构

肾皮质
肾脏最外侧的区域，内含由毛细血管束构成的肾单位

肾髓质
肾脏的中间区域，由肾锥体和尿液收集单位构成

肾盂
肾脏最内侧的区域，分为两到三个分支，称为肾盏

肾动脉
肾动脉与主动脉直接相连，向肾脏供血

肾静脉
从肾脏引流血液，直接排入腔静脉（心脏最重要的静脉之一）

输尿管
30cm长的管道，将尿液从肾盂引流到膀胱

弓状动脉
向肾脏供血；约90%的血液被供应给皮质

肾锥体
由平行的尿液收集管束组成

肾乳头
肾锥体的顶端；通过肾盏引流尿液进入肾盏

肾盏
大大小小的腔隙，内含肾锥体顶端；在此收集尿液并引流到肾盂

脂肪组织
肾盂之间柔软而富含脂肪的组织

弓状静脉
将血液引流出肾脏，进入肾静脉

肾囊
包绕肾脏的纤维组织

肾脏每天大约处理180L血液，但是只有1%（1.5L）以尿液的形式排出体外。废物通过输尿管被直接运送到膀胱并在膀胱内储存，直到被排出体外。

静脉
肾脏
动脉
输尿管
膀胱

肾脏是位于腹腔后部、脊柱两侧的成对器官。肾脏仅占人体总重量的1%，流经它们的血液却占心脏泵血的20%。

尿液引流

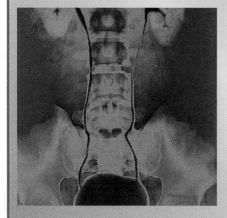

这张X线造影清楚地显示了肾脏（绿色）和输尿管（红色，连接输尿管和肾脏的血管）。位于X线片底部的暗红色圆形团块是膀胱。

尿液的生成分为三步：滤过、重吸收和分泌。当需要的水和重要的营养物质被重吸收之后，仍然留在肾小管里的剩余液体就是尿液。尿液先后进入集合管、输尿管，继而通过膀胱被排出体外。

输尿管的管壁是肌性的。规律的收缩波（蠕动）每10～60秒发生一次，使尿液从肾盏流向膀胱。输尿管斜行穿入膀胱壁。开口平时关闭，只在蠕动收缩时开放。这样可以防止尿液反流。

膀胱的肌肉受非自主神经活动支配。在膀胱充盈接近其容量前，膀胱内压并不增加。当膀胱充满后，内压明显增加，触发脊神经反射，使膀胱肌肉收缩，经尿道排空内容物。这就是排尿的过程。当膀胱内尿量达到150ml时，人会开始感到尿意，达到400ml时开始感到尿急。

尿液产生

一个成年人的肾脏每分钟大约滤过1L血液。肾脏内有超过100万个尿液生成单位，这些单位每分钟可产生1ml尿液。

肾单位是肾脏的功能结构单位，其功能是滤过血液并产生尿液。每侧肾脏有超过100万个肾单位和成千上万个引流尿液的集合管。

肾单位由两个主要部分构成：肾小球及与其相连的肾小管。肾小球位于皮质，是一个由毛细血管组成的致密小球，肾小管向下延伸进肾髓质，负责将水和矿物质重新吸收入血。

包曼氏囊

在肾小管的一端有一个完全包绕肾小球的密闭结构，被称为包曼氏囊。包曼氏囊和其中的肾小球被统称为肾小体，负责滤过废物，排入肾小管。

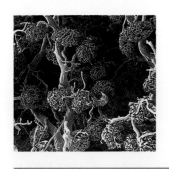

肾单位及其血供

肾小球
位于肾皮质内的紧密毛细血管球，血管进入该毛细血管网内，在两条小动脉之间被排出

包曼氏囊
肾单位的杯状末端，包裹肾小球，是血液滤过进入肾小管的部位

入球小动脉
由小叶间动脉发出，向肾小球供血的小动脉（连接毛细血管与动脉的血管）

小叶间动脉
肾动脉（向肾脏供血的动脉）的分支

弓状静脉
肾静脉的分支，肾静脉将血液引流向心脏

髓袢
肾小管折成的发卡状结构，营养物质在这里也可以被重吸收

出球小动脉
引流肾小球中的血液，继而供应肾小管

近曲小管
重吸收过程第一步所在的位置，在这里水和有用的化学物质开始重新进入血液

远曲小管
肾小管中另一段与重吸收有关的部位，同时也是调节水和电解质平衡的重要部位

集合管
将尿液引流进入输尿管，继而进入膀胱

肾单位是肾脏内活跃的滤过单位。肾单位由两个主要部分构成：滤过血液的肾小球，将有用物质重吸收入血并排泄废物的肾小管。肾小管被分为几个不同段：近曲小管、髓袢和远曲小管。

肾小管的另一端与集合管相连。肾小管细胞具有特殊的性质和功能，是肾单位整体排泄和内稳态功能必不可少的。

排泄代谢产物

肾脏通过肾单位清除新陈代谢产生的废物。它们还排泄人体摄入或产生的毒素。尿液中的主要废物是尿素（由蛋白质代谢产生）、肌酐（由肌肉产生）、尿酸（由核酸代谢产生）、胆红素（由血红蛋白代谢产生）和激素的分解产物。

肾小球是肾脏内由毛细血管构成的致密结节（在此呈蓝色）。每个肾小球构成微小滤过单位的一部分，将血液中有毒的废物清除出去。

肾单位通过分泌和之后的重吸收过程发挥作用。营养物和废物从肾小球内的血液中自由地流入包曼氏囊。水和许多重要的营养物伴随着这些化学物质流出，必须被人体重吸收。

重吸收发生在肾单位和肾小管其余的部分内。最终废物被排入集合管，清除出人体。

大部分重吸收发生在肾小管的一部分，称为远曲小管（见上图）。重吸收和分泌一部分发生在远曲小管，另一个部分发生在髓袢。重吸收和分泌的发生取决于当时人体的需求。

小管周毛细血管与肾小球毛细血管床和肾小管紧密相连，这是重吸收过程的另一个重要元素。这些毛细血管内的压力远低于肾小球内毛细血管的压力，使得水和营养物质可以自由流入，从而将其重吸收回血液。

毛细血管网

肾动脉在进入肾脏时分出许多分支，每个分支都呈辐射状流向皮质。在皮质内，这些分支进一步反复细分，形成越来越小的血管。最后的亚分支被称为小动脉。每条小动脉向一个肾单位供血。

肾单位动脉供血的解剖结构十分特殊，每个肾单位由两个（而不是一个）毛细血管床供血。供应肾单位的小动脉被称为入球小动脉。入球小动脉发出的毛细血管所构成的致密结节形成了肾小球。

离开毛细血管丛后，小血管聚合在一起形成流出肾小球的小动脉，称为出球小动脉。出球小动脉又进一步分为小管周毛细血管——围绕集合管全长的第二微血管网。这些毛细血管注入静脉系统血管，最终引流入肾静脉。

肾小球内的压力高，迫使液体、营养物和废物从血液中流入到肾小囊内。小管周毛细血管内压力低，使得液体被重吸收。调整两套毛细血管床之间的压力差可以控制血液中水和化学物质的分泌和重吸收。

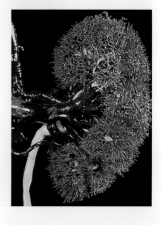

这是一个正常肾脏的铸型，显示了该器官内复杂的毛细血管网。每个肾脏内约有100万条小动脉。

肾脏如何控制血压

肾脏在血压的长期调节方面发挥着重要作用。血压必须保持稳定，这样才能为各器官提供充足的血液和氧气。

肾脏是两个形如蚕豆的器官，位于腹腔的两侧。它们有两个主要的功能：

■ 调节人体的水盐平衡。
■ 以尿液的形式排出废物：如尿素、多余的盐和其他矿物质。

滤过系统

肾脏内包含数百万个微小的滤过单元，称为肾单位。肾单位是肾脏的工作组成单位。血液中某些物质（像葡萄糖）在肾脏被滤出，但进一步被重吸收入血，而有害物质和过多的水分最终以尿液形式被排出。

血压

肾脏在血压的长期控制方面发挥着极其重要的作用。血压被定义为血液对主要动脉的动脉壁的压力，反映着一个人的循环功能状态。

控制

为了向器官提供充足的血液和氧气，血压必须被控制平稳。

■ 低血压（血压低）可能提示循环血容量不足。低血压可导致重要器官缺血、缺氧，造成休克。
■ 高血压（异常的血压升高）意味着心脏为抵抗循环中更大的动脉阻力，必须相应地做更多的功来泵出血液，这给心脏造成了极大的压力。

血液在肾脏内被滤过。有些物质被重新吸收入血，而有些物质，如多余的水分和废物，则以尿液的形式被排出体外。

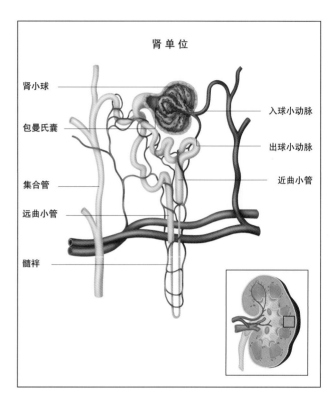

肾单位

肾小球
包曼氏囊
集合管
远曲小管
髓袢
入球小动脉
出球小动脉
近曲小管

血 容 量

人体内有许多机制来保证血压在长期及短期内都被控制在一定范围内。肾脏在长期血压控制中担任非常重要的作用。

血容量

肾脏通过调节血容量来保持循环内稳态（平衡）。尽管血容量随着年龄和性别的不同而有差别，肾脏一般保持总循环血量在5L左右。

下面这些情况的任何重大的改变都将会影响血压：

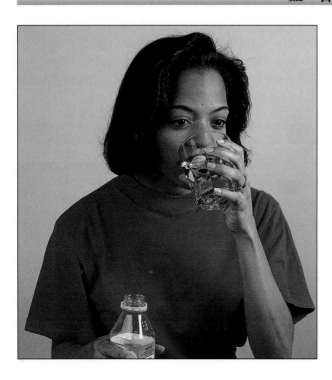

喝水是保持血容量的重要方法。肾脏通过调节水量和盐浓度来控制血压。

■ 血容量增加将导致血压升高。例如：摄入过多的盐导致水潴留，可引起血压升高。
■ 血容量减少导致血压下降，常见的原因包括严重的失血和脱水。血压突然下降可能提示存在体内出血。

反馈系统

肾脏的功能是通过反馈系统检测到血容量或血压的任意变化，并相应做出反应。

■ 当血容量增加时，肾脏从血液去除多余的水分，减少血容量，维持正常的血压。
■ 当血容量减少时，如脱水时，肾脏排水减少，以维持血压。

肾脏的激素

血容量是血压的一个直接指示器。肾脏持续地监测血液吸收和钠离子水平，保持平稳的血压。

肾脏通过改变生成尿液的量来调节血容量，继而调节血压。当血压过低时，肾脏保存循环中的水分；当血压升高时，肾脏使更多的水分以尿液的形式排出。

滤过率

在每个肾单位（肾脏的功能单位）内都有一团小动脉，被称为肾小球。水和电解质被肾小球内的高血压"推"出血液，进入集合管。一名中等身材的成年人每分钟可以滤过约125ml血液。如果血压升高，更多的水会被推入集合管，以尿液的形式被排出。

反馈机制

供应肾单位血管的血管壁上含有一种特殊的细胞，可以检测血压。这些细胞调动调节异常压力所需的额外过程。

■ 血压降至正常限度以下时，这些特殊细胞检测到血压变化。

■ 一种叫作肾素的激素被释放进入血液。

■ 肾素将一种叫作血管紧张素的物质转变为血管紧张素 I，血管紧张素 I 在随血液流经肺脏时被转变为血管紧张素 II。

■ 血管紧张素 II 刺激肾上腺（位于肾脏上方）产生醛固酮。

■ 醛固酮直接作用于肾脏内的肾单位，使更多的盐和水被重吸收回血液循环。这使得血压增加。除此机制之外，血管紧张素 II 还可以收缩血管，从而增加血管内压力。

抗利尿激素

脑内的下丘脑也发挥着作用。当血液中的水浓度降低，有可能导致血压下降时，下丘脑分泌抗利尿激素（Anti-Diuretic Hormone，ADH）。抗利尿激素作用于肾单位中的肾小管，使肾小管通透性增加，更多的水分被重吸收回血液。

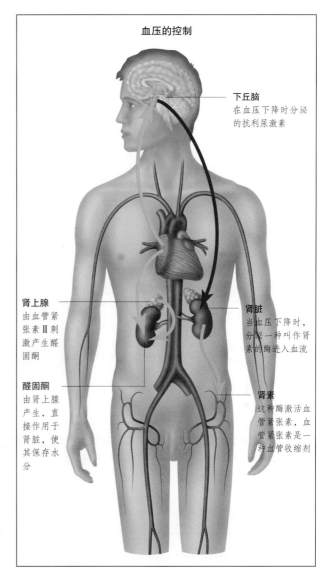

血压的控制

下丘脑
在血压下降时分泌的抗利尿激素

肾上腺
由血管紧张素 II 刺激产生醛固酮

醛固酮
由肾上腺产生，直接作用于肾脏，使其保存水分

肾脏
当血压下降时，分泌一种叫作肾素的酶进入血流

肾素
这种酶激活血管紧张素，血管紧张素是一种血管收缩剂

肾脏通过一种反馈机制帮助控制血压。这张图显示了血压变化所导致的一系列事件。

高血压和低血压的原因

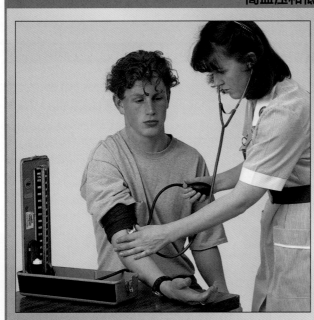

成人静息状态下的正常血压通常约为120/80mmHg，但血压可能受到很多因素的影响。

■ **年龄**：在人的一生中，血压自然升高。这是因为动脉失去了年轻时原有的弹性，这种弹性可以吸收心脏收缩造成的力。

■ **性别**：男性的血压通常比女性或儿童高。

■ **生活方式**：超重、摄入大量酒精或长期处于压力之下可以导致高血压。

血压受到一系列因素的影响，如年龄和压力。对有高血压风险的人，需要有规律地监测血压和生活方式。

高血压

异常的血压升高，即高血压，可能由一系列因素导致，但通常是由于动脉粥样硬化引起的。动脉粥样硬化是一种导致血管变窄的疾病。

当这种疾病影响肾脏的动脉（肾动脉）时，可能会导致血压调节的长期问题。

低血压

异常的血压降低，即低血压，通常是由于血容量减低或血管容量增加引起的。低血压可以发生在严重的烧伤或脱水时，这两者都会导致血容量降低；或发生在感染（如败血症）时，感染会导致血管扩张。

膀胱和输尿管

输尿管将肾脏产生的尿液输送到膀胱。尿液储存在膀胱中，直到通过尿道排出体外。

尿液由肾脏持续产生，继而由两条肌性管道——输尿管——运往膀胱。

膀胱

膀胱负责储存尿液，直到通过尿道将其排出体外。排空的膀胱呈金字塔形，膀胱壁形成皱褶；当膀胱充盈时，膀胱壁展开呈平坦状。膀胱的位置不定：

■ 对于成人，排空的膀胱低至盆腔中，充盈后上升至腹腔。

■ 婴儿的膀胱位置较成人高，即使在排空时也位于腹腔内。

■ 膀胱壁内含有很多肌肉纤维，被统称为逼尿肌，它们使膀胱收缩并排出内容物。

膀胱三角区

膀胱三角区是膀胱底部膀胱壁上的一个三角形区域。这里的膀胱壁内含有负责防止尿液在收缩时上升到输尿管的肌肉纤维。围绕尿道开口的括约肌保持闭合，直到尿液被人体排出。

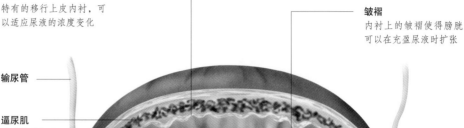

女性膀胱及尿道冠状面

黏膜
特有的移行上皮内衬，可以适应尿液的浓度变化

输尿管

逼尿肌
膀胱壁的肌肉含有向各个不同方向走行的纤维，使得膀胱可以收缩并驱起出尿液

膀胱三角区
位于两个输尿管开口及尿道开口之间的光滑三角区

内部尿道括约肌
控制尿液从膀胱排出

皱褶
内衬上的皱褶使得膀胱可以在充盈尿液时扩张

输尿管开口

膀胱颈

尿道

尿道口
女性的尿道口位于阴道正前方

膀胱具有很强的柔韧性，可以在充盈时扩张。膀胱由强劲的肌肉纤维构成，这些肌肉纤维可以在必要时使尿液排出。

男女的解剖区别

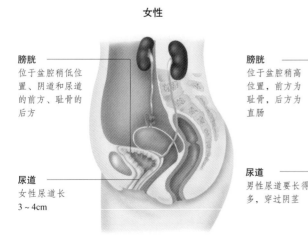

女性

膀胱
位于盆腔稍低位置、阴道和尿道的前方、耻骨的后方

尿道
女性尿道长3～4cm

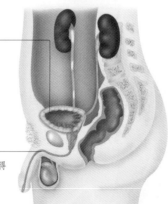

男性

膀胱
位于盆腔稍高位置，前方为耻骨，后方为直肠

尿道
男性尿道要长得多，穿过阴茎

由于生殖器官的存在，膀胱的位置以及尿道的大小、形状和位置都存在男女的差别。

■ 男性的尿道大约长20cm，穿过前列腺后沿阴茎走行，之后开口于尿道外口。

■ 女性的尿道长3～4cm，开口于尿道口。尿道口位于阴道口前方。

男性和女性泌尿道的主要解剖区别在于尿道的长短。成年男性的尿道长度是成年女性的5倍。

输尿管

输尿管呈管状，推动尿液进入膀胱。每侧输尿管挤压收缩其肌肉，促使尿液的自由流动。

输尿管是狭窄、薄壁的肌肉管状结构，将尿液从肾引流向膀胱。

每条输尿管长25～30cm，直径约为3mm。输尿管起源于肾脏，向下走行于腹腔后壁，跨越盆腔的骨性边缘，最终穿过膀胱后壁进入膀胱。

输尿管分段

每条输尿管由3个不同的解剖部分组成。

■ 肾盂

肾盂是输尿管的一部分，位于肾门内。肾盂呈漏斗状，从肾盏收集尿液，随后逐渐变细，形成狭窄的输尿管。该段输尿管与下端输尿管的连接处是整条输尿管中最狭窄的部分之一。

■ 腹部输尿管

输尿管向下走行穿过腹腔，随后稍稍靠近中线，之后到达盆腔边缘进入盆腔。在腹部输尿管走行于腹膜后——腹膜是腹腔内的膜性内衬。

■ 盆腔输尿管

输尿管在髂动脉分叉处进入盆腔。输尿管在盆腔后壁走行，随后转向进入膀胱后壁。

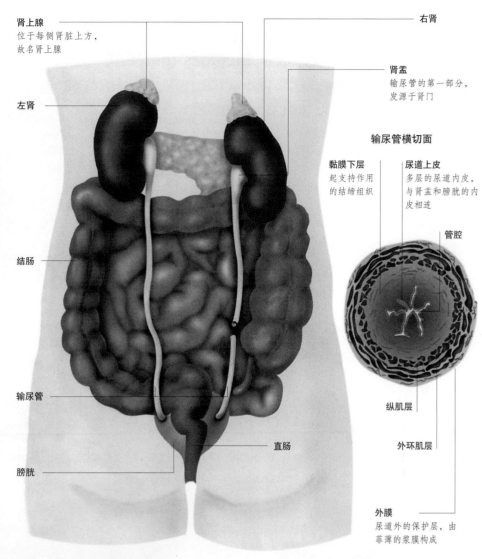

输尿管和膀胱后视图

肾上腺 位于每侧肾脏上方，故名肾上腺

左肾

结肠

输尿管

膀胱

右肾

肾盂 输尿管的第一部分，发源于肾门

直肠

输尿管横切面

黏膜下层 起支持作用的结缔组织

尿道上皮 多层的尿道内皮，与肾盂和膀胱的内皮相连

管腔

纵肌层

外环肌层

外膜 尿道外的保护层，由菲薄的浆膜构成

尿液由输尿管壁的肌肉收缩主动排入膀胱。这个活动被称为"蠕动"。

X线下的输尿管

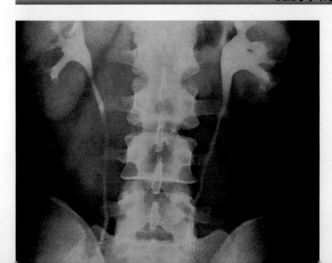

输尿管在X线片上不显影，但富含钙质的肾结石可以在输尿管的某个狭窄处上显示出来。

尿路造影术

肾脏、输尿管和膀胱在静脉尿路造影下可清晰显示其轮廓。

这张泌尿道X线对比照片清楚地显示了两侧正常的输尿管。

在这种检查中，可以在X线中显影的对比剂由静脉注入，随后由肾脏浓聚、排出。每间隔一段时间拍摄X线片可以显示输尿管从肾脏开始穿过腹部进入膀胱的过程。

由于蠕动波的存在，输尿管看起来有的部位缩窄，有的部位扩张。蠕动波是输尿管的肌肉运动，通过这种运动推动尿液流向膀胱。

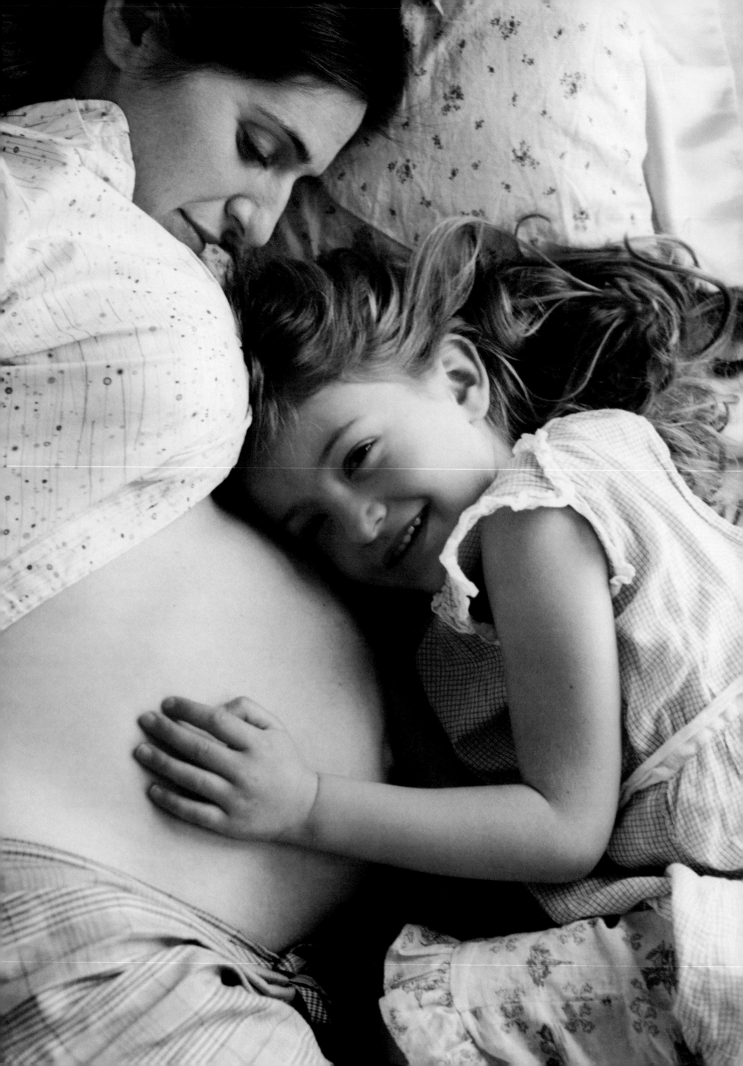

第七章

生殖系统

　　人出生时，身体便已具备构成男/女生殖系统的各个生殖器官和组织。青春期前，生殖系统一直处于非活化状态。从青春期开始，身体内的多种激素水平发生变化，促使性成熟，从而为生育做准备。

　　本章主要讲述生殖系统的解剖结构，探索性和生殖的各个阶段——从青春期萌动、两性接触，到十月怀胎、生儿育女，直至渐渐老去。

左图：一个孩子正在抚摸她怀有身孕的母亲的腹部。家中年长的子女应尽快与尚在襁褓中的弟弟妹妹建立亲情关系，这一点非常重要。

男性生殖系统

男性生殖系统的外生殖器包括阴茎、阴囊和两个睾丸（位于阴囊内），内生殖器则位于盆腔内。

男性生殖管道结构产生精子和精液，并把它们输送到体外。与身体其他器官不同，生殖系统直到青春期才开始发育，并逐渐成熟。

组成部分

男性生殖系统由许多相互联系的部分组成。

■ **睾丸**：成对的睾丸悬吊于阴囊内。精子先经过附睾，再通过迂曲的各段管道排出体外。

■ **附睾**：射精时精子离开附睾进入输精管。

■ **输精管**：精子沿此肌性管道进入前列腺。

■ **精囊**：离开输精管后精子在射精管内与精囊腺产生的液体混合。

■ **前列腺**：射精管向前走行，汇入位于前列腺内的尿道。

■ **阴茎**：出前列腺后，尿道成为阴茎的中央核心。

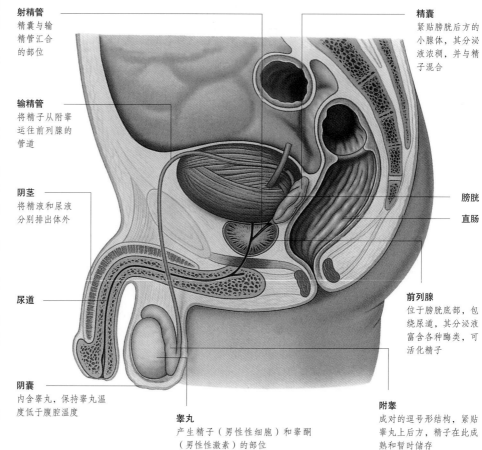

射精管
精囊与输精管汇合的部位

精囊
紧贴膀胱后方的小腺体，其分泌液浓稠，并与精子混合

输精管
将精子从附睾运往前列腺的管道

阴茎
将精液和尿液分别排出体外

尿道

膀胱

直肠

前列腺
位于膀胱底部，包绕尿道，其分泌液富含各种酶类，可活化精子

阴囊
内含睾丸，保持睾丸温度低于腹腔温度

睾丸
产生精子（男性性细胞）和睾酮（男性性激素）的部位

附睾
成对的逗号形结构，紧贴睾丸上后方，精子在此成熟和暂时储存

外生殖器

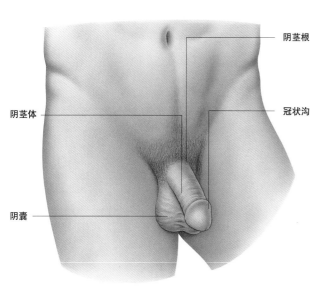

阴茎根

阴茎体

阴囊

冠状沟

男性外生殖器包括阴囊和阴茎，均位于耻骨区。成年男性的耻骨区，阴毛覆盖了阴茎根部。

外生殖器在耻骨区可见，内生殖器则位于盆腔内。

男性外生殖器包括：

■ 阴囊；

■ 阴茎。

成人的这些区域都覆盖着粗硬的阴毛。

阴囊

阴囊是一个由皮肤和结缔组织构成的疏松的袋装结构，其内悬吊双侧睾丸。膜状的睾丸纵隔将双侧睾丸分开。

睾丸位于体腔保护之外一个相对脆弱的位置，这似乎难以理解，但这样可以保持睾丸处在比较低的温度中，这种温度条件是产生精子所必需的。

阴茎

阴茎主要由勃起组织（海绵体）构成，这些组织在性唤醒时充血，使阴茎勃起。尿道在阴茎中走行，排出尿液和精液。

前列腺

前列腺是男性生殖系统重要的一部分，分泌富含各种酶类的液体，产生的液体量可达精液总量的1/3。

前列腺长约3cm，紧贴膀胱下方并包绕尿道的第一部分。前列腺底部与膀胱底部紧密连接，前列腺圆形的前面部分位于耻骨后方。

包膜

前列腺被一层坚韧的包膜覆盖，后者由致密结缔组织构成。这层真包膜外面还有一层纤维结缔组织，被称为前列腺鞘（筋膜鞘）。

内部结构

尿道是膀胱的外流通道，它垂直通过前列腺的中央，这一段被称为前列腺尿道。前列腺尿道内侧（后壁）有一条隆起的峰，称为精阜，射精管开口于此。

前列腺一般分为5叶，但此器官的分叶并不分明。

- 前叶：位于尿道前方，主要包含纤维肌性组织。
- 后叶：位于尿道后方，射精管下方。
- 外侧叶：尿道两侧各一个，是前列腺的主要部分。
- 中叶：位于尿道和射精管之间。

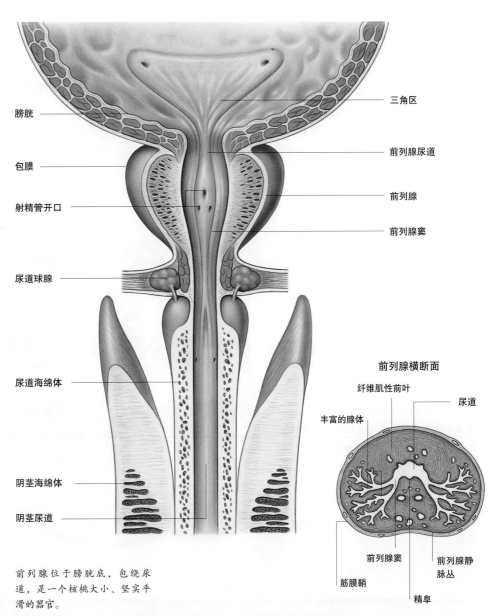

前列腺的位置

三角区

前列腺尿道

前列腺

前列腺窦

膀胱

包膜

射精管开口

尿道球腺

尿道海绵体

阴茎海绵体

阴茎尿道

前列腺位于膀胱底，包绕尿道，是一个核桃大小、坚实平滑的器官。

前列腺横断面

纤维肌性前叶

尿道

丰富的腺体

前列腺窦

前列腺静脉丛

筋膜鞘

精阜

精 囊

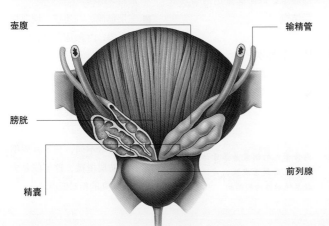

壶腹

输精管

膀胱

前列腺

精囊

成对的精囊（腺）是男性生殖管道的附属腺体，可分泌浓稠、含糖的碱性液体，是精液的主要组成部分。

结构和形状

精囊腺结构细长，大小和形状与小指头相似，位于膀胱后方、直肠前方，双侧精囊形成V形。

前列腺容积

前列腺是一个囊样结构，容积10~15ml。内部是盘曲的分泌小管，管外是肌性壁。

精囊腺分泌的液体通过其内的导管排出，精囊腺的导管与输精管在前列腺内汇合形成射精管。

精囊位于膀胱背侧，其分泌物经过输精管，排入前列腺尿道。

睾丸、阴囊和附睾

睾丸悬吊于阴囊内，是产生精子的场所。阴囊还包含两个附睾——长而迂曲盘回的管道结构，与输精管相连。

成对的睾丸是致密、可活动的卵圆形结构，长约4cm，宽约2.5cm，通过精索悬吊于阴囊内。阴囊是前腹壁外翻形成的囊袋状结构。

温度控制

睾丸处于低于体内温度约3℃的温度条件下才能产生正常的精子。精索和阴囊壁内的肌纤维可调节阴囊温度。寒冷时这些肌纤维牵着睾丸向盆腹腔方向回缩，温暖时则相反。

附睾

每一侧附睾都是一个致密的、逗号形的结构，与睾丸的上极紧密相连，并延续至睾丸后侧，接受睾丸产生的精子。附睾由高度迂曲的小管组成，如果伸展开来，小管的总长度将达到6m。

附睾的尾端与输精管相延续，后者沿精索的后方上行进入盆腔，带领精子进入下一段旅程。

阴囊内容物矢状面

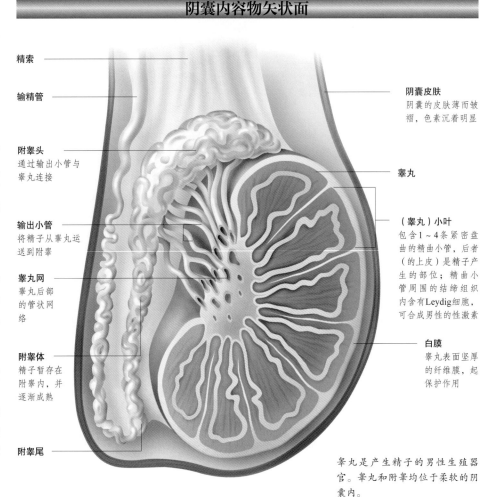

精索

输精管

附睾头
通过输出小管与睾丸连接

输出小管
将精子从睾丸运送到附睾

睾丸网
睾丸后部的管状网络

附睾体
精子暂存在附睾内，并逐渐成熟

附睾尾

阴囊皮肤
阴囊的皮肤薄而皱褶，色素沉着明显

睾丸

（睾丸）小叶
包含1～4条紧密盘曲的精曲小管，后者（的上皮）是精子产生的部位；精曲小管周围的结缔组织内含有Leydig细胞，可合成男性的性激素

白膜
睾丸表面坚厚的纤维膜，起保护作用

睾丸是产生精子的男性生殖器官。睾丸和附睾均位于柔软的阴囊内。

阴囊壁

阴囊横断面

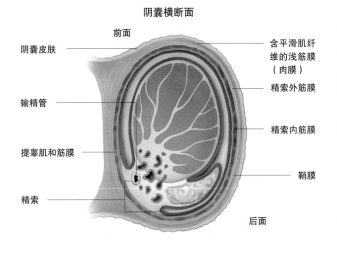

前面

阴囊皮肤

输精管

提睾肌和筋膜

精索

含平滑肌纤维的浅筋膜（肉膜）

精索外筋膜

精索内筋膜

鞘膜

后面

阴囊起源于有多层结构的前腹壁，故阴囊壁也延续其多层结构。

阴囊的层次

阴囊壁由以下层次组成：

■ 皮肤，薄而多褶，色素沉着明显。

内含睾丸的阴囊悬吊于体腔外。阴囊表面覆盖皮肤，皮肤下还有数层保护性的膜结构。

■ 肉膜，内含平滑肌纤维的一层结缔组织。

■ 三层筋膜，与腹壁三层肌层相延续，内含提睾肌纤维。

■ 鞘膜，薄而光滑的一层浆膜，形成一个封闭的囊，类似于腹腔内的腹膜，内含少量的润滑液，使睾丸可以相对移动。

与腹壁不同，在睾丸周围没有脂肪层覆盖，这可能是为了维持睾丸的相对低温。

睾丸的血液供应

睾丸的动脉血供发自腹主动脉，下行至阴囊；静脉回流则是原路返回。

在胚胎期，睾丸在腹腔内发育；出生时才最终降至阴囊。正因为如此，睾丸的血液供应起自腹主动脉，和下降的睾丸一起到达阴囊。

睾丸动脉

成对的睾丸动脉形态细长，由腹主动脉发出，沿腹壁后方下行，跨过输尿管，从腹股沟管深环穿入腹股沟管。

睾丸动脉作为精索的一部分，经过腹股沟管进入阴囊，为睾丸供血，并与输精管的动脉相交通。

睾丸静脉

睾丸的静脉起源于同侧的睾丸和附睾。与每一侧精索内唯一的一根睾丸动脉不同，睾丸静脉并非独立的一根，而是汇合成网状，称为蔓状静脉丛。

睾丸的静脉回流入腹腔后，右侧汇入下腔静脉，而左侧通常汇入左肾静脉。

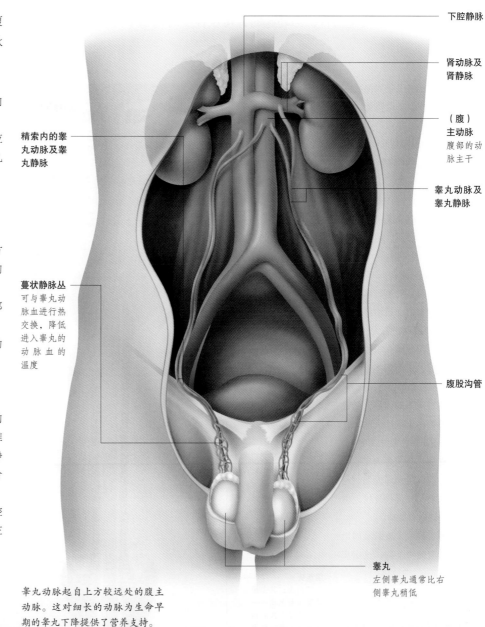

下腔静脉

肾动脉及肾静脉

（腹）主动脉
腹部的动脉主干

睾丸动脉及睾丸静脉

腹股沟管

睾丸
左侧睾丸通常比右侧睾丸稍低

精索内的睾丸动脉及睾丸静脉

蔓状静脉丛
可与睾丸动脉血进行热交换，降低进入睾丸的动脉血的温度

睾丸动脉起自上方较远处的腹主动脉。这对细长的动脉为生命早期的睾丸下降提供了营养支持。

睾丸内部结构

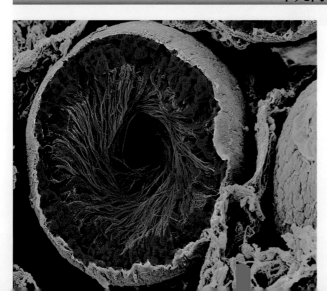

每一侧睾丸都被一层坚固的保护膜——白膜包绕，从白膜上发出许多分隔，将睾丸实质分为约250个睾丸小叶。

每个楔形的小叶包括1～4个紧密盘曲的精曲小管，后者是真正产生精子的场所。

这张显微照片展示了精曲小管的断面。正在发育中的精子（红色）在精曲小管内，管外则有Leydig细胞（绿色）。

据估计，每一侧睾丸内的精曲小管长度可达350m。

精曲小管

精曲小管产生的精子进入睾丸网中的精直小管，之后进入附睾。

精曲小管之间成群分布着一种特殊分化的细胞——间质细胞，也称为Leydig细胞。这种细胞可以产生性激素，比如睾酮。

阴　　茎

阴茎是男性的交配器官，当勃起时，可在性交时将精子运送到阴道。为此，阴茎主要由可勃起的组织组成。

阴茎主要由三条海绵状、可勃起的圆柱体（也称为"海绵体"）组成，即两条阴茎海绵体和一条尿道海绵体。这些海绵体充血时，阴茎就可勃起。

阴茎的结构

阴茎仅含有少量肌纤维组织，位于阴茎根部。阴茎体和阴茎头则没有肌纤维。

阴茎可以分为：

- **阴茎根**：阴茎的第一部分，位置固定，内含被肌纤维包绕的三条海绵体的膨大基底。
- **阴茎体**：阴茎体在松弛状态下悬垂着，由海绵体、结缔组织、血管和淋巴管组成。
- **阴茎头**：阴茎的顶端，是由尿道海绵体末端膨大而成，具有尿道出口，即尿道外口。
- **阴茎皮肤**：与阴囊的皮肤相延续，薄、色深而无毛，与其内层的筋膜连接疏松，当阴茎松弛时有皱褶。

在阴茎顶端，皮肤延展出第二层来覆盖阴茎头，这层皮肤即包皮。

阴茎从解剖学角度可分为三部分：阴茎根、阴茎体和阴茎头。

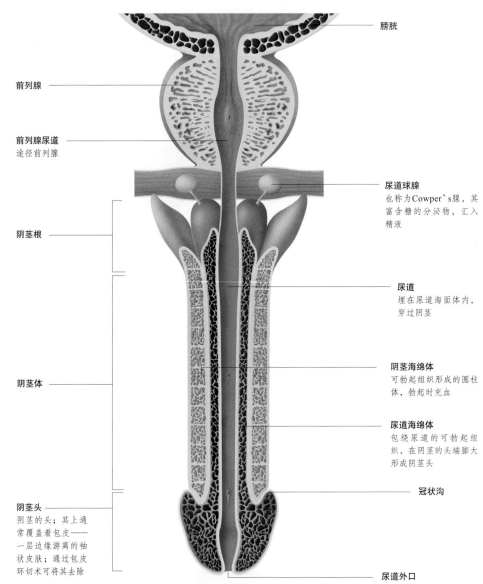

- 膀胱
- 前列腺
- 前列腺尿道　途径前列腺
- 阴茎根
- 阴茎体
- 阴茎头　阴茎的头；其上通常覆盖着包皮——一层边缘游离的袖状皮肤；通过包皮环切术可将其去除
- 尿道球腺　也称为Cowper's腺，其富含糖的分泌物，汇入精液
- 尿道　埋在尿道海面体内，穿过阴茎
- 阴茎海绵体　可勃起组织形成的圆柱体，勃起时充血
- 尿道海绵体　包绕尿道的可勃起组织，在阴茎的头端膨大形成阴茎头
- 冠状沟
- 尿道外口

阴茎横切面

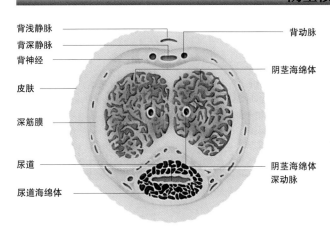

- 背浅静脉
- 背深静脉
- 背神经
- 皮肤
- 深筋膜
- 尿道
- 尿道海绵体
- 背动脉
- 阴茎海绵体
- 阴茎海绵体深动脉

阴茎的主要部分——阴茎体，由三个勃起组织部分组成。它们在性冲动时充满血液，导致勃起。

通过阴茎体的横切面，可以更容易看清海绵体、血管和筋膜之间的位置关系。阴茎的主要部分是三条海绵体，相对细小的尿道海绵体内含尿道。每条阴茎海绵体中央都分布着一根深动脉，后者提供勃起所需的血液。

结缔组织

阴茎深筋膜是一层袖管样结缔组织，包绕着海绵体、背深静脉、背动脉及周围神经。在深筋膜外面有一层疏松结缔组织，内含多条浅静脉，外面包着皮肤。只在阴茎头处，皮肤才和内层结构紧密连接。

与阴茎相关的肌肉

数条肌肉和阴茎有关。这些肌肉的纤维仅连在阴茎根和阴茎周边，不与阴茎体或阴茎头相连。

这些肌肉总称为会阴浅肌，因为它们位于会阴区，即包围肛门和外生殖器的区域。

这个区域主要有三条肌肉：

■ **会阴浅横肌**

这条成对的细长肌肉就位于肛门前方的皮肤下，起于两侧骨盆的坐骨结节，止于会阴中线区。

■ **球海绵体肌**

这条肌肉通过压迫尿道海绵体基底部，继而压迫尿道，助其排出内容物。这条肌肉起自中心腱（或称中缝），中心腱连接两侧并环绕阴茎根部。

■ **坐骨海绵体肌**

这条肌肉起自骨盆的坐骨结节，包绕两侧的阴茎海绵体根部（或称阴茎海绵体脚）。这条肌肉收缩时可帮助阴茎维持勃起状态。

阴茎附近的肌肉为会阴浅肌，后者包绕阴茎根、维持勃起。

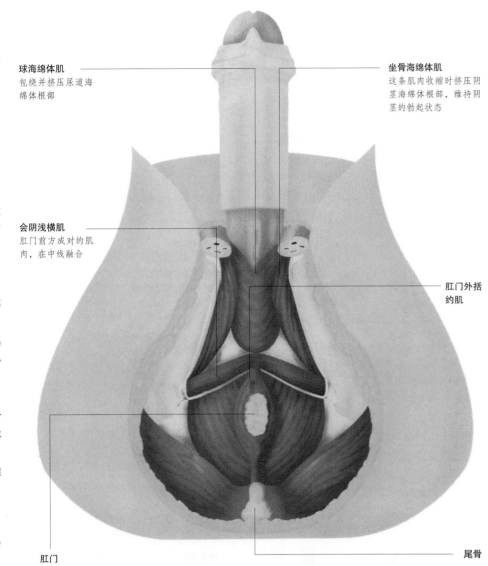

球海绵体肌
包绕并挤压尿道海绵体根部

坐骨海绵体肌
这条肌肉收缩时挤压阴茎海绵体根部，维持阴茎的勃起状态

会阴浅横肌
肛门前方成对的肌肉，在中线融合

肛门外括约肌

肛门

尾骨

阴茎血液供应

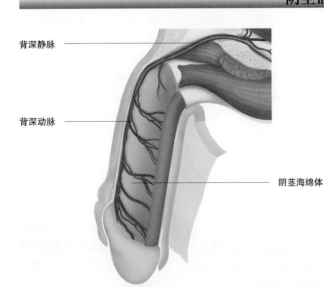

背深静脉

背深动脉

阴茎海绵体

阴茎的动脉供血有两个作用：一是提供阴茎各组织所需的含氧血，和其他器官一样；二是提供更多的血液充盈海绵体，使阴茎勃起。

动脉

所有供应阴茎的动脉都来源于盆腔阴部内动脉。背动脉位于中线背深静脉的两侧，为结缔组织和皮肤供血。

阴茎深动脉在阴茎海绵体内中走行，为后者供血并在勃起时提供更多血液。

静脉回流

阴茎背深静脉引流海绵体血窦的血液，而外层的结缔组织和皮肤的血液则回流至背浅静脉。

静脉血液最终回流入盆腔的阴部静脉。

阴茎的动脉起自阴部内动脉。勃起时，深动脉为阴茎海绵体供血。

精子是如何产生的

精子是男性生殖细胞，在睾丸内产生和储存。减数分裂是一个特殊的细胞核分裂过程，通过减数分裂，每个精子都分得一套独特的基因。

精子是成熟的男性生殖细胞，在受精时至关重要，产生于睾丸。睾丸是两个核桃大小、位于阴囊内的器官。阴囊是悬吊于阴茎后方的小袋，比躯体核心温度低约2℃，为精子的产生提供了适宜的温度。

为保持这个温度，当外界温度较低时，阴囊被拉向躯干；当外界温度较高时，阴囊则垂下，远离躯干。

生殖器官

睾丸是睾酮（男性性激素）的主要生成部位。

每个特殊分化中的睾丸包含约1000个精曲小管，后者产生和存储精子。精曲小管表面排列着许多小小的细胞，这些细胞叫作精原细胞。

从青春期开始，精原细胞开始分裂，最终形成精子。

与精原细胞相间分布的是庞大许多的Sertoli细胞，可向管腔内分泌营养液。

精子产生

精子的产生是一个复杂的过程，包括精原细胞的连续增殖、初级精母细胞的产生。这两类细胞和其他体细胞一样，均拥有一套完整的基因组。

减数分裂

初级精母细胞之后将经历一个特殊的分裂过程，即减数分裂。在这个过程中，它们会分裂两次，产生带有随机的半套基因组的细胞（单倍体）。这些单倍体就是精子细胞，再经过进一步的生长发育，最终成为成熟而有活力的精子。

睾丸的精曲小管内排列着许多小小的精原细胞。这些细胞分裂产生初级精母细胞。

精子的产生过程

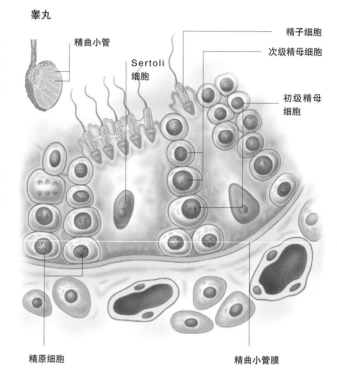

睾丸
精曲小管
Sertoli细胞
精子细胞
次级精母细胞
初级精母细胞
精原细胞
精曲小管膜

遗传信息的分开

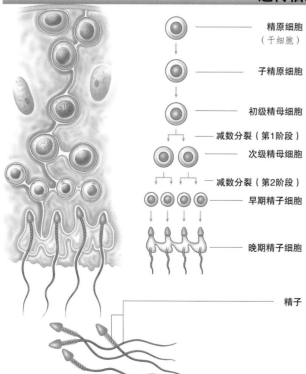

精原细胞（干细胞）
子精原细胞
初级精母细胞
减数分裂（第1阶段）
次级精母细胞
减数分裂（第2阶段）
早期精子细胞
晚期精子细胞
精子

每个初级精母细胞包含一整套即23对染色体（双倍体）。之后它会经历减数分裂。通过这种特化的分裂过程，初级精母细胞一分为二，产生成对的精子细胞，每个精子细胞含有半套染色体（单倍体）。这个过程可分为两个阶段，共产生4个精子细胞。

第一阶段

在第一阶段，精母细胞核内的染色体复制（倍增），之后配对。配对的染色体之间会随机交换一部分基因。

通过减数分裂，一个精母细胞分裂为4个精子。精子得到精母细胞中的半套遗传物质。

这种基因交换是基因库"洗牌"和产生变异的天然过程。成对的染色体在细胞分裂过程中分开，每个细胞分得其中一组染色体，包含有两套基因。精母细胞会再次分裂。

第二阶段

在减数分裂的第二阶段，细胞核内23条经过复制的染色体会发生分离，次级精母细胞再次分裂。

减数分裂的最终结果是产生了精子细胞，后者其中的染色体数量是精母细胞的一半。得益于这个遗传物质的混合过程，每个精子细胞的遗传物质都是独一无二的，相同的概率几乎为零。

精子的结构

成熟精子的结构非常适合游动，驱动自身接近女性卵细胞。

精子细胞会靠近最近的Sertoli细胞，在后者那里获得养分，即糖原、蛋白质、糖类和其他营养素。这些养分为精子细胞供能，并帮助其进一步成熟，变为精子。

精子是身体中分化到最极致的几种细胞之一。每一个精子长约0.05mm，包括头、颈和尾部。

精子

精子头部像一滴稍扁的泪滴，其内的囊袋样结构含有大量酶，称为顶体。这些酶在受精过程中至关重要，可分解、穿透女性卵细胞的保护性外膜。

顶体后方是细胞核，内含半套随机分得的男性遗传物质（DNA），后者紧密盘曲在23条染色体之中。得益于减数分裂，每个精子拥有一套独特的遗传信息。

颈部为纤维性的区域，精子的中段和头部在此相连。颈部具有一定弹性，使精子头部可以摆动，有助于精子的游动。

尾部结构

精子尾部中有一对细长的微丝，被两层外环包绕，每层外环均包含九条纤维。尾部前端的外部还有一层致密纤维和一层保护鞘。尾部分为以下三部分。

■ 中段：尾部最粗的地方，因为它多了一层充满线粒体的螺旋形结构。线粒体是产能的细胞器，可为精子的运动供能。

■ 主段：包含20条微丝、外周致密纤维和保护鞘（尾鞘）。

■ 末段：此处的外周致密纤维和尾鞘消失，仅有一层薄的细胞膜包绕。这种逐段变细的尾部赋予精子挥鞭样运动的特性，驱动其向卵子游动。

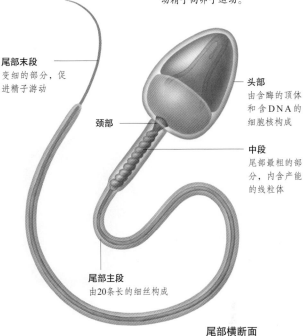

每个精子由含酶的头部、颈部和尾部组成。其尾部挥鞭样运动驱动精子向卵子运动。

尾部末段
变细的部分，促进精子游动

颈部

尾部主段
由20条长的细丝构成

头部
由含酶的顶体和含DNA的细胞核构成

中段
尾部最粗的部分，内含产能的线粒体

尾部横断面

外周致密纤维（环）　（保护）鞘

长的细丝

尾部包含有中心成对的细丝，周围环绕由9对细丝组成的外环。尾部前端还有一层外周致密纤维和一层保护性鞘。

精液的产生和射精过程

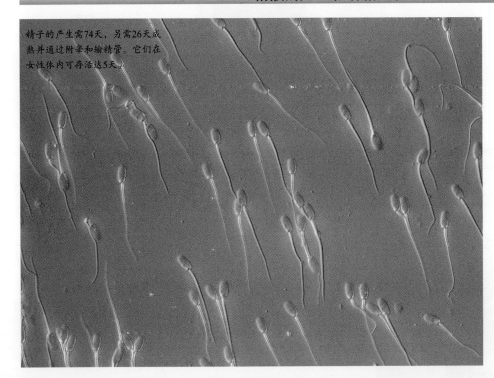

精子的产生需74天，另需26天成熟并通过附睾和输精管。它们在女性体内可存活达5天。

当精子的尾部发育完全时，它们就会被Sertoli细胞释放进入精曲小管。由于Sertoli细胞会分泌液体进入精曲小管，这股液流将精子冲向附睾。附睾是一个细长的管，盘曲于睾丸后方，成熟的精子在此暂时储存。

射精

性冲动时，借助各段小管内的平滑肌收缩，附睾内的精子被调集到输精管。之后精子游到射精管，通过前列腺进入尿道，与前列腺和精囊（囊状分泌腺）的分泌液混合，形成黄白色浓稠的精液。

每次射精时排出的精液内含有约3亿个精子。

女性生殖系统

女性生殖系统有双重作用。卵巢产生卵子以备受孕，子宫在妊娠期滋养和保护胚胎。

女性生殖系统可分为内生殖器和外生殖器。前者包括卵巢、输卵管（法氏管）、子宫和阴道，后者则指外阴。

内生殖器

杏仁形的卵巢位于子宫两侧，由多条韧带悬吊。卵巢的上方是输卵管，卵细胞在此受精并沿输卵管进入子宫。

子宫位于盆腔内，随着妊娠周数的增加，子宫逐渐进入下腹。阴道连接外阴和宫颈，在分娩时可大大扩张，构成产道的主要部分。

外生殖器

女性外生殖器，也称外阴，是生殖道的开口。阴道开口于尿道后方的前庭区域，其两侧被双层皮褶覆盖，即小阴唇和大阴唇，前方的凸起是阴蒂。

输卵管伞
输卵管末端指状突起，在卵巢周围卷曲

子宫
中空脏器，容纳、滋养和保护生长中的胎儿

输卵管（法氏管）
从卵巢行至子宫，捡拾卵巢排出的卵子

卵巢
卵子产生的场所，也分泌女性的性激素——雌激素

卵巢韧带

阔韧带
双层浆膜，包含血管

卵巢（冠状面）
在月经周期中，卵子在卵巢内的卵泡内发育，正常情况下，每个月经周期只有一个卵子释放

子宫颈
肌性子宫增厚的下部，连接子宫腔和阴道

阴道
薄壁管道，在宫颈走行，在前庭向外界开放

女性生殖系统由内、外生殖器组成。内生殖器呈T字形，位于盆腔内。

女性生殖道的位置

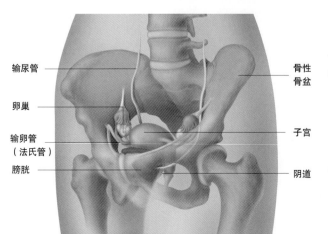

输尿管

卵巢

输卵管（法氏管）

膀胱

骨性骨盆

子宫

阴道

成年女性内生殖器位于盆腔深部，被骨盆保护。

成年女性的内生殖器（除了卵巢，基本都是管状结构）位于盆腔，被环形的骨盆保护着。

幼女则不同，她们的盆腔浅，因此幼女的子宫和子宫前方的膀胱均位于下腹部。

阔韧带

子宫的上表面和双侧卵巢覆盖着一层腹膜（腹腔、盆腔内的一层衬膜），这层膜结构形成阔韧带，可维持子宫的位置。

内生殖器的血液供应

女性生殖道通过动脉网接受丰富的血供。静脉血通过静脉网回流。

女性生殖器有四条主要动脉。

■ **卵巢动脉**：卵巢动脉起自腹主动脉，行至卵巢。

两侧的卵巢动脉发出分支，穿过卵巢系膜（卵巢系膜是腹膜的折叠，卵巢位于其中），供应卵巢和输卵管。卵巢系膜中的卵巢动脉和输卵管动脉相连。

■ **子宫动脉**：它是盆腔中粗大的髂内动脉的分支。子宫动脉在宫颈水平到达子宫。宫颈被宫颈韧带固定。

子宫动脉上行与上方的卵巢动脉相连接，也向下发出分支，与下方动脉吻合，为宫颈和阴道供血。

■ **阴道动脉**：阴道动脉也是髂内动脉的分支，发出分支和子宫动脉汇合，为阴道壁供血。

■ **阴部内动脉**：阴部内动脉为阴道下1/3和肛门供血。

静脉

子宫和阴道壁内含有许多小静脉构成的静脉网，可将此处的静脉血引流到子宫静脉，进一步汇入髂内静脉。

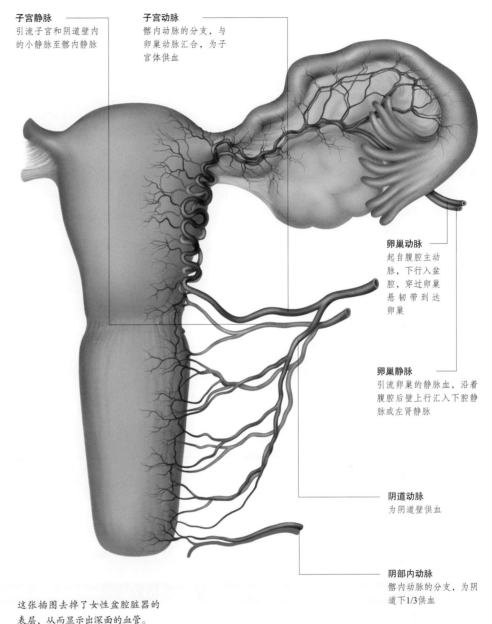

子宫静脉
引流子宫和阴道壁内的小静脉至髂内静脉

子宫动脉
髂内动脉的分支，与卵巢动脉汇合，为子宫体供血

卵巢动脉
起自腹腔主动脉，下行入盆腔，穿过卵巢悬韧带到达卵巢

卵巢静脉
引流卵巢的静脉血，沿着腹腔后壁上行汇入下腔静脉或左肾静脉

阴道动脉
为阴道壁供血

阴部内动脉
髂内动脉的分支，为阴道下1/3供血

这张插图去掉了女性盆腔脏器的表层，从而显示出深面的血管。

女性生殖道显影

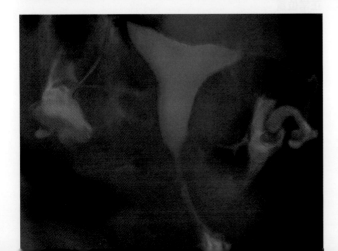

子宫输卵管造影可显影出女性生殖系统的内腔。

这项技术是将一种特殊的不透过射线的染色剂通过宫颈注入子宫，然后拍摄这个区域的X线片。染色剂填充子宫腔，然后进入输卵管，最终流入腹膜腔。

这张子宫输卵管造影显示了被染色剂填充的子宫腔（中央）。双侧输卵管和周围腹腔也被染色。

评估管道

子宫输卵管造影可用于检查不育症患者的输卵管是否通畅。如果输卵管堵塞（例如感染后），染色剂就无法通过梗阻的部位。

子　宫

子宫是女性生殖道的一部分，在妊娠时滋养并保护胎儿。它位于盆腔，是一个中空的肌性器官。

成人未孕的子宫长约7.5cm，最宽处约5cm。但妊娠时子宫可极大地扩张，以容纳胎儿。

结构

子宫由两部分组成。

- 子宫体：子宫的上部，妊娠时需要膨大，因而具有极大的活动度。双侧输卵管开口于子宫体中央三角区（宫腔）。
- 子宫颈：子宫的下部，是厚实的肌性管道，被固定在盆腔上，以维持稳定。

子宫壁

子宫体是子宫的主要部分，具有由三层结构组成的厚壁。

- 浆膜：外层薄膜，与盆腔的腹膜延续。
- 子宫肌层：是子宫体的主要部分。
- 内膜：是一层较薄的内层，受精后胚胎可以在此着床。

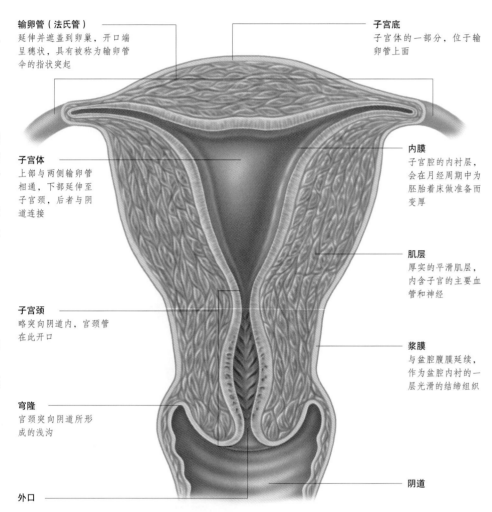

输卵管（法氏管）
延伸并遮盖到卵巢，开口端呈穗状，具有被称为输卵管伞的指状突起

子宫底
子宫体的一部分，位于输卵管上面

子宫体
上部与两侧输卵管相通，下部延伸至子宫颈，后者与阴道连接

内膜
子宫腔的内衬层，会在月经周期中为胚胎着床做准备而变厚

肌层
厚实的平滑肌层，内含子宫的主要血管和神经

子宫颈
略突向阴道内，宫颈管在此开口

浆膜
与盆腔腹膜延续，作为盆腔内衬的一层光滑的结缔组织

穹隆
宫颈突向阴道所形成的浅沟

外口

阴道

子宫形似一颗倒立的梨子，被数条韧带（反折的腹膜）固定于盆腔。

子宫的位置

子宫的正常位置

膀胱

阴道

子宫极度后倾的位置

直肠

绝大多数女性的子宫伏在膀胱之上，当膀胱充盈时移向后方。不过，子宫可能位于图中所示的两个极端之间的任何位置。

子宫位于膀胱与直肠之间，其位置会随着这两个器官的充盈程度和身体姿势而改变。

正常位置

正常情况下，子宫的长轴与阴道的长轴形成一个90度角，子宫体向前伏于膀胱顶。这个惯常的位置称为子宫前倾。

前屈

在一些女性中，子宫位于正常位置，但在宫颈和宫底之间向前轻度弯曲，称为前屈。

后屈

在另一些情况下，子宫不是向前弯曲，而是向后弯曲，使子宫底靠向直肠，被称为后倾子宫。

无论子宫的位置如何，随着妊娠周数的增加，子宫会渐渐膨大并弯向前方。不过后倾的子宫需要更长的时间膨大出盆腔，之后才可在腹部触及。

妊娠期的子宫

在妊娠期，子宫必须增大，以容纳生长中的胎儿。它从盆腔内的一个小脏器，可以膨大到占据腹腔的大部分空间。

随着子宫的增大，腹腔内各脏器被推向横隔，并挤压胸腔，迫使肋骨外扩来代偿。在妊娠末期，像胃和膀胱这样的器官，被子宫严重挤压，容量锐减，很容易就被充满。

妊娠后子宫会迅速减小，不过仍会比未孕的子宫稍大。

宫底的高度

在妊娠的头12周，增大的子宫仍在盆腔内，子宫最高的地方——宫底仅在下腹部可触及。到孕20周，宫底将升至脐部；在妊娠晚期，宫底可升至剑突，后者是胸骨的最低点。

子宫的重量

到妊娠末期，子宫的重量会从孕前的45g长到近900g。随着肌纤维的增大（肥大），子宫肌层也渐渐增厚。同时，肌纤维的数量也会增加（增生）。

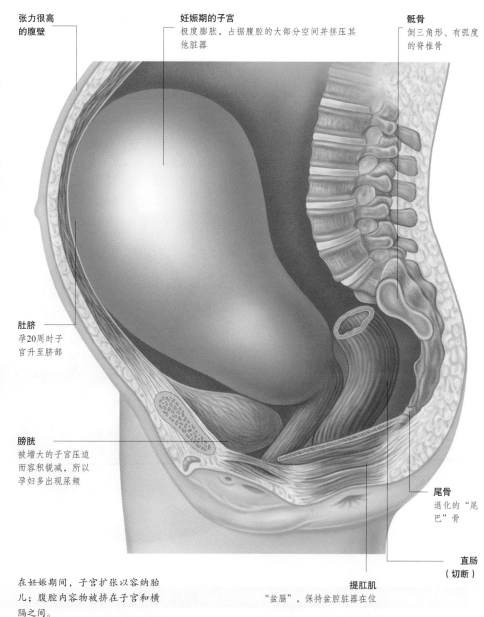

张力很高的腹壁

妊娠期的子宫
极度膨胀，占据腹腔的大部分空间并挤压其他脏器

骶骨
倒三角形、有弧度的脊椎骨

肚脐
孕20周时子宫升至脐部

膀胱
被增大的子宫压迫而容积锐减，所以孕妇多出现尿频

尾骨
退化的"尾巴"骨

直肠
（切断）

提肛肌
"盆膈"，保持盆腔脏器在位

在妊娠期间，子宫扩张以容纳胎儿；腹腔内容物被挤在子宫和横隔之间。

子宫的内层

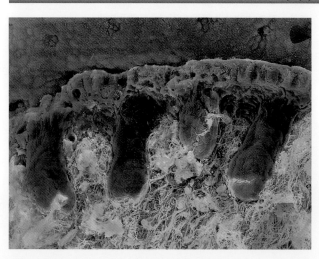

这张放大的子宫内膜切面图显示了其上皮细胞层（蓝色）。三条管状腺体也清晰可见。

子宫的内层称为子宫内膜，由单层上皮构成，其下方是一层较厚的高度细胞化的结缔组织——固有层。子宫内膜含有许多管状腺体。

月经周期

每个月在月经周期中，子宫内膜在性激素的影响下发生着改变，为可能的胚胎着床做准备。脱落之前，子宫内膜的厚度可在1～5mm变化。

血供

子宫肌层内的动脉发出无数细小的分支到子宫内膜。这些分支可分为两种：直的分支供应下方的永久层子宫内膜；迂曲的（弯曲的）螺旋形分支，供应上层子宫内膜，并在月经期脱落。螺旋动脉的形状特点可防止月经时失血过多。

胎盘的解剖

　　胎盘是妊娠期子宫内的一个临时性器官，由胎儿和母体的组织共同构成，为发育中的胎儿提供所有营养物质。

　　胎盘为发育中的胎儿起到类似肺和肠道的功能。在胎盘内部，胎儿的血液和母体的血液发生气体和物质交换，使胎儿吸取母血中的氧气和营养物质，并排出废物。

　　胎盘在分娩时出现松动。胎儿娩出后，胎盘也随之排出（这就是第三产程）。胎盘排出后需检查其是否完整及是否存在异常或疾病，这些都可能对胎儿造成影响。

胎盘外观

　　足月的胎盘是深红色圆形或卵圆形的扁平器官，通常重约500g或胎儿体重的1/6。

　　娩出的胎盘有两面。

- 母体面（与子宫内膜相贴）：深红色，疏松多孔，被纤维带分隔成多个胎盘小叶。
- 胎儿面（脐带发源的位置）：被胎膜覆盖，表面光滑，其上有粗大的脐带血管。

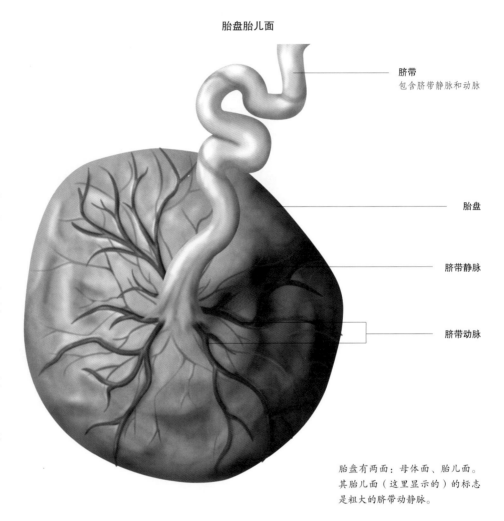

胎盘胎儿面

脐带
包含脐带静脉和动脉

胎盘

脐带静脉

脐带动脉

胎盘有两面：母体面、胎儿面。其胎儿面（这里显示的）的标志是粗大的脐带动静脉。

胎盘变异

　　胎盘在形成和分布时可出现多种变异，大部分没有临床意义，对母体和胎儿都没有影响，但偶尔还是会出现问题。

胎盘变异

　　可能的变异包括以下几种。

- 副胎盘：胎膜内出现一个额外的或附属的胎盘叶，与主胎盘有一段距离。

- 球拍状胎盘：脐带起自胎盘的边缘，而非正常时的起自胎盘中央。
- 脐带帆状嵌入：脐带未起自胎盘，而是起自附近的胎膜，而脐带血管则发出分支延伸到胎盘。
- 轮状胎盘：出现于羊膜折叠时，与生产时出血有关。

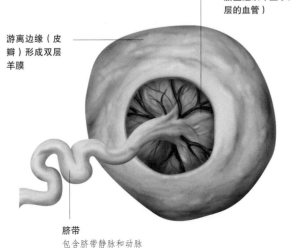

被单层羊膜覆盖着的胎盘组织（显示出下层的血管）

游离边缘（皮瓣）形成双层羊膜

脐带
包含脐带静脉和动脉

在轮状胎盘中，羊膜囊（容纳胎儿的囊）自身折叠成双层，覆盖大部分胎盘。

胎盘内部

随着胎盘的发育，胎儿血管在胎盘内形成绒毛（指状突起）。在绒毛内，胎儿血从母血中获得氧气和营养物质，并将代谢废物排到母血中。

胎盘为发育中的胎儿提供了一个交换平台，使其可从母血中获得氧气和营养物质，同时将代谢废物排出。为此，母体和胎儿为胎盘提供了极为丰富的血供。

胎盘的横断面显示，这个器官一部分来源于母体的组织，一部分来源于胎儿的组织。母体的子宫动脉发出螺旋动脉，将动脉血带到胎盘的基底。而这部分动脉血将流入宽大的绒毛间隙，而后者中漂浮着胎儿绒毛。交换后的母血被无数的小静脉引流回自身的循环。

胎儿绒毛是指状的突起，内含血管，并通过脐带连接到胎儿。胎儿绒毛反复分叉以增大其表面积，方便与母血进行充分的物质交换。

虽然母体和胎儿的循环彼此非常靠近，但是双方的血液被绒毛的薄壁分隔，并不会混合。

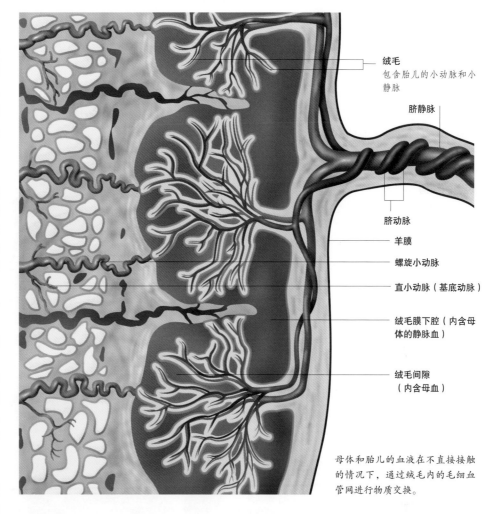

绒毛
包含胎儿的小动脉和小静脉

脐静脉

脐动脉

羊膜

螺旋小动脉

直小动脉（基底动脉）

绒毛膜下腔（内含母体的静脉血）

绒毛间隙（内含母血）

母体和胎儿的血液在不直接接触的情况下，通过绒毛内的毛细血管网进行物质交换。

胎盘的功能

胎盘有许多功能，对于胎儿的生长和发育非常重要。

■ 呼吸：通过胎盘，胎儿血液从母血中获得氧气，并将二氧化碳排出。

■ 营养：母血中的营养物质通过胎盘传递给胎儿。

■ 排泄：胎儿体内的代谢废物经两条脐动脉运到绒毛，进入母体循环并最终被排出。

■ 产生激素：胎盘是激素的一个重要来源，特别是雌激素和孕激素。这些激素不仅帮助维持妊娠，还为分娩做准备。

胎盘的异常

孕期胎盘可能出现一些异常。其中最常见的是胎盘前置，此时胎盘植入子宫的位置过低。

由于位置过低，前置的胎盘可能卡在胎儿和宫颈之间，极大地阻碍了阴道分娩。胎盘前置也常引起孕晚期大出血。

胎盘一旦植入子宫内的低位，就称为胎盘前置，它卡在胎儿和宫颈之间，造成严重的问题。

胎盘早剥

胎盘早剥指的是胎盘（部分或完全地）从子宫壁上剥离。此时胎盘和子宫壁之间可能有大出血，所以是一种潜在的严重情况。

此时的出血可能局限在子宫，也可能沿着宫颈流出，表现为阴道出血。在这种情况下，母体和胎儿均有生命危险。不过，医护人员通常会很好地处理胎盘早剥问题。

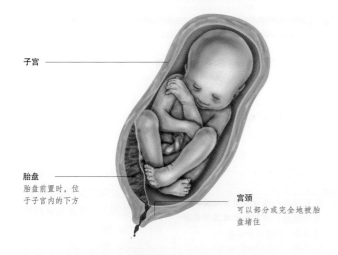

子宫

胎盘
胎盘前置时，位于子宫内的下方

宫颈
可以部分或完全地被胎盘堵住

阴道和宫颈

阴道是一个壁薄的肌性管道，从宫颈延伸至外阴。阴道在休息状态下是封闭的，但在性交或分娩时可以伸展。

阴道长约8cm，位于膀胱和直肠之间。阴道是产道的主要部分，在性交时容纳阴茎。

阴道的结构

虽然阴道在分娩时可极度扩张，但通常情况下阴道的前后壁均紧密贴合，使其内腔（中心腔）关闭。

宫颈（子宫的下端）在阴道的上端突向阴道腔内。阴道向上拱起与宫颈汇合，形成了被称为阴道穹隆的凹陷。尽管阴道穹隆实际为环形，但仍可分为前、后、左和右穹隆。

阴道壁有三层结构。

- 外膜：最外层由纤维弹性结缔组织组成，必要时可延展。
- 肌层：阴道壁的中间肌层。
- 黏膜：阴道最内层，包含许多皱褶（深褶皱），表面覆盖着一层复层鳞状上皮（类似于皮肤），性交时可耐受磨损。

阴道是一个肌性的管道样器官，被设计成在性交和分娩期间可以扩张。它大概有8cm长。

阴道冠状切面

阴道穹隆

外膜

肌层
分娩时可大大
延展

黏膜层
为复层鳞状上皮，
缺乏腺体；其润滑
液来源于上方的宫
颈腺体

宫颈口
子宫腔的入口

阴道动脉
提供氧合的动脉血

阴道腔（中央腔）
被阴道内层的上皮
封闭，后者富含
褶皱

处女膜肉阜
处女膜残余，是
一层黏膜皱褶，
在出生时覆盖阴
道入口；将阴道
和前庭分开

外生殖器

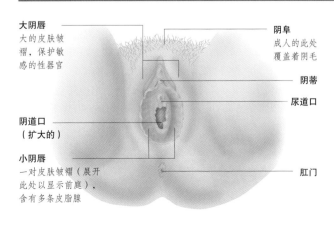

大阴唇
大的皮肤皱
褶，保护敏
感的性器官

阴阜
成人的此处
覆盖着阴毛

阴蒂

尿道口

阴道口
（扩大的）

小阴唇
一对皮肤皱褶（展开
此处以显示前庭），
含有多条皮脂腺

肛门

女性外生殖器（女阴）位于身表，即阴道外口。包括：

- 阴阜：位于耻骨前方的圆形、多毛、富脂的区域。
- 大阴唇：外侧的一对富含脂肪的皮肤皱褶，跨过外阴开口。

外生殖器包括四层皮肤皱褶，即大小阴唇。这些结构覆盖并保护着阴蒂、阴道口和尿道口。

- 小阴唇：一对稍小的皮肤皱褶，位于外阴裂缝中。
- 前庭：尿道和阴道开口处。
- 阴蒂：富含感觉神经；和男性阴茎类似，具有可勃起的组织。

外阴开口被一层黏膜皱褶部分封闭，即处女膜；在初次性交、使用卫生棉条或盆腔检查时可能破裂。

宫颈

宫颈（子宫颈部）是子宫下方狭窄的部分，突向阴道上部。

多条宫颈韧带固定着宫颈，进而固定了上方相对活动的子宫体。

宫颈的结构

宫颈内含有一条狭窄的管道，后者在成年女性中长约2.5cm。与肌性的子宫体不同，宫颈壁坚韧，富含许多纤维组织和平滑肌。

宫颈中央的管道是子宫腔向下开口的延续，其向下开口即宫颈外口，通入阴道。宫颈管中间最宽，在上方内口和下方外口处均轻度缩窄。

宫颈内皮

宫颈内层的上皮有两种：

- 宫颈内膜：宫颈管的内衬，在宫颈里面。上皮是单层柱状细胞，覆盖着下方含有腺体的褶皱。
- 宫颈外膜：覆盖在突入阴道的宫颈部分。由复层鳞状上皮组成。

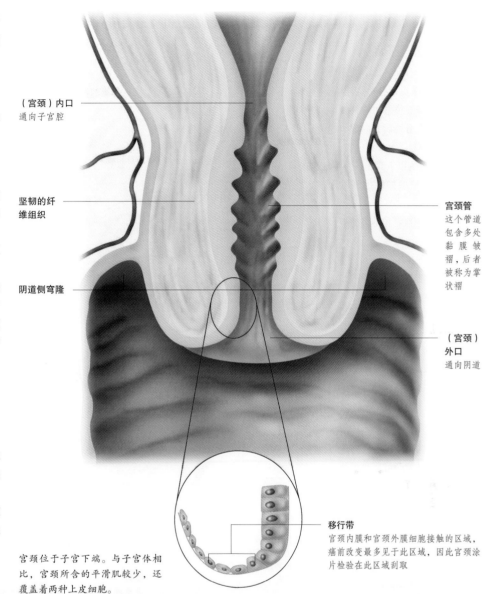

（宫颈）内口
通向子宫腔

坚韧的纤维组织

阴道侧穹隆

宫颈管
这个管道包含多处黏膜皱褶，后者被称为掌状褶

（宫颈）外口
通向阴道

移行带
宫颈内膜和宫颈外膜细胞接触的区域，癌前改变最多见于此区域，因此宫颈涂片检验在此区域刮取

宫颈位于子宫下端。与子宫体相比，宫颈所含的平滑肌较少，还覆盖着两种上皮细胞。

宫 颈 口

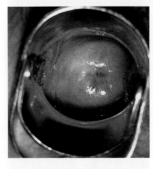

这是通过金属窥器看到的健康宫颈。从宫颈外口可以看到宫颈内的深粉色内皮。

宫颈管在阴道上端的开口被称为宫颈口。

如果常规宫颈刮片发现异常细胞，需要进一步观察这个区域。阴道镜是一种低倍显微镜，这时候就会派上用场。

阴道镜

在用阴道镜检查时，会使用一种染色液涂抹宫颈，这样可显示异常的细胞。任何可疑的区域都需要活检，并可能需要进一步治疗。

未生育过的宫颈

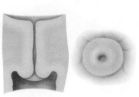

一个从没有生育过（未生育过的）的女性，其宫颈口的形状是圆形的。宫颈管在分娩前也紧密闭合。

生育过的宫颈

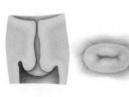

分娩后，宫颈口在外观上变成裂隙状。宫颈管随着胎儿的娩出而略有松弛。

卵巢和输卵管

卵巢是卵细胞（也称卵子）产生的场所。卵子和精子受精后发育为胚胎。输卵管（法氏管）将卵子从卵巢输送至子宫。

成对的卵巢位于下腹部子宫两侧。卵巢位置可能较多变，特别是在分娩后，固定卵巢的韧带松弛时。

卵巢可分为以下部分。

- 白膜：一层保护性的纤维组织。
- 髓质：具有血管和神经的中间部分。
- 皮质：卵子在其中发育。
- 表层：青春期前是平滑的，育龄期则变得凹凸不平。

血供

卵巢动脉发自腹主动脉，为卵巢供血。卵巢动脉与输卵管动脉相连接，也给输卵管提供营养。

卵巢的血液被引流入阔韧带内的一个小静脉网中，即蔓状静脉丛，从蔓状静脉丛再回流至左右卵巢静脉。后者进入腹腔最终回流入下腔静脉（右卵巢静脉）和肾静脉（左卵巢静脉）。

这张横切图展示了位于卵巢皮质的卵泡。每个卵泡包含一个在不同发育阶段的卵子。

卵巢的横切面

成熟的囊状卵泡
在排卵期间，只有一个卵泡会成熟释放一个卵子

卵巢静脉和动脉

成熟的卵泡

卵子

白膜
坚韧的外层；其上覆盖着一层单层柱状上皮，即生发层

生发层
与盆腔腹膜相延续，覆盖卵巢，有润滑的作用

空的卵泡
卵子释放后余下的部分

初级卵泡
每个月经周期中会发育多个初级卵泡，但仅有一个会成熟

黄体
排卵后剩余的卵泡细胞形成黄体，黄体最终会退化

退化的黄体（白体）

髓质
中心地带，位于皮质结构之间，含有血管和神经

（卵巢）表面
女性一生中，随着排卵期卵子的释放而变得愈加凹凸不平

皮质
卵巢的主要部分；含有血管和一系列发育中的卵母细胞

卵巢韧带

支持的韧带

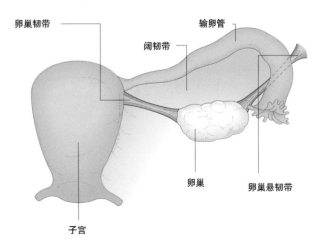

卵巢韧带

输卵管

阔韧带

子宫

卵巢

卵巢悬韧带

数条韧带连接卵巢并固定其位置。但卵巢的位置仍可能发生变化，特别是在韧带松弛时。

卵巢通过数条韧带维持在其相对于子宫和输卵管的位置上。

主要的韧带

这些韧带包括以下几种。

- 阔韧带：盆腔帐篷状的腹膜折叠，在子宫两侧下垂，覆盖输卵管和卵巢。
- 卵巢悬韧带：阔韧带的一部分，将卵巢固定在盆腔侧壁，内含卵巢血管和淋巴管。
- 卵巢系膜：阔韧带的折叠，卵巢位于其中。
- 卵巢韧带：走行在阔韧带内，将卵巢固定到子宫。

这些韧带女性分娩后可能变松弛，因此，通常卵巢的位置相比于妊娠前会显得很多变。

输卵管

输卵管,或称法氏管,收集从卵巢释放的卵子,并将卵子送到子宫。输卵管还提供了卵子和精子受精的场所。

输卵管长约10cm,从子宫体上方向外发出,到达盆腔侧壁。

输卵管在阔韧带上缘内走行,并开口于卵巢附近的腹膜腔。

结构

输卵管从解剖学上分为4部分,从外到内分别如下。

- 漏斗部:输卵管外侧末端,呈漏斗状,向腹膜腔开放。
- 壶腹部:最长也最宽的部分,受精最常出现在此处。
- 峡部:壁厚的输卵管狭窄部分。
- 子宫部:输卵管最短的部分。

血供

输卵管具有非常丰富的血供,得益于卵巢动脉和输卵管动脉;两条动脉重叠的部分形成一根动脉弓。

输卵管的静脉引流途径就是其支配动脉的原路返回。

输卵管的主要部分

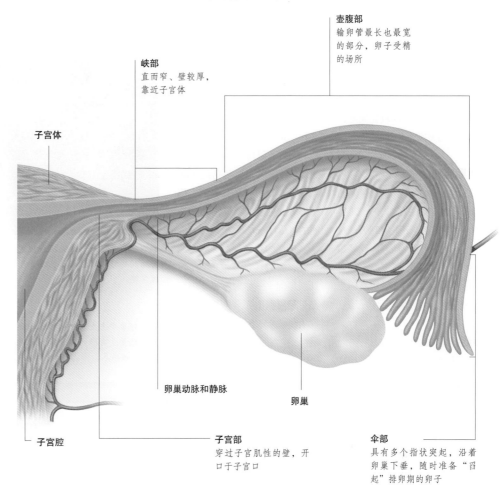

峡部
直而窄、壁较厚,靠近子宫体

壶腹部
输卵管最长也最宽的部分,卵子受精的场所

子宫体

卵巢动脉和静脉

卵巢

子宫腔

子宫部
穿过子宫肌性的壁,开口于子宫口

伞部
具有多个指状突起,沿着卵巢下垂,随时准备"舀起"排卵期的卵子

输卵管位于身体两侧。输卵管末端靠近卵巢并开口于腹腔。

输卵管管壁

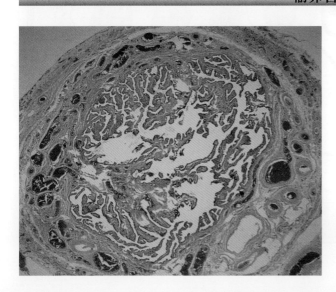

输卵管壁内侧覆盖着两种细胞:分泌黏液的细胞和纤毛细胞。这些细胞可营养卵子并促进卵子沿输卵管移动。

输卵管壁的结构使其可保护卵子并将卵子安全运送到子宫着床。

- 输卵管壁内的平滑肌纤维可有节律地收缩,产生的收缩波传至子宫。

- 输卵管壁内覆盖一层含纤毛的上皮细胞。这些纤毛呈刷子状,将卵子"扫"向子宫。

- 输卵管上皮深层隐窝内的无纤毛细胞可分泌营养物质,为输卵管内的卵子和可能存在的精子提供营养。

卵巢产生的多种激素

受到卵巢产生的多种激素的影响,在月经周期中,输卵管上皮的活力会发生变化。例如孕激素会促进输卵管上皮分泌黏液。

月经周期

月经周期是个规律的过程，其间卵巢释放一个卵子，准备受孕。月经大约每隔4周一次，从女性初潮直至停经。

月经周期的特点是卵巢内卵子周期性成熟和相应的子宫生理改变。青春期时，多种激素分泌量激增，导致性成熟，此过程通常发生在11~15岁。

周期启动

第一次月经周期称为初潮，大约发生在12岁。此后生殖周期启动，平均28天。这个周期长短因人而异。除妊娠期，月经周期一直继续。但患有神经厌食症的女性或高强度训练的女运动员可能会停经。

月经

每个月如果未发生受精，雌激素、孕激素就会水平下降，血供丰富的子宫内膜会脱落（月经来潮）。月经每28天左右一次，但此周期的长短可在19~36天波动。

每次月经持续约5天。月经量因人而异，通常包括约50ml血液、子宫组织及分泌液。但一部分女性月经量仅约10ml，有的可达110ml。

过量的月经失血称为月经过多；暂时性月经中止——如妊娠期间——称为停经。绝经是月经周期的完全停止，通常发生在45~55岁。

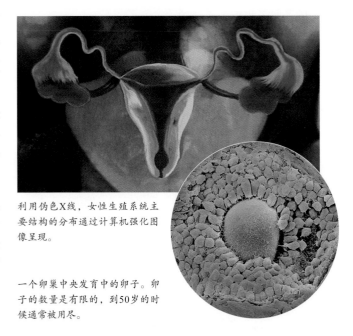

利用伪色X线，女性生殖系统主要结构的分布通过计算机强化图像呈现。

一个卵巢中央发育中的卵子。卵子的数量是有限的，到50岁的时候通常被用尽。

每月生理改变

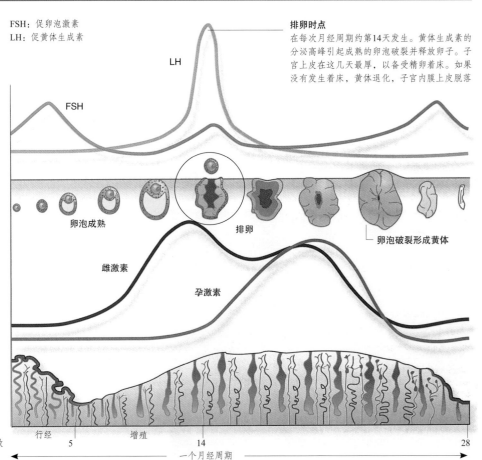

这张图展示出月经周期中的种种变化。月经第1天到第5天，子宫内膜上皮脱落，另一个卵子正在发育。之后子宫上皮逐渐增厚，在月经第14天左右，卵子释放，即所谓排卵。

促性腺激素　由垂体释放，促进性腺（卵巢）合成卵子和性激素

卵巢活动　每月一个卵泡发育成熟并在排卵期释放一个卵子；卵泡中剩余的组织形成黄体，黄体是一个能短期产生激素的腺体

多种卵巢　激素由卵巢分泌，促进子宫内膜生长；在排卵后，黄体也会产生孕激素（黄体酮），为子宫受孕做准备

子宫内膜　不断增厚以备受精卵着床；如果受精卵没有着床，子宫内膜就会在月经周期最初的5天内脱落（月经来潮）

FSH：促卵泡激素
LH：促黄体生成素

排卵时点
在每次月经周期约第14天发生。黄体生成素的分泌高峰引起成熟的卵泡破裂并释放卵子。子宫上皮在这几天最厚，以备受精卵着床。如果没有发生着床，黄体退化，子宫内膜上皮脱落

LH

FSH

卵泡成熟　　排卵　　卵泡破裂形成黄体

雌激素

孕激素

天数　　行经　5　增殖　　14　　28

一个月经周期

卵子的发育过程

对一个健康而成熟的卵子来说，发育过程大约需要6个月。在女性育龄期内，卵巢内卵子接连发育，直到卵子耗尽。

在出生时，女性体内存在约200万个卵子（卵原细胞），分布在两侧卵巢内，到初潮时仅剩余40万个。每次月经周期只有一个卵子——从同期约20个卵子中——发育成熟并排卵。绝经时，卵子耗尽，卵巢萎缩。

卵子在卵泡内发育，后者是一个囊性结构，具有分泌功能。卵泡发育的第一阶段称为原始（初级）卵泡，此时卵原细胞由单层颗粒细胞包围。从这一阶段直到排卵，甚至到第

一个卵子发育后的45年，卵子内的遗传物质多未发生变异，但对各种改变非常敏感。这就是为什么高龄产妇的卵子和后代中容易出现异常染色体。

原始卵泡经过减数分裂发育成次级卵泡，然后发育成第三级卵泡（也称窦状卵泡，意为"带有腔"）。会有多达20个初级卵泡开始发育，尽管最终其中19个会退化。如果多于1个卵泡发育成熟，可能出现双胞胎或三胞胎。

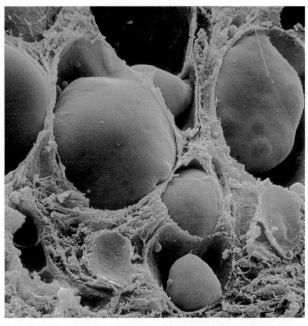

卵泡位于卵巢的皮质内。这张显微照片显示了被结缔组织分隔的卵泡。

卵 泡

卵泡发育的最后14天也是月经周期的前半程，这一过程有赖于卵巢、垂体和下丘脑之间精确的激素调节。

若一次月经周期内未发生受精，在其黄体期（月经周期

的后14天）时，雌激素和孕激素水平下降。紧接着下次月经周期一开始，垂体产生的卵泡刺激素（FSH）分泌量就会升高，触发再次选择一个健康卵子开始发育。

选择卵子的过程

在FSH信号出现时，双侧卵巢内大约有20个次级卵泡，直径2~5mm。其中只有一个卵泡会被选中，而其余的均将退化闭锁。一旦有一个卵泡被选中，其余卵泡的发育就会中止。一个典型的直径约5mm的次级卵泡需要10~12天持续的FSH刺激才能长至直径约20mm，之后破裂，释放卵子

进入输卵管（法氏管）。随着卵泡增大，雌激素水平稳步上升，促使垂体分泌黄体生成素（LH），并在月经周期中间出现一个LH水平的高峰，从而触发排卵和卵子的成熟。LH水平的高峰和排卵之间的时间间隔是相对恒定的（约36小时）。排卵后残余的卵泡（黄体）变成一种非常重要的内分泌腺体，可产生雌、孕激素。

激素调节

在排卵后约7天，孕激素水平上升到峰值。如果发生了受精，黄体会维持妊娠直到孕3月左右，胎盘取代黄体的功能。如果没有发生受精，黄体还会存在14天，雌、孕激素水平下降，以待下次月经。

月经周期的前半部分，发育中的卵泡（黄体期之前）分泌雌激素，促进子宫内膜增厚，一旦受精，就可为受精卵提供营养。一旦黄体形成，孕激素会使子宫内膜变得更加结实，为胚胎着床做准备。

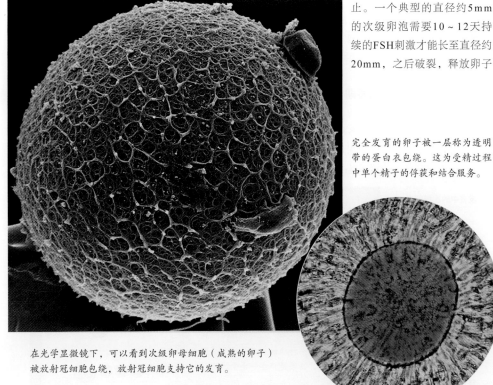

完全发育的卵子被一层称为透明带的蛋白衣包绕。这为受精过程中单个精子的俘获和结合服务。

在光学显微镜下，可以看到次级卵母细胞（成熟的卵子）被放射冠细胞包绕，放射冠细胞支持它的发育。

排卵如何发生

育龄女性的卵子数量在出生前就已经决定了。青春期前，未成熟的卵子储存在卵巢内，之后每个月成熟并释放一个卵子。

卵细胞（卵子）是女性的配子，或者生殖细胞，它和精子结合并发育成一个新的个体。卵子由双侧卵巢产生并储存。卵巢是一对核桃大小的器官，通过输卵管（法氏管）和子宫相连。

卵巢

每个卵巢都被一层保护性的腹膜（腹腔内皮）覆盖。该层下方就是致密的纤维膜——白膜。卵巢可分为皮质和髓质，皮质在外，结构致密；髓质在内，结构稍疏松。

配子的产生

女性卵子的总量在出生时已经确定。从出生到青春期，产生卵子的各种细胞逐渐退化。女性一生中排卵的时间有限，从青春期开始直到停经。

卵子产生的过程称为卵子发生，卵子发生的英文名词"oogenesis"的意思就是"卵子的开始"。胎儿体内的生殖细胞产生了许多卵原细胞。这些卵原细胞分裂产生初级卵母细胞，后者被成簇的卵泡细胞（支持细胞）环绕。

基因分配

初级卵母细胞进入减数分裂（一种特殊的细胞分裂过程）后停止在减数分裂的第一阶段，直至青春期。出生时初级卵母细胞的数量已经固定，70万～200万个。在未成熟卵巢的皮质内，这些特化的初级卵母细胞处于休眠状态，并缓慢退化，到青春期时只剩4万个。

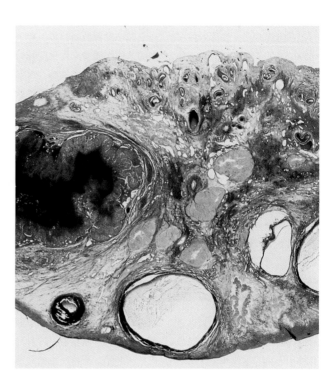

这张显微照片显示了具有数个大卵泡（白色）的卵巢。在排卵期间，多达20个卵泡开始发育，但只有一个发育成熟并释放一个卵子。

卵子发育过程

卵子是如何发育的

出生前	原始卵泡
儿童期	
透明带	卵泡发育停滞
青春期	初级卵泡
颗粒细胞	发育中的次级卵泡
卵丘	囊状卵泡
	破裂的卵泡
	释放的卵子

囊状卵泡 虽然在每个月经周期有数个初级卵泡发育，只有一个囊状卵泡形成；其他的卵泡都退化

卵泡的发育在胎儿时期就开始了，在儿童期停滞，在青春期时受到卵泡周期启动的刺激，每个月继续发育。

青春期前，初级卵母细胞被一层细胞（颗粒细胞）包绕，形成一个初级卵泡。

青春期

随着青春期的开始，每个月，受到多种激素刺激，部分初级卵母细胞在月经周期中继续发育成为次级卵泡：

- 透明带是一层透明黏液，积聚在卵母细胞表面。
- 颗粒细胞包绕在卵母细胞周围，不断增殖，形成多层结构。
- 卵泡中央形成一个腔室，其内充满颗粒细胞分泌的液体。
- 卵母细胞被推向卵泡的一侧，位于一堆卵泡细胞形成的卵丘内。成熟的次级卵泡称为囊状卵泡。

减数分裂

减数分裂的第一次细胞分裂产生了两个不同大小的细胞——次级卵母细胞和第一极体。次级卵母细胞得到初级卵母细胞绝大部分细胞质。次级卵母细胞和第一极体均开始减数分裂第二次细胞分裂，但这一过程被阻断，直到卵子遇到精子并受精才完成。

减数分裂是一个特殊的核分裂过程，发生在卵巢内，其结果是产生一个女性生殖细胞和三个极体。

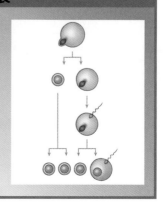

卵子的释放

当卵泡破裂时，排卵发生，释放一个成熟的卵母细胞到输卵管。只有在月经周期的这个阶段，受精才可能发生。

随着囊状卵泡不断膨胀，可以在卵巢表面看到水泡样的结构。

激素的改变

在不断变化的激素水平影响下，包绕卵子的颗粒细胞分泌更多稀释的液体，使卵泡快速膨胀。导致卵泡外壁上突向卵巢表面的区域被撑得非常薄，并最终破裂。

排卵

由卵丘和透明带包绕的次级卵母细胞被卵巢排入腹腔，一起被排出的还有少量血液和卵泡液，这就是排卵的过程。

虽然个别人会在排卵时感到下腹疼痛（这是由于卵巢壁的强烈收缩），但大部分女性不会意识到这一过程。

受孕期

排卵发生在女性月经周期的第14天左右，此时女性处于最佳受孕期。由于精子在子宫中能生存至多5天，大约有一周的时间提供给受精过程。

次级卵母细胞被精子细胞穿透的时候，妊娠开始，减数分裂的最终阶段也被触发。但如果卵子没有受精，减数分裂的第二次细胞分裂就不会完成，而这个次级卵母细胞将退化。

破裂的卵泡形成一种内分泌腺体，被称为黄体，可分泌孕激素。孕激素促使子宫内膜为胚胎着床做准备。

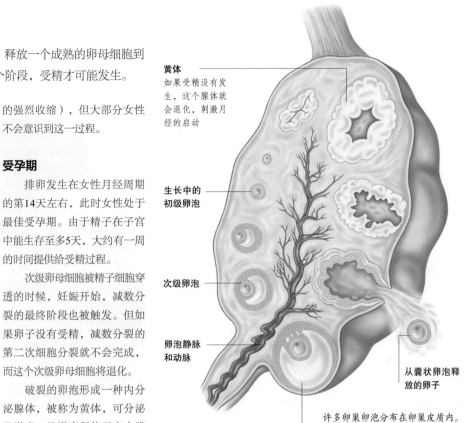

黄体 如果受精没有发生，这个腺体就会退化，刺激月经的启动

生长中的初级卵泡

次级卵泡

卵泡静脉和动脉

成熟的囊状卵泡

从囊状卵泡释放的卵子

许多卵巢卵泡分布在卵巢皮质内。每个卵泡包含一个处于不同发育阶段的卵母细胞。

月经周期

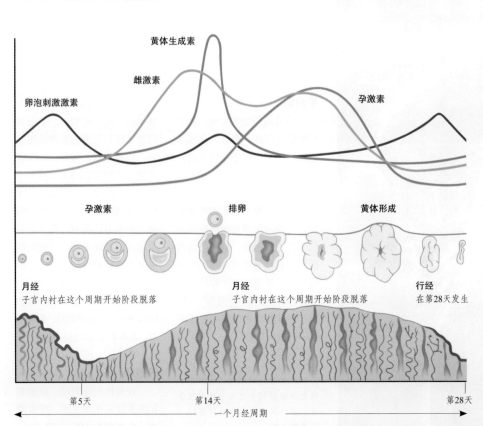

黄体生成素

雌激素

卵泡刺激激素

孕激素

孕激素

排卵

黄体形成

月经 子宫内衬在这个周期开始阶段脱落

月经 子宫内衬在这个周期开始阶段脱落

行经 在第28天发生

第5天　　第14天　　第28天

一个月经周期

月经周期（也称"发情期"）是指在产生卵子期间雌性生殖系统所发生的周期性变化。

垂体和卵巢释放的激素调控着月经周期。这些激素包括：雌激素、孕激素、黄体生成素和卵泡刺激激素。

子宫的变化

月经周期中，在雌激素和卵泡刺激激素（FSH）的影响下，子宫内膜变厚，血管变得更加丰富。

在月经周期的前14天，一个囊状卵泡成熟。约在月经第14天排卵，此时次级卵母细胞被排出卵巢并被拾入输卵管。

破裂的卵泡变成分泌激素的腺体，称为黄体。黄体分泌的孕激素刺激子宫内膜进一步增厚，以备受精卵着床。

如果没有受精，雌、孕激素水平就会下降，导致子宫内膜剥落，和经血一起排出。

性高潮如何产生

男性和女性在性高潮时——性交的顶点，体内会产生许多生理变化。男性性高潮会射精，女性性高潮会增加成功受孕的可能性。

性交是男性生殖细胞（精子）被送到女性生殖管道的过程。

在性交期间，男性将勃起的阴茎插入女性阴道内。性刺激促使睾丸内的精液通过阴茎排出，导致射精。

性唤起的各阶段

性唤起按照一定的阶段发生。在不同阶段，性唤起程度不同，体内的生理变化也不同。在最初的欲望期之后，男性和女性要经历四个阶段：

■ 兴奋期；
■ 平台期；
■ 高潮期；
■ 消退期。

男性和女性表现出不同的性反应，这些反应存在非常显著的个体差异。尽管如此，性高潮对于两性来讲都是性交的顶点。

生理原因

伴随男性性高潮的射精是受孕的先决条件。通常认为，女性性高潮可增加受孕的概率。

性高潮也创造了对性交的原初欲望。对许多人来说，对性高潮时愉悦感觉的追求才是性交的动力。

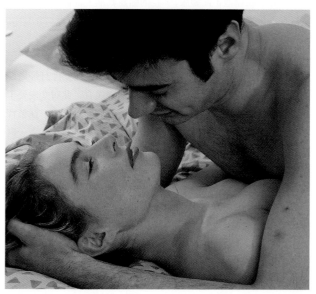

要产生性高潮，男性和女性必须在生理和心理上都受到唤起。性高潮的确切程度在人和人之间是不同的。

男性的性反应

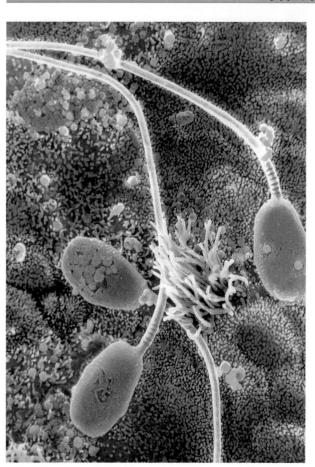

男性性高潮期间肌肉的收缩足够强大以驱动精子进入女性生殖管道。在性高潮时男性通常有3~5次主要收缩。

兴奋期

男性在性唤起时，外生殖器血流会突然增加，导致阴茎勃起。另外，他的心率、血压和呼吸频率也会增加。

平台期

随着阴茎继续变硬，阴茎的颜色会加深，阴茎头会被尿道球腺（位于阴茎基底）的分泌液湿润。双侧睾丸膨胀并向躯干方向收缩。

通过一系列的肌肉收缩运动，精子从附睾被输送到输精管末段。在这里，精子与来自前列腺和精囊腺的液体混合形成精液。正是在这个阶段，男性会感到"射精不可避免"，以至于即使对阴茎的刺激停止，射精仍然会发生。

高潮期

性高潮是性兴奋的顶点。在性刺激和性唤起阶段所累积的性张力的强烈释放通常集中在生殖器上，但也影响身体的其他部分。

男性的性高潮通常伴随自发性的射精。射精时，尿道及阴茎基底部周围的肌肉剧烈收缩，将精液射出体外。一次射精通常会经历3~5次的这种剧烈的肌肉收缩，每次间隔约0.8秒。性高潮的体验可谓排山倒海，许多男性此时可能会不自主地向前推动骨盆，迫使阴茎更深地插入女性阴道。

男性性高潮比大部分的女性性高潮都要短暂，一般持续约7~8秒。性高潮期间，呼吸频率、心率和血压均达到顶峰。

消退期

在男性性高潮后，其阴茎和睾丸恢复正常大小，呼吸频率、心率减慢，血压下降。

女性的性反应

通常认为，女性性高潮能帮助精子在性交期间进入子宫，从而增加受孕概率。但一些女性在性交时从未经历过性高潮，却仍能怀孕。

兴奋期

在女性兴奋期，由于血供增加，阴蒂和阴道肿胀。大阴唇颜色变深，小阴唇变扁并敞开。

女性性唤起的首要标志之一是阴道口周围变湿。这是阴道上皮中的分泌细胞受到刺激开始分泌所致。这种分泌液润滑阴道，为之后可能发生的性交做准备。

乳房稍涨大，乳头勃起。乳晕（乳头周边）肿胀、颜色变深。血压、心率、呼吸频率和肌张力增加。

兴奋期持续的时间长短不一，可能过渡到平台期或直接消退。

平台期

如果性兴奋和性刺激持续，女性会进入平台期。这一阶段以整个生殖区域血供增加为特点。阴道下段变窄，以便在性交时夹紧阴茎。阴道上段扩大，盆腔内的子宫上抬，使

女性的生理唤起

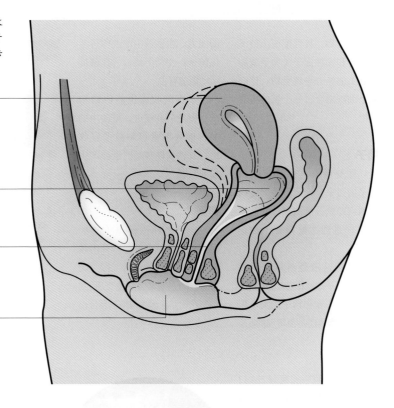

在性高潮期间肌肉收缩可能帮助运送精子到子宫和输卵管（法氏管）。

子宫
在平台期从盆腔上升；并在高潮期开始规律性地收缩

阴道上段
平台期扩张，创造了精子蓄积的空间，使受精的机会最大化

阴道分泌物
润滑阴道，帮助阴茎进入

生殖区
阴蒂和阴唇因为在兴奋期血流增加的缘故而充满血液

得阴道腔扩张，从而可容纳更多精液。

在平台期，小阴唇颜色加深，阴蒂变短并收缩到阴唇深处。位于阴道和外阴连接处的前庭腺可能分泌数滴液体。在持续的刺激下，此时期可能过渡到性高潮期——四期中的第三期，也是最短的一期。

高潮期

女性高潮期可能很持久，但极少持续超过15秒。高潮期开始于阴茎下段一波节律性的肌肉收缩。最初的一波收缩之间间隔0.8秒——和阴茎射精的频率相同。这一波收缩之后，收缩的间隔会明显延长。女性的这种收缩可能会协助精子运

动到子宫和输精管（法氏管）。

性高潮的肌肉收缩波及阴道全段，并向上传到子宫。盆腔、会阴（直肠和阴道之间的部分）以及膀胱与直肠的开口附近的肌肉也收缩。女性通常经历5~15次性高潮收缩，具体次数取决于性高潮的强度。

背部和脚的肌肉也可能在性高潮时不自主地出现痉挛，造成背部拱起和脚趾弯曲。心率可以上升到每分钟180次，呼吸频率达到每分钟40次。血压上升，瞳孔和鼻孔扩张。女性为延续性高潮可能会加快呼吸或屏住呼吸。

消退期

高潮期结束，消退期即开始。在这段时间，女性的乳房恢复到正常的大小，身体肌肉放松，心率和呼吸频率恢复正常。

不　应　期

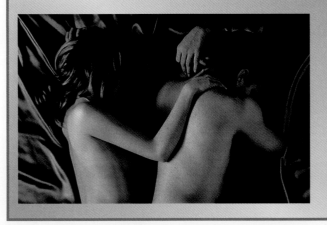

射精后，男性会经历不应期，这段时间他们无法达到另一次性高潮。这一惰性期持续约2分钟到数小时不等。

女性没有不应期，并且一些女性还会经历多重性高潮。

男性和女性在性高潮后反应不同。但是两性都会感到放松和困倦。

妊娠如何发生

数百万的精子进入女性生殖道寻找卵细胞（卵子）。虽然需要数百个精子才能分解卵母细胞外层，但只有一个精子能使其受精。

性交后，男性配子（精子细胞）和女性配子（卵子或卵细胞）的结合导致受精。伴随两个细胞融合，一个新的生命诞生。

精子

性交后，男性精液中的精子通过子宫向上行进，途中受到宫颈管分泌的碱性黏液滋养，一直到达输卵管（法氏管）。

虽然这段距离只有大约20cm，精子却要花费约2小时才能游过。毕竟和精子的大小相比，这段距离还是很可观的。

生存

一次射精平均可释放约3亿精子，但只有少部分（约1万）能够成功到达输卵管，即卵子所在的位置。实际只有更少的精子最终接近卵子。因为大部分精子被阴道内不利的环境杀死，或在女性生殖道内"迷路"。

精子需要在女性身体中存在一段时间才具备使卵子受精的能力。生殖道中的液体可活化精子，使精子尾部的挥鞭样运动更加有力。

子宫的收缩也能协助精子，驱使后者前进。精液中的多种前列腺素可刺激子宫收缩。女性在性高潮时也会产生前列腺素。

卵子

一旦从卵泡排出（排卵时），卵子就会被输卵管内膜细胞以波浪状的运动"扫"向子宫。卵子通常会在性交后约2小时在输卵管远端与精子会合。

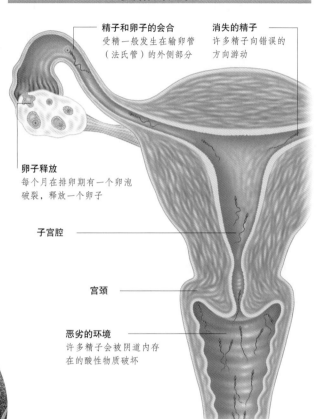

受精的途径

精子和卵子的会合
受精一般发生在输卵管（法氏管）的外侧部分

消失的精子
许多精子向错误的方向游动

卵子释放
每个月在排卵期有一个卵泡破裂，释放一个卵子

子宫腔

宫颈

恶劣的环境
许多精子会被阴道内存在的酸性物质破坏

伴随着性交，数百万精子细胞开始了它们在生殖道内向上寻找卵子的路程。

虽然许多精子开始了向卵子的旅程，但只有一部分会到达输卵管。大部分被破坏或是在途中迷失。

到达卵母细胞

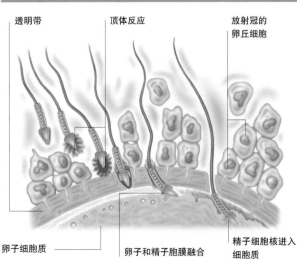

透明带

顶体反应

放射冠的卵丘细胞

卵子细胞质

卵子和精子胞膜融合

精子细胞核进入细胞质

在向卵母细胞行进的过程中，女性生殖道内的分泌物耗尽了精子细胞的胆固醇，从而削弱了精子的顶体膜。这个过程被称为精子获能，是受精的必要条件。

从化学角度，一旦接近卵母细胞，精子就会被其吸引。当精子最终与卵子接触时，精

当精子细胞到达卵子的时候，它们释放酶。这些酶降解卵子外面的保护层，以允许精子进入。

子的顶体膜被彻底剥除，顶体（精子含酶的部分）的内容物释放出来。

穿透过程

精子释放的多种酶可溶解卵子外层保护性的卵丘细胞和透明带。为溶出一丝可供精子游入的缝隙，需要至少100个精子的顶体破裂。

通过这种方式，先到达的精子牺牲自己，使另一个精子可穿透并进入卵子细胞质。

受精

一个精子进入卵子后，精子与卵子的遗传物质融合，产生受精卵。受精卵分裂形成胚胎。

一旦有一个精子穿透卵子，卵子内就会发生一种化学反应，阻止其他精子进入卵子。

减数分裂的第二次分裂

尽管卵子的减数分裂起自排卵期，但精子细胞核的进入才促使卵子的细胞核最终完成减数分裂（减数第二次分裂），形成一个单倍体卵子和第二极体，后者将退化。

精子与卵子的细胞核瞬间融合，产生一个二倍体受精卵，包含来自母亲和父亲的遗传物质。

性别决定

在受精的时刻，胚胎的性别就已经决定了。精子，即父方的遗传物质，决定了后代的性别。

性别由两条性染色体（X染色体和Y染色体）的组合决定。女性贡献一条X染色体，男性贡献另外一条性染色体——可能是一条X染色体，也可能是一条Y染色体。卵子（包含一条X染色体）和包含一条X或Y染色体的精子受精，产生女性（其性染色体为XX）或男性（其性染色体为XY）。

细胞分裂

受精后的数小时，受精卵会进行多次有丝分裂，变成一团细胞，也称为桑椹胚。桑椹

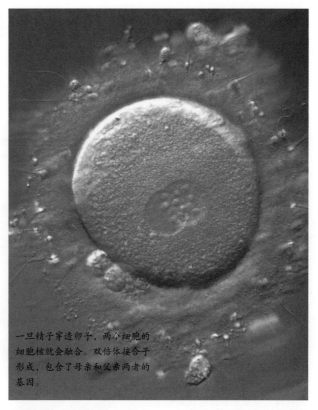

一旦精子穿透卵子，两个细胞的细胞核就会融合。双倍体接合子形成，包含了母亲和父亲两者的基因。

胚内的细胞继续每12～15个小时分裂一次，变成一个约由100个细胞组成的囊胚。

囊胚分泌人绒毛膜促性腺激素。该激素可抑制黄体退化，维持孕激素的水平。

着床和发育

在输卵管中行进的过程中，接合子就在分裂。囊胚形成，它会种植到子宫壁内衬。

受精
卵子和一个单独的精子融合形成接合子

早期分裂
当接合子在输卵管（法氏管）中行进的时候就开始分裂

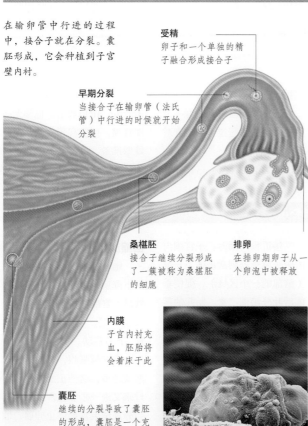

桑椹胚
接合子继续分裂形成了一簇被称为桑椹胚的细胞

排卵
在排卵期卵子从一个卵泡中被释放

内膜
子宫内衬充血，胚胎将会着床于此

囊胚
继续的分裂导致了囊胚的形成，囊胚是一个充满液体的中空球体

当受精卵到达子宫时，它会黏附于内膜。因为丰富的血液滋养，它开始发育。

受精后约3天，囊胚会从输卵管移动到子宫。

通常情况下，输卵管内的平滑肌收缩，囊胚难以通过。但是受精促使孕激素水平上升，使输卵管平滑肌松弛，帮助囊胚向子宫移动。

若输卵管有损伤或者堵塞，囊胚难以通过，可能会形成异位妊娠，即胚胎在输卵管中发育。

多胎分娩

大多数情况下，女性的两侧卵巢每月交替排卵。

但有时双侧卵巢可能同时排卵。两个卵子各自受精，产生异卵双胞胎。这种情况下，每个胚胎由各自独立的胎盘滋养。

在极个别情况下，受精卵可能自发地一分为二，发育成

两个胚胎，产生具有完全相同基因的同卵双胞胎。这种双胞胎可能共享一个胎盘。

若受精后数小时受精卵分裂不完全，就会产生连体婴。

着床

一旦囊胚到达子宫，就会埋入增厚的子宫内膜中。

囊胚分泌多种激素，防止其被母体当成异物并被排出。一旦囊胚安全着床，妊娠过程就开始了。

缺陷

大约1/3的受精卵不能成功地在子宫内着床，最终消亡。

即便是成功着床的受精卵，也有许多有遗传物质的缺陷，比如多一条染色体。

遗传物质的种种缺陷可导致胚胎在着床后早期消亡。如果此状况发生在下次月经前，女性甚至不知道她曾怀孕过。

分娩如何发生

在妊娠末期，母体和胎儿均发生许多生理改变。激素刺激子宫壁平滑肌收缩，将婴儿和胎盘娩出。

分娩为"诞生出胎儿"之意，是妊娠的最后阶段。妊娠一般从末次月经算起。分娩通常发生在妊娠第280天（40周）左右。

促使胎儿从母体中娩出的一系列生理变化被统称为产程。

发动产程

虽然尚不清楚发动产程的确切信号，但人类已经发现了许多与产程发动相关的因素。

分娩前，由胎盘分泌进入母亲血液循环的孕激素水平达到高峰。孕激素能维持妊娠期间子宫内膜，抑制子宫平滑肌的收缩。

激素触发

在妊娠末期，子宫内的空间越来越有限，胎儿有限的氧供也越来越紧张（因为胎儿生长的速度快于胎盘增大的速度），促使胎儿垂体前叶分泌更多的促肾上腺皮质激素（ACTH）。结果是胎儿的肾上腺收到信号，产生各种化学物质（糖皮质激素），抑制胎盘分泌孕激素。

分娩前激素的改变

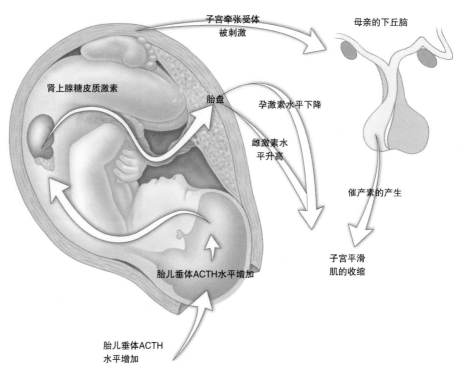

子宫牵张受体被刺激

母亲的下丘脑

肾上腺糖皮质激素

胎盘

孕激素水平下降

雌激素水平升高

催产素的产生

子宫平滑肌的收缩

胎儿垂体ACTH水平增加

胎儿垂体ACTH水平增加

同时，由胎盘产生并释放入母亲血液循环中的雌激素水平达到高峰，使得子宫肌层细胞形成大量的催产素受体（使子宫对催产素更敏感）。

宫缩

最终，雌激素对子宫平滑肌的刺激作用超过了孕激素对其的抑制作用。

子宫内膜变薄，子宫开始不规律收缩。这种收缩叫作Braxton Hicks收缩，也称无痛性宫缩，可使宫颈变软，为分娩做准备，也经常被孕妇误认为是产程启动。

产程启动

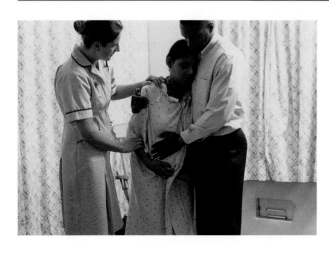

接近预产期时，子宫颈内的牵张感受器刺激母体下丘脑（脑部的一个区域），促使垂体后叶分泌催产素。胎儿的某些细胞也开始分泌这种激素。

催产素水平的升高促使胎盘释放多种前列腺素，催产素和前列腺素均能刺激子宫收缩。

催产素促使子宫收缩，将胎儿推向宫颈。宫颈的伸展进一步刺激更多催产素的释放。

宫缩加强

随着子宫变薄（孕激素水平下降所致）及对催产素更加敏感，宫缩变得越来越强、越来越频繁。当规律的宫缩出现，产程启动。

宫缩越强烈，释放的催产素就越多，这一正反馈机制反过来又进一步加强宫缩。只有当分娩结束宫颈停止伸展、催产素水平下降时，这条正反馈链条才被打破。

产程的各个阶段

产程可分为三个阶段：宫颈扩张、胎儿娩出和胎盘娩出。

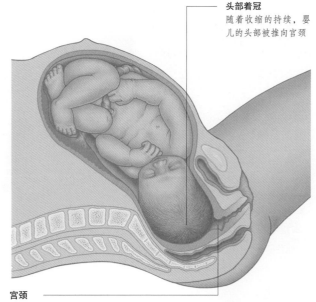

头部着冠
随着收缩的持续，婴儿的头部被推向宫颈

宫颈扩张

为使胎儿头部通过产道，宫颈和阴道的直径必须扩张到约10cm。随着产程启动，子宫上部开始出现微弱而规律的收缩。

最初这些宫缩间隔15～30分钟，之后逐渐频繁，间隔缩短至10～30秒。随着产程进展，宫缩变得更快、更强烈，而且子宫下段也开始收缩。

每一次宫缩都将胎儿头部推向宫颈，使宫颈软化并逐渐扩张。最终，在妊娠期间保护胎儿的羊膜囊破裂，羊水流出。

胎头衔接（入盆）

宫颈扩张的阶段是产程中最漫长的阶段，可持续8～24小时。

在这一阶段，胎儿开始下降，通过产道，并逐渐旋转，直到胎儿头部进入母体的骨盆，被称为"胎头衔接"。

扩张期是分娩最长的阶段。宫颈扩张足够，允许分娩的过程可以持续到24个小时。

宫颈
随着收缩的进展继续扩张

胎儿娩出

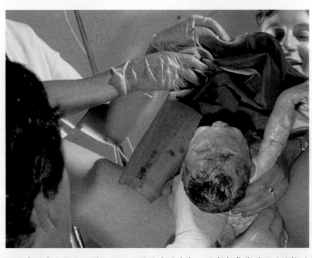

一旦宫颈完全扩张，婴儿做好了被娩出的准备。母亲会感觉到强烈的推动力，推动婴儿通过宫颈。

产程的第二个阶段是胎儿娩出，起自宫颈口开全直到胎儿真正娩出。

此阶段宫颈通常已经扩张得很充分，强烈的宫缩每隔2～3分钟一次，每次持续约1分钟。

产力

这一时刻，母体腹部的各条肌肉也会强有力地收缩。

第二产程可持续2小时。经产妇（曾经分娩过的女性）的第二产程往往更短。

娩出

着冠指的是胎头的绝大部分已经降至阴道。此时阴道常常会被撑得很大、很容易撕裂。

胎头娩出之后，其余身体部位的娩出就很容易。

头先露出来，胎儿的颅骨（以其最宽的直径）像一个楔子似的将子宫颈口扩开。这种头先露出来的分娩，使胎儿在身体完全娩出前就可开始呼吸。

胎盘娩出

胎儿娩出之后是产程的最后阶段，称为胎盘娩出，通常约30分钟。

胎儿娩出后，节律性的宫缩还在继续，可收缩子宫血管、防止大出血。宫缩还可促使胎盘从子宫壁剥落。

胞衣

此时轻拉脐带一般很容易地拽出胎盘和附着的羊膜（后两者合称为胞衣）。为防止子宫继续出血及产后感染，完整的胎盘或胎盘所有的碎片都必须取出来。

断脐后，从断端要数清楚脐带内血管的条数，因为单脐动脉畸形（缺少一条脐动脉）常合并婴儿心血管疾病。

激素水平

胎盘可产生大量雌、孕激素。故一旦胎盘娩出，雌、孕激素水平骤降。分娩后的4～5周，子宫会缩小，但仍比妊娠前大。

出生后收缩持续。这引起胎盘从宫壁脱落，可以通过轻轻拖拽脐带移除胎盘。

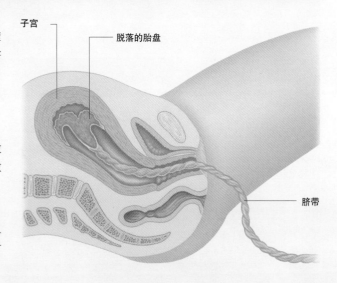

子宫
脱落的胎盘
脐带

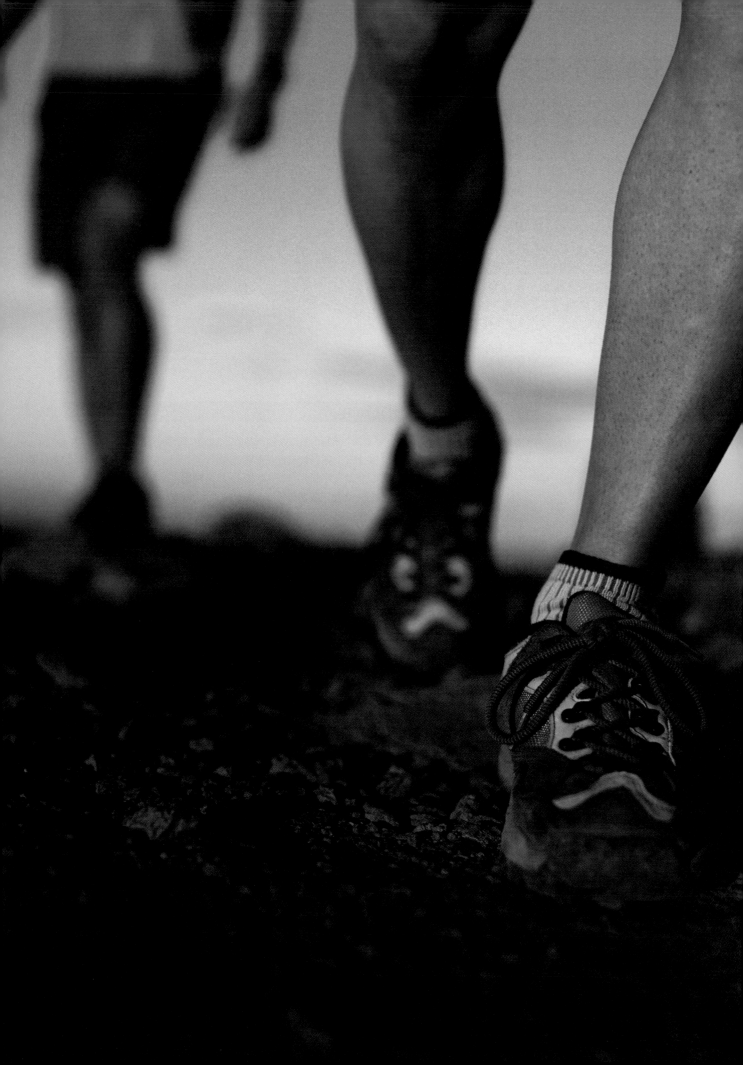

第八章

骨盆和下肢

　　骨盆和下肢承载了整个上半身的重量，在身体的平衡、姿势的维持和稳定性方面起重要作用。双腿直立的能力通过强壮的骨骼肌群实现，这些骨骼肌连接下半身的骨与关节，从而使它们能够实现支持的功能，以及为身体提供一个赖以维持生命的安全底座。

　　本章详细介绍下半身的骨骼、骨联结、骨骼肌及血管，并阐释骨盆的重要性，骨盆是生殖器官和膀胱的保护性容器，也是连接上半身和下半身的安全枢纽。

左图：越野跑运动员进行越野训练。腿部是人体最坚实的部分之一，能够承受很大的应力和应变。

盆　　骨

骨盆呈盆状，由髋骨、骶骨和尾骨构成。盆骨为许多重要肌肉提供附着点，并为盆腔脏器提供保护。

骨盆的骨骼构成一个环，连接脊柱和下肢，保护盆腔内容物，包括生殖器官和膀胱。

骨盆骨骼被许多强壮的肌肉附着，使得躯干的重量可以高度稳定地传递给双腿。

骨盆的结构

盆状的骨盆由无名骨（髋骨）、骶骨和尾骨构成。无名骨在骨盆前方的耻骨联合处对接。在骨盆后方，这两块骨与骶骨形成关节。自骶骨向下延伸，位于骨盆后方的是尾骨。

假骨盆和真骨盆

骨盆可被一个经骶骨岬和耻骨联合的假想平面分成两部分：

- 在骶骨岬上方，假骨盆张开并承托下腹部脏器。
- 在此平面下方是真骨盆；在女性中，真骨盆构成限制性产道，胎儿通过此处娩出。

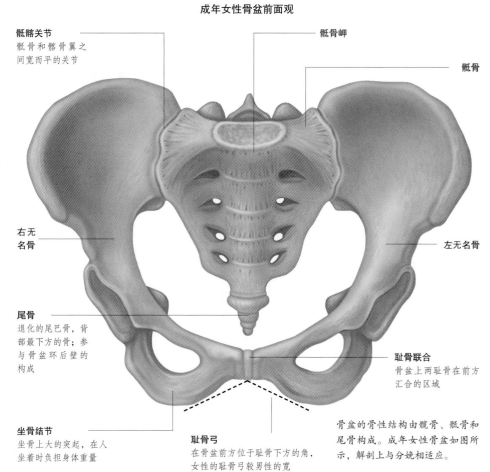

成年女性骨盆前面观

骶髂关节
骶骨和髂骨翼之间宽而平的关节

骶骨岬

骶骨

右无名骨

左无名骨

尾骨
退化的尾巴骨，背部最下方的骨；参与骨盆环后壁的构成

耻骨联合
骨盆上两耻骨在前方汇合的区域

坐骨结节
坐骨上大的突起，在人坐着时负担身体重量

耻骨弓
在骨盆前方位于耻骨下方的角，女性的耻骨弓较男性的宽

骨盆的骨性结构由髋骨、骶骨和尾骨构成。成年女性骨盆如图所示，解剖上与分娩相适应。

男女骨盆的差异

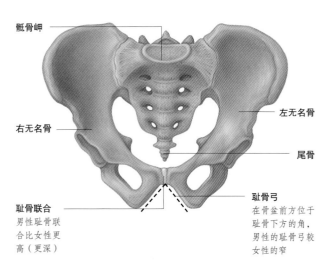

成年男性骨盆前面观

骶骨岬

右无名骨

左无名骨

尾骨

耻骨联合
男性耻骨联合比女性更高（更深）

耻骨弓
在骨盆前方位于耻骨下方的角，男性的耻骨弓较女性的窄

男性与女性的骨盆区别在于男性骨盆更重，骨质更厚；男性耻骨弓更窄，以及耻骨联合更深。

男女的骨骼在许多部位有差异，但没有哪个比骨盆更有标志性。

躯体变异

影响男女骨盆的差异有两个因素：分娩的需要，以及总体上男性比女性体重更重、肌肉更强壮的事实。一些显著的差异如下。

- **整体结构**：男性骨盆更重，骨板更厚。

- **骨盆入口**：对于女性，进入真骨盆的"入口"呈现为一个宽阔的椭圆；而对于男性，则呈现为较窄的心形。

- 对于女性，通过真骨盆的"通路"呈现为一大致的圆柱形，而对于男性，它看起来则更扁。

- **耻骨弓**：骨盆前方的耻骨下方所夹的角，女性（约为100°或更大）较男性（90°或更小）更大。

这些差异，连同其他更微妙差异的测量，可帮助法医病理学家和人类学家鉴定骨骼所属的性别。

髋 骨

两块髋骨在前方连接在一起，在后方与骶骨相关节。它们均由三块骨组成——髂骨、坐骨和耻骨。

两块无名骨（髋骨）构成骨盆的大部分，在前方相互结合，在后方与骶骨相关节。

结构

髋骨宽大而强壮，因为它的功能是在腿和脊柱之间传递力量。与大多数骨一样，它有许多突起和粗糙的区域，为肌肉和韧带提供附着。

髋骨由三块分离的骨融合而成：髂骨、坐骨和耻骨。在儿童群体，这三块骨仅通过软骨结合在一起。随着人们的发育，它们融合而形成两侧的单块无名骨，也称为髋骨。

特点

髋骨上缘由宽阔的髂嵴构成。髋骨下方是坐骨结节（坐骨的突起）。

闭孔位于髋臼下方稍微偏前方，髋臼是容纳股骨头的结构。

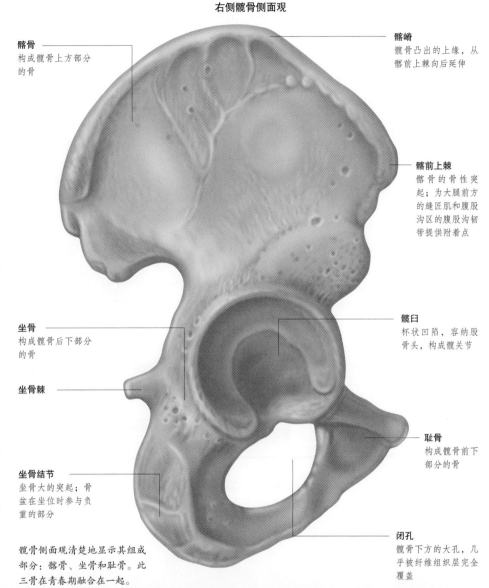

右侧髋骨侧面观

髂骨
构成髋骨上方部分的骨

髂嵴
髋骨凸出的上缘，从髂前上棘向后延伸

髂前上棘
髂骨的骨性突起；为大腿前方的缝匠肌和腹股沟区的腹股沟韧带提供附着点

坐骨
构成髋骨后下部分的骨

坐骨棘

髋臼
杯状凹陷，容纳股骨头，构成髋关节

坐骨结节
坐骨大的突起；骨盆在坐位时参与负重的部分

耻骨
构成髋骨前下部分的骨

闭孔
髋骨下方的大孔，几乎被纤维组织层完全覆盖

髋骨侧面观清楚地显示其组成部分：髂骨、坐骨和耻骨。此三骨在青春期融合在一起。

女性骨盆产道

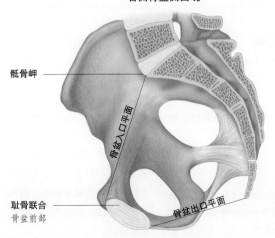

右侧骨盆侧面观

骶骨岬

骨盆入口平面

耻骨联合
骨盆前部

骨盆出口平面

分娩时，胎儿通过骨盆产道，从骨盆入口进入，从骨盆出口出来。因此女性骨盆产道的尺寸很重要。

三角形状

骨盆产道断面上大致呈三角形，短的前壁由耻骨联合构成，更长的后壁由骶骨和尾骨构成。

骨产道前方为耻骨联合，后方为骶骨和尾骨。在分娩时，尾骨向后方移出分娩通道。

骨盆入口的前后径通常为11cm左右，它被称为产科结合径。骨盆入口从一侧到另一侧的距离稍宽，形成椭圆形。

分娩中的变化

骨盆出口正常情况下较入口稍大，尤其是在怀孕的终末期在激素的作用下维持骨盆骨位置的韧带产生延展时。

尾骨和骶骨之间的关节亦变得松弛，以便允许尾骨在分娩时向后方移动。

骨盆的韧带和关节

骨盆骨通过关节相互连接，这些关节由韧带固定，一起构成一个坚固的结构。骨盆的韧带是全身最坚韧的韧带之一。

骨盆需要坚固的结构，以适应其向下肢传递重量和支持腹部脏器的功能。

骨盆骨本身厚实而强壮，但它们整体的稳定性有赖于一系列坚韧的骨盆韧带的存在，这些韧带将骨连接固定。

骨盆的结构

骨盆由成对的无名骨（髋骨）与骶骨、尾骨一起构成。这些骨之间存在关节，当使关节分离的力量作用时，骨盆韧带可以与之对抗，从而将关节维持在一起。

前面观

骨盆的主要韧带是以它们连接的骨的两个区域来命名的。

骨盆前面观最常见的韧带包括：

■ 髂腰韧带；
■ 骶髂前韧带；
■ 髂棘韧带；
■ 前纵韧带。

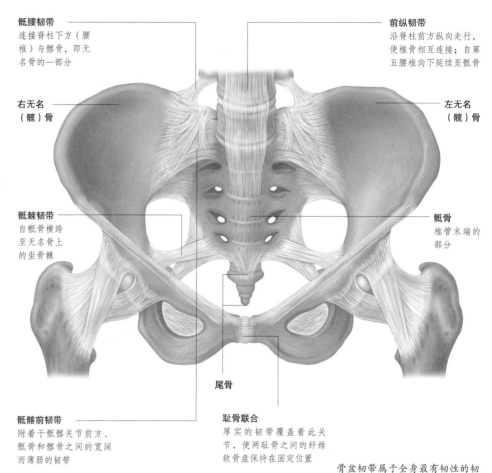

骶腰韧带
连接脊柱下方（腰椎）与髂骨，即无名骨的一部分

右无名（髋）骨

骶棘韧带
自骶骨横跨至无名骨上的坐骨棘

骶髂前韧带
附着于骶髂关节前方、骶骨和髂骨之间的宽阔而薄弱的韧带

前纵韧带
沿脊柱前方纵向走行，使椎骨相互连接；自第五腰椎向下延续至骶骨

左无名（髋）骨

骶骨
椎管末端的部分

尾骨

耻骨联合
厚实的韧带覆盖着此关节，使两耻骨之间的纤维软骨盘保持在固定位置

骨盆韧带属于全身最有韧性的韧带；它们维持盆骨和关节的结合，提供必需的结构稳定。

后骨盆韧带

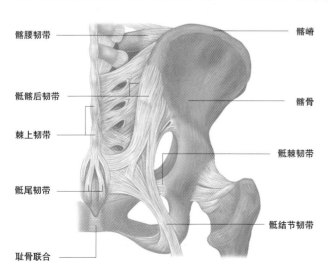

髂腰韧带

骶髂后韧带

棘上韧带

骶尾韧带

耻骨联合

髂嵴

髂骨

骶棘韧带

骶结节韧带

在骨盆后方有许多韧带。每根韧带都在关节部位加强了不同骨盆骨之间的连接。

骨盆后面观可显示连接骨盆骨后方的韧带排列。

韧带的功能

骶髂后韧带跨越骶髂关节，它从髂骨向下、向内走行，止于骶骨。

此韧带比相对薄弱的骶髂前韧带更强壮，负担大量的应力，保持髂骨与骶骨两侧密切接触。

大而有力的骶结节韧带清晰可见，它从骶骨向下走行，止于粗糙的坐骨结节。骶结节韧带与位于它前方的骶棘韧带一起，对抗由全身体重作用社骶骨产生的旋转应力。

与将脊椎椎体前方连接起来的前纵韧带类似，厚实的棘上韧带从后方稳定椎体，将棘突连在一起。它的末端形成骶尾韧带。

骨盆的关节

骨盆是一个由骨构成的环，负担着身体的重量。骨与骨在哪里接触，骨盆关节就在哪里形成，由骨盆韧带将它们连接到一起。

骨盆由成对的无名骨和骶骨及尾骨连接构成。骨盆的关节，即这些骨接触的位置，不像肘关节和膝关节，其结构特点并不是为了适应关节活动。

骨盆关节被骨盆韧带牢固地连接在一起，形成一个单独的、坚固的结构。

骶髂关节

骶髂关节是骨盆最大的和最重要的关节，位于骶骨（脊柱的远端部分）和髂骨（无名骨的一部分）之间。此关节需要很坚固，因为它承受身体的重量。关节面区域的骨面也增加了关节的稳定性，骨面具有不规则的凹陷，可以部分嵌入和交锁。

然而，非常强壮的骶髂后韧带和骨间韧带的存在是主要的稳定因素。这些韧带将骶骨维系在两髂骨之间，负担整个上半身的重量。

关节活动

骶髂关节属于滑膜关节，

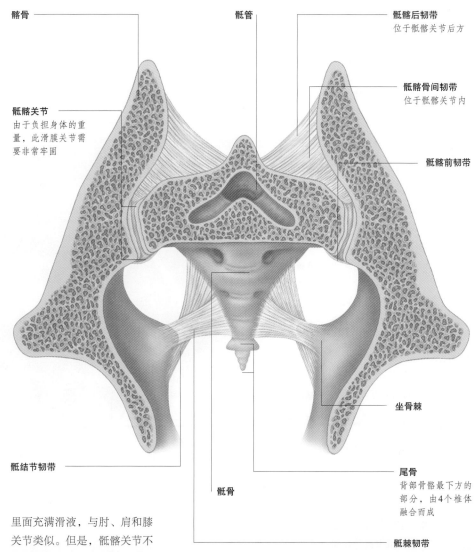

骶髂关节和韧带横切面

髂骨

骶髂关节
由于负担身体的重量，此滑膜关节需要非常牢固

骶结节韧带

骶骨

骶管

骶髂后韧带
位于骶髂关节后方

骶髂骨间韧带
位于骶髂关节内

骶髂前韧带

坐骨棘

尾骨
背部骨骼最下方的部分，由4个椎体融合而成

骶棘韧带

里面充满滑液，与肘、肩和膝关节类似。但是，骶髂关节不如后几个关节灵活，其允许的活动范围很小，以适应其必需的稳定性。

骶髂关节缺乏灵活性，为骨盆提供了稳定性。儿童期该关节存在一定程度的旋转，但随着年龄的增加逐渐减少。

耻骨联合

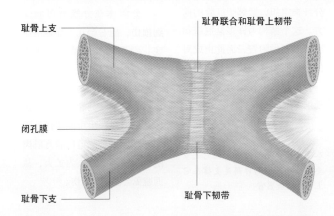

耻骨联合和耻骨上韧带

耻骨上支

闭孔膜

耻骨下支

耻骨下韧带

耻骨联合是两耻骨在骨盆前方接触形成的关节。这是一个非常坚强和稳定的关节，使得两耻骨之间几乎没有活动。

软骨

耻骨联合属于软骨关节，两侧骨面被一层透明软骨覆盖

耻骨联合连接两耻骨。两骨被韧带维持在位，骨表面被软骨组织覆盖。

盖，并通过纤维韧带连接。

关节盘

在两骨之间中线的小关节腔中存在一纤维软骨。此组织在女性中较男性更宽。

此关节，尤其是有弹性的纤维软骨，起到"冲击减震器"的作用，在骨盆受到直接暴力或者来自下肢的暴力时，有助于降低骨折发生的概率。

盆 底 肌

盆底肌在支持腹部和盆腔脏器方面起到重要作用。它们也帮助调控排便和排尿的过程。

盆底肌在支持腹部和盆腔脏器方面起到重要作用。妊娠期间，这些肌肉辅助负荷重量不断增加的子宫；分娩时，它们在宫颈扩张时支持胎儿头部。

肌肉

盆底肌附着于骨盆环内侧，向下倾斜形成大致的漏斗形。

肛提肌是盆底肌最大的肌肉。它是一宽而薄的肌层，由三部分构成：

■ 耻尾肌——肛提肌的主要部分。

■ 耻骨直肠肌——两侧的肌纤维汇合形成一个U形袢围绕直肠。

■ 髂尾肌——肛提肌后方纤维。

第二大的尾骨肌（或称坐尾肌）位于肛提肌后方。

骨盆壁

盆腔具有前壁、后壁和两个侧壁。

前壁由耻骨和它们的连接即耻骨联合构成。后壁由骶骨、尾骨和与它们邻近的部分髂骨构成。两侧壁由覆盖在髋骨上的闭孔内肌构成。

骨性盆膈上面观

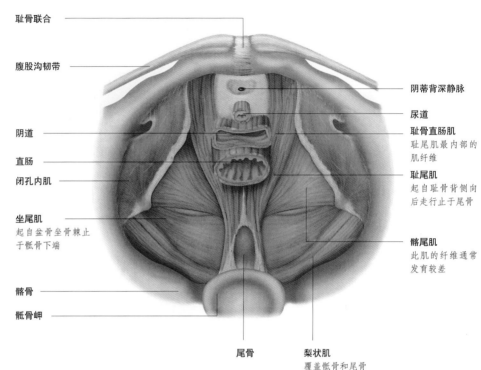

耻骨联合

腹股沟韧带

阴道

直肠

闭孔内肌

坐尾肌
起自盆骨坐骨棘止于骶骨下端

髂骨

骶骨岬

尾骨

梨状肌
覆盖骶骨和尾骨

阴蒂背深静脉

尿道

耻骨直肠肌
耻尾肌最内部的肌纤维

耻尾肌
起自耻骨背侧向后走行止于尾骨

髂尾肌
此肌的纤维通常发育较差

盆底肌也被称为盆膈。肛提肌是最重要的盆底肌，名称来自其上提肛门的作用。

会 阴 体

女性骨盆

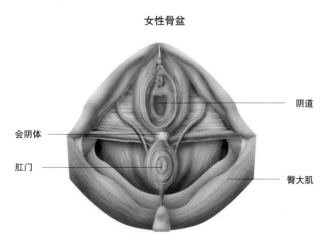

阴道

会阴体

肛门

臀大肌

会阴体是位于盆底的小部分纤维组织，紧邻于肛管的前方。这个结构为许多盆底肌和会阴肌提供附着，因此由成对的拮抗肌相互牵拉，起到和骨一样的功能。它也为盆腔内脏提供支持。

尽管会阴体小而隐秘，但它是重要的结构。它的作用是支撑在它上面的盆腔器官。

外阴切开术

会阴体在分娩时可能受到损伤，随着胎儿头部娩出盆底，会阴可能会被拉伤或撕裂。阴道后壁缺乏会阴的支持可能导致阴道脱垂。

为了预防分娩时损伤会阴体，妇产科医生可能实行外阴切开术。这个阴道口后方肌肉的切口使阴道口人为扩大，从而避免会阴体的损伤。

盆底的开口

盆底类似胸部的膈，形成了一个近乎连续的薄层，上面有一些开口使重要的结构通过。在盆底区有两个重要的开口。

从下方观察，盆底可被想象成漏斗状。盆底肌有序排列，进而形成两个主要的开口。

■ 肛直肠裂孔：这个开口或称裂孔，允许直肠和肛管通过盆底肌层抵达肛门。

■ 尿生殖裂孔：位于肛直肠裂孔前方，盆底肌还存在一个尿道的开口，尿道将尿液从膀胱引流至体外。在女性中，阴道也从该裂孔穿出盆膈，紧贴着尿道后方。

盆底肌的功能

盆底肌的功能包括：

■ 支持腹部和盆部的内脏。

■ 辅助抵抗咳嗽及打喷嚏时腹内压的升高，腹内压升高也可引起膀胱和肠道排空。

■ 辅助控制排便和排尿。

■ 在上肢用力运动例如举重时帮助固定和支撑躯干。

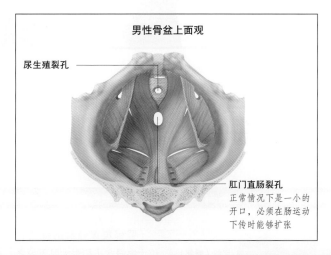

男性盆膈下面观

耻骨联合

阴茎背深静脉

尿道

闭孔内肌

直肠

耻尾肌

髂尾肌

尾骨尖

臀大肌

骶骨

耻骨直肠肌
具有U形肌纤维形成肛门直肠裂孔的后缘

男性骨盆上面观

尿生殖裂孔

肛门直肠裂孔
正常情况下是一小的开口，必须在肠运动下传时能够扩张

盆底肌起到至关重要的支撑作用。没有盆底肌，腹腔和盆腔内脏器将会下垂越过骨盆环。

坐骨肛门窝

骨盆冠状切面

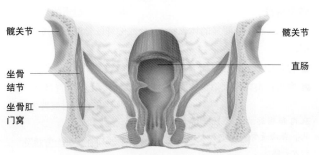

髋关节

坐骨结节

坐骨肛门窝

髋关节

直肠

坐骨肛门窝，或称坐骨直肠窝，是位于盆膈外侧和肛周皮肤之间的间隙。

坐骨肛门窝被脂肪填充。这些脂肪被结缔组织束支持并分隔成数个区域。坐骨肛门窝内的脂肪起到软衬垫的作用，以适应肠道运动时肛门位置和大小的变化。

坐骨肛门窝呈楔形，顶部最窄，底部最宽。窝内填充脂肪。

感染

坐骨肛门窝可被感染（坐骨肛门/坐骨直肠脓肿）。身体中血供差的区域容易被感染，坐骨肛门窝的脂肪组织就是典型的例子。感染可能向周围播散，感染区域需要外科引流治疗。

臀区的肌肉

臀大肌位于臀区，是最大的和最重的臀肌。这块强壮和厚重的肌肉对人类直立起到重要的作用。

臀部，俗称屁股，位于骨盆的后方。它的外形由一系列稳定和活动髋关节的肌肉构成。有一层脂肪覆盖在这些肌肉上。

臀大肌

臀大肌是全身最大的肌肉之一。它覆盖除臀中肌约1/3之外的其他臀肌。臀大肌起自髂骨（骨盆的一部分）、骶骨和尾骨。它的肌纤维斜向下45度向股骨走行。大多数肌纤维终止于一纤维束（髂胫束）。

活动

臀大肌的主要功能是伸（直）大腿，使身体从坐位变成站立。当腿伸直，如站立位时，臀大肌覆盖骨性的坐骨结节。坐骨结节在坐位时支撑身体的重量。但是，我们从不会坐在臀大肌上，因为臀大肌在腿屈曲（向前弯）时会向上移动，远离坐骨结节。

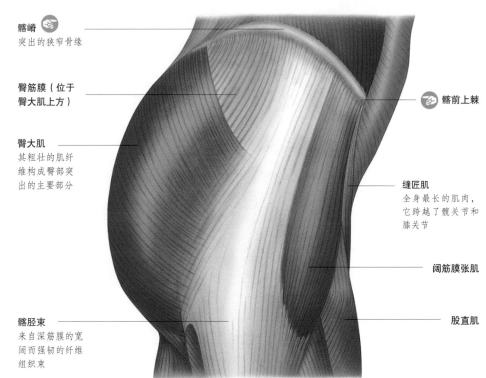

髂嵴
突出的狭窄骨缘

臀筋膜（位于臀大肌上方）

臀大肌
其粗壮的肌纤维构成臀部突出的主要部分

髂胫束
来自深筋膜的宽阔而强韧的纤维组织束

髂前上棘

缝匠肌
全身最长的肌肉，它跨越了髋关节和膝关节

阔筋膜张肌

股直肌

小窍门：
有小手标记的部位在体表易触及

臀大肌在正常行走时并不起主要作用，但在跑步和上楼时起到非常重要的作用。

臀区的表面解剖

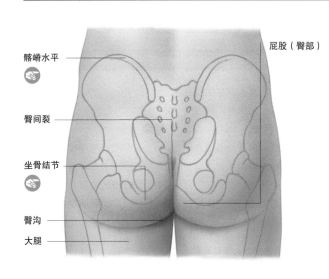

髂嵴水平

臀间裂

坐骨结节

臀沟

大腿

屁股（臀部）

臀部覆盖骨盆的背侧，位于髂嵴水平和臀大肌下缘之间。其外形主要由大量的肌肉和一些脂肪构成。

体表特征

臀区有一些明显的体表特征。
- 臀间裂或称臀裂：中分臀部。
- 臀褶：由臀大肌下缘构成，

肌肉和脂肪构成臀区正常的形状。臀沟是臀部下方和大腿顶部的分界线。

通常被脂肪层覆盖。
- 臀沟：位于臀褶下方的沟，此标记是臀部和大腿的界线。

骨性标志

除了明显超重的人，大部分人的臀区骨性突起可在皮下触及：
- 髂嵴通常可触及其全长。
- 坐骨结节可在臀部下部分触及，在立位时被臀大肌覆盖。
- 尾骨尖可在臀裂上方触及。

臀区深肌群

位于臀大肌深面的肌肉在行走中起到重要作用。它们使骨盆在足离开地面时保持平稳。

在臀大肌深面存在一系列肌肉，起到稳定髋关节和活动下肢的作用。

臀中肌和臀小肌

臀中肌和臀小肌位于臀大肌深面。它们都是扇形肌，肌纤维走行方向相同。

臀中肌紧贴于臀大肌深方，仅有约1/3未被臀大肌覆盖。它的肌纤维起自髂骨（髋骨的一部分）外表面，止于大转子，即股骨近端的突起。

臀小肌紧贴于臀中肌深方，同样是扇形。它的肌纤维也起自髂骨，止于大转子。

必要作用

臀中肌和臀小肌相互协同，在行走过程中起关键作用。这些肌使骨盆在一足离开地面时保持平稳，以免骨盆向离地侧倾斜。这使非负重足在向前摆动之前得以抬离地面。

在臀区的其他肌肉，主要作用是辅助下肢围绕髋关节活动。它们包括：

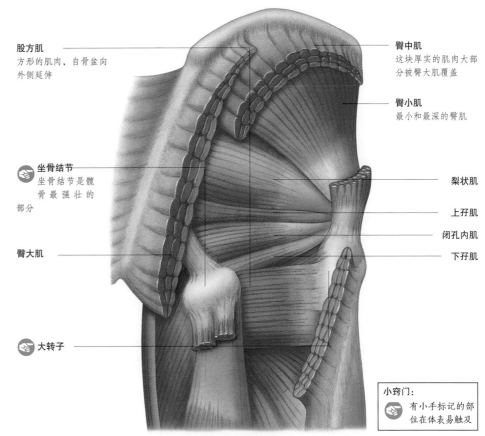

股方肌
方形的肌肉，自骨盆向外侧延伸

坐骨结节
坐骨结节是髋骨最强壮的部分

臀大肌

大转子

臀中肌
这块厚实的肌肉大部分被臀大肌覆盖

臀小肌
最小和最深的臀肌

梨状肌

上孖肌

闭孔内肌

下孖肌

小窍门：
有小手标记的部位在体表易触及

■ 梨状肌——此肌因形状如梨而命名，位于臀小肌下方。它使大腿外旋，也就是使足向外移动的动作。

■ 闭孔内肌、上下孖肌——这三肌共同构成一个复合的三头肌，位于梨状肌下方。此组肌使大腿外旋以及稳定髋关节。

■ 股方肌——此厚实的短肌可使大腿外旋，以及辅助稳定髋关节。

这组深肌起到使大腿外旋和稳定髋关节的作用。起主要作用的是臀中肌和臀小肌。

臀区的滑囊

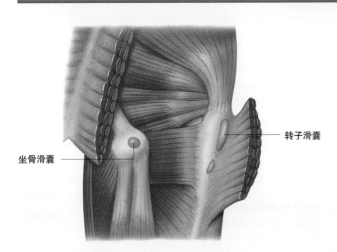

坐骨滑囊

转子滑囊

滑囊是充满滑液的小囊，有点像一个未装满水的水瓶。在身体的很多相互摩擦的部位，尤其是骨和肌腱处，均可发现滑囊。

保护作用

滑囊位于这些结构之间，保护其免于磨损和撕裂。

臀区包括三组主要的滑囊。滑囊帮助缓冲骨与附近肌腱之间的相对运动。

在臀区存在三个主要的滑囊组。

■ 转子滑囊：这些大的滑囊位于臀大肌上部的厚实肌纤维和股骨近端的大转子之间。

■ 坐骨滑囊：此滑囊，如存在，则位于臀大肌下部的肌纤维和坐骨结节之间，坐骨结节为骨盆的一部分，在坐位时承重。

■ 臀股滑囊：此滑囊位于腿外侧，在臀大肌和股外侧肌之间。

髋 关 节

髋关节是连接骨盆和下肢的强壮的球窝关节。全身关节中，髋的活动范围仅次于肩。

髋关节中，股骨（大腿骨）头是"球"，紧密地嵌入由杯状的髋臼构成的"窝"内。

关节面——骨相互接触的部分——由一层透明软骨保护层覆盖，非常光滑。髋关节是滑膜关节，这就意味着它的活动可以进一步靠滑液来润滑，这一薄层滑液位于关节腔内，介于关节面之间。滑液由滑膜分泌。

髋臼唇

髋臼构成的臼窝深度由于髋臼唇的存在而增加。该结构增加了关节的稳定性，使得近球形的股骨头置于臼窝深处。

由软骨覆盖的髋臼关节面并非连续杯状或环形，而是一马蹄铁形。在其最低点存在一个缝隙，称髋臼切迹，髋臼唇形成的完整闭环跨越该切迹。马蹄铁开口中心被脂肪衬垫填充。

髋关节是股骨头和髋骨形成的球窝关节。此关节能够进行大范围的活动。

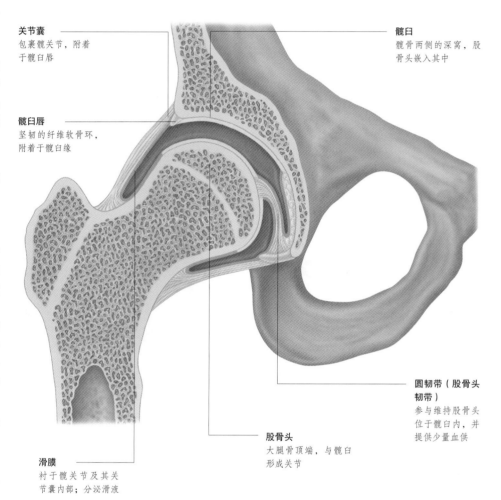

右侧髋关节截面

关节囊
包裹髋关节，附着于髋臼唇

髋臼唇
坚韧的纤维软骨环，附着于髋臼缘

髋臼
髋骨两侧的深窝，股骨头嵌入其中

圆韧带（股骨头韧带）
参与维持股骨头位于髋臼内，并提供少量血供

股骨头
大腿骨顶端，与髋臼形成关节

滑膜
衬于髋关节及其关节囊内部；分泌滑液

髋关节的血供

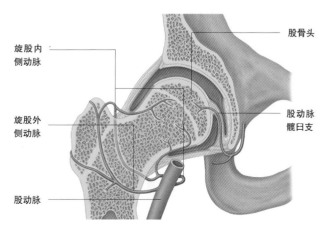

旋股内侧动脉

旋股外侧动脉

股动脉

股骨头

股动脉髋臼支

髋关节的血供主要有两个来源。它们是旋股内外侧动脉和股骨头动脉。

髋关节的血供有两个主要来源：
■ 旋股内侧动脉和外侧动脉——从股骨颈进入股骨头。
■ 股骨头动脉——从髋臼经过圆韧带（股骨头韧带）进入股骨头。

缺血性坏死

髋的血供来源具有重要的临床意义。尤其在儿童中，大量血液通过股骨头圆韧带的动脉供应股骨头。

如果该动脉受到损伤，则可能引起股骨头无菌性坏死（由于缺少血液供应导致的组织死亡）。这类损伤特别好发于3~9岁的儿童，可能引起髋和膝的疼痛。

髋关节的韧带

　　髋关节被一厚实的纤维囊包裹和保护。关节囊具有足够的弹性，可使关节具有大范围的活动，但被一系列坚韧的韧带所加强。

　　髋关节的韧带是关节囊的增厚部分，它们起自髋臼缘，向下延伸止于股骨颈。这些韧带大致沿一螺旋线从髋骨延伸至股骨，以它们附着的部位来命名：

- 髂股韧带；
- 耻股韧带；
- 坐股韧带。

活动度和稳定性

　　髋关节的球窝关节模式可使它具有很高的活动度，仅次于肩关节的活动范围。然而，与肩关节不同，髋关节需要非常稳定，因为它是一个承重关节。髋关节可进行下列活动：

- 屈（向前弯曲，使膝向上抬）；
- 伸（使大腿向躯干后方活动）；
- 展（腿向外侧移动）；
- 收（使腿回到中线）；
- 旋转，当腿屈曲时最明显。

纤维包裹着髋关节。关节囊通过一系列从髋骨螺旋向下连接股骨的韧带得到加强。

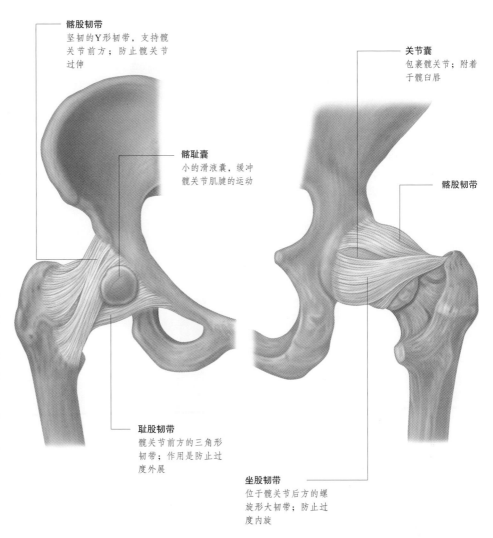

右髋前面观

髂股韧带
坚韧的Y形韧带，支持髋关节前方；防止髋关节过伸

髂耻囊
小的滑液囊，缓冲髋关节肌腱的运动

耻股韧带
髋关节前方的三角形韧带；作用是防止过度外展

右髋后面观

关节囊
包裹髋关节；附着于髋臼唇

髂股韧带

坐股韧带
位于髋关节后方的螺旋形大韧带；防止过度内旋

人工髋关节

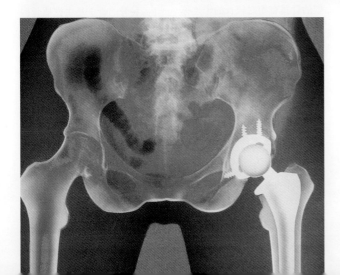

反向X线片显示左侧髋关节假体。它由一个嵌入骨盆的塑料白窝和一个插入股骨的金属假体组成。

　　髋是第一个发展出成功的人工假体（髋关节置换术）的关节，第一例全髋置换术由John Charnley爵士在1963年完成。

　　虽然通常认为髋关节非常稳定，但它仍然容易因创伤或关节炎而损坏，这可能导致严重的残疾。通过髋关节置换术可以帮助这些患者显著改善关节的活动度并缓解疼痛。

　　手术中，损坏的股骨头和股骨颈被金属假体替换，用骨水泥将金属假体固定在股骨髓腔中。髋臼被替换为塑料材质的白窝，用骨水泥固定在骨盆上。

　　最近的研究表明，人工髋关节的期望寿命是10年左右，因此不能适用于年轻的、活动量大的人群。希望通过研究使未来的技术和材料得以改进，让更多的人从中获益。

股　骨

股骨，也称大腿骨，是全身最长和最重的骨。成年男性的股骨长度约为45cm，大约占一个人全部身高的1/4。

股骨具有一个长而结实的骨干和膨大的两端。近端与骨盆构成髋关节，远端与胫骨和腓骨构成膝关节。

近端

股骨的近端包括：

- 股骨头——这是一个近圆形的骨性突起，构成球窝关节中的"球"。
- 股骨颈——这是连接股骨头和股骨本体的狭窄区域。
- 大转子和小转子——附着肌肉的骨性突起。

骨干

股骨中央的长骨干有轻度的弯曲，股骨的后面呈凹面。股骨的大部分长度呈柱形，切面呈圆形。

远端

股骨的远端由两个膨大的突起构成，分别叫作内侧髁和外侧髁。两髁上有光滑的曲面关节面，与胫骨和腓骨构成膝关节。股骨髁的轮廓可在膝关节弯曲时显现出来。

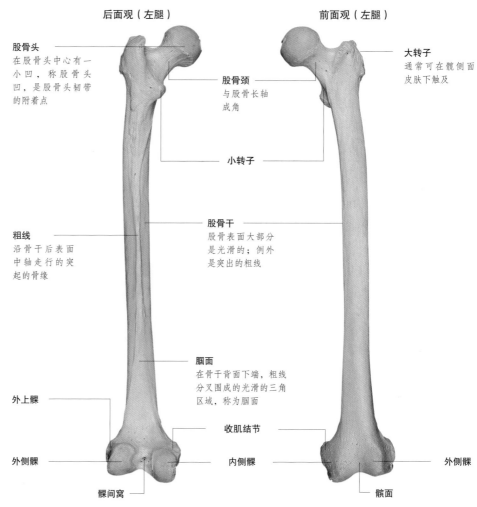

后面观（左腿）

- 股骨头
  在股骨头中心有一小凹，称股骨头凹，是股骨头韧带的附着点
- 股骨颈
  与股骨长轴成角
- 小转子
- 粗线
  沿骨干后表面中轴走行的突起的骨缘
- 股骨干
  股骨表面大部分是光滑的；例外是突出的粗线
- 腘面
  在骨干背面下端，粗线分叉围成的光滑的三角区域，称为腘面
- 收肌结节
- 外上髁
- 外侧髁
- 内侧髁
- 髁间窝

前面观（左腿）

- 大转子
  通常可在髋侧面皮肤下触及
- 外侧髁
- 髌面

股骨是大腿骨，从髋关节延伸至膝关节。它是全身最长的骨，而且非常坚固。

股骨的内部结构

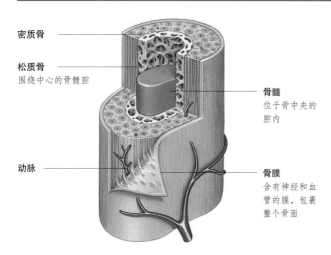

- 密质骨
- 松质骨
  围绕中心的骨髓腔
- 动脉
- 骨髓
  位于骨中央的腔内
- 骨膜
  含有神经和血管的膜，包裹整个骨面

股骨是一种长骨。这种类型的骨具有相对较长的干（称骨干），以及膨大的两端（称为骺）。

骨膜

所有骨都被一层保护膜覆盖，并依赖其中的小动脉滋养，这层膜称为骨膜。

长骨骨干由骨松质层和密质层构成，围绕着中央的腔。骨膜包裹骨外层。

骨干

股骨的骨干是由密质骨构成的长管，非常结实而坚硬。这层密质骨围绕着核心的黄骨髓，在成人中，这些黄骨髓由脂肪细胞堆积而成。

骺

股骨膨大的两端由围绕在外层的密质骨外壳和在内部的松质骨核心构成。该核心区域结构上更加疏松，且骺内不含骨髓。

股骨的肌肉附着

股骨是非常强壮的骨，为许多活动髋关节和腿部的骨骼肌提供附着。

肌肉起点

许多肌肉，如强壮有力的臀肌，从骨盆的起点出发，跨越髋关节止于股骨。当这些肌肉收缩时，它们引发了髋关节的运动，使腿部弯曲、伸直并向侧方摆动。

另一些肌肉则起自股骨，向下跨越膝关节，止于胫骨或腓骨，即构成小腿的两骨。这些肌肉使膝关节弯曲和伸直。

这些肌肉一起活动，产生腿部的运动，例如攀登，或从坐位变为站立位。

骨性突起

肌肉附着于骨的部位往往会生发一个骨性突起。如果该肌肉强壮有力，或者一组肌群附着于同一位置，则这个骨性突起会非常显著。这种现象在股骨上非常典型。肌肉附着的骨面可变得非常粗糙，而不像没有肌肉附着的骨面那样光滑。

股骨表面由于肌肉附着的突起变得粗糙。这些肌肉带动髋和腿进行运动。

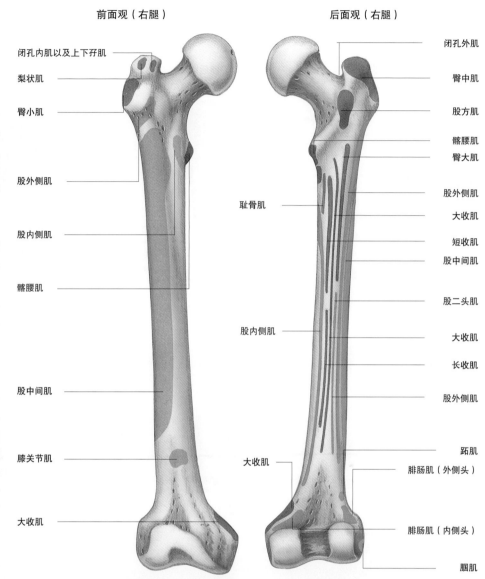

前面观（右腿）

- 闭孔内肌以及上下孖肌
- 梨状肌
- 臀小肌
- 股外侧肌
- 股内侧肌
- 髂腰肌
- 耻骨肌
- 股内侧肌
- 股中间肌
- 膝关节肌
- 大收肌
- 大收肌

后面观（右腿）

- 闭孔外肌
- 臀中肌
- 股方肌
- 髂腰肌
- 臀大肌
- 股外侧肌
- 大收肌
- 短收肌
- 股中间肌
- 股二头肌
- 大收肌
- 长收肌
- 股外侧肌
- 跖肌
- 腓肠肌（外侧头）
- 腓肠肌（内侧头）
- 腘肌

股骨的骨折

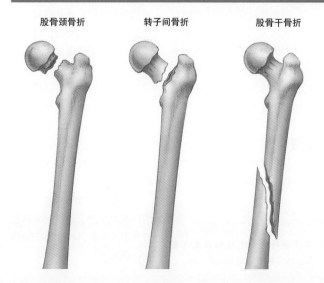

股骨颈骨折　　转子间骨折　　股骨干骨折

股骨颈是连接股骨头和股骨干的狭窄部分，该部位的骨折非常常见。

"跨摔断了"

日常生活中我们听到"跨摔断了"，通常就是股骨颈骨折。股骨颈骨折多发于老年人，尤其是60岁以上的老年人，大多数原因是普通的摔倒。股骨颈骨折更容易发生于

转子间骨折和股骨颈骨折在摔倒的老人中较常见。相反，股骨干骨折经常由直接暴力损伤所致。

女性，因为女性绝经后骨质会疏松或变薄。

转子间骨折

转子间骨折的骨折线在大转子和小转子之间走行。转子间骨折也好发于老年女性。

股骨干骨折

股骨干骨折较少发生，因为骨干有较高的强度。此处的骨折常常发生于道路交通事故引起的严重创伤，可能需要几个月的时间愈合。

胫骨和腓骨

胫骨和腓骨一起构成小腿的支架。胫骨比腓骨更大和强壮，因为它需要承担身体的重量。

胫骨（小腿骨）的长度仅次于股骨，具有典型长骨的外形，即长长的骨干和膨大的两端。胫骨位于腓骨的内侧，与腓骨在近端和远端形成关节。

胫骨髁

胫骨近端膨大形成胫骨内侧髁和外侧髁，与股骨髁一起构成膝关节。胫骨远端突起不如近端明显。胫骨远端与距骨（踝骨）和腓骨远端形成关节。

腓骨

腓骨是一个长而细的骨，强度不如胫骨。它位于胫骨的外侧，并与之相关节。腓骨不参与膝关节的构成，但在踝关节的构成中起重要作用。

腓骨干很细，上面有沟和棱，可为腿部肌肉提供附着。

胫骨在近端与股骨相关节，在远端形成踝，在侧面与腓骨相关节。较细的腓骨参与形成踝关节。

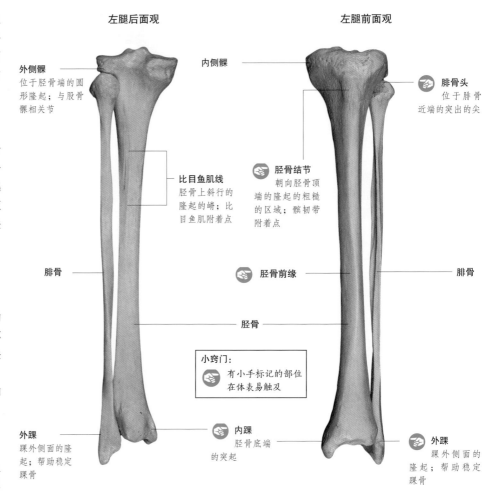

左腿后面观

外侧髁
位于胫骨端的圆形隆起；与股骨髁相关节

比目鱼肌线
胫骨上斜行的隆起的嵴；比目鱼肌附着点

腓骨

胫骨

外踝
踝外侧面的隆起；帮助稳定踝骨

左腿前面观

内侧髁

腓骨头
位于腓骨近端的突出的尖

胫骨结节
朝向胫骨顶端的隆起的粗糙的区域；髌韧带附着点

胫骨前缘

腓骨

内踝
胫骨底端的突起

外踝
踝外侧面的隆起；帮助稳定踝骨

小窍门：
有小手标记的部位在体表易触及

胫骨和腓骨的横切面

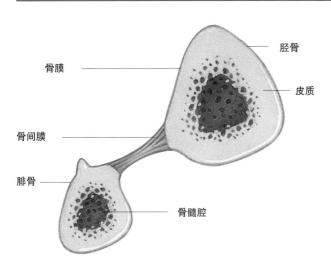

骨膜

骨间膜

腓骨

胫骨

皮质

骨髓腔

胫骨和腓骨的骨干在横切面上大致为三角形。胫骨骨干直径较腓骨骨干粗，因为胫骨是腿部的主要负重骨。腓骨起到支撑的作用，为负重的小腿增加稳定性。

长骨

胫骨和腓骨具有典型的长骨结构，即厚的、管状的外层皮质骨围绕着松质骨髓腔。这种空心结构可以用最少的密质皮质骨材料提供最大的力学强度。

骨的外形虽然受遗传因素影响，但是也在儿童期和成人期通过肌肉的牵拉而被重新塑形。像比目鱼肌线和胫骨结节等骨性突起就是通过这种方式形成的。

胫骨和腓骨被骨膜（坚韧的纤维组织层）包裹。来自胫骨外侧缘和腓骨内侧缘的骨膜融合形成骨间膜。

胫骨和腓骨骨干横切面呈三角形。两骨被骨间膜锚定在一起。

胫骨和腓骨的韧带

围绕胫骨和腓骨的韧带将两骨彼此连接，同时连接那些与胫腓骨构成关节的下肢骨。

韧带是强韧的纤维组织带，将骨彼此连接。胫骨和腓骨周围存在一系列韧带；它们将胫腓骨连接在一起，同时将胫腓骨和其他下肢骨连接在一起。

近端（上端）

上胫腓关节位于膝关节下方、腓骨头和胫骨外侧髁之间。该关节被一纤维关节囊包裹和保护，并由胫腓前、后韧带加强。

前韧带起自腓骨头前方，跨过关节止于胫骨外侧髁。后韧带的走行方向与前韧带相同，位于腓骨头后方。

还有其他的韧带使小腿骨和股骨连接在一起。其中最强的是膝关节的内、外侧副韧带，它们起自股骨，纵行向下止于对应侧的小腿骨（胫骨或腓骨）。

远端（下端）

胫骨和腓骨远端的关节不容许出现相对活动。腓骨被纤维韧带牢固地连接在胫骨上，以保持踝关节的稳定。主要的韧带包括下胫腓前、后韧带。踝关节周围的其他韧带则将胫腓骨和足骨连接在一起。

左腿及其韧带附着前面观

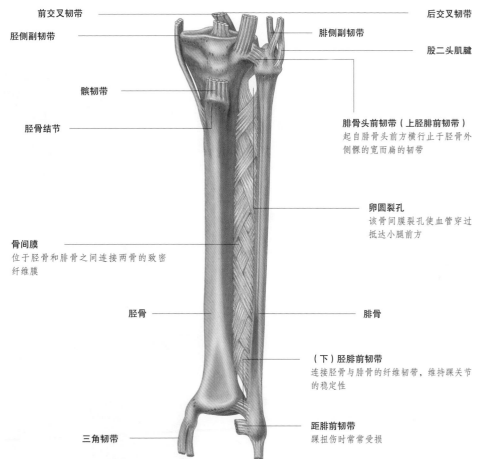

前交叉韧带
胫侧副韧带
髌韧带
胫骨结节
骨间膜
位于胫骨和腓骨之间连接两骨的致密纤维膜
胫骨

后交叉韧带
腓侧副韧带
股二头肌腱
腓骨头前韧带（上胫腓前韧带）
起自腓骨头前方横行止于胫骨外侧髁的宽而扁的韧带
卵圆裂孔
该骨间膜裂孔使血管穿过抵达小腿前方
腓骨
（下）胫腓前韧带
连接胫骨与腓骨的纤维韧带，维持踝关节的稳定性
距腓前韧带
踝扭伤时常常受损
三角韧带

骨间膜

致密的骨间膜纤维起自胫骨骨间缘，斜行跨越骨间止于腓骨前方，将两骨连接在一起。

小腿的胫骨和腓骨被一系列的韧带附着。韧带是纤维组织成分的致密纤维带，将骨连接在一起构成关节。

胫骨和腓骨的骨折

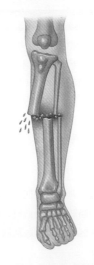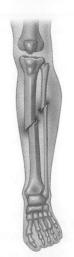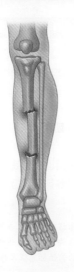

胫骨的全长距离皮肤表面都很近，因此最易发生开放性骨折。这类骨折是一种伴随皮肤撕裂以及血管损伤的骨折。

运动损伤

胫骨最薄弱的部位是其中下1/3的交界。在肢体接触类运动或滑雪，以及道路交通事故中，该部位容易发生骨折。

胫骨和腓骨可在不同的位置发生骨折。骨折通常的原因是运动伤或交通伤。

胫骨的骨皮质（外层）也可能发生应力性骨折（或称行军骨折），这种骨折经常发生在长距离步行中，尤其对不适于长距离步行的人更容易发生。

腓骨骨折

如果创伤非常严重，腓骨骨折可能合并胫骨骨折。

腓骨骨折的最常见部位是位于远端的外踝上方2～6cm。腓骨骨折常常合并踝关节的骨折脱位。

膝关节和髌骨

膝关节是位于股骨远端和胫骨近端之间的关节。髌骨（膝盖）位于膝前方，其凸形的骨面可以很容易在皮下触及。

膝关节是位于股骨（大腿骨）远端和胫骨（小腿较粗壮的骨）近端的关节。腓骨（小腿骨中较细者）不参与膝关节的构成。

结构

膝关节是滑膜关节，关节腔内面滑膜分泌的滑液可以润滑关节。

尽管膝关节趋于被认为属于简单关节，但事实上，它是全身最复杂的关节。它由三部分关节构成，共享同一个关节腔。它们是：

■ 髌骨（膝盖）和股骨远端之间的关节。分类属于平面关节，这种关节允许两骨在平面上相对滑动。

■ 每一侧的股骨髁（球形膨大的股骨远端）和它相对的胫骨近端之间的关节。它们被归类为滑车关节，这种关节的活动好像门绕着门轴转动。

膝关节的稳定性

虽说股骨髁和胫骨近端之间没有良好"匹配"，但膝关节实际上是一个非常稳定的关节。它严重依赖其周围的肌肉和韧带为它提供稳定性。

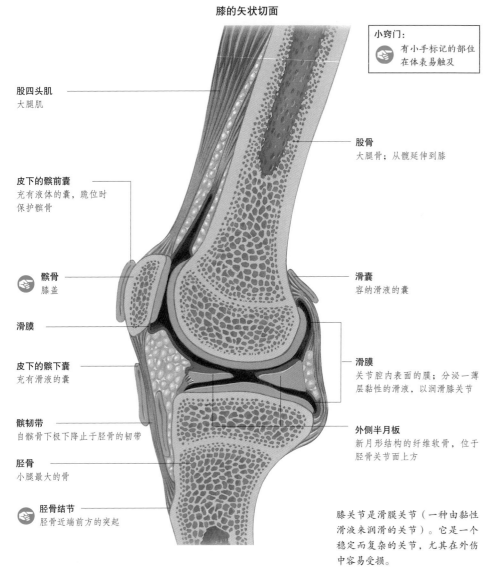

膝的矢状切面

小窍门：
有小手标记的部位在体表易触及

股四头肌
大腿肌

皮下的髌前囊
充有液体的囊，跪位时保护髌骨

髌骨
膝盖

滑膜

皮下的髌下囊
充有滑液的囊

髌韧带
自髌骨下极下降止于胫骨的韧带

胫骨
小腿最大的骨

胫骨结节
胫骨近端前方的突起

股骨
大腿骨；从髋延伸到膝

滑囊
容纳滑液的囊

滑膜
关节腔内表面的膜；分泌一薄层黏性的滑液，以润滑膝关节

外侧半月板
新月形结构的纤维软骨，位于胫骨关节面上方

膝关节是滑膜关节（一种由黏性滑液来润滑的关节）。它是一个稳定而复杂的关节，尤其在外伤中容易受损。

膝关节的表面解剖

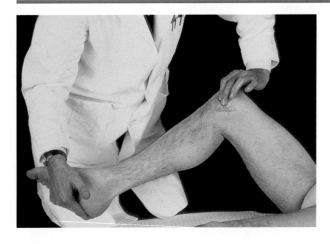

膝关节的许多结构可以通过在皮肤上轻柔触诊来辨识，尤其当膝关节屈曲（弯曲）时。

髌韧带

髌骨轮廓可在体表观察，表面也容易触及。髌骨下方就是髌韧带，起自髌骨向下止于胫骨前方的强韧纤维结构。

在髌骨后方的两侧，是股骨的内侧髁和外侧髁（圆形的股骨末端）。髌骨下方，胫骨结节（胫骨近端前方的隆起区域）可以轻易触及。

动脉

膝关节背面有一凹陷，称为腘窝。当膝关节屈曲时，轻轻按压该区域，可以触及腘动脉的搏动。

体格检查可以查明膝关节的许多结构。由于仅位于皮下，膝关节的骨性标志很容易触及。

膝关节内部——半月板

半月板是位于胫骨关节面上方的新月形坚韧纤维软骨板。它们起到膝关节内"减震器"的作用，同时防止股骨侧方移动。

从打开的膝关节上方向下观察胫骨近端关节面，两枚C形的半月板清晰可见。

半月板的命名来自"半月形"的希腊语词源，它是位于胫骨关节面上方的坚韧纤维软骨板，增加关节面的凹陷深度，以匹配股骨髁。

减震器

半月板具有膝内"减震器"的功能，并防止膝关节的侧方滑动。

半月板的结构

两枚半月板的横切面呈楔形，外缘最厚。向中心方向逐渐变薄形成纤薄的、没有附着的内缘。两枚半月板的前角彼此通过膝关节横韧带相连接，而外缘则牢固地附着在关节囊上。

附着

内侧半月板与胫侧副韧带

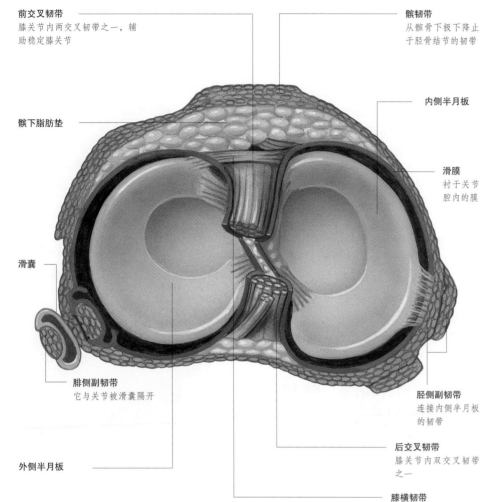

膝的上面观（胫骨平台）

前交叉韧带
膝关节内两交叉韧带之一，辅助稳定膝关节

髌下脂肪垫

滑囊

腓侧副韧带
它与关节被滑囊隔开

外侧半月板

髌韧带
从髌骨下极下降止于胫骨结节的韧带

内侧半月板

滑膜
衬于关节腔内的膜

胫侧副韧带
连接内侧半月板的韧带

后交叉韧带
膝关节内双交叉韧带之一

膝横韧带

的附着具有重要的临床意义，因为在剧烈运动中该韧带的损伤可能会累及损伤到半月板。

膝关节内有两块C形半月板。它们是致密的纤维软骨板，与股骨髁（股骨远端）相适配。

髌　骨

前面观

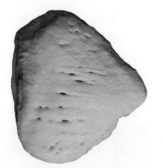

后面观

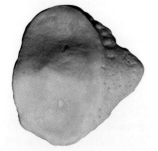

髌骨位于强健的股四头肌肌腱的内部，是全身最大的籽骨。籽骨是肌腱内发育的骨，其作用是防止肌腱在通过长骨骨端时被磨损或撕裂。

结构

胫骨前方的凸面较平，可在皮下轻易被触及。在髌骨和

髌骨（膝盖骨）位于膝的前方。它形状扁平，突起的外表面可在皮下轻易触及。

皮肤之间有一滑膜囊（充满滑液的囊），可在跪地时帮助减少摩擦并保护髌骨。

软骨

髌骨的后方，或者说背面，覆盖着一层光滑的软骨，与股骨远端一起构成滑膜关节。

来自强壮的股四头肌的纤维止于髌骨的上极，而髌韧带起自髌骨下极，向下走行止于胫骨结节。

膝关节的韧带和滑膜囊

膝关节仅被关节囊部分包裹，其稳定性依赖于韧带。滑膜囊位于膝关节周围，并允许平滑的关节活动发生。

与髋关节的骨性结构不同，膝关节的骨性结构并不以一种特别稳定的方式配合在一起。因此膝关节的稳定性严重依赖于它周围的韧带和肌肉。

膝关节腔被纤维关节囊所包裹。支持膝关节的韧带根据它们与关节囊的关系可被分为两组。

囊外韧带

囊外韧带位于关节囊外，起到防止小腿向膝关节前方弯曲（术语称过伸）的作用。它们包括：

- 股四头肌腱：从股四头肌延伸而出。它支持膝关节的前方。（图中未显示）
- 腓侧（或外侧）副韧带：连接股骨远端外侧和腓骨头的坚强韧带束。
- 胫侧（或内侧）副韧带：起自股骨远端内侧止于胫骨的坚强而宽阔的韧带。强度比腓侧副韧带弱，更容易受到损伤。
- 腘斜韧带：此韧带加强关节囊后方。（未显示）
- 腘弓状韧带：同样加强关节囊后方。（未显示）

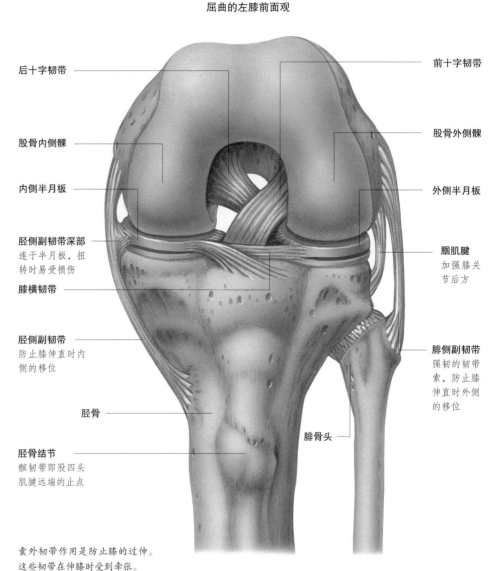

屈曲的左膝前面观

后十字韧带

股骨内侧髁

内侧半月板

胫侧副韧带深部
连于半月板，扭转时易受损伤

膝横韧带

胫侧副韧带
防止膝伸直时内侧的移位

胫骨

胫骨结节
髌韧带即股四头肌腱远端的止点

前十字韧带

股骨外侧髁

外侧半月板

腘肌腱
加强膝关节后方

腓侧副韧带
强韧的韧带索，防止膝伸直时外侧的移位

腓骨头

囊外韧带作用是防止膝的过伸。这些韧带在伸膝时受到牵张。

囊内韧带

囊内韧带侧面观

股骨

后十字韧带
屈曲时紧张

前十字韧带
切断韧带显示前方附着点

腓骨

胫骨

囊内韧带在膝关节中心处连接胫骨和股骨，防止膝关节向前和向后脱位。

十字韧带

两根主要的囊内韧带被称囊内韧带，即十字韧带构成一个十字。它们的作用是防止膝关节前后移位，使关节稳定。

为十字韧带，因为它们构成一个十字架的形状。

前十字韧带：两根十字韧带中较弱的一根，屈膝时松弛，伸膝时紧张。

后十字韧带：屈膝时韧带紧张，因此在屈曲位负重时对维持膝关节稳定性非常重要（如在走下坡路时）。

膝关节的滑膜囊

膝关节的滑膜囊是一些充满滑液的小囊。它们起到保护膝关节内部结构的作用，在关节活动时，减少各个结构相对滑动的摩擦。

滑膜囊是在两个反复相对移动的结构之间（通常是骨和韧带之间）存在的填充滑液的小囊。滑膜囊保护这些结构免于磨损和撕裂。

膝关节周围存在一系列滑膜囊，它们在关节活动时保护肌腱，或允许髌骨前方的皮肤更容易地活动。

髌上囊

一些膝关节周围的滑膜囊是关节腔（关节面之间填充滑液的腔隙）的延续。髌上囊位于关节腔上方，股骨远端和强大的股四头肌之间。

髌前囊和髌下囊

这些滑膜囊包绕髌骨和髌韧带。在膝关节活动时，髌前囊可使髌骨前方的皮肤自由活动。髌下浅囊和深囊位于髌韧带远端止于胫骨结节处的周围。

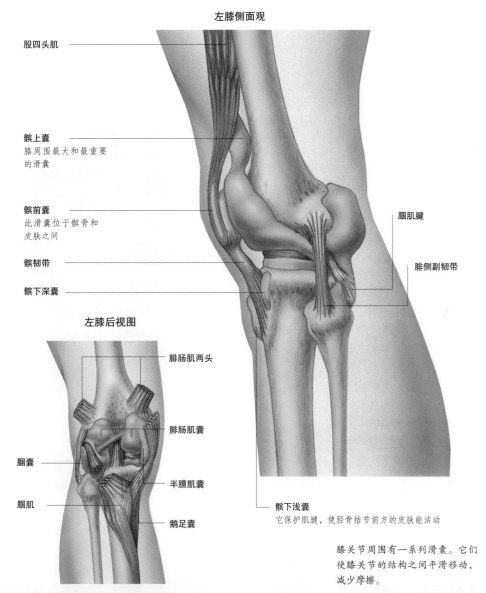

左膝侧面观

股四头肌

髌上囊
膝周围最大和最重要的滑囊

髌前囊
此滑囊位于髌骨和皮肤之间

髌韧带

髌下深囊

腘肌腱

腓侧副韧带

左膝后视图

腓肠肌两头

腘囊

腓肠肌囊

腘肌

半膜肌囊

鹅足囊

髌下浅囊
它保护肌腱，使胫骨结节前方的皮肤能活动

膝关节周围有一系列滑囊。它们使膝关节的结构之间平滑移动，减少摩擦。

膝关节的检查

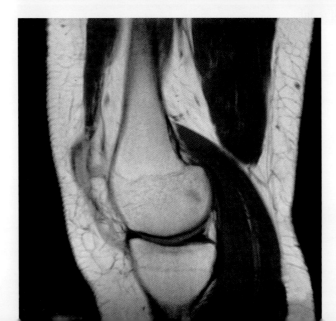

膝关节非常容易因创伤和关节炎而受到损伤。检查损伤的严重程度需要临床查体，通常还需要一些进一步的检查。

X线片

不同角度的膝关节的X线片，有时配合关节腔内注射造影剂（关节造影），在显示骨性结构和半月板异常方面非常实用。

磁共振成像是高效的观察关节复杂结构的技术。如图所示，膝关节的骨和周围组织都清晰可辨。

磁共振成像

磁共振成像（MRI）能够极大帮助膝关节疾病的检查。这种非侵袭性检查既可显示骨性结构又可显示软组织的异常，因此相当程度地取代了关节造影。

关节镜

另一种观察膝关节内部的方法是使用内部安装微型摄像机的内镜（关节镜）。在全身麻醉下进行该项手术，外科医生通常可以修复损伤组织，从而避免更大的手术。

大腿肌肉

大腿主要由活动髋关节和膝关节的几大组肌肉构成。运动大腿的肌肉是全身最强壮的肌肉。

大腿肌肉被分为三个基本群：位于股骨前方的前群，位于后方的后群，以及位于股骨内侧和骨盆之间的内侧群（收肌群）。

前群肌肉

大腿前间室的肌肉起到屈髋和伸膝的作用。这些正是行走时将腿抬高和向前迈步时所需的动作。

该群肌肉包括：

■ **髂腰肌**：该大肌部分起自骨盆内侧，部分起自腰椎（下方椎体）。它的肌纤维止于被称为小转子的股骨近端突起。髂腰肌是使大腿屈曲的最有力的肌肉，带动膝关节的抬高和前移。

■ **阔筋膜张肌**：该肌肉止于一宽阔而坚韧的结缔组织带，它沿着大腿外侧向下走行止于膝关节下方的胫骨。

■ **缝匠肌**：全身最长的肌肉。缝匠肌像一条扁的皮带一样，从骨盆的髂前上棘越过大腿。它跨过髋关节和膝关节，止于胫骨顶端的内侧。

■ **股四头肌**：一块拥有四个头的大肌肉。

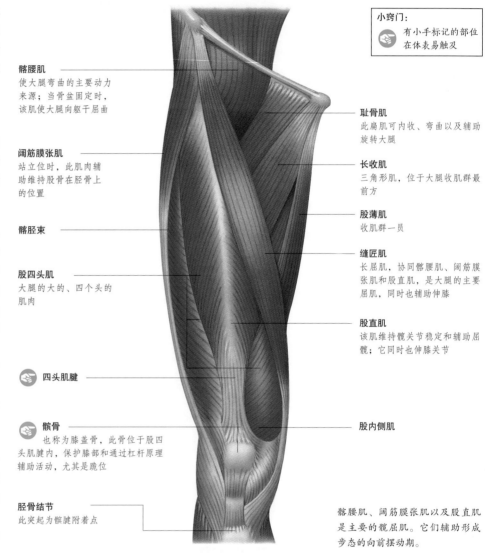

髂腰肌
使大腿弯曲的主要动力来源；当骨盆固定时，该肌使大腿向躯干屈曲

阔筋膜张肌
站立位时，此肌肉辅助维持股骨在胫骨上的位置

髂胫束

股四头肌
大腿的大的、四个头的肌肉

四头肌腱

髌骨
也称为膝盖骨，此骨位于股四头肌腱内，保护膝部和通过杠杆原理辅助活动，尤其是跪位

胫骨结节
此突起为髌腱附着点

耻骨肌
此扁肌可内收、弯曲以及辅助旋转大腿

长收肌
三角形肌，位于大腿收肌群最前方

股薄肌
收肌群一员

缝匠肌
长屈肌，协同髂腰肌、阔筋膜张肌和股直肌，是大腿的主要屈肌，同时也辅助伸膝

股直肌
该肌维持髋关节稳定和辅助屈髋；它同时也伸膝关节

股内侧肌

髂腰肌、阔筋膜张肌以及股直肌是主要的髋屈肌。它们辅助形成步态的向前摆动期。

股四头肌

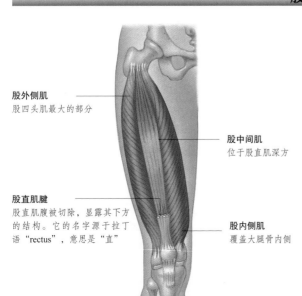

股外侧肌
股四头肌最大的部分

股中间肌
位于股直肌深方

股直肌腱
股直肌腹被切断，显露其下方的结构。它的名字源于拉丁语"rectus"，意思是"直"

股内侧肌
覆盖大腿骨内侧

股四头肌这一大块的四头肌构成了大腿的大半部分，并且是全身最强有力的肌肉之一。它由四个主要部分构成。肌腱融合为一强壮的股四头肌腱。它附着于髌骨的上极，并向下延续形成髌腱，止于胫骨近端的前方。股四头肌的作用是伸直膝关节。

股四头肌是参与奔跑、跳跃和攀登的伸肌。它在从坐位到站立位时辅助膝关节伸直。

股四头肌的四个部分：
■ **股直肌**：覆盖其他部分的直肌。它辅助髋关节的屈曲和膝关节的伸直。
■ **股外侧肌**：股四头肌的最大部分。
■ **股内侧肌**：位于大腿的内侧。
■ **股中间肌**：位于股直肌下方的中央。

股中间肌的一些小的肌束向下止于膝关节囊。当膝关节伸直时，它们可以保证关节囊皱襞不发生凹陷。

大腿后肌群

大腿后方的三块肌肉总称为腘绳肌。这三块肌肉分别是股二头肌、半腱肌和半膜肌。

腘绳肌既可以使髋关节伸直，也可以使膝关节屈曲。但是，腘绳肌无法同时将两种动作都完成。

股二头肌

股二头肌有两个头。长头起自骨盆的坐骨结节，短头起自股骨背面。股二头肌的圆柱状肌腱可以在膝关节外侧后方体表观察到，尤其在膝关节屈曲对抗阻力的时候。

半腱肌

和股二头肌一样，半腱肌也起自骨盆的坐骨结节。它的名字来自它长长的肌腱，大约占全长的2/3。该肌腱止于胫骨近端的内侧。

半膜肌

半膜肌从附着在骨盆的坐骨结节上一扁平的膜状结构移行而来。这片肌肉沿着大腿后方向下走行，位于半腱肌的深面。它止于胫骨近端的内侧。

小窍门：
有小手标记的部位在体表易触及

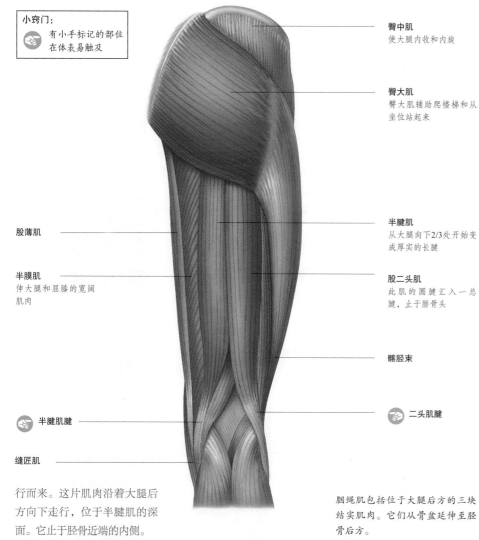

臀中肌
使大腿内收和内旋

臀大肌
臀大肌辅助爬楼梯和从坐位站起来

半腱肌
从大腿向下2/3处开始变成厚实的长腱

股二头肌
此肌的圆腱汇入一总腱，止于腓骨头

髂胫束

二头肌腱

股薄肌

半膜肌
伸大腿和屈膝的宽阔肌肉

半腱肌腱

缝匠肌

腘绳肌包括位于大腿后方的三块结实肌肉。它们从骨盆延伸至胫骨后方。

收　肌

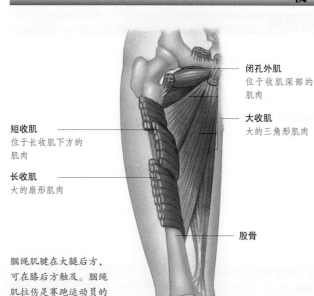

闭孔外肌
位于收肌深部的肌肉

大收肌
大的三角形肌肉

短收肌
位于长收肌下方的肌肉

长收肌
大的扇形肌肉

股骨

腘绳肌腱在大腿后方，可在膝后方触及。腘绳肌拉伤是赛跑运动员的常见问题。

大腿内侧肌肉被称作收肌群，因为它们使大腿内收，也就是使下肢向身体中线移动，例如骑马时夹紧马匹的动作。这些肌肉均起自骨盆下部，止于股骨的不同水平。这些肌肉包括：

■ **长收肌**：大的、扇形的肌肉，位于其他收肌的前方，在腹股沟处有一可扪及的肌腱。

■ **短收肌**：位于长收肌下方的较短肌肉。

■ **大收肌**：大的、三角形的肌肉，同时具有收肌和腘绳肌的作用。

■ **股薄肌**：皮带样的肌肉，在大腿内侧垂直向下走行。

■ **闭孔外肌**：位于收肌群深方的小肌肉。

收肌群在骑马时收缩以夹紧马匹，在剧烈运动时可能被拉紧，导致腹股沟损伤。

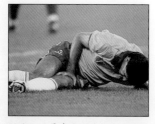

足球运动员有腹股沟拉伤的风险（收肌拉伤）。这是由使腿部移过正中线的踢球动作导致的。

小腿肌肉

小腿有三组肌肉。根据它们的位置，它们分别起到支持以及使踝关节和足弯曲、伸足趾和辅助踮脚跟的作用。

小腿肌肉可被分为三个肌群：位于胫骨前方的前群，位于小腿外侧的外侧群，以及后群。

前群肌肉

小腿的前群肌肉包括：

■ **胫骨前肌**：该肌肉可在胫骨缘旁边的皮下触及。

■ **趾长伸肌**：此肌肉位于胫骨前肌下方，止于外侧的四个足趾。

■ **第三腓骨肌**：此肌肉并不总是存在，但当不存在这种情况发生时，它可能与趾长伸肌融合。它止于第五跖骨近小趾处。

■ **拇长伸肌**：这一纤薄的肌肉走行向下止于拇趾的末端。

前群肌肉的作用

此群肌肉有类似的功能，都是足的背屈肌。这意味着当它们收缩时，它们使踝弯曲，向上牵拉脚趾，使足跟向下运动。

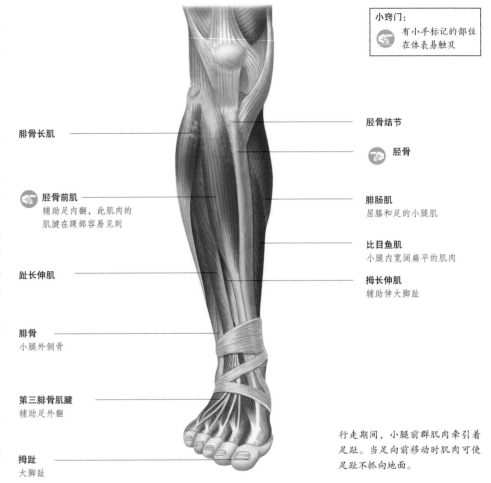

小窍门：
有小手标记的部位在体表易触及

腓骨长肌

胫骨前肌
辅助足内翻，此肌肉的肌腱在踝部容易见到

趾长伸肌

腓骨
小腿外侧骨

第三腓骨肌腱
辅助足外翻

拇趾
大脚趾

胫骨结节

胫骨

腓肠肌
屈膝和足的小腿肌

比目鱼肌
小腿内宽阔扁平的肌肉

拇长伸肌
辅助伸大脚趾

行走期间，小腿前群肌肉牵引着足趾。当足向前移动时肌肉可使足趾不抓向地面。

小腿外侧群肌肉

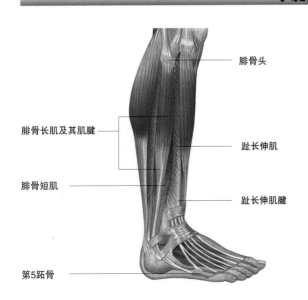

腓骨头

腓骨长肌及其肌腱

腓骨短肌

趾长伸肌

趾长伸肌腱

第5跖骨

外侧间室的肌肉位于较细的小腿骨即腓骨的外侧。此组肌肉共有两块。

■ **腓骨长肌**：此肌是两块肌肉中较长者，位置也较浅。它起自腓骨头和腓骨的上半部，向下走行止于足底。

外侧肌群通过限制足内翻，保护踝关节。当足内翻时，踝关节处于一种非常脆弱的姿势。

■ **腓骨短肌**：正如其名，此肌为一短肌，位于腓骨长肌的下方。它起自腓骨下半部，有一宽肌腱向下走行，止于第五跖骨的基底部。

外侧群肌的作用

这两块肌肉一起收缩引发足的跖屈和外翻，前者指脚趾向下活动，后者指弯曲使足底向外。在实际活动中，这组肌肉有助于稳定踝关节，阻止踝关节变成最不稳定的内翻位（足底向内侧时的位置）。

小腿后群肌肉

小腿后群肌肉形成小腿肚的隆起。这群肌肉强壮而厚实，协同作用使足屈曲，以及负担全身的重量。

位于后间室的肌肉构成小腿的主要部分。此组肌肉也被称为"小腿肚"，可进一步分为浅层肌和深层肌。

小腿肚的浅层肌肉

后群肌的浅层构成小腿肚的膨隆部分，这是人类的独有特征，与人直立的姿势有关。这些肌肉包括：

- **腓肠肌**：最浅层的大而厚实的肌肉。它具有两个头的独特外形，两个头分别起自股骨内外侧髁。它的肌纤维几乎全部垂直向下走行，这可以使它能够在奔跑和跳跃时快速而有力地收缩。
- **比目鱼肌**：这是一块大而有力的肌肉，位于腓肠肌深方。它的名字源于它外形很像比目鱼（一种扁形的鱼）。比目鱼肌的收缩对维持站立位的身体平衡非常重要。
- **跖肌**：此肌有时缺如，当它存在时，它也是小而纤薄的肌肉。由于它对小腿的意义相对不重要，它有时被外科医生用于修复损伤的手部肌腱。

腓肠肌、比目鱼肌和跖肌协同辅助在踝关节进行跖屈。小的跖肌是三个肌肉中最弱的。

跖肌
此肌并不总是存在

腓肠肌
双头肌；用于奔跑和跳跃

比目鱼肌

拇长屈肌

屈肌支持带

比目鱼肌
当人踮起脚尖时可在腓肠肌深方触及

跟腱（阿基里斯腱）
全身最大的肌腱；位于踝后方，止于跟骨

跟骨结节

浅层肌的作用

这些肌肉具有使足跖屈的作用，即引发提踵和踮起脚尖的运动。这些运动需要强壮的肌肉，是因为在行走、奔跑和跳跃时，提踵的运动需要对抗全身的重量。

腓肠肌和比目鱼肌共同拥有一条融合的肌腱，就是粗壮的跟腱（阿基里斯腱）。跟腱起自小腿肚的下缘，向下止于足跟。

小腿肚的深层肌肉

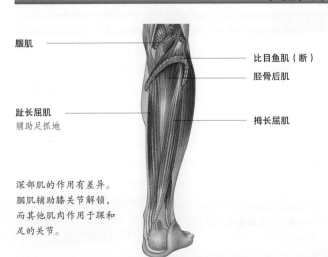

腘肌

趾长屈肌
辅助足抓地

比目鱼肌（断）

胫骨后肌

拇长屈肌

深部肌的作用有差异。腘肌辅助膝关节解锁，而其他肌肉作用于踝和足的关节。

小腿肚的深层肌肉由四块肌肉构成。

- **腘肌**：这是一块纤薄的三角形肌肉，位于膝关节后方的腘窝。腘肌在解锁膝关节方面具有独特的作用，它通过使膝关节轻度旋转，而允许伸直的腿弯曲。
- **趾长屈肌**：此肌拥有长的肌腱，向下走行止于外侧四趾，其作用是使足趾蜷缩，即屈曲。

- **拇长屈肌**：尽管该肌只支配一个脚趾，即大脚趾或称拇趾，但它是非常有力的肌肉。它的长腱走行于拇趾骨基底部的籽骨之间，在步行和奔跑时起到"助推"或"弹簧"的作用。
- **胫骨后肌**：胫骨后肌是后群最深层的肌肉。它是内翻活动的主要动力，可以活动足部，使足底朝向内侧。

腿的深筋膜

　　腿的深筋膜位于皮下组织的下方，构成一个坚韧的环形鞘包绕着肌肉、骨和血管。筋膜将大腿分为三个间室。

　　筋膜是指体内包裹和连接诸如肌肉等结构的片层状纤维结缔组织。

　　腿的深筋膜位于皮下组织下、肌肉上方，是包裹肢体的膜状鞘。它也形成分隔，向内走行止于骨，将大腿和小腿分成一系列的筋膜室。

髂胫束

　　在大腿的外侧，深筋膜增厚并强化形成一层厚实的垂直纤维束，称为髂胫束。阔筋膜张肌以及厚实强壮的臀大肌的主要部分都止于此纤维束。

隐静脉裂孔

　　隐静脉裂孔是大腿深筋膜的一个孔隙。通常情况下，隐静脉裂孔长约3.75cm、宽约2.5cm，大隐静脉通过该裂孔汇入股静脉。

静脉回流

　　腿部深筋膜的一个作用是通过"肌肉泵"作用来辅助静脉回流。由于筋膜坚韧而相对缺乏弹性，它限制了肌肉在收缩时的膨胀。这使得腿部肌肉将压力转移给有瓣膜的深静脉，驱动静脉血向躯干回流。

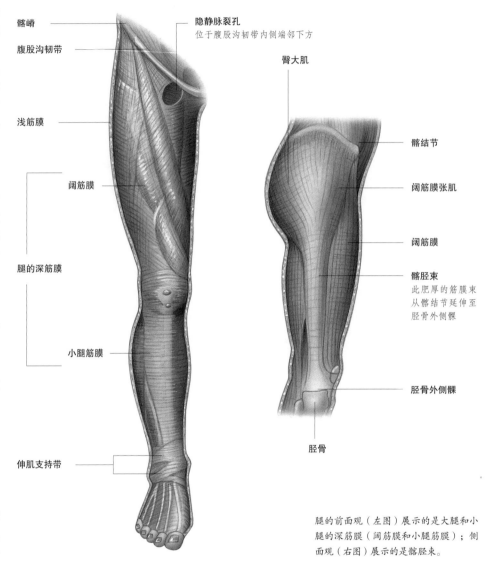

髂嵴
腹股沟韧带
浅筋膜
阔筋膜
腿的深筋膜
小腿筋膜
伸肌支持带

隐静脉裂孔
位于腹股沟韧带内侧端邻下方

臀大肌
髂结节
阔筋膜张肌
阔筋膜
髂胫束
此肥厚的筋膜束从髂结节延伸至胫骨外侧髁
胫骨外侧髁
胫骨

腿的前面观（左图）展示的是大腿和小腿的深筋膜（阔筋膜和小腿筋膜）；侧面观（右图）展示的是髂胫束。

大腿骨筋膜室

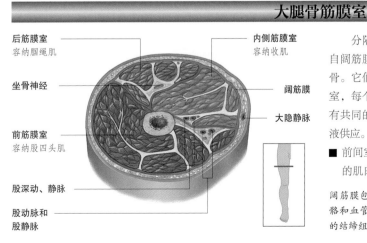

后筋膜室
容纳腘绳肌
坐骨神经
前筋膜室
容纳股四头肌
股深动、静脉
股动脉和股静脉

内侧筋膜室
容纳收肌
阔筋膜
大隐静脉

阔筋膜包裹肢体，环绕肌肉、骨骼和血管。大腿也有连接至股骨的结缔组织隔。

　　分隔，或者称肌间隔，起自阔筋膜，向内部走行止于股骨。它们将大腿分为三个筋膜室，每个筋膜室容纳的肌肉需有共同的功能、支配神经和血液供应。

- 前间室：它容纳屈髋和伸膝的肌肉，受股神经的支配和股动脉的供应。

- 内侧间室：它也被称为收肌间室，因为它容纳使大腿内收（使大腿向中线运动）的肌肉。这些肌肉受闭孔神经支配，受股深动脉和闭孔动脉供应。

- 后间室：它容纳强壮有力的腘绳肌，其作用是伸髋和屈膝。这些肌肉受坐骨神经支配，受股深动脉供应。

小腿骨筋膜室

小腿的深筋膜也可称作小腿筋膜。它是一个较厚的膜状纤维鞘，把肌肉、动脉和静脉分装于分隔的间室：前间室、外侧间室和后间室。

小腿的深筋膜附着于膝关节下方的胫骨前缘和内侧缘，与骨膜（包绕骨的坚韧的膜）相延续。小腿的上半部分的小腿筋膜非常厚，为肌肉提供附着。随着向下延续，筋膜逐渐变薄，除了踝关节位置增厚的水平支持带。

分隔起自小腿筋膜的深面止于腓骨，将小腿分为三个间室：前间室、外侧间室和后间室。

前间室

前间室容纳使足背屈（向上运动）和伸趾（使脚趾伸直）的肌肉。

外侧间室

外侧间室位于腓骨外侧。它容纳使足跖屈（向下）和外翻（足底面向外侧运动）的两块肌肉。

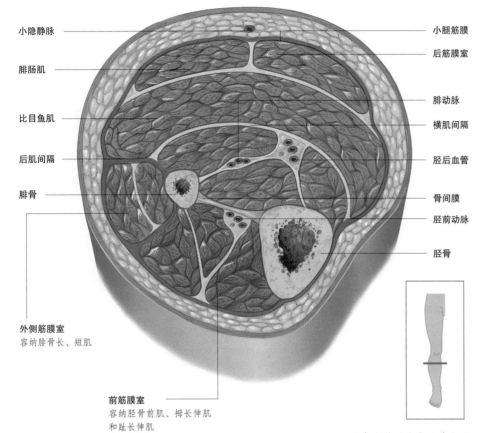

小隐静脉
腓肠肌
比目鱼肌
后肌间隔
腓骨
外侧筋膜室
容纳腓骨长、短肌
前筋膜室
容纳胫骨前肌、拇长伸肌和趾长伸肌

小腿筋膜
后筋膜室
腓动脉
横肌间隔
胫后血管
骨间膜
胫前动脉
胫骨

腿的每个筋膜室容纳特定的肌群。后筋膜室进一步被横肌间隔分隔。

后间室

小腿的后间室被另一个分隔即横肌间隔进一步分为深层和浅层。强壮的肌肉在这里起到使足屈曲的作用，在行走时提供主要的前推力。这些肌肉受胫神经支配，由胫后动脉供应营养。

支持带

在踝关节周围的深筋膜形成一增厚的水平的纤维束，称为伸肌支持带。在足位置改变时，这些坚韧的约束带可以将下方的肌腱约束在踝关节上。

骨筋膜室综合征

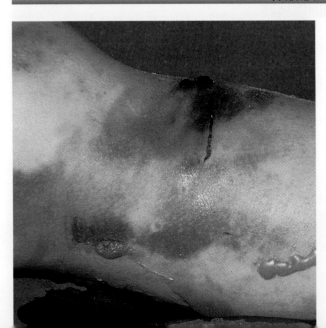

骨筋膜室综合征由创伤后肢体组织肿胀发展而来。一些严重的病例需要通过手术来释放筋膜室的压力。

深筋膜和它的分隔非常结实和坚韧。它们相对缺乏弹性，在通常情况下，这是一个好的特点。但是，当小腿受到损坏或创伤时，如发生骨折时，深筋膜弹性的缺乏将会成为一个灾难。

创伤

创伤导致骨筋膜室内的软组织肿胀和出血，但是由于坚韧的肌间隔，它们无法膨胀。这将导致筋膜室内的压力增加（尤其是前间室）。

增加的压力将导致软组织挤压，引起肌肉收缩疼痛。随着压力持续地增加，静脉血将无法从该区域流出。

在一些严重的病例中，压力较高的动脉血甚至都无法通过骨筋膜室，因此在足部无法触到脉搏。如果有必要，可以将受累区域的筋膜切开来释放间室压力，这种手术被称为筋膜切开术。

腿部的动脉

下肢由来源于骨盆内髂外动脉的一系列动脉供应营养。这些动脉沿着腿向下走行，发出分支供应肌肉、骨、关节和皮肤。

动脉网将营养供应给下肢的组织。主干动脉发出重要的和一些小的分支来为各种关节和肌肉提供营养。

动脉

- **股动脉**：腿部的主干动脉。它的主要分支是股深动脉。在通过被称为"收肌裂孔"的大收肌间隙进入腘窝之前，股动脉发出小的分支供应邻近的肌肉。
- **股深动脉**：大腿的主要动脉。它发出一系列分支包括旋股内侧动脉、旋股外侧动脉以及四个穿支动脉。
- **腘动脉**：股动脉的延续。它在膝关节后方向下走行，在分为胫前和胫后动脉之前发出小分支供应膝关节。
- **胫前动脉**：该动脉供应小腿前间室内的结构，它向下走行至足部，称为足背动脉。
- **胫后动脉**：该动脉位于小腿后方，与腓动脉一起供应后间室和外侧间室内的结构。

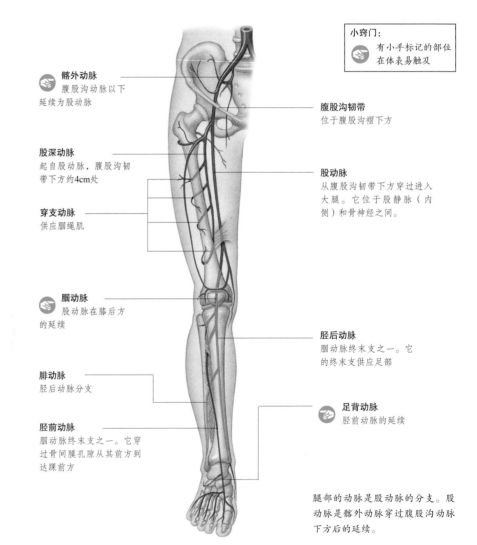

小窍门：
有小手标记的部位在体表易触及

髂外动脉
腹股沟动脉以下延续为股动脉

股深动脉
起自股动脉，腹股沟韧带下方约4cm处

穿支动脉
供应腘绳肌

腘动脉
股动脉在膝后方的延续

腓动脉
胫后动脉分支

胫前动脉
腘动脉终末支之一。它穿过骨间膜孔隙从其前方到达踝前方

腹股沟韧带
位于腹股沟褶下方

股动脉
从腹股沟韧带下方穿过进入大腿。它位于股静脉（内侧）和骨神经之间。

胫后动脉
腘动脉终末支之一。它的终末支供应足部

足背动脉
胫前动脉的延续

腿部的动脉是股动脉的分支。股动脉是髂外动脉穿过腹股沟动脉下方后的延续。

膝关节周围的动脉

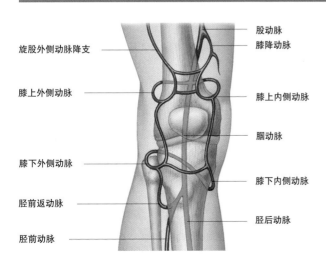

旋股外侧动脉降支

膝上外侧动脉

膝下外侧动脉

胫前返动脉

胫前动脉

股动脉
膝降动脉

膝上内侧动脉

腘动脉

膝下内侧动脉

胫后动脉

膝关节后方，腘动脉发出一系列小分支围绕膝关节，与股动脉、胫前和胫后动脉的分支形成连接即侧支吻合。它们一起构成动脉网，血液可以通过动脉网，从而绕过腘动脉主干的正常路径。在膝关节保持屈曲一段时间时，或腘动脉主干变窄或闭塞时，这种侧支循环具有重要意义。

膝周围动脉构成血管网，将股动脉和腘动脉终末支之间形成侧支吻合。

环具有重要意义。

腘动脉搏动

与在腹股沟触及的股动脉搏动类似，腘动脉可以在膝关节后方触摸到。然而，由于腘动脉位置深，在位于膝关节后方的组织深方，它很难被触及。有必要在检查时使腿弯曲，以便放松腘窝内的筋膜和肌肉更好地触诊脉搏。如果脉搏减弱或消失，这意味着股动脉发生狭窄或阻塞。

足的动脉

足的动脉与手的动脉类似，它们相互交通构成动脉弓，并发出分支到足趾的每一侧。动脉的分支给予了足底特别丰富的血液供应。

足的动脉供应来源于胫前动脉和胫后动脉的终末支。

足背

胫前动脉向下延伸越过踝关节前方就成为"足背"动脉。随后它向下经过足背，向第一和第二足趾之间的间隙走行，在此处发出深支，与足底的动脉相交通。足背动脉的分支在足背上也构成一个动脉弓，再从这个动脉弓发出分支到足趾。

医生可以在足背胫骨前肌腱附近触诊足背动脉。由于动脉位于邻近皮肤的下方，因此当血管通畅时搏动很容易被触及。

足底

足底的血供非常丰富，来自胫后动脉的分支。随着动脉进入足底，它分成两个部分，形成内侧和外侧跖动脉。

■ **内侧跖动脉**：这是胫后动脉较小的分支。它为大拇趾的

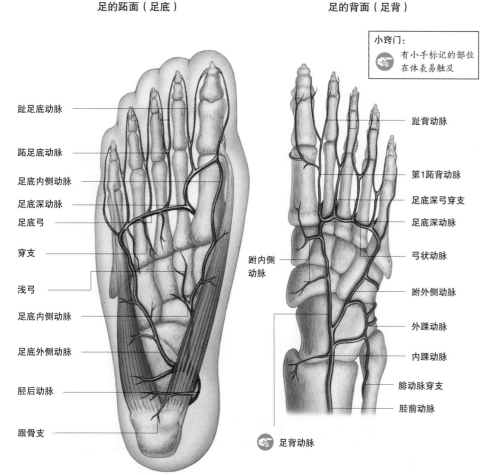

足的跖面（足底）

- 趾足底动脉
- 跖足底动脉
- 足底内侧动脉
- 足底深动脉
- 足底弓
- 穿支
- 浅弓
- 足底内侧动脉
- 足底外侧动脉
- 胫后动脉
- 跟骨支

足的背面（足背）

小窍门：
有小手标记的部位在体表易触及

- 趾背动脉
- 第1跖背动脉
- 足底深弓穿支
- 足底深动脉
- 弓状动脉
- 跗内侧动脉
- 跗外侧动脉
- 外踝动脉
- 内踝动脉
- 腓动脉穿支
- 胫前动脉

足背动脉

肌肉提供血供，也向其他足趾发出细小分支。

■ **外侧跖动脉**：该动脉远粗于内侧跖动脉，在跖骨下方弧形走行，构成跖深弓。

足背动脉深支与跖深弓内侧端吻合，沟通了足背和足底的动脉供应。

供应足的动脉的分支模式与手部动脉相似。足底具有特别丰富的血液供应。

动脉造影

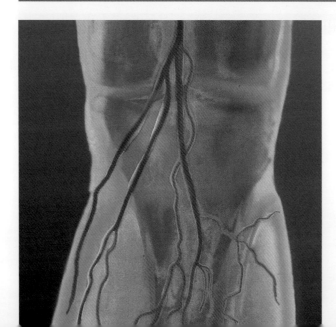

动脉造影用于明确动脉阻塞的确切位置。造影剂注射进入血流，使血管在X线片下可见。

动脉可通过动脉造影来检查。这包括向动脉内注射造影剂，以及随后的一系列X线片拍摄，通过这种方法可以显示造影剂如何通过动脉系统。造影剂从大腿根部的股动脉内注射，则腿部的动脉系统将显影。这可以显示动脉阻塞或狭窄的区域，或者腘动脉瘤膨隆的轮廓。

如果考虑外科手术，可以使用动脉造影技术，但是也有一些侵袭性更小的方法来检查腿部的血流。这包括多普勒超声检查和磁共振成像，这些提供类似信息的方法较少引起不适，风险更低。

动脉硬化

动脉硬化即动脉血管变硬，是影响腿部血流较常见的疾病之一，它的常见病因是吸烟。这可能会导致运动时腓肠肌痉挛性疼痛，经过几分钟的休息可缓解。这种疼痛是由动脉狭窄引起供应肌肉的血流减少所致。

腿部的静脉

　　下肢血液由一系列的静脉引流，这些静脉大致可分成两组，浅静脉和深静脉。穿支静脉则将这两组静脉连通起来。

　　腿部的皮下组织内有两支主要的浅静脉：大隐静脉和小隐静脉。

大隐静脉

　　大隐静脉是全身最长的静脉，有时被用于外科手术，用来替换某些区域比如心脏的损伤性或病理性动脉。它起自足背静脉弓的内侧端，沿着腿向上朝腹股沟走行。

　　大隐静脉的走行：大隐静脉越过内踝（胫骨远端内侧的骨突）前方，跨过膝部的股骨内侧髁后方，穿过腹股沟上的隐静脉裂孔汇入粗大的股静脉。

小隐静脉

　　这根较小的浅静脉起自足背静脉弓的外侧端，越过外踝（腓骨远端）的后方并沿着腓肠肌背面的中央向上走行。随着向膝关节接近，小隐静脉逐渐汇入深部的腘静脉。

属支

　　大隐静脉和小隐静脉会吸收流经区域的血液，这些血液来自许多较小静脉和它们之间彼此自由交通的静脉，也称为"吻合支"。

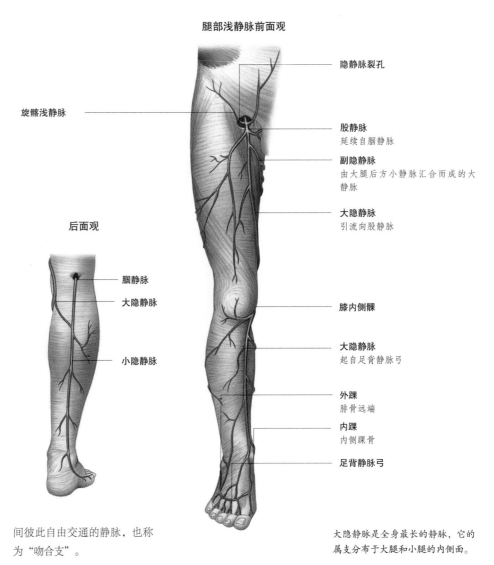

腿部浅静脉前面观

隐静脉裂孔

股静脉
延续自腘静脉

副隐静脉
由大腿后方小静脉汇合而成的大静脉

大隐静脉
引流向股静脉

膝内侧髁

大隐静脉
起自足背静脉弓

外踝
腓骨远端

内踝
内侧踝骨

足背静脉弓

旋髂浅静脉

后面观

腘静脉

大隐静脉

小隐静脉

大隐静脉是全身最长的静脉，它的属支分布于大腿和小腿的内侧面。

静脉瓣和静脉泵

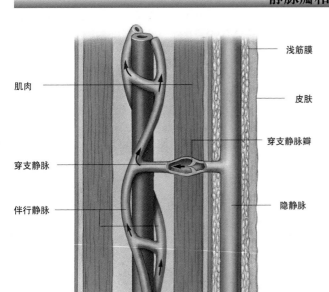

肌肉

穿支静脉

伴行静脉

浅筋膜

皮肤

穿支静脉瓣

隐静脉

具有瓣膜的穿支静脉在辅助静脉泵工作的过程中发挥关键作用。瓣膜使血液定向流向心脏。

　　腿部血管的分布意味着浅静脉内的血液通过穿支静脉汇入深静脉。随后，深静脉的血液主要通过这些深静脉周围小腿肌肉的挤压作用被泵回躯干（静脉泵）。

　　与动脉不同，静脉具有较小的瓣膜，用来防止脉管内的血液返流。这些瓣膜对腿部静脉意义重大，因为它们可以确保在小腿肌肉收缩时，静脉里的血液被推向心脏，而不是向浅静脉返流。

静脉曲张

　　如果穿支静脉的瓣膜受到损伤，则可能形成向压力较低的浅静脉的返流，这将使浅静脉扩张和迂曲。静脉曲张的原因包括遗传因素、妊娠、肥胖和腿部深静脉血栓形成（凝血异常）等。

腿部的深静脉

腿部的深静脉与对应的动脉伴行，长度也相互匹配。除了回收来自腿部组织的静脉血，深静脉也通过穿支静脉回收来自浅静脉的血液。

虽然被命名和图示为单独的静脉，但是腿部深静脉实际上是位于动脉两旁的成对的静脉。它们被称为并行静脉，这种结构在人体中很常见。

深静脉

- **胫后静脉**：它由足底内侧和外侧跖静脉汇合而成。随着该静脉向膝关节走行，在与胫前静脉汇合形成大的腘静脉之前，外侧的腓静脉汇入其中。
- **胫前静脉**：它是足上方的足背静脉的延续。它在小腿前部向上走行。
- **腘静脉**：该静脉位于膝关节后方，回收膝关节周围小静脉的血液。
- **股静脉**：该静脉是腘静脉向上进入大腿部的延续。粗大的股静脉回收来自浅静脉的血液，向上进入腹股沟区，逐渐移行为盆腔的髂外静脉。

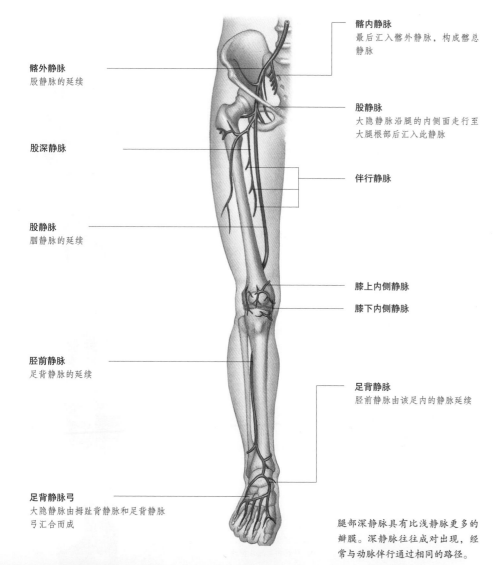

腿的深静脉前面观

髂外静脉
股静脉的延续

股深静脉

股静脉
腘静脉的延续

胫前静脉
足背静脉的延续

足背静脉弓
大隐静脉由拇趾背静脉和足背静脉弓汇合而成

髂内静脉
最后汇入髂外静脉，构成髂总静脉

股静脉
大隐静脉沿腿的内侧面走行至大腿根部后汇入此静脉

伴行静脉

膝上内侧静脉
膝下内侧静脉

足背静脉
胫前静脉由该足内的静脉延续

腿部深静脉具有比浅静脉更多的瓣膜。深静脉往往成对出现，经常与动脉伴行通过相同的路径。

深静脉血栓形成

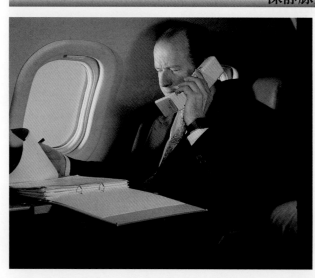

在长途航班上的狭窄空间久坐被认为会诱发深静脉血栓形成。旅客被鼓励在航班上进行腿部活动。

腿部深静脉内的血液形成血栓是一种相对常见的疾病。这些血管通常与血液流动缓慢相关，可能有许多原因，主要如下。

- **长期卧床休息**：这增加了深静脉血栓形成（DVT）发生的风险。因此，鼓励术后病人和刚分娩的妇女尽快起床活动。

- **长时间的无活动**（如乘坐长途航班）：可能会诱发DVT。
- **腿部的骨折**：这增加了发生DVT的可能性。
- **妊娠**，或存在异常的腹部包块：这会阻碍来自腿部的血液回流，造成深静脉血流缓慢。

深静脉血栓形成的重要临床意义在于它们会导致肺栓塞，肺栓塞是一种由血栓脱落后流动到肺部导致的疾病。在一些病例中，肺栓塞是致命的。

腿部的神经（1）

坐骨神经是腿部的主干神经，也是人体最大的神经。它的分支支配髋部的肌肉、部分大腿的肌肉以及全部小腿和足部的肌肉。

起源和路径

坐骨神经起自脊柱底部的神经网络，称为骶丛。从这里出发，坐骨神经穿过坐骨大孔，然后向下走行，在臀大肌下方通过臀区（位于股骨大转子和骨盆的坐骨结节这两个骨性标志的中间）。

坐骨神经从股二头肌长头下方穿出臀区，进入大腿部，向下走行于大腿中央偏后的位置，并发出分支进入腘绳肌（股二头肌、半腱肌和半膜肌的总称）。它在邻近膝关节上方分成两个分支：胫神经和腓总神经。

高位分支

在少量的病例中，坐骨神经在更高位的水平分成两部分。在这种情况下，腓总神经可能在上方跨过梨状肌，甚至从梨状肌中穿出。

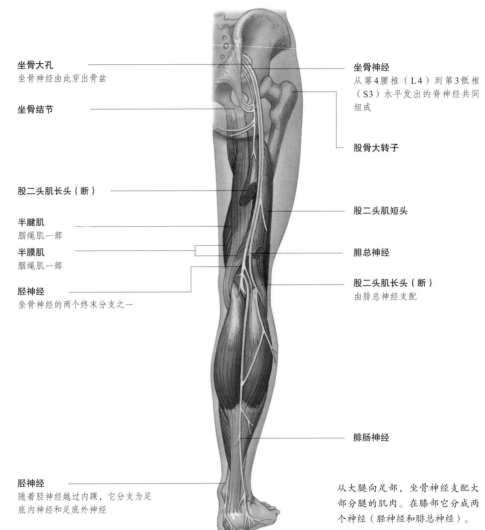

坐骨大孔
坐骨神经由此穿出骨盆

坐骨结节

股二头肌长头（断）

半腱肌
腘绳肌一部

半膜肌
腘绳肌一部

胫神经
坐骨神经的两个终末分支之一

坐骨神经
从第4腰椎（L4）到第3骶椎（S3）水平发出的脊神经共同组成

股骨大转子

股二头肌短头

腓总神经

股二头肌长头（断）
由腓总神经支配

腓肠神经

胫神经
随着胫神经越过内踝，它分支为足底内神经和足底外神经

从大腿向足部，坐骨神经支配大部分腿的肌肉。在膝部它分成两个神经（胫神经和腓总神经）。

坐骨神经和肌内注射

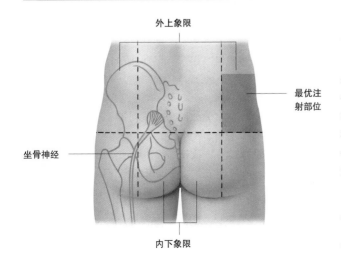

外上象限

最优注射部位

坐骨神经

内下象限

由于有大块的肌肉，臀部常常被选作肌内注射的部位。

在该区域内进行肌内注射时，对坐骨神经的位置和路径的准确了解至关重要。如果注射部位触及坐骨神经，则有很大的风险使坐骨神经受到损伤，这将对腿部的功能造成严重损害。

肌肉注射通常在臀区操作。如果注射于外上象限，坐骨神经可安全地避免损伤。

若把每个臀部（屁股）区域分为四个象限，可以看到坐骨神经位于下方的象限内。因此，在臀部肌内注射的唯一安全部位在外上象限。

替代部位

任何负责注射的人都将被告知仅在外上象限注射的重要性。在许多情况下，人们选择在大腿的外侧注射，而不是臀部，因为这样的伤害风险要小得多。

坐骨神经的终末分支

坐骨神经分为两个终末分支：腓总神经和胫神经。腓总神经支配小腿前部的肌肉和皮肤，而胫神经支配小腿后部的肌肉和皮肤。

腓总神经在大腿下1/3处从坐骨神经发出，沿小腿外侧向下走行，在膝关节邻下方分成两支。

神经分支

腓总神经的两个分支：

■ 腓浅神经——支配它所在的小腿外侧间室内的肌肉。该神经通过分出更细小分支来支配它周围的肌肉。

■ 腓深神经——走行于胫腓骨之间的骨间膜前方，然后跨过踝关节进入足部。

这两个分支也支配膝关节和小腿外侧及足背的皮肤。

损害

由于腓总神经走行于小腿的外侧部，它位于皮肤下方，与腓骨头非常接近。它非常容易受到损害，尤其当腓骨发生骨折时，它也是小腿经常受伤的神经。

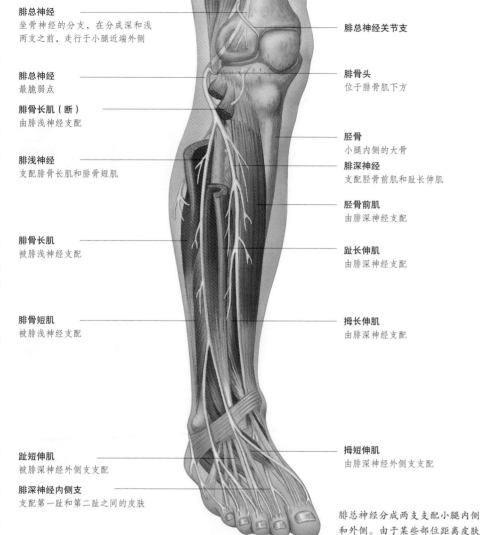

腓总神经
坐骨神经的分支，在分成深和浅两支之前，走行于小腿近端外侧

腓总神经
最脆弱点

腓骨长肌（断）
由腓浅神经支配

腓浅神经
支配腓骨长肌和腓骨短肌

腓骨长肌
被腓浅神经支配

腓骨短肌
被腓浅神经支配

趾短伸肌
被腓深神经外侧支支配

腓深神经内侧支
支配第一趾和第二趾之间的皮肤

腓总神经关节支

腓骨头
位于腓骨肌下方

胫骨
小腿内侧的大骨

腓深神经
支配胫骨前肌和趾长伸肌

胫骨前肌
由腓深神经支配

趾长伸肌
由腓深神经支配

拇长伸肌
由腓深神经支配

拇短伸肌
由腓深神经外侧支支配

腓总神经分成两支支配小腿内侧和外侧。由于某些部位距离皮肤近，该神经容易被损伤。

胫 神 经

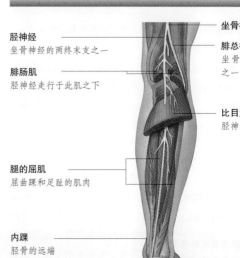

胫神经
坐骨神经的两终末支之一

腓肠肌
胫神经走行于此肌之下

腿的屈肌
屈曲踝和足趾的肌肉

内踝
胫骨的远端

坐骨神经

腓总神经
坐骨神经的两终末支之一

比目鱼肌
胫神经走行于此肌之下

胫神经是坐骨神经两个分支中的较大者。它支配腿部屈肌，即那些负责弯曲而非伸直关节的肌肉。

向下通向小腿

胫神经从大腿下1/3部位发出，支配腘绳肌。然后它与腓总神经分离，沿下列路径向下通向小腿后方：

胫神经从坐骨神经分出，从小腿背侧向下走行。它的分支支配肌肉和感知皮肤感觉。

■ 它沿着腘动脉走行穿过腘窝（膝关节后方的空间）；

■ 然后它向下走行于肥大的腓肠肌和比目鱼肌下方；

■ 它到达小腿后间室，在此处发出分支到间室内的屈肌；

■ 在踝部，它从内踝后方通过，继而分成足的跖内侧神经和跖外侧神经。

分支

胫神经有两个支配皮肤的皮支：腓肠神经（腿肚之内）和跟内侧神经（足跟）。

腿部的神经（2）

皮神经为皮肤提供感觉。腿部存在许多皮神经，它们许多都是来自腿部主干神经——坐骨神经、股神经和胫神经的分支。

皮神经感知皮肤感觉。腿部的皮神经位于皮下组织内，通常是支配肌肉和关节的大神经的分支。

大腿的神经

- 髂腹股沟神经：感知大腿的前内侧区域。
- 生殖股神经：感知腹股沟韧带中点下方的小块区域。
- 股外侧皮神经：感知大腿外侧。
- 股内侧/中间皮神经：感知大腿前方那些不由髂腹股沟神经支配的区域。
- 股后皮神经：感知大腿背面和腘窝的皮肤。

小腿和足

下列神经来自坐骨神经和股神经的分支。

- 隐神经：感知小腿前方和内侧。
- 小腿外侧皮神经：感知小腿的前上方和外侧。
- 腓浅神经：感知小腿下外侧和足背。

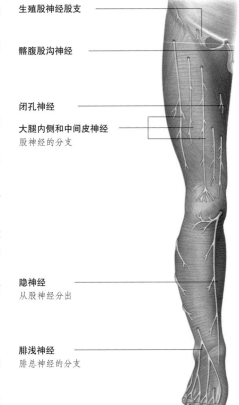

生殖股神经股支
髂腹股沟神经
闭孔神经
大腿内侧和中间皮神经
股神经的分支
隐神经
从股神经分出
腓浅神经
腓总神经的分支

髂嵴
大腿后皮神经分支
神经直接从骶丛发出
大腿外侧皮神经分支
神经是腰部发出的腰丛的直接分支
小腿外侧皮神经
腓总神经分支
腓肠神经
胫神经分支
跖外侧神经
跖内侧神经

- 腓肠神经：感知小腿背侧的下外侧分以及足外侧缘和小趾。
- 跖内侧和外侧神经：感知足底。
- 胫神经：感知足跟。

腿的皮神经将来自皮肤的感觉神经冲动传送到脑，小腿的这些神经分支都来自坐骨神经和股神经。

皮 节

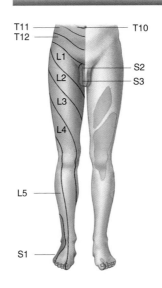

T11
T12
L1
L2
L3
L4
L5
S1

T10
S2
S3

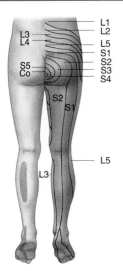

L3
L4
S5
Co

L1
L2
L5
S1
S2
S3
S4
S2
S1
L5
L3

皮节是接受单根脊神经支配的皮肤区域（因此对应单一的脊髓节段）。神经支配实际上可以由两支或多支通向皮肤的皮神经分支形成。

模式

如果将人体想象为"类似动物"的四足着地的姿态，腿部的皮节模式可能会更容易理解。

来自腰区的脊神经（L1～

腿部皮肤可被分区为确定的感觉区域，每个区域可与脊髓的单个节段精确对应。

L5）大部分感知腿部的前方。

来自骶区的脊神经（S1～S5）位于更下方，感知腿部的后方及臀区。

从尾骨区出来的最下端的脊神经感知相当于尾巴位置的区域。

检查

医生可以通过检查这些皮肤区域的感觉来观察对应节段的脊神经是否完整。皮节之间常常有一定程度的重叠，但也因人而异。

股神经

股神经来自腰部L2、L3和L4脊神经的分支。它穿过骨盆向下到达大腿前部，支配强大的股四头肌和腿部前面和内侧面的皮肤。

股神经是起自腰丛的大神经，腰丛是来自腰椎的脊神经形成的神经网络。

股神经从腹股沟韧带下方通过，位于股动脉和股静脉外侧，进入大腿前部。

但是与血管不同，股神经不在起保护作用的股鞘之内。

分支

股神经在腹股沟韧带下方3～4cm附近分成其终末支。这些较小的神经支配下肢的一系列结构。

- 大腿前肌群：股神经对大腿前部的强壮肌肉提供神经刺激起着重要作用。这四块肌肉一起构成强大的股四头肌群，与耻骨肌和缝匠肌一样，全部由股神经支配。
- 髋关节和膝关节：股神经位于这两个关节之间，发出关节支到这两个关节。
- 大腿前方的皮肤：股神经皮支为这个区域提供感觉。
- 膝关节下方皮肤：该区域被另一个大的皮神经分支，即

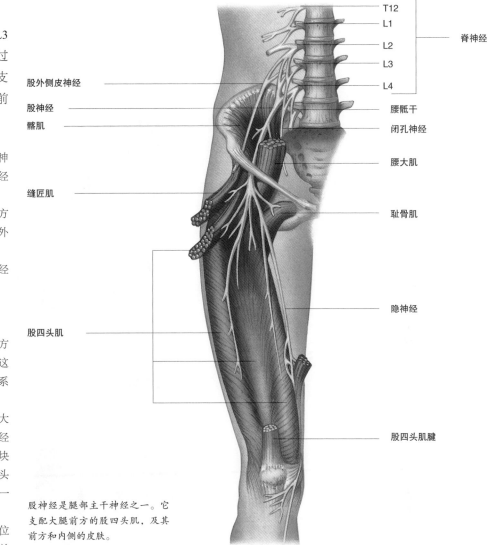

股神经是腿部主干神经之一。它支配大腿前方的股四头肌，及其前方和内侧的皮肤。

隐神经所感知。该神经伴随股动脉，沿腿部向下，从膝关节延伸至足趾。

当腰区的神经根受到压迫，比如在椎间盘突出（或膨出）的病例中，由股神经支配的结构可能产生症状。

由于股神经支配这些既活动髋关节又活动膝关节的肌肉，因此腰椎间盘突出可能引起严重的行走障碍。可能会使大腿前方的皮肤麻木（麻痹）。

股神经标注：
- 股外侧皮神经
- 股神经
- 髂肌
- 缝匠肌
- 股四头肌
- T12
- L1
- L2
- L3
- L4
- 脊神经
- 腰骶干
- 闭孔神经
- 腰大肌
- 耻骨肌
- 隐神经
- 股四头肌腱

闭孔神经

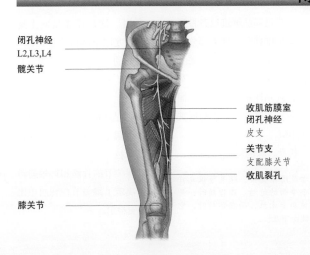

闭孔神经
L2,L3,L4
髋关节
收肌筋膜室
闭孔神经
皮支
关节支
支配膝关节
收肌裂孔
膝关节

闭孔神经支配髋关节、膝关节和大腿收肌。骑士可通过这些肌肉跨紧马鞍。

和股神经一样，闭孔神经也起自腰丛。

它在腰大肌中形成，与闭孔动脉和静脉一起，向下走行通过骨盆的闭孔。

从闭孔发出，闭孔神经进入大腿内侧的收肌间室。该间室容纳使腿内收（牵拉使腿部

向身体中轴运动）的肌肉。它位于大腿的内侧部分。

从收肌间室内开始，闭孔神经支配：

- 除去大收肌下半部分外的全部收肌。
- 通过皮神经分支感知大腿远端内侧的皮肤。
- 髋关节和膝关节。供应膝关节的小分支通过大收肌内的裂隙下降到达关节，该裂隙称为收肌裂孔。

踝

踝是位于胫腓骨远端和距骨这一大块足骨的上关节面之间的关节。它是典型的滑车关节。

在踝的部位，小腿骨即胫骨和腓骨的远端构成一个较深的关节窝。关节窝内容纳着滑车形状的距骨上关节面。骨的这种结构和强有力的韧带使踝关节非常稳定。稳定是这类负重大关节非常重要的特征。

关节

踝关节的关节面——骨互相接触和相对运动的部分——被一层光滑的透明软骨所覆盖。这些软骨被一层薄薄的滑膜所包裹，滑膜分泌滑液来辅助润滑踝关节。

踝关节的关节面由以下部分组成。

■ 外踝的内面：腓骨远端的延伸部分。外踝具有关节面，与距骨上关节面的外侧相关节。

■ 胫骨远端的下表面：这构成关节窝的天花板，与距骨构成关节。

■ 内踝的内面：胫骨远端的突起。该结构与距骨上表面的内侧面形成相对运动。

■ 距骨滑车：因为滑车外形而得名，它是距骨的上部分，与踝关节相适应，与胫骨和腓骨远端形成关节。

左踝，前面观

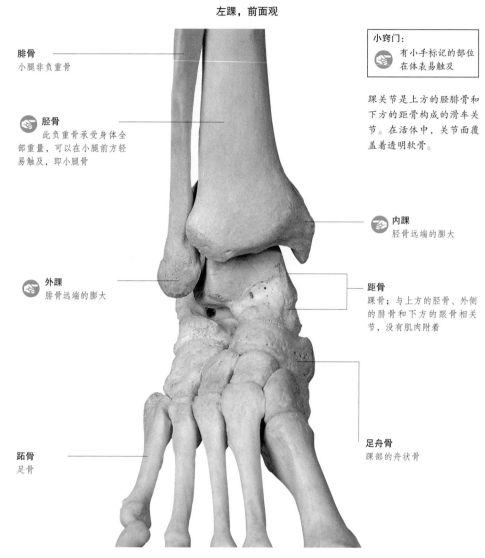

小窍门：
 有小手标记的部位在体表易触及

踝关节是上方的胫腓骨和下方的距骨构成的滑车关节。在活体中，关节面覆盖着透明软骨。

腓骨
小腿非负重骨

胫骨
此负重骨承受身体全部重量，可以在小腿前方轻易触及，即小腿骨

外踝
腓骨远端的膨大

跖骨
足骨

内踝
胫骨远端的膨大

距骨
踝骨；与上方的胫骨、外侧的腓骨和下方的跟骨相关节，没有肌肉附着

足舟骨
踝部的舟状骨

踝关节的运动

跖屈

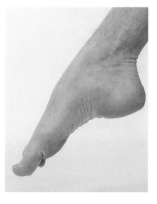

背屈

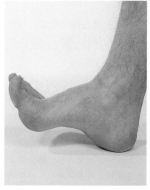

虽然足部能够进行各种运动，但是这种灵活性大部分归因于足内和踝以下的其他关节的存在。踝关节本身作为滑车关节，只允许距骨在一个平面内旋转。在这方面，它与肘关节更相似。

因此，踝的运动限于：

由于是滑车关节，踝关节仅允许一个平面的运动。在背屈时，足趾被向上牵拉，而在跖屈时，它们被向下压。

■ 背屈。这是描述足向上运动，足跟下沉和足趾上翘。背屈动作部分受限于踝后方跟腱（Achilles腱）的牵拉。

■ 跖屈。这是背屈的相反运动；足趾指向下方。这个动作受限于踝前方肌肉和韧带的牵拉。

踝关节的骨骼和韧带的形状，决定了踝关节在背屈中比跖屈更稳定。

踝的韧带

踝由坚韧的韧带支撑，韧带有助于稳定这一重要的负重关节。

踝关节由于负担全身的重量，所以它需要稳定。踝关节周围一系列韧带的存在有助于保持这种稳定性，同时仍然允许必要的活动自由度。

与大多数关节一样，踝关节也被包裹在坚韧的纤维关节囊内。尽管其前方和后方的关节囊非常薄，但关节囊的内侧和外侧都有坚韧的踝内侧和外侧韧带加固。

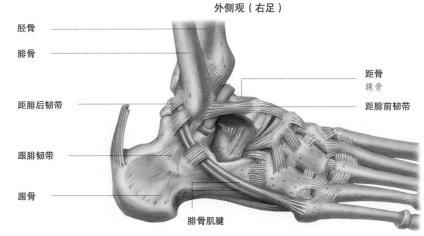

外侧观（右足）

胫骨
腓骨
距腓后韧带
跟腓韧带
跟骨
距骨
踝骨
距腓前韧带
腓骨肌腱

内侧观（右足）

胫骨
内踝
胫距前韧带
距舟韧带
胫跟韧带
载距突
胫距后韧带
跟腱（Achil-les腱）
跟骨

内侧韧带

内侧韧带也被称为三角韧带，其结构非常坚固，从胫骨内踝的顶端向外展开。它由三个部分组成，每个部分都根据其连接的骨骼来命名。

- 胫距前后韧带：内侧韧带的这个部分靠近骨骼，将胫骨连接到它下方的距骨内侧面上。
- 胫舟韧带：韧带的这个部分位置更表浅，在胫骨和足舟骨（足骨之一）之间走行。
- 胫跟韧带：这个韧带在皮肤的邻下方走行，起自胫骨，止于载距突，即跟骨（构成脚跟的大块骨）上的一个突起。

内侧韧带的这些部分一起为踝关节在外翻（足底翻向外侧的位置）活动时提供支持。

外侧韧带

外侧韧带弱于内侧韧带，由三根分离的纤维束构成。

- 距腓前韧带：它从腓骨的外踝出发向前方走行，止于距骨。
- 跟腓韧带：它起自外踝尖向下走行，止于距骨的侧面。
- 距腓后韧带：这是一个厚而坚韧的纤维束，从外踝出发向后方走行，抵达后方的距骨。

踝部损伤

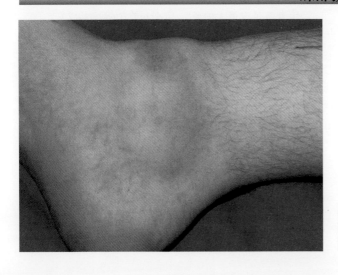

踝部损伤并不罕见；在所有的大关节中，它最容易受到损伤。

踝关节的大多数损伤是扭伤，即一条或多条韧带受到牵拉达到一定的角度，从而使其中的纤维撕裂。踝关节扭伤是体育运动中的常见损伤。它通常由负重脚在内翻位（足底向内侧）遭受到突然的意外扭转

如果脚向外侧弯曲，可能会发生Pott氏骨折。这造成距骨扭转、腓骨骨折和内侧韧带撕裂。

所致。踝关节扭伤常常会损害踝关节外侧面的外侧韧带，因为它是最脆弱的韧带。

Pott氏骨折

当足部突然受到向外侧的暴力扭转时，可能会造成Pott氏骨折。这种损伤中，距骨的扭转导致腓骨的骨折，并且坚韧的内侧韧带受到牵拉直至撕裂，导致距骨远离胫骨的内踝。有时这种损伤可能非常严重，以至于造成胫骨本身的撕脱骨折。

足的骨骼

　　人类的足总共有26块骨：7块较大的、不规则的跗骨，5根与足纵轴平行的跖骨，以及14块构成足趾骨架的趾骨。

　　足内的跗骨与腕部的腕骨类似，但与8块腕骨不同的是，是只存在7块跗骨。另外，跗骨的排列也不同于腕骨，这反映了手与足在功能上的差异。

跗骨

- **距骨**：与胫骨和腓骨一起构成踝关节。它负担来自胫骨传导下来的全身重量。它的形状使得它能够将力量分散，向后向下传导至跟骨，向前传导至前足。
- **跟骨**：较大的足跟骨。
- **足舟骨**：相对小的骨，依据它舟状的外形而命名。它有一个突起，称为舟骨结节，当它特别大时，会与鞋子发生摩擦，可能导致足部疼痛。
- **骰骨**：该骨大致是一个正方体的形状。它位于足的外侧，在其下表面有一条沟，容许肌腱通过。
- **三块楔骨**：根据它们的位置分别命名为：内侧楔骨、中间楔骨和外侧楔骨。三块楔骨中最大的是内侧楔骨。

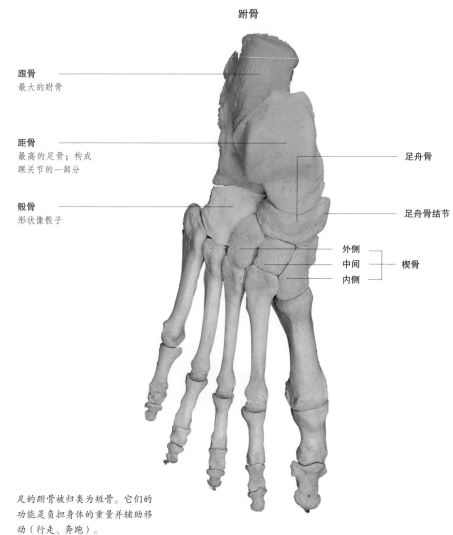

跗骨

跟骨
最大的跗骨

距骨
最高的足骨；构成
踝关节的一部分

骰骨
形状像骰子

足舟骨

足舟骨结节

外侧
中间
内侧 } 楔骨

足的跗骨被归类为短骨。它们的功能是负担身体的重量并辅助移动（行走、奔跑）。

跟骨（足跟骨）

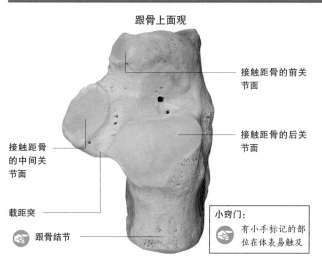

跟骨上面观

接触距骨的前关节面

接触距骨的后关节面

接触距骨的中间关节面

载距突

跟骨结节

小窍门：
有小手标记的部位在体表易触及

　　跟骨是足内最大的骨，足跟部的突起可在皮下轻易触及。由于它具有将身体重量从距骨传导至地面的重要作用，跟骨需要成为一枚高强度的大块骨。

关节面

　　跟骨这块大而不规则的骨具有许多关节面，与上方的距骨和前方的骰骨构成关节。

跟骨具有若干关节面。

　　跟骨的内侧具有支撑距骨头的突起，称为载距突。这个突起的下方有一条沟，是长肌腱的通道。

后表面

　　跟骨的背侧是粗糙的突起，称为跟骨结节，它的内侧突起在站立时与地面接触。

　　跟骨后表面的中央部分是一个嵴，强大的跟腱附着在上面。

跖骨和趾骨

足内的跖骨和趾骨是微型的长骨，由基底部、干部和头部组成。

与手内的掌骨一样，足内存在5根跖骨。尽管这些独立的骨在结构上与掌骨类似，但它们的排列略有不同。这主要是因为大脚趾与其他脚趾一样处在同一平面，而不像大拇指那样与其他四指相对。

跖骨

每根跖骨都具有一个长的骨干和两个膨大的末端：基底部和头部。跖骨基底与跗骨在中足水平构成关节。跖骨头部与对应足趾的趾骨构成关节。

跖骨从大脚趾后方最内侧开始排序，序号从第1到第5。第1跖骨比其他跖骨更短、更坚固。它与大脚趾内的近节趾骨构成关节。

趾骨

足趾的趾骨类似于手指的指骨。足内共有14枚趾骨，大脚趾（拇趾）只有两枚，而其他四趾都各有三枚。

每个足趾的近节趾骨基底

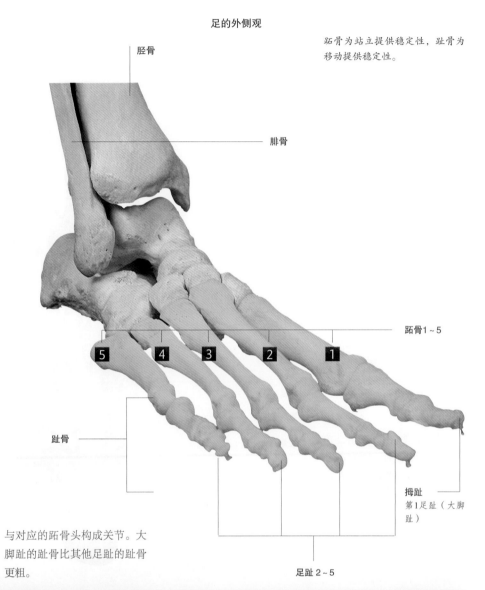

足的外侧观

胫骨

腓骨

跖骨 1 ~ 5

5 4 3 2 1

趾骨

拇趾
第1足趾（大脚趾）

足趾 2 ~ 5

跖骨为站立提供稳定性，趾骨为移动提供稳定性。

与对应的距骨头构成关节。大脚趾的趾骨比其他足趾的趾骨更粗。

足内的籽骨

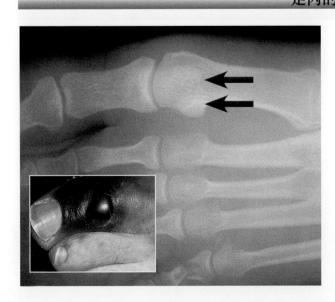

足部的籽骨在X线下可见（箭头示）。这些小骨经常在大脚趾被砸时受伤（内图）。

足部是身体上具有籽骨的部位之一。

保护作用

籽骨是一种在肌腱内发育的骨，它的作用是保护肌腱在跨过长骨末端时免于被摩擦和撕裂。

籽骨的位置

足内的两粒籽骨位于第1跖骨头的下方拇短屈肌两个头的

内部，负担身体的重量，尤其在步行中足趾推离地面时。

其他的籽骨也可以在足部其他趾屈肌腱内找到。

籽骨的发育

籽骨在人出生前就已经发育，通常在儿童期后期开始骨化（变成骨性）。一旦骨化，这些籽骨足部在X线片上清晰可见——可以看到籽骨与第1跖骨头重叠。

这些小籽骨可能会在足部挤压伤时被损伤，例如当重物砸在大脚趾上的时候。

足的韧带和足弓

足内的骨骼的排列方式使其形成拱桥形状的足弓。这些骨骼由一系列坚韧的韧带支撑。

足部主要的支撑性韧带位于骨的跖侧面（下面）。包括以下重要的三个韧带。

■ 跟舟足底韧带：或称弹簧韧带，从载距突（跟骨的一个突起）向前延伸，止于足舟（舟状）骨的背面。此韧带对于辅助维持足纵弓非常重要。

■ 足底长韧带：从跟骨下方出发向前走行，止于骰骨（外侧）和跖骨（脚掌骨）基底。它有利于保持足弓。

■ 跟骰足底韧带：或称足底短韧带，位于足底长韧带的下方，起自跟骨下面前方，向前走行止于骰骨。

其他韧带

许多其他韧带支撑并连接较长的跖骨和趾骨（脚趾骨）。通过足背和足底两面的横跨足部的韧带，跖骨形成彼此的连接以及它们与跗骨的连接。

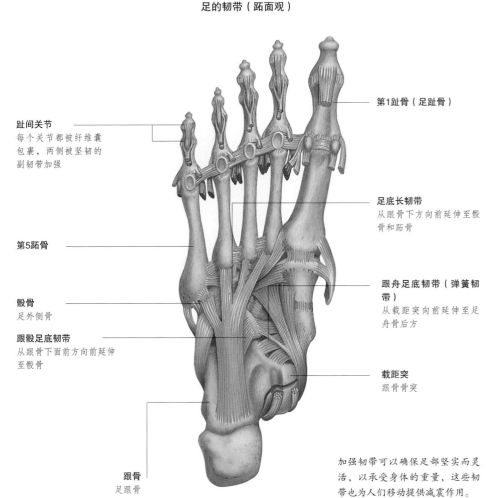

足的韧带（跖面观）

趾间关节
每个关节都被纤维囊包裹，两侧被坚韧的副韧带加强

第5跖骨

骰骨
足外侧骨

跟骰足底韧带
从跟骨下面前方向前延伸至骰骨

跟骨
足跟骨

第1趾骨（足趾骨）

足底长韧带
从跟骨下方向前延伸至骰骨和跖骨

跟舟足底韧带（弹簧韧带）
从载距突向前延伸至足舟骨后方

载距突
跟骨骨突

加强韧带可以确保足部坚实而灵活，以承受身体的重量，这些韧带也为人们移动提供减震作用。

足的关节

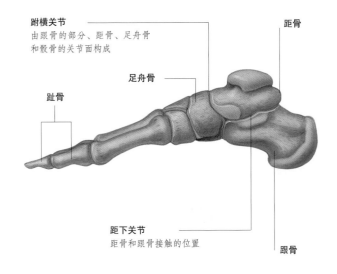

跗横关节
由跟骨的部分、距骨、足舟骨和骰骨的关节面构成

足舟骨

趾骨

距下关节
距骨和跟骨接触的位置

距骨

跟骨

踝关节只允许足上下活动。足的其他活动，如外翻或内翻，也就是足底朝向外侧或内侧，则发生在更下方的两个关节：跗横关节和距下关节。

■ 跗横关节：该复杂关节由跟骨、距骨、足舟骨和骰骨相接触部分的关节面构成。必要的时候，常常从该关节水平进行截肢。

■ 距下关节：这是距骨与跟骨相对滑动的部位形成的关节。

中足的其他关节

足内骨与骨接触的部位存在着许多其他小的滑膜关节。但是，这些关节通常被强韧的韧带紧紧地绑定在一起，因此只能进行很少的活动。

趾骨之间的关节容许足趾活动，但它的活动范围比手指还要小。

位于足骨之间的关节允许后足和前足之间的运动。在不平的地面行走时，这种活动非常必要。

足　弓

人的足的一个独特之处在于，它的骨骼被排列成拱桥状的足弓。这使得足有足够的弹性，以适应高低不平的地面，同时仍能负担身体的重量。

足弓可以通过观察脚印来反映。只有足跟、足外侧缘、跖骨头下方的脚掌和趾尖能留下印记。足的其余部分被抬高而远离地面。

三个弓

足有两个沿着纵轴走行的纵弓（内侧和外侧），以及一个横跨足部的横弓。

- 内侧纵弓：这是两个纵弓中较高的一个，也是较重要的一个。构成内侧纵弓的骨包括跟骨、距骨、足舟骨、三枚楔骨以及第1~3跖骨。距骨头为此弓提供支撑。
- 外侧纵弓：此弓较低而扁平，在站立时构成此弓的骨处于休息状态。外侧纵弓由跟骨、骰骨和第4~5跖骨构成。
- 横弓：此弓横跨足部，受到两侧纵弓的支撑。此弓由跖骨的基底、骰骨和三个楔骨构成。

构成足内侧纵弓的骨

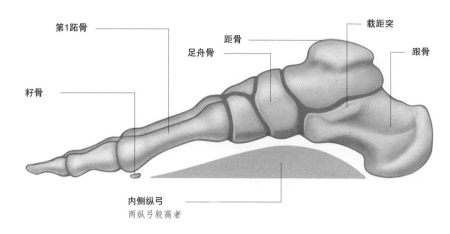

第1跖骨　距骨　载距突　足舟骨　跟骨　籽骨　内侧纵弓　两纵弓较高者

构成足外侧纵弓的骨

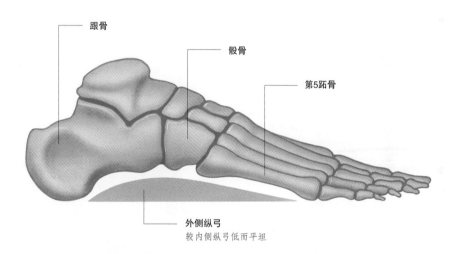

跟骨　骰骨　第5跖骨　外侧纵弓　较内侧纵弓低而平坦

足骨构成拱桥状的弓，它们是依靠骨的形状、韧带以及肌腱的强度来维持的。

足的负重

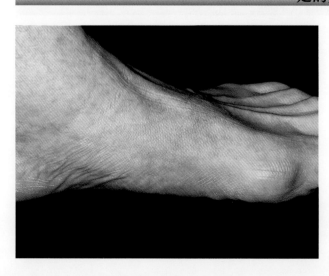

身体的重量从胫骨（小腿骨）向下传导至距骨。然后这个力量向下、向后传导到跟骨，同时向前传导至第2~5跖骨头以及第1跖骨下方的小籽骨。身体的重量被具有弹性的足纵弓和横弓的牵张所吸收，这种作用类似于减震器。

扁平足患者具有塌陷的内侧纵弓，因此足底平摊在地面上。本病只在有疼痛产生时需要治疗。

跖骨头

过去认为身体的重量只被足跟和第1与第5跖骨头构成的"三脚架"所支撑。现在我们知道，所有的跖骨头都承担体重的负荷。例如，长途行军会导致第2跖骨头的"应力性"骨折。

在称为扁平足（平足）的情况下，内侧纵弓塌陷直至距骨头下降到跟骨和足舟骨之间。这类患者的足迹试验显示全足都与地面相接触。

足上方的肌肉

许多活动脚的肌肉都位于小腿，而非足部本身。与肌肉在足部狭小空间内的情况相比，这种情况可以使这些肌肉更加有力。

腿部肌肉具有长长的肌腱，以对足部的骨和关节施加有效活动。为了到达足部的骨骼，这些肌腱首先必须跨过踝关节，在这个位置上，这些肌腱被一系列的约束带约束，称为支持带。如果这些支持带不存在，这些肌腱将笔直地连接到附着点，形成弓弦，从而破坏踝关节的轮廓。

足的支持带

足部共有以下四个主要的支持带：

■ 伸肌上支持带。位于踝关节上方，约束伸肌的长肌腱。

■ 伸肌下支持带。位于踝关节下方，它也同样约束伸肌。

■ 腓骨肌支持带。位于踝关节外侧，它包括两个部分，上部和下部，约束腓骨长肌腱。

■ 屈肌支持带。位于踝关节的内侧，当长屈肌腱通过内踝下方到达足底时约束它们。

腿部肌肉具有长腱，它们像木偶提线一样连接于足骨。支持带是约束肌腱在固定位置的纤维束。

外侧观

趾长伸肌

伸肌上支持带
位于踝关节上方

伸肌下支持带
位于伸肌上支持带下方；Y形的纤维束

第三腓骨肌腱

腓骨短肌

外踝

腓骨肌上支持带
位于踝外侧（上方）

腓骨肌下支持带
位于踝外侧（下方）

内侧观

跟（Achilles）腱
踝后方的腱；止于跟骨

拇长屈肌

胫骨后肌腱

胫后动脉和神经

胫骨
小腿骨

内踝

屈肌支持带

拇长伸肌鞘

胫骨前肌腱

踝关节周围的长肌腱

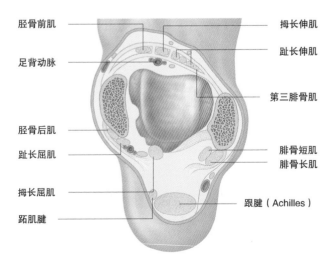

胫骨前肌

足背动脉

胫骨后肌

趾长屈肌

拇长屈肌

跖肌腱

拇长伸肌

趾长伸肌

第三腓骨肌

腓骨短肌
腓骨长肌

跟腱（Achilles）

当小腿的肌肉使脚和脚趾活动时，长肌腱在构成踝关节的骨头上来回滑动。它们被包裹在有滑液的（滑膜）腱鞘内。

伸肌

伸肌位于踝关节前方。趾长伸肌和第三腓骨肌共用一个

具有润滑作用的腱鞘保护肌腱免于磨损和撕裂，可帮助它们光滑活动。

总的滑膜鞘。使脚和脚趾向下弯曲的长屈肌腱位于骨性内踝的后方。腓骨肌的长肌腱位于外踝后方，而跟腱则止于跟骨。

血管和神经也必须越过踝关节。对医生而言，了解这些结构与踝关节的相对位置非常重要，因为踝关节是骨折、扭伤和脱位的常见部位，这些外伤也可能同时导致周围组织的损伤。

足背的肌肉

尽管位于足背部的肌肉不是特别有力，但它们在辅助伸趾方面也起到重要作用。当足已经背屈向上时，有可能用到趾短伸肌。

大部分足内部的肌肉，即足内在肌都分布在足底。足的上面或者说背面，只有两组肌肉：趾短伸肌和拇短伸肌。

背面的肌肉

- 趾短伸肌：正如名字所暗示的那样，这是用于伸趾（将脚趾伸直或上翘）的短肌。它起自（足）跟骨上表面以及伸肌下支持带。该肌肉分成三个部分，每个部分都有一根肌腱，它们分别加入对应的长伸肌腱，止于第2~4足趾。

- 拇短伸肌：该短肌实际上是趾短伸肌的一部分。它向下走行止于大脚趾，也即拇趾，并因此而得名。

肌肉的运动

这两组肌肉一起辅助长屈肌腱进行第1~4足趾的伸直活动。尽管它们的活动不是特别有力，但在脚本身已经翘高或者说背屈时，它们在伸直足趾方面非常有用，因为在这个姿势下，长伸肌已无法进一步活动了。

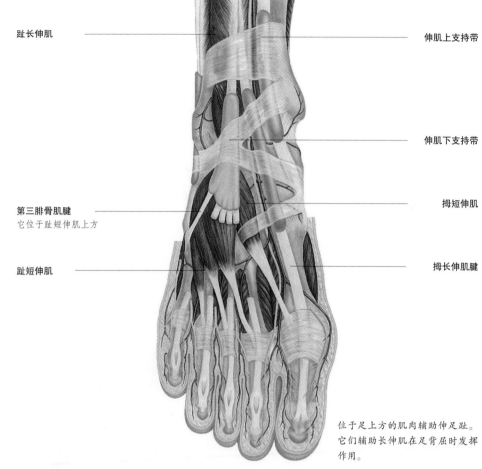

趾长伸肌
伸肌上支持带
伸肌下支持带
拇短伸肌
第三腓骨肌腱
它位于趾短伸肌上方
拇长伸肌腱
趾短伸肌

位于足上方的肌肉辅助伸足趾。它们辅助长伸肌在足背屈时发挥作用。

临床意义

足背是全身最容易聚集多余组织液（形成水肿）的部位之一，也是医生最常检查的部位。医生必须熟悉这两组短肌的肌腹位置，以防止将它们误诊为水肿。

足的表面解剖

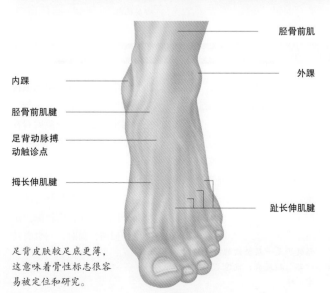

胫骨前肌
外踝
内踝
胫骨前肌腱
足背动脉搏动触诊点
拇长伸肌腱
趾长伸肌

足背皮肤较足底更薄，这意味着骨性标志很容易被定位和研究。

表面解剖，或者称体表解剖，是研究在静息状态和活动期间生存的、完整的身体形态的学科。足部是一个很好的研究范例，因为它相对缺乏皮下脂肪，同时存在较多骨性标志和突出的肌腱，这意味着足部存在着许多值得关注的点。

骨性标志

该区域最显著的骨性标志是内（侧）踝和外（侧）踝，也就是踝关节两侧的突起。在足的内部，最显著的标志是足舟骨结节，它可以在足的内侧被触及。

肌腱

许多长肌腱在它们跨过踝关节向足部延伸的过程中被观察和触摸到。最明显的是足背的伸肌腱，当屈足背时它更加突出。

脉搏

足背的一个主要标志是足背动脉搏动的位置，它可以被触摸到。它通常位于内外踝之间在踝关节前方的中点处。医生可以在此处触诊脉搏来检查足的循环情况。

足底的肌肉

足的骨和关节的许多运动是由小腿的肌肉引发的。然而，也有许多位于足部的小的"内在"肌参与足的活动。

足底具有四层内在肌，它们和外在肌一起活动，来应对足部在适应站立、行走、跑步和跳跃过程中的多种需要。它们也辅助支持骨性足弓，使我们能够站在斜坡或不均匀的地面上。

第1肌层

足底的第1肌层是最表浅的，仅位于跖腱膜的深方。此层肌包括：

■ 拇展肌。该肌沿着足底内侧缘走行。它的作用是使大脚趾，即拇趾外展，也就是将拇趾向远离中线的方向活动。它也能屈拇趾，也就是让大脚趾向下弯。

■ 趾短屈肌。这块厚实的肌肉位于足底中央，止于外侧四个足趾。该肌肉收缩可引起足趾屈曲。

■ 小趾展肌。该肌肉在第1肌层内沿着足底外侧缘走行，起外展和屈曲小趾的作用。

这些肌肉与手部对应的肌肉相似，但它们的独立功能不是很重要，因为足趾没有手指那么大的活动范围。

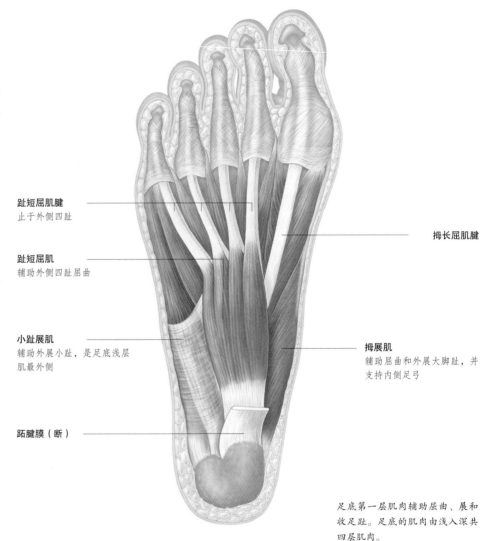

趾短屈肌腱
止于外侧四趾

趾短屈肌
辅助外侧四趾屈曲

小趾展肌
辅助外展小趾，是足底浅层肌最外侧

跖腱膜（断）

拇长屈肌腱

拇展肌
辅助屈曲和外展大脚趾，并支持内侧足弓

足底第一层肌肉辅助屈曲、展和收足趾。足底的肌肉由浅入深共四层肌肉。

跖 腱 膜

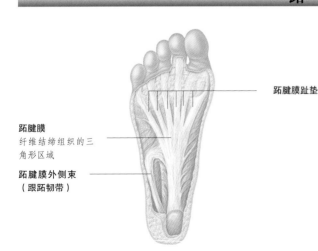

跖腱膜趾垫

跖腱膜
纤维结缔组织的三角形区域

跖腱膜外侧束
（跟跖韧带）

足底的皮肤很厚，下面还有一层有缓冲作用的脂肪垫。在它们的深处，存在一层坚韧的纤维结缔组织，称为跖腱膜。

跖腱膜是跖筋膜中央增厚的部分，跖筋膜是围绕和包裹足底肌肉的纤维结缔组织。

跖腱膜是一层坚韧的结缔组织。"跖"指足底，就像"掌"指手掌一样。

跖腱膜由强韧的纤维组织束构成，它们沿足底的纵轴走行，止于每个脚趾。跖腱膜附着在它浅部的皮肤和深处的组织中。

活动

跖腱膜的作用是将足的各个部分连在一起，帮助保护足底免受损伤，同时，它也有助于支撑足弓。

足底的深肌层

足底肌由四个不同的肌层构成。有三层肌肉位于足底浅层肌的深处,所有这些肌肉一起发挥作用,帮助足弓保持稳定。

在足底内在肌浅层的深部,有另外三个肌层。这些肌肉都对保持足的稳定性和灵活性起着重要作用,无论是在静息时还是在活动时。

尽管每块深层肌都各自有各自的作用,但它们的主要作用是一起保持足弓的稳定性。

足底的第2肌层

足底的第2肌层包括来自外在肌的肌腱,以及一些较小的内在肌。

第2肌层内的肌肉和肌腱包括:

■ 足底方肌(副屈肌)。这块宽阔的方形肌肉的两个头分别起自跟骨的两侧。它止于趾长屈肌腱的边缘,当该肌腱屈曲足趾时,可以将肌腱向后牵拉,使肌腱保持稳定。

■ 拇长屈肌腱和趾长屈肌腱。

趾长屈肌腱

籽骨

蚓状肌
辅助屈伸足趾

小指短屈肌
辅助屈小趾

拇长屈肌腱
在行走和跳跃的"蹬地"期起作用

趾长屈肌腱
分叉后止于外侧四趾

足底方肌(副屈肌)
辅助屈曲外侧四趾,也能够单独作用屈曲足趾

跟骨结节

足底第二层肌肉辅助伸和屈足趾。它们也在足趾屈曲时稳定肌腱。

这些肌腱在经过内踝(踝内侧的骨突)附近后进入足底的第2肌层。

■ 4条蚓状肌。根据其蚓蚓形状的外观而命名。这四条肌肉起自趾长屈肌腱,它们与手内的蚓状肌类似。这些肌肉在长肌腱屈曲足趾时起到伸趾的作用(使脚趾伸直),这有助于防止在走路或跑步时脚趾向下弯曲。

第3肌层和第4肌层

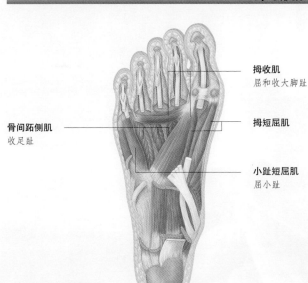

拇收肌
屈和收大脚趾

骨间跖侧肌
收足趾

拇短屈肌

小趾短屈肌
屈小趾

足底深层的三小肌辅助屈曲足趾。在更深层,在骨间有7块骨间肌。

第3肌层位于长屈肌腱深方,由三组小的肌肉组成:

■ **拇短屈肌**。这是能屈曲拇趾的短肌。它起自骰骨和外侧楔骨,然后分成两个部分。这两个部分各有一根肌腱,均止于大脚趾基底部。足内的两粒籽骨就在这两根肌腱中。

■ **拇收肌**。该肌有两个头:斜头和横头。它们汇合后止于大脚趾基底部。

■ **小趾短屈肌**。这条小的肌肉沿着足外侧缘走行止于小趾,起到辅助小趾屈曲的作用。

足底的第4肌层

足底的第4肌层,即最深层肌肉被称为"骨间"肌,字面意思是"在两骨之间"。与手有8条骨间肌不同,脚只有7条骨间肌。4条骨间背侧肌(未在图中显示)使足趾外展,而3条骨间跖侧肌使足趾内收。

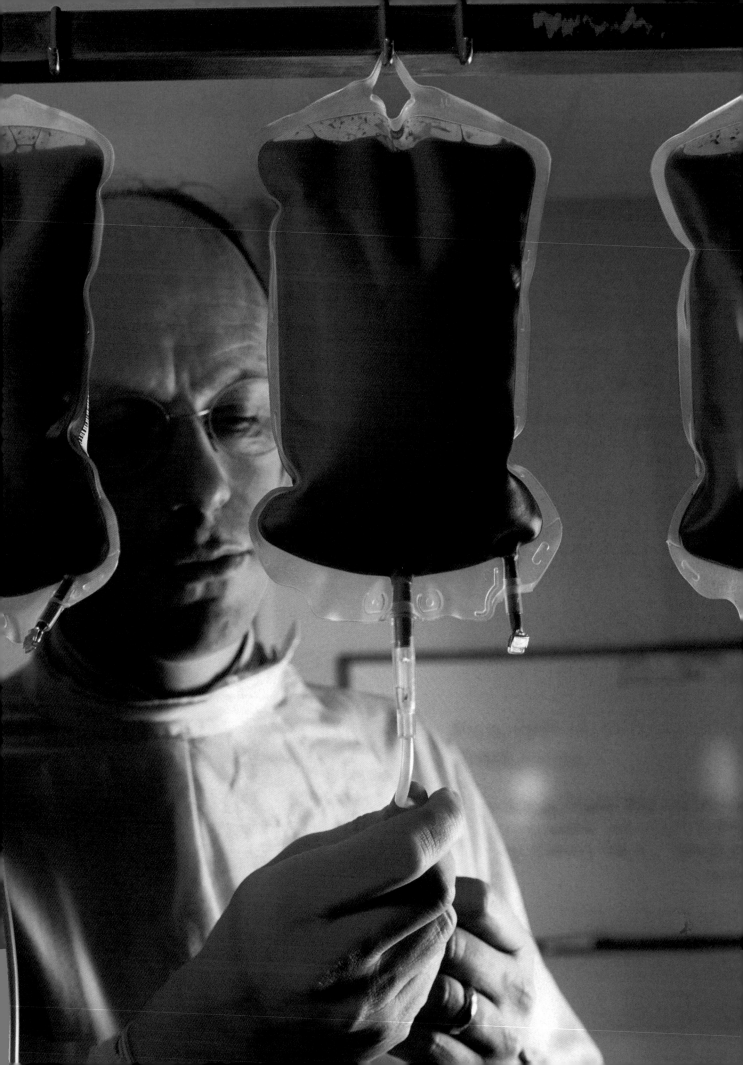

第九章

血　流

　　血液在全身循环，形成一个庞大而高效的运输体系。生命体必需的物质（包括氧气、各种必需的营养素和内分泌腺体产生的激素等）均通过血液运送到全身各个脏器和组织；身体产生的废物也通过血液运走并排出体外。

　　本章主要介绍人体庞大的血管网、血液的免疫功能，以及生存所必需的调控血压和凝血的机制。

左图：一个实验室技术员检查存放在血库的血袋。

血液循环概述

　　人体中存在两套血管循环：一套是肺循环，在心脏和肺之间运输血液；另一套是体循环，为体内的各组织器官供血。

　　血液循环系统分为两套。
■ 体循环：为人体各组织供血的血管网络；
■ 肺循环：将血液运送至肺，以获得氧气并释放二氧化碳的血管网络。

体循环动脉系统

　　体循环动脉系统从心脏输送血液到全身各组织，并为身体提供养分。从肺脏来的富含氧气的血液首先通过心脏泵入主动脉。主动脉的分支分别发往上肢、头部、躯干和下肢。大的动脉分支不断分支，发出无数细小的动脉。最细的动脉（小动脉）连接着毛细血管网，为其供血。

肺循环

　　心脏将缺乏氧气的血液从右心房泵入肺动脉，之后进入肺脏。经过肺动脉多次分支，这部分血液流过肺泡的毛细血管网并在此重新氧合。然后这些富含氧的血液回流入其中一条肺静脉（一共有四条肺静脉），并汇入左心房，之后又通过心脏泵入体循环。

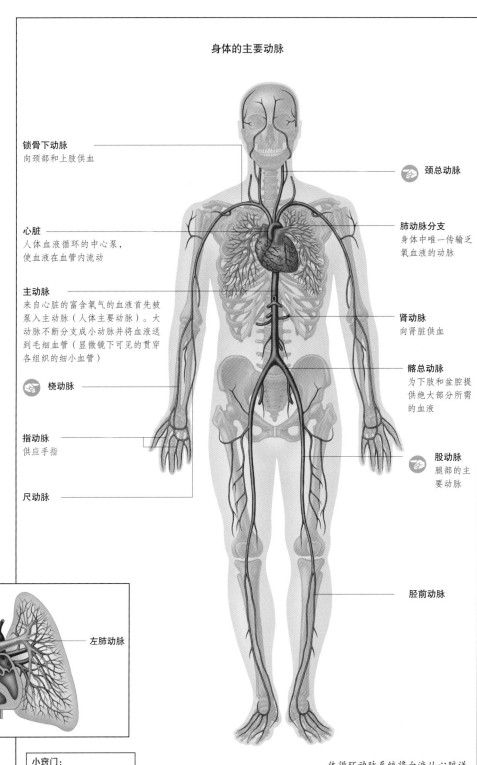

身体的主要动脉

锁骨下动脉
向颈部和上肢供血

心脏
人体血液循环的中心泵，使血液在血管内流动

主动脉
来自心脏的富含氧气的血液首先被泵入主动脉（人体主要动脉）。大动脉不断分支成小动脉并将血液送到毛细血管（显微镜下可见的贯穿各组织的细小血管）

桡动脉

指动脉
供应手指

尺动脉

颈总动脉

肺动脉分支
身体中唯一传输乏氧血液的动脉

肾动脉
向肾脏供血

髂总动脉
为下肢和盆腔提供绝大部分所需的血液

股动脉
腿部的主要动脉

胫前动脉

主动脉弓

右肺动脉

左肺动脉

肺循环涉及心脏和肺脏之间的血流。在肺脏里，血液获得氧气并排出废物二氧化碳。

小窍门：
有小手标记的部位在体表易触及

体循环动脉系统将血液从心脏送到全身各组织，并为后者提供氧气和人体必需的各种营养物质。

静脉系统

体循环静脉系统将缺乏氧气的血液从全身各组织带回心脏，然后将其打入肺循环再次氧合，之后又将其泵入体循环。

静脉起自连接着毛细血管网的小静脉。静脉连接成网，并逐渐汇合，最终形成人体中两条主要的回流静脉——上腔静脉和下腔静脉，并注入心脏。在任意时刻，静脉系统中含有的血量占体内总血量的65%。

不同之处

体循环静脉系统在很多方面与相应的动脉系统十分类似，但也有一些显著的不同。

- 静脉壁：动脉内的血压较高，因此动脉壁通常比静脉壁厚。

- 深度：为防止受伤，动脉多位于身体的深部；而静脉多位于身体的浅表，特别是皮下。

- 门静脉系统：胃和小肠的静脉血并不会直接回到心脏，而会先通过门静脉系统进入肝脏，然后再回到体循环。

- 变异：与动脉相比，体循环的静脉走行有更多个体差异。

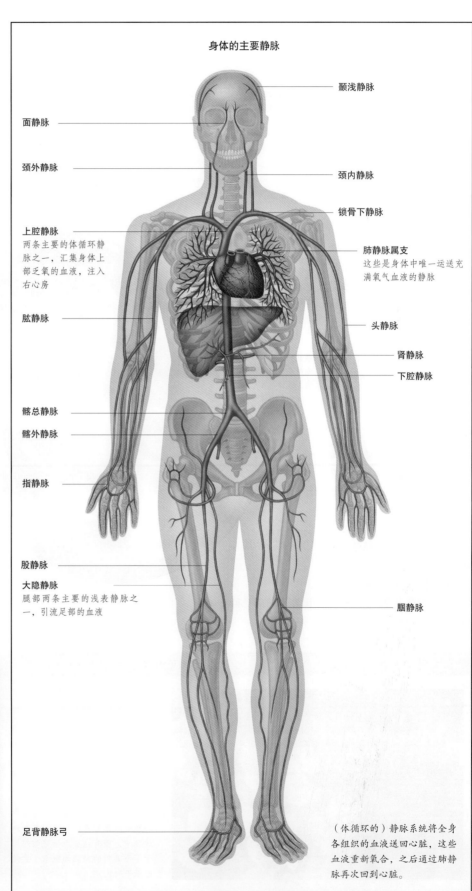

身体的主要静脉

颞浅静脉

面静脉

颈外静脉

颈内静脉

锁骨下静脉

上腔静脉
两条主要的体循环静脉之一，汇集身体上部乏氧的血液，注入右心房

肺静脉属支
这些是身体中唯一运送充满氧气血液的静脉

肱静脉

头静脉

肾静脉

下腔静脉

髂总静脉

髂外静脉

指静脉

股静脉

大隐静脉
腿部两条主要的浅表静脉之一，引流足部的血液

腘静脉

足背静脉弓

（体循环的）静脉系统将全身各组织的血液送回心脏，这些血液重新氧合，之后通过肺静脉再次回到心脏。

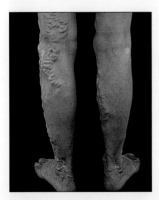

静脉曲张是指浅表静脉迂曲扩张，易出现在腿部，由静脉瓣缺陷引起。

血液的功能

血液运输生命赖以生存的氧气和多种营养物质，使机体的各类细胞能正常发挥功能。血液还带走组织产生的代谢废物。

血液约占身体重量的8%。不同体型的人类血量相差甚远。成年男性平均含有约5L血液。成年女性的平均血量约为4L；一名6岁儿童的血量约是1.6L，而一个新生儿仅有0.35L左右的血液。

血液循环

血液在一个由动脉、毛细血管和静脉组成的密闭的血管系统中循环。这个复杂的血管网络在全身体的各组织和脏器之间运送着血液。

在任意时刻，循环系统各部分所含的血量大致如下：

■ 动脉：1200ml；

■ 毛细血管：350ml；

■ 静脉：3400ml。

由此可以看出，循环系统的大部分血液实际在静脉中涌动，只有少部分血液流动在毛细血管内。

因为静脉血携氧量相对动脉血少，静脉血颜色显得深。在（体循环的）动脉中，心脏泵出的富含氧的动脉血颜色鲜红。毛细血管内的血液——正如我们手指割破时常见的——比动脉血的颜色稍淡一点。

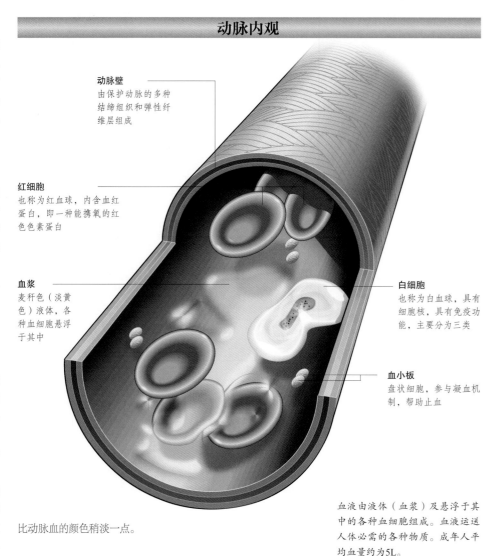

动脉内观

动脉壁
由保护动脉的多种结缔组织和弹性纤维层组成

红细胞
也称为红血球，内含血红蛋白，即一种能携氧的红色色素蛋白

血浆
麦秆色（淡黄色）液体，各种血细胞悬浮于其中

白细胞
也称为白血球，具有细胞核，具有免疫功能，主要分为三类

血小板
盘状细胞，参与凝血机制，帮助止血

血液由液体（血浆）及悬浮于其中的各种血细胞组成。血液运送人体必需的各种物质。成年人平均血量约为5L。

血液如何产生

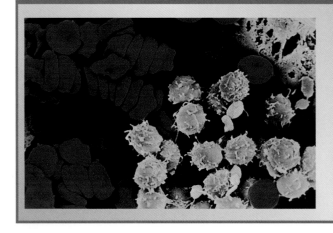

这张伪色显微照片显示了骨髓中幼稚的红细胞和白细胞。在造血过程中，所有这些血细胞都起源于一个共同的始祖细胞系（骨髓造血干细胞）。

血细胞主要由骨髓（骨骼中央的软组织）产生，这一过程称为造血。脾脏是一个较大的脏器，位于腹腔左上部，也可产生一部分血细胞。

儿童的血细胞主要在四肢长骨的骨髓中产生。成人的血细胞主要在扁骨（比如骨盆）中产生。

造血的速度十分惊人。毫不夸张地讲，每天都有数十亿新的红细胞产生。造血过程如此快速高效，原因很简单，血细胞损耗太快；红细胞的平均寿命在80~120天，即每秒约有200万个红细胞被破坏。

血液的各种成分

　　身体中流动的血液并非单一成分，而是由几种重要的成分组成。血浆中悬浮着红细胞、白细胞和血小板；每种细胞都有特殊的作用。

　　血液中含有多种细胞，这些细胞悬浮于淡黄色的血浆中。血浆是一种包含着多种化合物的黏稠液体，其主要成分是：

■ 蛋白质：7%；

■ 盐：0.9%；

■ 葡萄糖：0.1%。

　　血浆中最主要的蛋白质包括白蛋白、球蛋白和纤维蛋白原。它们具有营养及重要的免疫功能。纤维蛋白原在凝血机制中发挥关键作用。在机体受伤时，纤维蛋白原被激活，形成网状的纤维蛋白，参与止血。

　　葡萄糖是一种单糖，是身体的主要能量物质。而盐是身体最重要的矿物质，它的存在使血液尝起来是咸的。

红细胞

　　血液中有三种血细胞：红细胞、白细胞和血小板。红细胞（也称为红血球）是血液中最常见的细胞。红细胞包含血

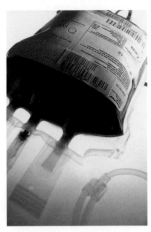

捐献的血液可用于手术或创伤后的全血输注。有时红细胞可被分离出来并浓缩。

血液的主要成分

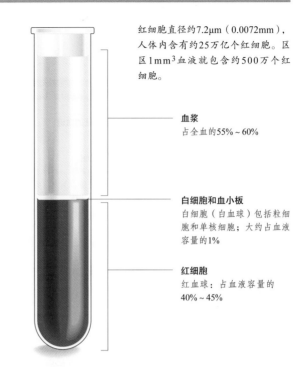

红细胞直径约7.2μm（0.0072mm），人体内含有约25万亿个红细胞。区区1mm³血液就包含约500万个红细胞。

血浆
占全血的55%~60%

白细胞和血小板
白细胞（白血球）包括粒细胞和单核细胞；大约占血液容量的1%

红细胞
红血球：占血液容量的40%~45%

红蛋白。血红蛋白是含铁化合物，在肺中可与氧气结合。

白细胞和血小板

　　白细胞（也称为白血球）在数量上远低于红细胞。在儿童中，1mm³血液中约有10 000个白细胞；在成人中，该数目更少。

　　白细胞具有非常重要的免疫功能，可分为多种类型。

■ 中性粒细胞：抵抗细菌和真菌感染；

■ 嗜酸粒细胞：抵抗寄生虫感染，也参与过敏反应；

■ 淋巴细胞：具有重要的免疫功能；

■ 单核细胞：能够吞噬血液中的各种外源颗粒；

■ 嗜碱性粒细胞：也具有吞噬功能，但其相关研究不多。

　　血小板（也称血栓细胞或凝血细胞）体积很小，参与凝血。1mm³血液中约有25万个血小板。当血管被割破或损伤时，血小板迅速黏附到受伤部位，和纤维蛋白一起堵住血管的破口，参与止血。

该白细胞是T淋巴细胞，或称为T细胞，表面覆盖着特征性的微绒毛（头发样结构）。T细胞在免疫系统中占据重要地位。

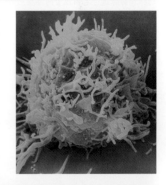

出血时发生了什么

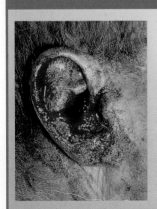

耳部的出血有时会暗示严重的脑损伤；不过也可能仅仅是耳部的外伤所致。医生必须评估耳部伤口，并根据伤情轻重做适当的处理。

　　一旦我们的皮肤被割破，就会出血。大多数时候伤口很小，只会伤及毛细血管，引起少量失血。出血很快停止，特别是在压迫止血时。

　　出血停止的主要原因是血液内在的凝血机制。一种被称为纤维蛋白的物质，原本是丝状，但在出血时被激活，变成网格状的凝块，可以止血。

　　但若伤到静脉或动脉，情况就很严重。静脉是很大的血管，皮下也可看到。静脉受伤会造成缓慢而大量的渗血。加压止血可能有效，但也可能需外科缝合。

　　更严重的是动脉割伤时，瞬间就会从动脉伤口喷涌出大量血液。如果不迅速用力压迫止血，动脉的出血可导致患者几分钟内失血而亡。

　　大量失血可迅速致死的原因是身体——特别是大脑——需持续的血供才能正常运转。缺血会导致缺氧，进而使组织细胞迅速死亡。

血液如何循环

循环系统为全身各组织器官供血，维持适宜的体内环境，使机体各细胞能够生存并正常工作，并运送内分泌系统产生的各种激素。

循环系统向全身各组织器官供血，送来能量物质、营养物质和氧气，并将代谢废物送至肾脏或肺脏排泄。

血液循环的动力来自心脏向动脉一次次强有力的泵血。大动脉逐级分支、变细，最小的动脉（细动脉）连接着毛细血管（显微镜下可见），为其供血。毛细血管穿过组织并汇入最小的静脉（细静脉）。

细静脉逐渐汇合形成大的静脉，后者将血液送回心脏，随后这部分血被泵入肺重新进行氧合。

动脉和静脉通过毛细血管网连接。毛细血管网总长超过150 000km，确保氧气和各种营养物质能够充分交换。

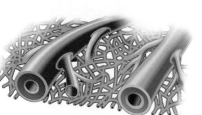

循环系统

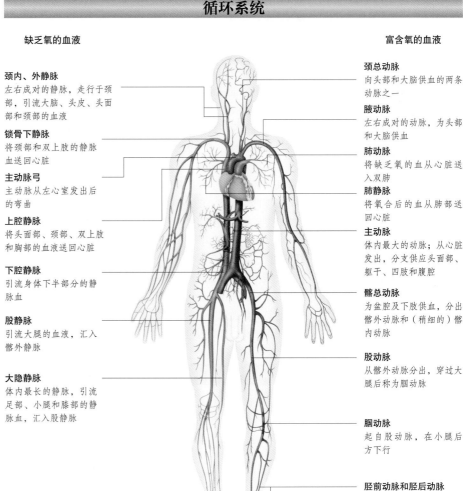

缺乏氧的血液

颈内、外静脉
左右成对的静脉，走行于颈部，引流大脑、头皮、头面部和颈部的血液

锁骨下静脉
将颈部和双上肢的静脉血送回心脏

主动脉弓
主动脉从左心室发出后的弯曲

上腔静脉
将头面部、颈部、双上肢和胸部的血液送回心脏

下腔静脉
引流身体下半部分的静脉血

股静脉
引流大腿的血液，汇入髂外静脉

大隐静脉
体内最长的静脉，引流足部、小腿和膝部的静脉血，汇入股静脉

富含氧的血液

颈总动脉
向头部和大脑供血的两条动脉之一

腋动脉
左右成对的动脉，为头部和大脑供血

肺动脉
将缺乏氧的血从心脏送入双肺

肺静脉
将氧合后的血从肺部送回心脏

主动脉
体内最大的动脉；从心脏发出，分支供应头面部、躯干、四肢和腹腔

髂总动脉
为盆腔及下肢供血，分出髂外动脉和（稍细的）髂内动脉

股动脉
从髂外动脉分出，穿过大腿后称为腘动脉

腘动脉
起自股动脉，在小腿后方下行

胫前动脉和胫后动脉
腘动脉的分支，为小腿供血，分出跖（足部）动脉和趾（脚趾）动脉

循环系统就是各级血管及其分支形成的网络。动脉为全身各组织送来富含氧的血（红色），静脉将缺乏氧的血（蓝色）送回心脏。

血　压

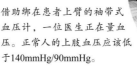

血压是动脉中血液在单位面积上的压力，单位是毫米汞柱（mmHg）或千帕（kPa）。

血压由两个数字记录，比如150/110。前一个数字为收缩压，即心脏收缩时动脉内的压力；后一个数字为舒张压，即心脏在舒张时动脉内的压力。

临床上通常认为舒张压更重要，特别是在评估高血压时，因为收缩压易受到各种因素的影响，比如焦虑。测量血压的装置通常是一条连接着测压装置的袖带，可充气，绑在上臂。

高血压患者很多，其中大部分病因不明。尽早诊断和治疗高血压非常重要，因为高血压增加了心肌梗死和中风的风险。

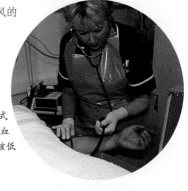

借助绑在患者上臂的袖带式血压计，一位医生正在量血压。正常人的上肢血压应该低于140mmHg/90mmHg。

全身血流

血流是一定时间内流经循环系统、某个器官或某条血管的血液量。

通过血管的血流取决于血管两端的压力差和血流通过血管时的阻力。

距离心脏最近的血管（主动脉和肺动脉）内的血压最高。离心脏越远，血压越低。但压力和阻力两个参数相比，阻力对血流有更大的影响。一名成年人在静息状态下全身循环系统中的总血流量约为5L/min，即心输出量。

各个组织的血流量由组织具体的需求精细地调控。组织在活跃状态时的血流量可能是其在静息状态时的20倍或30倍，但心输出量最多仅能增加4~7倍。

身体很难直接增加总血流量，因此流向特定组织的血流量由一些内部监测机制调控。根据组织的需要而分配血流，将血液从当时不消耗营养物质或氧气的组织调走。

静脉血流

心脏搏动所产生的驱动力难以穿过毛细血管网，因此静脉中没有脉搏。尽管如此，血液在多种机制的协同作用下通过静脉回流至心脏。这些驱动静脉血回流的机制包括：四肢肌肉的收缩；静脉内功能完好的静脉瓣；吸气时产生的胸腔内负压。

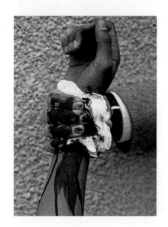

割破动脉时，从伤口喷涌出大量血液，因为动脉血压力高。而静脉血没有这样的压力，因此只会缓慢流出。

血液分布

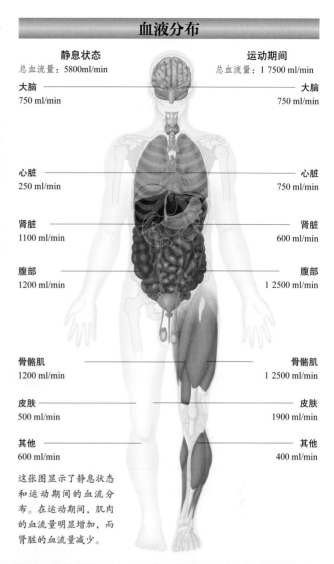

静息状态	运动期间
总血流量：5800ml/min	总血流量：17500 ml/min
大脑 750 ml/min	大脑 750 ml/min
心脏 250 ml/min	心脏 750 ml/min
肾脏 1100 ml/min	肾脏 600 ml/min
腹部 1200 ml/min	腹部 12500 ml/min
骨骼肌 1200 ml/min	骨骼肌 12500 ml/min
皮肤 500 ml/min	皮肤 1900 ml/min
其他 600 ml/min	其他 400 ml/min

这张图显示了静息状态和运动期间的血流分布。在运动期间，肌肉的血流量明显增加，而肾脏的血流量减少。

血容量的分布

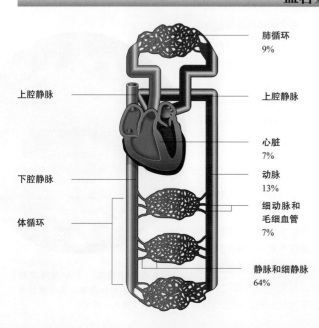

肺循环 9%
上腔静脉
下腔静脉
体循环
上腔静脉
心脏 7%
动脉 13%
细动脉和毛细血管 7%
静脉和细静脉 64%

循环系统通过两套循环（体循环和肺循环）运输血液。这两套循环均起始和终止于心脏。

体循环

体循环的血量占循环血量的主要部分——约84%。但是只有7%的血容量在毛细血管床，在这里，细胞所需的营养和产生的废物进行实质性的交换。在这些细小的毛细血管里，血液第一次和组织细胞距离如此近。毛细血管的血管壁是半透性的，允许多种化学物质穿过血管壁进入组织。同样道理，组织中产生的一些化合物可扩散到血液中并被带走。

肺循环

肺循环使废物从血液排到肺脏，并可摄取空气中的氧气。从躯体的大静脉回流入右心的血液通过肺动脉被泵入肺。在这里，动脉逐渐分支为细动脉及毛细血管，穿过肺组织。随后，肺静脉将富含氧的血液送回心脏。

循环系统可分为两个部分：肺循环（双肺）和体循环（全身）。这张图显示了这些区域内血流量的分配情况。

如何运送血液

血管是体内运送血液的管道。动脉血管将血液从心脏运送到外周组织，静脉血管将脱氧的血液从外周组织运回到心脏。

血管的种类

血管的大小根据所运送血量的多少而不同；人们发现最粗的血管在距离心脏最近的地方。体循环的血通过主动脉离开心脏，主动脉弓在心脏上方和后方弯曲向下，沿躯干运送血液。主动脉发出许多细的动脉至身体的主要器官，这些动脉之后会继续分支。

身体中最小的动脉——细动脉运送血液到毛细血管，氧气和营养物质在此被组织吸收，二氧化碳和废物被排入毛细血管。离开组织的血液汇入静脉，静脉逐级汇合形成两条最大的静脉——上腔静脉和下腔静脉，将血液送回心脏。回心的静脉血被心脏泵入双肺，在肺内再次氧合。

动脉的结构

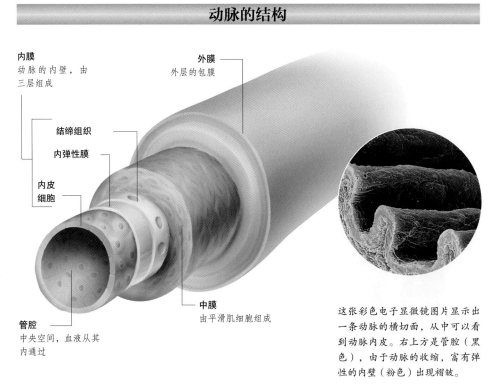

内膜
动脉的内壁，由三层组成

外膜
外层的包膜

结缔组织

内弹性膜

内皮细胞

中膜
由平滑肌细胞组成

管腔
中央空间，血液从其内通过

这张彩色电子显微镜图片显示出一条动脉的横切面，从中可以看到动脉内皮。右上方是管腔（黑色），由于动脉的收缩，富有弹性的内壁（粉色）出现褶皱。

动脉和细动脉

血液离开心脏后是具有压力的，因此动脉具有多层由膜构成的较厚的肌性壁。内膜直接围绕中央管腔，由内皮细胞组成的上皮层、一层结缔组织和一层内弹性膜构成。中间层（中膜）由平滑肌细胞和弹性纤维组织构成。外层（外膜）是一层坚韧的纤维结缔组织。

最大的动脉直接起自心脏，由于含有较多的弹性组织，也被称为弹性或传导动脉。该特性使得它们在血液充盈时扩张，之后收缩，以此驱动血液继续流向下游更小的动脉。

细动脉

直径在0.01~0.3mm的动脉被称为细动脉。最大的细动脉也包含三层结构，但中膜仅含有一些散在的弹性纤维。最小的细动脉没有外层，只有一层内皮和一层螺旋状平滑肌细胞。从细动脉流向毛细血管的血液受交感神经调控。交感神经兴奋可引起平滑肌收缩，以此调节细动脉的管腔大小。

脉　搏

心脏搏动驱动血液从左心室进入主动脉，并产生血液的压力波，转导至全身动脉。在动脉表浅的部位，可以触到压力波，即脉搏。最容易触摸到脉搏的部位是手腕部的桡动脉和颈部的颈总动脉。

医生们通常在患者的手腕部触诊脉搏。脉搏反映了心率，成年人静息状态下的平均脉搏次数是每分钟60~80次。

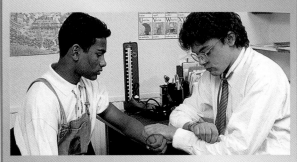

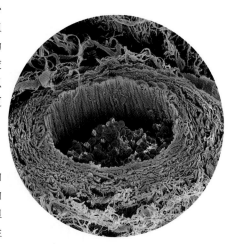

本图显示通过一条细动脉管腔（中央）的红细胞。血管被结缔组织（黄色）围绕。

静脉和毛细血管

静脉是从全身向心脏运送乏氧血液的血管。众多毛细血管构成组织中静脉和动脉之间的网络。

静 脉

静脉的结构与动脉的结构相似，但静脉通常更粗、更薄，其血管壁含有的平滑肌、弹性组织和胶原组织更少，所以静脉易受压或扩张。细静脉——最小的静脉——收集毛细血管网的血液，逐渐汇集成大的静脉。下半身的血液回到下腔静脉并流入右心房；上半身的血液进入上腔静脉，也回流入右心房。

大部分静脉有单向的瓣膜系统，使血液只能朝一个方向流动。瓣膜是半圆形的，两个半圆形的静脉瓣为一对，在下肢静脉中多见。

静脉的血压低。静脉血的流动需骨骼肌收缩来帮助：静脉周围的骨骼肌收缩，挤压静脉，迫使血液流动。直径小于1mm的静脉和位于肌肉活动几乎持续的区域（如胸腔和腹腔）的静脉内没有静脉瓣，因为血流可以通过肌肉的压力维持。

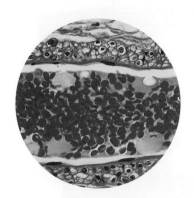

此图显示静脉管腔内的红细胞（红血球），红细胞含有血红蛋白，可携带氧。

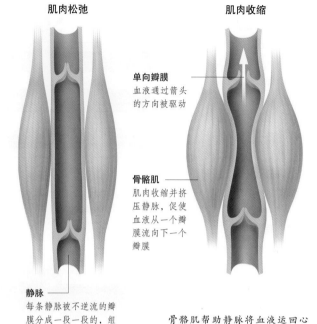

肌肉松弛

肌肉收缩

单向瓣膜
血液通过箭头的方向被驱动

骨骼肌
肌肉收缩并挤压静脉，促使血液从一个瓣膜流向下一个瓣膜

静脉
每条静脉被不逆流的瓣膜分成一段一段的，组织血液反流

骨骼肌帮助静脉将血液运回心脏。肌肉挤压弹性的静脉血管，促使瓣膜开放。

毛细血管的种类

至少有三种毛细血管。
- 连续毛细血管：由单个长的内皮细胞卷曲形成的管道。
- 有孔毛细血管：由两个或更多带孔的内皮细胞组成，这些孔隙常常靠近细胞连接处。
- 不连续毛细血管，也叫血窦或血管窦：由许多带有大孔的细胞组成。

连续毛细血管通透性最差，其与周围组织的物质交换借助胞吐和胞吞的方式来完成。胞吐和胞吞是通过囊泡穿过内皮细胞来实现物质转运的，这些囊泡内含有液体。

对于有孔毛细血管和血窦，物质交换则容易许多，化学物质只要穿过覆盖在孔上的隔膜即可。有孔毛细血管多见于各种内分泌腺体和肾脏；血窦则位于肝脏和脾脏。

有孔毛细血管的结构

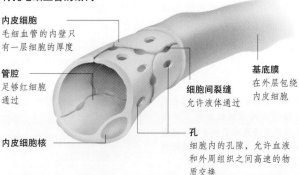

内皮细胞
毛细血管的内壁只有一层细胞的厚度

管腔
足够红细胞通过

内皮细胞核

细胞间裂缝
允许液体通过

孔
细胞内的孔隙，允许血液和外周组织之间高速的物质交换

基底膜
在外层包绕内皮细胞

昏 厥

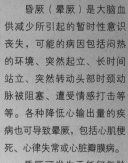

昏厥（晕厥）是大脑血供减少所引起的暂时性意识丧失，可能的病因包括闷热的环境、突然起立、长时间站立、突然转动头部时颈动脉被阻塞、遭受情感打击等等。各种降低心输出量的疾病也可导致晕厥，包括心肌梗死、心律失常或心脏瓣膜病。

昏厥可发生于任何年龄段的人群，无论其平时是否健康。但昏厥在老年人中更常见。在失去意识、昏倒之前，人们可能先会感到一阵头晕目眩和恶心，同时面色惨白、冷汗直冒。

长时间站立造成的昏厥是血液在腿部积聚造成的。可通过收缩腿部肌肉促进血液回流。

血液如何凝结成块

在体内，血液循环形成一个实时的封闭回路。必须很快堵上血管的损伤以防失血过多，这种过程称为止血。

血液在完整的血管内可以自由流动，这部分程度上归功于人体内各种天然抗凝因子的存在。但是当血管壁破损时，人体会启动一系列化学反应以阻止出血（止血过程）。如果没有止血这一过程，微小的外伤就可使一个人失血而亡。

止血过程涉及血浆中多种凝血因子以及血小板和受伤细胞释放的物质。

止血过程

止血过程可分为三个主要阶段，受伤后这三个止血阶段迅速接连发生。

- 血管收缩：第一阶段是受伤血管收缩，这可以迅速而有效地减少出血。
- 形成血小板凝块：血管受伤可引起血浆中血小板相互粘连并黏附在受伤的血管壁上。
- 凝固（血液凝固）：血小板凝块在网格样的纤维蛋白中进行重塑。纤维蛋白网格通过拦截红细胞和白细胞形成次级止血栓子，或血凝块。

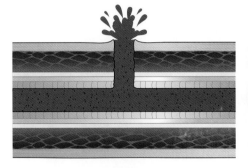

损伤

当血管受损时，血液从循环中流出，血容量减少。止血机制防止失血过多。

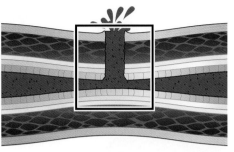

第1阶段

止血的第1阶段是血管收缩；破损的血管通过收缩降低失血量。

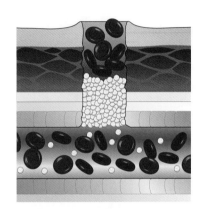

第2阶段

止血的第2阶段是血小板凝块形成。血小板（白色）相互黏附以暂时堵住血管壁破口。

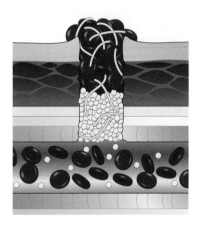

第3阶段

形成血凝块；纤维蛋白形成的网状结构（黄色条状物质）将血细胞固定，堵住血管壁破口，直到血管壁完全修复。

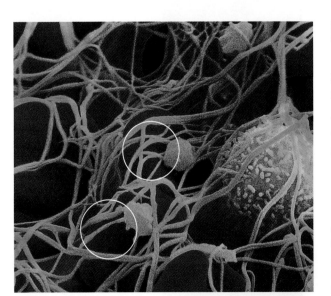

在血凝块形成过程中，可以看到纤维蛋白网捕获红细胞。这张显微照片还显示了血凝块中的白细胞（黄色）和血小板（圆圈内的）。

血凝块如何形成

血凝块的形成过程非常复杂，涉及30余种不同的化合物。其中一部分化合物叫作凝血因子，促进凝血过程，而另一部分化合物被称为抗凝物质，抑制凝血过程。

凝血过程由一系列复杂的级联生化反应启动，其中有13种凝血因子参与。最终形成一个复杂的化合物，叫作凝血酶原激活物，可催化凝血酶原转化为凝血酶。凝血酶则进一步催化血浆中纤维蛋白原形成网状的纤维蛋白。这种纤维蛋白网可在血管破口处捕获血细胞。

凝血机制涉及许多复杂的生化过程，因而也必须受到严密的调控。多余的血凝块非常危险，特别是它们可能会堵住供应重要脏器的血管。

血凝块收缩和修复

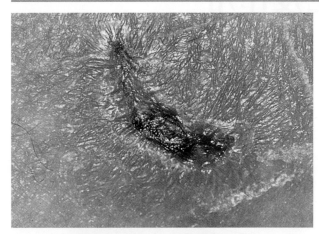

该图是一处小腿前面愈合的狗咬伤口。伤口边缘已经形成了疤痕组织。

凝血块形成约30~60分钟后，血凝块内的血小板会像肌肉一样收缩。血小板内含有两种可收缩的蛋白——肌动蛋白和肌球蛋白。这种收缩力可拉紧纤维蛋白束以收缩创面、减小伤口。

血凝块只是暂时性的；当血凝块收缩的时候，周围各层组织会细胞分裂、修复血管壁。

纤溶系统

组织愈合后（伤后约两天），固定血细胞的纤维蛋白网可被降解，这一过程被称为纤溶过程。纤溶过程由纤维蛋白溶解酶（也称纤溶酶）催化，纤维蛋白溶解酶则由血浆中的纤维蛋白溶解酶原产生。

纤维蛋白溶解酶原在血凝块形成时便早已嵌入其中，一直处于静止状态，直到伤口愈合时被激活。因此，大部分纤维蛋白溶解酶存在于血凝块内。

正常情况下，体内凝血过程和纤溶过程处于动态平衡中。

血 小 板

血小板是细胞质的碎片，可在血液循环中存活达10天。血小板来自一种骨髓中体积庞大的巨核细胞。严格来讲，血小板并非细胞，它们没有细胞核，因此不能分裂。

在电子显微镜下，血小板可分为三个区域：

1 外膜，含有糖蛋白，使血小板仅仅黏附于受伤的组织。该膜还含有大量磷脂，后者在凝血过程中发挥多种作用。

2 细胞质，即细胞膜内的溶质，包含大量可收缩的蛋白（肌动蛋白和肌球蛋白）、微丝和微管。这些物质对血凝块收缩很重要。

3 血小板颗粒，包含多种凝血活化复合物，血小板激活时可释放出来，高效地吸引更多的血小板到伤口。因此，血小板栓子的形成是一个不断强化的正反馈过程。

这张电子显微镜照片显示了活化的血小板聚集到受损的血管壁表面。

这张显微镜照片显示出一个活化的血小板。在活化时，血小板的细胞壁会伸出一些突起（伪足）。

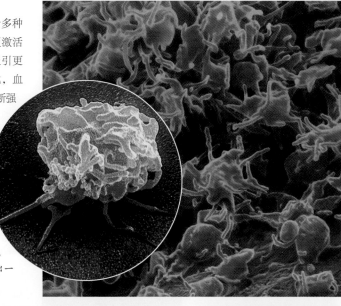

抗凝药物

在临床中，抗凝药物主要用于预防未受损的血管内产生血凝块（血栓）。大血栓可能阻塞血管，并可能导致其血供区域组织坏死。

各种临床应用

一部分抗凝药物需要静脉注射（胃肠外），比如肝素；而另一部分抗凝药可以口服，比如华法令。这两种类型的药物作用机制不同；华法林48~72小时才能起效，肝素则立刻起效。

肝素是临床中最常用的抗凝药物，特别是接受心脏手术或输血的患者。华法林主要应用于可能出现心律失常的患者。

阿司匹林可抑制血小板聚集及血小板凝块的形成。阿司匹林（剂量75~150mg/d）可用于血栓性脑血管疾病（卒中）或心血管疾病的二级预防。

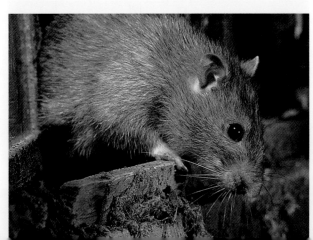

华法林广泛用于毒鼠药中。大鼠吃了混有华法令的食物后，血液不能凝固，就会失血而亡。

血友病

血友病是缺乏某种凝血因子造成的一组遗传性出血性疾病。其中最常见的（占全部血友病例的85%）是血友病A，由凝血因子Ⅷ缺乏造成。该疾病以自发的有疼的关节和肌肉内出血为特点。最著名的血友病A病例是维多利亚女王家族。该家族中许多男性成员患有此病。

血友病可通过补充患者所缺乏的凝血因子（从人血浆中提取）进行替代治疗。对于不能产生Ⅷ和Ⅴ因子的患者（Christmas病），还可补充基因工程制造的相应凝血因子。

血液的免疫作用

血液除了向机体内组织运送营养物质并排除废物外，还含有一些成分，在感染后的免疫应答中十分关键。

血液是机体的重要的免疫体液，在循环中（心血管系统）不断流动，随时应对可能出现的微生物威胁。

骨髓

所有血细胞都在骨髓中产生——骨髓是骨腔内的凝胶样物质。所有种类的血细胞都来源于单个种类的细胞，即造血干细胞，这种干细胞可以形成红细胞、血小板或免疫系统中的白细胞。

各种细胞可迁移到其他区域，比如脾脏或者胸腺（颈部），在那里它们可以分化为各种其他类型的细胞。

淋巴系统

淋巴系统促进免疫系统发挥其功能。淋巴系统内循环着一种多种物质组成的液体，叫作淋巴液。这与循环系统不同，后者内流动着血液。淋巴系统可将白细胞运送至全身各处。

毛细血管是最小的血管，其内的压力迫使液体和小分子进入细胞间隙，即组织间液。组织间液浸润并滋养着各组织。之后组织间液被引流到淋巴系统，在淋巴管中流动，最终回流入血。淋巴系统不具备泵的功能，因而依赖于淋巴管周围肌肉的挤压。

当身体受到细菌感染时会释放多种化学信号，刺激白细胞离开毛细血管、攻击入侵的细菌。

防御感染

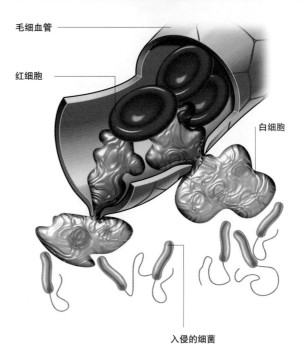

毛细血管

红细胞

白细胞

入侵的细菌

病　毒

病毒十分微小（直径只有0.00001mm），因而非常容易进入呼吸道和胃肠道。血液为感染区域送来相应抗体，以抵御病毒。

这里显示的鼻病毒是引起感冒的常见病毒之一。血液通过送送相应的抗体抵御此类病毒。

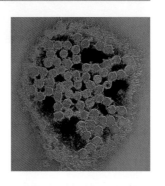

单细胞入侵者

细菌和原虫可以被吞噬细胞识别、吞噬和杀灭。

微生物的入侵会诱导机体产生某些化学物质，募集吞噬细胞聚集到感染区域；这些微生物被抗体包裹，然后被吞噬细胞吞噬。

大肠杆菌与食物中毒有关。血液中的巨噬细胞可以吞噬这种微生物。

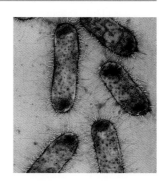

多细胞入侵者

蛔虫是寄生虫，多见于温暖的地区。血液中特殊的白细胞——嗜酸性粒细胞攻击蛔虫。在实验室中，嗜酸性粒细胞可被酸性染料红染，因而得名。

寄生虫，如钩虫，通常在肠道中。血液中的嗜酸性粒细胞可以攻击这类入侵者。

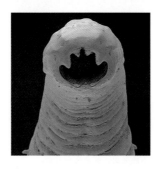

真　菌

真菌易生长于人体潮湿温暖的部位，如脚趾间。机体通过血液将抗体带到该区域以抵抗这类微生物的入侵，是机体免疫反应的一部分。

身体产生各种抗体来对抗真菌感染。这些抗体通过血液被运送到被感染的部位。

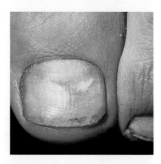

血液的防御性成分

尽管某些感染可能攻克机体的免疫系统，但大多数情况下，血液中的各种组成成功击溃了那些入侵者。

参与抗感染的血液成分有：

■ **吞噬细胞**。当微生物进入机体，肯定会遇到特殊的白细胞：多形的中性粒细胞和单核细胞。它们的功能是吞食（吞噬）入侵的颗粒并通过胞内消化过程将其降解。

吞噬细胞不仅仅存在于血液。它们可以从血管逸出，进入外周组织，位于有利的防御位置，以攻击入侵的微生物。

在两种吞噬细胞中，中性

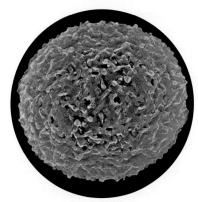

多形的中性粒细胞是最常见的白细胞，通过吞噬作用攻击侵入的微生物。

粒细胞寿命相对短暂，而单核细胞可长期存活并且转化成另一种细胞——巨噬细胞。巨噬细胞在微生物周围制造一个炎症的环境，限制感染扩散，并尽可能吞噬掉入侵的微生物。

■ **淋巴细胞分为三种：**

T淋巴细胞。它可以有效攻击病毒。病毒学家将T淋巴细胞分为不同的类型（辅助性T细胞，抑制性T细胞，细胞毒性T细胞，高敏介导性T细胞），以上各种T淋巴细胞均联合起来试图消灭病毒。

B淋巴细胞。该细胞与抗体的产生有关，抗体可抵御各种微生物。

杀伤细胞和自然杀伤细胞（NK细胞）。该细胞可识别已经被病毒侵占、并变成病毒加工厂的人体细胞并将这些人体细胞消灭。

■ **干扰素**。干扰素由病毒感染的细胞和T淋巴细胞产生，干扰素在血液中流动，激活NK细胞，具有抗病毒效果。

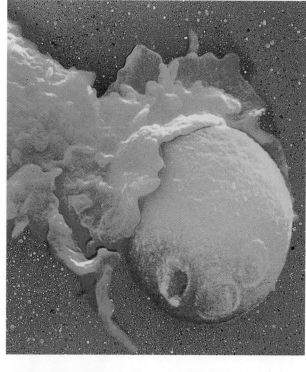

■ **补体**。补体由大约20种蛋白组成。感染时，补体的各种成分共同参与攻击细菌，并在感染区域协调整合炎症反应。

■ **急性期蛋白**。这是一类血液蛋白，可黏附在某种细菌表面，在感染早期使这种细菌丧失功能。

■ **嗜酸性粒细胞**。这是一类特

淋巴细胞（蓝色）通过吞噬作用吞食酵母孢子（黄色）。不过更多的时候，淋巴细胞是通过各种酶（而非吞噬作用）攻击入侵的微生物。

殊的白细胞，在抵御寄生虫感染中发挥重要作用。嗜酸性粒细胞可黏附于寄生虫，并释放一种毒性蛋白，进而杀死寄生虫。

血液中的各种抗体

抗体作为血液的重要成分，是感染后免疫应答产生的一类结构复杂的分子，又被称为免疫球蛋白，可分为多种类型：

■ IgG约占正常血液中免疫球蛋白总量的75%，能非常有效

地中和微生物产生的毒素。

■ IgM约占血清免疫球蛋白的1/14，可激活补体、攻击外来细胞。

■ IgA约占血中免疫球蛋白的1/5，主要分布于口腔、气管和消化道

等易遭到细菌感染的部位。IgA作为一种抗菌分泌物，可防止微生物穿透体表的黏膜层。

■ IgE一般认为可产生防御性炎症反应，以抵御寄生虫感染。不幸的是，一些人的体内产生过量的IgE，引起异常的炎症反应，造成哮喘、枯草热和过敏性皮疹等症状。

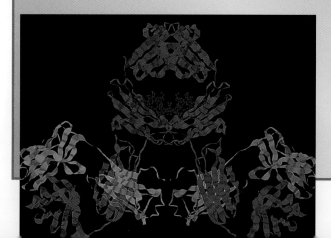

这张电脑合成图像显示了抗体的结构。抗体可结合外来细胞或毒素，并将其中和。

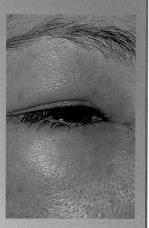

在一些病例中，人体产生过量的IgE抗体，引发过敏反应。

什么是血压

心脏必须以足够的压力泵出血液，才能够向全身组织供应氧气和营养物质。机体严密监测血压，维持血压在最理想的水平。

血液以波动的形式离开心脏：每次心脏收缩会泵出约70ml的血液。虽然通过主动脉根部的血流是间断且波浪式的，但通过毛细血管的血流则是持续而平缓的。

心脏收缩

弹性动脉

动脉并非僵硬的圆柱体，它们富有弹性的管壁，可以像皮筋一样伸缩，这是血流持续的原因。在心脏收缩期，进入动脉的血量比离开毛细血管床的血量大得多；此时动脉壁伸展，以容纳更多的动脉血量。

相反，在心脏舒张期（心脏舒张且没有血液从心脏泵出

心脏舒张

的时候），动脉壁的回缩力促使动脉中的血液向毛细血管行进。

动脉血压在一次心跳期间在80（心脏舒张期）～120（心脏收缩期）毫米汞柱（mmHg）之间改变。该差值（40mmHg）称为脉压。

平缓的血流

大动脉的弹性使得动脉血能更平缓地流向下游分支动脉；当动脉血压随着心跳波动的时候，如果动脉是僵硬的、无弹性的管道，血压的变化幅度必将非常大（犹如公园水管的水龙头间断开放和关闭时流出的水流）。这种平缓的血流

在心脏收缩期（上图），血液被泵入弹性动脉，弹性动脉扩张。在心脏舒张期（下图），弹性动脉回缩，迫使血液继续进入下游动脉。

对人体有利，因为血压过大的变化会损伤毛细血管壁，毕竟毛细血管壁只有一层细胞厚度。

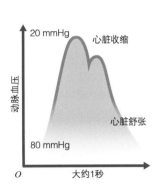

20 mmHg 心脏收缩
动脉血压
心脏舒张
80 mmHg
O　　大约1秒

血压如何测量

医生使用血压计测量血压：

1. 在患者的上臂绑上一条袖带，向袖带打气，以阻止肱动脉的血流。

2. 将袖带慢慢放气，此时医生通过放于袖带下游的听诊器可听到动脉血流声时的压力即为收缩压。

3. 随着袖带继续放气，血流可再次平缓地通过动脉时，冲击动脉壁的血流声音消失。此时的压力称为舒张压。

使用可充气的袖带阻断肱动脉，袖带放气时，可听到血液再次流过血管的声音。

① 听诊器无法听到声音

② 可听到"敲击"样的搏动声

③ 搏动声消失

哪些因素控制血压？

简单地说，血压由两大因素产生：心输出量和总周围阻力。

- 心输出量是心脏每分钟向全身泵出的血量。例如，健康的成年男性每分钟约70次心跳，每次心室收缩泵出约70ml的血液（称为心搏量）。因此，心输出量是4900ml/min（70ml/次乘以70次/min等于4900ml/min）。

- 总外周阻力（Total Peripheral Resistance，TPR）是血液流向全身时遇到的阻力。该阻力对血管直径的变化非常敏感；血管直径减半会使血管阻力增加16倍。

血量的重要性

循环系统是一个封闭的系统——血液通过静脉返回心脏，心脏收缩后也未从体内流出。因此循环内的血量也影响着血压，特别在大出血时，这种影响力非常明显。

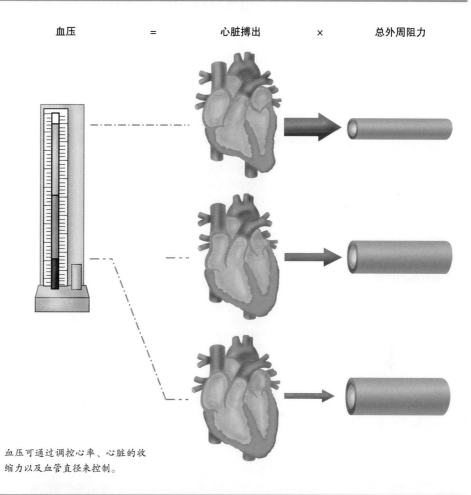

血压 ＝ 心脏搏出 × 总外周阻力

血压可通过调控心率、心脏的收缩力以及血管直径来控制。

如何控制血压？

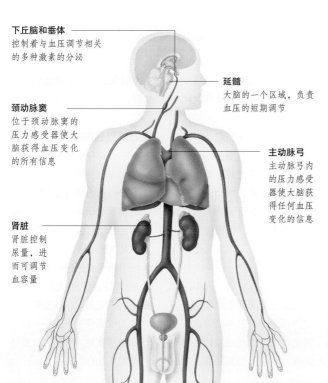

下丘脑和垂体
控制着与血压调节相关的多种激素的分泌

颈动脉窦
位于颈动脉窦的压力感受器使大脑获得血压变化的所有信息

肾脏
肾脏控制尿素，进而可调节血容量

延髓
大脑的一个区域，负责血压的短期调节

主动脉弓
主动脉弓内的压力感受器使大脑获得任何血压变化的信息

机体有三种途径调节血压：（1）通过调节心脏收缩力或心率来改变心输出量；（2）通过改变血管直径和弹性来调节总外周阻力；（3）改变循环血液量。

短期调节

短期内有两种机制调节血压。

■ 神经调控

动脉内的血压感受器通过神经传递信息到大脑的延髓，延髓决定血压是否需要调整。若确实需要，延髓就会传递神经信号到心脏和血管，调节心率、心肌收缩力和血管直径。

■ 化学调控

血液中的许多化学物质可以收缩或舒张血管。

长期调节

在长期调节中，一些作用于肾脏的化学物质调控着血容量。血压下降时，肾脏通过浓缩尿液保留更多的水分，以增加血容量。

精神压力过大会造成大脑延髓功能失常，从而导致高血压。

血压的短期、长期调节涉及大量结构。

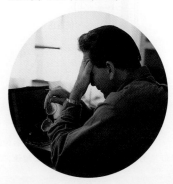

大脑如何控制血压

延髓是大脑内的一个区域，位于脊髓上方，持续监测动脉血压。延髓向心脏和血管传递各种神经信号，以不断调控着血压。

一个被称为压力感受器的特殊结构持续监测着动脉内的血压变化。压力感受器是动脉内的神经末梢，可探测到动脉壁非常微小的扩张。这种压力感受器主要分布于主动脉弓和颈动脉窦。

压力感受器的神经

压力感受器末端是一部分神经纤维，可上行至大脑延髓。

主动脉弓内压力感受器的传入纤维形成主动脉神经，主动脉神经汇入迷走（第10对颅神经）神经后进入延髓，终止于延髓内一个被称为孤束核（Nucleus Tractus Solitarii，NTS）的区域。

颈动脉窦内压力感受器的传入纤维形成颈动脉窦神经，与舌咽神经（第9颅神经）汇合后也终止于延髓内的孤束核。

压力感受器反射弧的解剖图

压力感受器主要位于主动脉弓和颈动脉窦。它们向大脑延髓发出神经纤维（轴突）。

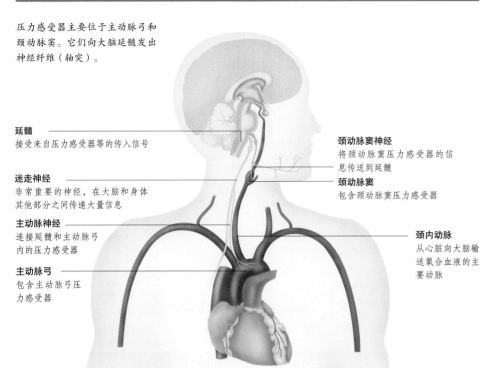

延髓
接受来自压力感受器等的传入信号

迷走神经
非常重要的神经，在大脑和身体其他部分之间传递大量信息

主动脉神经
连接延髓和主动脉弓内的压力感受器

主动脉弓
包含主动脉弓压力感受器

颈动脉窦神经
将颈动脉窦压力感受器的信息传送到延髓

颈动脉窦
包含颈动脉窦压力感受器

颈内动脉
从心脏向大脑输送氧合血液的主要动脉

压力感受器的反应

压力感受器神经对于不断升高的血压的反应

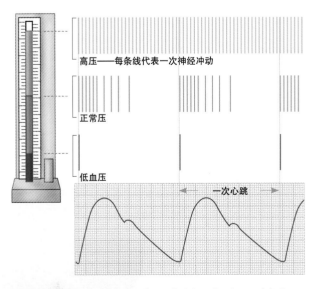

高压——每条线代表一次神经冲动

正常压

低血压

一次心跳

动脉壁的牵张转化为压力感受器神经纤维的电活动。当血压升高时，压力感受器神经元的电活动会增强。

由于血液以波动而非平缓地方式通过动脉，压力感受器的神经发放信号的节律也并非一成不变。

在收缩期（当心脏收缩、血压力最高的时候），动脉壁扩张，引起压力感受器神经发出一连串的神经冲动，并传递到延髓。而在舒张期（当心脏舒张和血压最低的时候），动脉壁未受牵拉，压力感受器会保持静止状态。

即使血压正常，许多压力感受器也处于活跃的状态；这使得压力感受器可以将血压下降的信息（通过减慢神经冲动的频率）及时告知延髓。若血压正常时，压力感受器神经处于静息状态，以上功能就不能实现。

压力感受器的特性

并非所有压力感受器都具有完全相同的特性：

- 有一些压力感受器在低血压时发放冲动，而另一部分压力感受器仅仅在血压非常高时才发放冲动；
- 压力感受器的所探测压力的敏感范围也有很大差异；
- 压力感受器对血压变化的速度的敏感性也不同——该参数非常重要，可使大脑更早获知压力的变化。

延髓的作用

压力感受器神经传入大脑并终止于延髓内一个被称为孤束核（Nucleus Tractus Solitarii，NTS）的区域。孤束核在血压等多种自主（无意识的）功能控制方面发挥重要的作用。若孤束核受损，比如中风时，可能造成生命危险。

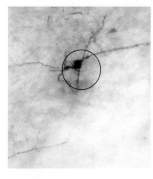

这张显微照片显示了一个孤束核内的神经元，接受来自压力感受器的传入信息。深色卵圆形的是细胞体，内含细胞核（圆圈内）。

上图记录了孤束核内一个神经元的电活动。当血压升高时（如下图），孤束核内神经元放电明显频繁。

孤束核的作用

孤束核不只接收来自压力感受器的信息，还接收来自心脏、胃肠道、双肺、食管和舌头等多处感受器的大量信息。面对海量的各种传入信息，孤束核内的各个神经元并非简单的信息中转站，它们会整合各方面信息并得出最优的血压。

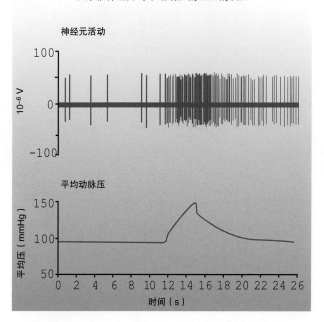

孤束核神经元对不断增加的血压的反应

压力感受器反射通路

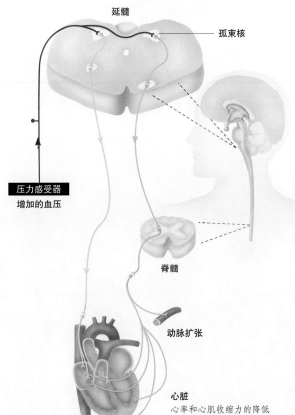

压力感受器反射途径

延髓

孤束核

压力感受器
增加的血压

脊髓

动脉扩张

心脏
心率和心肌收缩力的降低

压力感受器反射通过降低心率、心脏收缩力，并扩张动脉，来降低血压。

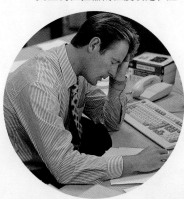

在巨大的精神压力下，压力感受器反射被来自下丘脑的神经强烈抑制。这可能是高血压发病的原因之一。

血压升高时，动脉壁扩张，压力感受器会对此做出反应，发放一系列神经冲动至延髓。

此时，在正常情况下，孤束核会试图使血压下降。孤束核会向心脏发放神经冲动，令其减慢心率、降低心肌收缩力；并向动脉发放神经冲动，令其更具弹性（而扩张）。这些调节会协同合作，降低心输出量（每分钟心脏泵出的血液量）和外周血管阻力，从而降低血压。

重置压力感受器反射

压力感受器反射的作用是将血压维持在一定的水平，这一水平被生理学家们称为"调定点"。这个调定点类似于中央空调温控器的温度设定；压

力感受器反射的调定点也可通过类似温控器的方式被改变。机体可以通过改变使压力感受器放电的压力阈值（周围重置）或者改变延髓内神经元的敏感性（中央重置），来重置血压调定点。

周围重置

如果血压长期处于较高的水平，压力感受器会适应这个血压，并认为这是正常的血压。因此长期高血压时，压力感受器不能准确地告知大脑血压的水平。

中央重置

当精神压力很大时，孤束核内介导压力感受器反射的各个神经元会被严重抑制，这给了高血压一个机会。该机制对人类的祖先是有利的，为其随时准备战斗或逃离危险。然而现如今，这一神经机制却可能是造成现代西方社会高血压发病率升高的重要原因。至少对某些人而言，日常生活中的压力可升高血压调定点，造成高血压。

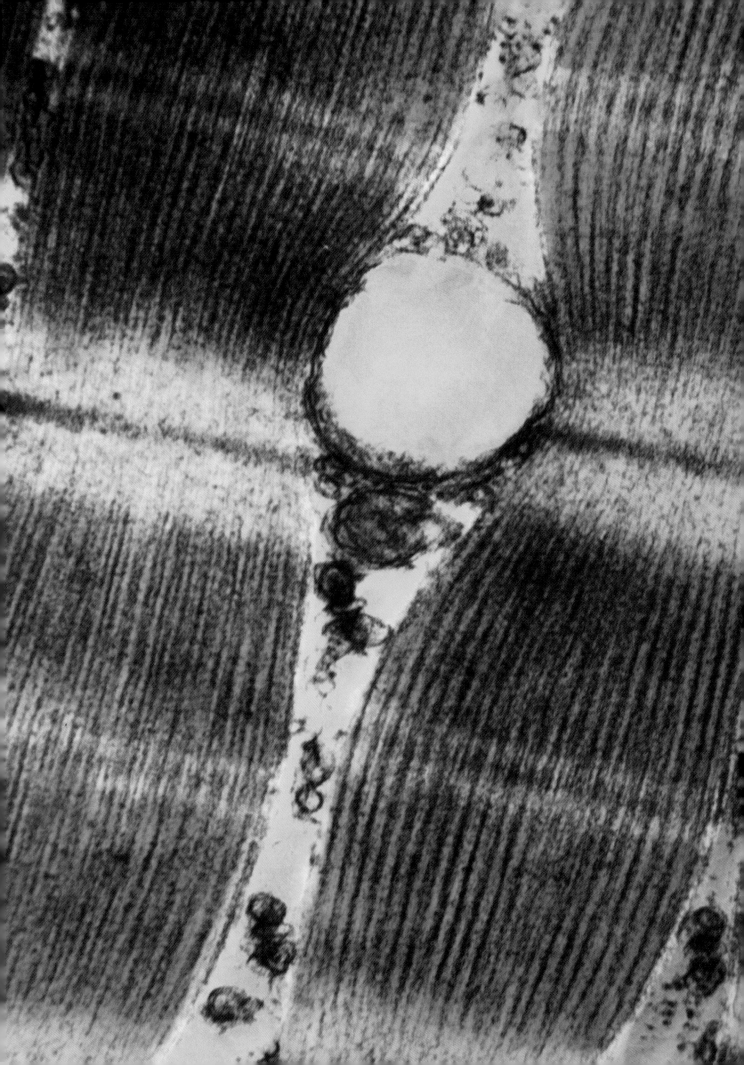

第十章

人体系统

　　人体类似于一个巨大而复杂的机器，其内部各个系统以惊人的效率运行。每个系统都有独特的角色和功能，但却相互联系、共同工作，以确保人体平稳运行。各个系统的正常工作为我们提供了稳定的内环境，使我们能够执行日常的任务和活动，并促进生长和发育。

　　本章将阐释各个系统如何工作，同时说明人体各部分相互依赖的本质。

左图：这张放大了27000倍的肌纤维显微图像显示了细小的纵行肌原纤维。

骨　架

骨架是由骨骼和软骨构成的，占人体重量的1/5。骨架是由超过200块骨骼构建的生命结构，用于很好地支撑和保护人体。

骨架为人体其他组织提供了稳定而灵活的框架。软骨比骨骼更灵活，通常位于发生活动的部位。

骨骼的功能

骨骼有多种重要功能。

■ 支撑：骨骼在人直立时支撑人的身体，保持脆弱的内脏处于正确的位置。

■ 保护：颅骨和脊柱可以保护大脑和脊髓，而胸廓则保护心脏和肺脏。

■ 运动：人体中肌肉连接骨骼，使骨骼能够像杠杆一样运动。

■ 矿物质的储存：钙和磷酸盐离子储存在骨骼内，必要时供身体利用。

■ 血细胞生成：一些骨骼的髓腔，比如胸骨，可以产生红细胞。

生　成

骨性骨骼在胎儿期生成，在整个儿童期都在生长。六周的胎儿有一套由纤维膜和透明软骨组成的骨骼，它将在妊娠期间转化成骨骼。从人出生到青春期，骨骼的重量和长度都在不断增长，同时进行重塑。

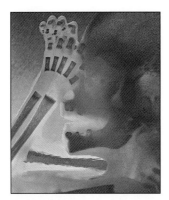

这张胎儿的图像显示了人早期的骨骼发育。骨骼的深色末端是主要的成骨中心，可以产生新的骨骼细胞。

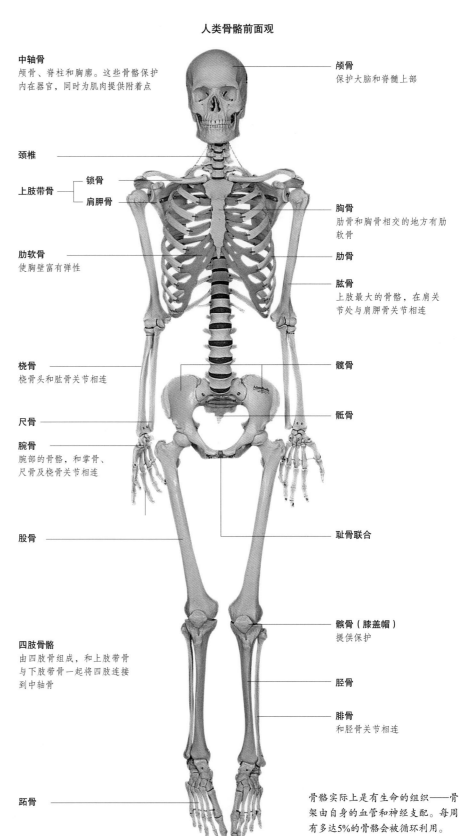

人类骨骼前面观

中轴骨
颅骨、脊柱和胸廓。这些骨骼保护内在器官，同时为肌肉提供附着点

颈椎

上肢带骨
锁骨
肩胛骨

肋软骨
使胸壁富有弹性

桡骨
桡骨头和肱骨关节相连

尺骨

腕骨
腕部的骨骼，和掌骨、尺骨及桡骨关节相连

股骨

四肢骨骼
由四肢骨组成，和上肢带骨与下肢带骨一起将四肢连接到中轴骨

跖骨

颅骨
保护大脑和脊髓上部

胸骨
肋骨和胸骨相交的地方有肋软骨

肋骨

肱骨
上肢最大的骨骼，在肩关节处与肩胛骨关节相连

髋骨

骶骨

耻骨联合

髌骨（膝盖帽）
提供保护

胫骨

腓骨
和胫骨关节相连

骨骼实际上是有生命的组织——骨架由自身的血管和神经支配。每周有多达5%的骨骼会被循环利用。

骨性标志和特征

每个骨骼都被塑形，以满足自身的功能。骨骼具有一些标志，如隆起和凹痕，这与连接骨骼的其他结构相关。

解剖学家已经为骨骼上各种类型的特征进行了命名。应用这些名称，我们可以清晰准确地描述骨骼的特征，其中一些具有重要的临床意义。

突起

骨骼表面的突起多位于肌肉、肌腱、韧带附着或关节形成的位置。例如：

- 髁：关节处圆形的突起（如膝关节的股骨髁）。
- 上髁：髁上方的隆起区域（如肘关节肱骨下段）。
- 嵴：骨上突出的脊（如骨盆的髂嵴）。
- 结节：小的隆起区域（如肱骨顶端的大结节）。
- 线：长的、狭窄的突出的脊（如胫骨后方的比目鱼肌线）。

压迹和沟

压迹、孔和沟通常在血管、神经走形或者围绕骨骼的位置。

特点

- 窝：浅的、碗样的凹陷（如肩胛骨的冈下窝或者位于髂骨的凹陷，髂窝）。
- 孔：骨上的孔洞，允许特殊的血管或神经通过（如颅骨的颈静脉孔，允许颈内静脉出颅）。
- 切迹：骨边缘的压痕（如坐骨大切迹，部分由坐骨形成）。
- 沟：是血管或神经在骨骼上走行的长凹陷（如肱骨后方斜行的桡神经沟）。

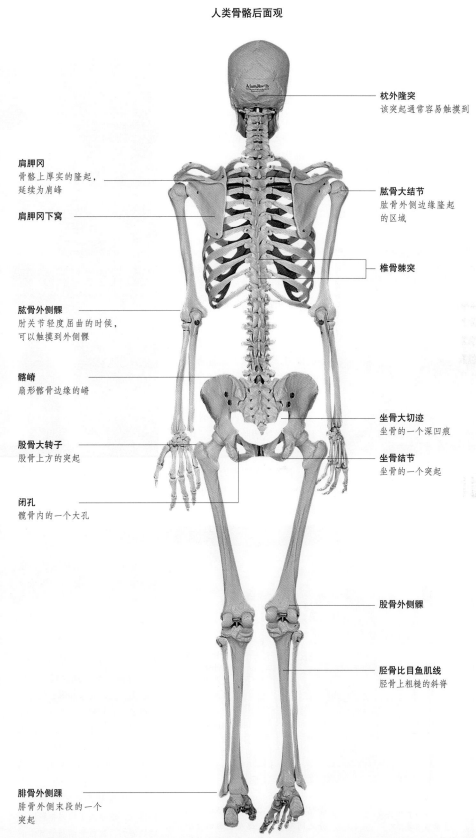

人类骨骼后面观

枕外隆突
该突起通常容易触摸到

肩胛冈
骨骼上厚实的隆起，延续为肩峰

肩胛冈下窝

肱骨大结节
肱骨外侧边缘隆起的区域

椎骨棘突

肱骨外侧髁
肘关节轻度屈曲的时候，可以触摸到外侧髁

髂嵴
扇形髂骨边缘的嵴

坐骨大切迹
坐骨的一个深凹痕

坐骨结节
坐骨的一个突起

股骨大转子
股骨上方的突起

闭孔
髋骨内的一个大孔

股骨外侧髁

胫骨比目鱼肌线
胫骨上粗糙的斜脊

腓骨外侧踝
腓骨外侧末段的一个突起

人类骨骼很少是平滑的。通常可以在肌腱、韧带和筋膜连接的地方发现骨骼标志。

骨骼是如何生成的

骨骼是有生命的组织，处于不断更新的状态。骨骼是人体骨架的基础，负责运动并容纳骨髓和重要脏器。

骨骼是坚硬的组织，是人体骨架的基础。骨骼是有生命的组织，可以通过生长和重吸收的过程不断更新和塑形。

骨基质

骨骼由钙化的基质组成，基质内嵌有骨骼细胞。基质由柔韧的胶原纤维构成，羟基磷灰石晶体（一种钙盐）存储于其中。主要有三种骨骼细胞：

■ 成骨细胞：负责形成骨骼的细胞。

■ 破骨细胞：破坏骨骼的细胞。

■ 骨细胞：完全成熟的骨骼细胞。

形成骨骼和破坏骨骼的细胞使骨基质在生命周期中不断更新。

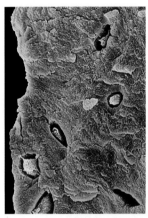

成骨细胞是形成骨骼的细胞。这张显微照片显示了成骨细胞（不规则的椭圆形）被自身产生的骨骼基质包绕。

骨骼支撑

骨骼在关节处通过韧带连接，并可通过连接的肌肉发生运动，形成了对运动至关重要的杠杆。

构成骨架的骨骼通过复杂的排列，为柔软、脆弱的部分提供了空腔，同时还具有灵活性和活动性。

另外，骨骼内含有骨髓，骨髓是柔软的脂性物质，可以产生大部分血细胞。

骨骼还可以作为钙和磷的储藏库，钙和磷对很多生理过程都很重要。

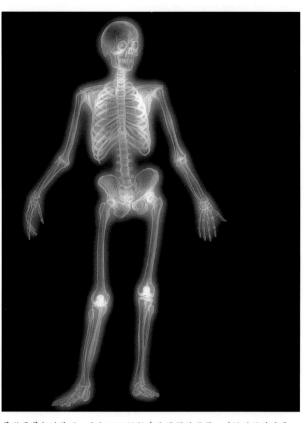

骨骼是骨架的基础。它们可以保护身体脆弱的脏器，对活动至关重要。

骨骼组织的结构

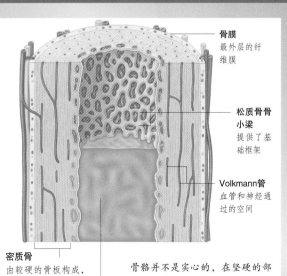

骨膜
最外层的纤维膜

松质骨骨小梁
提供了基础框架

Volkmann管
血管和神经通过的空间

密质骨
由较硬的骨板构成，上面散布着骨穴

髓腔
里面填满了骨髓

骨骼并不是实心的，在坚硬的部分之间有空隙。这些空隙的大小和分布决定了骨骼是密质的或松质的。

骨骼组织有两种形式：密质（或者皮质）骨和松质（网状）骨。

密质骨

密质骨构成骨骼的外层，在承受最大压力的位置是最厚的。密质骨由一系列隧道和通道组成，为神经、血管和淋巴管通过骨骼提供了通路。

密质骨的结构单元（骨单元）是和骨长轴平行排列的较长的圆柱体。骨单元是由一组同心排列的骨板（中空管道）组成的。

相邻骨板间的胶原纤维反向排列，这是为了增强骨骼抗扭转的能力。骨单元由通过其中心的血管营养和神经支配，称为Haversian管。

供应骨膜（包绕骨骼的膜）的血管和神经是通过Volkmann管连接到中心管道和髓腔（包含骨髓）的。

成熟的骨细胞位于每个骨板之间的小腔隙（骨穴）。

松质骨

大部分骨骼的内部是由松质骨构成的，松质骨比密质骨更轻、更松。这是由于它包含许多腔隙，这些腔隙填满骨髓。纵横交错的骨性网格支撑着松质骨，这种骨性网格又称为骨小梁。

骨骼的生成

骨骼的生成开始于胚胎期，并在生命的前20年持续存在。发育在骨化中心进行，一旦骨化中心完全钙化，骨骼就不会进一步生长。

骨架由许多不同的骨骼组成，从头颅发现的扁平骨到四肢的长骨。每个骨骼都具备各自不同的功能。

长骨

人体中最长的骨骼是上肢骨和下肢骨。每个长骨由三个主要部分组成：

- 骨干：一个中空的轴，由密质骨组成。
- 骨骺：骨骼两端；骨骼之间形成关节的部位。
- 骺（生发）板：由松质骨构成，是骨骼能够生长的区域。

保护膜

所有骨骼都有两层骨膜覆盖。

外层由纤维结缔组织构成；内层包含成骨细胞和破骨细胞，负责骨骼的持续补充。

肱骨，典型的长骨，位于上肢。肱骨分为骨干（轴）和两端的骨骺（头）。

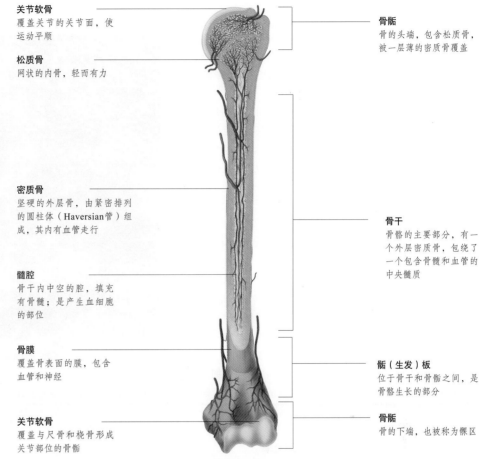

关节软骨
覆盖关节的关节面，使运动平顺

松质骨
网状的内骨，轻而有力

密质骨
坚硬的外层骨，由紧密排列的圆柱体（Haversian管）组成，其内有血管走行

髓腔
骨干内中空的腔，填充有骨髓；是产生血细胞的部位

骨膜
覆盖骨表面的膜，包含血管和神经

关节软骨
覆盖与尺骨和桡骨形成关节部位的骨骺

骨骺
骨的头端，包含松质骨，被一层薄的密质骨覆盖

骨干
骨骼的主要部分，有一个外层密质骨，包绕了一个包含骨髓和血管的中央髓质

骺（生发）板
位于骨干和骨骺之间，是骨骼生长的部分

骨骺
骨的下端，也被称为髁区

骨骼发育

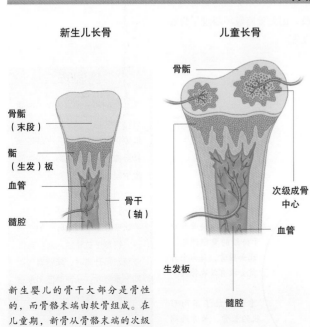

新生儿长骨

儿童长骨

骨骺（末段）

骺（生发）板

血管

髓腔

骨干（轴）

骨骺

次级成骨中心

血管

生发板

髓腔

新生婴儿的骨干大部分是骨性的，而骨骼末端由软骨组成。在儿童期，新骨从骨骼末端的次级成骨中心形成。

骨骼发育开始于胚胎期，持续约20年。它是一个基因调控下的复杂过程，并且通过内分泌、生理和生物过程进行修饰。

胚胎内的骨架模板从原始胚胎组织发展而来。随着胚胎的发育，该组织会逐渐变为可辨认的软骨（软的、弹性结缔组织），并可以看到独立的"骨骼"。

成骨

正常的骨骼会通过随后的成骨过程在模板内形成。该过程既可以发生在胎儿的早期成骨细胞周围（膜内成骨），也可以发生在软骨模板（软骨内成骨）。

密质骨在骨干内的初级成骨中心形成。软骨内的成骨细胞分泌一种胶状的物质，称为类骨质。类骨质通过矿物质的沉积形成骨骼。软骨细胞凋亡并进一步被成骨细胞替代。

长骨的成骨过程会持续到长骨两端仅剩较薄的软骨带。该软骨（骺板）是次级骨生长区域，持续至青春期晚期。

成骨中心的发生顺序会遵循一个预定的模式，因此，专家可以通过成骨的程度来判断骨龄。

成熟的骨骼

骨骼长度固定后，骨干、骺板和骨骺就会骨化并融合形成一个连续的骨骼，之后的骨骼不会有进一步的延长。

骨骼如何修复

虽然在青春期后期骨骼停止了生长，但骨骼是一个动态的组织，随着骨骼结构的不断改变，骨骼会持续重吸收和再生。

骨骼最令人震惊的特点之一便是它的再塑形能力。该过程发生在生长期，并持续终生。

骨骼的重塑形

在骨骼形成期间，骨骼会通过成骨过程进行随机沉积。重塑形的持续发生保证了骨骼形成有序的单元，以便更好地承担机械力量。破骨细胞清除陈旧的骨骼，而成骨细胞会产生新的骨骼。

骨骼的重吸收

破骨细胞可以分泌降解骨基质的酶，也可以分泌酸性物质使沉积的钙盐转变为一种可溶的形式（可以进入血流）。

破骨细胞主要活跃在骨骺生长区域的后方，以便将扩张的末端减少至不断生长的骨干宽度。破骨细胞还在骨骼内部存在，以清理容纳骨髓的长管状空间。

激素调控

当破骨细胞对骨骼进行重吸收，成骨细胞会产生新的骨骼来维持骨架的结构。该过程受激素、生长因子和维生素D的调控。

在儿童时期，骨骼形成超过骨骼破坏，使生长成渐进式。骨架成熟后，这两个过程达到平衡，以至于生长过程更加缓慢。

长骨

长骨的塑形过程特别重要，因为长骨支撑四肢。长骨两端比中部更宽，这样在关节处可以提供额外的力量。

随着破骨细胞破坏陈旧的膨大骨骺，生长区内的成骨细胞会产生新的骨骺。

当骨骼内的破骨细胞清理管状空间的时候，成骨细胞紧接着铺设一层新的骨。

重塑的速率

骨骼重塑在全身不是统一的过程；全身骨骼以不同的速率进行重塑。骨骼发生的位置倾向于在骨骼承受最大压力的

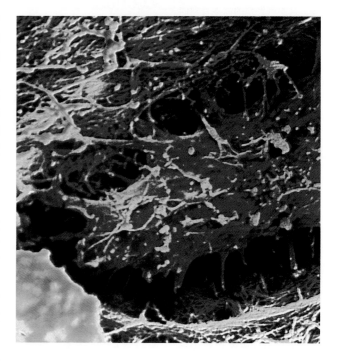

地方。这意味着接受最大压力的骨骼会受到更多的塑形。比如股骨（大腿的承重骨之一），每5~6个月就被有效地替换。

使用减少的骨骼更倾向于重吸收，如受伤后制动的下肢，因为骨骼破坏超过了骨骼发生。

成骨细胞（黄色细胞）分泌一种称为类骨质的物质，强化后形成骨。随着重塑的发生，骨骼可能被破骨细胞重吸收。

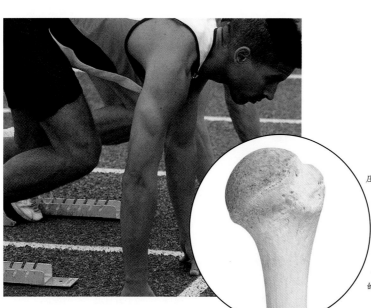

压力的增加会使骨骼处于持续的重塑过程。比如股骨，每六个月就会被有效地替换。

重塑造就了不同形状的长骨，长骨两端的宽度比中间更宽。

钙调节

骨骼的重塑不仅可以改变骨骼的结构，还会帮助调节血液中钙离子的水平。钙是正常神经传导、细胞膜形成和血液发生凝血所必需的物质。

骨骼中的钙约占全身的99%。当体液钙水平过低时，甲状旁腺激素刺激破骨细胞活性，钙离子被释放入血。当体液钙水平升高时，降钙素可以抑制重吸收，从而降低了来自骨骼的钙的释放。

骨骼修复

当骨骼受到超过自身能够承受的外力时，会发生骨折。为使骨折愈合，新的骨骼必须形成，并进行重塑。

骨折的修复机制依赖于骨骼重塑的过程。

骨折

当骨骼受到大于自身抵抗力的外力时，就会发生骨折。

骨折可能是由于自身应力的原因，也可能是常年持续压力造成的。当骨骼弹性降低、骨密度下降时，特别容易发生骨折。骨骼修复过程分为四个主要阶段。

石膏绷带通过制动肢端帮助骨折愈合，这对于保证肢端正确复位非常重要。

血凝块形成

1 骨折会引起该区域（主要是骨骼的保护层——骨膜的对应区域）的血管破裂。

血管的失血使骨折处产生凝血块，骨折时常常伴随特征性肿胀。不久，缺少营养物质的骨细胞开始凋亡，骨折处会变得非常疼痛。

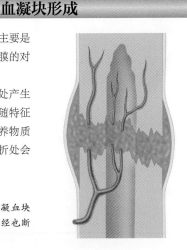

骨折处的血管破裂，引起凝血块的形成。排列在骨膜的神经也断开，引起剧痛。

纤维软骨愈合组织形成

2 骨折数天后，来自周围组织的血管和未分化的细胞进入该区域。其中一些细胞会发育成纤维细胞，它们可以在骨折碎片之间产生胶原蛋白纤维网。其他细胞转变成软骨细胞，可以分泌软骨基质。

骨折断端的组织修复区域称为纤维软骨愈合组织。

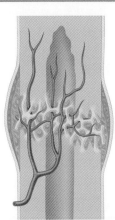

血管和细胞进入骨折区域。细胞产生胶原蛋白纤维和软骨，形成纤维软骨愈合组织。

骨痂形成

3 成骨细胞和破骨细胞迁移到骨折区域，在纤维软骨愈合组织内快速增殖。

愈合组织内的成骨细胞分泌类骨质，并转化为骨痂。

骨痂由两部分组成：位于骨折外侧边缘的外层骨痂和位于破碎骨片之间的内层骨痂。

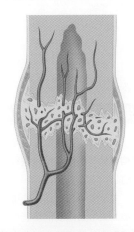

成骨细胞和破骨细胞在纤维愈合组织内增殖。成骨细胞分泌一种被称为类骨质的物质，类骨质加固后形成骨痂。

骨骼重塑

4 骨骼形成通常在骨折后4～6周内完成。

一旦新骨形成，重塑就会缓慢发生，以形成密质骨和松质骨。

完全愈合可能需要数月，这取决于骨折的特性和肢体的特殊功能——承重骨的修复时间会更长。

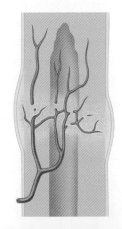

随着新骨的形成，破骨细胞会协助骨骼重塑。通过这种方式，骨痂会变平滑，骨骼恢复原始结构。

骨 伤

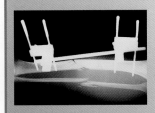

有些时候骨折的程度可能很严重，以至于骨骼修复的正常修复过程无法进行。

当骨创伤非常严重的时候，骨骼愈合可能会失败，可能会需要用到整形外科钉使骨骼固定。

例如粉碎性骨折或骨折片段丢失的骨折，断端之间的缝隙会过大而无法愈合。

骨骼可能需要通过使用整形外科的螺丝、钉、金属板或金属线固定到位，以促进骨骼修复。

骨碎片可以从患者其他部位的骨骼进行移植，以帮助骨骼形成。重大外伤甚至可能需要截肢。

关节的类型（1）

两个或两个以上骨骼汇合的位置会形成关节。一些关节可以赋予身体活动的能力，其他关节则可以使骨骼之间相互固定，以保护和支撑身体。

根据骨骼之间的组织类型，关节可被分为三种主要的结构组，分别是纤维关节组、软骨关节组和滑液关节组。

纤维关节

纤维关节是通过胶原蛋白将骨骼固定到一起的。胶原纤维可允许轻度活动。纤维关节一般位于体内关节活动相对受限的位置，如颅骨。

软骨关节

软骨关节内的骨末端被一层薄的透明（玻璃样）软骨覆盖，骨骼通过坚韧的纤维软骨连接。整个关节被纤维包膜覆盖。

软骨关节不允许大的活动，但它们在压力下会变得"松弛"，因而让脊柱等结构具有柔韧性。

滑膜关节

人体内大部分是滑膜关节，滑膜关节可以使骨骼更容易活动。在滑膜关节内，骨骼被透明软骨覆盖，骨骼之间被液体分离。关节腔内有一层滑膜内衬，整个关节被一层纤维包膜封闭。

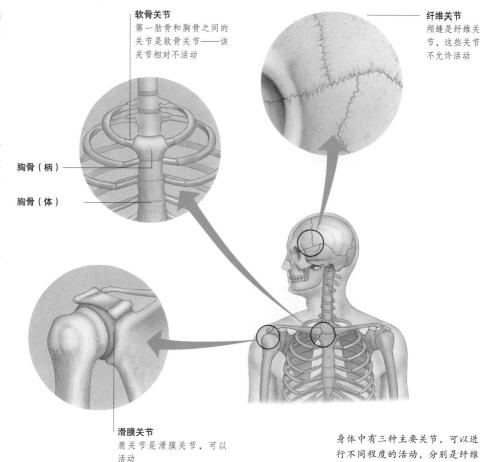

软骨关节
第一肋骨和胸骨之间的关节是软骨关节——该关节相对不活动

胸骨（柄）
胸骨（体）

纤维关节
颅缝是纤维关节，这些关节不允许活动

滑膜关节
肩关节是滑膜关节，可以活动

身体中有三种主要关节，可以进行不同程度的活动，分别是纤维关节、软骨关节和滑膜关节。

关节的功能分类

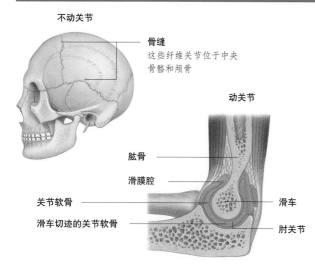

不动关节

骨缝
这些纤维关节位于中央骨骼和颅骨

动关节

肱骨
滑膜腔
关节软骨
滑车切迹的关节软骨
滑车
肘关节

肘关节是一个动关节，可以活动。关节囊使肘关节具有了最大的自由性。

前面介绍的关节分类是根据构成关节的组织结构进行分类的。

关节也可以根据功能进行分类。关节最重要的功能是允许或阻止骨骼活动。以此为基础，又分为三类：

不动关节：不允许活动的关节。这些关节主要位于中轴骨（除四肢外的中央骨骼），这些位置的关节可以满足支撑和保护的功能，而非运动。颅缝是纤维关节。

微动关节：允许轻度活动的关节。这些关节位于需要一定柔韧性但不需要大幅运动的位置。例如椎体关节或前臂内的纤维骨间膜。

动关节：允许自由活动的关节。这些关节主要位于四肢，机动性和活动是其首要功能。例如髋关节、肩关节和肘关节。

纤维关节和软骨关节

纤维关节和软骨关节在人类骨骼中扮演着重要角色。和广泛分布的滑膜关节不同，纤维关节和软骨关节帮助身体结构维持稳定性。

纤维关节的骨骼仅被较长的胶原纤维连接起来，没有软骨和充满液体的关节腔。该结构使纤维关节不允许骨骼之间发生真正的运动。具有的轻微运动取决于胶原纤维的长度。

纤维关节的分类

纤维关节可以被进一步分为三类：

■ 骨缝：字面意思是"接缝"，骨缝是颅骨相互交锁的坚韧纤维关节。虽然有压力施加时会有轻度的弹性，但较短的胶原纤维限制了骨与骨之间边对边的运动。颅骨内固定的纤维关节可以保护下方脆弱的脑组织。

■ 韧带联合：此处骨骼通过纤维结缔组织连接起来，关节之间的纤维长度并不相同。韧带联合又称为骨间膜，是前臂和小腿的特征之一，在这里两个骨骼作为一个活动单元平行排列。韧带联合比

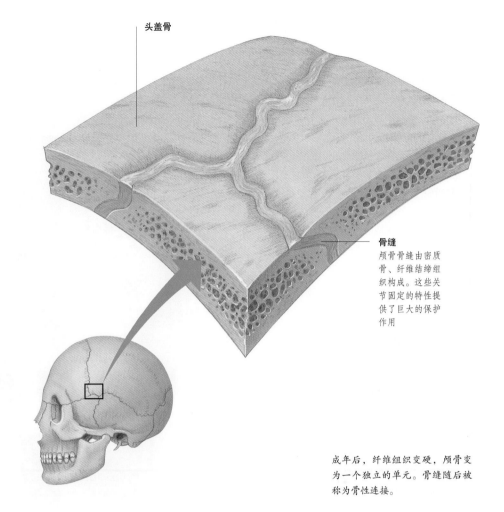

头盖骨

骨缝
颅骨骨缝由密质骨、纤维结缔组织构成。这些关节固定的特性提供了巨大的保护作用

成年后，纤维组织变硬，颅骨变为一个独立的单元。骨缝随后被称为骨性连接。

骨缝的纤维更长，可以进行更大幅度的运动。

■ 针状关节：这是一个非常特殊的纤维关节，在人类身体中只有一个例子，就是齿槽。在针状关节内，类似于针的突起位于凹陷或凹槽内，通过纤维组织，即牙周

韧带，固定起来。大幅度活动通常是不可能的，但轻度的活动对于进食非常必要，这可以减少咀嚼的压力。

软骨关节

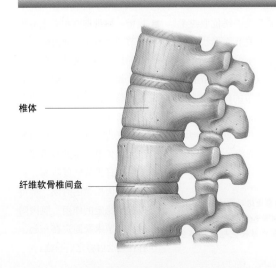

椎体

纤维软骨椎间盘

在软骨关节内，骨末端被透明软骨覆盖。在某些情况下，骨之间有一个坚韧的纤维软骨板。该关节通常被一个纤维包膜封闭。

有两种类型的软骨关节。

■ 主要软骨关节：位于骨末端被透明软骨板覆盖的位置。

纤维软骨盘在椎体的关节内，其作用是减震。这些坚韧的关节只允许少量运动。

对于儿童来说，它们位于生长中的长骨中，对于成人来说，则位于第一肋骨与胸骨顶端。

■ 次要软骨关节或"联合"：位于骨间有坚韧纤维软骨板的地方。这些关节强壮、活动轻微，经常发挥减震器的作用。该类型的软骨关节可见于脊柱，独立的椎体被透明软骨覆盖，通过有弹性的纤维软骨椎间盘相互连接在一起。

关节的类型（2）

滑膜关节比纤维关节和软骨关节允许更大的运动。根据滑膜关节的结构和运动种类可将其分为六种。

滑膜关节是身体中最常见的关节类型，骨骼之间在关节内有一个充满液体的关节腔。与纤维关节和软骨关节不同，滑膜关节可以允许大幅度的自由运动，所以四肢关节都属于滑膜关节。

特点

滑膜关节有许多共同的特点：

■ 关节腔：滑膜关节的独特之处是在形成关节的骨骼之间存在关节腔。关节腔内充满滑液。

■ 滑膜：滑膜是一层富含血管的结缔组织。它排列在关节腔内除软骨覆盖的其他位置。

■ 滑液：滑夜是滑膜产生的，填充在整个关节腔里。在健康的关节内，这种厚而黏稠的液体只有薄薄一层，是润滑关节的理想液体。

■ 关节软骨：关节软骨呈透明且呈轻度海绵状，非常柔韧，可以作为骨骼的减震器，帮助减少骨骼的磨损和折损。

■ 关节囊：关节囊是坚韧的纤维样囊，包绕着关节并对关节起保护作用。在骨关节的上方和下方与骨膜（保护层）相连接。

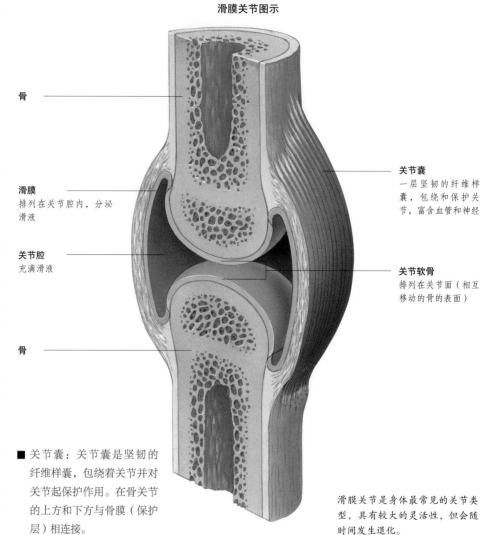

滑膜关节图示

骨

滑膜
排列在关节腔内，分泌滑液

关节腔
充满滑液

骨

关节囊
一层坚韧的纤维样囊，包绕和保护关节，富含血管和神经

关节软骨
排列在关节面（相互移动的骨的表面）

滑膜关节是身体最常见的关节类型，具有较大的灵活性，但会随时间发生退化。

滑膜关节的稳定性

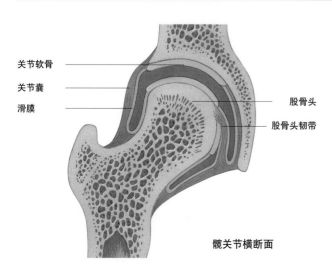

关节软骨
关节囊
滑膜

股骨头
股骨头韧带

髋关节横断面

滑膜关节是否错位取决于三个因素——关节面形状、韧带和周围肌肉的张力：

■ 关节面形状：有时关节面的形状对于关节的稳定性非常重要。例如，髋关节球窝和深的凹陷结构，就极大地增加了该关节的稳定性。

滑膜关节的自由运动意味着它们依赖于周围韧带和肌肉的稳定性。当然，关节的形状也起到一部分作用。

■ 韧带：韧带支撑和强化滑膜关节的关节囊，通过阻止过度的运动稳定关节。尽管如此，如果关节没有通过其他途径稳定，过度拉伸可能会造成韧带损伤。

■ 肌肉张力：关节周围肌肉的张力是关节稳定的最重要因素。肌纤维的轻度收缩，甚至是肌肉松弛的时候，都可以起到稳定的作用。肌肉同时将关节末端固定在一起，并在运动后将它们归位。

滑膜关节的类型

虽然滑膜关节有许多共有的特点，但它们仍然可以分为六组。不同之处取决于关节面的形状和关节允许的活动类型。

平面关节

平面关节的关节面是平坦的，通常只允许在一个平面内活动。例如，肩胛骨和锁骨之间的肩锁关节，脊柱椎体关节突之间的关节。

铰链关节

铰链关节发挥的作用类似于门上的铰链：关节面只能沿一个轴的一个平面活动。例如，肘关节，它只允许屈曲（弯曲）和伸展（伸直）。

车轴关节

在车轴关节中，一个骨的圆形或圆锥形突起插入另一个骨的套筒或环。旋转是唯一允许的运动，比如寰枢椎，只允许头部从一侧向另一侧转动。

球窝关节

在球窝关节中，一个关节面是球形的，并位于一个杯状的窝内。这是最灵活的关节，

平面关节

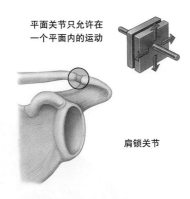

平面关节只允许在一个平面内的运动

肩锁关节

车轴关节

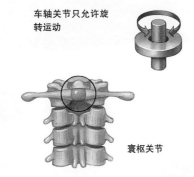

车轴关节只允许旋转运动

寰枢关节

铰链关节

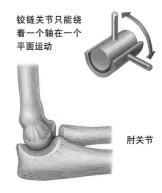

铰链关节只能绕着一个轴在一个平面运动

肘关节

球窝关节

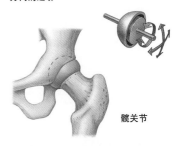

球窝关节允许所有方向的运动

髋关节

每一种滑膜关节允许特定类型的运动，范围从一个平面的运动到多个平面的运动。

可以在所有方向运动。例如髋关节和肩关节。

鞍状关节

鞍状关节允许该关节在两个不同的平面运动，例如，拇指基底、第一掌骨，以及腕部的大多角骨形成的关节。

髁状关节

髁状关节拥有卵圆形的关节面，允许一系列的运动，包括屈曲、伸展、左右运动和环形运动。如"指关节"或掌指关节。

滑膜关节的退化

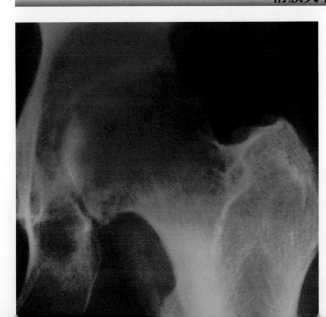

滑膜关节的结构使它们在人的一生中可以承受相当大的物理应力。尽管如此，在很多情况下，它们最终会随着时间不断损伤和退化。滑膜关节的退化称为骨关节炎，是人们生活中最常见的致残性疾病之一。

这张髋关节的X线片显示了患骨关节炎时关节所发生的退化。股骨头几乎触碰到髋臼窝（增亮的粉色）。

骨关节炎

患骨关节炎时，覆盖在关节表面的保护性软骨逐渐磨损，随着软骨变薄和不断受侵，其作为减震器的效果会降低，润滑作用逐渐丢失，这会引起活动时的僵硬和疼痛。关节的反复应力和既往疾病或损伤增加了患该疾病的风险。

虽然老化不是造成骨关节炎唯一的因素，但骨关节炎在老年人中或承重的关节上最常见。

肌肉的类型

人体内主要有三种肌肉——骨骼肌用于随意运动、平滑肌控制内在脏器以及心肌维持心跳。

人体内最常见的肌肉是骨骼肌（也称为横纹肌或随意肌），多数骨骼肌在皮下可见。随意肌可由意识控制，也可反射性地收缩，如敲击髌韧带时膝盖反射性地伸直（膝跳反射）。

结构

骨骼肌的肌纤维通过结缔组织（肌外膜）捆绑在一起，有一层鞘（肌束膜）将其分割成多束。肌束中的每条肌纤维都由一层肌内膜包绕。整块肌肉通过坚韧的纤维带（肌腱）连接到骨骼上。

功能

骨骼肌的适应性非常强。它可以强烈地收缩，产生一个很大的力量，如提起重物。同时，它也可以产生一个微小的力量去完成轻微的动作，如捡起羽毛。骨骼肌的另一个特点是容易疲劳，这在锻炼时会很明显。心脏可以不停歇地一直跳动，而骨骼肌在收缩后需要一段时间休息。

肌肉的结缔组织鞘

骨

肌束膜

血管

肌内膜

肌腱　肌外膜

肌束

骨骼肌显微镜下结构

肌原纤维

细胞核

横纹

肌内膜
一层结缔组织鞘，包绕独立的肌纤维

肌束膜
这层结缔组织鞘连接肌纤维

肌原纤维

肌纤维
横纹意味着有条纹，来自肌纤维显微镜下的外观

每块骨骼肌都是由沿长轴走行的肌纤维、结缔组织、神经和血管一起构成的。

平滑（不随意）肌

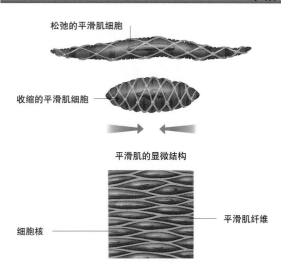

松弛的平滑肌细胞

收缩的平滑肌细胞

平滑肌的显微结构

细胞核

平滑肌纤维

平滑肌是因为在显微镜下观察不到横纹或条纹而命名的。平滑肌的活动不受意识控制，因此又称为不随意肌。

平滑肌的位置

平滑肌位于体内中空的结构壁，如肠道、血管和膀胱中。平滑肌可以调节管腔（中央空间）的大小，也可以在

平滑肌细胞以一个渐进的、同步的形式收缩，这些收缩比骨骼肌的收缩缓慢得多。

一些器官中引起波浪状的蠕动（如肠道和输尿管）。平滑肌也存在于皮肤中，它作用于毛发。眼球内的平滑肌可以决定晶状体的厚度和瞳孔的大小。

神经系统

平滑肌由自主神经控制，自主神经是神经系统的一部分，与身体内环境和压力反应的调节有关。不同于骨骼肌，平滑肌可以在一段时间内维持稳定的收缩。

骨骼肌的形状

虽然骨骼肌都由肌束或肌纤维组成，但由于肌束分布的不同，导致全身出现多种不同的肌肉形状。

有多种方法可以描述肌肉的形状。

- 扁平：如腹壁的腹外斜肌，形状扁平而宽。它们的覆盖面广，有时还会插入腱膜（宽广的结缔组织）。
- 梭形：许多肌肉的形状是这种"梭形"，圆形的肌腹在两端逐渐变为锥形。例如上肢的二头肌、三头肌，均有多头。
- 羽状：因形状类似羽毛而得名。可能为单羽状（如趾长伸肌）、双羽状（如股直肌）或多羽状（如三角肌）。多羽状肌肉类似于许多放置在一起相互邻近的羽毛。
- 环形：也称为括约肌，围绕身体的开口处。因肌纤维排列为同心环，它们的收缩可以关闭开口。面部的环形肌肉包括眼轮匝肌，可以闭目。
- 会聚：这些肌肉呈扇形，肌肉纤维从一个较宽的起点开始，会聚在一个狭窄的肌腱

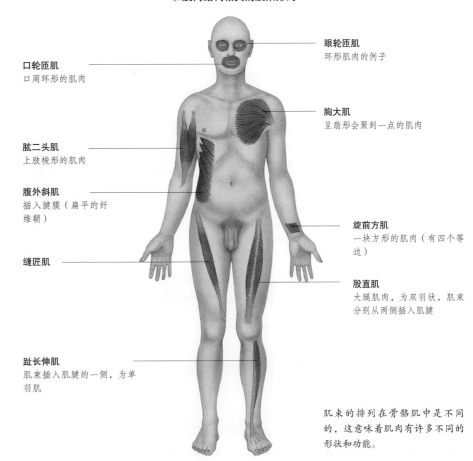

和肌肉结构相关的肌束排列

口轮匝肌
口周环形的肌肉

肱二头肌
上肢梭形的肌肉

腹外斜肌
插入腱膜（扁平的纤维鞘）

缝匠肌

趾长伸肌
肌束插入肌腱的一侧，为单羽肌

眼轮匝肌
环形肌肉的例子

胸大肌
呈扇形会聚到一点的肌肉

旋前方肌
一块方形的肌肉（有四个等边）

股直肌
大腿肌肉，为双羽状，肌束分别从两侧插入肌腱

肌束的排列在骨骼肌中是不同的，这意味着肌肉有许多不同的形状和功能。

上。在某些情况下，这些肌肉呈三角形，例如胸大肌。

功能

肌肉内肌束的排列影响肌肉的运动和力量。当肌纤维收缩时，它们会缩短至松弛长度的70%左右。如果肌肉的平行纤维很长，如大腿的缝匠肌，它可以收缩很多，但力量很小。

如果缩短的程度不如它所产生的力量那样重要，这样的肌肉可能由很多紧密排列的纤维组成并汇聚到一点。多羽肌的纤维，如肩部的三角肌，就是这种排列方式。

心　肌

心肌的显微结构

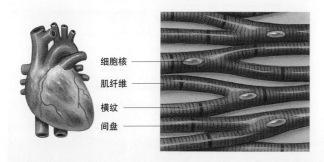

细胞核
肌纤维
横纹
间盘

心肌的功能是从心脏泵血。这种不随意肌的收缩具有节律性和自主性。

心肌是一种特殊形式的横纹肌，仅出现在心脏和与之毗邻的大血管壁内，如主动脉和上腔静脉。

这种类型的肌肉几乎占据了全部心脏厚壁（心肌）的质量。心肌的肌纤维以不同的螺旋形式排列，可使血液通过收缩传递的波状形式被排出心脏。

虽然心肌是横纹肌，但它并不像骨骼肌一样受意识支配，而是通过自主神经控制。

心肌的肌纤维很不寻常，因为它们分叉，并具有被称为间盘的特殊连接。

收缩频率

虽然健康心脏的收缩频率是受到支配心脏的神经控制，但即使没有外部神经信号的传递，心肌也具有自主收缩的能力。甚至当心脏被移到体外时，仍可以继续收缩一段时间。

肌肉如何收缩

肌肉组织约占据人体质量的一半，无论是连接骨骼、促使心脏跳动或是让食物通过肠道，它们都处于持续工作的状态。

肌肉是具有收缩能力的组织。肌肉有两种主要类型：随意肌和不随意肌。随意肌——骨骼肌——的收缩可以被意识控制，这种类型的肌肉和部分骨骼相连接，从而产生物理运动。

不随意肌

不随意肌不受大脑的意识控制。它被神经系统一部分特殊的神经所控制，位于身体的非骨骼肌部分。如心脏就是由不随意肌构成，可以在无意识的情况下跳动。

随意肌

移动骨骼的肌肉因其在显微镜下的外形带有横纹而被称为横纹肌。它由紧密连接在一起的肌纤维束构成，每条肌纤维都是由一个独立的、较长的多核细胞组成，从肌肉的一端延展到另一端。每条纤维都由许多长而薄的被称为肌原纤维的片段组成。这些肌原纤维由两种较小的相互重叠的蛋白片段组成，包括肌动蛋白和肌球蛋白，它们使肌原纤维呈带

肌肉的结构

肌肉由许多独立的肌细胞组成。细胞呈束状排列，称为肌束，每条纤维进一步分为肌原纤维。肌原纤维的片段称为肌小节，是收缩单位，也是肌肉最小的功能单位。这张图显示了从肉眼可见的骨骼肌结构到显微水平的结构。

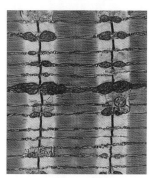

这张彩色电子显微照片显示了骨骼肌的结构。厚的红线划分了肌小节——收缩单位。肌小节由滑丝组成：肌球蛋白丝（粉色）和肌动蛋白丝（黄色）。

状。相邻肌原纤维的条带状排列，使得整个肌纤维呈现出条纹样的外观。

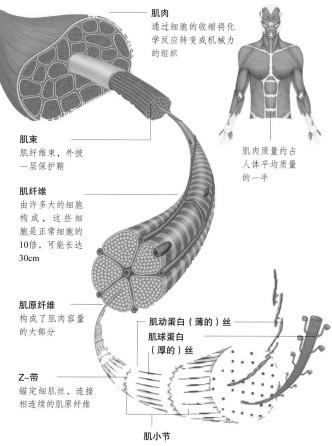

肌肉
通过细胞的收缩将化学反应转变成机械力的组织

肌肉质量约占人体平均质量的一半

肌束
肌纤维束，外披一层保护鞘

肌纤维
由许多大的细胞构成，这些细胞是正常细胞的10倍，可能长达30cm

肌原纤维
构成了肌肉容量的大部分

Z-带
锚定细肌丝，连接相连续的肌原纤维

肌动蛋白（薄的）丝
肌球蛋白（厚的）丝

肌小节

肌肉收缩

肌肉受到神经冲动刺激的时候会发生收缩，肌纤维内会发生复杂的化学变化。每一组细丝位于一个小室（肌小节）内，较薄的肌动蛋白丝连接于两个末端，较厚的肌球蛋白丝位于肌小节中间的肌动蛋白丝之间。

当获得能量——通常是从肌肉中存储的糖原（动物淀粉）中获得——的时候，肌球蛋白丝与肌动蛋白丝形成化学键，这些化学键反复断裂并在下一

点重新生成。通过这种方式，肌球蛋白丝像齿轮一样沿着肌动蛋白丝移动，使整个肌小节越来越短、越来越平。

当肌肉不再受刺激的时候，化学反应停止。细丝之间的化学键不再形成，肌肉松弛。

反向的肌肉收缩将细丝分离，这是由一种称为乙酰胆碱的化学物质驱动的，乙酰胆碱在神经末梢释放并落在肌肉特殊的接收区域。在乙酰胆碱出现前，肌肉一直处于收缩状态。

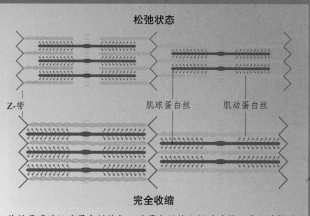

松弛状态

Z-带　　　　肌球蛋白丝　　肌动蛋白丝

完全收缩

收缩是通过肌球蛋白纤维与肌动蛋白纤维之间的连接以类似棘轮的方式快速破坏和重新形成来实现的。

不随意肌是如何移动的

身体包含两种不随意肌（不受大脑意识控制的肌肉）。平滑肌可以使眼睛聚焦，并使食物沿着消化道运动；心肌可以引起心脏跳动。

平滑肌

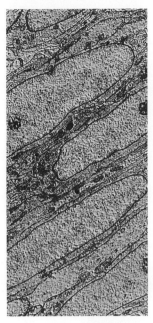

这张电子显微镜照片显示了封闭子宫内壁的平滑肌细胞。它们在妊娠和分娩期间可以进行肌性收缩。

平滑肌和心肌都可以在没有意识的控制下进行不随意的收缩。它们受到自主（无意识）神经的控制。

平滑肌位于体内许多地方，尤其是肠道，但也出现在诸如肺脏、膀胱、性器官内。平滑肌由梭形细胞组成，梭形细胞的平均长度只有零点几毫米。

细胞排列

细胞在两端呈锥形，只有一个细胞核，通过一种相当于黏合剂的物质连接到一起，形成肌束。这些肌束形成更大的肌束或扁平带，通过结缔组织连接到一起。细胞的排列比横纹肌内的常规形式更加松散，但平滑肌的收缩仍然来自细胞壁内细丝的运动。

平滑肌的收缩一般比横纹肌要慢，整个肌肉不一定都发生收缩。

典型的平滑肌运动位于肠道内。在肠道里，肌肉的其中一个部分收缩，当另一个部分收缩时，之前的部分则会松弛，这样就产生了收缩波在肌肉内传递，称为蠕动。这可以促使食物向下通过消化道进入胃，并通过整个肠道。

平滑肌包围着体内中空的结构，如食管、膀胱、子宫和血管。它的收缩频率相对较慢，但能量利用率较高，可以维持长时间的收缩。

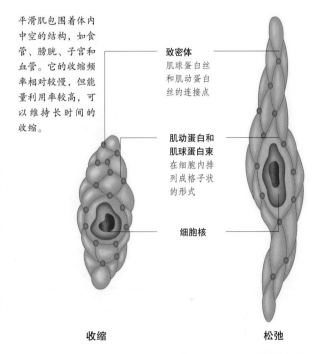

致密体
肌球蛋白丝和肌动蛋白丝的连接点

肌动蛋白和肌球蛋白束
在细胞内排列成格子状的形式

细胞核

收缩　　　　　松弛

心　肌

心肌只存在于心脏，它的结构位于横纹肌和平滑肌之间。在显微镜下观察时，心肌是条纹状的，但组成它的细胞比横纹肌细胞更短、更类似于箱形。大部分细胞在末端分支，其分支和相邻的细胞相连接。通过这种方式，形成了一个有弹性的纤维网络，具有协同行动的能力，让心脏肌肉更有韧性。

心肌必须非常强壮才能胜任它要做的工作。心脏在人的一生中大概跳动超过20亿次，泵出550 000吨血液。为了维持心脏在一生中平稳而有规律地收缩，心跳是通过电脉冲控制的。

心肌细胞比骨骼肌更短。相邻的细胞通过间盘紧密连接。细胞之间通过称为细胞桥粒的结构连接起来，允许电信号的传递。

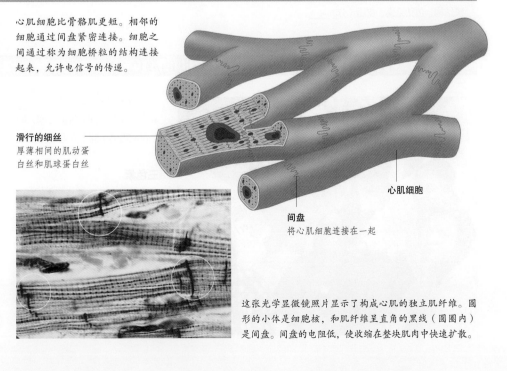

滑行的细丝
厚薄相间的肌动蛋白丝和肌球蛋白丝

心肌细胞

间盘
将心肌细胞连接在一起

这张光学显微镜照片显示了构成心肌的独立肌纤维。圆形的小体是细胞核，和肌纤维呈直角的黑线（圈圈内）是间盘。间盘的电阻低，使收缩在整块肌肉中快速扩散。

皮肤和指甲

皮肤、毛发和指甲一起构成了人体的皮肤系统。皮肤的功能包括调节温度和抵抗微生物的进攻。

皮肤覆盖了整个人体，其表面积约为1.5～2m²。约占体重的7%，重约4kg。

两层

皮肤由两层构成——表皮和真皮。

■ 表皮：表皮是两层中最薄的一层，是下方真皮的坚韧保护层。表皮由多层细胞组成，最内层由具有生命的立方体细胞构成，这些细胞可以快速增殖，为外层提供细胞。

当这些细胞到达外层时，在通过磨损作用"蜕去"之前，实际已经死亡，并变为扁平状。表皮没有自己的血供，依靠下方真皮内丰富的血供提供营养物质。

■ 真皮：真皮比表皮更厚，位于表皮下方，以获得保护。它由结缔组织组成，结缔组织含有的弹性纤维可以保持张力，含有的胶原纤维可以保持强度。真皮包含丰富的血管和感觉神经末梢。该层还分布有其他重要的外皮系统结构，包括毛囊、皮脂（分泌油脂的）腺和汗腺。

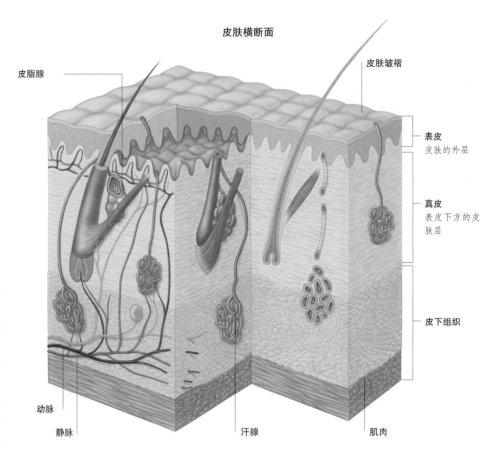

皮肤横断面

皮脂腺

皮肤皱褶

表皮
皮肤的外层

真皮
表皮下方的皮肤层

皮下组织

动脉

静脉

汗腺

肌肉

皮肤是身体最大的器官，它可以通过收缩和扩张真皮内的血管来调节体温。

皮肤的颜色

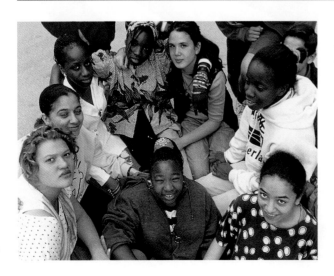

不同的人皮肤颜色有很大差异，特别是在不同的种族之间。这是由于三种皮肤色素的水平不同。

皮肤的颜色具有很大的差异，不仅在不同的种族之间，同一种族内的不同个人也有差异。

三色素

皮肤颜色取决于三种色素：黑色素、胡萝卜素和血色素。黑色素的范围从红色到棕色再到黑色，是由位于表皮下层的黑色素细胞合成的。各种族的皮肤颜色虽然有很大的差异，但都具有相同数量的黑色素细胞。黑皮肤人群的黑色素细胞相对皮肤颜色浅的人来说，会产生更多、更深的黑色素。

胡萝卜素是一种橘黄色的色素，从胡萝卜等蔬菜中吸收。它在表皮的最外层积聚，在手掌和脚底最明显。真皮血管内的血红素让皮肤呈粉红色，尤其是在皮肤内黑色素较少的情况下。

指甲

人类的指甲等同于其他动物的蹄或爪。它们为脆弱的手指和脚趾提供了坚硬的保护层，并在需要抓或挠的时候提供利器。

指甲位于手指和脚趾末端的背侧（背面）表面，覆盖每一个指/趾骨末端。

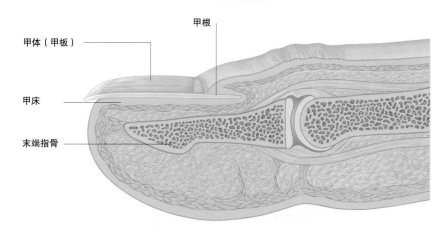

指甲横断面

甲根
甲体（甲板）
甲床
末端指骨

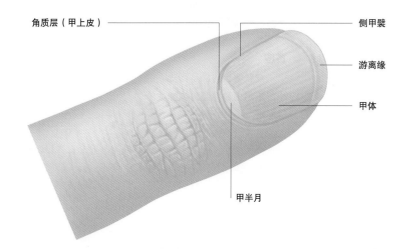

角质层（甲上皮）
侧甲襞
游离缘
甲体
甲半月

组成部分

■ 甲体（甲板）：每个指甲都由一层坚硬的角蛋白（和毛发内的物质一样）组成，角蛋白是从指甲根部不断产生的。

■ 甲襞：指甲两边的皮肤突起。

■ 游离缘：指甲在它的远端与下方表面分离，形成一个游离缘。指甲游离缘的长度取决于个人喜好及磨损程度。

■ 甲根（根部或基质）：位于指甲自身和甲襞下方的指甲基底处。指甲的这部分是指甲离皮肤最近的区域，指甲坚硬的角蛋白就是在这里通过细胞分裂产生的。如果指甲根部被破坏，指甲就不能再生。

■ 甲半月：灰暗的、新月形区域，位于指甲基底，在此可通过指甲看到基质。

■ 角质层（甲上皮）：覆盖在指甲近端并延伸到整个甲体，帮助保护基质免受微生物侵犯。

生长

手指甲比脚指甲生长得更快。在手指甲半月做的标记需要3个月才到达游离缘，而脚指甲则可能需要2年。为了正常的生长速度，并产生正常的、粉色而健康的指甲，指甲根部需要有良好的血液供应。指甲因为真皮层内大量的血管而看起来呈粉色。指甲以每天0.1mm的速度生长，但当指甲受损时，生长会加速。

银屑病

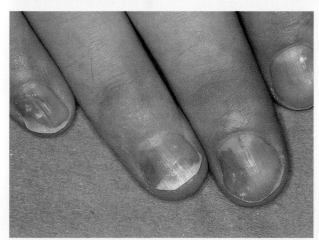

银屑病可能会使指甲出现某些特征性的改变。指甲可能有凹痕、增厚和出现皱褶，也可能从甲床剥离。

银屑病是一种比较棘手的皮肤疾病，发病率约为2%。虽然在一些病例中可能与遗传相关，但银屑病的发病原因并不明确。银屑病更多出现在青少年身上，压力或感染可能驱使它进一步恶化。

细胞堆积

银屑病主要的特征是皮肤最外层表皮的基底细胞快速增殖，这引起表皮内细胞的堆积，然后形成红色的、鳞状的斑块。

对于很多人来说，银屑病不过是反复复发的、令人讨厌的疾病。而对于另一些人来说，它可能是一种严重的衰竭性疾病，甚至影响身体的其他部分，比如关节。

不正常的指甲

指甲在患银屑病时经常受到影响。在远端可能发生甲体从甲床的分离（甲床剥离症），也可能出现指甲增厚或指甲皱褶（营养障碍）。

皮肤如何保护身体

皮肤是非常重要的器官，覆盖着身体的整个表面。皮肤在保护身体方面扮演着非常重要的角色，它同时可帮助控制体温。

皮肤是身体最大的器官。它重达2.5~4.5kg，覆盖大约2m²的面积。

皮肤的解剖

皮肤由两层组成：表皮和真皮。

表皮，或角质层，是皮肤的外层保护层。表皮的最外层（角质层）约占表皮厚度的四分之三。

角蛋白

表皮细胞产生角蛋白（一种纤维蛋白，存在于毛发和指甲中），通过其下方细胞的分裂不断地向外推送。

当细胞向外移动时，它们变得富含角蛋白，变得扁平并逐渐死亡。这些死亡的细胞不断脱落，这样表皮每隔几周就会被有效地替换一次。实际上，每个人一生中平均会脱落大约18kg的皮肤（以头皮屑或者干的皮肤碎片的形式）。

皮肤厚度

人体最易磨损的部位是最厚的，例如脚底和手掌。

真皮

皮肤的最内层是真皮。这个纤维层由胶原蛋白和弹性纤维网组成。

真皮含有血管、神经、脂肪小叶、发根、皮脂腺和汗腺。

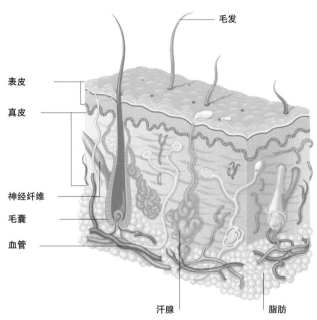

皮肤的解剖

毛发
表皮
真皮
神经纤维
毛囊
血管
汗腺
脂肪

皮肤由两个主要层组成：表皮和真皮。表皮被真皮层内的血管间接滋养。

皮肤的作用

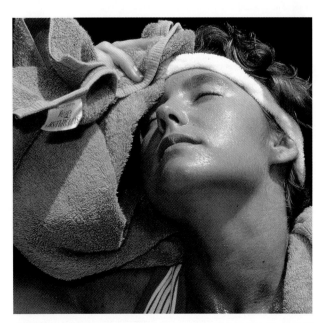

皮肤在体温的调节方面起着重要的作用。汗腺产生含盐的溶液，当它挥发的时候可以冷却身体。

皮肤对于人体有着非常重要的作用。

■ 保护：真皮的胶原蛋白纤维让皮肤具有力量和抵抗力，防止任何物体穿透身体。

■ 温度调节：通过真皮内血管的收缩（变窄）和血管的扩张（变宽）来调节温度。出汗也有助于身体降温。

■ 防止细菌感染：皮肤表面存在大量的微生物。它们与有害的细菌斗争，阻止有害细菌入侵身体。

■ 对触摸和疼痛敏感：真皮含有密集的神经末梢，这些神经末梢对疼痛和压力非常敏感。这些神经向大脑提供了与周围环境相关的有关身体的重要信息，使身体可以根据环境的变化而做出反应。例如，当触摸到热的物体时，手会缩回。

■ 防止未经调节的水分丢失：真皮的皮脂腺分泌一种称为皮脂的油性物质。这种油性物质覆盖着整个皮肤，使皮肤可以有效防水。真皮内的胶原蛋白纤维也可以维持水分。

■ 对抗紫外线（UV）辐射：黑色素（由表皮内的黑色素细胞产生）对太阳产生的有害紫外线辐射有防御作用。

■ 产生维生素D：维生素D是在阳光的照射下产生的，有助于调节钙的代谢。

皮肤的颜色

皮肤的颜色主要依赖黑色素的存在。黑色素可以保护皮肤免受太阳产生的有害射线的损伤。

皮肤的颜色依赖于多种因素，如皮肤厚度、血流和色素的浓度等。

色素

在皮肤菲薄和血液丰富的区域，血液中血红素的红颜色会使它显得颜色更深（如嘴唇）。

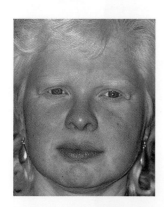

皮肤的颜色主要取决于黑色素细胞的数量。白化病患者缺少这种细胞，因此皮肤看起来呈白灰色。

一般来说，黑色素的产生会决定皮肤颜色的深浅。黑色素是存在于表皮层中的黑色素细胞产生的。

黑皮肤的人群在他们的皮肤中有大量的黑色素细胞，因此具有浓度更大的黑色素。

太阳照射

皮肤为了应对阳光中的紫外线，会产生大量黑色素。

随着黑色素水平的增加，皮肤颜色变深，以形成抵抗太阳有害射线的过滤层。

雀斑是皮肤对太阳照射反

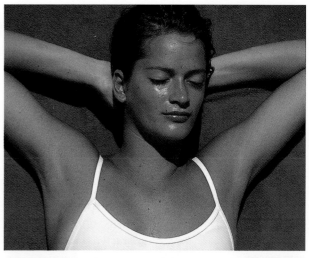

黑色素细胞在阳光下会更加活跃。黑色素水平的增加使皮肤颜色变深，可以过滤掉有害的射线。

应的另一个例子，该区域有更密集的黑色素细胞。

太阳灼伤

如果太阳照射不是逐步产生，皮肤就不能产生足够的黑色素来过滤太阳的有害射线。

皮肤会因此灼伤，产生炎症并变得很脆弱。长时间的紫外线暴露可以永久性的损伤皮肤细胞，导致皮肤提前老化，甚至会导致皮肤癌。

皮肤癌在深色皮肤的人群中更少发病，这是黑色素具有保护作用的证据。

皮肤修复

当皮肤被割开时，比如手术切口，如果使用缝线将它们固定到一起，可以使伤口的边缘自动长到一起。

有组织缺损的位置，新皮肤的再生会是一个比较漫长的过程。

邻近伤口的皮肤细胞和下方细胞分离，迁移到受伤区域并增大。

邻近伤口的其他细胞通过快速增殖来取代损失的细胞。

最终来自伤口两边的细胞通过迁移汇合。一旦伤口完全被覆盖，细胞迁移就会停止。

伤口会随着上皮细胞的增殖和正常厚度的恢复继续愈合。

当皮肤受伤时，周围的细胞会移动到受伤的位置进行增殖，直到该区域被覆盖。

皮肤移植

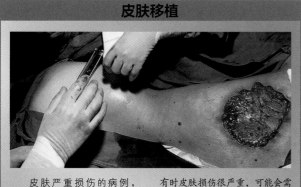

皮肤严重损伤的病例，如三度烧伤，可能需要医学干预。因为受伤区域过大，依靠自身再生过程缓慢，甚至有发生感染的风险。

皮肤移植

皮肤移植的过程涉及从身体其他部位移过一片正常的皮肤，通常使用大腿或臀部区域的皮肤。

有时皮肤损伤很严重，可能会需要进行皮肤移植。该操作涉及从身体的其他部位移植皮肤。

该皮肤移植到伤口区域。随着时间的推移，新的皮肤细胞会增殖并连接到一起，从而使伤口愈合。

在实验室培养皮肤细胞的新技术正在不断发展。该技术可以使皮肤特异性地为移植生长。

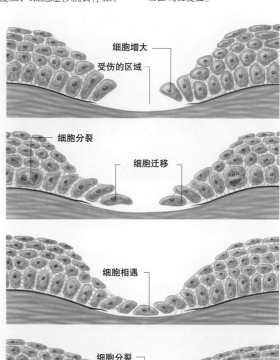

细胞增大
受伤的区域

细胞分裂

细胞迁移

细胞相遇

细胞分裂

指甲如何生长

指甲是外层皮肤的延展，在一生中持续生长。指甲除了具有保护作用外，还可以很好地提示个人的健康状况。

和毛发一样，指甲是皮肤的衍生物，形成了身体的部分外层。指甲是覆盖手指和脚趾末端表皮（皮肤的外层）的鳞片状延展。

指甲的解剖

指甲是扁平的弹性结构，在胚胎发育的第三个月开始在手指和脚趾尖端的上表面生长。

每个指甲包括以下组成部分。

■ 甲体：又称为甲板，是指甲的主要外露部分。

■ 游离缘：这是指甲超过指尖生长的部分。

■ 侧甲襞：指甲两边的皮肤突起。该皱褶在表皮和指甲的交界处升起，这是由于表皮细胞比指甲细胞分裂得要快，引起皮肤在指甲边隆起。

■ 甲上皮（角质层）：这是一层角化的（死亡的）皮肤，覆盖部分指甲，并保护指甲生长区域的皮肤。

■ 甲半月：这是指甲轻度不透明的区域，呈新月形。该区域可能部分被角质层遮盖。

■ 甲下皮：皮肤和指甲下方游离缘连接的区域。甲床有丰富的神经，当外界物体比如木头裂片穿透它时会非常疼。

■ 甲根：又称为基质，是指甲的近端（离皮肤最近），植入角质层下方的凹槽内。

■ 甲床：整个指甲下面的区域。

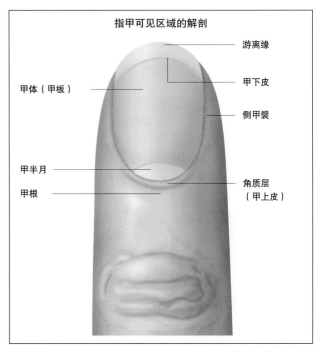

指甲可见区域的解剖

游离缘
甲下皮
甲体（甲板）
侧甲襞
甲半月
角质层（甲上皮）
甲根

指甲是由坚硬的角蛋白弯曲所形成的甲板构成。甲半月区域下方有甲根，是负责指甲生长的区域。

指甲的作用

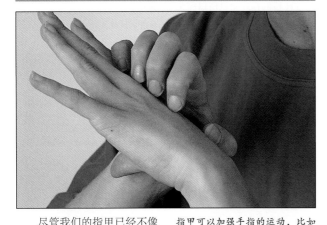

尽管我们的指甲已经不像祖先的那么强健，但它们依然发挥着重要的作用。

指甲可以加强手指的运动，比如抓挠。指甲还可以保护敏感的手指和脚趾尖端。

保护作用

和皮肤、毛发一样，指甲由角蛋白组成，角蛋白是一种坚韧的蛋白。指甲可以负责减震、保护手指和脚趾尖端。

另外，手指对系鞋带、拾物或挠痒等非常有用。

虽然指甲缺少神经，但也可以承担"天线"的作用，因为指甲嵌入了敏感的组织，当指甲接触到物体时，可以感触到任何冲击力。

脆指症

指甲具有多孔的结构，可以容纳同等重量皮肤100倍的水分。通过这种方式，指甲限制了大量水分进入指尖组织。

指甲摄取的水分最终通过挥发丢失，逐渐干涸并恢复正常大小。

频繁在水中浸润和晾干可引起指甲变得脆弱，导致指甲变脆和劈裂。

另外，指甲油及将其移除的溶剂也会使指甲变脆。

死亡后

在人死亡后的短时间内，指甲会继续生长是一个常见的误区。

然而相信该谜团也是可以理解的，因为死后指甲周围的皮肤逐渐干涸，使甲床皱缩，造成指甲长度实际增长的印象，同理，推挤角质层也可以让指甲看起来更长。

实际上，人死后身上所有的细胞均停止生长，包括指甲细胞。

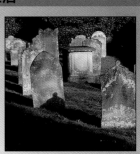

经常有人认为指甲和毛发在死后会继续生长。实际上，一旦死亡发生，身体的每一个细胞都停止了活动。

指甲的生长速度

指甲从根部生长到手指尖端需要6个月的时间。有时，指甲的生长速度较快，比如天气比较暖和的时候。

指甲有两个生长区域。
- 生发基质：这是甲根下方的区域。在这里，富含角蛋白的表皮细胞分裂、增厚变为指甲。
- 甲床：位于甲板下方的区域，为生长中的指甲提供了可以分裂的平面。

右利手，右手拇指的指甲会比左手拇指的指甲生长得更快。

生长速度

平均来讲，指甲从基底生长到指甲尖端需要花费大约3~6个月的时间。手指甲的平均生长速度大约是每周0.5mm，在夏天会生长得更快，这可能是由于夏天人体的血液循环更快，细胞分裂更迅速。手指甲的生长速度大约是脚指甲的4倍。

有趣的是，如果一个人是

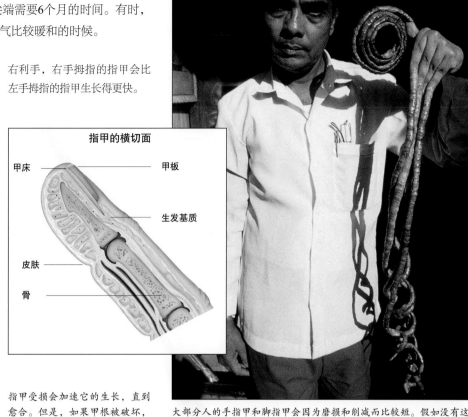

指甲的横切面

甲床   甲板

生发基质

皮肤

骨

指甲受损会加速它的生长，直到愈合。但是，如果甲根被破坏，指甲就会停止生长。

大部分人的手指甲和脚指甲会因为磨损和削减而比较短。假如没有这个过程，指甲可以长到很长。

指甲异常和损伤

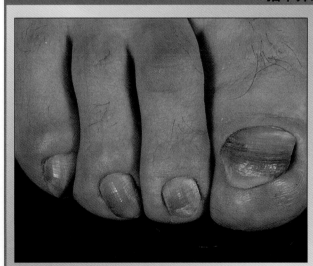

指甲可以揭示一个人的健康状况。

血供

正常情况下，因为指甲下方的皮肤血供丰富，看起来是粉色的。指甲在手术期间对麻醉师来说可以作为氧供的指

在黄指甲综合征中，指甲变厚变黄。它与足部肿胀有关，也可能是由甲状腺疾病引起的。

示器，所以手术前要求擦去指甲油。如果指甲的颜色变为灰白色或蓝色，则显示病人没有获得足够的氧气。

指甲异常

指甲的状态可以帮助诊断很多疾病。

沿指甲走形的甲沟可能会揭示一个人在数月前遭受严重的疾病，这是因为疾病减慢了指甲的生长速度，引起甲根发生皱褶。这些皱褶随着指甲的生长被向外推。

类似地，向回弯曲的畸形指甲可能提示贫血（铁缺乏）。

手指甲的颜色也非常有启示作用。比如，白色不透明的指甲可能提示肝硬化，指甲上的白色条纹可能是轻度砷剂中毒的线索。

指甲损伤

对于一些更严重的改变，比如指甲变蓝或脱落，经常是由于甲床在外伤后受损。只要甲根没有被破坏，指甲最终会再生并持续生长。

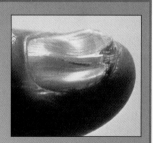

较脆的勺状指甲提示有反甲，这是贫血的信号，是由于细胞缺铁导致的。

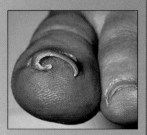

内向生长的脚指甲是由于剪指甲时距边缘太近造成的。这会引起指甲向新鲜的组织中生长，造成炎症和感染。

毛　发

人类的毛发主要有两种：毫毛和终毛。只有男性的终毛有中央核或毛髓，可以对性激素睾酮产生反应。

人类身体表面被数以百万计的毛发覆盖。大部分毛发位于头上、外生殖器周围和腋下。身体上唯一没有毛发的区域是嘴唇、乳头、部分外生殖器、手掌和脚底。

虽然人类的毛发并不像其他哺乳动物的一样具有保温作用，但它有许多其他功能：

■ 感觉小的物体或靠近身体的昆虫；

■ 保护/隔离头部；

■ 保护眼睛；

■ 性的信号传递。

毛发的结构

毛发是由坚硬的角蛋白形成的弹性线状物质。它是由真皮（皮肤的内层）内的毛囊产生的，从表皮（皮肤的外层）发出。

每个毛囊都有一个膨胀的末端——毛囊球部，可以容纳一小组毛细血管来滋润正在生长的发干根部。发干的形状决定了毛发是直的或者弯的：发干的横切面越圆，毛发就越直。

毛发由三个同心层组成：

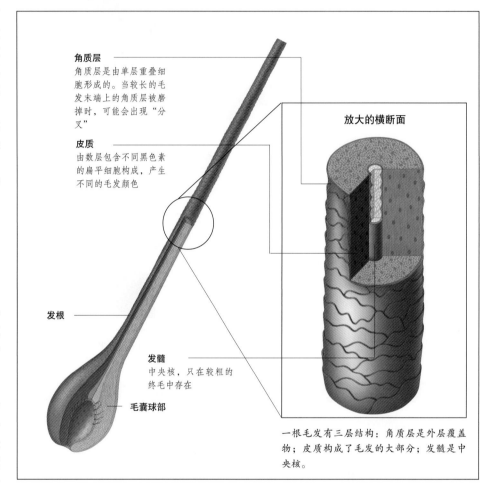

角质层
角质层是由单层重叠细胞形成的。当较长的毛发末端上的角质层被磨掉时，可能会出现"分叉"

皮质
由数层包含不同黑色素的扁平细胞构成，产生不同的毛发颜色

放大的横断面

发根

发髓
中央核，只在较粗的终毛中存在

毛囊球部

一根毛发有三层结构：角质层是外层覆盖物；皮质构成了毛发的大部分；发髓是中央核。

■ 发髓；　　　　　■ 皮质；　　　　　■ 角质层。

毛发的种类和分布

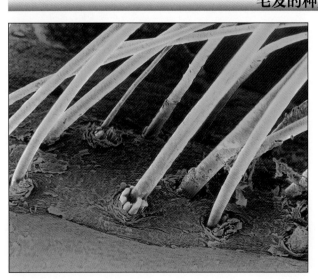

虽然人类毛发看起来有许多不同的种类，但只有两种主要类型：

■ 毫毛；

■ 终毛。

毫毛

毫毛是指那些覆盖在女人和儿童身体上的大部分的柔软毛发。毫毛短而细，通常颜色

睫毛是男性、女性和儿童都具有的终毛，睫毛可以阻止外来物体进入眼睛。

较浅，相比于终毛更不显眼。毫毛轴内无中央髓质。

终毛

终毛比毫毛粗得多。它主要出现在头部，如睫毛和眉毛，以及阴毛和腋（腋窝）毛。成年男性大部分体毛都是终毛。终毛轴内有中央髓质。

终毛主要是在男性性激素如睾酮作用下生长的。如果女性在药物干预下具有太多这类激素，就会出现这类毛发（多毛症）。

毛囊

毛发是在毛囊内产生的，毛囊存在于皮肤表面。许多其他的结构与毛囊相关，例如皮脂腺、神经末梢以及牵引毛发直立的小肌肉。

皮脂腺在毛囊旁边，二者都在身体的表面。皮脂腺产生一种油性物质，称为皮脂。皮脂通过皮脂腺管从腺体排出，进入毛囊，然后皮脂通过新生的毛干到达身体表面。

皮脂产生的量取决于皮脂腺的大小，皮脂腺的大小又取决于循环激素的水平，尤其是雄激素（男性性激素）。最大的皮脂腺位于头部、颈部、背部及胸前。

皮脂的功能是软化和润滑皮肤及毛发，防止皮肤干燥。它还含有杀灭细菌的物质，否则这些细菌可能会引起皮肤和毛囊的感染。

每根毛发的根部位于一个毛囊内，在皮肤内埋入大约4~5mm。皮脂腺产生的皮脂可以保持毛发的润滑。

发干

竖毛肌

皮脂腺

透明膜

毛发球部

毛囊的结缔组织

黑色素细胞

毛发基质

毛发乳头

神经末梢

细小的神经末梢网络位于毛囊球部周围。毛发基底的任何动作都会刺激这些神经。如果毛发在发干的一些位置被压力折弯，这些神经末梢便会启动，将信号传送到大脑。例如，昆虫飞落在皮肤上，引起了轻度的毛发弯曲，从而引发了一系列事件，最终产生一个反射动作，在昆虫叮咬前将它驱走。

竖毛肌

每个毛囊都连接到一个称为竖毛肌的小肌肉上，竖毛肌的字面意思是"毛发的举起者"。当该肌肉收缩时，会引起毛发从正常角度的状态转变为垂直立起的状态。

如果许多毛囊同时竖起来，我们会看到（和感觉到）被称为鸡皮疙瘩的现象，这种现象通常在寒冷或恐惧时发生。

这些肌肉的作用在有毛的哺乳动物中更为重要，它可以存留大量的空气在皮毛中，从而起到保暖的作用。

毛发稀疏和秃顶

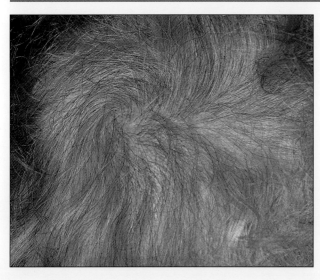

人在儿童期和成年早期之间毛发生长得最快。大约在40岁之后，毛发的生长速度开始下降，毛囊开始老化。

当毛发脱出后，如果它们并没有快速长出新的毛发，就会导致毛发总体稀疏，或存在一定程度的秃顶。毛发稀疏是由于较软的毫毛替代了较粗的终毛。

大约40岁之后，毛囊开始老化，毛发的脱落速度比替代速度更快。较厚的终毛被较薄的毫毛所取代。

秃顶的发生

真正的秃顶，通常认为是男性式秃顶，和许多因素相关。包括：

■ 家族史；

■ 雄激素水平（男性性激素）；

■ 增长的年龄。

秃顶可能是由在成年后才开启的基因引起的，导致毛囊对循环激素的反应发生改变。

非正常的毛发稀疏或脱落可能与多种疾病有关，医生应该熟悉这些疾病的治疗。

毛发如何生长

毛发是皮肤的衍生物，由角蛋白（一种坚韧结构蛋白）组成。毛发在保护身体方面起着重要的作用，尤其是对头发最密集的头皮。

毛发是哺乳动物的显著特征。人类的毛发在保护身体免于外伤、热量丢失和阳光照射方面起着重要的作用。

毛发的结构

毛发的结构复杂，它由角蛋白纤维组成——角蛋白是一种坚韧的结构蛋白，主要出现在指甲和皮肤外层。

每根毛发均由三层同心（环形）的死角质细胞构成，部分被空气分隔。

髓质（中央核）由含有柔软角蛋白的大细胞组成，部分由空隙隔开。髓质周围的皮质层体积庞大，由几层扁平的皮层组成。

保护层

角质层是最外层，由一层坚韧的角蛋白细胞组成，它们像屋顶瓦片一样相互重叠。头发的外层含有最多的角蛋白，可以加强和保护头发，帮助保持内层紧致。随着头发变老或受损，角质层往往会逐渐消失，使得皮质和髓质中的角蛋

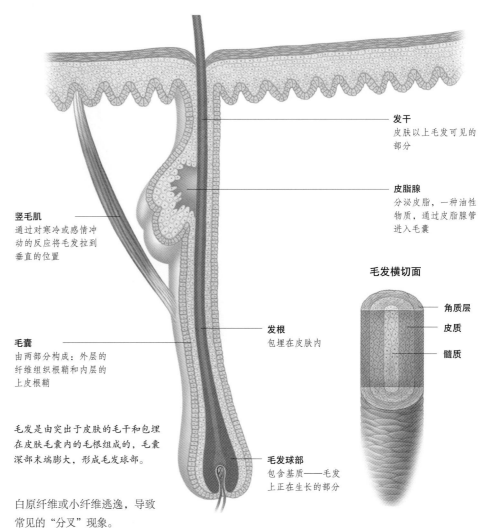

发干
皮肤以上毛发可见的部分

皮脂腺
分泌皮脂，一种油性物质，通过皮脂腺管进入毛囊

竖毛肌
通过对寒冷或感情冲动的反应将毛发拉到垂直的位置

毛囊
由两部分构成：外层的纤维组织根鞘和内层的上皮根鞘

发根
包埋在皮肤内

毛发球部
包含基质——毛发上正在生长的部分

毛发是由突出于皮肤的毛干和包埋在皮肤毛囊内的毛根组成的，毛囊深部末端膨大，形成毛发球部。

白原纤维或小纤维逃逸，导致常见的"分叉"现象。

毛发横切面

角质层
皮质
髓质

什么引起毛发生长?

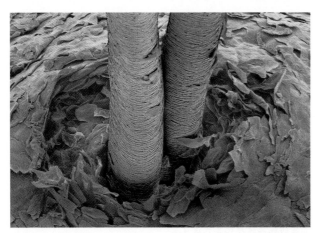

这张电子显微镜照片显示了头皮上的毛发。皮肤表皮内的毛囊伸出了两个毛干。

每根毛发分为毛干（可见的部分）和毛根两部分。每根毛发的毛根都在皮肤下方的毛囊内。在底部，毛囊膨大形成毛发球部。

毛发的产生

毛发球部包绕着许多未分化的上皮细胞（毛发基质），这些上皮细胞不断分裂产生毛发。毛发球部被真皮乳头（真皮的突起）提供的致密的毛细血管网滋养。

生长的刺激

来自真皮乳头的生长化学信号刺激邻近的基质细胞分裂并产生毛发。当基质产生新的毛发细胞时，旧的细胞被向上推挤并融合在一起，它们逐渐角质化并死亡。伸出头皮的毛发不再有生命，但由于根部活性细胞的分裂，毛发以每天大约0.3mm的速度生长。

生长的阶段

毛发是在不同阶段产生的。任何破坏这种平衡的因素，比如压力或者某些药品，都可能导致毛发稀疏和秃顶。

毛发的生长周期包括生长期和静息期。在生长阶段，随着细胞被添加到根部的底部，毛发形成并延伸，这个阶段可以持续2～6年。由于毛发大约每年生长10cm，任何一根头发都不大可能长到超过1m。

静息期

最终，细胞停止分裂（静息期），毛发停止生长。毛囊萎缩到正常大小的六分之一，负责新的毛发细胞滋养的真皮乳头从毛发球部脱离。在这一时期，死亡的毛发仍然固定在它的位置。在洗头发或冲刷头发的时候，这些毛发大量脱落。新的循环开始时，新毛发产生，旧的毛发从毛囊脱落

不同类型的毛发

毛发各阶段的长短取决于毛发的种类：头发生长的周期大概是3年，而眼睑毛发生长的周期则短得多，大约30天，在脱落前静息105天。任何时候，大约90%的头毛处于生长期，正常情况下，每天有大约100根头发脱落。

毛发不是以恒定的速度生长的；每根毛发都在脱落和被替代前经历生长期和静息期。

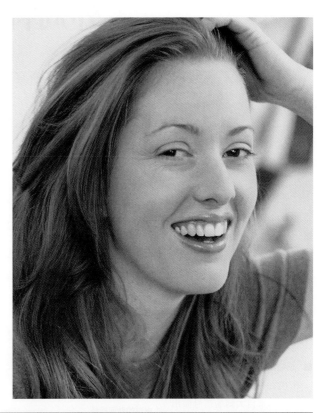

脱 发

随着年龄的增长，毛发的生长速度会逐渐降低。这会导致毛发脱落得更快，来不及进行替换。毛发总体会变得稀疏，在某些位置会产生秃顶（秃顶症），特别是男性。

过早脱发

引起男性脱发的生理变化与秃顶的生理变化是不同的。男性秃顶是由基因决定的，被认为是由毛囊对睾丸激素反应的变化引起的。每个毛囊的生长周期变得非常短，以至于许多头发在脱落之前还未从毛囊中长出来，而那些长出来的毛发也非常纤细。

压力等因素也可能会改变正常脱发和替换周期，从而导致毛发稀疏和丢失。

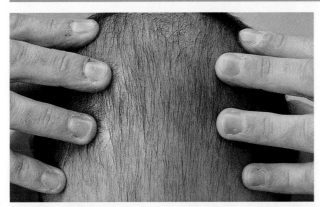

男性秃顶是一种常见的遗传疾病。毛发的生长期变短，以至于毛发在长出前就脱落了。

头发颜色和质地

头发的颜色取决于黑色素，黑色素是毛发球部黑色素细胞产生的，之后被运送到皮质。

深色的毛发中含有黑色素，和皮肤中含有的黑色素一样。头发呈棕色和红色是由于黑色素中含有硫和铁。头发呈灰色或白色是由于黑素色的产生减少（基因驱动）和发干中黑色素被气泡替代。

成人大约有120000根头发。红头发的人头发较少，而棕色头发的人头发较多。

身体产生的角蛋白的成分是由基因决定的，每个人都不相同。因为角蛋白决定了发干的质地，所以不同头发的质地差别很大。

如果发干是平滑的圆柱形，那么就是直发；如果发干是椭圆形的，则会出现波浪式的头发；如果发干是肾形的，则头发则会是卷曲的。

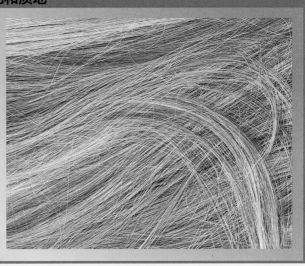

头发的颜色和质地是由基因决定的，所以区别很大。头发的颜色是由黑色素成分决定的，而发质则取决于角蛋白的组成。

外周神经系统

外周神经系统包括体内除大脑和脊髓外的所有神经组织，主要的解剖成分是颅神经和脊髓神经。

人体内的神经系统分为两部分：中枢神经系统（CNS）和外周神经系统（PNS）。

外周神经系统主要包括以下部分。

- 感觉受体：它是特殊的神经末梢，接收关于温度、触觉、疼痛、肌肉牵张和味觉的信息。
- 外周神经：成束的神经纤维，与中枢神经系统相互传递信息。
- 运动神经末梢：特殊的神经末梢，可引起它们所支配的肌肉对来自大脑的信号做出反应。

分布

外周神经分为两种。

- 颅神经：这些神经发自大脑，接收头颈部的信息并支配头颈部。一共有12对颅神经。
- 脊髓神经：这些神经发自脊髓，每根神经包含数千个神经纤维，支配身体的其余部分。31对脊髓神经中的多数会加入复杂的网络，如支配上肢的臂丛神经，然后才转变为外周神经的一部分。

周围神经系统的主要神经

大脑

面神经
12对脑神经之一，支配头颈部

脊髓
成对、分节段，脊髓神经发源于此

臂丛
复杂的外周神经，根部发自颈部

成对的肋间神经
胸部脊髓神经的分支

股神经
大腿前面的主要外周神经

坐骨神经
大腿后面的主要外周神经

尺神经
支配小指的皮肤和手部的小肌肉；臂丛神经之一

正中神经
支配手掌皮肤和控制腕部、大拇指和手指运动的肌肉；臂丛神经的一支

左侧腓总神经
支配移动左足的一些肌肉

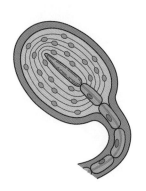

感觉神经末梢可能是游离末梢或者是有囊壁包裹。"帕西尼氏小体"是有囊壁包着的神经末梢。

外周神经建立了中枢神经系统——大脑和脊髓，以及身体其余部分的联系。

外周神经的结构

外周神经都是由独立的神经纤维构成，有些神经纤维具有一层绝缘的髓磷脂，并被包绕在结缔组织内。

因为脆弱的神经纤维很容易受到损伤，末梢神经的大部分都由三层保护性结缔组织覆盖。

■ 神经内膜：神经内膜是一层纤弱的结缔组织，它包绕着周围神经的最小单位——神经元。该层可能还包绕神经元的髓鞘。

■ 神经束膜：神经束膜是一层结缔组织，保护性地包绕一组神经纤维，这些神经纤维紧密连接呈束状，称为神经束。

■ 神经外膜：数个神经束被一层坚韧的结缔组织外膜——神经外膜——包绕在一起，形成了外周神经。神经外膜还包绕着滋养神经纤维及其结缔组织的血管。

神经功能

大部分外周神经与中枢神经系统相互传递信息（包括感觉和运动功能），因此也被称为"混合"神经。

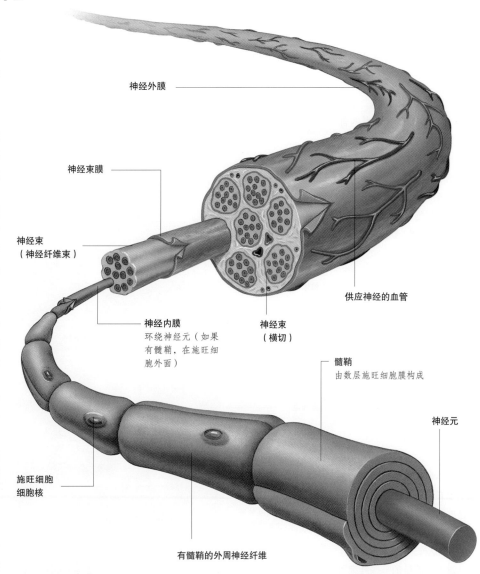

神经外膜

神经束膜

神经束
（神经纤维束）

神经内膜
环绕神经元（如果有髓鞘，在施旺细胞外面）

供应神经的血管

神经束
（横切）

髓鞘
由数层施旺细胞膜构成

神经元

施旺细胞
细胞核

有髓鞘的外周神经纤维

体内单纯的感觉或单纯的运动神经非常少见。

外周神经纤维被成束地组织在一起，称为神经束。这些神经束携带有感觉（传入）和运动（传出）纤维。

运动神经末梢

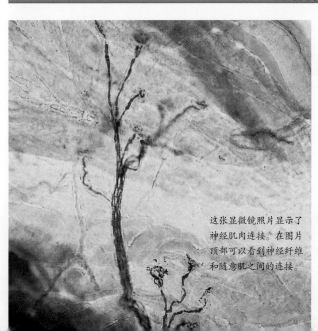

这张显微镜照片显示了神经肌肉连接。在图片顶部可以看到神经纤维和随意肌之间的连接。

运动神经末梢是位于肌肉纤维和分泌细胞的特殊神经纤维。它们接受来自中枢神经系统并通过外周神经传递的信号，将其传递给肌肉，使肌肉收缩，或传递给分泌细胞，使分泌细胞产生分泌物。通过这种方式，中枢神经系统可以控制身体的每个部分。

连接

神经肌肉连接是外周神经纤维的运动神经末梢与它所支配的随意肌（也称为横纹肌或骨骼肌）连接的部位。

在连接处，运动神经纤维的神经元反复分支，类似于一棵树，产生许多小的神经末梢，靠在较小的肌肉纤维上。

传递信号

当电信号沿着神经纤维传递到神经肌肉连接处时，会通过化学物质（神经递质）进一步传递到肌肉纤维，这些化学物质是运动神经末梢释放的。肌肉会随即对此做出收缩的反应。

自主神经系统

自主神经系统支配体内未受意识直接控制的部分，可分为交感神经系统和副交感神经系统。

自主神经系统分为两部分：交感神经系统和副交感神经系统。两个系统大致支配相同的器官，但具有相反的作用。在每个系统中，两个神经元（神经细胞）构成了从中枢神经系统（CNS）到被供应器官的通路。

交感神经系统

交感神经系统对身体所造成的影响通常可以概括为"打或逃"的反应。在兴奋或危险的情况下，交感神经系统会非常活跃，造成心率增加，皮肤变得灰白而多汗，这是由于血液被转移到肌肉的缘故。

结构

交感神经系统神经元的胞体位于脊髓的一个节段内。来自这些胞体的纤维从腹侧根的脊柱出来，并通过白色的交感神经支到达椎旁交感神经链。

进入交感链的一些纤维可能会与该路径上的第二细胞连接。神经纤维随即从灰色的交感支离开并与腹侧的脊柱神经汇合。

交感干解剖图

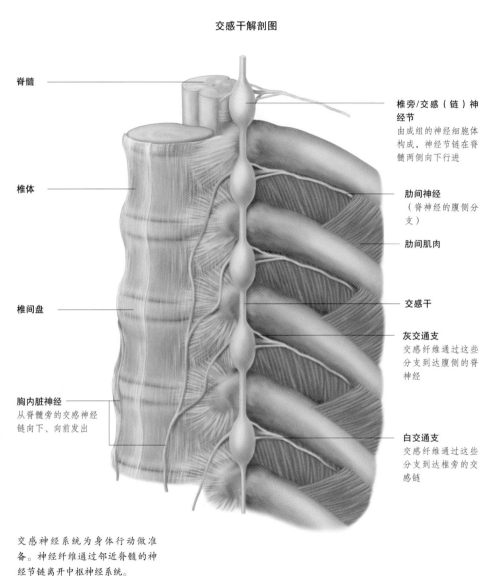

脊髓

椎体

椎间盘

胸内脏神经
从脊髓旁的交感神经链向下、向前发出

椎旁/交感（链）神经节
由成组的神经细胞体构成，神经节链在脊髓两侧向下行进

肋间神经
（脊神经的腹侧分支）

肋间肌肉

交感干

灰交通支
交感纤维通过这些分支到达腹侧的脊神经

白交通支
交感纤维通过这些分支到达椎旁的交感链

交感神经系统为身体行动做准备。神经纤维通过邻近脊髓的神经节链离开中枢神经系统。

肾上腺髓质

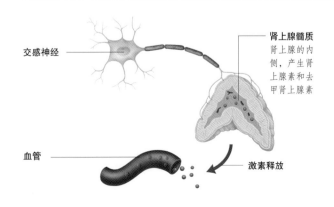

交感神经

血管

肾上腺髓质
肾上腺的内侧，产生肾上腺素和去甲肾上腺素

激素释放

交感神经作为"打或逃"反应的媒介，它同时还会刺激肾上腺髓质——肾上腺的内侧。

肾上腺髓质可以释放肾上腺素和去甲肾上腺素到血液中。这些激素作用在身体的许多部分，以增强交感神经系统的作用。

由交感神经系统支配的肾上腺髓质在人体内是独一无二的，因为从中枢神经系统通往腺体的通路中只有一个神经元，而不是两个。肾上腺髓质本身似乎起着交感神经节的作用，而且在胚胎学上它们确实是由相同的组织产生的。

作为对压力的反应，肾上腺髓质受刺激产生激素进入血液。这些激素为身体的运动做准备。

副交感神经系统

副交感神经系统是自主神经系统的一部分，副交感神经系统在静息状态下最活跃。

副交感神经系统的结构与交感神经系统的结构类似。

细胞体的位置

路径上两个神经元中第一个细胞的胞体只分布于两个位置：

■ 脑干：在脑干灰质中，副交感神经细胞的胞体发出神经纤维，它们作为众多颅神经的一部分离开头颅。这些纤维共同构成了颅神经的副交感输出。

■ 脊髓的骶区：骶区的输出来自脊髓部分区域内的副交感细胞体，其神经纤维从腹侧神经根离开脊髓。

考虑到副交感神经纤维的来源位置，副交感系统有时被称为自主神经系统的颅骶部；而交感神经系统则被称为胸腰部。

分布

颅内输出的副交感神经支配头部，而骶部则支配盆部。颅内输出同时还支配两者之间的一部分（腹部和胸部内脏的大部分），沿迷走神经（第十颅神经）走行。

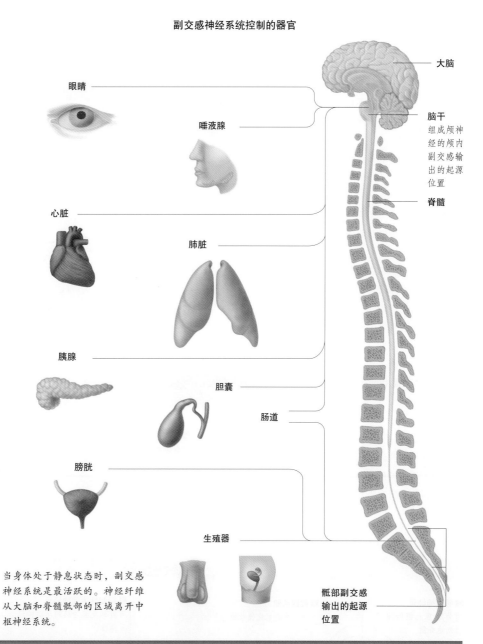

副交感神经系统控制的器官

眼睛
唾液腺
心脏
肺脏
胰腺
胆囊
肠道
膀胱
生殖器

大脑
脑干
组成颅神经的颅内副交感输出的起源位置
脊髓

骶部副交感输出的起源位置

当身体处于静息状态时，副交感神经系统是最活跃的。神经纤维从大脑和脊髓骶部的区域离开中枢神经系统。

相反的作用

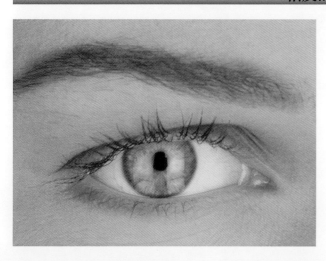

交感神经系统使身体可以随时应对压力或危险，而副交感神经系统则帮助身体休息、消化食物和保留能量。这些工作内容在很多方面相互排斥，因此两套系统对身体通常具有相反的作用。

■ 心脏：交感神经系统可以提高心率和增强心跳力量；副交感神经系统可以降低心率

交感神经系统和副交感神经系统对眼睛具有相反的作用。前者扩张瞳孔；后者收缩瞳孔。

和减弱心跳力量。

■ 消化道：交感神经系统抑制消化、降低肠道血供；副交感神经系统促进消化、增加肠道血供。

■ 肝脏：交感神经系统促进肝糖原（一种碳水化合物）降解以提供能量；副交感神经系统则促进糖原合成。

■ 唾液腺：交感神经系统减少唾液产生，唾液会变得更加浓稠；副交感神经系统促进唾液分泌，使其稀释并自由流动。

反射活动

不依赖于意识控制的身体活动被称为反射。当人体需要迅速的不随意性反应时，反射非常重要。

中枢神经系统可以完成高度复杂的任务，并不是所有任务都由意识控制。那些无意识的活动被称为反射，是对特定感觉刺激预编的和可预测的反应。

躯体反射

躯体反射可引起肌肉运动或腺体分泌。

例如，当手碰到热炉时，手上的痛觉受体会输送神经冲动到脊髓内的神经元。这些神经元反过来与手臂上的相应肌肉交流，告诉它们立刻抽回手臂。只有在抽回手臂后，大脑才会意识到所发生的情况。

自主反射

体内并不是所有的反射结果都能够被我们意识到。例如，压力感受器反射会在我们没有意识到的情况下矫正动脉血压上升。

一个简单的反射弧

尖的物体
比如一个图钉

2 感觉神经元
携带神经冲动到脊髓

3 中间神经元
这些神经元完全位于脊髓内

1 皮肤内的痛觉感受器被激活

4 运动神经元
从脊髓发出神经冲动

5 肌肉
来自运动神经元的神经冲动引起肌肉收缩，使身体从图钉处抽离

所有反射弧都具有相同的基础：感觉神经元从受体携带神经冲动到脊髓；中间神经元使感觉神经元与运动神经元建立联系，运动神经元随后刺激相应的肌肉发生反应。

膝跳反射

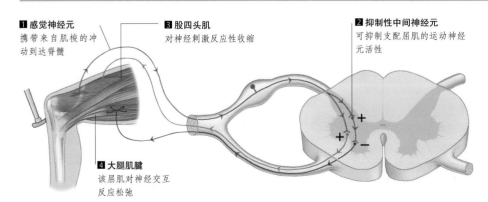

1 感觉神经元
携带来自肌梭的冲动到达脊髓

3 股四头肌
对神经刺激反应性收缩

2 抑制性中间神经元
可抑制支配屈肌的运动神经元活性

4 大腿肌腱
该屈肌对神经交互反应松弛

临床医生经常使用"膝跳反射"来检验脊髓下段的完整性。患者取坐位，腿部自由悬垂，医生轻轻敲打膝腱（膝盖正下方），并注意患者反应。

肌梭

在健康人身上，对膝腱的敲击会牵拉股四头肌。肌肉内称为肌梭的结构会检测到该牵拉。这些肌梭运送神经信号到脊髓内的神经元，这些神经元反过来传递冲动至股四头肌，使其收缩（对抗最初的牵拉），这引起了足部向前弹起。与此同时，拮抗肌也受到抑制。

患者外伤后，医生可以检测膝跳反射情况来判断脊髓下段是否受到伤害。

一岁以前的婴儿在足底受到摩擦时会出现巴宾斯基反射。该反射会随着神经元的发育逐渐消失。

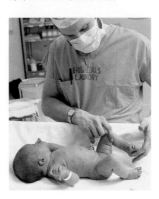

复杂反射

虽然有一些脊髓反射相对简单，只涉及几个神经细胞，如膝跳反射，脊髓能够在不需要大脑参与的情况下执行更复杂的任务。

如果右脚踩在尖锐的物体上，如图钉，为了收回右脚并将身体重量转移到左腿上，会发生一个复杂的反射（交叉伸肌反射）。

最初，图钉刺激右脚皮肤内痛觉感受器，使其通过传出神经纤维发送神经冲动到脊髓右侧。该侧脊髓内的神经元通过输出神经纤维从脊髓传送信号促使伸肌松弛、屈肌收缩。

重量的转移

这些事件导致受伤的脚远离图钉。然而，除非身体的重量转移到另一条腿上，否则还是会摔倒。

因此来自脊髓右侧的神经元到达左侧，并和支配左腿的运动神经元形成突触。这些运动神经元告知左腿的伸肌收缩、屈肌松弛，使左腿伸直，以便于支撑身体的重量。

交叉伸肌反射

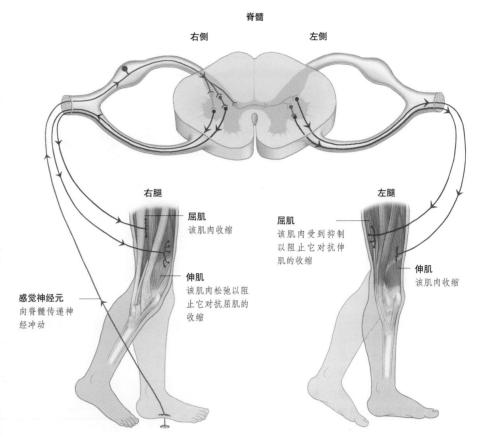

脊髓

右侧　　　　　左侧

右腿

屈肌
该肌肉收缩

伸肌
该肌肉松弛以阻止它对抗屈肌的收缩

感觉神经元
向脊髓传递神经冲动

左腿

屈肌
该肌肉受到抑制以阻止它对抗伸肌的收缩

伸肌
该肌肉收缩

右腿
当右脚踩到图钉上时，痛觉感受器向脊髓输送神经冲动

KEY

● —	感觉神经元
● —	兴奋性中间神经元
● —	抑制性中间神经元
● —	运动神经元

左腿
这条腿伸直承担身体的重量

当脚踏在尖锐的物体上时，它会迅速地抽回，身体的重量会传导到另一条腿上。

学习反射

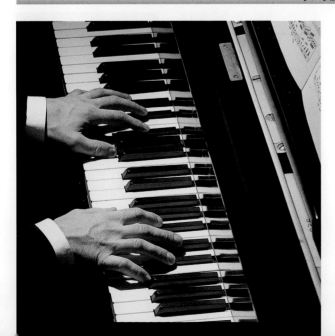

钢琴家可以识别乐谱并不加思考地弹出正确的音符。这是学习反射的例子之一。

目前所讨论的反射都是直接与神经系统相连的。

婴儿出生时就具有天生的能力学习如何行走，然而对于开车、骑自行车或者弹钢琴，我们需要进行有意识的学习。

随着时间的推移，新的动作可以变得和走路一样自然。例如，学习驾驶对大部分人是相对困难的，但一段时间后，也会变得自然，而不用随时有意识地思考正在做的事情。

类似地，打字员不需要思考指头放在键盘上的位置，可以每分钟打80个字。假设平均词长约6个字母，一个快速的打字员可以每秒敲键达8次。

有人认为，在学习过程中，控制运动所涉及的神经元改变了相互间的连接路径。细胞间的重要连接得到加强，而不必要的突触则被废弃。

身体如何感知疼痛

疼痛不只是体内某些组织受到伤害的信号，同时也警示受害者存在威胁。止痛药可以缓解疼痛，而身体也有自身的疼痛抑制系统。

任何对体内组织产生一定损伤的事件——机械性（源于压力或者创伤）、化学性（例如暴露于酸中）或者热性（极热或极冷）——都可引起体内大量化合物的释放，如血清素和组胺等。

这些化合物不但可以使组织产生反应，如肿胀和发红等，还可以被特殊的感觉细胞探知。这些感觉细胞是游离神经末梢，位于皮肤浅层和一些内在器官中，因其可以对有害的物质产生反应，还被称为伤害感受器。

痛觉冲动

组织内的化学变化促使感觉细胞传递神经冲动到脊髓中转站，再传递到脑干和丘脑，最终到达更高水平的大脑。在这里，通过信息分析使我们感知到疼痛。大部分情况下，我们会远离疼痛源。

皮肤内的感受器

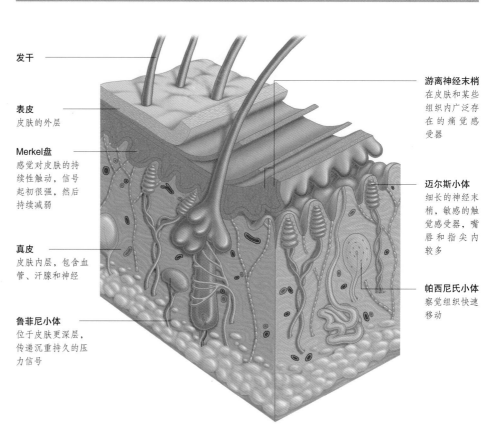

发干

表皮
皮肤的外层

Merkel盘
感觉对皮肤的持续性触动，信号起初很强，然后持续减弱

真皮
皮肤内层，包含血管、汗腺和神经

鲁菲尼小体
位于皮肤更深层，传递沉重持久的压力信号

游离神经末梢
在皮肤和某些组织内广泛存在的痛觉感受器

迈尔斯小体
细长的神经末梢，敏感的触觉感受器，嘴唇和指尖内较多

帕西尼氏小体
察觉组织快速移动

疼痛分类

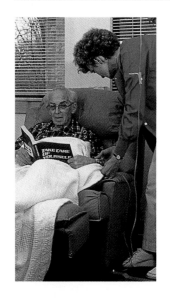

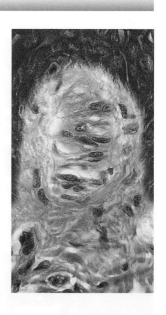

按照感知速度区分，疼痛可分为两种类型。第一种是急性疼痛，是组织损伤后被即刻察觉的剧烈疼痛。这种冲动沿特殊的神经纤维向大脑快速传递，这种神经纤维称为A-纤维，它具有髓鞘，可以加速冲动的传导。

急性疼痛的目的是产生迅速和下意识的反应，使身体远离危险。例如，A-纤维的冲动使手移出火焰。

一段时间后，急性疼痛逐渐消失，被第二种疼痛替代，即慢性疼痛，慢性疼痛以钝性、阵发和持续性感觉为特点。慢性疼痛的冲动来自深部组织的感受器，它们沿着无髓鞘C-纤维传导，其速度不及急性疼痛的十分之一。

遭受严重慢性疼痛的人，如癌症患者，可能需要静脉镇痛药。这些药物依靠抑制C-纤维的冲动发挥作用。

这张图显示了迈尔斯小体可以沿着有髓鞘的纤维传送信号。急性疼痛的信号也沿着有髓鞘的纤维传送。

疼痛抑制

人体内有三套疼痛缓解系统，均依赖于阻止神经冲动到达大脑的更高水平，方法是在脊髓传递或较低的大脑水平上阻断它们。

第一种，也是最简单的疼痛缓解系统，可以总结为"摩擦更佳"。该过程包含一系列复杂的事件。

两个神经在脊髓中转站汇合，汇合处称为突触。一个神经携带来自感觉神经末梢的信号，另一个将它们沿脊髓向上传递至大脑。神经学家将突触比作一道门，正常情况下是关闭的，但强烈的冲动，如急性疼痛，可以促使其打开。

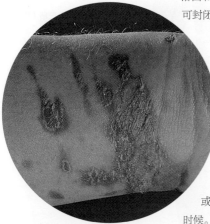

该二度烧伤是沸腾的油引起的。这类伤害造成的痛觉首先是急性的，此后数天变为慢性的。

突触一次仅对一种类型的冲动开放。这就是为什么传导速度更快的A-纤维冲动会封闭突触直至冲动消退。如果用力摩擦疼痛区域，会产生A-纤维冲动，它们会更快到达突触，从而使突触不能对C-纤维冲动产生反应。慢性疼痛会因此而缓解。

化学封闭

第二种系统依赖于化学途径封闭神经冲动的传递。大脑通过产生称为内啡肽的化合物对疼痛信号做出反应。内啡肽在体内可以通过封闭脑干和丘脑的感受器、关闭脊髓中转站的大门来达到止痛的目的。海洛因和吗啡都属于止痛药，均可封闭相同的感受器。

压制

这是最后一种，即大脑可以沿着脊髓向下传送冲动以抑制脊髓中转站的疼痛信号。这在疼痛达到最大程度的时候是最明显的，如士兵拼死搏斗或运动员被逼迫到极限的时候。

疼痛忍受

感受到的疼痛程度取决于

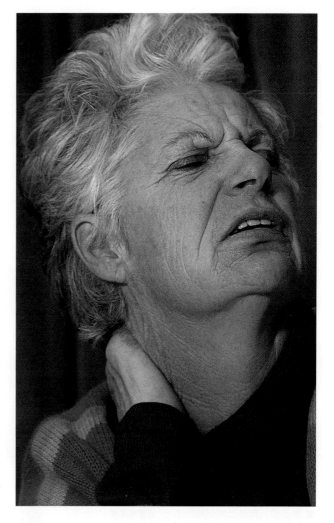

内啡肽（大脑内缓解疼痛的化合物）的量。锻炼可以增加内啡肽的水平，放松、正面的精神面貌和睡眠也可以。相反，恐惧、压抑、焦虑、缺乏锻炼和聚焦疼痛都会减少内啡肽。

当疼痛影响到肌肉时，揉擦疼痛区域是自然和下意识的反应。该行为可以在生理上有效缓解不适。

内啡肽越少，感受到的疼痛越剧烈。

牵涉性痛

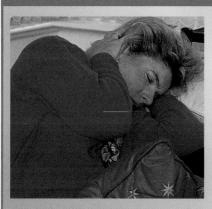

有时疼痛会在非疼痛源的位置被感受到，这种疼痛称为牵涉痛。如横膈的疼痛可以在肩膀感受到，心脏的疼痛——如心绞痛——可以在胸部、颈部和上肢的内侧感受到。

耳朵的牵涉痛较常见，通常和牙齿相关，如脓肿或挤压，或者与喉和咽相关（如扁桃体炎）。

此类现象有两种解释。第一，源于同样的胚胎组织，共用同一个脊髓中转站，中转站内部活性相互触发。第二，内脏神经冲动较多，可能覆盖正常情况下为身体其他部分保留的通路。

作为诊断内脏疾病的一部分，医生经常关注牵涉性痛。病人经常很惊奇，不能理解为什么不适的主要源头（疼痛源）在检查期间会被忽视。

淋巴系统

淋巴系统是由淋巴管网、器官和遍布全身的特殊细胞构成的。淋巴系统是身体抵抗微生物入侵的重要组成部分。

淋巴系统是循环系统中较不为人知的部分，和心血管系统一起在体内运送淋巴液。淋巴系统在身体抵抗疾病方面扮演着重要角色。

淋巴液

淋巴液是一种清亮的水样液体，包含电解质和蛋白质，来源于血液，浸润全身组织。淋巴液中包含淋巴细胞——这是一种与机体免疫相关的特殊白细胞，可以攻击和消灭外来微生物，从而维持身体健康。该过程称为免疫反应。

淋巴液存在于淋巴管道内，这种液体不像血液一样通过心脏泵往全身，而是通过淋巴管周围的肌肉收缩来驱动。

淋巴系统的组成部分

淋巴系统是由许多相互关联的部分组成的。

- 淋巴结：在淋巴管的路径上分布，过滤淋巴液。
- 淋巴管：小的毛细淋巴管逐渐汇合成大的管道，最终将淋巴液运送回静脉。
- 淋巴样细胞（淋巴细胞）：机体免疫反应所依赖的细胞。
- 淋巴样组织和器官：散布于全身，可以作为淋巴细胞的储存器，在免疫反应中发挥重要作用。

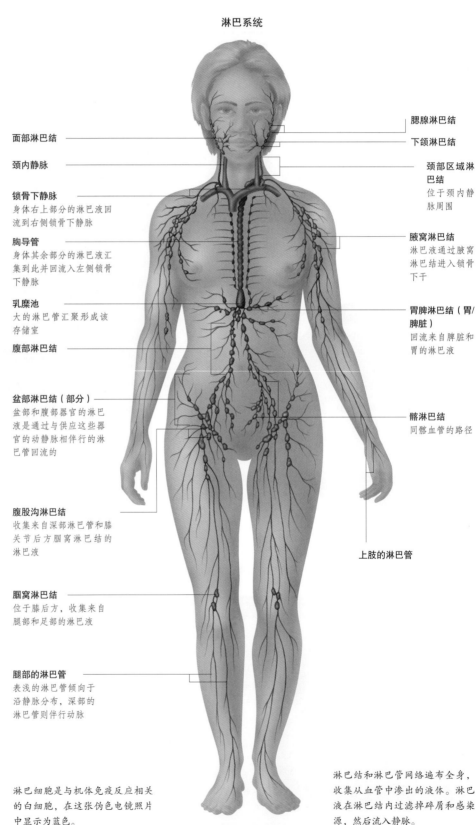

淋巴系统

面部淋巴结

颈内静脉

锁骨下静脉
身体右上部分的淋巴液回流到右侧锁骨下静脉

胸导管
身体其余部分的淋巴液汇集到此并回流入左侧锁骨下静脉

乳糜池
大的淋巴管汇聚形成该存储室

腹部淋巴结

盆部淋巴结（部分）
盆部和腹部器官的淋巴液是通过与供应这些器官的动静脉相伴行的淋巴管回流的

腹股沟淋巴结
收集来自深部淋巴管和膝关节后方腘窝淋巴结的淋巴液

腘窝淋巴结
位于膝后方，收集来自腿部和足部的淋巴液

腿部的淋巴管
表浅的淋巴管倾向于沿静脉分布，深部的淋巴管则伴行动脉

腮腺淋巴结

下颌淋巴结

颈部区域淋巴结
位于颈内静脉周围

腋窝淋巴结
淋巴液通过腋窝淋巴结进入锁骨下干

胃脾淋巴结（胃/脾脏）
回流来自脾脏和胃的淋巴液

髂淋巴结
同髂血管的路径

上肢的淋巴管

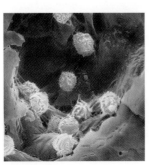

淋巴细胞是与机体免疫反应相关的白细胞，在这张伪色电镜照片中显示为蓝色。

淋巴结和淋巴管网络遍布全身，收集从血管中渗出的液体。淋巴液在淋巴结内过滤掉碎屑和感染源，然后流入静脉。

淋巴结

淋巴结沿着淋巴管的路径分布，可以过滤淋巴液中入侵的微生物、受感染的细胞和其他外来的颗粒。

淋巴结是小而圆的器官，沿着淋巴管的路径分布，起着过滤淋巴液的作用。淋巴结大小不同，呈豆形，长1~25mm，被覆纤维包膜，通常包埋于结缔组织中。

淋巴结的功能

除液体外，组织中的小淋巴管可能还会收集其他物质，如破碎细胞、细菌和病毒等。在淋巴结内，液体流速减慢并和淋巴细胞接触，淋巴细胞可以吞噬固体颗粒并识别外来微生物。为了阻止颗粒进入血流和防御入侵的微生物，淋巴液在回流到静脉前会经过多个淋巴结过滤。

有一些淋巴结在某些区域呈聚集样，通常会根据它们的位置（如腋下或腋窝的腋窝淋巴结）、包绕的血管（如主动脉周围的主动脉淋巴结）或收集淋巴液的器官（肺脏中的肺淋巴结）而命名。

淋巴结的结构

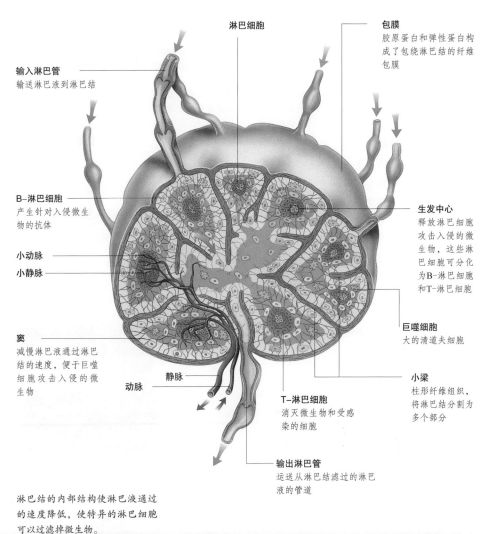

淋巴细胞

输入淋巴管
输送淋巴液到淋巴结

包膜
胶原蛋白和弹性蛋白构成了包绕淋巴结的纤维包膜

B-淋巴细胞
产生针对入侵微生物的抗体

小动脉
小静脉

生发中心
释放淋巴细胞攻击入侵的微生物，这些淋巴细胞可分化为B-淋巴细胞和T-淋巴细胞

窦
减慢淋巴液通过淋巴结的速度，便于巨噬细胞攻击入侵的微生物

静脉
动脉

巨噬细胞
大的清道夫细胞

小梁
柱形纤维组织，将淋巴结分割为多个部分

T-淋巴细胞
消灭微生物和受感染的细胞

输出淋巴管
运送从淋巴结滤过的淋巴液的管道

淋巴结的内部结构使淋巴液通过的速度降低，使特异的淋巴细胞可以过滤掉微生物。

淋巴管

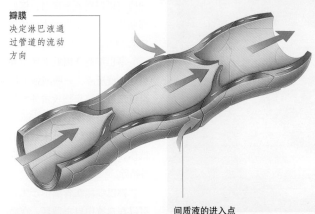

瓣膜
决定淋巴液通过管道的流动方向

间质液的进入点
在回流到毛细淋巴管之前，淋巴液称为间质液

在组织内细胞周围循环的液体回流到毛细淋巴管。液体通过这些管道内的瓣膜到达淋巴结。

动脉是在压力下向体内组织供应血液的，这会导致液体和蛋白从组织内小的毛细血管中漏出并进入细胞周围空间。

漏出的液体大部分会返回毛细血管，这些毛细血管逐渐汇集形成静脉，携带血液返回心脏。尽管如此，如果缺少组织内小的淋巴管网，一些液体和蛋白仍会留下来并积聚在组织中。

这张光学显微镜照片显示了淋巴管内的瓣膜。瓣膜使淋巴液只能向一个方向流动。

淋巴液沿着逐渐汇集的淋巴管行进，这些淋巴管最终汇合形成主要的淋巴干。这些淋巴干联合形成两条大的淋巴导管——胸导管和右淋巴导管。这些淋巴导管汇入心脏上方大的静脉，将回收的液体和蛋白注入血液。

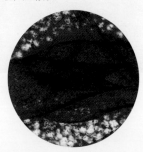

淋巴样细胞和淋巴引流管

淋巴样细胞分为产生抗体的B–淋巴细胞和杀死受感染细胞的T–淋巴细胞。整个淋巴网络最终汇入静脉系统。

淋巴样组织在全身离散分布，在免疫系统中具有重要作用。

■ 脾脏：为淋巴系统的细胞增殖和监测血液中外来物质或受损细胞提供场所。

■ 胸腺：位于胸腔内、上部胸骨（胸骨）后方的小腺体，接受从骨髓新形成的淋巴细胞，这些淋巴细胞逐渐成熟，成为一种重要的淋巴样细胞群，即T–淋巴细胞。

■ 胃肠道淋巴样组织：淋巴样组织一般位于肠道内皮下方、环口后方的淋巴样组织环和小肠末段壁内离散存在的淋巴样结节簇中。它们可能是B–淋巴细胞成熟的场所，B–淋巴细胞是另一种非常重要的淋巴细胞。

肠壁中大量的淋巴样组织可以防止由口腔进入肠道的微生物引起感染。

淋巴样组织和器官

淋巴样器官分布于全身。这些器官内的特殊细胞可以识别淋巴液中的外来颗粒。

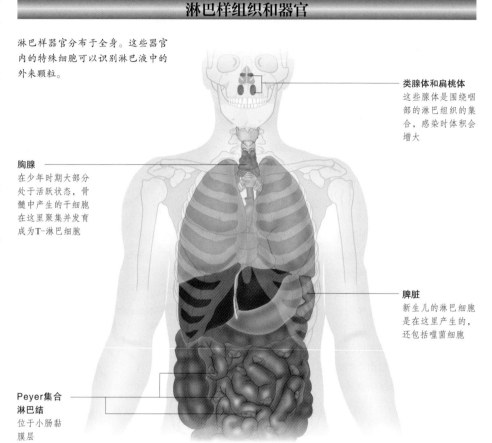

类腺体和扁桃体
这些腺体是围绕咽部的淋巴组织的集合，感染时体积会增大

胸腺
在少年时期大部分处于活跃状态，骨髓中产生的干细胞在这里聚集并发育成为T–淋巴细胞

脾脏
新生儿的淋巴细胞是在这里产生的，还包括噬菌细胞

Peyer集合淋巴结
位于小肠黏膜层

淋巴细胞的作用

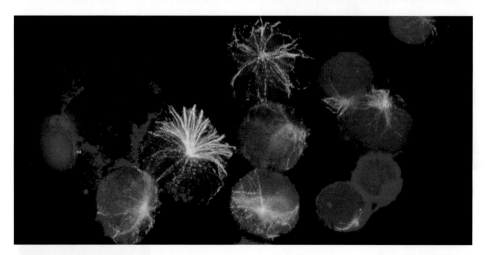

"自然杀伤细胞"是一种淋巴细胞，可以消灭癌症细胞和受到病毒感染的细胞。

免疫系统的细胞，即淋巴细胞可以识别外来蛋白，例如那些位于入侵微生物表面的蛋白或移植器官细胞上的蛋白。

淋巴细胞会因此而增殖并引起免疫反应，一些细胞（T–淋巴细胞）可直接攻击外来细胞，一些细胞（B–淋巴细胞）通过产生可以结合外来蛋白的抗体，使这些蛋白可以被发现并清除。

淋巴细胞在骨髓中产生，可以在血流中自由循环。在循环过程中，淋巴细胞可以迅速发起针对感染的免疫反应。

淋巴回流管道

淋巴管形成了穿过组织的网络，这些管道逐渐汇集并排空到静脉。

胸腔回流

临床最重要的胸腔淋巴结是位于胸骨两侧的乳内淋巴结。它们接受乳腺25%的淋巴液，可能是乳腺癌的转移部位。胸腔内最大的淋巴结组位于气管基底和支气管周围。其他淋巴结组则与主要的大血管伴行。

上肢和下肢

四肢有浅淋巴管和深淋巴管；浅淋巴管倾向于沿静脉分布，而深淋巴管则与动脉伴行。腋窝淋巴结接受来自整个上肢、脐以上躯干和乳腺的淋巴液。腹股沟淋巴结接受来自表浅淋巴管和伴行动脉的深淋巴管的淋巴液。淋巴液从腹股沟淋巴结沿着主动脉旁淋巴结行进，最终汇入腰部的淋巴干。

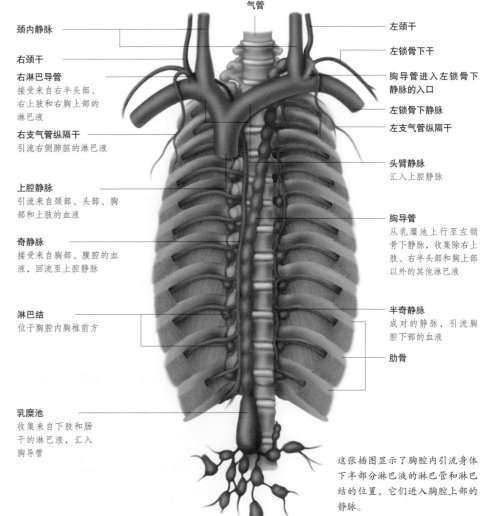

气管

颈内静脉

右颈干

右淋巴导管
接受来自右半头部、右上肢和右胸上部的淋巴液

右支气管纵隔干
引流右侧肺脏的淋巴液

上腔静脉
引流来自颈部、头部、胸部和上肢的血液

奇静脉
接受来自胸部、腹腔的血液，回流至上腔静脉

淋巴结
位于胸腔内胸椎前方

乳糜池
收集来自下肢和肠干的淋巴液，汇入胸导管

左颈干

左锁骨下干

胸导管进入左锁骨下静脉的入口

左锁骨下静脉

左支气管纵隔干

头臂静脉
汇入上腔静脉

胸导管
从乳糜池上行至左锁骨下静脉，收集除右上肢、右半头部和胸上部以外的其他淋巴液

半奇静脉
成对的静脉，引流胸腔下部的血液

肋骨

这张插图显示了胸腔内引流身体下半部分淋巴液的淋巴管和淋巴结的位置，它们进入胸腔上部的静脉。

淋巴系统的异常

在通过淋巴管从组织返回血流的过程中，淋巴液通过了一系列的淋巴结。这些淋巴结作为过滤器发挥作用，可以清除细胞和微生物。体内每个区域的淋巴液都是通过一套特异的淋巴结引流，这种引流形式在癌症和感染的诊断和治疗中具有重要的临床意义。

在癌症中，引流发病区域的淋巴结可能会增大，甚至变得固定或坚硬，可能被医生察觉。它们既可以提示可能存在转移癌，也可以提示原发肿瘤的位置。对于淋巴引流的认识还可以帮助外科医生清除相关的淋巴结，从而检查有无转移或去除可能的继发转移。

皮肤发生细菌感染可引起淋巴管炎，实际是淋巴管自身受到感染而红肿。这些受影响的淋巴管位于皮肤下方，因而可以看到一系列的红线，触碰这些红线会引发疼痛。淋巴管炎和相关的淋巴结疼痛性肿大是链球菌感染的特征。

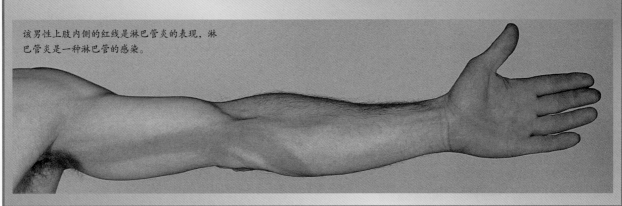

该男性上肢内侧的红线是淋巴管炎的表现，淋巴管炎是一种淋巴管的感染。

区域淋巴回流

体内各区域的淋巴液都通过一系列的淋巴结返回血液。理解淋巴引流的形式对于监测癌症和感染扩散非常重要。

淋巴液是存在于淋巴系统管道内的液体。淋巴管的主要功能是收集过多的组织液，并将其运回血液循环。

体内各区域的淋巴液都经过一条特殊的路径重新返回到血液循环，途中会经过淋巴结组，具有过滤作用。

头部和颈部淋巴结

头部和颈部淋巴结组的结构是根据它们的位置命名的。重要的淋巴结组包括：

- 枕部；
- 乳突或耳后（耳朵后面）；
- 腮腺；
- 颊部；
- 下颌下（下颌下方）；
- 颏下（下巴下方）；
- 颈前；
- 颈浅；
- 位于颈部深方的其他淋巴结组，包绕和引流咽部、喉部和气管的淋巴液。

颈深淋巴结

这些淋巴结最终全部汇入颈深淋巴结组，颈深淋巴结组沿着颈部的主要血管呈链式分布。

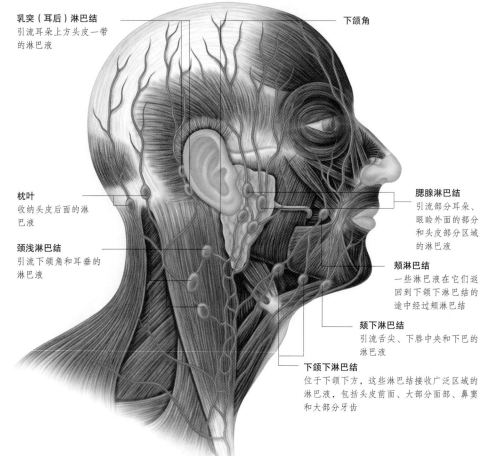

乳突（耳后）淋巴结
引流耳朵上方头皮一带的淋巴液

下颌角

枕叶
收纳头皮后面的淋巴液

颈浅淋巴结
引流下颌角和耳垂的淋巴液

腮腺淋巴结
引流部分耳朵、眼睑外面的部分和头皮部分区域的淋巴液

颊淋巴结
一些淋巴液在它们返回到下颌下淋巴结的途中经过颊淋巴结

颏下淋巴结
引流舌尖、下唇中央和下巴的淋巴液

下颌下淋巴结，这些淋巴结接收广泛区域的淋巴液，包括头皮前面、大部分面部、鼻窦和大部分牙齿

头颈部的淋巴液通过淋巴结组运输，并回流到分布在主要血管周围的颈深淋巴结。

舌头的淋巴引流

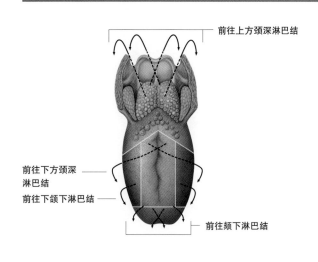

前往上方颈深淋巴结

前往下方颈深淋巴结

前往下颌下淋巴结

前往颏下淋巴结

外科医生经常会面对治疗舌头恶性溃疡的问题。理解舌头淋巴引流的形式可以帮助人们获取关于疾病散播方面的信息。

引流形式

淋巴液从如下区域引流。

- 舌头尖端：来自该区域两

舌头的淋巴管拥有自身的引流形式。研究该系统在治疗由吸烟引起的恶性疾病方面具有帮助。

侧的淋巴液回流到下颌下方的颏下组淋巴结。

- 舌头边缘：来自各边缘的淋巴液回流到下颌下淋巴结组。
- 舌头中央部分：该区域淋巴液回流到下方的颈深淋巴结，这些淋巴结沿着颈内静脉分布，位于颈部深方。
- 舌头后方：来自该区域的淋巴液回流到上方的颈深淋巴结。

肠道的淋巴回流

胃肠系统的淋巴管和淋巴结与肠道动脉走行一致。小肠的淋巴液主要将从食物中吸收的脂肪运送进血液。

大部分肠道是封闭的，悬系于被称为肠系膜的结缔组织中。供应肠道的血管位于肠系膜内，这些在到达肠道前形成了相互连接的血管弓。

淋巴结的位置

引流肠道淋巴液的淋巴结位于肠系膜内的许多部位：

■ 邻近肠壁；

■ 动脉弓之间；

■ 沿肠系膜上动脉和肠系膜下动脉。

肠系膜淋巴结一般根据它们与肠道或伴行血管的位置关系来命名。肠道的淋巴液依次通过这些淋巴结并最终到达主动脉前淋巴结，主动脉前淋巴结紧邻主动脉。

脂肪的吸收

除常规功能外，肠道的淋巴液还会运送从食物中吸收的脂肪。

小肠内皮层有许多微绒毛。这些小的黏膜突起大大增加了肠道的吸收表面积。

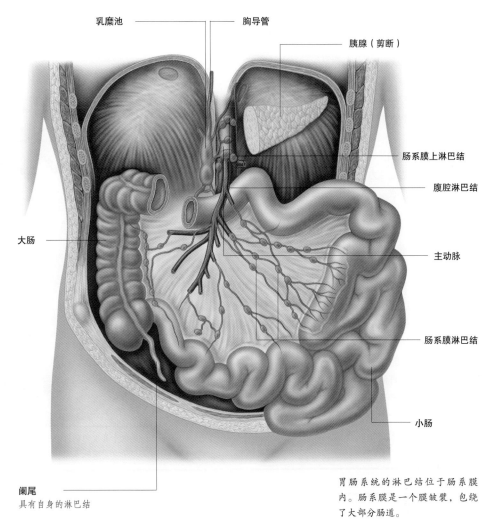

胃肠系统的淋巴结位于肠系膜内。肠系膜是一个膜皱襞，包绕了大部分肠道。

中央管

每一个微绒毛都有一个中央淋巴管，称为乳糜管。乳糜管的主要作用是带走从食物中吸收的脂肪颗粒，这些脂肪颗粒太大，不能进入毛细血管。

这些脂肪通过淋巴系统与淋巴液一起被运送进血液。

胃的淋巴回流

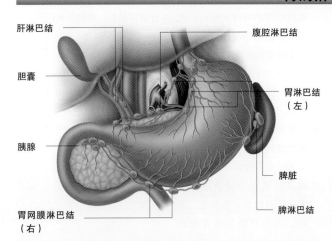

和肠道一样，胃的淋巴回流形式倾向于与动脉血供一致。

四组

引流胃淋巴液的淋巴结主要由四组构成：

■ 胃左淋巴结和胃右淋巴结接收来自胃左动脉和胃右动脉

胃内主要有四组淋巴结。由胃淋巴结、脾淋巴结、胃网膜淋巴结和腹腔淋巴结构成。

供应区域的淋巴液，沿胃小弯分布。

■ 脾淋巴结位于胃左侧的脾门（凹陷）。这些淋巴结接收来自由胃短动脉供应区域的淋巴液。

■ 胃网膜左淋巴结和胃网膜右淋巴结沿着胃大弯分布，它们接收来自胃网膜动脉供应区域的淋巴液。

这些淋巴结所接收的淋巴液均汇入腹腔淋巴结。

身体如何产生汗液

汗液是在体育运动、压力和过热等情况下从汗腺分泌的。汗液通过两种不同的腺体产生，两种腺体都位于皮肤的真皮内。

身体持续产生汗液，该过程是身体避免自身过热的主要方法。

身体产生汗液的量取决于心理状态和生理状态。压力、高温和运动均可产生汗液。

汗腺

汗液是在汗腺内产生的。汗腺位于皮肤的真皮内，和神经末梢及毛囊一起。每个人平均有约260万个汗腺，这些汗腺分布于全身，嘴唇、乳头和生殖器上没有汗腺。

汗腺由长而卷曲的、中空的细胞管道构成。汗腺在真皮内的卷曲部分是汗液产生的位置。较长的部分是一个管道，将腺体与位于皮肤外表面的小开口（孔）连接在一起。交感神经系统（自主神经系统之一）的神经细胞与汗腺连接在一起。

汗腺的类型

有两种类型的汗腺。

■ 外分泌汗腺：分布于全身，特别是手掌、脚底和前额。外分泌腺从人出生开始就非常活跃。

■ 顶泌汗腺：大部分局限于腋窝和生殖器官周围，通常开口于毛囊内，而不是皮肤表面。这些腺体比外分泌汗腺更大，在青春期后才开始活跃。

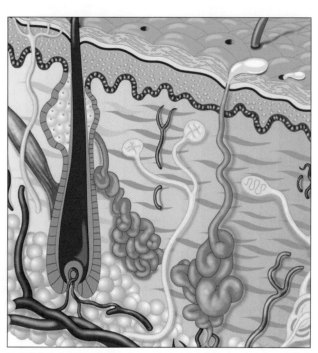

汗液是位于真皮内的汗腺产生的。这些腺体由较长的、卷曲的细胞管道构成，开口于皮肤表面的孔隙。

汗液产生

对于外分泌汗腺的刺激可引起腺体内皮细胞分泌出与血浆类似的液体，这种液体不包含脂肪酸和蛋白质，多为带有高浓度钠和氯（盐）及低浓度钾的水。

该液体来源于细胞间的空隙（胞间隙），是真皮内的血管（毛细血管）提供的。

这些液体通过弯曲的部分向上到达较直的管道，接下来所发生的生理事件取决于汗液的产生速率。

■ 汗流较少：在静息状态或凉爽的环境中，汗腺未受刺激产生汗液。直导管内的细胞有时间重新吸收大部分的水和盐，因而没有很多液体到达皮肤表面形成汗液。

此时的汗液成分和初始状态是不一样的：所包含的钠和氯更少，而钾会更多。

■ 汗流较多：在高温情况下或锻炼身体的时候，汗流会比较多。直导管内的细胞没有时间从初级分泌液中重新吸收所有的水、钠和氯，因此，大量汗液到达皮肤表面，它的成分和初始状态类似。

顶泌汗腺

顶泌汗腺以类似的方式产生汗液，顶泌汗液与外分泌汗液的不同之处在于前者包含脂肪酸和蛋白质。因此，顶分泌汗液更黏稠，颜色呈乳黄色。

气味

汗液本身没有气味，但当存在于毛发和皮肤中的细菌代谢了顶分泌汗液中存在的脂肪酸和蛋白质时，就会产生一种令人讨厌的气味。

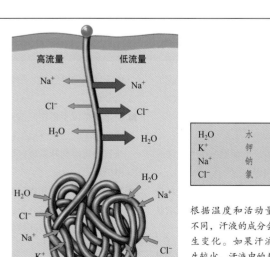

根据温度和活动量的不同，汗液的成分会发生变化。如果汗液产生较少，汗液中的盐会更少。

汗液的作用

当汗液蒸发时，会带走体内多余的热量。在极热的天气中，汗腺每小时可以产生多达3L的汗液。

汗液的作用是冷却身体。皮肤表面的汗液在蒸发到大气的过程中，会带走体内多余的热量。

蒸发热

汗液的热损失由生理规律控制。水从液体转化为蒸汽是需要热量的；当汗液蒸发的时候，热量会被一并带走。

并不是所有的汗液都经过蒸发的过程，大部分流经皮肤的汗液被衣物吸收。而身体产生的热也并非全部通过汗液丢失；一些热能直接从身体辐射进空气，还有一些通过呼吸丢失。

蒸发速率

湿度会影响汗液蒸发的速率。如果空气湿润，空气中已经有大量的水蒸气，就不能再容纳更多的水蒸气（接近饱和）。此时汗液就不会像空气干燥时通过蒸发来冷却身体。

当汗液中的水分蒸发后，盐（钠、氯和钾）会留在皮肤表面，使皮肤尝起来是咸的。

脱水

如果身体不能适应过高的温度，每小时可以轻易产生1L的汗液。实际上，身体产生汗液的最大量约是每小时2~3L。

大量水分和盐的丢失可以导致脱水，引起循环问题、肾衰竭和热休克。因此当运动或处于高温下时，摄入足量的水非常重要。

对于参加体育运动的人来说，还可以尝试特殊的饮料——这些饮料包含重要的盐分，可以补充通过汗液丢失的盐分。

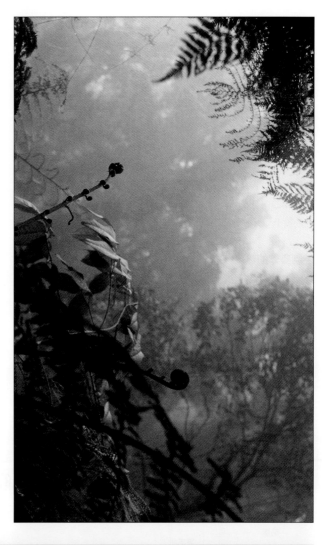

在湿度高的地区，如热带雨林，空气中的水分已经饱和。汗液蒸发的减少会阻碍身体降温。

其他引起出汗的原因

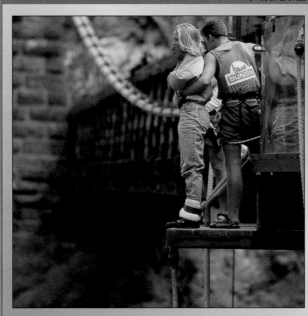

即使没有高温环境，人在压力条件下也可以出汗。这是因为肾上腺素刺激了汗腺的分泌。

神经活动或者疾病也可以引起出汗。

紧张性出汗

出汗可以是情感状态的反应。如果一个人紧张、恐惧或焦虑，交感神经的活动会增加，肾上腺分泌的肾上腺素也会增加。

肾上腺素作用于汗腺，特别是那些手掌和脚底的汗腺，从而引起它们分泌汗液。该现象经常被解读为"冷汗"，是测谎试验所利用的一个因素。这是因为皮肤中交感神经活动的增加改变了它的电阻。

过量出汗

发汗或多汗是一种汗液过量出现的情况，确切原因仍不明确，可能由以下原因造成。

- 甲状腺过度活跃：甲状腺激素增加了身体的代谢和热量的产生。
- 某些食物和药物。
- 交感神经系统的过度活跃。
- 激素不平衡：比如停经。如果出汗的问题变得严重，可能需要进行去除交感神经干的手术——该过程称为交感神经切除术。

如何控制体温

体温是由大脑中称为下丘脑的部分调节的。如果外界的温度上升或下降，体内会利用不同的机制来保证身体维持在一个舒适的平衡状态。

温血（温暖的血液）动物，如鸟类或哺乳动物，可以利用内在的控制机制使它们的身体维持在一个近乎恒温的状态。相比之下，冷血（冷的血液）动物，如鱼和爬虫类动物，没有这样的内在机制，很大程度上依赖于外界的温度。

控制身体的热量

和所有温血动物一样，人类因为代谢而产生热量。身体所有的组织都可以产生热量，但大部分热量是由相对活跃的组织产生的，如肝脏、心脏、大脑和内分泌腺体等。

肌肉也产生热量——身体大约25%的热量是不活动的肌肉产生的。活动的肌肉可能产生比身体其余部分多达40倍的热量，这就是为什么身体在运动的时候会变得温暖。

稳态

人类有一个相对恒定的体温，在正常情况下，该温度不会因为外界的环境发生改变。即使外界环境千变万化，体内仍会维持恒定的内环境，称为稳态。

维持恒定体温可以极大地降低过热的风险。极端的过热会抑制神经通路和重要蛋白的活性，可以导致惊厥甚至死亡。

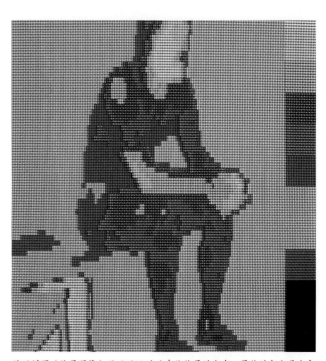

该温谱图（热量图像）显示了运动后身体热量的分布。最热的部分是白色的，紧随其后的是黄色和粉色；最冷的部分显示为红色、蓝色和黑色。

变暖的机制

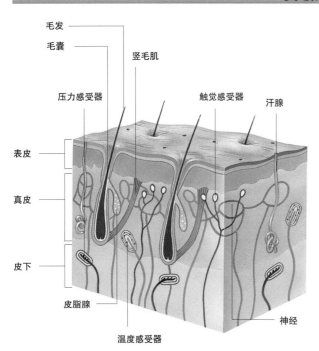

毛发
毛囊
竖毛肌
压力感受器
触觉感受器
汗腺
表皮
真皮
皮下
皮脂腺
神经
温度感受器

当环境变冷，皮肤内的温度感受器会将这个信息传递给大脑。随后可能会发生颤抖，并促使他们增加额外的衣物。

人类正常体温在35.6～37.8℃变化。为了维持该状态，大脑中被称为下丘脑的部分会监测体温。该过程是通过一种反馈机制实现的，类似于国内集中供暖系统中恒温器所使用的机制。

当外界环境使体温降低时，皮肤内的温度感受器会将这一信息送到下丘脑，使人体感觉到寒冷。该信息随即被传送到大脑的其他部分，这会引发一系列生理反应，以便增加身体热量并减少热量损失。

感受到寒冷后，一些反应是有意识的，如上下跳动、增加额外衣物或者移动到更加温暖的地点。其他反应则是自发产生的。颤抖是身体肌肉快速收缩和松弛的表现，可以产生相比于静息状态下4倍或5倍的热量。同时，产生的肾上腺素可以增加身体的代谢速率，利用葡萄糖代谢产生热量，从而使身体产生更多的热量。

调节热量损失

为了减少身体表面热量的损失，皮肤表面附近的毛细血管会收缩，使皮肤血流减少，肤色变为灰白。同时，和毛囊连接的小肌肉会收缩，使皮毛变直。大部分哺乳动物会因此在皮肤附近形成更温暖的空气层，但人类皮毛稀疏，该现象除了引起"小疙瘩"外，对热量的损失影响很小。

温控机制

我们的皮肤拥有数以千计的温度感受器。这些感受器可以探测到外界的环境变化并警示大脑，从而进一步引起颤抖或出汗来维持身体的状态。

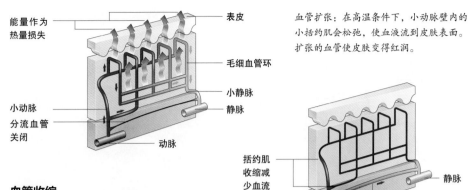

能量作为热量损失
表皮
毛细血管环
小静脉
静脉
小动脉
分流血管关闭
动脉

血管扩张：在高温条件下，小动脉壁内的小括约肌会松弛，使血液流到皮肤表面。扩张的血管使皮肤变得红润。

括约肌收缩减少血流
静脉
动脉
分流血管绕过了表面的毛细血管

血管收缩：在低温条件下，括约肌收缩，引起血流绕过毛细血管，阻止血液流到皮肤表面。皮肤随后会变得灰白。

血管扩张

血管扩张是保留和散发热量的关键机制。在高温下，血管扩张（变宽），使热量丢失，造成了皮肤红润的外观。血管扩张的程度是由被称为血管运动纤维的神经控制的，而该神经则由大脑直接控制。

血管收缩

在低温下，通向皮肤层上方毛细血管的小动脉（动脉的分支）会发生收缩（血管收缩）。这会减少皮肤的血流，从而降低热量的损失。

降温的机制

身体的温度正常情况下比周围的空气要高。因此，随着移动的空气流过皮肤表面，热量通过辐射和对流的形式散发到周围的环境中。

由于外界温度过高或体内发热，身体过于温暖，热量感受器会将神经冲动传送到下丘脑，使大脑启动降温手段。

皮肤表面的毛细血管扩张，血流增加，增多的热量可以通过皮肤散发到外界。出汗

也会丢失热量：汗液蒸发对皮肤有降温效果。

在干燥的空气中，出汗可以高效地降温：一个人可以在干燥的环境中忍受数小时高达65℃的温度。但如果空气较湿润，汗液就不能轻易蒸发出来，会使身体更快地变得过热。

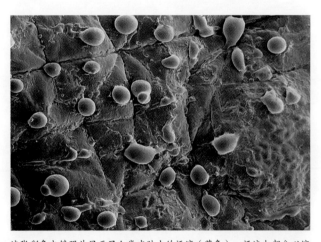

这张彩色电镜照片显示了人类皮肤上的汗滴（蓝色）。汗液大部分以溶解盐的形式存在，可以降低体温。

发热和低温

发热时体温升高，可能是由于发生了感染。白细胞和损伤的组织细胞释放被称为细胞因子的化学物质。这些化学物质造成下丘脑产生前列腺素（扩张血管的激素），它可以重新

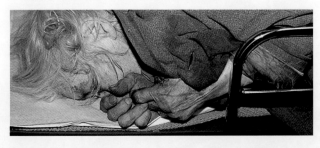

低热的症状包括嗜睡、肌肉僵硬和思维状态混乱。如果不治疗，可能会导致意识丧失、大脑损伤甚至死亡。

将下丘脑体温调定点设定到一个更高的温度，结果造成产热机制启动；所以，即使体温升高达到40℃，这个病人仍然感觉寒冷。

直到感染清除，否则体温

会一直比较高。此时下丘脑的正常调定点被重置，降温机制开始启动。病人会出汗，同时由于血管扩张，皮肤会变得红润。研究发现，发热既可以增强身体免疫能力，又可以抑制微生物的生长。

低温是指身体核心温度降到35℃以下。低温是由于身体暴露于寒冷环境，身体不能维持正常体温。新生儿、老人和那些遭受疾病的患者最容易受到影响。低温通常是在寒冷条件下不适当地进食、穿衣和热量损失共同造成的。

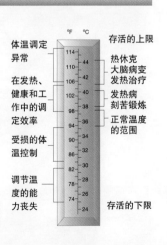

°F °C
体温调定异常
114 — 44 存活的上限
110 热休克
大脑病变
106 — 42 发热治疗
在发热、健康和工作中的调定效率
102 — 40 发热病
98 — 38 刻苦锻炼
94 — 36 正常温度的范围
受损的体温控制
90 — 34
86 — 32
82 — 30
调节温度的能力丧失
78 — 28
74 — 26 存活的下限
— 24

体温的极端情况——太高或太低——对于心理和生理健康均有破坏性的影响。

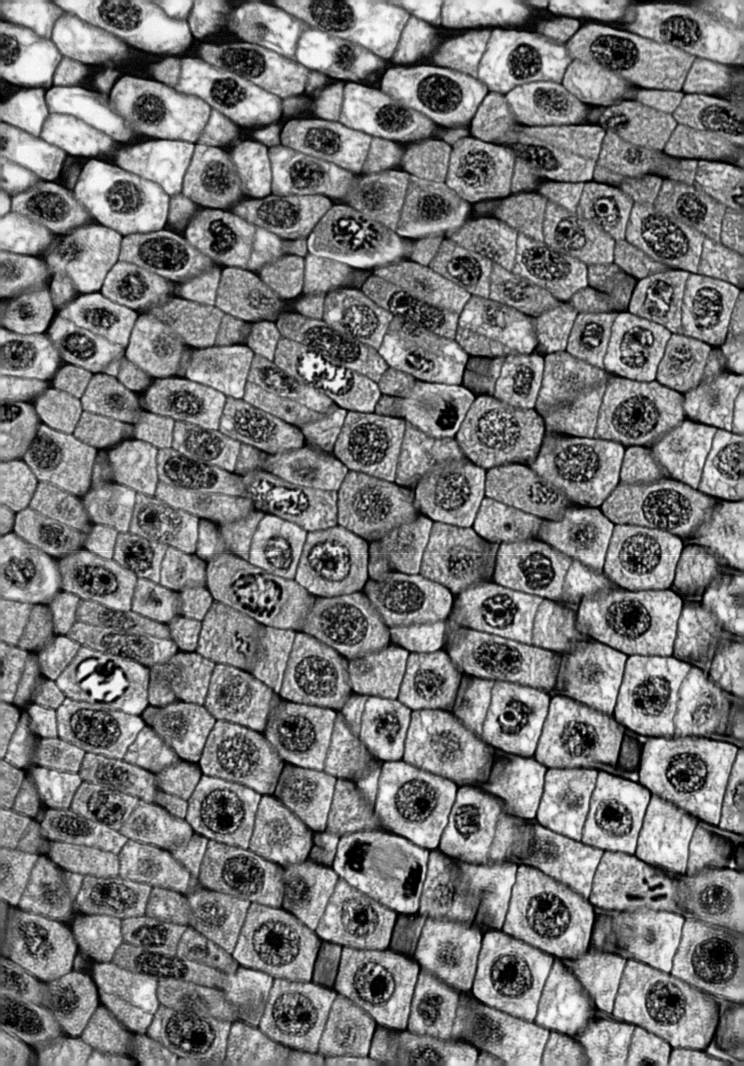

第十一章

细胞及化学结构

我们的身体由数以亿计的细胞组成，每个细胞都有它独特的功能。细胞是人体内最小的单位，也是构成肌肉、骨骼、组织、血液、神经和皮肤的基石，进而构成人体系统。

位于每个细胞中心的是细胞核。细胞核中包含着DNA，而DNA是细胞的遗传密码和制造蛋白质的蓝图，对所有身体结构的发展及生长至关重要。

本章主要介绍人体细胞的结构及功能，解释细胞间如何相互沟通合作，以及细胞内所含的基因如何决定每个个体的独特性。

左图： 这是一张显微镜图像，显示的是放大400倍的人类皮肤细胞。其中紫色的团状物是汗孔。

神　经　元

神经元是神经系统中的一种特殊细胞。神经元的主要功能是以神经冲动的方式将信息从身体的一个部分传送到另一个部分。

神经系统的组织由两种细胞构成：神经元，又称神经细胞，以电信号的形式传递信息；以及围绕神经元的小一些的支持细胞（胶质细胞）。

共同特征

神经元是神经系统内特有的较大的细胞，它们的功能是接收信息，并将信息在体内传递。尽管不同的神经元在结构上有所不同，但它们有以下共同特征：

■ 细胞体：神经元有唯一的细胞体，细胞体上发出很多分支。

■ 树突：是细胞体的细分支，它们本质上是细胞体的延伸。

■ 轴突：每个神经元有一个轴突，携带电信号离开细胞体。

特点

神经元有一些其他的特点：

■ 神经元不能分裂，因此当神经元受损或死亡后无法再生。

■ 神经元寿命非常长；因为神经元不能再生，它们必须持续终生。

■ 神经元能量需求非常高，因

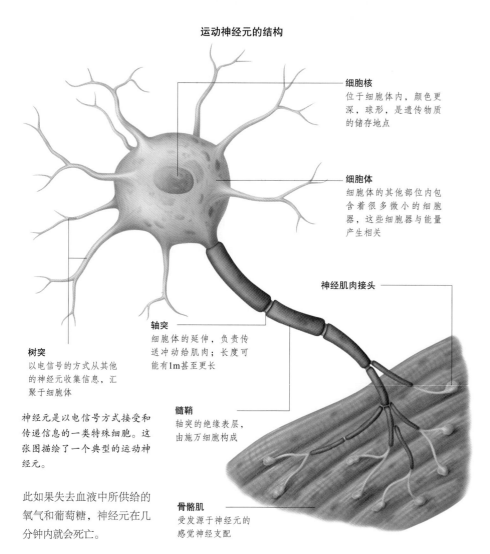

运动神经元的结构

细胞核
位于细胞体内，颜色更深，球形，是遗传物质的储存地点

细胞体
细胞体的其他部位内包含着很多微小的细胞器，这些细胞器与能量产生相关

神经肌肉接头

树突
以电信号的方式从其他的神经元收集信息，汇聚于细胞体

轴突
细胞体的延伸，负责传送冲动给肌肉；长度可能有1m甚至更长

髓鞘
轴突的绝缘表层，由施万细胞构成

骨骼肌
受发源于神经元的感觉神经支配

神经元是以电信号方式接受和传递信息的一类特殊细胞。这张图描绘了一个典型的运动神经元。

此如果失去血液中所供给的氧气和葡萄糖，神经元在几分钟内就会死亡。

神经元的结构类型

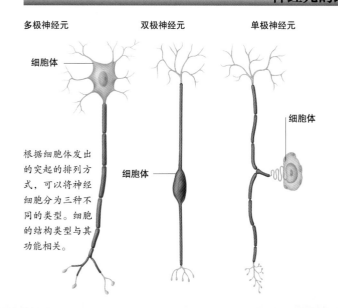

多极神经元　　双极神经元　　单极神经元

细胞体

细胞体

细胞体

根据细胞体发出的突起的排列方式，可以将神经细胞分为三种不同的类型。细胞的结构类型与其功能相关。

根据由细胞体发出的突起数量，神经元可以分为三个主要类型。

■ 多极神经元：由细胞体发出多个突起，除其中之一是轴突外，其他均为树突。这是神经元最常见的类型，尤其是在中枢神经系统中。

■ 双极神经元：仅有两个突起：一个单独的树突和一个单独的轴突。这种神经元在体内很少见，仅见于特殊的感觉器官，如眼睛内的视网膜。

■ 单极神经元：有一个单独的突起，该突起随后分为一个周围突接收信息（通常是从感觉受体接收），一个中央突进入中枢神经系统。

神经元功能

神经元也可以根据其功能分为感觉（或传入）神经元和运动（或传出）神经元。大部分感觉神经元是单极神经元，而运动神经元是多极神经元。

髓 鞘

髓鞘是一层富含脂质的绝缘层，有它存在时，电信号沿神经元轴突传导的速度会大大增强。

根据所处部位的不同，髓鞘的组成成分也不同：

■ 在外周神经系统（脑和脊髓之外的神经）中，髓鞘是由专门的施万细胞（Schwann cell）组成的。这些施万细胞将自己包绕在神经细胞的轴突上，形成一层以它们的细胞膜构成的同心圆。

■ 在中枢神经系统中，神经元的髓鞘是由一种叫作少突胶质细胞（oligodendrocyte）的细胞构成的，这种细胞可以同时为多个神经轴突形成髓鞘。

外观

有髓鞘的神经纤维比没有髓鞘的看起来更要白一些，没有髓鞘的神经纤维呈灰色。脑内的"白质"（white matter）是由有髓鞘的神经纤维密集集合组成的，"灰质"（grey matter）是由神经细胞体和没有髓鞘的神经纤维组成的。

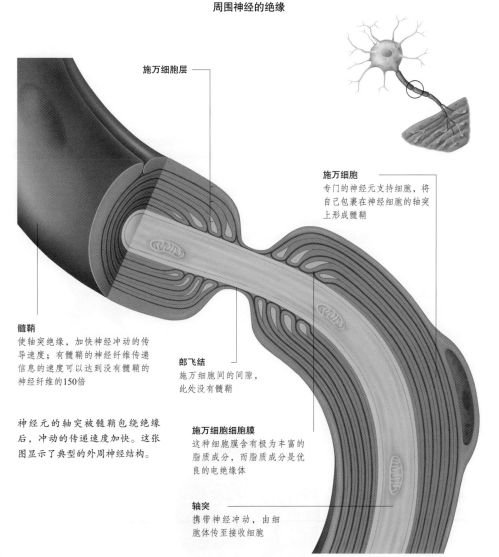

周围神经的绝缘

施万细胞层

施万细胞
专门的神经元支持细胞，将自己包裹在神经细胞的轴突上形成髓鞘

髓鞘
使轴突绝缘，加快神经冲动的传导速度；有髓鞘的神经纤维传递信息的速度可以达到没有髓鞘的神经纤维的150倍

郎飞结
施万细胞间的间隙，此处没有髓鞘

施万细胞细胞膜
这种细胞膜含有极为丰富的脂质成分，而脂质成分是优良的电绝缘体

轴突
携带神经冲动，由细胞体传至接收细胞

神经元的轴突被髓鞘包绕绝缘后，冲动的传递速度加快。这张图显示了典型的外周神经结构。

功能

施万细胞之间彼此毗邻但并不接触，细胞间的间隙处没有髓鞘包裹的部分被称为郎飞结（the node of ranvier）。当电信号沿神经传递时，必须从一个结"跳跃"到另一个结，使得整体传导速度比没有髓鞘存在时快。

中枢神经系统内的支持细胞

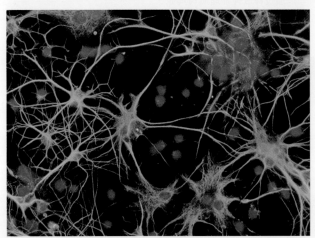

星形胶质细胞是中枢神经系统内的星形细胞，它们有很多的结缔组织分支，为神经元提供支持和营养。

神经元被神经胶质细胞所包绕。神经胶质细胞是一类小的支持细胞的总称，占到中枢神经系统体积的一半。

神经胶质细胞的数量超过神经元，是神经元数量的10倍，有着各种各样的功能。

■ 星状胶质细胞：它是数量最多的神经胶质细胞，呈星状。它们的作用是将神经元固定在其血供上，并决定哪些物质可以从血液进入大脑（所谓的血脑屏障）。

■ 小胶质细胞：与身体其余部位的类似细胞一样，这些小椭圆形细胞专门负责摄取（或吞噬）入侵的微生物或坏死的组织。

■ 少突胶质细胞：这些细胞为中枢神经系统内的神经元提供髓鞘。

■ 室管膜细胞：内衬于中枢神经系统充满液体的脑室内，这些细胞有各种各样的形状，从扁平到圆柱形。它们表面有着微小的刷状绒毛，通过纤毛的不断摆动来维持脑脊液的循环。

神经细胞是如何工作的

神经细胞能产生神经冲动——这是从神经细胞的一端传至另一端的电信号。这种能力对我们与周围世界的成功互动极为重要。

人类的中枢神经系统包含至少两千亿个神经元（神经细胞）；平均来说，每个神经元与成千上万个其他神经细胞交流。这种复杂性使大脑得以解析来自五感的丰富感觉输入，并做出相应的反应。

神经解剖学

尽管来自神经系统不同部位的神经细胞看起来十分不同，但它们都由相同的三个基本部分构成：多个树突，一个细胞体和一个轴突。

- 树突（dendrite，来自希腊语"dendros"，意思是树）是细胞膜形成的树枝状的突出物，提供了巨大的表面积来接收和释放来自其他神经元的神经递质（neurotransmitter）。树突将这种化学信息转换为小的电冲动，这些电冲动将传入细胞体。

- 神经元中较大的部分是由细胞体构成的。和身体内的大多数细胞一样，细胞体内包含着一个细胞核。细胞体内有一个叫作轴丘（axon hillock）的部分，负责核对由众多树突产生的所有神经冲动，并相应地发起动作电位（action potential）（神经冲动）。

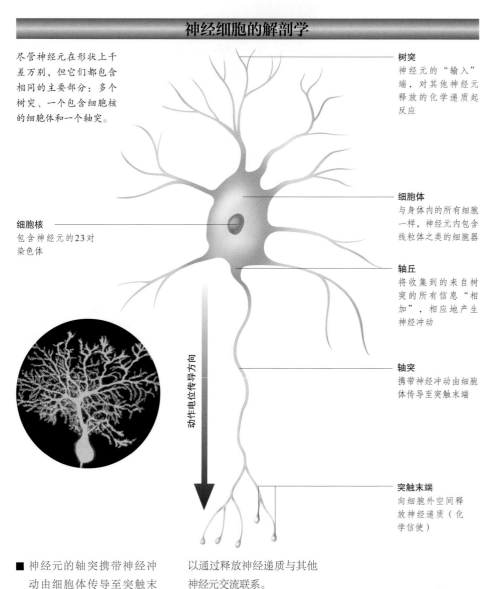

神经细胞的解剖学

尽管神经元在形状上千差万别，但它们都包含相同的主要部分：多个树突、一个包含细胞核的细胞体和一个轴突。

细胞核
包含神经元的23对染色体

动作电位传导方向

树突
神经元的"输入"端，对其他神经元释放的化学递质起反应

细胞体
与身体内的所有细胞一样，神经元内包含线粒体之类的细胞器

轴丘
将收集到的来自树突的所有信息"相加"，相应地产生神经冲动

轴突
携带神经冲动由细胞体传导至突触末端

突触末端
向细胞外空间释放神经递质（化学信使）

- 神经元的轴突携带神经冲动由细胞体传导至突触末端——一种专门的终端，可以通过释放神经递质与其他神经元交流联系。

是什么使神经元区别于身体内的其他细胞?

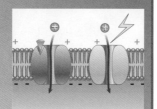

与神经元不同，身体内的大多数细胞没有可以响应预先设定的信号而开合的蛋白孔道。

细胞内液体（称为胞液）的化学成分和细胞外液体（称为细胞外液）的化学成分是不同的。

与细胞外液相比，胞液内的正电荷更少，负电荷更多，这意味着细胞内带的负电比细胞外带的负多。这种跨膜的电荷被称为膜电位（membrane potential），在大多数细胞中，膜电位大约为负70毫伏（千分之一伏特）。

神经元的特殊之处在于它们可以改变自身的跨膜电荷，从而产生神经冲动。它们能够做到这一点是因为其细胞膜上有很多门控的蛋白孔道，这些孔道可以短暂地使带电离子（钠离子、钾离子、钙离子或氯离子）穿过，从而改变神经元的膜电位。其他细胞没有这些蛋白孔道，因此它们的膜电位保持相对恒定。

神经元的细胞膜上含有可以响应于化学信使（左）或电压改变（右）的门控通道，因此具有产生神经冲动的能力。

神经冲动是如何产生的

神经元通过改变跨膜的电荷产生神经冲动。当跨膜电荷的变化被抑制（如通过降温），冲动的产生也会减少。

当单个神经元受到适宜的刺激时，只可以产生单个动作电位。由邻近神经元释放的神经递质（化学信使）可以导致神经元树突细胞膜上的受体蛋白打开，这一过程使得阳性的钠离子流入树突内，从而使细胞电位的负值减小。

动作电位的"上射"

当足够的钠离子内流入神经元，使得膜电位上升至"阈

脑电图（Electro Encephalo Gram, EEG）记录着大脑每秒钟内产生的数以亿计的动作电位综合形成的电场。

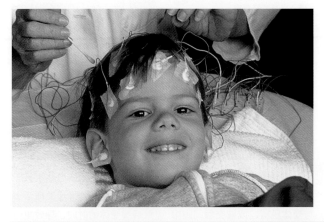

电位"时，其他电压门控的蛋白孔道会进一步打开，使得更多的阳性钠离子进入神经元。

动作电位并不是通过振幅分级的，也就是说，它们并没有"强度"上的区别。相反，达到阈电位后，膜电位会瞬间陡升至它的最大水平。

举个类似的例子，我们在冲马桶时，必须向把手施以足够的压力来打开连接水箱和马桶缸的阀门，而水一旦开始流了，就无法阻止水箱排空了。

动作电位的恢复

当膜电位达到最大水平时，钠离子通道关闭，另外一些可以通过阳性钾离子的通道受高膜电位影响而开放（钾通道仅受高膜电位影响开放）。阳性的钾离子流出细胞外，使膜电位向静息电位恢复。

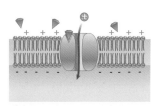

1 神经递质打开树突细胞膜上的钠通道，从而使阳性钠离子流入细胞内。

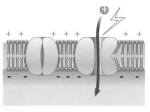

2 当电位达到一定的阈值时，电压门控的钠通道打开，使更多的阳性离子进入细胞。

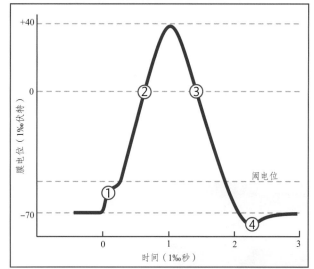

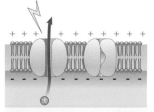

3 钠通道关闭，钾通道打开，使得阳性钾离子离开细胞；这两个事件使电压降低。

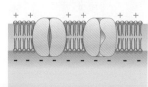

4 最终，钠通道和钾通道均失活——此时神经元处于静息状态，无法产生进一步的动作电位。

神经冲动的传导速度

每条轴突均以恒定的速度传导神经冲动，但不同轴突的传导速度差异极大。

神经直径

例如，神经的传导速度可以从0.5m/s到120m/s不等。传导速度取决于神经直径和神经被隔离的程度：神经的直径越大，传导速度越快；被一种叫作髓鞘（myelin）的富含脂肪

的隔离物质包裹的神经纤维传导速度更快。

温度影响

此外，神经冲动的传导速度受温度影响而发生变化。例如，用冰袋冷敷扭伤的脚踝可以钝化疼痛，就是因为冷敷减少了沿神经传导的动作电位。

使用冰袋冷敷肿胀的脚踝可以通过减慢神经冲动的传递缓解疼痛。

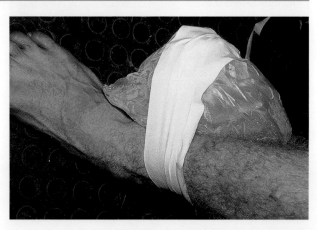

神经细胞间是如何交流的

神经细胞之间通过释放化学信使进行交流，这种化学信使被称为神经递质。治疗用的药物及违禁药品均是通过改变这些递质分子的有效性来发挥作用的。

神经细胞彼此间并不直接接触。一种叫作突触间隙的微小间隙分隔开发送信息的神经元（突触前神经元）和接收信息的神经元（突触后神经元）。

这个间隙的意义在于，神经电冲动无法从一个神经元直接流入下一个神经元。当神经冲动抵达突触末端时，突然发生的电压改变使钙离子流入突触前细胞。

神经递质的释放

钙离子使小泡（膜结合形成的小囊，内含称为神经递质的化学信使）向前移动，与突触前细胞的细胞膜对接，将其中的内容物释放入突触间隙。

神经递质分子弥散通过突触间隙到达突触后细胞，激活位于其细胞膜上的受体蛋白。这一过程或激活或抑制突触后细胞（取决于神经递质和相关受体的种类），进而分别增加或减少动作电位产生的可能性。

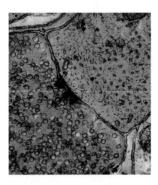

这是一张神经递质的电镜图像，左侧充满蓝色小泡的突触前神经元与右侧的突触后神经元形成突触连接。

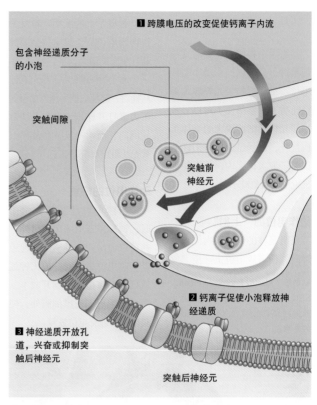

■1 跨膜电压的改变促使钙离子内流

包含神经递质分子的小泡

突触间隙

突触前神经元

■2 钙离子促使小泡释放神经递质

■3 神经递质开放孔道，兴奋或抑制突触后神经元

突触后神经元

神经递质分子弥散越过突触间隙，与突触后细胞细胞膜上的受体结合。

肌肉的神经控制

一些神经从脊髓发出控制肌肉。当神经冲动到达"神经肌肉接头"（neuromuscular）时，会使神经末端释放一种叫作乙酰胆碱的神经递质。

这是一张显示神经肌肉接头的显微照片。可以看到神经（黑色）支配着粉红色的肌肉。

乙酰胆碱弥散通过突触间隙，结合于肌肉组织上的受体，开启一系列事件，最终使肌肉纤维收缩。

通过这种方式，中枢神经系统可以控制在某特定时刻哪一块肌肉收缩。这对诸如行走在内的复杂运动是至关重要的。

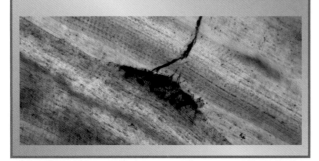

神经递质的作用

神经递质结合并激活位于突触后膜的受体之后，会迅速与受体脱离，或被突触间隙中漂浮的酶分解，或被摄取进入突触前末端，重新被包裹进另一个小泡。这保证了神经递质对受体分子的作用是短暂的。

某些违禁药品（如可卡因）和某些处方药品可以防止神经递质（以可卡因为例，对应的是多巴胺）被吸收，从而延长神经递质激活突触后膜受体的时间，导致更强的刺激效果。

可卡因抑制神经递质多巴胺的摄取，使多巴胺分子激活其受体的时间延长。

神经处理

大脑是一个复杂得不可思议的结构；其中的每个神经元都与神经系统内成千上万个其他神经元发生联系。

因为神经冲动在强度上并无区别，信息以神经冲动发放频率的方式被编码，方式类似于摩斯密码。

今天的神经科学家面临的一个大问题就是，他们要努力弄清这种相对简单的编码系统是如何产生下列复杂结果的：比如，当朋友或亲人去世时，我们感到的情感反应，或是扔出一个球，让它准确地打到20m远外的目标上。

就这一点而言，很显然信息的传递并非是从一个神经元传至另一神经元的线样方式。而是，一个单独的神经元很可能接受了来自很多其他神经元的突触输入（称为收敛），并有能力影响很多个（多达100000）其他的神经元（称为发散）。

计算已经证明，神经冲动穿过这个浩瀚的神经网络时，可能存在的通路数量大于整个宇宙中全部次原子颗粒的数量！

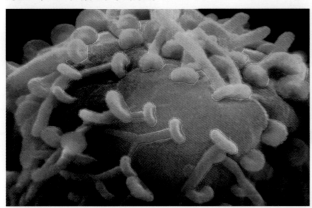

这是一张扫描电子显微镜图片，显示很多突触前神经元（蓝色）与一个突触后神经元（橘黄色）形成突触。

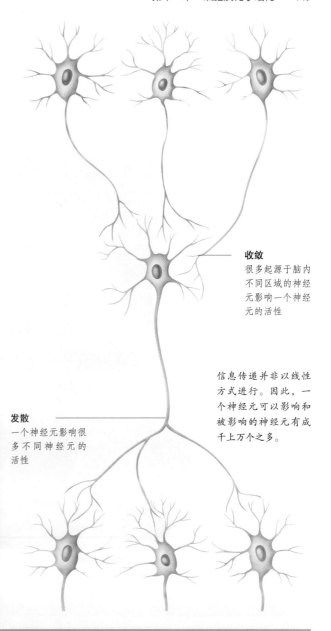

收敛
很多起源于脑内不同区域的神经元影响一个神经元的活性

发散
一个神经元影响很多不同神经元的活性

信息传递并非以线性方式进行。因此，一个神经元可以影响和被影响的神经元有成千上万个之多。

突触的类型

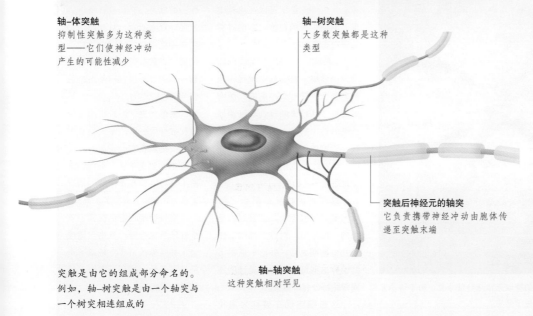

轴–体突触
抑制性突触多为这种类型——它们使神经冲动产生的可能性减少

轴–树突触
大多数突触都是这种类型

突触后神经元的轴突
它负责携带神经冲动由胞体传递至突触末端

轴–轴突触
这种突触相对罕见

突触是由它的组成部分命名的。例如，轴–树突触是由一个轴突与一个树突相连组成的

突触的主要类型有两种：使突触后神经元兴奋的突触和使突触后神经元抑制的突触（在很大程度上取决于所释放的神经递质的种类）。当兴奋性输入强于抑制性输入时，每个神经元会产生唯一一个神经冲动。

突触的强度

每个神经元会接收很多的兴奋性输入和抑制性输入。在决定动作电位能否产生时，每个突触呈递的信息都会有或大或小的影响。

例如，靠近细胞体（神经元胞体）上神经冲动产生区的突触通常效果最强。

细胞的奥秘

人体内所有的活组织都是由细胞构成的——它们是显微镜下可见的由膜围成的分隔，其中充满了浓缩的化学物质溶液。细胞是人体内最小的活单位。

人体的每个组织都是由成群的细胞构成的，这些细胞行使着特定的功能，通过复杂的沟通系统联系在一起。人体内有超过200种不同类型的细胞。尽管人体无比复杂，但人体的最终结构是由有限的细胞活动产生的。大部分细胞生长、分裂、死亡，发挥针对它们所属结构的特定功能，例如肌肉细胞的收缩。

通常，细胞包含被称为细胞器的结构元件，细胞器参与细胞的代谢和生命周期。这些过程包括摄取营养，细胞分裂和合成蛋白质——蛋白质是负责细胞内大部分酶催化、代谢和结构功能的分子。

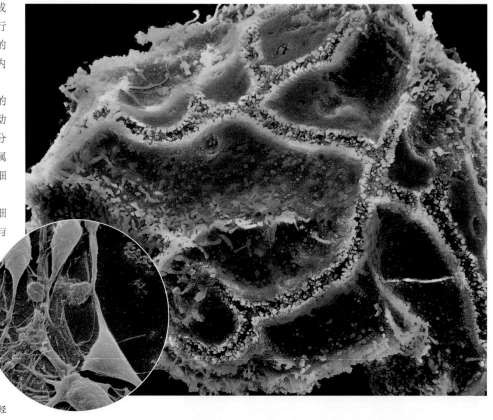

这是显示肝细胞的一张显微照片（右侧）。它是一种专门的肝脏细胞，具有一些功能。插图显示的是脑皮质的神经元——神经细胞（绿色）。

永生细胞

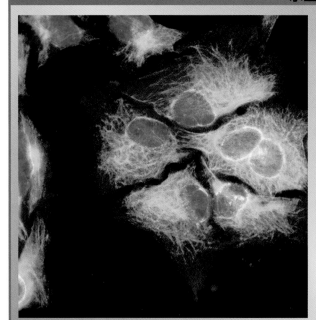

海拉细胞与普通的细胞不同，它们可以无限地持续分裂。由于培养容易，它们在全世界范围内被广泛用于研究。

大多数细胞在实验室条件下只能分裂大约50次，随后就会死掉。永生细胞是指可以在培养皿里无限期生长的细胞，它们对实验研究非常有帮助。

1951年，一位31岁的美国妇女汉丽埃塔·拉克丝被发现在她的宫颈上长了一个小病变，医生对此取了活检来明确这些细胞是否是恶性（癌性）的。这些被送往实验室的细胞样品的确是恶性的，尽管经过了治疗，她还是在8个月后死于宫颈癌。

这些细胞样品最后到了乔治·盖的实验室中，他是组织培养的一位先驱。对这些细胞工作了几个星期之后，乔治·盖得出结论称这些细胞比他所见过的任何细胞都分裂得更快。

这些细胞现在被称为海拉（Hela）细胞，它们健壮并永生，而且因为它们生长得如此快速而稳定，它们最终得以为其他研究者所用，从此以后，这些细胞在生物研究中被广泛使用。脊髓灰质炎疫苗能在不到一年的时间内被研制出来就多亏了它们。

遗憾的是，海拉细胞会污染和破坏同一实验室内生长的其他细胞。在有些实例中，实验原本是要在某特定类型的细胞上进行，却在不知情的情况下在海拉细胞上进行了。

海拉细胞现在仍在实验室中被培养保存着。从由汉丽埃塔·拉克丝的宫颈上被取下进行培养开始，这些细胞群已经被保存了40年。

细胞的结构

　　细胞的结构可以分为外面的细胞膜、含有DNA的细胞核和细胞内的细胞器。细胞的每个部分都有特定的功能，如产生能量、存储或合成蛋白质。

细胞膜

　　细胞膜包绕每个细胞，将其与包括其他细胞在内的外界环境隔离开来。细胞膜内包含由蛋白质、电解质和碳水化合物构成的溶液，被称为细胞液；以及由膜围绕形成的亚细胞结构，被称为细胞器。蛋白质横跨细胞膜，负责与外界环境进行通信，并可运送营养及废物。

细胞核

　　细胞核位于细胞的中央，包含着以染色体形式编排的DNA和盘绕、保护DNA的结构蛋白。细胞核被一种布满大孔的膜包绕，在将染色体保留在细胞核内的同时，使分子得以在细胞核和细胞液间出入。

　　各种类型的细胞随着功能不同而形状不同。这张切面图显示了大多数细胞内可以见到的细胞器。

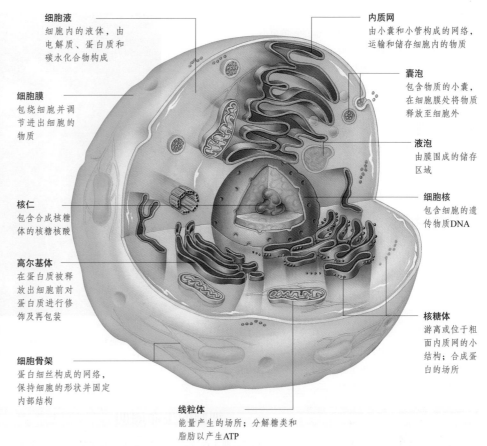

细胞液
细胞内的液体，由电解质、蛋白质和碳水化合物构成

细胞膜
包绕细胞并调节进出细胞的物质

核仁
包含合成核糖体的核糖核酸

高尔基体
在蛋白质被释放出细胞前对蛋白质进行修饰及再包装

细胞骨架
蛋白细丝构成的网络，保持细胞的形状并固定内部结构

内质网
由小囊和小管构成的网络，运输和储存细胞内的物质

囊泡
包含物质的小囊，在细胞膜处将物质释放至细胞外

液泡
由膜围成的储存区域

细胞核
包含细胞的遗传物质DNA

核糖体
游离或位于粗面内质网的小结构；合成蛋白的场所

线粒体
能量产生的场所；分解糖类和脂肪以产生ATP

细胞之内——细胞质

　　细胞质是细胞除细胞核外的物质，由液体（细胞液）和大量的细胞器构成。细胞器包括：

■ 线粒体

　　负责产生能量。以糖类和脂肪形式存在的营养物质在氧气的存在下被分解形成ATP（三磷酸腺苷），ATP是细胞利用的一种能量形式。

■ 核糖体

　　核糖体负责利用记录在细胞遗传物质内的蓝图合成蛋白质。

■ 内质网

　　内质网是一个由膜形成的小管、小囊和薄片所构成的巨大网络，横跨整个细胞，用于运输和储存分子。

■ 高尔基体

　　高尔基体是一叠平坦的小囊，对细胞内大分子的修饰、包装和储存至为重要。

■ 囊泡和液泡

　　囊泡是细胞内由膜构成的区域，负责特殊的处理或储存工作。液泡在显微镜下看起来像一个"洞"，是由膜围成的特殊的储存或消化区域。

■ 细胞骨架

　　细胞骨架是蛋白质构成的网络，用于保持细胞的形状或固定细胞内成分，为细胞的运动提供基础。

　　这张电镜显微图像显示了一个动物细胞粗面内质网的断面（红色的线）。在其表面附有核糖体。

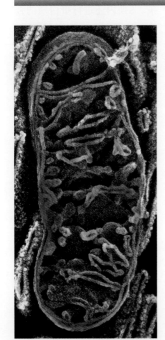

在这张高倍显微镜图像中，可以看到一个呈粉红色的线粒体。

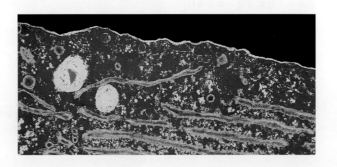

细胞是如何分裂的

构成人体的大多数细胞规律分裂。细胞分裂不仅发生在生长阶段，也发生在老化的细胞需要被替代时。

所有的组织都是由细胞构成的，细胞是显微镜下可见的由膜围成的分隔。新生的细胞由细胞分裂产生，在细胞分裂过程中，一个细胞复制其所含的遗传物质，然后将其内容物分成两个子细胞。在人体中，细胞分裂的过程持续存在，既存在于胎儿形成期，也存在于成年之后。

细胞为什么分裂？

当人体组织生长时，或组织中的细胞老化需要被替代时，细胞就会发生分裂。细胞分裂受到调控，必须根据周围组织的需要，在内在的细胞生长周期中发生。

不受控制的细胞分裂可以形成癌症。很多化疗药物是基于杀死分裂中细胞的原理而发挥作用的，它们对不分裂的细胞的影响更小。

胚胎细胞

最活跃的细胞分裂发生于胚胎发育早期；在9个月时间里，一个受精卵（一个细胞）发育成一个胚胎，继而发育成一个拥有超过100亿个细胞的婴儿。

随着发育的进行，很多细胞从分裂转向行使某种特定的功能（如变成心脏的起搏细胞），这个过程被称为分化。

几乎所有组织内都存在有干细胞，干细胞是没有完全分化、在刺激或损伤下可以分裂和分化的细胞。

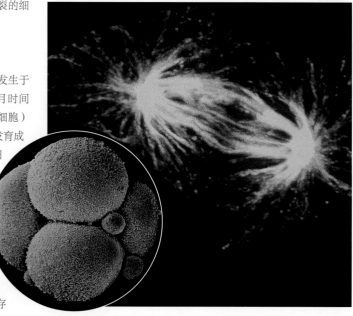

卵子一旦受精就开始分裂；这是人类胚胎在四细胞时期的图片。

在细胞分裂的过程中，包含有遗传物质的染色体分开，进入两个新细胞（子细胞）中。

细胞的生命周期

细胞的分裂周期是指细胞将其遗传物质复制成两份，随后分成两个同样的子细胞的过程。这个周期被分为两个主要阶段：细胞间期，在此期间细胞内的物质进行复制；有丝分裂期，在此期间细胞分裂为两个。

细胞间期被分为两个间隔期（G_1和G_2）和一个合成期（S）。

细胞分裂被分为两个阶段：细胞间期（紫色），在此期间细胞内的物质进行复制；有丝分裂期（橙色），在此期间细胞分裂为两个。间期被进一步分为G_1期、S期和G_2期。有丝分裂期被分为前期、中期、后期和末期。

在第一个间隔期（G_1），细胞合成碳水化合物、脂类和蛋白质。生长慢的细胞，如肝细胞，可能在此时期停留数年，而生长快的细胞，如骨髓内的细胞，只在G_1期停留16～24小时。

如果一个细胞没有活跃分裂，它会在G_1期退出细胞周期，进入一种被称为G_0期的状态。例如，在成年人中，很多高度分化的细胞，如神经元（神经细胞）和心肌细胞并不分裂，而是停留在G_0期。这使得这些组织的愈合和再生速度很慢，有时候甚至是不可能的。

复制染色体

在细胞间期后的下一时期——被称为S期，可以看到染色体的复制，因此细胞暂时有92条染色体，而不是正常的46条。S期内还进行蛋白质的合成，其中包括形成纺锤体的蛋白质。纺锤体将染色体牵引分开。在大多数人体细胞中，S期持续8～10小时。

还有另外一些蛋白质在第二个间隔期（G_2）内进行合成。

在一个被称为有丝分裂的过程中，细胞分裂形成两个子细胞。有丝分裂被分为四个时期：前期、中期、后期和末期。

一个完整细胞周期的持续时间从一天到一年不等，取决于细胞的类型。以下是一些不同类型细胞的更新时间：

■ 肝细胞：12个月；

■ 红细胞：80～120天；

■ 皮肤细胞：14～28天；

■ 肠道黏膜：3～5天。

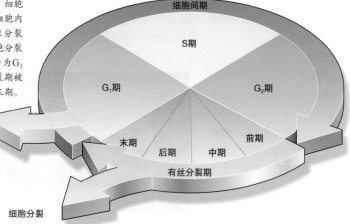

细胞间期

S期

G_1期

G_2期

G_0期

末期

后期

中期

前期

有丝分裂期

细胞分裂

有丝分裂的四个阶段

1 前期

在前期内，DNA凝结成可辨认的染色体，细胞核解体，核内物质进入细胞质中。

这张扫描电镜照片显示了凝结的染色体（红色）、核膜（橙色）和细胞质（绿色）。

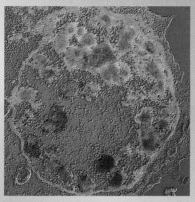

2 中期

在中期，染色体与有丝分裂器相连。有丝分裂器是固定在细胞相反两面的一系列特殊合成的蛋白细丝。

这里显示的是中期晚期的细胞：核膜已经消失，染色体（红色）在细胞中央排成一条直线。

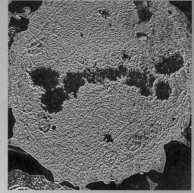

3 后期

在后期，染色体被细胞内的有丝分裂器拉开而远离彼此。各有一半的染色体被分别拉至细胞的两侧。

这张扫描电镜照片显示的是后期的第一阶段，染色体分开，细胞膜内陷。

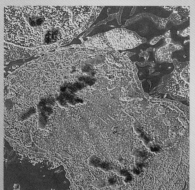

4 末期

在末期，核膜重新形成，细胞内容物重新分布，细胞膜"一捏"形成两个细胞。

这张扫描电镜照片里显示的是一个处于末期晚期的细胞：两个新形成的细胞仍由一条窄桥连接，窄桥内含有有丝分裂器成分。

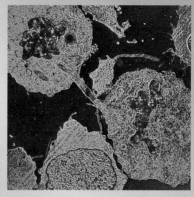

细胞死亡和细胞自杀

细胞的死亡有两种方式：它们可以被有害成分杀死，这个过程被称为坏死；它们还可以被诱导"自杀"，这个机制被科学家们称为凋亡。

坏死

当人体暴露于机械或化学损伤时，细胞可能单纯因为它

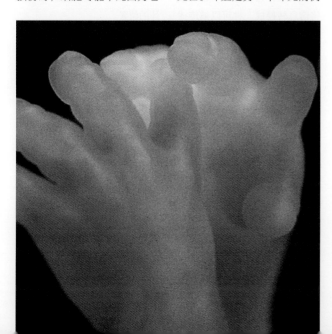

们无法继续正常行使功能而死亡。这个过程被称为坏死，它发生在细胞的整体性受损时，或对细胞生存至关重要的分子或结构缺乏或失去功能时。例如，在一个人死亡之后，人体的所有细胞都失去了营养和氧气来源，于是就会发生坏死和死亡。坏疽是另一个坏死的例

子——由于血红蛋白内特定细菌的作用，血红蛋白被分解，生成黑色的硫化铁沉积，死亡组织的颜色变黑。

凋亡

大多数细胞都拥有一套使它们自杀的内置程序。科学家们相信，这种程序与有丝分裂一样是细胞的本质属性。

细胞自杀有两个主要原因。第一，程序化细胞死亡通常是人体正常发育所需。例如，手指和脚趾的形成需要通过凋亡去除指间/趾间的组织。

第二，可能会需要细胞自杀来摧毁对有机体产生威胁的细胞。例如，防御性T淋巴细胞通过诱导细胞凋亡来杀死被病毒感染的细胞。

在胚胎发育早期，手指彼此相连，使它们看起来像一个蹼。由于凋亡的作用，这种蹼一样的外观会随着胎儿发育而消失。

减数分裂

减数分裂是一种特殊类型的细胞分裂，仅发生于精子和卵子的形成过程中。在减数分裂过程中，发生了两个周期的细胞分裂，但只有一次染色体进行复制，所以精子和卵子最终只有23条染色体。减数分裂十分特殊，因为在此过程中成对的染色体间发生"交换"。其结果是，精子和卵子中的染色体与母细胞并不相同。

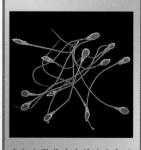

减数分裂是产生精子和卵子的过程。与人体内的其他细胞都不同，配子（性细胞）内仅含有23条染色体，而不是正常的46条。

细胞间如何进行通信

细胞间彼此通信对人体协调运转至关重要。它们通过释放化学信使或用电刺激邻近细胞来实现这一功能。

人体共含有约十万亿个细胞，由200多种不同类型的细胞构成。然而，拥有高度分化的细胞的优势必须在多细胞有机体可以协调运转的基础上才能实现。

■ 内部刺激

人体必须能够对内部环境的变化做出反应。例如，胰腺内的细胞在餐后检测到血中葡萄糖浓度的升高，会分泌一种激素——胰岛素，胰岛素促使其他组织细胞从血中吸收葡萄糖来提供能量。

■ 外部刺激

类似地，人体必须能够检测到外部刺激并相应地做出反应。例如，如果眼睛看到了捕食者，但是这种视觉信息却无法被传播到人体的其他部分，使其为与侵略者战斗或逃跑做出准备，那么有眼睛也没有什么好处了。

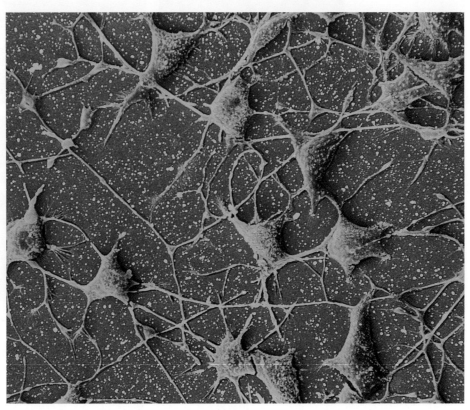

神经细胞通过释放化学信使进行通信，这种化学信使可以影响邻近细胞的电兴奋性。

细胞间的电通信和化学通信

心脏细胞进行电通信

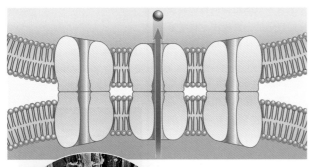

心脏细胞间由蛋白孔道相连，它们使带电粒子可以进出细胞膜。这使得电兴奋的波浪可以在心脏中经过。

心脏细胞（绿色）彼此间进行电通信。然而，远方组织释放的化学物质（如肾上腺素）可以影响心脏细胞的行为。

内部刺激和外部刺激可以被一种特殊的化学物质（通常是蛋白质）检测到，这种化学物质被称为"受体"，可以将信息转换成一种可以被传播给体内其他细胞的形式。一般地，人体细胞间的通信是通过化学信使或电流实现的。

电通信

大多数的电信号是由神经细胞携带的（尽管心肌细胞也通过电信号进行通信），神经细胞是特别被用于将神经冲动由人体的一个部位传到另一个部位的细胞。例如，有些神经纤维可能会长达1m。

电通信的主要优势在于这种通信方式中信息的传播速度很快；有些神经可以以120m/s的速度传播神经冲动。另外，由于神经元的"线路"非常精确，信息可以被传送到非常具体的位置。

化学通信

与电通信相反，由于很多化学信使（如激素）被释放入血液中，这些分子可以影响很多的细胞，但速度却相对较慢。例如，当一个人暴露于应激条件下时，肾上腺素的飙升在15～30秒后才开始起效。这是因为肾上腺素分子必须从肾上腺（位于肾脏上方）弥散进入血流，再随血流被运往全身的靶器官（如心脏，增加心率和心脏的跳动强度）。

化学通信的类型

根据分泌化学物质的细胞类型和化学信使到达作用部位的方式，化学信使可以被分为三类，分别是激素、旁分泌及自分泌因子和神经激素。

激 素

激素是由腺体分泌释放进入血流的化学物质，然后随血流到达机体远处的部位。激素可能有一个具体的作用部位，也可能影响很多不同的细胞，同时调节很多不同的机体过程。

例如，肾上腺素由肾上腺髓质释放入血液，肾上腺髓质是肾上腺中央的部位，肾上腺位于肾脏上方。肾上腺有很多作用，包括收缩血管，增加心脏活性，扩张眼睛瞳孔和抑制胃肠道活动。

激素的特异性

由于人体所有细胞的近旁都有血管经过，有人可能会认为一种激素可以影响人体所有的细胞。但是事实并非如此。一种激素要影响一个细胞内部的生物化学反应（一个细胞的"行为"），这个细胞的细胞膜表面必须有一种特定的蛋白质受体；打个比方，一扇前门必须配备一个信箱，邮递员才能投递信件。

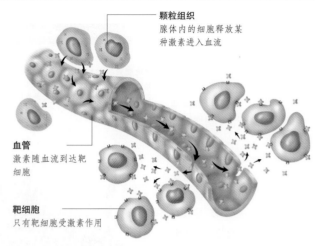

颗粒组织
腺体内的细胞释放某种激素进入血流

血管
激素随血流到达靶细胞

靶细胞
只有靶细胞受激素作用

激素是由腺体分泌释放进入血流的化学物质，然后随血流到达远处的组织。

旁分泌因子及自分泌因子

第二类化学信使与激素的不同之处在于，它们不需要血流来将它们运往靶细胞。

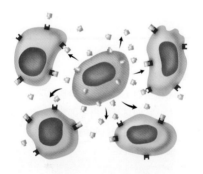

旁分泌因子被释放进细胞间充满液体的空间。它们影响和分泌与自己的细胞不同类型的细胞。

这些化学信使被释放进细胞之间充满液体的空间，影响和释放与它们的细胞一样的细胞（自分泌因子——"自"是指"自己"）或不同但是临近的细胞（旁分泌因子）。然而，需要注意的是，一种化学物质可以同时是自分泌因子和旁分泌因子。

旁分泌因子

最常见的一种旁分泌因子是组胺。组胺由一种被称为肥大细胞的特定细胞释放，这种细胞存在于大多数组织中。组胺与过敏反应和组织受损后引起的某些炎症化学通路相关。抗组胺药通过预防肥大细胞释放这种旁分泌因子发挥作用。

自分泌因子

自分泌因子影响和释放与它们的组织相同的组织。例如，大多数细胞会释放抑制自身和临近类似细胞分裂的自分泌因子。癌细胞被认为既不会释放这种抑制因子，也不会对其做出反应，导致细胞分裂的过程持续不衰。

自分泌因子是一种只会影响和释放自己的细胞相同类型的细胞的化学信使。

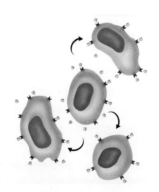

神经激素

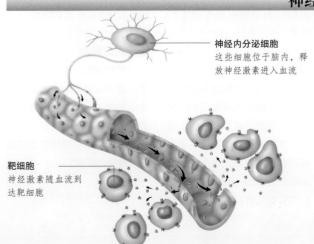

神经内分泌细胞
这些细胞位于脑内，释放神经激素进入血流

靶细胞
神经激素随血流到达靶细胞

神经激素由一种被称为神经内分泌细胞的特殊神经细胞释放。这些化学物质被血流运往靶细胞。

大多数神经元通过释放一种弥散进细胞间隙（被称为突触）的化学信使来进行彼此通信。

然而，有些神经元不通过突触与其他神经组织相连，相反，它们的突触末梢位置临近血管；当这些神经元被刺激时会释放一种神经激素进入血流，随后像腺体释放的激素一样被血流运往远处的靶器官。

催产素

催产素是一种神经激素，由位于下丘脑的神经内分泌细胞释放入血液。当婴儿吮吸母亲的乳头时，刺激乳头上的感觉神经，催产素被释放。血液携带着这种神经激素到达乳腺，使乳汁从乳头中喷射出来。

细胞膜的结构

细胞膜将细胞内的物质与细胞外界分开。由于细胞膜仅对某些特定分子是可通过的，所以细胞的内部环境可以被严格控制。

每个细胞都由一层膜覆盖，这层膜主要由磷脂（含有脂类分子的磷酸盐）和蛋白质构成，是细胞内部及外部间的屏障。有些分子可以自由地通过细胞膜，而有些分子则通过受限或无法通过。

围绕细胞的膜结构和其中含有的细胞器一样（亚细胞成分），是一个整体（也被称为质膜）。

细胞膜远不止是一个简单的保护层；通过决定哪些化学物质可以进出细胞，细胞可以严格地控制它的内环境，并与其他细胞进行通信。

化学构成

细胞膜由四组化学成分构成：磷脂（25%），蛋白质（55%），胆固醇（15%），碳水化合物及其他脂类（5%）。

■ 磷脂分子排列成一种双层结构（被称为"双分子层"）。它们形成一种非常薄却使水及水溶性分子（如葡萄糖）无法通过的屏障。但是，脂溶性分子，如氧气、二氧化碳和甾体类物质，可以自由地通过。细胞膜的磷脂成分十分薄。

■ 蛋白质为水溶性分子提供了进出细胞的通道。它们还可以使细胞与其他细胞进行通信、识别和黏附。

■ 胆固醇分子在某种意义上"溶解"在磷脂双分子层内。胆固醇通过影响磷脂分子尾部的侧向运动降低细胞膜的流动性。

■ 碳水化合物连接在蛋白质（糖蛋白）和脂类（糖脂）上。它们总是突出于细胞膜外表面，对细胞间的黏附和通信十分重要。

磷脂双分子层

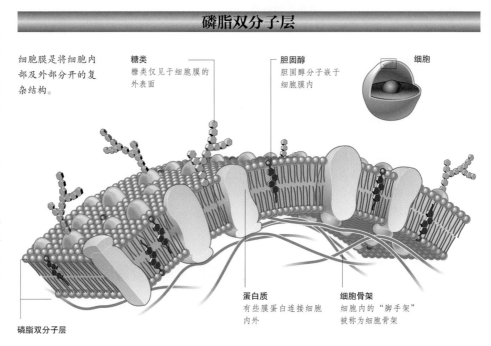

细胞膜是将细胞内部及外部分开的复杂结构。

糖类 糖类仅见于细胞膜的外表面

胆固醇 胆固醇分子嵌于细胞膜内

细胞

蛋白质 有些膜蛋白连接细胞内外

细胞骨架 细胞内的"脚手架"被称为细胞骨架

磷脂双分子层

细胞膜的特殊性

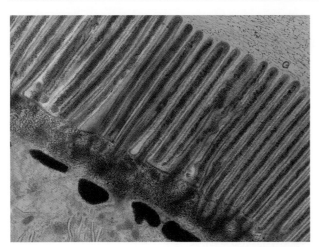

微绒毛（紫色）增加了能够从肠腔（黄色）内吸收营养物质的表面积。

并非所有细胞的细胞膜都一样。这是因为人体不同部位的细胞的功能存在着巨大的差异。

微绒毛

微绒毛是细胞膜形成的特殊内折，极大地增加了细胞膜的总表面积。这对从细胞外吸收化学物质进入细胞内的细胞特别有用。例如，每个肠道上皮细胞表面约有1000个微绒毛，它们负责从胃肠道内吸收营养物质。每个微绒毛约千分之一毫米长，将可以用来吸收营养物质的表面积增加了20倍。

细胞间的黏附

有些细胞，如血细胞和精子，是可以进行一定范围内的活动的独立个体，而人体的大多数细胞都彼此连接，形成组织。人体细胞通过特殊的膜连接达到彼此相连。

膜蛋白的作用

嵌在细胞膜上的蛋白质在很多细胞功能上发挥着重要作用。有些横跨细胞膜，连接细胞内外，使得细胞相互之间可以以化学方式彼此通信。

膜蛋白负责细胞膜大部分的特殊功能。它们被分为两大类：

■ 整合蛋白——有些整合蛋白仅突出于细胞膜一侧，大多数整合蛋白都横跨细胞膜，暴露于细胞内外两侧。

这些"跨膜"蛋白通常允许物质在细胞内外环境间交换，或提供通过细胞膜的孔道，或物理摆渡使物质通过细胞膜。

整合蛋白还向其他细胞释放的化学物质提供结合位点；这使得细胞，包括神经元（神经细胞），可以彼此通信。

■ 外周蛋白——这些蛋白并不嵌入脂质双分子层内，而是通常连接在整合蛋白的内部。它们可能行使酶的作用，加速细胞内的化学反应；或可能与细胞形状的改变有关，例如在细胞分裂时。

膜蛋白的功能

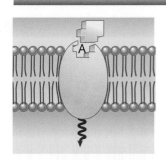

有些蛋白的外表面为其他细胞释放的化学信使提供"结合位点"（A）。

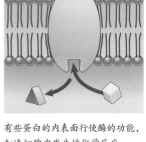

有些蛋白的内表面行使酶的功能，加速细胞内发生的化学反应。

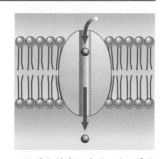

运输蛋白横跨细胞膜，为化学物质提供进出细胞的孔道。

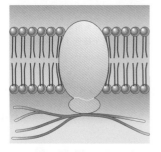

细胞内的脚手架（细胞骨架——红色的线）连接在膜蛋白的内表面上。

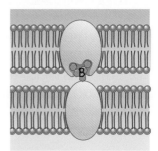

有些糖蛋白（由蛋白质和碳水化合物连接形成的分子）行使着"身份牌"的作用。

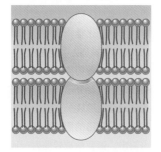

邻近细胞的膜蛋白可能会连接在一起，在两个细胞间形成不同种类的连接。

为什么磷脂如此重要？

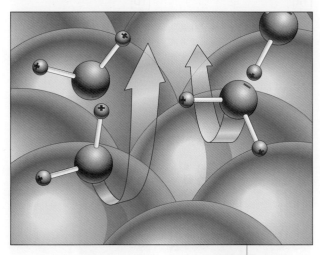

细胞膜

水分子由一个带少量负电的氧原子（红色）和两个带少量正电的氢原子（蓝色）连接而成。由于磷脂分子"尾部"是非极性的，细胞膜不能对水进行渗透。

水分子

水分子由两个氢原子连接于一个氧原子构成（因此化学式为H_2O）。尽管水分子没有净电荷（水分子作为一个整体是电中性的），位于分子一端的氧原子倾向于带少量负电，另一端的两个氢原子倾向于带少量正电。

这种化学性质的结果是水分子被称为一个"极性"分子，因为它像磁铁一样，有两个电"极"。

这使得水分子以电的形式彼此作用：一个水分子带负电的氧原子被邻近水分子带正电的氢原子吸引。这种吸引程度取决于周边的温度，决定了水分子形成冰、水还是水蒸气。

磷脂和水

水还可以与其他极性分子，如葡萄糖相互作用（因此葡萄糖是"水溶性"的）。然而，非极性的分子不溶于水，其中包括脂类。

磷脂是细胞膜的理想组成成分，它们得以被用于将细胞内容物与外部环境隔离开，是因为它们有着特殊的化学结构：一个磷脂分子由一个含磷的"亲水"头部和一个含脂质的"憎水"尾部连接而成。这意味着当磷脂与水混合时，"亲水"的头部与周围的水分子混合，而"憎水"的尾部避开水分子。因此，水分子要跨过细胞膜，只能通过嵌入于细胞膜的蛋白孔道。

化学物质如何跨越细胞膜

人体内的细胞为了能够正常行使功能，需要小心地控制它们的内环境。细胞膜为调控化学物质可以进出细胞提供了一道屏障。

人体内的每个细胞都由一层细胞膜包绕着。细胞膜是将细胞内成分和外界环境分开的重要屏障。细胞膜之所以重要，是细胞内成分需要受到严格调控，才能保证细胞正常行使功能。

半透膜

细胞膜并不是一道无法穿透的屏障。相反，它容许某些物质自由通过，同时限制或完全阻止另一些化学物质通过；因此，细胞膜被称为"半透膜"。

例如，葡萄糖是为人体提供能量的重要分子，它可以轻松地通过细胞膜。然而，为了防止未被利用的葡萄糖从细胞内漏出，葡萄糖被转变为一种叫作葡萄糖-6-磷酸的物质，该物质无法通过细胞膜。

另一些可以轻松通过细胞膜的分子还有氧气，它是葡萄糖代谢过程中需要利用的物质；以及二氧化碳，它是一种代谢废物，可以弥散到细胞外。

蛋白孔道

另一些颗粒（如钠离子和氨基酸）仅能通过由特殊的膜蛋白提供的"孔道"通过细胞膜。这些蛋白质中很多是以门的形式工作的：仅响应某种已经决定的化学信号进行开合。

例如，有些蛋白孔道仅当由另一细胞释放的一种化学物质（如一种激素）结合在它的外表面上时才会开放。另一些蛋白孔道响应电压的变化而开放。

被动运输

简单扩散   蛋白孔道

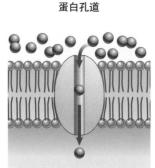

一些分子（如类固醇）可以自由地跨过细胞膜（绿色）进入细胞。

有些蛋白质提供了"孔道"供小的化学物质（如钠离子）跨过细胞膜。

易化运输

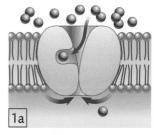
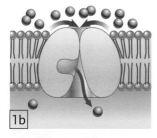

大分子（如葡萄糖）被"摆渡"透过细胞膜。这种蛋白通道与孔道不同，因为它们并不是一直开放的。

这种蛋白通道会在化学物质"停靠"在其上时轻微地改变自己的形状，将化学物质释放入细胞膜内。

渗 透

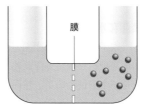
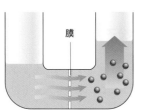

一个U形管被分为两个室，一个室中装有纯净水，另一个空中装有浓缩的糖溶液。

膜可以透过水，但无法透过糖分子；因此水穿过膜进入糖溶液中。

渗透是指水从高浓度的地方跨膜进入低浓度的地方。

这个过程可以用一个实验来阐明。准备一个含有两个室的容器，其中一半装入纯净水，另一半装入浓缩的糖溶液。用一张含有小孔的、可以透过水分子却不能透过糖分子的半透膜将两个室分隔开。

水分子会从装有纯净水的

室中跨膜进入糖溶液里。

渗透的重要性

渗透在人体内发挥着非常重要的作用。例如，可以通过改变尿液中的钠离子浓度控制血容量；水由于渗透作用进入泌尿道，随之被排出，从而降低了血容量。

受体介导的蛋白孔道开放

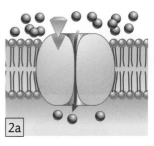
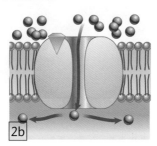

有些蛋白通道仅当信使分子（通常由另一个细胞释放）结合在该蛋白质的外表面上时才会开放，像钥匙一样。

这些"受体蛋白"对神经元（神经细胞）尤为重要，因为它们使得一个神经元可以影响另一个神经元的内环境。

主动运输

有些分子无法在无帮助的情况下透过细胞膜。这可能是由于它们不溶于细胞膜，或因为太大无法通过蛋白孔道。

就像水的渗透作用，有些分子有一种天然的趋势倾向于从高浓度处运动进入低浓度处（就像一个球向坡下滚动），直到均匀地分散在已有的空间内。这被称为"顺浓度梯度运输"。

如果一个分子必须逆着自己的浓度梯度（"上坡"）跨膜进出细胞，就要通过一种被称为主动运输的过程来实现。然而，主动运输需要细胞消耗能量。

有两种主要类型的主动运输：细胞膜泵和囊泡运输。细胞膜泵是一种横穿细胞膜的蛋白质，可以驱使少量的分子跨越细胞膜。囊泡运输与之相反，可以运输很多分子。

细胞膜泵

简单主动运输	协同转运	逆向转运

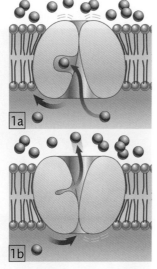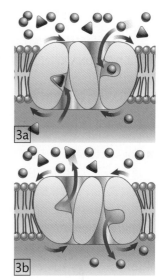

一种携带化学物质逆浓度梯度运输（在这个例子中由细胞内进入细胞外）的方式是利用一种蛋白质来摆渡；这种方式需要消耗能量。

如果一种分子顺浓度梯度扩散（红色球），另一种分子（紫色三角）可以"搭车"逆浓度梯度运动。

逆向转运和协同转运的相似点在于，一种化学物质的"下坡"运动为另一种物质"上坡"运输提供了能量。

囊泡运输——胞吐

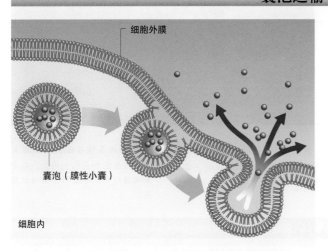

细胞外膜

囊泡（膜性小囊）

细胞内

胞吐是大量的某种物质从细胞内被运往细胞外的过程。

和细胞膜泵一样，胞吐需要消耗能量。这种运输模式被用于内分泌腺体内激素的分泌和神经细胞中神经递质的释放。其结果是，胞吐在细胞间的通信中发挥着重要的作用。

细胞内将被释放的物质包裹在一个小囊（囊泡）内。这个小囊与细胞膜融合，释放其内容物。

胞吐的过程

细胞内要被释放的物质先被包裹在一个小囊内，这种小囊被称为"囊泡"，由和质膜上一样的磷脂和蛋白质构成。接着，囊泡向细胞膜运动，囊泡上的蛋白质识别细胞膜上的蛋白质并与之结合，导致两种膜融合，最终破裂，将囊泡内的物质倒到细胞外。细胞膜的体积并不会因为很多这种囊泡停靠在上面而增多，相反，这些囊泡通常是可以循环使用的。

囊泡运输——内吞

胞吞在很多方面是与胞吐完全相反的过程；这种过程使物质由外环境中被带入细胞内。胞吞有三种类型。

■ 胞吞（"细胞进食"）：大的固体物质（如细菌）被细胞膜吞食，并带入细胞内进行消化。

■ 胞饮（"细胞饮水"）：细胞外包含所溶解分子的液滴被细胞膜吞食。

■ 受体介导的内吞：仅非常特殊的分子被吞食。

从本图可以看到一个细胞（棕色）正在吞食一个肉毒杆菌（蓝色）。细胞膜通过一种被称为胞吞的过程吞食细菌。

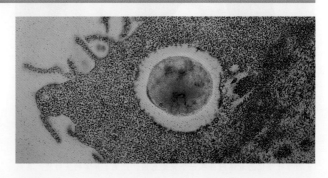

DNA是如何工作的

DNA是所有有机体的遗传物质，位于每个细胞的细胞核内。DNA化学结构的发现是生物科学和人们对人类遗传学理解上的一场重大变革。

DNA（脱氧核糖核酸）的化学属性使得DNA可以行使两项重要功能：

- 它为人体的细胞提供了利用已发现的20种重要氨基酸合成蛋白质所需要的"食谱"。
- 它可以自我复制，为这些蛋白质"食谱"从一代传到下一代提供了方法。这意味着诸如眼睛颜色或面部特征之类的特点可以从父母传到孩子。

染色体

人体大量的DNA被包装成23

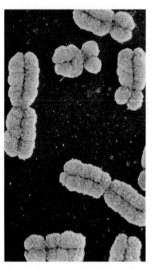

在人体中，DNA被包装在23对染色体内。这些"X"形的结构在细胞分裂时进行复制。

对染色体，储存于细胞核内。一套23条染色体从父亲继承而来，另一套从母亲继承而来。

这条规则有两个例外：一个例外是精子细胞和卵子细胞，它们仅含有一套23条染色体；另一个例外是红细胞，它们没有染色体。

基因

有用的DNA（与之相对应的是所谓的"垃圾"DNA，见下文）被包装在染色体内，形成所谓的基因，人体有大约100000个基因。每个基因提供一种"食谱"，告诉细胞如何合成一种特定的蛋白质。

然而，尽管人体的每个细胞都含有一套所有蛋白质的"食谱"，却不是所有的这些"食谱"都会被"开启"。这就是一个心脏细胞与一个肝脏细胞的区别所在——每个细胞都合成属于它自己的一套蛋白质。

"垃圾"DNA

大多数DNA都是所谓的"垃圾"DNA，目前它们对人体没有已知的用途。这些DNA中很多是由我们遥远的祖先和

他们的寄生虫继承而来的，可以追溯到大约40亿年前，那时地球上刚刚出现生命。

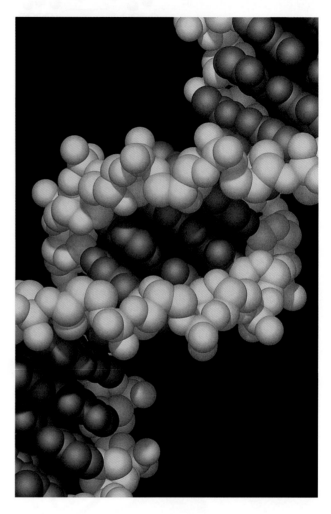

DNA由两条核苷酸链（在这里显示为黄色和蓝色）构成，二者互相缠绕形成螺旋形（称为双螺旋）。

DNA突变

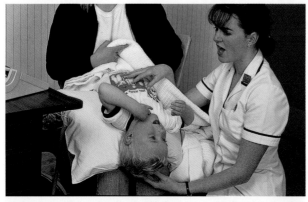

囊肿性纤维化患者体内存在一个突变基因，产生了异常的蛋白质。其结果是肺脏被黏液阻塞。

如果这套决定了如何制造一种特定蛋白质的指令（就是DNA序列）在甚至很小的方面发生了改变，我们称发生了"突变"；突变可能会导致一种有缺陷的蛋白质，或根本没有蛋白质被制造出来。

突变的后果可能会十分严重。例如，囊性纤维化是患病个体中一个DNA分子的一个单独的点发生突变导致的。

然而，突变并不一定都是有害的。某些化学物质增加了突变发生的概率，一个例子是橙剂，它是一种在越南战争中应用的脱叶剂。核辐射也可以导致突变。如果发生大量的突变，其中存在有害突变的概率在统计学上就会升高，因此，这些突变物对人体是有害的。

DNA的结构

DNA可以进行自我复制是其化学结构的直接结果。一个DNA分子由两条相互连接的核苷酸链构成，每条核苷酸链是另一条的绝对镜像，二者向相反的方向延伸。

这两条链都是由一条糖磷酸"骨架"和上面连接着的被称为碱基的特殊分子构成的。这些碱基分别是：腺嘌呤（adenine）、鸟嘌呤（guanine）、胞嘧啶（cytosine）和胸腺嘧啶（thymine）（缩写分别为字母A、G、C、T）。使DNA具有其特殊性质的原因是，四种碱基只能以下列组合方式相结合：A和T，以及G和C。因此，一条序列为"TGATCG"的DNA链只能与一条序列为"ACTAGC"的互补链结合。

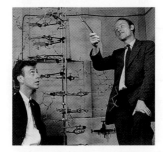

詹姆斯·沃森（左）和弗朗西斯·克里克（右）他们因为发现DNA结构所做的贡献获得诺贝尔奖。

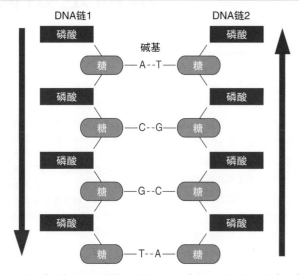

DNA由两条向相反方向延伸的链构成。这两条链由一种被称为碱基的特殊分子连接在一起。

DNA如何进行自我复制

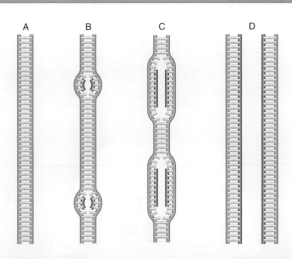

DNA自我复制的过程叫作复制。首先，原有的双螺旋"母"DNA解螺旋，分开并暴露碱基对。由于每个碱基仅能与另外三个碱基中的一个结合（如A可以与T结合，不能与G或C结合），每条母链上都能产生一条互补链。这样一条DNA双螺旋就变成了两条完全相同的双螺旋。

DNA（A）同时在很多点解螺旋（B）。每条母链上都产生一条新链（红色）（B和C），形成两个DNA分子（D）。

一个DNA分子上的两条链彼此分开，每条链上形成一条新链。就这样由原来的双链形成了两条完全相同的双链。

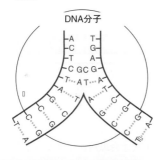

DNA作为蛋白质的食谱

在很多方面，DNA都类似于一种语言；然而，和英语不一样，这种语言只有由四个字母A、G、C、T构成的64个三字母"词语"。遗传学家称这些"词语"为密码子，因为每一个密码子对应着一种特定的氨基酸，氨基酸是构成蛋白质的基本单位。

蛋白质由细胞质内一种叫作核糖体的结构合成的。然而，因为DNA无法离开细胞核，首先需要DNA的一条链被"转录"到一条单链的信使分子上，其结构与DNA链极为相似，被称为信使RNA（mRNA）。信使RNA可以穿过核膜。接着，信使RNA在细胞质中的核糖体上被"翻译"，使得正确的氨基酸可以按正确的顺序连接起来。

蛋白质是由氨基酸按照从DNA复制来的一条模板合成的。这个过程发生在细胞内一种叫作核糖体的亚细胞结构中。

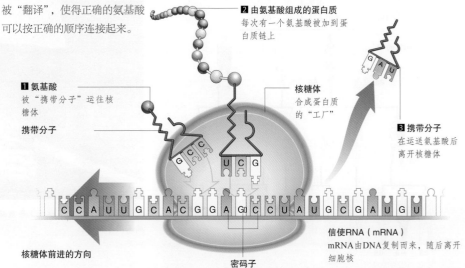

1 氨基酸
被"携带分子"运往核糖体
携带分子

2 由氨基酸组成的蛋白质
每次有一个氨基酸被加到蛋白质链上

核糖体
合成蛋白质的"工厂"

3 携带分子
在运送氨基酸后离开核糖体

核糖体前进的方向

密码子

信使RNA（mRNA）
mRNA由DNA复制而来，随后离开细胞核

基因是如何影响我们的

有缺陷的基因并不总是导致疾病。正常人也有可能携带着异常的基因，这些人通常在与另一个同样的正常携带者一起生了患病的孩子时才会知道这个问题的存在。

人身上可被观察到的特征被称为表型。表型可能是一种疾病、一种血型、眼睛颜色、鼻子形状或任何其他类似的属性。导致表型的遗传信息被称为基因型。

基因位点是染色体上决定某一特征的基因所在的位置。同一基因位点上不同形式的基因被称为等位基因。如果某一特定基因位点上存在两种等位基因"A"和"a"，则存在三种可能的基因型，分别是"AA"、"Aa"和"aa"。"Aa"被称为杂合子，"aa"和"AA"被称为纯合子。

如果等位基因"A"是显性的，在杂合子"Aa"个体中

在这些家系图中，父母有一个显性等位基因"A"和一个隐形等位基因"a"。如果"A"代表棕色眼睛的基因表型，"a"代表蓝色眼睛的基因表型，只有那些基因型为"aa"的个体会是蓝色眼睛。否则，显性等位基因"A"会决定表型。

会掩盖隐性的等位基因"a"的效果，产生可被识别的表型。隐性等位基因只会在纯合子（aa）状态下产生可被识别的表型。

如果杂合子（Aa）状态下两个等位基因都可以被识别，则被认定为共显性。ABO血型的表达就是共显性效果的一个例子。

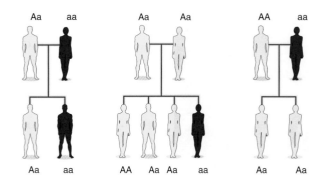

常染色体显性遗传病

携带一个显性异常基因的患病个体（不管男女）有50%的概率与正常个体生出患病的孩子。只有继承到致病基因的子女才会患病。软骨发育不良（侏儒症）是一种常染色体显性遗传病。

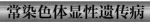

关键词

正常男性和女性

患病男性和女性

对于常染色体显性遗传病，一个个体或正常或患病，当他们的伴侣未患此病时，他们的子女有50%的概率患病。

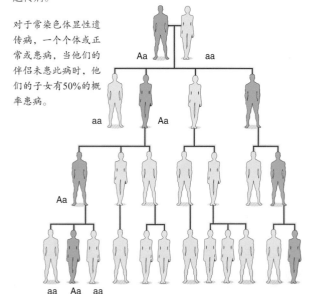

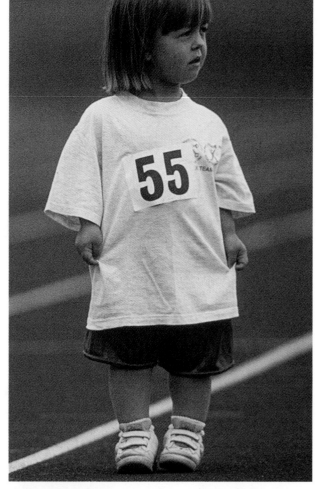

软骨发育不良（如图所示）等疾病是由于从父亲或母亲处继承了一个患病基因导致的。

常染色体隐性遗传

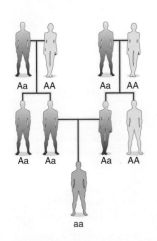

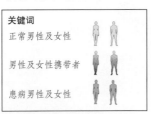

关键词

正常男性及女性

男性及女性携带者

患病男性及女性

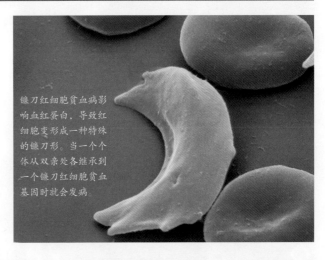

任意性别未患病的个体可能是携带者。当两个携带者（Aa，杂合子）生育孩子时，孩子有1/4的风险患病。常染色体隐性遗传的一个例子是镰刀红细胞贫血病，一种主要累及非裔人群的血液病。

镰刀红细胞贫血病影响血红蛋白，导致红细胞变形成一种特殊的镰刀形。当一个个体从双亲处各继承到一个镰刀红细胞贫血基因时就会发病。

性连锁遗传

在这些疾病中，异常特征由性染色体（X和Y）携带。男性仅有一条X染色体，因此所有的女儿均继承父亲的X染色体，她们还会继承母亲两条X染色体中的一条。儿子会继承父亲的Y染色体和母亲两条X染色体中的一条。

如果母亲的两条X染色体中有一条携带着可以导致某种疾病的基因，这个母亲被称为"携带者"。女性携带者一半的儿子可能患病，一半的女儿会成为这种基因的携带者。男性在临床上表现为患病是因为他们仅有一条X染色体，而女性不患病是因为她们有两条X染色体。患病男性的致病基因只可能遗传自女性家系。

一个著名的X连锁遗传病的例子是维多利亚女王家系中所患的血友病。秃顶也可能是X连锁的。

Y连锁的特征包括性别决定和男性发育的基因。父对子的传递仅可能是Y连锁的特征，因为Y染色体仅由儿子继承。

这是一张欧洲皇室家庭X连锁隐性遗传血友病的家系图。所有的患病个体的致病基因都可以追溯至19世纪的维多利亚女王，她是该病的一名携带者。现在的英国皇室家庭未受影响，因为他们是由一名未患病的个体（维多利亚的儿子，国王爱德华七世）传下来的。

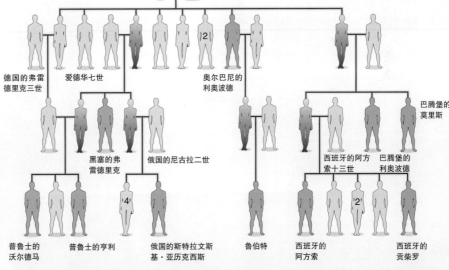

图片显示了多名兄弟姐妹

维多利亚女王

德国的弗雷德里克三世　　爱德华七世　　奥尔巴尼的利奥波德　　巴腾堡的莫里斯

黑塞的弗雷德里克　　俄国的尼古拉二世　　西班牙的阿方索十三世　　巴腾堡的利奥波德

普鲁士的沃尔德马　　普鲁士的亨利　　俄国的斯特拉文斯基·亚历克西斯　　鲁伯特　　西班牙的阿方索　　西班牙的贡柴罗

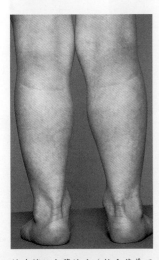

性连锁肌肉萎缩症（杜氏营养不良症）是严重的X连锁退行性疾病的一个例子。该疾病造成进行性的肌肉无力，起病于儿童早期。

散发突变

在正常的DNA复制过程中可以发生错误，这被称为新突变。其中只有一小部分突变发生于可以导致表型改变的位置。大多数突变发生于不会影响到基因功能的位置。

软骨发育不全（侏儒症）可通过新突变发生于某些家庭。该突变可以继而以常染色体显性遗传的方式遗传给后代。

以新突变形成发生的软骨发育不全可以继而以常染色体显性遗传的方式遗传给后代。这就是说，如果父母中有一方患病，每个孩子有50%的概率患病。

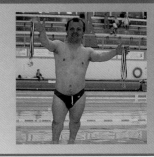

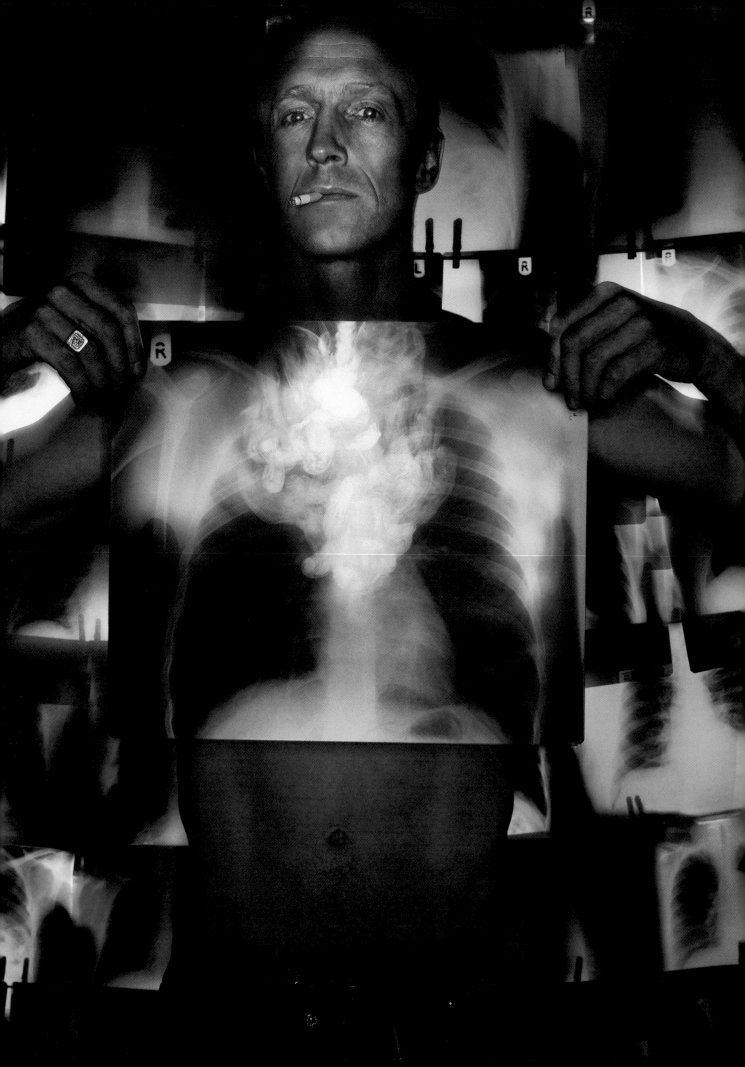

第十二章

发育和身体周期

在我们的一生中，我们的身体会受到许多影响。这些影响可以改变我们的感觉平衡，对健康造成不良影响；我们的身体还暴露于酒精、烟草、压力和药物下。

本章主要介绍这些因素对我们的身体产生的影响，并揭示了可以使我们应对特定情境并保持平衡的内在反应机制。另外，也将探索生物节律（或自然生物周期）在为机体提供内在时钟以调节生理功能方面发挥的作用。

左图：一位医生在以形象的方式展示吸烟对人的肺脏造成的潜在损害。

465

生物节律是如何发生的

人体很多重要的生理过程是以周期的方式进行的，这种周期被称为生物周期。这种节律以特定的间隔发生，由内在的生物时钟调控。

人体内发生的很多生理过程在特定的时段定时发生。例如，性发育的开始是在青春期初期发生的一种由时间机制触发的生理事件。

人体的很多生理过程是由激素控制的，激素按周期波动，被称为生物节律。

月周期节律

生物节律的一个例子是女性的月经周期。子宫内膜周期性发育、退化、脱落，约每28天进行一次。

这个周期意味着负责月经的激素被一种内在的时钟控制着。

不同的生物节律以不同的时间间隔发生。它们包括：

■ 脉冲——激素可能每几分钟（如胰岛素）或每小时以喷射的方式被分泌。

■ 日周期节律——以24小时为周期调节，例如控制睡眠-觉醒周期的激素。

■ 月周期节律——例如，控制月经周期的激素的波动。

■ 季周期节律——冬天甲状腺素的水平减少，而褪黑激素的水平增加。

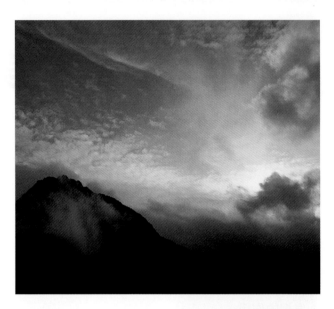

很多生理过程以周期的形式发生。这些生物节律似乎与外界因素（如光线和黑暗）同步。

日周期节律

人类表现出的很多生物节律看起来与环境节律相关。

以24小时为周期（大致与太阳活动周期或光暗周期对应）的生物节律被称为日周期节律（字面上是指"关于一天的"）。

睡眠-觉醒周期

睡眠-觉醒周期是日周期节律的明显例子。一般来说，成年人倾向于在上午7点醒来，在晚上10点变得困倦。

同样，体温在一个24小时的周期内波动；体温在深夜达到最低，并倾向于在正午达到高峰。

很多激素的水平被发现与日周期节律相关。

激素

肾上腺分泌的激素皮质醇就是这样一种激素。如果在24小时范围内监测皮质醇的水平，可以看到一个差异很大的图形。皮质醇的分泌在我们醒来时开始增加，在上午9点左右达到高峰。这种激素的水平在午夜时分达到最低点。

促甲状腺激素

下丘脑分泌促甲状腺激素的过程也是遵从日周期节律的。甲状腺素直接作用于人体几乎所有的细胞，控制它们新陈代谢的速率。这种激素的水平在上午11点左右达到高峰，在夜里11点左右降至最低。

其他一些激素（如内啡肽和性激素）的产生水平也因日周期节律而不同。

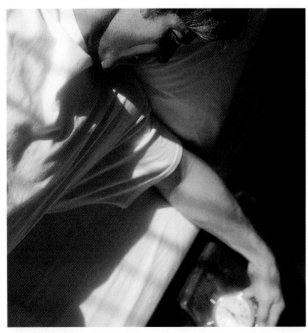

睡眠-觉醒周期是日周期节律的一个例子。我们的觉醒水平看起来与24小时的光暗周期同步。

光暗周期

研究显示，当被试者被置于隔离的房间内（没有任何时间提示）时，人们还是会遵循一种规律的睡眠——觉醒周期，不过这个周期接近25小时。因此，随着时间的推移，被试者失去了与日夜间的同步性。

同步性

当被试者一旦重新暴露于光暗周期，人体会很快恢复原有的日周期节律。

这说明人体时钟的自然周期并不是由日夜周期导致的，只是与日夜周期同步。

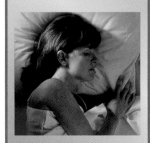

在没有外界提示时，人体依然遵循一种规律的睡眠——觉醒周期。然而，我们的自然周期比24小时稍长。

生理时钟

生理节律似乎由一种内在固有的时间机制或生理时钟所调控。研究显示这种时钟通过与下丘脑和垂体的相互作用，被光暗周期所同步。

进入眼睛的光线到达视网膜（眼睛后部神经密集分布的区域），刺激大脑的视觉皮质。

然而，有些视网膜神经纤维与视交叉上核相连，视交叉上核是位于下丘脑内的两个微小的结构。

松果体

视交叉上核受到刺激，使下丘脑发送信号到松果体（位于脑干正上方的一个卵圆形小腺体）。松果体通常被称为"第三只眼"，因为它受光暗水平触发。

褪黑激素

松果体分泌褪黑激素作为收到视网膜信号（经过下丘脑的中介）的反应。

松果体在黑暗中分泌褪黑激素，而在有光线存在时抑制褪黑激素的产生。研究显示，褪黑激素影响很多内分泌腺体的活性。

褪黑激素在调节睡眠周期中发挥着重要作用，褪黑激素升高导致困意和疲倦。

研究显示，松果体的活性与季节性情绪失调（Seasonal Affective Disorder，SAD）有关。

褪黑激素的存在还可以降低视交叉上核的活性。

丧失节律

人们很久以前就已知道，损伤视交叉上核（如移除脑部肿瘤的手术之后）会导致日周期节律丧失。类似地，下丘脑疾病也会导致睡眠等正常节律紊乱。

研究

尽管目前还在研究过程中，可以确定的是，人体与光暗周期的同步化过程包括了视交叉上核受刺激激活时钟和通过松果体的作用关闭时钟。

这些脑内的特殊区域一起调控了睡眠、觉醒、进餐和体温等事件的时间。

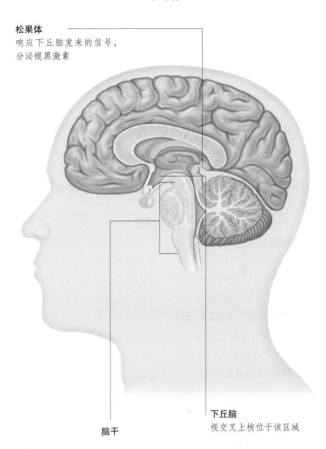

松果体

松果体
响应下丘脑发来的信号，分泌褪黑激素

脑干

下丘脑
视交叉上核位于该区域

松果体位于脑干的正上方，该腺体响应下丘脑发来的信号分泌褪黑激素。

时差的影响

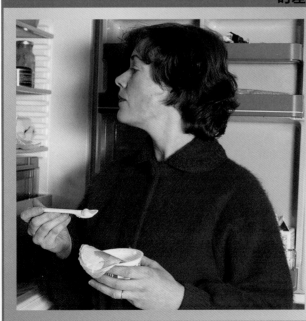

跨越不同时区的快速旅行会导致一种现象，那就是我们通常说的时差。

生理节律受到干扰

当人体被置于一个不同的时区时，生理时钟与实际所处的时区不相适应，其结果是日周期节律不再与光暗周期相同步。

于是，正常的日周期节律如睡眠、觉醒、进餐、饮水都被打乱。这会导致日间失眠疲乏、头晕、心神不安及精神和躯体表现不佳。

这些影响并不是由飞行所导致的，也会为进入极端环境（如太空旅行，或南极、北极的探险）的人所体验到，这是因为极端环境下的光暗周期十分不同。

向东旅行

由于时间丢失，时差的影响在向东旅行时更为严重。由于人体的自然周期大约是25小时，人体更容易适应向西旅行时延长的一天。

有趣的是，当一个人在一天之内旅行跨越整个地球的一周，回到他原有的时区内时，他不会感到时差。

人们还在研究褪黑激素在人体长途旅行后与24小时周期进行同步化的过程中所起的作用。

跨越时区的旅行会干扰人体的正常周期，日周期节律，如进食节律，会受到很大干扰。

青春期是如何发生的

在青春期，男孩们和女孩们都经历了巨大的生理变化和心理变化。这是由于性激素的产生触发了对生育能力至关重要的发育过程。

青春期是发生在青年时期并导致性成熟的生理变化时期。女孩的青春期通常发生于10~14岁，男孩的青春期通常从10~14岁开始，17岁左右结束。

第二性征

青春期发生的生理变化主要表现为第二性征的出现，如男孩嗓音变低沉，以及女孩的乳腺发育。

生长加速

在青春期，生长呈井喷式发生，常发生在女孩10岁和男孩12岁左右，在此期间每年生长8~10cm。由于男孩发育达到全面成熟的时间较女孩晚，故男孩的生长时期更长，因此男孩通常明显比女孩高。

这种井喷式的生长一直影响着人体的不同部位，因此人体在此期间看起来可能会比例失衡。

生长加速首先影响脚，继而影响双腿、躯干、面部，下颌最后发育。

体重在此期间几乎加倍。受激素水平变化的影响，女孩体重增加主要归因于脂肪的沉积，而男孩体重增加主要是由于肌肉容积的增加。

趋势

研究显示，女孩发生初潮（月经的出现）的年龄越来越早，每十年会提前4~6个月。人们认为这是由于营养的改善而导致的。有可能男孩也在更早的年纪成熟了。

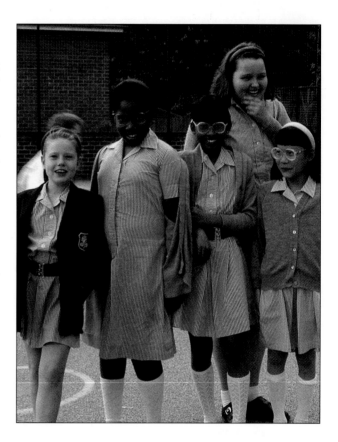

女孩倾向于在不同的年纪开始青春期。然而，大多数女孩会在16岁前达到同样的性成熟程度。

激素触发

青春期是由大脑中的下丘脑产生的促性腺激素释放激素触发的。

目前还不清楚是什么触发了这种激素的释放。有猜测认为，这也许是由松果体和下丘脑间的相互作用所控制的，就像一个生物时钟一样。

性腺刺激

促性腺激素释放激素刺激脑内的垂体，这种刺激导致垂体在10~14岁时分泌一组促性腺激素。

促性腺激素刺激卵巢产生

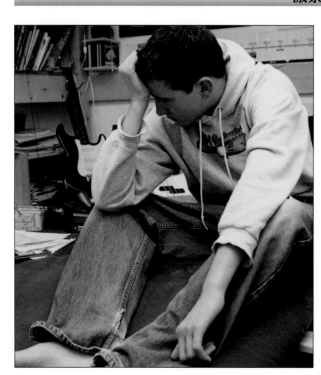

除了经历着重大的生理变化外，青少年还经受着激素波动导致的情绪后果。

雌激素，刺激睾丸产生睾酮。这些激素导致了青春期第二性征的产生。

情绪变化

青春期时，很多的情绪变化与诸多生理变化相伴产生。

主要原因如下：

■ 有些个体可能会难以面对身体上发生的诸多变化。例如女孩月经周期的开始和男孩嗓音的变低可能会让人极度烦恼，并导致强烈的自我意识。

■ 青春期波动的激素水平可能会严重影响情绪，导致青春期个体易于情绪波动、具有侵略性、容易哭泣和失去自信。

青春期的生理变化

睾酮是青春期阶段的一种重要的激素，对男孩和女孩的身体都有着复杂而深刻的影响。

男孩的青春期开始于10～14岁。这一时期的生理变化是由雄性性激素——睾酮引起的。睾酮是由睾丸细胞分泌的一种促进生长的激素。

精子的产生

在青春期之前，睾丸中含有大量实性的细胞索。青春期开始后，细胞索中心的细胞死亡，细胞索变成中空的管，被称为细精管，精子细胞就产生于此。

睾丸中产生的睾酮依次引发：

■ 精子的产生。大量的精子细胞被产生出来，每秒钟每克睾丸组织产生300～600个精子。

■ 睾丸、阴囊和阴茎开始生长。

■ 自发勃起。出生时起即存在，现在可以由心理活动诱发。

■ 输精管成熟，精囊（储存精子的液囊）增大。

■ 前列腺增大，开始分泌液体，这些液体是精液的一部分。

■ 遗精。首次遗精发生在阴茎开始快速生长一年之后。

男孩的其他变化

生理变化一直持续到大约17岁，表现为喉头扩大，声带变长，声音变得低沉而富有磁性。耻区、腋下、面部、胸部和腹部的体毛开始生长。

睾酮还促进肌肉的发育。

男性的生理变化

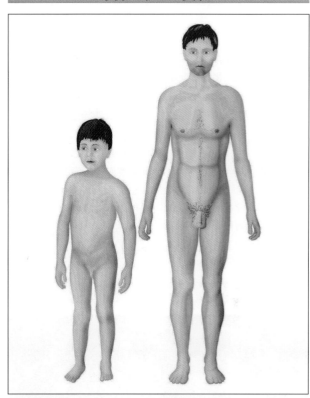

睾酮的释放引发了男孩的青春期。它导致性器官和体毛的生长，以及肌肉质量的增加。

女孩的青春期

女孩的青春期一般开始于10～14岁并因人而异，因此一些女孩在其他人之前达到性成熟。

然而，到了16岁左右，大多数女孩达到相同水平的性成熟。这一时期的特点是身体显著生长、身体比例改变以及性器官和生殖器官显著变化。

女性的生理变化

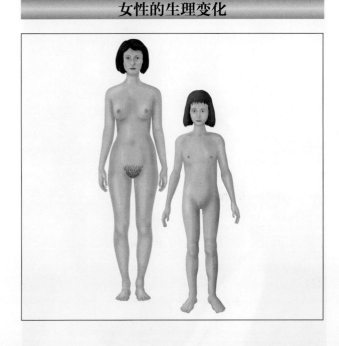

女孩在青春期经历剧烈的生理变化，包括初潮、胸部发育、骨盆变宽、选择性脂肪沉积和毛发生长。

乳房发育

女孩青春期的首要变化是乳房发育。激素引发乳头变大，乳房组织生长，乳腺和导管开始发育。这一时期，乳房发育得非常迅速。

肾上腺

在青春期，肾上腺开始产生雄性性激素，例如睾酮。这些主要的激素：

■ 导致身体突然猛长；

■ 改变了毛发的发育，导致阴部和腋下的体毛首次生长。

在这些激素释放大约一年之后，月经首次出现。

臀部发育

骨盆开始发生变化，与身体的其他部分的骨骼相比显得很宽。与此同时，乳房、髋部和臀部脂肪开始沉积，身体出现了女性的曲线外形。

当月经规律出现后，青春期就结束了。这意味着排卵每月进行一次，可以怀孕了。

青春期异常

下丘体或肾上腺的异常变化，比如肿瘤，可以引起青春期提早来到。这一罕见的现象被称为过早发育的青春期，可以导致小孩完全的性发育。

男女两性的青春期均可能由于营养不良和持久的重体力活动而推迟。许多田径和体操运动员直到宽松的训练阶段才会出现性发育的特征。

许多遗传障碍（如囊性纤维化）也可以影响青春期。

人体如何衰老

衰老是身体随着时间逐渐老化的过程。生理过程（如心血管系统的功能）变得不完善，直到不再能履行原有的职责。

衰老用来描述身体老化过程中发生的生理变化。这一过程缓慢进行并持续许多年，通常开始于20～30岁。

预期寿命

据吉尼斯世界纪录记载，目前最长的寿命是122岁。随着生活方式和医疗卫生条件的进步，这一纪录可能会被刷新。在英国，男性的平均寿命是74岁，女性的平均寿命是79岁。

"让钟表停止走动"

人们对衰老的生物机理展开了大量的研究，试图减弱衰老的影响，甚至逆转这一过程。

尽管我们对衰老过程的理解不断得到刷新，唯一不变的是衰老是一个不可避免的生物状态，是生命的一部分，就像婴儿、童年和青少年。

衰老缓慢地发生，历经数年。医学进步帮助人们的寿命得到前所未有的延长。

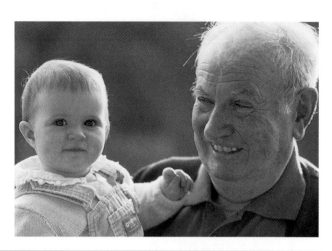

细胞老化

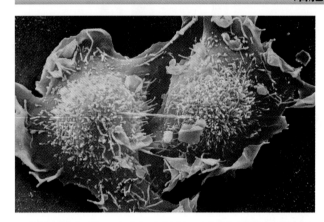

为了理解衰老的过程，需要在细胞层面上探讨衰老的生物机制。细胞是一个个基本单位，协同发挥功能，构成身体的组织。细胞通过复制的过程（细胞分裂）得到再生。

细胞在死亡前分裂数次。因此，细胞基因被设定在某一时刻停止发挥功能。

细胞死亡

研究表明，细胞在经历凋亡（程序化的细胞死亡）之前分裂数次。此外，其余细胞的功能不再像年轻时那样完善。

一些细胞酶活性减弱，因此细胞基本功能的化学反应需要更久的时间才能完成。由于细胞不能复制，器官的功能逐渐衰退，直到再也不能发挥其生物作用。

外部变化

衰老最常见的特征是身体的外部变化。

头发的变化

也许衰老过程中最明显的变化就是头发颜色的改变。大约在30岁，由于头发的毛囊丧失了色素沉积的能力，灰色或者白色的头发开始出现。随着有颜色的头发脱落并由灰色头发替代，头发变成灰色的过程越发明显。

对于男女来说，头发都会变得稀薄，许多男性甚至会秃顶。

皮肤的变化

随着年龄增长，由于胶原蛋白（一种结构化的蛋白质）和弹性蛋白（使肌肤有弹性的蛋白）的改变，皮肤失去了弹性，皱纹增多。

身材的变化

中年人的体重通常会增加，这是新陈代谢减缓导致的，随后体重会随着年龄增长而急剧减少。

肌肉组织被脂肪取代，特别是躯干部分，同时手臂和腿会变细。

老年人的身高会缩水，这是脊柱压缩导致的。

随着身体的老化，头发失去了颜色并变成灰色。由于胶原蛋白和弹性蛋白发生变化，皮肤失去弹性，皱纹增多。

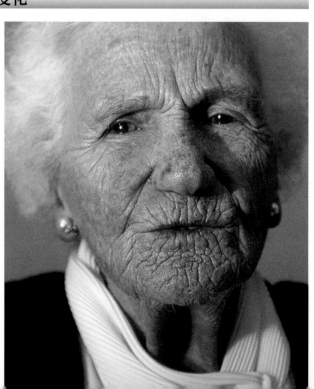

内部变化

生理学研究显示，包括心脏、肾脏、肺脏在内的很多人体重要器官的功能随时间而衰退。

与衰老相关的改变也发生在人体内部。很多内部器官，如肝脏、肾脏、脾脏、胰脏和肺脏都随构成它们的细胞逐渐退化而体积缩小、功能减退。

心脏造成的血液循环也受到衰老的影响。心脏的泵血功能极度减低，人体应对运动或压力时产生的心率增快反应变得更加极端。全身的血管（静脉、动脉和毛细血管）失去部分弹性，发生旋绕。

随着钙质流失，骨骼变脆，老年人更容易发生骨折，甚至相对轻的摔伤也可能引发骨折。

人体的调节机制水平发生了总体的下降，导致人体更不易适应外部环境的变化。老年人对极端的温度更敏感，患病后需要更长的时间恢复。

免疫系统的逐步衰退还意味着老年人更容易受到感染和疾病的侵袭。

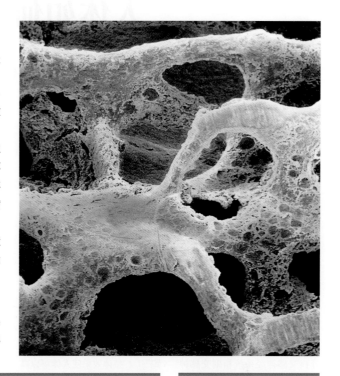

随着年龄的增长，骨骼内的钙质和蛋白质逐渐流失。这会导致骨质疏松症，使骨头变得脆弱。

神经系统的改变

衰老的大脑会逐渐失去不能被取代的神经元（脑细胞）。

智能

尽管在生命过程中脑细胞的数目在逐步减少，但这只是脑内全部细胞数量的一小部分。没有证据表明智力会随年龄增长而下降，相反，智力与受教育程度和生活方式密切相关。

衰老相关疾病

脑细胞对缺氧极度敏感。大脑发生的衰退很可能并不是由于衰老本身导致的，而是由与年龄相关的疾病引起的，比如动脉硬化。

这些疾病影响心血管系统，减少对大脑的氧气供应。

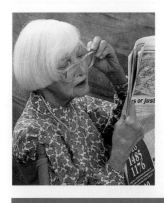

精神刺激可以帮助对抗衰老对大脑的影响。做填字游戏等活动有助于保持大脑活跃。

大脑的效能因此减低，可能会导致智力下降。逻辑、思维敏捷性和接受新思想的能力会受到影响。

大脑功能

与大脑相关的功能也会受到影响。反应和躯体运动会变缓，记忆可能会恶化，尤其是对最近发生的事情。

老年痴呆症

在严重情况下，这可导致老年痴呆症。这种疾病的特点是失忆、孩子样行为、语言错乱和缺乏意识。

感　觉

感觉随年龄的增长逐渐衰退。

■ 视力：年龄超过20岁之后，视觉敏锐度逐步下降；在50岁以后，下降的速度会进一步增快。瞳孔的大小随年龄增大而减小，因此夜间视力受到影响。眼睛也更容易患病。

■ 听力：高频听力逐渐下降。这会影响根据声音辨人的能力，并且让人难以跟上群体性的交谈。

■ 味觉：味蕾的数量逐渐减少，味觉变得迟钝。

■ 嗅觉：嗅觉可能随年龄增加而衰退，也会影响味觉。

衰老的遗传学

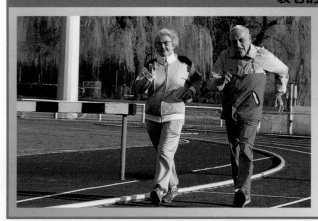

医学进展延长了人们的平均预期寿命，但仍未达到最长寿命。

实验室研究显示，细胞在死亡前可以进行一定次数的复制，细胞质量逐步退化。这提示人体内可能存在某种导致衰老和在某一特定时间死亡的程序，基因内可能携带着在某一特定时间停止机体功能的指令。

外部因素

事实上，一个人如何衰老不仅取决于基因，还受到生活方式和饮食等环境因素的影响。

一个吸烟、饮食不健康而且不运动的人更容易在基因决定时间之前迅速衰老、生病和死亡。

一个人衰老的速度由遗传和环境因素共同决定。定期锻炼有助于延缓时间对人体的影响。

人体如何应对应激

当我们察觉到威胁时，我们的交感神经系统会触发一系列被称为"战斗或逃跑"的反应。这些反应的作用是使人体可以高效地应对危险。

自主神经系统调节人体的基本活动（如心率和呼吸），以保持体内平衡（人体内在活动的正常功能）。

人类对神经系统的这方面功能无法进行自主调节，但在某些特定的情况下（如情感应激或恐惧），自主神经活动的水平会发生变化。

相反的作用

自主神经系统被分为两部分：交感神经系统和副交感神经系统。两者都服务于相同的器官，但产生相反的作用。这样，双方平衡彼此的活动，以保持身体系统正常运转。

在正常情况下，副交感神经系统刺激诸如消化、排便、排尿等功能，同时可以减缓心率和呼吸。

另外，交感神经系统负责局部调节（如出汗）和心血管系统的反射调节（如增加心率）。

"战斗或逃跑"

在应激状态下（如导致恐惧或愤怒的情况），全部交感神经系统被激活，产生一种即刻而广泛的反应（"战斗或逃跑"）。整体效果使人体可以高效地应对危险，不管是进行防御还是从危险的环境中逃走。

交感神经系统对一系列器官具有控制作用。在应激状态下，所有这些器官同时被刺激。

交感神经系统

大脑

脊髓

激素控制　神经控制

神经节

化学信使的作用

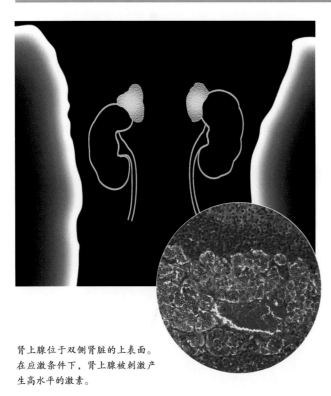

肾上腺位于双侧肾脏的上表面。在应激条件下，肾上腺被刺激产生高水平的激素。

这张显微图像显示的是肾上腺髓质，肾上腺髓质负责分泌肾上腺素和去甲肾上腺素。这些激素对"战斗或逃跑"反应至关重要。

交感神经系统通过延伸至脊髓两侧神经节（神经细胞的集合）的一系列神经对器官进行控制。

神经节的神经细胞投射到腺体、平滑肌、心肌等靶组织。

正常反应

在正常情况下，大脑发出的神经冲动刺激交感神经纤维末端分泌化学信使肾上腺素和去甲肾上腺素。

这些激素刺激靶器官，以这种方式作为向靶器官传达神经冲动的化学中介。

应激刺激

在应激状态下，整个交感神经系统被立即激活。肾上腺素和去甲肾上腺素被立刻从肾上腺髓质（位于肾上腺内部的部分）内分泌出来。这些激素被血流携带至全身各处，加强交感神经系统的作用。

同时，下丘脑刺激垂体分泌促肾上腺皮质激素（ACTH），触发肾上腺皮质（位于肾上腺外层的部分）向血液中释放皮质醇。

皮质醇通过稳定细胞膜和增加血糖使身体为应对危险做好准备。储存的氨基酸被迅速运往肝脏，在这里被转化为葡萄糖，葡萄糖是产生能量所需的原料。

对恐惧的反应

交感神经系统触发了恐惧的典型症状。这些症状可以提高人体在压力下的表现。

神经末端和肾上腺髓质内的肾上腺素和去甲肾上腺素水平猛增，会使全身立即发生一系列以恐惧为特征的反应。

这些反应可以使人体有效地应对危险，不管是逃跑、看得更清楚、想得更清晰，还是留在原地战斗。

身体反应

恐惧反应包括：

■ 呼吸变快、变深：气道扩张，呼吸效率提高，使体内氧气摄入增加。

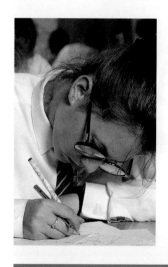

在压力状况下（如考试中），脑内的血流增加，这使我们的思路可以更清晰。

■ 心脏怦怦跳：心脏搏动加强、加速，血压明显升高。

血管扩张（血管直径增加）发生在那些对紧急反应重要的器官，如大脑、心脏等。这导致更多的血液可以到达这些器官，提供更多的氧气和必要的营养物质，以提高性能。

■ 皮肤苍白：交感神经系统兴奋导致血管收缩（供应皮肤的血管壁收缩），使得血流明显减少。这意味着减少表浅伤口的失血量，可以使身体有足够的血液去战斗。这也解释了为什么人们在恐惧时会皮肤苍白。

■ 能量猛增：人体的新陈代谢速率增加100%，以保持高效的反应。为了代偿，肝脏产生更多的葡萄糖，葡萄糖可以被迅速地代谢产生更多的能量。这解释了为什么在应激事件后喝一杯甜茶会有帮助。

■ 机体力量增加：由于血流增多和能量水平增高，肌肉收缩的力量增加。这就是为什么人们在处于危险状态下时可以完成壮举，例如可以举起非常重的物体（如一个人体）。

■ 疼痛耐受：大脑中内啡肽的分泌增加了人体对疼痛的耐受性，使一个人可以在受伤的情况下保持活跃。

■ 毛发直立：毛发作为原始反射的一部分发生直立，和猫狗的竖毛类似。

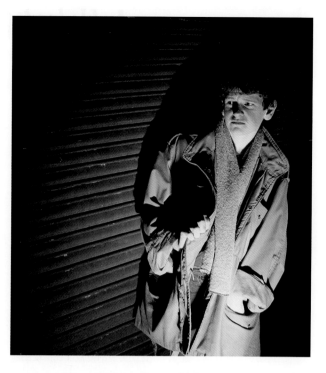

应激刺激（如遇到危险）使整个交感神经系统激活，触发了一系列恐惧反应。

■ 瞳孔扩张：使视力更清晰。

■ 皮肤出汗：出汗使身体保持凉爽。

■ 胃不舒服：这是由于胃部的血流减少导致的（为了保证重要器官的供血）。由于肾脏的血液被分走，泌尿道的活动也会暂停。

长期应激的影响

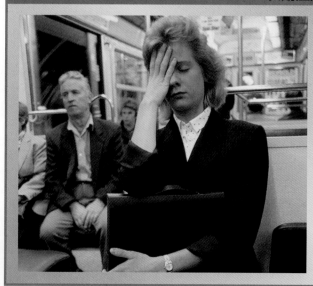

恐惧反应是为帮助人体应对威胁（如即刻的身体危险）而存在的。

放松

威胁一旦解除，随着副交感神经系统被激活，人体会逐步恢复到正常状态。

肌肉开始放松，心率和血压下降，呼吸变得平稳并且更深，胃部由于血流恢复而放松。情绪由愤怒和恐惧变为更加平静、平

长时间的压力可能会损害健康。这些影响可能会使个体更容易受到感染或患与压力相关的疾病。

和的状态。

持续的应激

然而，在社会产生的应激状态下（如繁重的工作压力、对经济状况的担心），恐惧反应可持续很长时间——也就是说，人体对应激的反应没有得到放松。

如果这种压力找不到出口，应激会对人体产生有害的效果。人们可能会出现头痛、腹痛、组织流失（由于代谢率持续增高）、乏力和高血压（可以使心脏、血管和肾脏受损）等症状。

人体如何应对运动

在运动过程中，人体的生理需求以某些特异的方式发生改变。肌肉运动需要增加氧气和能量的供应，这种需求必须由人体来满足。

人体每天的日常活动需要能量，能量由机体燃烧食物而产生。而当运动时，人体的肌肉需要比静息时更多的能量。

在短时间的运动中，如向公交车站冲刺，人体有能力迅速增加肌肉的能量供给。机体可以做到这一点，是因为机体内有少量储存的氧气，而且可以进行无氧呼吸（不需要利用氧气产生能量）。

当运动更长时间时，能量的需求增加。肌肉必须被供应更多的氧气来进行有氧呼吸（利用氧气产生能量）。

心脏活动

我们的心脏静息时每分钟大约跳动70~80次；运动后心脏的搏动次数可以上升至每分钟160次，同时心脏还会搏动得更加有力。因此，一名普通人可以将心输出量增加略大于4倍，而一名受过训练的运动员可以增加大约6倍。

血管活动

静息时，血液以大约每分钟5L的速度流经心脏；在运动时，血液循环的速度达到每分钟25L甚至30L。

这些血流被引向最需要的地方——活动的肌肉。这种引导是通过减少人体不太需要血液的区域的血供，以及扩张血管使更多的血液流往活动的肌肉来实现的。

呼吸活动

循环的血液必须被充分充氧（饱和氧气），因此呼吸的频率也必须增加。肺脏充入更多的氧气，这些氧气可以进入血液。

在运动过程中，空气进入肺脏的速率增加至每分钟100L之高。这比我们静息状态下每分钟6L的速率大大增加了。

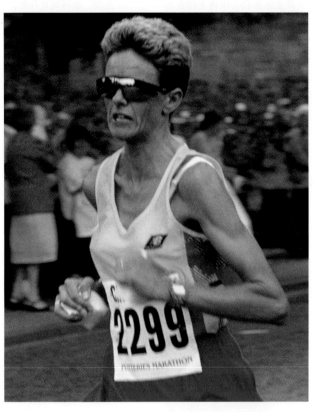

一名马拉松运动员的心输出量比一个未经训练的人高40%。通过训练，心脏质量和腔室体积均增大。

心脏活动的改变

运动对心脏的影响

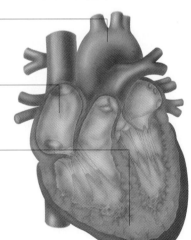

主动脉
向所有肌肉提供血液；供给心肌的血液也必须增加

右心房
由静脉回到心脏的血液体积和压力增加

心室肌
神经刺激心脏起搏点，使心室肌搏动加快

剧烈运动导致一系列循环改变。这对心肌本身有很高的要求。

在运动过程中，心率（每分钟搏动的次数）和心输出量（每分钟泵出血液的体积）增加。这是由于供应心脏的神经活动增加，使得心脏搏动得更快。

静脉回流增加

由于以下原因，回到心脏的血液量增加：
■ 肌肉床的血管扩张，阻力减小；
■ 肌肉活动（收缩和舒张）将更多血液泵回至心脏；

人们已经就运动过程中的循环改变进行了很多研究。这些研究显示，我们运动得越多，这些改变的程度就越大。

■ 快速呼吸导致的胸腔运动，也有泵血的作用；
■ 静脉的收缩，迫使血液流回至心脏。

当心脏的心室变得越来越满时，心脏的肌壁受到牵拉，会用更大的力做功。因此，更多的血液被"赶出"心脏。

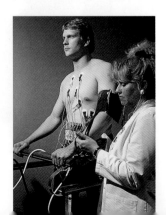

循环改变

在运动过程中，人体内流向肌肉的血液增多，这保证了肌肉可以得到充足的氧气和其他重要营养。

在运动中，甚至在肌肉开始收缩之前，流向肌肉的血液就已经通过大脑信号而增多了。

血管舒张

交感神经系统携带的神经信号会引起肌肉床的血管扩张（增宽），使更多的血液流向肌肉细胞。为了保持舒张状态，肌肉在最初的改变后，又发生了局部变化，肌肉组织内氧气水平下降，二氧化碳和其他呼吸废物水平上升。

由活动肌肉大量产生热量所造成的温度升高也可导致血管扩张。

血管收缩

除上述这些发生在肌肉床的变化之外，血液还会从身体内其他在运动中不大需要血液的组织和器官中转而流向肌肉。

神经冲动导致这些区域内血管收缩（血管变窄），尤其是肠道。这使得血液被重新分配至最需要的地方，使血液在下一个循环周期中可以流向肌肉。

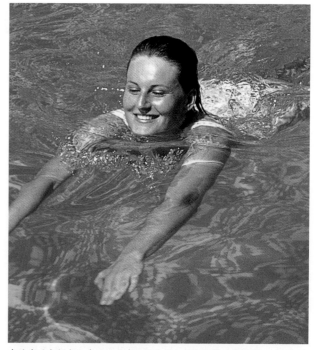

在健康的年轻成人中，运动中的肌肉增加的血流量非常惊人，可以超过正常的20倍。

呼吸改变

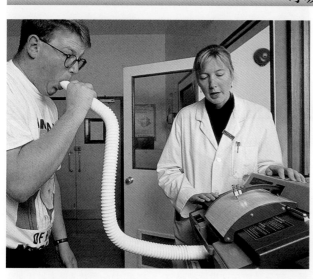

在运动过程中，人体较平时消耗得多得多的氧气，呼吸系统必须通过增加通气频率来满足这一需求。尽管我们的呼吸频率在运动开始时快速增加，但其精确机制仍然不能确定。

当人体消耗更多的氧气并产生更多的二氧化碳时，我们体内检测血液气体水平变化的受体会刺激呼吸。然而，我们

为了满足肌肉活动增加的需求，人体需要更多的氧气。因此，运动导致呼吸频率增加。

的反应出现得远远早于任何可以检测到的化学变化。这提示存在着一种后天的反应，使我们在每次开始锻炼时向肺脏发送信号，增加呼吸频率。

受体

有些专家认为，在肌肉刚刚开始运动时造成的温度细微上升可以导致更快更深的呼吸。然而，对呼吸的精确控制，使我们的呼吸与肌肉所需的氧气量相匹配，这是由大脑和大动脉中的化学受体控制的。

运动中的体温

为了散发运动中产生的热量，人体使用了在炎热天气保持凉爽的类似机制。

这些机制包括：

■ 皮肤血管舒张：使热量从血液中散发到环境中。
■ 出汗增加：汗液利用热量在皮肤上蒸发。
■ 通气增加：通过从肺内呼出温热的气体散发热量。

一名经过良好训练的运动员身体的氧气消耗可以增加到

平时的20倍，而身体散发的热量几乎与氧气消耗量完全成正比。

如果在湿热的天气中不能通过出汗消散热量，运动员就很容易中暑，这是一种危险的状况，有时候甚至危及生命。在这种情况下，最重要的目标就是尽快通过人工方法降低体温。

在运动中，人体采用多种机制降温。增加出汗和通气可以帮助人体摆脱多余的热量。

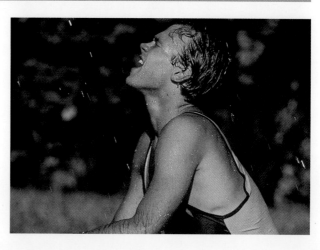

酒精是如何影响人体的

酒精因其可对人体产生令人愉悦的效果而为现代社会所欣赏。但是，如果摄入过量酒精，可能会对健康不利。

酒精（又称乙醇）因其对人体所产生的令人愉悦的效果而长期被人类使用。历史文献记载了古文明中很多宗教仪式和社会仪式中酒精的使用。

发酵

酒精是一种有机物，通过一种被称为发酵的自然过程产生。

水果或谷物中的糖与酶发生反应生成酒精——这一过程被全世界的啤酒厂和酿酒厂人为加以利用。

酒精浓度

不同饮料的酒精浓度不同，从大部分啤酒的4%到葡萄酒的12%，再到诸如伏尔加和威士忌等烈酒的40%。

如今，饮酒在社会中起着重要的作用，并且在很多宗教活动中仍有其特色。

不利的影响

然而，从很早的时候开始，人们就开始大谈这种可以中毒的物质的危险，并制定严格的法律来限制酒精的消耗。

尽管适量饮酒对人体的影响可以忽略不计，但酒精是一种成瘾性的物质，人在过量摄入的情况下，尤其是长期过量摄入时，会对健康造成严重影响。

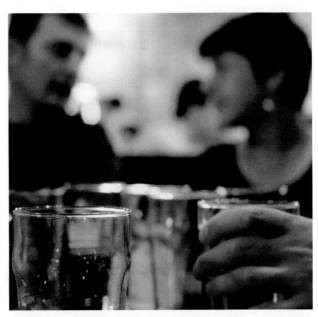

酒精在社会聚会中起着重要的作用。人们在酒馆或酒吧里一起畅饮，享受着酒精带来的放松效果。

酒精在人体中所走的路线

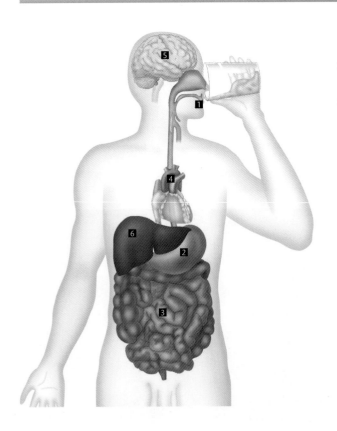

酒精在通过消化道的过程中被吸收进入血液。一旦进入肝脏，酒精会被代谢并释放能量。

酒精在通过人体的过程中（包括消化道和一些器官）所经过的路线顺序如下。

1嘴：酒精在被吞咽前可被唾液稀释。

2胃：酒精通过食管进入胃，在这里它被胃液进一步稀释。部分酒精在这里就被吸收进入血液，但是大部分酒精通过胃进入了小肠。吸收率与酒精的浓度和胃里是否有食物有关。

3小肠：这里有密集的小血管网络，在这里大部分酒精被吸收到血液中。

4血液：酒精一旦进入液流，就会在周身循环，并被各种组织的细胞摄取。

5大脑：一旦酒精到达大脑，它立即产生毒性效果。酒精会影响中枢神经系统的多个部位，包括网状结构（负责清醒）、脊髓、小脑和大脑皮质。

6肝脏：被吸收的酒精迅速传到肝脏，在这里它以大约每小时16g酒精的速率被代谢变成水、二氧化碳和能量。然而这个速率并不完全相同，取决于个人的体质。

其他排出部位

一小部分酒精到达肺脏，通过呼出的气体排出。有些酒精可以经尿液排出，少量酒精还可以通过汗液排出。

酒精的作用

酒精一旦被吸收入血液，会立刻对中枢神经系统产生影响。其结果是产生以醉酒为特征的症状。

一般来说，酒精在咽下后五分钟内会到达血液中。

判断力受损

酒精最快的作用是使饮酒者变得放松，并更加好交际。

在饮用仅仅1单位的酒精之后，大脑的活动变慢，其结果是判断力可能受损，反应时间变慢。

协调性丧失

当大脑内相关的控制中枢进入醉酒状态，肌肉协调能力会逐渐下降。这使人变得笨拙、步履蹒跚、言语不清。

随着血液中的酒精浓度升高，大脑的疼痛中枢变得麻木，身体变得不敏感。

如果人们继续饮酒，他们的视野可能会变得模糊，这是因为视觉皮层受到了影响。

醉酒行为

当一个人不再能控制自己的行为时，人们会说他"喝醉了"。

如果一个人摄入了充足的酒精，他可能会进入深度睡眠，甚至失去意识。过量的酒精会有力地麻痹大脑的特定中枢，使呼吸和心跳停止，导致死亡。

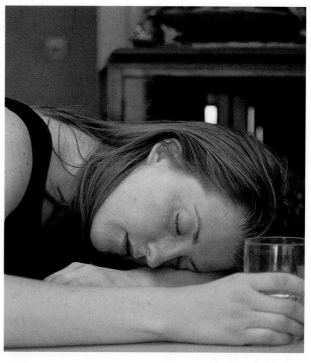

遗忘

过量的酒精可以影响短时记忆，因此第二天可能无法回想起醉酒时的所作所为。

随着血液中酒精浓度的升高，大脑变得越来越醉。当特定的大脑中枢被影响时，饮酒者可能会丧失意识。

长期影响

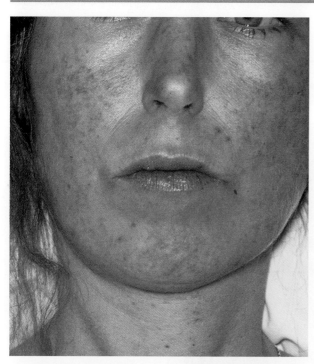

如果人体长期过量摄入酒精，可能会对身体造成极其严重的影响。这些影响包括以下方面。

- 组织损害：作为一种刺激物，酒精，尤其是纯度更高的酒精，会对口腔、咽喉、食道和胃的组织造成损伤，使其更易罹患癌症。

- 食欲不振：大量饮酒影响胃和食欲，因此大量饮酒者常常不吃饭。酒精含有热量，但不包含任何有用的营养或维生素。

摄入过量的酒精会使皮肤发生变化。这个女人出现了黄疸，她的面部和颈部还有很多微小的破损血管。

- 肝脏损害：摄入过量的酒精会损伤肝脏，导致肝脏缩小、功能不全（肝硬化）。最终肝脏将无法正常行使它的解毒功能。

- 脑损害：酒精损害脑细胞，长期饮酒会永久性降低智力，导致痴呆。低浓度的酒精对脑有刺激作用，但当浓度上升后，酒精会对脑产生更多的抑制作用。

- 体重增加：酒精富含热量，使得大量饮酒者臃肿、超重，并对心脏造成压力。

- 皮肤损害：酒精使皮肤的小血管扩张，导致更多血液流到皮肤表面，这会使饮酒者面部发红，并产生热的错觉。皮肤中的毛细血管最终会破裂，导致皮肤持续性发红并影响美观。

- 意外损伤：大量饮酒者更容易发生致死性损伤。酒精成瘾者发生严重意外事故的概率是不饮酒者的7倍。

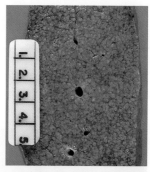

酒精是一种成瘾物质。长期滥用酒精会导致严重的健康问题，如肝硬化（如上所示）。

戒　断

大量饮酒之后可能会出现头痛、恶心和乏力，人们称为宿醉。这是由酒精的脱水效果引起的，它会使身体的细胞渴望水。

长期酗酒会造成酒精依赖，这种情况下戒断酒精可能会引起震颤性谵妄，导致食欲不振、无法消化食物、出汗、失眠以及痉挛。严重情况下，人们还可能产生幻觉。

吸烟如何影响身体

烟草含有很多有害成分，在吸烟过程中，这些有害成分被吸入肺内。在英国，每年有成千上万的人死于这种上瘾且致命的习惯。

17世纪初，吸入燃烧烟草所产生的烟雾的习惯由欧洲探险家传入西方。他们在印第安人身上观察到这种习惯，印第安人在很多仪式上使用烟草，他们相信烟草有药物价值。

副作用

不久以后，吸烟成为一种时髦的消遣。肺癌——一种相对少见的癌症，在20世纪开始显著增加，由此，人们开始研究吸烟对人体的影响。

现在，尽管事实证明吸烟与一系列疾病有着明显的相关性，但吸烟的人数仍在不断增长。在发达国家，吸烟每年导致大约300万人死亡，是65岁以下人群死亡的主要原因。

很多人以吸烟可以缓解压力为吸烟辩护。事实上，尼古丁是一种刺激物，对人体有害。

气体成分

香烟被点燃之后，燃烧的烟草释放出一种刺激性的烟雾，人们通过吸气将其吸入肺内。香烟产生的烟雾中包含气态和颗粒状物质两种形式。颗粒状物质（我们所见到的烟）中包含了未燃烧烟草的4000~5000种不同的颗粒，这些颗粒中的某些化学物质可以导致癌症、毒害细胞、改变细胞结构、抑制免疫系统、并影响大脑的正常活动。

气态物质主要由二氧化碳、一氧化碳和尼古丁组成。

一氧化碳（汽车尾气的有毒气体）可以与血液中的血红

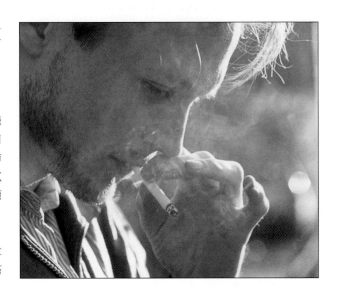

蛋白结合，血红蛋白负责给重要的器官和组织运送氧气，这意味着血液可以携带的氧气量减少，也就减少了组织中的氧气含量。

尼古丁影响中枢神经系统，收缩血管，增加心率和血压。很多吸烟者对尼古丁成瘾，当他们停止吸烟时就会出现戒断症状。

对心血管系统的影响

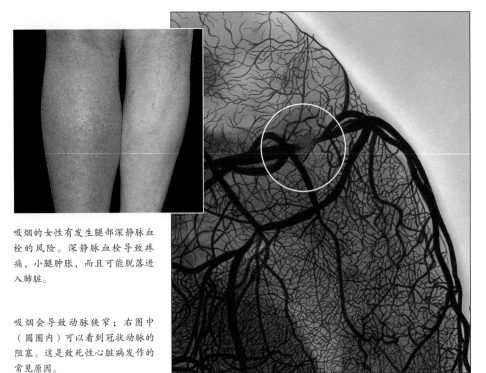

吸烟的女性有发生腿部深静脉血栓的风险。深静脉血栓导致疼痛，小腿肿胀，而且可能脱落进入肺脏。

吸烟会导致动脉狭窄；右图中（圆圈内）可以看到冠状动脉的阻塞。这是致死性心脏病发作的常见原因。

吸烟导致的死亡和残疾比其他任何单一的疾病都要多。

尤其值得一提的是，吸烟对心血管系统有很大的影响，心血管系统疾病导致的死亡中1/4与吸烟有关。

使动脉变窄

香烟的烟雾中所含的尼古丁和一氧化碳促使动脉变窄，这种异常被称为动脉硬化。动脉硬化有增加卒中和其他心血管疾病的风险。

冠状动脉疾病是心血管疾病的一个例子，这种疾病会导致心脏自身的血供减少，而致死性心脏病发作的风险增加。

吸烟的女性形成深静脉血栓和卒中的风险大大增加，当她们服用口服避孕药时尤为如此。

吸烟对肺脏的影响

随着时间的推移，吸烟使肺脏容积减小，损害肺脏的防御机制，使人体暴露于疾病的攻击之下。

除对心血管系统有严重的影响之外，吸烟也对肺脏有害。

肺脏

两侧肺脏位于胸腔之内，围绕心脏。它们的作用像风箱一样，将气体拉进导气管，这样氧气就可以从肺脏进入血液中了。随后氧气被运输至全身各处，而二氧化碳之类的废物被送回肺脏并呼出。

为了防止灰尘或花粉之类的异物进入肺脏，气道内衬着一层布满纤毛（像毛发一样的凸起）的特殊细胞。这些细胞持续做一种不变的波浪一样的运动，这样一来，任何可能有害的微粒都会从气道中飘出，并从肺脏内被排出到喉咙。咳嗽也可以将异物从肺脏排出。

损害肺脏功能

吸烟会抑制肺脏的防御机制。首先，它降低人体对烟雾的反应，这样人们在吸烟时就不会像吸入刺激性烟雾时那样正常地咳嗽了。

其次，当纤毛细胞被烟草中的毒素麻痹时，纤毛的摆动明显变慢。这样，香烟中含有的有害物质就沉积在肺部，降低这个重要器官的能力，损害整个人体。

随着有害物质的沉积，肺脏的黏膜产生越来越多的黏液（人们所知的痰）。焦油、灰烬和痰积聚在肺脏微小的气囊里，减小了它们的容量，并导致严重的气短。

降低免疫反应

吸烟还会损害白细胞，正常情况下白细胞能将灰尘和细菌清除并排出肺脏。这意味着肺脏更容易感染。

通过这种方式，吸烟使抵抗疾病的正常防御机制严重受损，让人体暴露于大量的有害异物下。

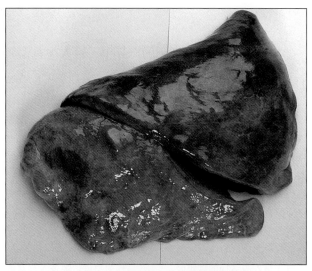

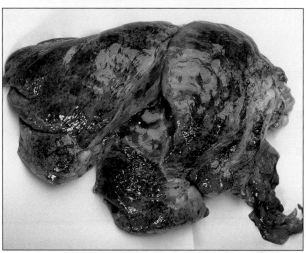

这里显示的是健康的肺脏（上图）和吸烟者的患病肺脏。烟草产生的烟雾中所含有的焦油使吸烟者的肺脏严重变色。

尼古丁成瘾

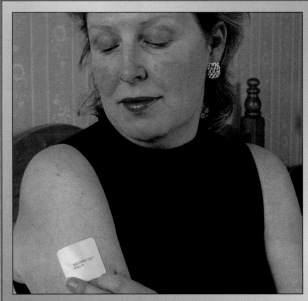

尼古丁贴使得尼古丁可以被吸收入血液。它可以减轻人们对吸烟的渴望，避免吸烟产生的有害影响。

每个人都知道吸烟的危害，但是大多数吸烟者都无法成功戒烟。这主要是因为吸烟者对尼古丁刺激效果的习惯化，同时也与日常惯例和社会风俗有关。

刺激效果

尼古丁可以刺激大脑内的神经元，提高人们的注意力，降低食欲和兴奋性，并松弛肌肉。确实，很多吸烟者发现吸烟可以调节他们的情绪，他们将吸烟和一种令人愉悦的感觉联系起来。事实上，人体对尼古丁没有生理上的需求。

烟草替代物

现有很多产品可以作为香烟的替代物，向人们提供尼古丁而没有吸烟所造成的影响。

这些产品包括尼古丁贴、吸入剂和口香糖。其想法是人体获得了尼古丁，吸烟者就不再渴望吸烟了。最终，尼古丁的剂量被逐渐减少直到人体不再需要尼古丁。

近年来，人们研制出一种名为安非他酮（Zyban）的药物，它通过与大脑内尼古丁所干扰的同一化学信使相结合，消除人们对尼古丁的渴望。

针灸和催眠疗法同样因对戒烟有帮助而享有盛誉。值得注意的是，在戒烟之后，发生与吸烟相关的疾病的风险会随时间的推移而显著降低。

咖啡因如何影响身体

咖啡因存在于一系列的产品中，对人体有很强的刺激作用。因此，咖啡因会对睡眠产生副作用，而且长期使用可能导致成瘾。

咖啡因是世界上使用最为广泛的一种药物——大多数人每天都以某种形式摄取咖啡因。尽管提到咖啡因人们通常会想到咖啡，但是实际上它可以天然存在于包括茶叶和椰子在内的很多植物中，也存在于很多饮料之中。事实上，很多人每天摄入高达1g的咖啡因，而自己却根本没有意识到这一点。

来源

咖啡因最常见的来源包括：

■ 新鲜咖啡：一杯咖啡含有的咖啡因高达200mg。
■ 茶：一杯茶含有70mg咖啡因。
■ 巧克力：每28g牛奶巧克力含有6mg咖啡因。黑巧克力中含有更多的可可粉，因此所含的咖啡因也更多。
■ 止痛药：某些治疗头痛的药片每片中含有200mg咖啡因。

兴奋剂

作为消遣，很多人喜欢咖啡因是因为它可以让人提升能量、更加清醒。很多人会在早晨用一杯咖啡将自己唤醒，或在白天喝一杯咖啡来保持清醒。

作为医用，咖啡因（或称三甲黄嘌呤）被用作心脏兴奋剂和利尿剂（咖啡因可以促进排尿）。

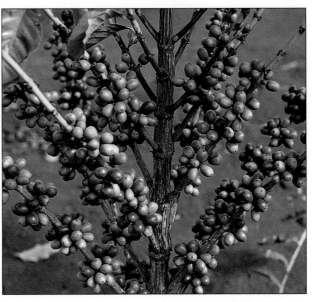

咖啡豆是咖啡果实的种子。咖啡中含有咖啡因，咖啡因是一种兴奋剂，可以提升能量，增强精神活动。

短期效果

腺苷是脑内分泌的一种化学物质，这种化学物质的水平在一天中逐渐积累加强，与脑内的特异腺苷受体结合，使神经活动减慢，血管扩张，使人产生困倦。

咖啡因的化学构成和腺苷看起来很相似，因此咖啡因可以代替腺苷和同样的受体结合。然而，咖啡因并不像腺苷一样减慢神经细胞的活动，而是具有相反的效果，使神经细胞活动加速。

此外，由于咖啡因阻滞了腺苷扩张血管的作用，使得脑内的血管收缩。这就是为什么一些治疗头痛的药物中会含有咖啡因成分（收缩脑内血管可以帮助缓解某些类型的头痛）。

肾上腺素

当人们摄入咖啡因之后，垂体可以对脑细胞活动的增强做出反应。这些反应就如同人体遇到紧急情况时一样，垂体分泌激素，刺激肾上腺产生肾上腺素。

肾上腺素［"战斗或逃跑"（fight or flight）激素］的释放产生如下效果，解释了为什么人们喝咖啡之后会出现肌肉紧

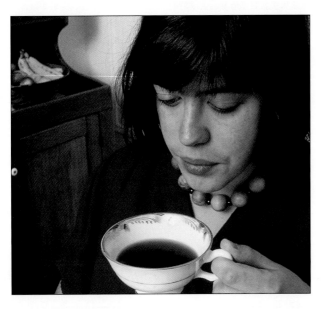

一剂咖啡因可以立刻对神经系统产生作用。脑细胞活动增强，导致肾上腺素被释放。

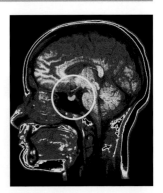

咖啡因刺激脑内的垂体，如这张扫描图中的圆圈内所示。垂体触发肾上腺释放"打和逃"激素。

绷、身体发冷、手掌湿冷的现象并感觉兴奋：

■ 瞳孔及气道扩张。
■ 心跳加速。
■ 血压升高，靠近皮肤的血管收缩。
■ 供应胃的血流减少。
■ 肝脏释放糖分入血，以提供额外的能量。

成瘾属性

很多人对咖啡因成瘾。咖啡因不仅是一种兴奋剂，还会升高大脑内的多巴胺水平，使人产生愉悦的感受。

咖啡因是一种使人成瘾的药物。因为对大脑具有兴奋功能，它从属于一类被称为兴奋剂的药物。其他的兴奋剂包括安非他命和可卡因。

大脑内的通道

尽管咖啡因的兴奋效果比其他的兴奋剂弱，但是这些药物都是通过相似的方式起效果，它们作用于大脑内的相同通道，因此咖啡因一样是成瘾的。

在短期内，咖啡因是一种无害的物质，但是长期摄入咖啡因就会产生问题。一旦因摄入咖啡因释放的肾上腺素逐渐消耗掉，人就会感到疲劳和轻度的沮丧，因而会再去喝一杯新的咖啡。

就这样，很多人变得对咖啡因上瘾，而自己甚至没有意识到这一点。让身体一直处于一种紧急的状态是不健康的，很多人因此变得神经质且易激惹。

愉悦

和其他的兴奋剂一样，咖啡因会提高多巴胺的水平，多巴胺是一种激活大脑内愉悦中枢的神经递质。人们怀疑这种作用是导致咖啡因成瘾属性的原因之一。

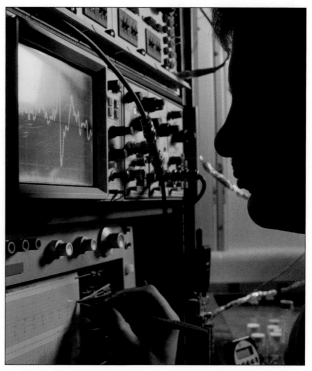

科学家们就神经递质(大脑内的化学物质）的行为研究了很多年，咖啡因可以提高多巴胺这种神经递质的水平。

对睡眠的影响

咖啡因对睡眠有显著的影响。咖啡因全部排出体内需要12小时的时间。这意味着如果一个人在下午4点喝了一杯含有200mg咖啡因的咖啡，那么晚上10点仍然有100mg的咖啡因留存在他的血液里。

缺乏深睡眠

尽管人们也许仍然可以入睡，但他们会无法获得身体所需的深睡眠。其结果是，他们

咖啡因会阻碍人进入深睡眠。人很可能会醒来感觉疲倦，继续喝咖啡可以保持清醒的循环。

醒来时会感觉疲倦，然后很可能会本能地去倒一杯咖啡来让自己清醒。如此这般循环。

如果有人想要打破这个循环，他们可能会感觉非常疲倦并轻度沮丧。由于脑内血管舒张，他们可能会感到头痛。

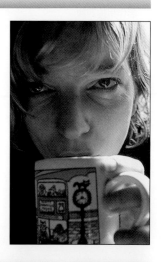

咖啡因从摄入到离开人体大概需要12小时的时间。如果咖啡因仍在血流中，会对睡眠节律产生不利影响。

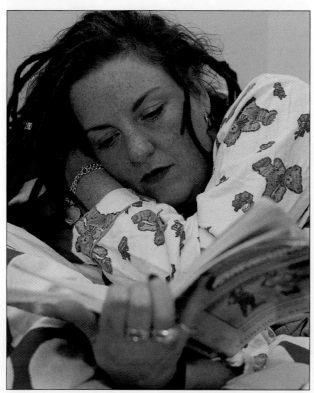

脱咖啡因饮料

随着人们越来越意识到咖啡因对人体的危害，脱咖啡因饮料开始流行。这些饮料提供了咖啡、茶和可乐的口感，却没有咖啡因的危害性。

过滤

脱咖啡因的过程包括用一种可以吸收咖啡因的溶液处理咖啡豆，随后过滤去除咖啡因，仅留下咖啡油（对口感至关重要）。这些溶液随后又被加回到咖啡豆中，再将咖啡豆烘烤并处理成原本的样子。

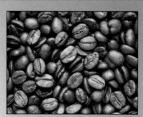

没有有害作用的脱咖啡因咖啡非常流行。然而，从咖啡豆中去除咖啡因是一个非常复杂的过程。

研究显示，患有高血压的人在饮食中去除咖啡因可以获益。

药物如何作用于人体

人们利用药物预防或治疗疾病，药物通过引起身体的生化或生理变化或缓解症状起作用。有些药物作用于特定的细胞，另一些则作用于全身。

药物的类型

药物通过许多不同的方式起效。一种药物的效果可以用它在人体内引起的变化描述，也可以参考它被用于缓解或预防的临床症状来描述。总的来说，药物可以被分为以下几类：

■ 人工调节特定细胞、组织或器官的功能的药物。

■ 对抗侵入人体的有害微生物（如导致感染的细菌）的药物。

■ 代替体内天然存在的物质而起作用的药物。

■ 对异常或恶性的细胞或组织起作用的药物。

细胞调节药物

有些药物通过影响细胞的正常功能而影响人体细胞的活性。细胞调节药物（人工调节剂）可以作用于整个人体的细胞或仅作用于位于特定组织或器官的细胞。

有些人工调节剂通过增强或抑制细胞内能量产生、合成反应或其他正常细胞功能所必需的物质发挥作用。

这些药物通常通过抑制或增强酶（生物催化剂）的活性起作用。一个具体的例子是别嘌呤醇，它抑制尿酸的形成，从而被用于治疗痛风。痛风发作时，因为尿酸盐聚集在关节周围，使关节发生痛性肿胀。

在细胞水平起作用的药物可能针对特定的器官，也可能是大范围的。例如，药物肼苯哒嗪是一种降压药，用来降低血压，它导致全身的小动脉扩张，加快心率，并增加心输出量。

因此，肼苯哒嗪在两个水平发挥作用：对血液循环的作用是发挥在细胞水平，而对心脏的作用则是发挥在器官功能水平。

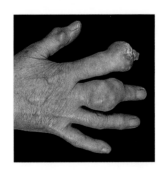

痛风是一种由于尿酸代谢异常而导致的关节炎症。药物可以抑制尿酸形成并聚集于关节。

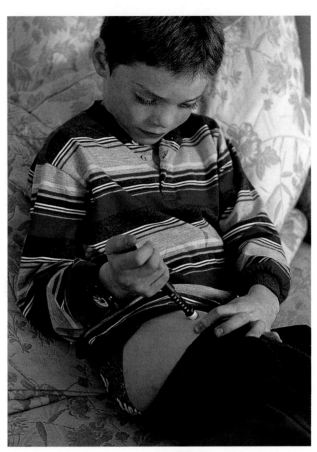

诺和笔被用于向糖尿病患者注射一定剂量的胰岛素。胰岛素用于调节患者的葡萄糖代谢。

多药物管理

对于某一特定疾病的治疗可能并不局限于使用一种药物，而是可能利用几种药物以不同的方式发挥作用。

治疗消化性溃疡就是一个很好的例子。这种疾病的症状会因

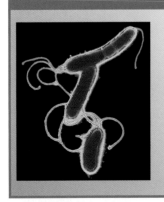

幽门螺旋杆菌见于患有胃溃疡患者的胃壁。它们对抗生素反应良好。

胃酸的分泌而加重。临床医生可以使用一系列作用于胃壁局部的药物（抗酸剂），或减少胃酸分泌的药物（可以使用H_2受体拮抗剂如雷尼替丁），或增加黏膜保护的药物（如甘珀酸），来缓解症状并促进溃疡愈合。另外，因为幽门螺旋杆菌与胃溃疡有关，也可以使用抗生素治疗。上述治疗方法的任意组合都可能被采用。

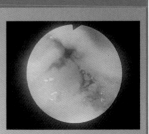

这张内镜图像显示了一处消化性溃疡。多药物治疗可以减少胃酸并对抗相关的细菌。

抗感染药

有些药物会对入侵的微生物（感染）或异常的人体细胞（如癌细胞）产生影响。抗感染药（包括抗生素、抗真菌药和抗疟药）的特异作用通常是基于感染微生物（如细菌）

真菌白色念珠菌可以导致舌头上的口腔念珠菌病。抗真菌药可以通过杀死真菌或减慢真菌生长来治疗这种疾病。

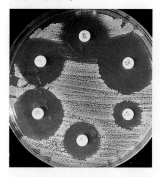

抗生素药物被放置在生长某种细菌的培养基上来检测哪一种药物最为有效。该药物对人体细胞的损害必须尽可能小。

的细胞和宿主细胞间的内在差异。一个有效而安全的抗微生物药物应该对所感染的微生物有毒，而对宿主无毒。

这类药物中的一部分仅抑制敏感微生物的生长，而另一些则可以杀灭微生物，但这种杀灭作用可能取决于所使用的剂量。

抗感染药物发挥毒性的方式千差万别，通常与药物的化学结构相关。有些抗感染药（如庆大霉素和红霉素）干扰细菌蛋白质的合成，而有些抗感染药（如青霉素）干扰细菌细胞壁的合成或影响细胞功能。

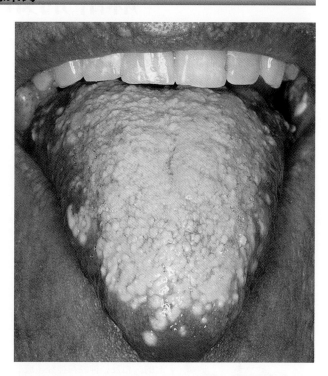

替代天然物质的药物

有时，一种正常环境下存在于人体的物质会被用来治疗或预防某种疾病。

用胰岛素治疗1型（胰岛素依赖型）糖尿病就是一个例子。在患有1型糖尿病的病人身上，所应用的胰岛素补偿了胰腺细胞分泌胰岛素的不足，并促进糖进入细胞内，从而维持正常的细胞功能。

类似地，雌激素和孕激素被用于绝经后女性的激素替代治

疗，缓解绝经后症状和预防骨质疏松。这些激素与绝经前自然产生的激素发挥一致的作用。

口服避孕药内含有雌激素和孕激素制剂，这些激素通过模拟女性垂体和下丘脑中正常激素的作用抑制排卵。

其他代替自然存在的物质而发挥作用的例子还有维生素和矿物质制剂，它们被用来治疗或预防维生素和矿物质缺乏。

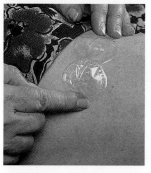

透皮贴透过皮肤释放激素，被用于激素替代治疗。它们每小时释放一定量的药物。

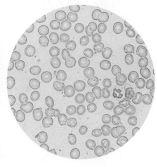

从这张血涂片上可以明显地看出贫血（铁缺乏所致）。两个白细胞（紫色）是用来抵抗感染的。贫血可以通过补充铁剂来治疗。

抗 癌 药

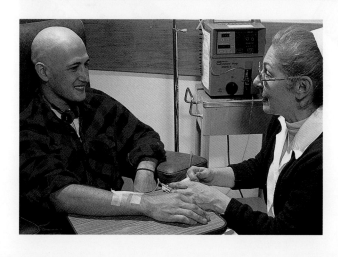

被用于癌症化疗的细胞毒药物有些是经静脉给药的。它们一般通过阻止肿瘤细胞分裂而发挥作用，但也可能会影响正常细胞。

细胞毒（或抗肿瘤）药物被用于治疗恶性疾病，可以单独使用或者与手术或放疗联用。

这类药物的作用通常并不特别作用于癌细胞，因此它们也会影响人体的健康细胞。这类药物能够以恶性细胞为目标，通常是基于恶性细胞和正

常细胞的差别。例如，恶性细胞的细胞分裂比一般常见的细胞速度快。烷化剂（如顺铂）就是利用这一特征，抑制快速分裂细胞的细胞分裂。

一些正常人体细胞（包括骨髓细胞）分裂迅速，因此容易受这类药物的毒性影响。某些新的抗癌药物使用抗体以取得针对恶性细胞更大的特异性，这些抗体可以选择性结合恶性细胞，而不影响正常细胞。

麻醉剂如何起作用

　　麻醉药通过阻止人体神经系统的痛觉传导来起作用。有很多可以通过不同途径给药的不同类型的麻醉药，但它们都是通过影响神经传导起作用的。

神经网络

　　神经细胞（神经元）通过由感觉受体传至大脑的信息在全身形成一个全面的网络。信息在大脑（大脑本身是很多神经元的一个集合）内被进行处理，继而以电冲动的方式发送相应的信息，通过运动神经元知会肌肉运动。麻醉剂通过干扰神经细胞之间电冲动传播发挥作用。

神经细胞结构

　　与其他细胞不同，神经元为了可以长距离地传导电信号，它们可以非常长，长至100cm。从一个神经元发出的最长的突起叫作轴突。

　　神经系统在全身形成了一套精密复杂的回路；然而，神经细胞之间并不是实际相连的。相反，神经与神经（或肌肉）之间通过一种叫作突触的间隙相连。

　　当神经冲动传导到一个神经细胞的末端（突触小球）时，被称为神经递质的化学物质通过主动运输跨过突触。当它们

突触（圆圈所在的位置）是两个神经细胞相连的部位，一个神经细胞的突触小球与另一个神经细胞的轴突、树突或细胞体相连。

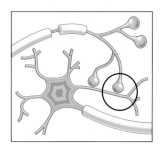

结合在邻近细胞上的受体时，会触发一种冲动，该冲动继续沿邻近细胞传导。

　　细胞膜很大程度上是由相邻的两层脂质分子构成的。蛋白质嵌于膜上，发挥通道的作用，尤其是控制化学物质进出细胞。

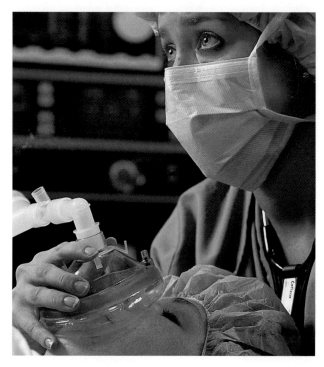

在大手术中，麻醉师的工作非常重要。混合了氧气的气体麻醉剂可以通过面罩（如图所示）或插入气道内的气管插管给药。

正常的突触作用

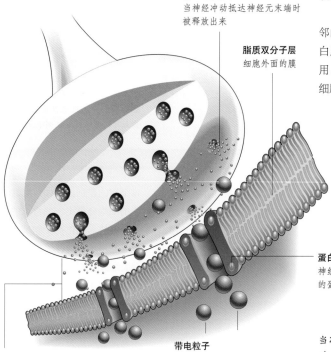

神经递质分子
当神经冲动抵达神经元末端时被释放出来

脂质双分子层
细胞外面的膜

蛋白通道
神经递质结合于邻近细胞上的蛋白通道，使其开放

突触间隙
神经细胞和邻近细胞（可以是肌肉、腺体或另一个神经细胞）之间的间隙

带电粒子
蛋白通道开放使带电粒子进入，导致神经冲动产生

当冲动抵达一个神经细胞的末端时，被称为神经递质的化学物质被运输跨过与邻近细胞相连的突触（间隙）。这使得带电粒子进入，引发神经冲动。

麻醉剂对突触的影响

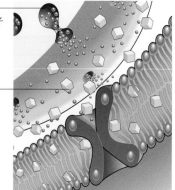

突触小泡
内含神经递质分子的小囊

麻醉剂

人们相信麻醉剂可以阻断细胞膜上的蛋白通道，或改变它们正常开启的能力。另一些研究人员认为麻醉剂也可以作用于其他部位，因为不同的麻醉剂其影响部位不同。

麻醉药的作用在哪里

尽管麻醉药的确切作用机制尚不清楚，但我们已经知道它们作用于突触。突触是神经细胞之间、神经细胞和肌肉纤维之间的间隙，神经冲动在突触中传导。

神经冲动

离子通过蛋白通道快速进出细胞，形成沿神经细胞播散的一小股电流，使神经冲动得以沿轴突进行传导。如果这些离子通过蛋白通道的过程被阻止，神经传导就会被削弱。

药物导致麻醉的确切机制尚不明确，但由于不同类型的分子都可以导致麻醉，人们认为有一些分子位点可能参与其中。

作用的分子位点

早期研究发现，吸入麻醉剂的强度与它们在油中的溶解性成正比。油和细胞膜脂质十分类似，由此人们认为麻醉的作用位点位于细胞膜内。人们设想，麻醉药物通过插入脂质双分子层改变细胞膜的性质。细胞膜是一种流动的结构，其中嵌入的结构可以自由移动。如果细胞膜的流动性减弱，就会影响神经冲动的传导。

进一步的研究显示，脂质双分子层中的麻醉药物可以导致细胞膜膨胀。一旦达到一个特定的体积，神经传导就会受到削弱。人们认为压力的增加可以减少细胞膜的膨胀。

麻醉剂的类型

■ **局部麻醉剂**

用于小手术中一个特定区域（一条局部的神经）需要被麻醉时，如缝合伤口时。可以通过注射、局部用乳膏或滴眼剂来实现。

■ **区域麻醉**

通过类似的方式操作，麻醉更大的区域（通常是肢体）：在一条神经或一些神经周围进行一系列局部麻醉，减弱它们对疼痛的反应。

■ **全身麻醉**

通过向血液中注射药物或吸入气体，通常二者结合，使病人完全昏迷。药物影响大脑，导致意识丧失，避免痛感。

还有一些药物可以通过全身麻醉控制术后疼痛，在一些情况下会导致无力（神经-肌肉阻断剂），以使肌肉在手术中是松弛的。

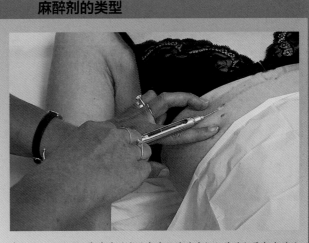

在切除一处恶性黑色素瘤（皮肤色素细胞肿瘤）之前进行局部麻醉注射。这个病人可以完全感受到正在进行的操作，但不会感到疼痛。

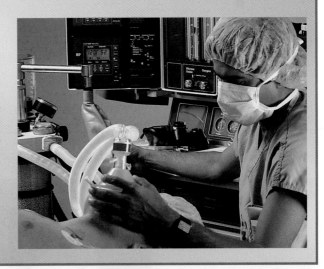

除了要保证患者被充分麻醉，麻醉师还要负责监测患者在整个手术过程中的状态。相关仪器会测量血压、心率和呼吸频率。

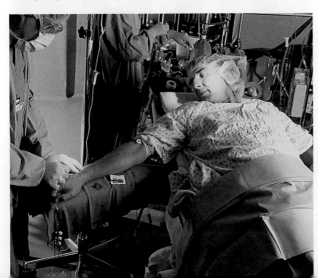

在大手术之前，通常会应用术前用药来让患者镇静。通常，还要使用其他的药物减少肺脏分泌物，否则这些分泌物会在麻醉状态下被吸入。

麻醉剂作用的其他位点

除了在神经细胞膜和脂质双分子层内的作用，麻醉剂可能还会影响神经冲动传导过程中的其他位点。

突触和轴突

当神经冲动抵达神经细胞的末端时，会导致特殊通道开放。这些通道允许钙离子通过进入神经细胞，进而导致神经递质（从被称为囊泡的小囊内）释放并进入突触。

麻醉剂可能影响这些钙通道，阻止它们的正常开放，从而减少神经递质囊泡的释放。

还有证据表明，有些麻醉剂可以与毗邻的神经细胞表面的蛋白质结合，减弱乙酰胆碱（一种重要的神经递质）的结合。理论上，这可以减弱被触发的神经冲动。

更高的神经回路

网状激活系统是脑内参与调节意识的一个区域。

全身麻醉剂可以阻断通过这一区域的感觉信息的处理，从而导致意识丧失。

常见的过敏

从花生和蜂蜇伤，到青霉素和珠宝，过敏可以由任何东西引起。免疫学家将过敏反应（或称超敏反应）分为四种类型。

Ⅰ型：速发型超敏反应

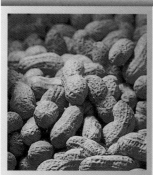

花生过敏是一日渐受到关注的问题，它可以导致威胁生命的过敏性休克。

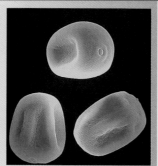

花粉症（对花粉产生的一种过敏反应）是Ⅰ型特应性过敏最常见的例子。

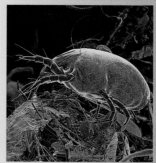

尘螨生活在寝具、地毯和家具上，它们的粪便是一种常见的过敏原。

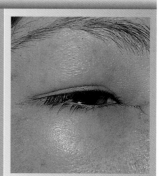

这个小男孩对蜂蜇伤产生了严重的过敏反应，导致了水肿，液体积聚在眼睛周围。

Ⅰ型超敏反应是一种速发型反应，在暴露于过敏原数秒钟内发生。

最常见的例子是花粉症、儿童湿疹和外源性哮喘。约有10%的人口倾向于发生这种反应，称为特应性反应。

在遇到一种过敏原时，人体不是产生一种正常的免疫反应，而是产生了一种被称为IgE的抗体分子。它们结合于肥大细胞（肥大细胞通常存在于皮肤、气道和胃肠道），导致包括组胺在内的一系列炎性化学物质释放。

组胺导致血管扩张，通透性增加，是造成典型免疫反应（流鼻涕、流眼泪、皮肤瘙痒发红等）的主要原因。症状还取决于过敏原进入身体的途径。吸入的过敏原使气道收缩，导致哮喘症状；而咽下的过敏原导致痉挛、呕吐、腹泻等症状。

另一种更剧烈的反应发生于过敏原进入血流的情况，被称为过敏性休克。气道收缩（还可能会出现舌头肿胀）导致呼吸困难，血管的突然舒张和体液丢失可能导致循环系统崩溃。这种情况的典型例子常见于易感个体被蜂蜇伤或被蜘蛛咬伤，注射外源性物质（如青霉素或其他药物），或食用某些食物（如花生）之后。易感个体在紧急情况下将不得不注射肾上腺素。幸运的是，这样的反应很罕见。

Ⅱ型："外来"细胞的反应

Ⅱ型超敏反应由抗体结合于细胞表面的"自身"分子所引起。这通常并不引起损伤，但可能会引发一系列长期反应。

一个例子是血型不匹配输血。另一个例子是血型不相容。所有的血液或是Rh阳性（Rh⁺）或是Rh阴性（Rh⁻），取决于一个人的血细胞表面是否存在一种特定的蛋白。如果一个Rh⁻的女性怀了一个Rh⁺胎儿，在分娩或流产的过程中，胎儿的血液可能会进入母亲的血流中。

当该母亲再次妊娠怀有一个Rh⁺胎儿时，抗体可能会穿过胎盘，进入胎儿血流，导致一系列不利结果。在分娩血

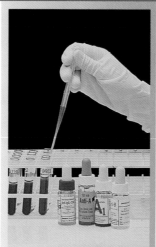

精确的血液分型对预防输血相关的严重免疫反应至关重要。输血相关免疫反应在两套血型系统中都可能发生。

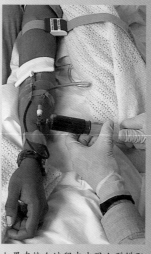

如果在输血过程中出现血型错配（如一名Rh⁻患者被输入了Rh⁺的血液），宿主防御会导致"外来"血液破坏。

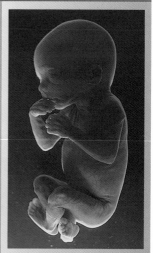

母亲可能产生针对所怀胎儿血液的抗体，这会在再次妊娠时导致免疫反应。

型不相容孩子出生后不久注射抗体会破坏母亲血液循环中的胎儿红细胞。

III型：针对抗体-抗原复合物的反应

当过敏原被散布于全身各处时，会导致III型过敏反应。身体产生抗体，形成不可溶的抗体-抗原复合物。人体无法清除这些复合物，产生了严重的炎性反应。

这种过敏的例子包括由吸入干草中生长的霉菌导致的农民肺，和吸入蘑菇产生的孢子导致的蘑菇种植者肺。

很多微生物可以引发免疫复合物。咽部链球菌感染可能会因为这种免疫复合物的形成而恶化，造成疟疾、梅毒和麻风病的微生物也可以形成免疫复合物而加重病情。药物也可以有相同的表现。

当人体的防御系统攻击自身组织时，这种反应也会在自身免疫性疾病中发生。系统性红斑狼疮（Systemic Lupus

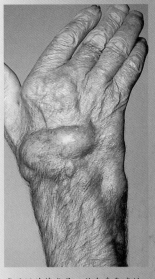

类风湿关节炎是一种自身免疫性疾病，由机体的防御系统攻击自身组织所导致。在这例病例中，关节的内层受到损害，造成侵蚀和损伤，导致关节变形。

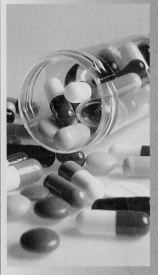

已知很多药物都可以导致过敏反应。例如，人体内的青霉素可以与白蛋白（这种蛋白质还存在于蛋白中）相结合，引发严重的免疫反应。

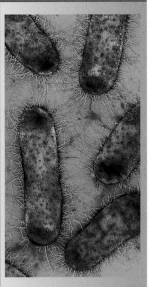

在导致疟疾、梅毒和麻风病的微生物感染中，微生物的表面可以激发III型免疫反应。抗体和细菌形成的复合物对人体极为有害。

Erythematosus，SLE）和类风湿关节炎都是此类情况的例子。

IV型：迟发型反应

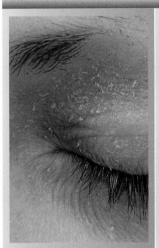

该例IV型免疫反应其实是对指甲油的反应。免疫反应发生的部位可能与原始过敏原的部位之间有一定的距离。在这例病例中，皮炎发生于眼睑上。

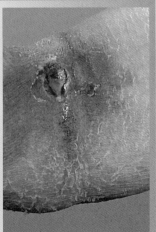

这处溃疡是由于对皮肤上原本用来覆盖伤口的橡皮膏发生过敏反应造成的。这种反应是由T细胞释放一种叫作淋巴因子的化学物质导致的。

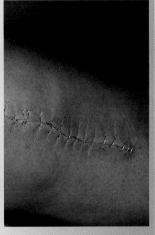

在这张图中，病人有一条跨越膝关节的长伤口。红色的斑片状过敏灶是由于对缝合伤口的金属缝线发生过敏反应导致的。

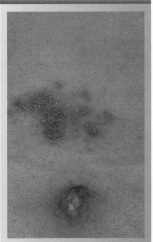

这张图显示的是一名18岁女性所患的接触性皮炎，该疾病是由于对首饰中的镍过敏导致的。镍被吸收入皮肤，与人体的蛋白质结合，成为被免疫系统所识别的"外来物质"。

IV型超敏反应被称为迟发型超敏反应。它们由一系列白细胞的作用所引起，比其他类型的超敏反应发生得慢多。主要的效应是由一类称为T细胞的免疫细胞导致的。T细胞释放被称为淋巴因子的化学物质，导致炎性反应。因此，抗

组胺药对这类过敏无效。

IV型超敏反应导致的一个常见疾病是过敏性接触性皮炎，该疾病由皮肤接触荨麻、毒葛、重金属（如铅和汞）、化妆品、除臭剂等物质所引起。这些物质通常很小，难以激发免疫反应，但经过皮肤吸收之

后，它们会与人体的蛋白质结合，并被识别为"外来物质"（这一点被用于检测结核的希夫试验，在进行该试验时，结核菌蛋白被注射于皮肤表面以下）。

首饰中的镍和铜可以导致接触性皮炎，在这类病例中，病因很明显。潜在的过敏原有

很多种，详细地询问患者的周围环境以及相关的皮肤过敏试验可以揭示病因。皮疹可能是慢性的（长期的）、斑片状分布的，有时与过敏原所在的部位有一定距离。例如，对指甲油过敏可能表现为面部或颈部的皮疹。

过敏是如何发生的

过敏是由人体的免疫系统对一种原本无害的物质发生不适当的反应所引起的。从枯草热和哮喘到会威胁生命的过敏性休克，过敏可以有许多种表现。

过敏是人体对某一特定物质的超敏反应。当人体接触到这种物质时，会产生令人不悦的症状，有时甚至威胁生命。

免疫反应

当人体防御感染的系统——免疫系统——将无害的物质识别为有害，并对其产生过度反应时，就会发生过敏。过敏会导致轻度不适的症状，如皮疹、流鼻涕，有时会导致威胁生命的休克。过敏可以由任何物质引起，典型的过敏原包括花粉、黄蜂叮毒液、青霉素、橡胶、花生和贝类。

淋巴细胞（一种白细胞）是人体免疫系统的主要组成部分。B细胞是一种淋巴细胞，可以识别异物颗粒（抗原）并形

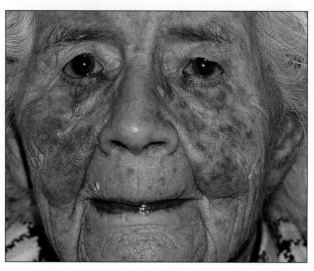

成相应的抗体（免疫球蛋白），特异性地对抗抗原。抗体有五种基本的类型：IgA、IgD、IgE、IgG和IgM。IgE导致免疫反应的发生。

有些基因负责合成的蛋白

质可以使淋巴细胞正确分辨有害蛋白质和无害蛋白质，这些基因出现错误会使过敏具有遗传倾向。举个例子来说，这就意味着，在一个对贝类过敏的人的体内，B细胞无法分辨出所

皮肤过敏通常是由直接接触过敏原导致的。在这张图中，一名老年女性对一种特殊的泡泡浴发生反应，产生了皮疹。

摄入的一种蛋白质其实是贝类食物的一部分，而非侵入机体的物质。结果，B细胞产生了大量的IgE抗体。

致敏

继而，这些抗体黏附于人体的嗜碱性粒细胞（一种白细胞）和肥大细胞（见于结缔组织中），导致人体对过敏蛋白致敏。

嗜碱性粒细胞和肥大细胞都可以产生组胺。组胺是人体抵御感染的一项重要武器。当组胺被极大量地释放时会对人体造成毁灭性的影响。

过敏级联

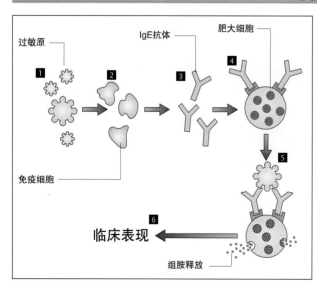

在最初暴露于过敏原约10天后，人体所有的嗜碱性粒细胞和肥大细胞都附有IgE抗体，人体对该过敏原致敏。如果人体再次接触到该过敏原，就做好了充分的准备可以立即攻击，发生级联反应，触发一种

多米诺效应。

过敏级联

过敏级联按如下顺序发生：
1 人体与过敏原相接触。
2 免疫系统细胞受到刺激。
3 体内的IgE抗体发生改变。

当一名个体对一种物质产生了免疫反应，就会发生一场多米诺反应。一连串事件相继发生，被称为免疫级联。

4 结合于肥大细胞和嗜碱性粒细胞表面的IgE抗体通过抗原表面的特异蛋白质标记识别抗原。

5 IgE抗体在结合于肥大细胞和嗜碱性粒细胞的表面同时结合于过敏原表面的蛋白质。健康的肥大细胞和嗜碱性粒细胞被破坏（脱颗粒）。组胺被释放，造成血管表面扩张，导致血压下降，周围细胞的间隙内充满液体。

6 根据过敏原和反应发生部位的不同，可以导致即刻的症状。例如，如果反应发生在鼻腔的黏膜上，可以导致枯草热的症状，如打喷嚏。

非变应性反应

在正常人中，由于过敏原被破坏，过敏级联无法继续。血液中的一组蛋白质，约20种，会一个接一个地结合在过敏原/抗体的部位。当这条蛋白质索形成，过敏原就被破坏了。

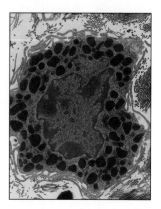

肥大细胞是存在于结缔组织中的一种巨大的细胞。组胺（可以帮助人体对抗感染）在肥大细胞的颗粒（显示为黑色）中产生。

过敏性反应

过敏性休克是一种影响整个人体的极端的过敏反应。如果不应用肾上腺素治疗，这种疾病可能致命。

在有些病例中，过敏反应可能累及全身；这被称为系统性反应。在系统性反应中，全身的组胺被释放，导致很多组织中的毛细血管扩张。当反应极为严重，以致血压低到有危险时，就会发生过敏性反应。在极端的病例中，血压降低得过低，以致人体进入休克状态。这种状态被称为过敏性休克，通常是一种致命的情况。

严重的过敏反应可以导致组织局部肿胀，被称为水肿。这个男人被蜂叮在嘴唇上，导致了炎症反应。

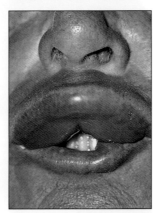

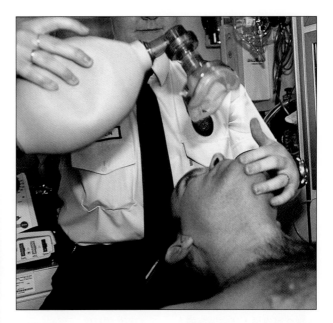

严重的反应

过敏性反应发展极为迅速，有一系列表现。患者可能迅速产生皮疹，当细胞释放体液到周围组织中时，可能发生咽喉肿胀，导致呼吸困难。同时，随着全身血管舒张，会发生危险而血压迅速下降。脑和

其他重要器官严重缺氧，在几分钟内，人可能会死亡。即使患者在这种免疫反应中逃得一死，脑和肾脏也可能受到永久性的损害。

肾上腺素

治疗过敏性反应的唯一有效药物是肌肉注射肾上腺素，一种正常情况下由肾上腺产生的激素。

肾上腺素通过收缩人体血管、开放气道抵消由组胺过量释放造成的症状。为了保证治疗有效，在症状刚开始出现时

过敏性休克是一种可能威胁生命的事件。在极端的病例中，患者会经历呼吸心搏骤停，需要心肺复苏。

正确注射药物是至关重要的。

已知有严重过敏的人通常会携带一支注射器以备自行给药。

过敏的治疗

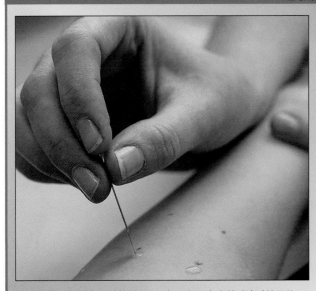

当有人怀疑自己过敏时，他们可以要求做试验明确其性质。针刺试验是明确过敏原因的常见方法。这个试验是将稀释过的一种可能过敏原的提取物滴到皮肤上（通常是前臂），然后在过敏原下刺伤皮肤。如果在刺伤区域出现肿胀或发

红，提示存在针对该过敏原的IgE抗体。

血液检测也可以用于诊断过敏，尤其是对年幼的儿童。因为儿童即使是在针刺试验中暴露于极微量的过敏原，也可能触发过敏性反应。

没有任何一种技术是百分之

针刺试验通常被用于鉴别导致过敏疾病的过敏原。过敏原包括花粉、真菌孢子和灰尘。

百准确的，但是上述两种试验相结合，加上患者的病史，可以辅助诊断和制定治疗方案。

控制过敏

很多过敏原，如狗毛或贝类，一旦识别出来可以很容易避开。但有些过敏原（如花粉、霉菌或尘土）存在于环境之中，很难避开。导致的过敏可以用药物控制，包括抗组胺药、解充血药、皮质类固醇以及过敏性休克时应用的肾上腺素。

免疫疗法

对于不可避免或无法用药控制的严重过敏，免疫疗法可能是使人过上正常生活的唯一希望。免疫疗法是指注射某一特定抗原，从非常稀释的浓度开始，逐渐加至更高剂量，每隔一段时间

重复一次。

反复注射，调整免疫系统，使其在一段时间后对该抗原不再敏感，因此产生的IgE减少。免疫疗法还会刺激IgG抗体产生，IgG抗体会阻断IgE抗体的作用。这种疗法十分昂贵，会耗费很多时间，并且会有很大风险（如严重过敏反应）。

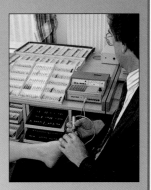

有些人可能会选择咨询顺势疗法医师。此图中正在用植物神经反射过敏测试测量体内的物质。

感染是如何发生的

　　尽管人体是很多细菌的天然宿主，但感染通常只在人体的防御系统受损时才会发生。感染一般是从其他人那里获得的。

　　人体每天都暴露于无数的微生物中。事实上，人体是数以百万细菌的宿主，这些细菌以一种共存的方式生活在人体上。大多数细菌只要是停留在受保护的地方，如皮肤表面、肠道、鼻腔、口内或阴道，就是无害的。然而，如果这些表面因为受伤或疾病被破坏，微生物就可以进入通常无菌的人体内部组织，导致感染。例如，大肠是很多细菌的居留地，这些细菌通常不会造成任何伤害，但它们一旦进入腹腔，就会造成严重的感染。

保护屏障

　　幸运的是，人体有一系列保护屏障充当着防御感染的第一道防线，主要包括以下部分。

- 皮肤：提供了对病原体（导致疾病的微生物）的物理屏障，帮助维持内部无菌环境。
- 鼻腔：鼻腔内含有黏液和鼻毛，可以困住潜在有害的微生物；而打喷嚏可以驱除刺激性物质。
- 唾液：唾液内包含可以抗击病原体的抗体。
- 眼泪：眼泪中包含可以防止眼睛感染的抗体。
- 咽喉：通过咳嗽反射发挥保护作用。
- 胃：产生强酸，杀灭吞咽进入的病原体。

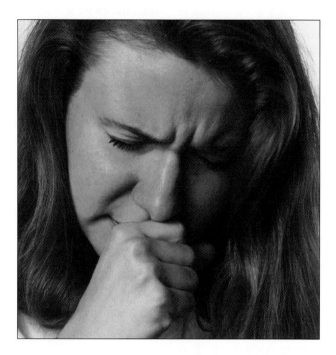

咳嗽是驱除气道内微生物的一种反射反应。这是人体抵御感染的防御机制之一。

局部感染

　　如果病原体设法通过了人体的第一道防线，它们就可以在组织中复制，造成感染。人体对此产生反应，产生炎症。炎症是防止感染扩散的重要反应。

皮肤发红

　　如果足量的病原体侵入人体，它们会释放有害的毒素或对细胞造成损伤，使局部血管舒张，导致感染部位血流增加。这会造成炎症部位典型的皮肤发红和皮温升高。另外，液体从血管内漏出，导致周边区域可见的肿胀。

　　血流的增加使包括巨噬细胞（一种可以吞噬和杀死病原体的白细胞）在内的免疫细胞

有些感染会在炎症区域周围形成一层纤维组织墙。在这层墙内会形成脓，造成脓肿。

可以到达感染区域，攻击存在的微生物。这通常足以预防感染扩散，当病原体被杀灭后，肿胀会逐渐消退。

　　如果感染十分严重，人体还会形成一道纤维组织的围墙

围住感染区域。这层围墙使感染局限化，同时免疫系统使其得到控制。在这层纤维墙内会产生脓，其中含有死掉的白细胞、机体细胞、细菌和细胞残骸。

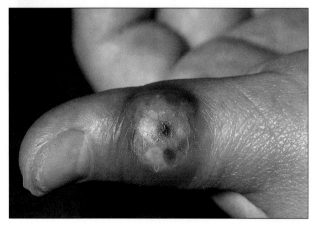

潜伏阶段

　　在病原体侵入人体之后、感染症状出现之前存在一定的时间间隔。这是因为所有的病原体都要经历一个潜伏阶段，在此阶段中病原体进行复制。一旦病原体达到足够的数量，它们就会在病人身上造成可见的症状。

不同的长度

　　潜伏阶段的时间区别很大，从数小时到数年不等。例如，霍乱可以在饮用受污染的水后数小时发病，而艾滋病可能会在感染人类免疫缺陷病毒（HIV）很多年后才会发病。

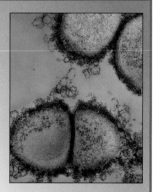

病原体需要在人体内经历一个潜伏阶段，在此期间病原体进行复制。这里显示的是分裂中的链球菌。

系统性感染

有些微生物会进入血流，迅速分布并影响全身。系统性感染的常见表现是发热或皮疹。

在有些病例中，感染的病原体或其产生的毒素会进入血流并迅速分布于全身。这被称为系统性感染，可以导致一些特征性的症状，如发热或皮疹。

发热

发热是由于免疫系统细胞受到入侵病原体的损害，释放一种叫作淋巴因子的物质所导致的。这些淋巴因子影响人体的"恒温器"（由大脑控制），将其调整至一个更高的设置。因此，大脑会认为正常的体温过低，导致寒战发生，自动产生更多热量。这使得体温升至对大多数入侵微生物致命的温度。

皮疹

系统性感染中出现的皮疹是由微生物或其毒素导致的多发性皮肤损害造成的。皮疹提示类似的损害可能正发生在身体内。

有时，感染会影响全身。这种系统性感染非常严重，会导致特征性的症状，如发热或皮疹。

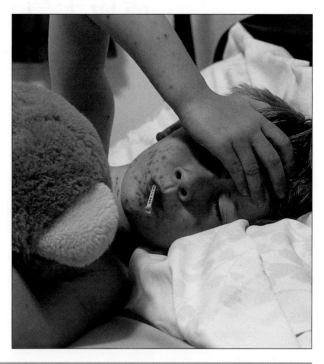

感染的传播

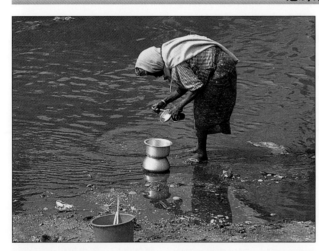

大多感染都是直接或间接地由他人传染而来的，可以以下列方式进行传播：

■ 皮肤接触：如果微生物量足够大，或传染性足够强，皮肤感染可以通过接触传播。有些微生物（如链球菌）可以穿透汗腺和毛囊，导致脓疱和疮。例如，脓疱病（一种细菌性皮肤感染）非常容易通过接触被感染的皮肤而传播。

■ 传播到眼睛：病原体可以由手指转移到眼睛，导致结膜炎等感染。这可以从一只眼睛传染到另一只眼睛，甚至可以通过被污染的毛巾或化妆品传播。

■ 传播到鼻子：病原体常常被粘在手指上，继而通过揉鼻子传播到鼻子。事实上，导致普通感冒的鼻病毒通过握手传播比通过打喷嚏传播还容易。

■ 吸入：很多感染是由于吸入咳嗽或打喷嚏时释放的飞沫传播的。有些感染原以灰尘中存在的干燥孢子的形式被吸入，如Q热（一种类似流行性感冒的感染）。

■ 吞咽：尽管胃酸会杀死大多数被吞咽的病原体，有些病原体还是可以存活，并进入肠道。食用被污染的食物

如果水源受到污染，感染很容易传播。在污染的河水中清洗做饭器具可以导致伤寒等疾病。

或饮用被污染的水可以以这种方式传播传播。食物加工者的手如果受到感染，也会污染食物，从而造成食物中毒。其中可能含有由链球菌产生的一种有害毒素，可以导致很严重的疾病。

■ 粪便污染：这是一种常见的感染方式，粪便内可以含有病原体，并由未洗手的人准备的食物而传播（如沙门氏菌中毒）。有些病毒（肠道病毒）也可以通过粪口途径传播，如脊髓灰质炎病毒和甲型肝炎病毒。

■ 怀孕：在怀孕过程中，感染可以经胎盘直接由母亲传染给胎儿，如弓形体病。在分娩过程中，婴儿通过接触感染的阴道也可能会受到感染，如疱疹或梅毒。

■ 血液：血液内的病原体可以通过使用被污染的注射器或通过用未消毒的针进行文身、穿耳环而传播。获得性免疫缺陷病毒（HIV）就可以以这种方式进行传播。

■ 性传播感染：有些疾病（如疱疹）可以通过性行为中的亲密接触和体液交换而传播。

动物接触

有些感染是通过接触动物和昆虫来传播的。有些疾病（如狂犬病）是由于接触感染的动物获得的，另一些疾病（如疟疾）则是由于接触作为疾病传播媒介的昆虫而获得的，那些昆虫本身其实并不患病。

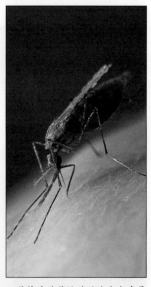

一种特殊的雌蚊的唾液内含有导致疟疾的寄生虫。这是一系列昆虫或动物传播疾病的一个例子。

适应大气压力的变化

当我们处于海平面以上或以海平面下时，会经历气压改变。在一定范围内，人体可以适应气压升高或降低造成的氧浓度变化。

人体需要氧气（O_2）才能生存。氧气是空气的主要组成成分之一。氧气由红细胞运输，从肺脏输送至组织，在组织内被置换为废物二氧化碳（CO_2），二氧化碳最终被呼出体外。这个过程十分重要，可以帮助机体产生行使正常功能所需的能量。

气压

氧气占空气体积的20.96%。气压决定了空气的密度，进而也决定了我们所吸入的空气中的氧气量。

人类适合生活于海平面水平附近，这里的气压使空气密度较高，可以保证每次呼吸时能吸入足够的氧气。

生理改变

当我们远离海平面，如登山或深海潜水时，气压就会发生改变。为了生存，机体必须发生相应的生理改变，以适应气压的变化。这被称为环境适应性。

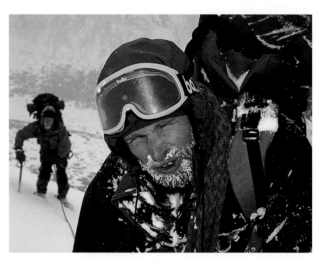

每次呼吸吸入的氧气量与周围的气压有关。当气压改变后，人体必需自我适应，或借助人工手段适应。

在高水压下生存

水是一种人类无法适应的高压力媒介。当然，人类在水中长期生存的主要障碍是人类无法从水中获得氧气。

此外，周围压力随着深度的增加而增加，使肺内的气体交换受限。

潜水反射

尽管人类很难适应水环境，人类还是存在某些预防溺水和保存氧气的反射。其中包括抑制呼吸、减慢心率（心律过缓）、周围血管收缩和外周血流减少。

适应

有经验的潜水员可以利用这些反射，使自己可以在水下停留更长的时间。

通过训练，肺容量增加，可以在浮出水面前储存更多的氧气。此外，利用过度换气等手段，通过向肺内吸入更高浓度的氧气，可以使潜水员在

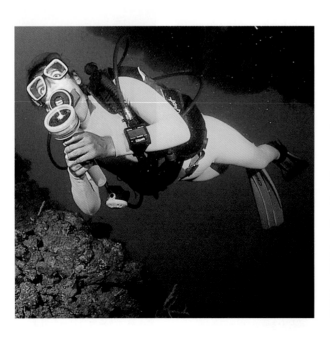

设备齐全的水下呼吸设备使潜水员可以在水下呼吸。增加的压力对人体可能会产生副作用。

水面下停留比正常状态更久的时间。

深海潜水

人体在水下停留方面的能力存在着诸多限制，在更深的地方潜水需要人工供应氧气。

现代设备为潜水者提供了氧气供应，压力可以恒定地与肺脏保持一致。这使得潜水员可以在水下停留更长的时间，达到相当的深度，尽管这本身可能是有危险的。

减压病

尽管氮气（占空气的79%）正常情况下对人体无害，长期暴露于高压下却可能会导致氮气在人体组织内聚集，产生麻醉作用。其结果是潜水员变得头晕目眩，类似醉酒。

在逐渐上升过程中，溶解的氮气缓慢消散。然而，如果潜水员浮出水面的速度过快，压力的迅速下降使溶解的氮气会在血液内形成气泡，成为栓子（凝块），这可能致命或造成瘫痪（当气泡移动至大脑时），并引起急性的肌肉骨骼疼痛，这种病症通常被称为"减压病"。

治疗应立即进行，包括在密闭舱室中对人体再次加压（高压氧疗法），之后逐渐减压。

面对低气压

在高海拔地区，气压变低，氧气变得稀薄。人体可以通过一定的机制补偿氧气的缺乏；然而，如果登山者爬得太高太快，就可能出现高原反应。

随着海拔上升，氧气分子流走，大气压力降低，空气变得越来越稀薄，使得每次呼吸吸入的空气中氧气含量减少。

氧气减少

这种具有挑战性的环境会对呼吸造成重要的影响。人体通过一系列的补偿机制来适应肺内氧分压的降低。

在短期内，通过增加吸入氧气的频率和容量来补偿氧气的减少。脑内的呼吸中枢促使呼吸加深，以吸入更多的空气，从而吸入更多氧气。

高海拔地区氧气的稀薄还会刺激血红蛋白和红细胞生成增多，帮助增加血液的携氧能力。此外，心率会增快，血压会增高，从而使身体运送氧气的量最大化。

在高海拔地区生活很长时间之后，人体组织内会生成更多血管，从而提高增加气体交换的效率。此外，肌肉纤维体积缩小，缩短了氧气扩散的路径。

适应环境

这些适应环境的生理变化十分有效，但不是天然发生的，对环境的适应需要逐渐形成。海拔增加得过快或爬得过高会使人体无法快速适应，人体无法应对氧气的消耗。

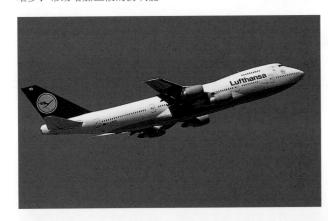

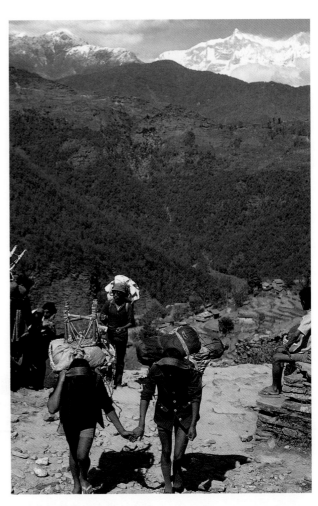

很多飞机都通过加压来应对高海拔情况下的低气压状况。在紧急情况下可以使用氧气面罩。

夏尔巴人因其可以在喜马拉雅山脉生活而闻名。他们适应在非常低的大气压力下生活。

高原反应

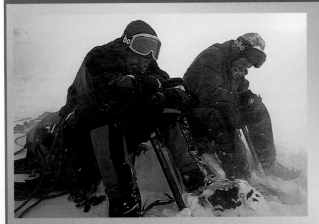

在极高海拔地区，或人们上升过快时，人体无法应对低气压。由于氧气供应不足，就发生了高原反应。

当海拔过高人体无法适应，或气压下降过于迅速时，人体就会出现高原反应。

因为氧气很少，人体必须更努力地呼吸以使更多的气体进出肺脏，而呼吸频率的增加需要消耗甚至更多的氧气。呼吸变得费力并且不规则，当人体组织内的氧气浓度不足时，会达到一种被称为组织缺氧的状态。登山者会感到思维混乱、头晕目眩、头痛、恶心。

治疗这种情况的方法是逐渐下降到低海拔处，在某些情况下还需要药物治疗。严重的高原反应极度危险，可能会导致脑出血和肺部积液。

在无协助状态下，人体在超过6400m后无法行使功能。珠穆朗玛峰有8840m高，意味着登山者通常需要携带氧气来完成攀登。

太空旅行对身体的影响

身体可以对太空生活产生适应，但这种适应是有局限性的。骨骼及肌肉流失、心脏功能减弱和贫血仅仅是宇航员要面对的问题中的一小部分。

从尤里·加加林（Yuri Gagarin）在1961年被送入太空起，人们已经发现太空旅行对身体的影响很大。

环境改变

人体的所有生理过程都精确地适应了地球的环境。大气及环境的剧烈变化，例如人进入太空，会对人体产生一系列戏剧性的影响。

太空和地球间存在三个关键的差异会影响人体：

■ 大气；

■ 辐射；

■ 重力。

这些因素结合在一起会对人体产生重要的影响；令人难以置信的是，人体可以察觉到这些变化，并通过一系列复杂的反应来自动适应所处的新环境。

在太空中生存

在过去，很多人曾怀疑人体能否在进入太空的旅行中存活下来。这么多年过去了，我们已经知道，有了合适的保护措施，生存是可能的；然而身体的能力依然是有局限的。

为了人们未来能够移民太空，我们必须理解和想办法抵消太空旅行对身体的影响。

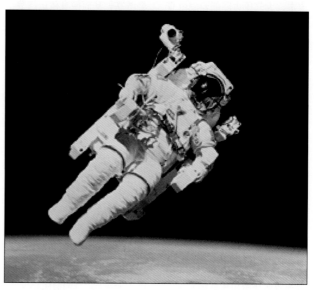

太空是与地球截然不同的环境。然而，人体可以在几天之内认识并适应所处的新环境。

短期影响

一旦进入轨道，人体便进入一种失重或微重力的状态。实际上，人体是处于一种自由落体状态，就像从飞机上跳了出去。

微重力

当一个人站在体重秤上时，人体和体重秤都受重力作用向下。但是因为秤在地面上，它用同样大小的力反推回去（抵抗），这个力就被记录为重量。如果一个人站在自由落体状态的体重秤上，没有遇到任何抵抗，人体和秤就会被重力同时拉向下，重量就会被记录为零。

方向

在地球上，人体处理来自眼睛、耳朵和皮肤触觉感受器的综合信息，这些信息告知大脑身体在环境中所处的方向。

在太空中，这些感觉器官无法识别任何自然的"上"或"下"。重力的缺少，进而重量的缺失，使宇航员起初根本无法领会身体的方向；当手臂和腿处于失重状态时，很难去感觉它们处于什么位置。

运动

当身体运动时，大脑处理感觉信息，以确定身体在运动的每个点的方向。

前庭器官（位于内耳）可以测量身体运动的速度和相对于重力所处的方向，并告知大脑。大脑除此之外还会考虑肌肉和关节上的受体发来的信息。

但是，在太空中，这些感觉信息是相互矛盾的。大脑处理这些信息时会"感到困惑"，而没有考虑到太空中失重的因素。其结果是身体的反应不适宜于这种新环境。

副作用

结果，宇航员出现了一种被称太空晕动症（space motion sickness）的病症，表现为头痛、食欲减退、腹痛和恶心。然而，在几天之内，大脑适应了新环境时，这些症状就会随之消退。当宇航员返回地球后，大脑不得不重复这种再适应的过程。

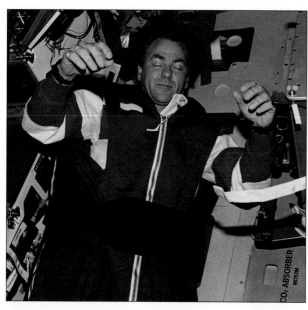

微重力使人体的感觉器官感到困惑。其结果是大脑反应不当，使宇航员分不清方向。

长期改变

随着时间的推移，人体进行重要的调整，以应对太空旅行的要求。这些可能会产生严重的长期影响。

当人体的平衡和运动机制很快适应了太空的环境，其他的人体功能却不能同样迅速地调整。某些生理过程的改变是持续性的，并且可能导致严重的长期问题，尤其是回到地球之后。

心血管系统

在太空中，人体不再受重力作用，在地球上重力使得血液

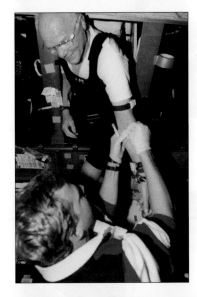

和其他体液的分布在身体下部。

与地球上的情况相反，体液产生向头部的转移，它们被重新分布到身体的上部，而离开身体下端。这导致了一些有趣的效果。

在太空中，宇航员通常会看起来不一样，这是因为上半身增加的液体充满了面部的腔隙，使面部肿胀。另外，因为血液离开身体下端，双腿的周长变小，造成宇航员"像鸟一样"的外貌。

体液丢失

当人体进入微重力环境，压力感受器（监测液体水平的特殊感觉神经末梢）检测到动脉压力的增大，它们沿神经冲动传递信息至大脑，大脑反过来刺激肾脏排出身体过剩的液体。

因为缺少重力，太空中红细胞生成减少。宇航员必须密切监测他们的血红蛋白水平以避免发生贫血。

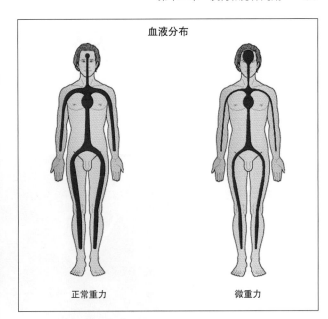

血液分布

正常重力　　微重力

结果，宇航员会倾向于更频繁地排尿。同时，脑内的垂体减少抗利尿激素（ADH）的分泌，使宇航员不易感到口渴。

这两个因素结合起来会减少头和胸腔内的液体水平，在几天之内使液体水平低于地球上的正常水平。

心脏去适应作用

因为需要泵往周身的液体总量减少了，用来对抗重力所需的能量也减少了，心脏不需要再像以前一样努力地工作，其结果是，心脏萎缩了。

失去了重力的作用，体内血液和体液的分布发生了改变。血液离开双腿，向上分布到头部。

太空贫血

当宇航员回到地球时，不仅心脏功能减弱了，血液中也极度缺少红细胞（贫血）。

这是因为肾脏减少了促红细胞生成素的分泌，这是一种刺激红细胞产生的激素。红细胞的减少是指，在太空里红细胞在血液中所占的比例是正常的，但回到地球后，随着血液总量增加，宇航员便呈现出贫血现象。

骨骼肌肉系统

微重力的另一个重要影响是宇航员不再需要骨骼和肌肉系统的全部力量来保持直立姿势了。

萎缩

在太空中，身体呈现为胎儿的姿势：微微蜷缩，双臂和双腿向前弯曲。在这种姿势下，肌肉十分松弛，尤其是那些正常情况下被用于保持直立姿势的肌肉。如果宇航员在太空中停留一段时间，肌肉重量会减少，肌肉纤维会发生改变，萎缩逐日加重。

骨骼退化

在太空中骨骼质量也会减

少。骨骼质量和体积由骨骼细胞（成骨细胞）生成骨的速度和其他细胞（破骨细胞）破坏骨的速度决定。

由于太空中骨骼使用减少，尤其是负重骨如髋部、大腿和后腰的骨骼，成骨细胞产生新骨的速度降低，而破骨细胞吸收骨的速度维持不变。其结果是，骨骼的体积和质量以大约每月1%的速率减少。骨骼变得薄弱易碎，在返回地球后更容易发生骨折。

针对这些长期影响的研究仍在继续，同时，人们还在研究如何抵消这些生理学改变。

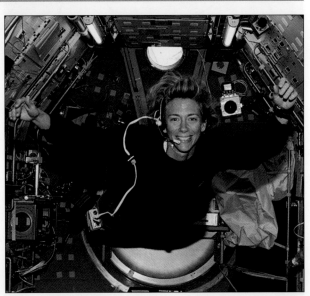

在太空中由于骨骼不再被用于抵抗重力，骨骼质量减少，导致骨骼变弱，返回地球后会更易发生骨折。

降低太空旅行的影响

太空旅行会对人体产生一些严重的影响。为了降低这些影响，宇航员需要进行特殊的训练，并依靠越来越复杂的设备。

从航天飞机起飞的时刻起，宇航员的身体便开始经历巨大的由环境带来的变化。

适应太空

在起飞的同时，航天飞机的重力施予宇航员的身体巨大的压力。当航天飞机加速时，重力增加到平时重力的3倍，使宇航员胸腔受压，呼吸困难，并产生极度的沉重感。数分钟之后，航天飞机进入轨道，开始进入失重状态。

人体在返回地球时将不得不再从头调整。为了应对太空旅行带来的极度变化，宇航员必须进行严格的训练，而且必须拥有良好的健康状态。

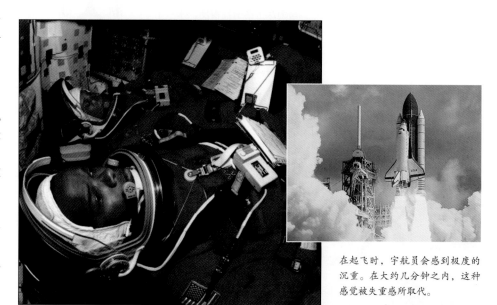

在起飞时，宇航员会感到极度的沉重。在大约几分钟之内，这种感觉被失重感所取代。

在航天飞机起飞时，人体处于比平时大3倍的重力之中。这对人体的各个系统都施加了巨大的压力。

飞行中的预防措施

在太空中，宇航员每天要按严格的锻炼计划进行锻炼（每天长达两小时），以抵消肌肉、骨骼和心脏的退化，这是十分重要的。

如果不进行锻炼，人体会变得过于虚弱，以致无法在返回地球环境后生存。

狭窄的环境和失重的状态意味着宇航员必须依靠踏车之类的

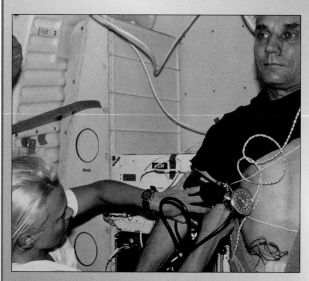

在太空中，宇航员时常监测身体变化。这为研究太空旅行对人体的影响提供了重要的数据。

锻炼器械来预防肌肉流失。他们还会使用大的橡皮带（弹力绳）和肩膀加压来保持他们向下，产生一种类似重力的感觉。

体液丢失

处理体液流失的一个办法是使用一种下身负压（LBNP）装置。这种装置在腰部以下使用一种类似真空吸尘器的吸力来保持体液停留在双腿。

下身负压装置可以与踏车之类的运动器械相连。宇航员每天花大约30分钟时间使用这个装置，可以使其循环系统保持在近地球水平。

在即将返回地球之前，宇航员要喝大量的水或电解质溶液来代替丢失的体液。如果不采取这种措施，宇航员在返回地球后第一次站起时可能会晕倒。

监测

在每个任务中不断监测身体

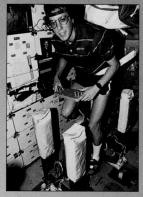

宇航员们每天都在踏车之类的运动器械上进行锻炼。这抵消了太空中会产生的肌肉流失。

变化是宇航员极度重要的职责之一。这些测量极为重要，因为它们可以使任何异常变化及时被探测到，同时还为研究太空旅行对人体的影响提供了重要的数据。

创建一个安全的微环境

太空对人体来说是一个恶劣的环境。离开宇宙飞船，宇航员若无太空服的帮助会在几秒内死亡。

尽管宇航员已经成功登月并在月球上行走，但如果没有极其特殊的仪器帮助，这些都不可能实现。

恶劣的环境

如果一名宇航员不穿太空服就离开宇宙飞船的安全环境，他们会因以下原因立刻死亡：

■ 缺少氧气，意味着他们会在15秒内出现意识丧失。

■ 太空中气压极低或根本没有气压，这会导致血液和其他体液立即沸腾。

■ 日照下120℃到阴影下–100℃的极端温度将是致命的。

■ 人体会暴露于宇宙射线和太阳发出的带电粒子所造成的致死剂量的辐射中。

另外，宇航员还面临着被快速移动的岩石颗粒和卫星残骸炮击的风险，这使环境变得危险。

因此，为了创建一个安全的微环境，还需要更复杂的仪器。

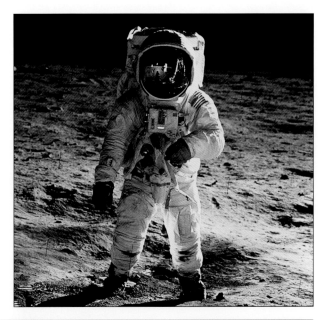

太 空 服

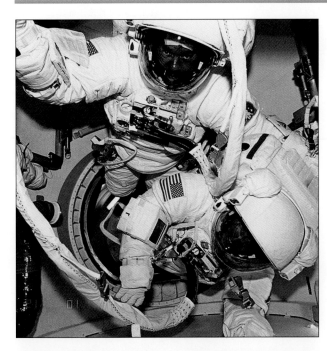

宇航员在穿上太空服前进入气阀舱。这使他们的身体调节以适应低气压。

宇航员可以离开宇宙飞船的安全环境，是因为太空服为其提供了以下条件。

■ 一个加压的环境——这对保持体液处于液态至为重要。太空服提供了低于正常的气压，而太空舱内提供正常的气压。因此，在太空舱和外界之间装有一个气阀舱，这样可以在宇航员穿上太空服前减压，防止血液内的氮气增大聚集（导致"减压病"）。

■ 氧气供应——太空服为呼吸提供纯氧，氧气来自宇宙飞船（通过一条"脐带"）或宇航员的特制背包。因为宇宙飞船内提供的是正常的气体混合物（模拟地球的大气），宇航员在穿上太空服前必须先呼吸一段时间纯氧。这消除了宇航员血液和体液内的氮气，减少了氮气进入血液导致"减压病"的风险。太空服内还设计了消除二氧化碳的装置，否则二氧化碳也会聚集并毒害人体。

■ 隔离——太空服的设计可以保持对人体适宜的温度，即使重体力作业也不受影响，并防止暴露于外界的极端温度。

太空服可以高度隔离，利用复杂的纤维层制成，这些纤维层允许人体呼吸，但保持温度不变。重体力过程中人体产生的热量由风扇或水冷却器消除，预防过度出汗和随之而来的脱水。人们已经知道，宇航员在一段单纯的太空行走过程中就会因体液流失而减轻几磅的体重。

■ 保护——太空服由多层耐用的纤维构成，这些纤维可以保护人体不被飞行的残骸所伤，并防止太空服被撕破。

■ 对辐射的防护——太空服仅能提供有限的辐射防护，因此太空行走总是被安排在太阳活动较低时进行。

■ 易活动性——太空服的纤维的连接处使宇航员可以更容易地活动。

■ 清晰的视野——面具是用透明材料制成的，可以反射日光，减少刺眼的光线。合适的光线使得宇航员在阴影中也可以看到。

■ 通信——太空服内安装了无线发射器和接收器，以保证通信。

太空对人类来说是一个恶劣的环境。太空服为人体创造了适宜的条件，使宇航员可以开拓新的边界。